Inhalt – Kurzübersicht

1.	Begriffe und Größen zur Beschreibung des Menschen	1
2.	Grundlagen der Chemie und der Biochemie	11
3.	Die Zelle	29
4.	Vererbungslehre (Genetik)	45
5.	Die Gewebe des Körpers	55
6.	Abwehr (Immunologie)	65
7.	Muskeln, Knochen und Gelenke	81
8.	Der Bewegungsapparat	97
9.	Die Haut	137
10.	Das Nervengewebe	145
11.	Das Nervensystem	155
12.	Sensibilität und Sinnesorgane	181
13.	Das Hormonsystem	197
14.	Das Blut- und Lymphsystem	213
15.	Das Herz	233
16.	Das Kreislauf- und Gefäßsystem	255
17.	Das Atmungssystem	273
18.	Verdauungssystem, Ernährung und Stoffwechsel	289
19.	Harnsystem, Wasser- und Elektrolythaushalt	327
20.	Geschlechtsorgane	345
21.	Entwicklung, Schwangerschaft, Geburt	359
22.	Kinder	371
23.	Der ältere Mensch	379
	Register	392

Die wichtigsten medizinischen Fachbegriffe

Aminosäure	Grundmolekül der Eiweiße (☞ 2.8.3)
Anämie	Blutarmut, z. B. durch Eisenmangel (☞ 14.2.5)
Anatomie	(gr.: zerschneiden), Lehre vom Bau der Körperteile
Antigen	Fremdkörper, der eine Antikörperproduktion auslösen kann (☞ 6.1.1)
Antikörper	vom Abwehrsystem produzierter Abwehrstoff (☞ 6.4)
Aorta	Körperschlagader
Arteriosklerose	„Gefäßverkalkung" (☞ 16.1.2)
autonom	selbständig
Chromosom	Erbkörperchen, Träger von Erbinformation (☞ 4.1)
dexter, dextra	rechts
Diagnose	(gr.: Entscheidung), Erkennung und Benennung der Krankheit
DNA	(engl.) Desoxyribonukleinsäure, Erbsubstanz (☞ 2.8.4)
dys...	Wortteil für krankhafte Störung eines Zustandes oder einer Funktion
efferent	vom Zentrum wegführend
Elektrolyt	(gelöstes) Körpermineral, z. B. Natrium oder Kalium (☞ 2.4.1)
endogen	im Körper selbst entstehend
Erythrozyt	rotes Blutkörperchen (☞ 14.1.2)
exogen	von außen
extra...	außerhalb von
Follikel	Bläschen, Knötchen
gastrointestinal	den Magen-Darm-Trakt betreffend
Gen	Einheit des Erbgutes (☞ 4.1)
genital	zu den Geschlechtsorganen gehörend
Granulozyten	zu den weißen Blutkörperchen gehörende Abwehrzellen (☞ 14.1.2)
hormonal	das innersekretorische System betreffend
hyper...	das normale Maß übersteigend
hypo...	das normale Maß unterschreitend
Hypophyse	Hirnanhangsdrüse
Hypothalamus	wichtiger Abschnitt des Zwischenhirns (☞ 11.3.2)
Immunität	erworbene Abwehrkraft gegen Krankheitserreger (☞ 6.4)
Inneres Milieu	konstantzuhaltende Umgebungsbedingungen im Körperinneren
Insuffizienz	unzureichende Funktionstüchtigkeit
intrazellulär	innerhalb der Zellen
ischämisch	nicht durchblutet
Kapillare	kleinstes Blutgefäß (☞ 16.1.3)
kardiovaskulär	das Herz-Kreislauf-System betreffend
Karzinom	bösartiger epithelialer Tumor
Koma	tiefe Bewusstlosigkeit
lateral	seitwärts, von der Medianebene entfernt
Leukozyten	weiße Blutkörperchen (☞ 14.1.2)
Lymphozyten	zu den weißen Blutkörperchen gehörende Abwehrzellen (☞ 14.1.2)
maligne	bösartig
Manifestation	Offenbarwerden, Zutagetreten
medial	in der Mitte gelegen, mittelwärts
Membran	dünne Scheidewand (☞ 3.2)
motorisch	die Bewegung betreffend
nerval	durch das Nervensystem vermittelt
oral	den Mund betreffend, durch den Mund
Parasympathikus	„entspannungs-" und regenerationsorientierter Teil des vegetativen Nervensystems (☞ 11.10.1)
Parenchym	Organfunktionsgewebe
parenteral	unter Umgehung des Magen-Darm-Traktes
Pathologie	Lehre von den erkrankten Geweben
peri...	um ... herum
Physiologie	Lehre von den normalen Körpervorgängen, Grundlagenfach der Medizin
Pleura	Brustfell (☞ 17.7)
post...	nach, hinter
prä...	vor
Prognose	zu erwartender Krankheitsverlauf
primär	erstrangig, auch: ohne andere Ursachen
Protein	Eiweiß (☞ 2.8.3)
pulmonal	die Lunge betreffend
reflektorisch	auf dem Reflexwege
retro...	zurück-, rückwärtsliegend
Rezeptor	„Empfänger" für bestimmte Reize oder Stoffe (☞ 12.1)
Rezidiv	Rückfall
Sekretion	Ausscheidung
sensorisch	die Sinne betreffend, empfindungsfähig
sensibel	die Sinne betreffend, empfindungsfähig
sinister, sinistra	links
spinal	das Rückenmark betreffend
superfizial	oberflächlich, zur Körperoberfläche hin
superior	oberer
Sympathikus	„leistungsorientierter" Teil des vegetativen Nervensystems (☞ 11.10.1)
Symptom	Krankheitszeichen
Syndrom	Symptomenkomplex, Gruppe von Krankheitszeichen
Trauma	Verletzung, Wunde
Ulkus	Geschwür
Uterus	Gebärmutter
vegetativ	das autonome (vegetative) Nervensystem betreffend
Vena cava	Hohlvene (großes venöses Gefäß, ☞ 16.1.1)
ventral	bauchwärts, vorn
zerebral	das Gehirn betreffend

Arne Schäffler   Nicole Menche (Hrsg.)

Biologie
Anatomie
Physiologie

Arne Schäffler Nicole Menche (Hrsg.)

BIOLOGIE
ANATOMIE
PHYSIOLOGIE

Kompaktes Lehrbuch
für die Pflegeberufe

4., überarbeitete Auflage

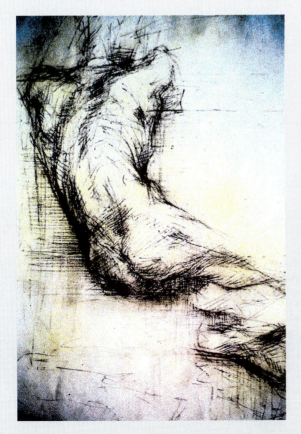

Herausgegeben von
Dr. med. Arne Schäffler, Augsburg,
Dr. med. Nicole Menche, Langen/Hessen

Mitbegründet von
Dr. med. Sabine Schmidt, München

Pflegehinweise von
Ulrike Hartmann, Heidelberg

Beiträge von
Dr. med. Stephan C. Amberg, Dessau (Kap. 8, 18); Dr. rer. nat Peter Dahms, Kiel (Kap. 6, Lernzielübersichten); Stephanie Engelhardt, Augsburg (Kap. 7, 8, 14); Dr. med. Anita Fuhrmann, Leipzig (Kap. 15, 18); Dr. med. Bernd Guzek, Hamburg (Kap. 5, 16); Dr. med. Angelika Haamann, Hamburg (Kap. 10, 11, 12); Dr. med. Hubert Hasel, Wangen/Allgäu (Kap. 2, 3, 18); Dr. rer. nat. Katharina Munk, Idstein (Kap. 4, 21); Dr. med. Herbert Renz-Polster, Maine (USA) (Kap. 17, 22); Dr. med. Sabine Schmidt, München (Kap. 9, 13, 14); Dr. med. Arne Schäffler, Augsburg (Kap. 1, 6, 7, 20 – 23, Lernzielübersichten).

Herstellung: Christine Böhme, München

URBAN & FISCHER Verlag

Zuschriften und Kritiken an
Urban & Fischer Verlag
Lektorat Pflege
Karlstraße 45
80333 München

> Aktuelle Informationen finden Sie im
> Internet unter der Adresse:
> **http: // www.urbanfischer.de**

Wie allgemein üblich wurden Warenzeichen bzw. geschützte Namen (z. B. bei Pharmapräparaten) nicht immer besonders gekennzeichnet.

Wichtiger Hinweis: Die (pharmakologischen) Erkenntnisse in der Medizin unterliegen laufendem Wandel durch Forschung und klinische Erfahrungen. Autoren und Herausgeber dieses Werkes haben große Sorgfalt darauf verwendet, dass die in diesem Werk gemachten Angaben dem derzeitigen Wissensstand entsprechen. Aufgrund des Charakters des Werkes sind die gemachten Angaben grundsätzlich nicht auf Vollständigkeit oder auf umfassende Aufklärung über Nebenwirkungen und Dosierungen angelegt. Wer als hierzu berechtigte Person Pharmaka verordnet, ist deshalb verpflichtet, anhand der Beipackzettel zu verschreibender Präparate und anderer geeigneter Fachinformationen seine Verordnung in eigener Verantwortung zu bestimmen.

Die Deutsche Bibliothek – CIP-Einheitsaufnahme

Ein Titeldatensatz für diese Publikation
ist bei Der Deutschen Bibliothek erhältlich

ISBN 3-437-55192-2

Alle Rechte vorbehalten
1. Auflage 1994
3., erweiterte Auflage 1998
4., überarbeitete Auflage 2000

| 00 01 02 03 04 | 5 4 3 2 1 |

> Begleitend zum Lehrbuch sind erschienen:
>
> **110 Overheadfolien zu *Mensch, Körper, Krankheit* und *Biologie, Anatomie, Physiologie***
> 110 farbige DIN A4-Folien zu
> 150 ausgewählten Originalabbildungen
> aus den Lehrbüchern.
> 4. Auflage 2000
> ISBN 3-437-26091-X
>
> **Arbeitsbuch zu *Mensch, Körper, Krankheit* und *Biologie, Anatomie, Physiologie***
> Wiederholungsfragen, Lückentexte, Bilder-, Silben- und Kreuzworträtsel.
> 2. Auflage 1999
> ISBN 3-437-55141-8

© 2000 Urban & Fischer Verlag   München • Jena

Für Copyright in Bezug auf das verwendete Bildmaterial siehe Abbildungsnachweis.

Das Werk einschließlich aller seiner Teile ist urheberrechtlich geschützt. Jede Verwertung außerhalb der engen Grenzen des Urheberrechtsgesetzes ist ohne Zustimmung des Verlags unzulässig und strafbar. Das gilt insbesondere für Vervielfältigungen, Übersetzungen, Mikroverfilmungen und die Einspeicherung und Verarbeitung in elektronischen Systemen.

Typografie, Satz und Umschlag: prepress|ulm GmbH, Ulm
Druck: Appl, Wemding
Bindung: Großbuchbinderei Monheim
Titelgrafik: Hans Werner Spieß, Ulm

Gedruckt auf 90 g/m^2 Praxmatt chlorfrei gebleicht

Vorwort

Krankheiten haben Menschen zu allen Zeiten beschäftigt; und das Bemühen, kranke, alte und auch neugeborene Menschen bestmöglich zu behandeln und zu pflegen, kennzeichnet die Geschichte des Menschen seit vielen Jahrhunderten.

Aber es ist ein relativ „moderner" Gedanke, daß systematisches Wissen und das Verständnis der körperlichen Funktionen Voraussetzungen für eine fachgerechte Pflege von Kranken sind.

Und erst vor ca. 400 Jahren sind Anatomie, Biologie und Physiologie als **Bezugswissenschaften** für die Pflege ins Zentrum der Heilkunde getreten.

Was kennzeichnet diese drei Wissenschaften?

- Die **Anatomie** betrachtet den Menschen und seine Organe und Gewebe sowohl von außen als auch von innen. Anatomen nehmen dazu Messer, Mikroskop und heutzutage elektronische Geräte wie zum Beispiel das Elektronenmikroskop zu Hilfe. Der Anatomie steht die **Pathologie** gegenüber, die die Veränderungen an den Organen und Geweben im Verlauf von Krankheiten betrachtet.
- Die **Physiologie** dagegen will präzise erfassen und verstehen, wie der Körper funktioniert, warum das Blut durch den Körper fließt oder wie die kleinen Kinder in den Bauch ihrer Mütter kommen – so etwa lauteten typische Fragestellungen der alten Physiologen bis etwa vor 100 Jahren. Heute stehen viele eher immunologische (unser Abwehrsystem betreffende) oder biochemische (chemische Reaktionen im Inneren der Zellen untersuchende) Fragestellungen im Vordergrund.
- Die **Biologie** als Grundlagenwissenschaft untersucht die Gesetzmäßigkeiten des Lebens und der Lebewesen unserer Erde. Biologisches Wissen ist für die Pflegeberufe vor allem im Rahmen der Zellfunktionen (auch Zellbiologie genannt) und der Genetik (Vererbungslehre) von Bedeutung.

Die Herausgeber haben versucht, das für die Pflegeberufe relevante Wissen dieser drei Fächer in einem **kompakten Lehrbuch** zusammenzufassen.

Dabei sollten die Anforderungen:
- präzise umrissenes Stoffgebiet,
- didaktisch genau strukturiertes Konzept mit Lernhilfen in der Form von Wiederholungsfragen für die Prüfungsvorbereitung,
- vorbildliche Illustrationen sowie
- trotzdem erschwinglicher Preis

vereinigt werden.

In der 3. Auflage wurde der umfassende Ansatz von „Biologie, Anatomie, Physiologie" nochmals erweitert. So wurden:
- Pflegetexte neu eingeführt, um die Vernetzung des erlernten Wissens von Anatomie und Physiologie mit der täglichen Berufsarbeit in der Pflege zu ermöglichen
- das Farbleitsystem der Urban & Fischer Pflegelehrbücher integriert, wodurch das schnelle Auffinden von Texten und die gezielte Stoffwiederholung erleichtert wird
- zwei Kapitel zur Kindheit und zum älteren Menschen neu hinzugefügt.

Neu in der 4. Auflage

Viele zufriedene, teils sogar begeisterte Zuschriften zeigen, dass das Konzept dieses Lehrbuchs richtig war.

Für die 4. Auflage wurden sämtliche Texte vor allem wissenschaftlich überarbeitet. Die größten Änderungen ergaben sich in den Kapiteln 4 (Vererbungslehre), 6 (Abwehr) und 15 (Herz).

Wir hoffen, dass dieses Buch auch in der 4. Auflage seinen Wert im harten Lernalltag unter Beweis stellen wird. Ganz herzlich bitten Verlag, Herausgeber und Autoren weiterhin um Ihre **Kritik:** nur so kann das Buch in der nächsten Auflage noch besser werden.

München, im Mai 2000   Herausgeber, Herausgeberin, Redakteurinnen, Autorinnen und Autoren

Kleine Bedienungsanleitung

Damit Sie dieses Lern- und Arbeitsbuch optimal nutzen können, werden im folgenden seine Besonderheiten kurz erklärt:

Wo ist das Inhaltsverzeichnis?

„Biologie, Anatomie, Physiologie" enthält kein Gesamtinhaltsverzeichnis am Anfang des Buches. Stattdessen bitten wir, die Kurzübersicht im Buchinnendeckel und das Register am Ende des Buches mit über **6000 Einträgen** zu benutzen.

Farbleitsystem

Das Buch nutzt bei den Überschriften und „Textkästen" ein durchgängiges Farbleitsystem. So läßt sich der jeweilige Informationsschwerpunkt des nachfolgenden Textes auf einen Blick erkennen. Dabei werden folgende vier Leitfarben verwendet:

> **Leitfarbe Rot:** Wichtiger, zusammenfassender oder ergänzender Inhalt („**Merke-Box**")

> **Leitfarbe Grün:** Informationsschwerpunkt Pflege („**Pflegehinweis**")

> **Leitfarbe Blau:** Informationsschwerpunkt Krankheitslehre und klinische Medizin („**Medizin-Box**")

> **Leitfarbe Gelb:** Wiederholungsfragen am Kapitelende

Einen ausführlichen Überblick vermittelt der vordere Buchdeckel.

Abbildungen

Studieren Sie das Bildmaterial! Ein Bild sagt mehr als viele Worte – 500 Abbildungen versuchen, gerade die schwierigen Zusammenhänge anschaulich darzustellen. Die Abbildungen werden jeweils kapitelweise neu nummeriert, wobei die (insgesamt nur sehr wenigen) Tabellen der leichteren Auffindbarkeit wegen mitgezählt werden.

Vernetzungen und Querverweise

Ein Lehrbuch über den Menschen lässt sich nicht wie eine Perlenkette Kapitel für Kapitel und Satz für Satz aneinanderreihen.

Der Mensch ist ein hochgradig vernetztes System – und die Autoren haben auch nicht versucht, diese Vernetzung zugunsten scheinbarer didaktischer Plausibilität fallenzulassen.

Glücklicherweise funktioniert ja auch unser Gedächtnis vernetzt: Wir bilden keine Faktenarchive, sondern lernen assoziativ, d.h. wir knüpfen an Bekanntes an – auch, wenn wir es in einem ganz anderen Zusammenhang ins Gedächtnis übernommen haben. Lernen wir beispielsweise im Kapitel Blut etwas über Antikoagulation, so fallen uns dabei die morgendlichen Heparinspritzen, aber gleichzeitig auch etwas über die korrekte Durchführung von subcutanen Injektionen ein …

„Biologie, Anatomie, Physiologie" unterstützt diese natürliche Art zu lernen – es bietet die vielfältigen Anknüpfungspunkte, die Sie brauchen, um nicht nur verstehen, sondern das Verstandene auch erfolgreich behalten zu können.

Das Hilfsmittel hierzu sind die Querverweise. Alle Querverweise sind mit einer Hand (☞) gekennzeichnet.

Gewichtete Terminologie

In der Medizin herrscht ein gewisses Neben- oder Durcheinander von lateinischen, griechischen und neuerdings auch immer mehr englischen Fachbegriffen. Rein theoretisch ist es so, dass das Gesundheitsfachpersonal in deutschen Fachbegriffen und die Ärzte vorwiegend anhand der internationalen Terminologie unterrichtet werden sollen.

Die Realität jedoch sieht anders aus: Kaum ein Arzt wird jemals das lateinische Wort für die Gallenblase über die Lippen bringen, während umgekehrt bei vielen anderen Begriffen wie z.B. dem „Hakenarmmuskel" die deutschen Fachwörter absolut ungebräuchlich sind.

Das Buch hilft Ihnen, den jeweils üblicheren Begriff anzuwenden. Bei der Erstnennung eines Begriffes werden die zugehörigen Fachwörter in beiden Sprachen vorgestellt, der häufigere aber in **Fettschrift** und der weniger gebräuchliche in Klammern und in *Kursivschrift*.
Also:
- **Gallenblase** *(Vesica fellea)*
- **M. coracobrachialis** *(Hakenarmmuskel)*.

Abkürzungsverzeichnis und Liste der wichtigsten Fachbegriffe

Gegenüber dem Schmutztitel ganz vorne im Buch ist eine vollständige Liste der wichtigsten medizinischen Fachbegriffe abgedruckt.
Die im Werk verwendeten Abkürzungen finden Sie auf der nächsten Seite.

Kleingedrucktes

Jeder Gesundheitsfachberuf verlangt von seinen Schülerinnen und Schülern ein spezifisches Detailwissen.

Deshalb wurden diejenigen Sachverhalte, die nicht zentrale Bestandteile der entsprechende Lehrpläne darstellen, in einem etwas kleineren Schriftgrad gehalten (so wie dieser Absatz). Diese Passagen können ohne Verlust des Textverständnisses vom Leser übersprungen werden.

So lernen Sie effektiv

- 😊 Planen Sie feste Lernzeiten ein, und überlegen Sie, wie Sie das Lernpensum auf diese Zeit verteilen.
- 😊 Bevor Sie sich an die Arbeit machen, blättern Sie kurz den betreffenden Abschnitt durch und überlegen Sie, was Sie davon schon wissen und wo Sie noch Lücken haben.
- 😊 Lesen Sie nun die entsprechenden Texte. Vielen hilft es dabei, mit Leuchtstift die wichtigsten Stellen zu markieren.
- 😊 Vergessen Sie nicht die Abbildungsbeschriftungen – durch den Bezug zum Bild sind gerade schwierige Zusammenhänge oft am einfachsten zu verstehen.
- 😊 Gehen Sie den für Sie wichtigen Querverweisen nach.
- 😊 Wiederholen Sie zum Schluss kurz das Gelesene und überprüfen Sie anhand der Wiederholungsfragen am jeweiligen Kapitelende Ihr Wissen.

Viel Freude und Erfolg beim Arbeiten mit „Biologie, Anatomie, Physiologie für die Pflegeberufe"!

Wenn Ihnen etwas nicht passt ...

Wenn Sie etwas in dem Buch vermissen oder Ihnen etwas nicht gefällt – schreiben Sie dem Verlag (Urban & Fischer, Lektorat Pflege, Karlstraße 45, 80333 München).
Im voraus vielen Dank!

Abbildungsnachweis

Unter den Abbildungen wird am Ende der Legendentexte in eckigen Klammern auf die Abbildungsquelle verwiesen. Alle nicht besonders gekennzeichneten Grafiken und Abbildungen © G. Raichle, Herausgeber und Verlag.

A300: Reihe Klinik- und Praxisleitfaden, Gustav Fischer Verlag
A300-190: G. Raichle, Ulm, in Verbindung mit Reihe Klinik- und Praxisleitfaden, Urban & Fischer Verlag
A400-157: S. Adler, Lübeck, in Verbindung mit U. Bazlen, T. Kommerell, N. Menche, A. Schäffler, S. Schmidt und die Reihe Pflege konkret, Urban & Fischer Verlag
A400-215: S. Weinert-Spieß, Neu-Ulm, in Verbindung mit U. Bazlen, T. Kommerell, N. Menche, A. Schäffler, S. Schmidt und die Reihe Pflege konkret, Urban & Fischer Verlag
B117: L. Blohm: Klinische Radiologie, Jungjohann Verlag, 1992
B215: H. Biedermann: Medizynische Heulkunde, Jungjohann Verlag, 1988
C156: J. Vajda: Anatomischer Atlas des Menschen, Gustav Fischer Verlag, 1989
C160: T. Fujita, K. Tanaka, J. Tokunaga: Zellen und Gewebe, Gustav Fischer Verlag, 1986
D200: E. Weimer in M. Vieten, C. Heckrath: Famulatur & PJ: Das Praxislexikon, Antilla Medizin Verlag 1993
E179-165: G. Reiss in H. Lippert: Anatomie. Text und Atlas., 6. Aufl., Urban & Schwarzenberg, München, 1995
E179-166: D. Behrens von Rautenfeld in H. Lippert: Anatomie. Text und Atlas., 6. Aufl., Urban & Schwarzenberg, München, 1995
E179-167: I. Hesse in H. Lippert: Anatomie, Text und Atlas, 6. Aufl., Urban & Schwarzenberg, München, 1995
E179-168: Classen, Diehl, Kochsiek: Lehrbuch der Inneren Medizin, 4. Aufl., Urban & Schwarzenberg, München, 1998
J500-202: A. Koch, Das Fotoarchiv, Christoph & Mayer GmbH, Essen
J520-228: B. Aron, Tony Stone Bilderwelten, München
J520-233: P. Matson, Tony Stone Bilderwelten, München
J520-237: B. Krist, Tony Stone Bilderwelten, München
J520-238: D. Youngwolff, Tony Stone Bilderwelten, München
J520-241: D. Struthers, Tony Stone Bilderwelten, München
J600: Focus Photo- u. Presseagentur GmbH, Hamburg
J600-115: NIBSC, Focus Photo- u. Presseagentur GmbH, Hamburg
J600-119: R. Wehr, Focus Photo- u. Presseagentur GmbH, Hamburg
J680-001: R. Frommann, laif, Photos und Reportagen, Köln
K155: O. Ungerer, Kirchheim
K183: E. Weimer, Aachen
K206: R. Frommann, Hamburg
K225: A. Doehring, Lübeck
K303: G. Westrich, Leipzig
K304: G. Mangold, Ottobrunn
M135: H. Renz-Polster, Maine (USA)
M141: ToBios, Friedrichshafen
N326: K. Jarzebinski, Berlin
N332: H. Groß, Hüllen
N340: A. Becker, Helmstedt
N341: S. Siegfried, Ansbach
O144: A. Lehmann, Ulm-Lehr
O145: A. Balden, Langenau
O147: H. Regener, Erzhausen
O161: R. Bödeker, Solingen
O177: S. Schmidt, Ulm
T111: N. Paweletz, Dt. Krebsforschungszentrum, Heidelberg
T122: A. Lentner, Aachen
T127: P. Scriba, München
U135: Hoechst AG, Frankfurt/M.
U136: Hoffmann-La Roche, Basel
U182: MEDIMEX Holfeld GmbH & Co., Hamburg
V137: Siemens AG, Erlangen
V225: Studio Dieter Schleifenbaum AWI, Hamburg
X112: C. Tönshoff, Stuttgart
X141: W. Frank, Gauting

Abkürzungsverzeichnis*

☞	vgl. mit, Querverweis
A., Aa.	Arterie, Arterien
Abb.	Abbildung
ATP	Adenosintriphosphat (☞ 2.8.5)
bzw.	beziehungsweise
ca.	circa (ungefähr)
d. h.	das heißt
EKG	Elektrokardiogramm (☞ 15.5.4)
gr.	griechisch (-er Fachbegriff)
i. m.	intramuskulär
lat.	lateinisch (-er Fachbegriff)
M., Mm.	Musculus, Musculi
N., Nn.	Nervus, Nervi
u. a.	unter anderem
v. a.	vor allem
V., Vv.	Vene, Venen
z. B.	zum Beispiel

* nur diese Abkürzungen werden im Lehrbuch verwendet!

Physikalische Maßeinheiten ☞ 1.5

Begriffe und Größen zur Beschreibung des Menschen

📖 Lernzielübersicht

1.1 Der Aufbau des Körpers

- Der menschliche Organismus besitzt einen hierarchischen Aufbau: in der untersten Ebene befinden sich die Atome und Moleküle. Diese bilden dann Organellen – sozusagen die Organe der Zelle.
- In der nächsten Ebene finden wir die Zelle selbst als kleinste selbständig lebensfähige Einheit. Zellen bilden Gewebe und Organe, die wiederum zu größeren Organsystemen zusammengefasst sind.
- Den Organen übergeordnet ist die Psyche bzw. das Bewusstsein.

1.2 Was sind Lebewesen?

- Allen Lebewesen ist gemeinsam: sie sind stets aus Zellen aufgebaut. Sie besitzen einen Stoffwechsel zur Energiegewinnung und zum Auf- und Abbau von Körpersubstanzen und zeigen Phänomene der Erregbarkeit (Reaktion auf äußere Reize). Schließlich sind sie zu selbständigem Wachstum und zur Vermehrung fähig.

1.3/1.4 Körperabschnitte und Orientierung am menschlichen Körper

- Der menschliche Körper kann in verschiedene Körperabschnitte unterteilt werden.
- Die Hauptachsen des Körpers verlaufen längs (longitudinal) von oben nach unten, quer (horizontal) von rechts nach links und sagittal (sagitta = Pfeil) von vorn nach hinten.
- Die Hauptebenen des Körpers sind die Sagittalebene, gebildet aus longitudinaler und sagittaler Achse, die Frontalebene, gebildet aus horizontaler und logitudinaler Achse und die Transversalebene, gebildet aus sagittaler und horizontaler Achse.
- Richtungsbezeichnungen erleichtern die Orientierung am menschlichen Körper, z.B. superior (oben); kranial (kopfwärts); inferior (unten); kaudal (steißwärts); proximal (zum Körper hin); distal (vom Körper weg).

1.5 Maßeinheiten

- Maßeinheiten sind international standardisiert (SI-Einheiten). Es gibt sieben Grundeinheiten (Länge, Masse, Zeit, elektrische Stromstärke, Temperatur, Lichtstärke und Stoffmenge), aus denen sich alle anderen Einheiten ableiten (z.B. Fläche, Volumen, Energie und Druck).
- Für Vielfache bzw. Teile der Einheiten gibt es besondere Vorsilben wie z.B. Kilo (1000fach).
- Eine besondere Bedeutung in Medizin und Pflege haben Stoffmengen und Konzentrationen: wenn man die Menge (in Gramm) eines Stoffes, die einem mol (einer ganz bestimmten Stoffmenge) entspricht, in einem Liter Wasser löst, erhält man eine 1-molare Lösung (1 mol/l).

Ziel dieses Buches ist es, den Aufbau (**Anatomie**) und die Funktionsweise (**Physiologie**) des gesunden menschlichen Körpers zu vermitteln. Demgegenüber stellt die **Biologie** die Lehre vom Leben im allgemeinen dar.

Für ein besseres Verständnis der folgenden Kapitel ist es zunächst notwendig, einen Überblick über den Aufbau des menschlichen Körpers zu geben und einige Grundbegriffe zu erklären.

1.1 Der Aufbau des Körpers

Die Atome und Moleküle

Die kleinsten chemischen Bausteine unseres Körpers sind die **Atome,** die hauptsächlich den Elementen Wasserstoff, Kohlenstoff, Sauerstoff und Stickstoff angehören. Die Atome als die kleinsten Teilchen schließen sich aufgrund ihrer Bindungskräfte zu größeren Verbänden, den **Molekülen**, zusammen. Beispiele für lebenswichtige Moleküle sind die Eiweiße, Kohlenhydrate, Fette und Vitamine.

Organellen

Die nächstgrößere Einheit bilden die **Organellen**. Sie werden durch den Zusammenschluss vieler chemischer Verbindungen gebildet und sind im Gegensatz zu bloßen Ansammlungen gleicher Moleküle durch eine Grenzstruktur (*Membran*) von ihrer Umgebung abgegrenzt. Organellen stellen Einheiten mit einer definierten Funktion dar, sie dienen z.B. der Produktion, Speicherung oder Ausscheidung einer bestimmten Substanz.

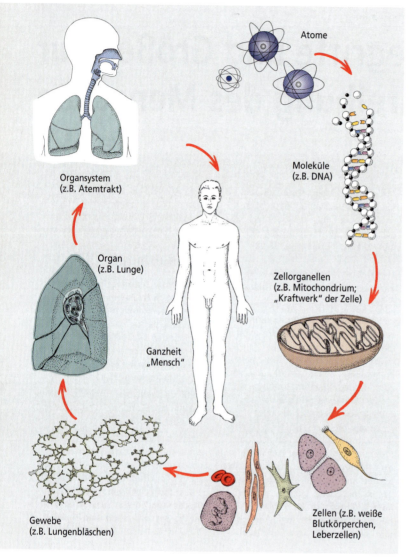

Abb. 1.1: Der Aufbau des menschlichen Körpers mit Beispielen für die unterschiedlichen Organisationsstufen vom Atom über das DNA-Molekül des Erbguts und die Gewebe bis zum komplexen Organsystem.

Organsystem

Unter einem **Organsystem** (☞ Tab. 1.2) versteht man mehrere Organe, die in enger Beziehung miteinander stehen, indem sie eine gemeinsame Aufgabe erfüllen. So besteht z.B. das Organsystem des Atmungstrakts aus folgenden einzelnen Organen: Mund, Nase, Rachen, Kehlkopf, Luftröhre, Bronchien und den beiden Lungenflügeln.

Die Psyche

Die *Seele* (**Psyche**) ist den Organen des Menschen als Steuerungszentrum übergeordnet und gibt dem Organismus Ziele und Aufgaben vor. Ebenso ist die Psyche jedoch auch abhängig vom Funktionieren der Organe (z.B. Hormonsystem, Abwehrsystem).

Der Psyche kann kein spezielles Körperorgan zugeordnet werden; es besteht jedoch eine enge Verbindung zum Nervensystem, insbesondere zum Großhirn.

1.2 Was sind Lebewesen?

Im Gegensatz zu nichtlebenden Strukturen weisen alle Lebewesen – egal ob Bakterium, Pflanze, Tier oder Mensch – einige gemeinsame Besonderheiten auf:

- sie bestehen aus einer oder mehreren **Zellen**,
- sie besitzen einen **Stoffwechsel**,
- sie können sich selbständig **vermehren**.

Speziell für den Menschen sind folgende Lebensprozesse typisch:

Stoffwechsel

Unter **Stoffwechsel** (*Metabolismus*) versteht man sämtliche ständig im Organismus ablaufenden chemischen Reaktionen, die dem Auf- und Abbau von Stoffen dienen. Die Reaktionen, in denen durch den *Abbau* hauptsächlich von Nahrungsstoffen Energie erzeugt wird, die der Organismus zur Aufrechterhaltung seiner

Zellen

Mehrere Organellen wiederum verbinden sich zu einer **Zelle**, welche die Grundeinheit aller lebenden Organismen darstellt.

Jede Zelle besitzt einen *Zellkern* mit dem Erbgut und das *Zytoplasma*, die wässrige Grundsubstanz der Zelle. Das Zytoplasma enthält die *Organellen*, die jeweils spezifische Teilaufgaben der Zelle übernehmen (Details ☞ 3.3). Die *Zellmembran* grenzt die Zelle nach außen hin ab.

Gewebe

Zellen, die in der Regel eine gemeinsame Funktion erfüllen, schließen sich zu einem **Gewebe** zusammen.

Organe

Mehrere räumlich beieinanderliegende Gewebe bilden ein **Organ** wie z.B. Leber oder Niere. Organe sind meist aus unterschiedlichen Geweben (*Funktions-* und *Bindegewebe*) zusammengesetzt, die jedoch eine gemeinsame Funktion erfüllen.

Begriffe und Größen zur Beschreibung des Menschen

Organsystem	... dazu gehören:	wichtige Aufgaben:
Haut	Haut- und Hautanhangsgebilde wie z.B. Haare, Nägel, Schweiß- und Duftdrüsen	• Hilft bei der Regulation der Körpertemperatur • Schützt den Körper vor Außeneinflüssen • Scheidet Abfallstoffe aus • Unterstützt die Synthese von Vitamin-D-Hormon • Dient als Sinnesorgan für Temperatur, Druck und Schmerz
Bewegungs- und Stützapparat	Alle Knochen des Körpers (Skelett) mit den sie verbindenden Bändern sowie den Sehnen und Muskeln	• Gibt dem Körper Stütze und Halt • Ermöglicht aktive Körperbewegungen • Beherbergt das Knochenmark, das die Blutzellen bildet • Mineralspeicher • Aufrechterhaltung der Körpergestalt • Wärmeproduktion
Nervensystem	Gehirn, Rückenmark, Nerven, Sinnesorgane (z.B. Augen und Ohren)	• Erfassung der Umwelt durch Sinnesorgane • Steuerung und schnelle Regulation fast aller Körperaktivitäten durch Nervenimpulse • „Sitz" der Psyche • Regulationszentrum für das Innere Milieu
Hormonsystem	Alle Drüsen und Gewebe, die Hormone und hormonähnliche Stoffe produzieren	• Langsame und mittelschnelle Regulation fast aller Aktivitäten des Körpers durch Verteilung der Hormone über das Blut
Immunsystem	Lymphbahnen, Lymphknoten, weiße Blutkörperchen, Thymus, Milz und Tonsillen (Mandeln)	• Reinigung des Blutes von Fremdstoffen • Erkennung von körperfremden Stoffen und ihre Ausschaltung (z.B. Bakterien und Viren) • Immunologisches Gedächtnis (z.B. nach Impfung) • Unterstützung von Entzündungs- und Heilungsprozessen
Atmungssystem	Atemwege (Nase, Rachen, Kehlkopf, Luftröhre, Bronchien) und Lunge	• Bringt Sauerstoff zu den Lungenbläschen, wo er vom Blut aufgenommen wird • Transportiert Kohlendioxid ab • Mitwirkung bei der Aufrechterhaltung des Säure-Basen-Gleichgewichtes im Körper
Herz-Kreislaufsystem	Blut, Herz, Blut- und Lymphgefäße	• Transport von Sauerstoff und Nährstoffen zu den Zellen, Abtransport von Stoffwechselendprodukten • Regulation der Körpertemperatur • Verschluss von Blutungsquellen (Gerinnungssystem) • Aufnahme der Lymphe in den venösen Kreislauf
Verdauungssystem	Mund, Speiseröhre, Magen, Dünndarm, Dickdarm, Rektum, Leber, Bauchspeicheldrüse	• Aufnahme, Verdauung und Resorption von Nährstoffen • Ausscheidung • *Leber:* Große chemische Synthesefabrik des Körpers Blutreinigung, chemischer Fremdstoffabbau, Regulation des Inneren Milieus
Harntrakt	Nieren, Harnleiter, Harnblase, Harnröhre	• Produktion, Sammlung und Ausscheidung des Urins • Regulation des Flüssigkeits- und Elektrolythaushaltes • Aufrechterhaltung des Säure-Basen-Gleichgewichtes • Mitwirkung an der Blutdruckregulation
Fortpflanzungssystem	Mann: Hoden, Nebenhoden, Prostata, Samenbläschen und Penis Frau: Eierstock, Eileiter, Gebärmutter, Scheide und Brustdrüse	• Libido (Geschlechtstrieb) • Fortpflanzung des Organismus • Erhaltung der Art

Tab. 1.2: Die Organsysteme des Menschen. [Foto: E179–166]

Lebensvorgänge benötigt, werden als **Katabolismus** *(Abbaustoffwechsel)* bezeichnet. Den chemischen Abbau von Nahrungsstoffen bezeichnet man auch als *Verbrennung*, wobei die Energie unter Sauerstoffverbrauch gewonnen wird *(oxidative Energiegewinnung)*.

Demgegenüber wird beim **Anabolismus** *(Aufbaustoffwechsel)* die durch katabole Prozesse gewonnene Energie dazu verwendet, neue Bausteine für den Organismus (z.B. Moleküle, Organellen, Zellen, Gewebe) *aufzubauen*.

Erregbarkeit

Erregbarkeit ist die Fähigkeit eines Organismus, Veränderungen (z.B. Hitze, Kälte, Dunkelheit) inner- und außerhalb des Organismus aufzunehmen, wahrzunehmen und auf diese zu antworten. Die *Informationsaufnahme* ist dabei an die hochspezialisierten Sinnesorgane gebunden; die *Informationsverarbeitung* und *Reizbeantwortung* erfolgen hingegen im wesentlichen im zentralen Nervensystem.

Kommunikation

Organismen, die aus mehreren Zellen bestehen, sind darauf angewiesen, Informationen von einer Körperregion zu einer anderen bzw. von einer Zelle zu einer anderen Zelle weiterzuleiten.

Dieser Austausch von Informationen innerhalb eines Körpers erfolgt beim Menschen mit Hilfe der folgenden Systeme:

- Das **Nervengewebe** übermittelt jede Sekunde Millionen von elektrischen Impulsen und leitet diese chemisch über spezielle Botenstoffe *(Neurotransmitter)* weiter.
- Die Hormone des **Hormonsystems** erfüllen die Funktion von Botenstoffen vor allem für längerfristige Regulationsaufgaben.
- Das **Immunsystem** *(Abwehrsystem)* verfügt ebenfalls über eine Vielzahl von Botenstoffen für die Abwehr von Krankheitserregern.

Kontraktilität

Der Mensch muß auf äußere Reize aktiv durch Bewegungen (z.B. Fluchtreaktion) reagieren können.

Hierzu benötigt er *aktiv* bewegliche (**kontraktile**) Gewebe. Diese enthalten Muskelfasern, welche sich durch ein hohes Maß an *Kontraktilität* auszeichnen und dem Gesamtorganismus in Zusammenarbeit mit dem Stützapparat die erforderliche Beweglichkeit verleihen.

Wachstum

Für die Entwicklung des menschlichen Körpers spielt das **Wachstum** eine wichtige Rolle.

Wachstum kann auf mehrere Arten erfolgen:

- über eine Vergrößerung bereits vorhandener Zellen,
- über eine Erhöhung der Zellzahl durch Teilung von Zellen,
- über eine Vermehrung nichtzellulärer Strukturen (z.B. Mineralsubstanz des Knochens).

Reproduktion

Zellen besitzen die Fähigkeit zur Teilung (**Reproduktion**). Diese Teilungsfähigkeit der Zellen ist eine der wesentlichen Voraussetzungen für das Wachstum, die Fortpflanzung, Heilungsprozesse nach Verletzungen und die kontinuierliche Neubildung von Zellen mit nur kurzer Lebensdauer (z.B. Blutkörperchen).

Differenzierung

Alle höheren Organismen bestehen aus einer Vielzahl von Zellen, die sich durch zahlreiche Teilungen ursprünglich alle aus einer einzigen Zelle entwickelt haben. Im Verlauf ihrer Entwicklung spezialisieren sich die Zellen dabei zunehmend in ihrer Funktion. Diese **Differenzierung** ermöglicht es dem Organismus, seine vielfältigen Aufgaben (z.B. Sehen, Hören, aktive Bewegungen) zu erfüllen.

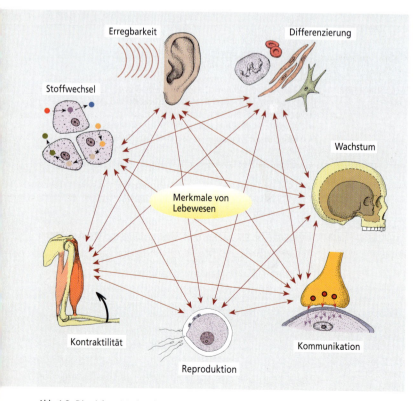

Abb. 1.3: Die sieben Merkmale von Lebewesen in ihren Wechselbeziehungen zur Umwelt.

Begriffe und Größen zur Beschreibung des Menschen

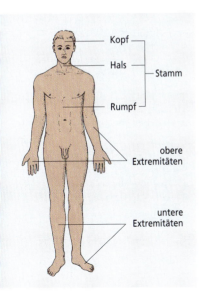

Abb. 1.4: Übersicht über die verschiedenen Körperabschnitte des Menschen.

1.3 Die verschiedenen Körperabschnitte

Man kann den menschlichen Körper nicht nur nach funktionellen Aspekten in verschiedene *Organsysteme* (☞ Tab. 1.2) gliedern, sondern auch nach anatomischen Gesichtspunkten in verschiedene **Körperabschnitte** unterteilen (☞ Abb. 1.4).

Obere und untere Extremitäten

Die Arme und Hände werden als **obere Extremitäten** *(Gliedmaßen)* bezeichnet. Die Beine und Füße heißen **untere Extremitäten**. Die Extremitäten sind paarig angelegt und äußerst beweglich.
Beim Menschen stellen die Arme und Hände hochspezialisierte Greifwerkzeuge dar, die Beine und Füße tragen die Körperlast und dienen der Fortbewegung.
Die Arme sind über den *Schultergürtel*, die Beine über den *Beckengürtel* mit dem *Rumpf* (☞ unten) verbunden.

Körperstamm

Am unpaaren **Körperstamm** werden **Kopf, Hals** und **Rumpf** unterschieden. Dabei werden am Rumpf nochmals **Brust** *(Thorax)*, **Bauch** *(Abdomen)* und **Becken** *(Pelvis)* differenziert.
Brust. Innerhalb der Brust liegt die **Brusthöhle** *(Cavitas thoracis)*, die von außen durch die Rippen, die Brustwirbelsäule und das Brustbein begrenzt wird. Unten wird die Brusthöhle durch das Zwerchfell verschlossen, während kopfwärts keine scharfe Grenze zur Halsregion existiert. Innerhalb der Brusthöhle unterscheidet man wieder drei Teilräume:
- Die beiden **Pleurahöhlen**, welche die beiden Lungenflügel umschließen (☞ auch 17.7). Die Pleurahöhlen gehören zu den **serösen Höhlen**, das sind schmale Spalträume, die mit *seröser Flüssigkeit* gefüllt sind und die Verschieblichkeit der Organe gewährleisten. Ausgekleidet sind die serösen Höhlen von einer speziellen Deckschicht, der **Serosa**, die auch die seröse Flüssigkeit produziert.
- Das **Mediastinum** *(Mittelfellraum)* zwischen den beiden Lungenflügeln. Hierzu gehören das Herz mit der **Perikardhöhle** *(Herzbeutelhöhle)* und die Thymusdrüse als eigenständige Organe sowie Speiseröhre, Luftröhre, Bronchien und die herznahen großen Blut- und Lymphgefäße als Verbindungswege.

Bauch und Becken. Der **Bauch-Beckenraum** wird von der äußeren Bauchmuskulatur, der Lendenwirbelsäule, dem knöchernen Beckenring sowie nach oben vom Unterrand des Zwerchfells begrenzt.
Im Bauchraum trennt eine dünne Membran, das *Bauchfell* oder **Peritoneum**, die **Peritonealhöhle** ab (Details ☞ 18.1.5). In der Peritonealhöhle (intraperitoneal) liegen Magen, Milz, Leber, Gallenblase, Eierstöcke und der größte Teil von Dünn- und Dickdarm. Hinter der Peritonealhöhle *(retroperitoneal)* liegen beispielsweise die Nieren und Nebennieren.
Obwohl keine scharfe Grenze besteht, wird aus praktischen Gründen der Raum *unterhalb* einer *Linea terminalis* genannten Kante im knöchernen Beckenring (☞ 8.7.1) bis hin zum Beckenboden als **kleines Becken** oder auch nur kurz **Becken** bezeichnet. In ihm liegen Blase, Mastdarm und die Mehrzahl der Geschlechtsorgane.

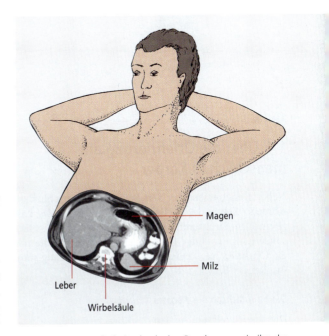

Abb. 1.5: Transversalschnitt durch den Bauchraum, wie ihn der Computertomograph (CT) als modernes computergestütztes Röntgendiagnoseverfahren erzeugt. [Foto: V137]

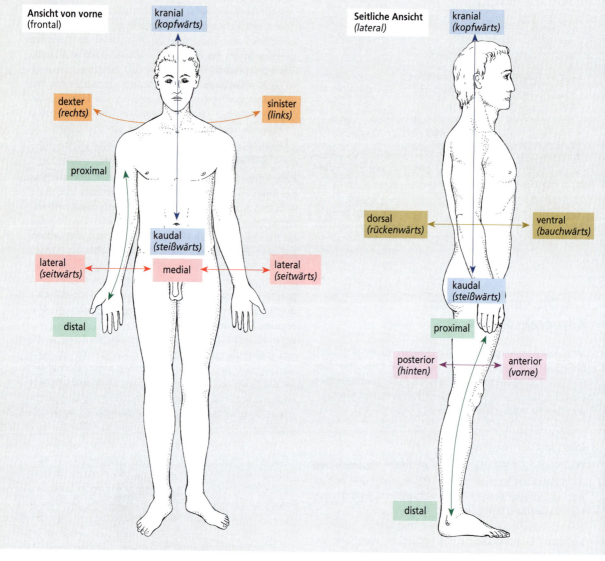

Abb. 1.6: Die wichtigsten Richtungsbezeichnungen am Körper.

1.4 Über die Orientierung am menschlichen Körper

Neben Kenntnissen über den Aufbau des menschlichen Körpers spielt in der Medizin auch die Kenntnis der Lage einzelner Strukturen eine wichtige Rolle. Im folgenden sollen einige wichtige Begriffe genannt werden, die für die Orientierung am menschlichen Körper wichtig sind (weiteres ☞ 8.1.2):

Die Hauptachsen des Körpers

Die drei wichtigsten Achsen des Körpers sind die:
- **Longitudinalachse** *(Längsachse)*.
- **Horizontalachse** *(Querachse)*. Diese steht senkrecht auf der Längsachse und verläuft von rechts nach links.
- **Sagittalachse**. Diese verläuft von der Hinter- zur Vorderfläche des Körpers und steht jeweils senkrecht zu den beiden vorgenannten Achsen.

Die Hauptebenen des Körpers

- **Sagittalebene**: Die Sagittalebene wird durch die Longitudinal- und Sagittalachse gebildet (z.B. Schnittfläche einer Schweinehälfte).
- **Frontalebene**: Diese Ebene liegt parallel zur Stirn (z.B. Brillengläser) und wird aus Horizontal- und Longitudinalachse gebildet.
- **Transversalebene**: Diese wird aus Sagittal- und Horizontalachse gebildet und entspricht sozusagen einem Querschnitt durch den Körper (z.B. Scheiben einer Salami ☞ auch Abb. 1.7).

Richtungsbezeichnungen

An jeder Körperachse lassen sich zwei einander entgegengesetzte Richtungen festlegen. Im einzelnen sind dies an der:

- **Longitudinalachse**: oben (**superior**) oder kopfwärts (**kranial**) und unten (**inferior**) oder steißwärts (**kaudal**). Bei Armen und Beinen kann man auch die Begriffe **proximal** (näher zur Körpermitte) und **distal** (weiter von der Körpermitte entfernt) anwenden.
- **Sagittalachse**: vorn (**anterior**) und hinten (**posterior**); im Rumpfbereich auch bauchwärts (**ventral**) und rückenwärts (**dorsal**).
- **Transversalachse**: rechts (**dexter**) und links (**sinister**); alternative Bezeichnungen sind seitwärts (**lateral**) oder zur Körpermitte hin (**medial**).

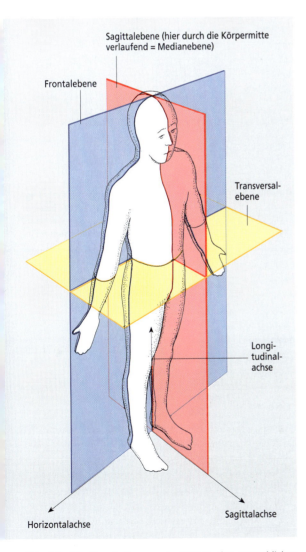

Abb. 1.7: Die Hauptachsen und -ebenen des menschlichen Körpers.

1.5 Maßeinheiten

Allen Körperfunktionen liegen naturgemäß physikalische und chemische Gesetzmäßigkeiten zugrunde. Um die Abläufe im menschlichen Körper näher erklären und beschreiben zu können, bedarf es physikalischer Größen und **Maßeinheiten**.

Aufgrund der in allen Ländern herrschenden verwirrenden Vielfalt unterschiedlicher Maßeinheiten wurde von einem internationalen Komitee ein System von Einheiten (**SI-Einheiten**, SI = Système International d'Unités) erarbeitet, welches internationale Gültigkeit hat und damit die internationale Zusammenarbeit und Verständigung erleichtern und lästiges Umrechnen ersparen soll.

Trotz der auch in Deutschland längst erfolgten gesetzlichen Einführung dieser SI-Einheiten existiert in der Medizin immer noch ein buntes Nebeneinander unterschiedlicher Maßeinheiten.

Das SI-System benennt zunächst einmal sieben **Basiseinheiten** (*Grundeinheiten* ☞ Tab. 1.8). Die genaue Definition der Basiseinheiten ist teilweise äußerst kompliziert, im medizinischen Bereich jedoch ohne Belang. Multipliziert man diese Basiseinheiten miteinander oder dividiert man sie durcheinander (immer nur mit dem Faktor 1!), erhält man die **abgeleiteten SI-Einheiten** (☞ Tab. 1.9). So lassen sich alle Maße in der Medizin darstellen. Teilweise werden dabei die alten Einheiten der Basisgrößen beibehalten, teilweise spezielle Namen und Einheiten für die abgeleiteten Größen definiert:

- Eine abgeleitete SI-Einheit ist etwa der *Quadratmeter* für die *Fläche*. 1 Quadratmeter ist definiert als die Fläche eines Quadrates von 1 Meter Breite und 1 Meter Länge. Die alte Einheit der Basisgröße (m) wurde beibehalten – die Abkürzung für den Quadratmeter ist m^2.
- Eine weitere abgeleitete SI-Einheit ist die Kraft. Hier sind die Verhältnisse wesentlich komplizierter. Die Kraft ist definiert als Produkt aus Masse und Beschleunigung, wobei die Beschleunigung wiederum die Änderung einer Geschwindigkeit pro Zeit bedeutet. Dies ergäbe die Einheit kgm/s^2. Hier wurde eine spezielle Bezeichnung für die abgeleitete SI-Einheit der Kraft gewählt – das *Newton*: 1 N ist die Kraft, die erforderlich ist, um einem Körper mit der Masse 1 kg die Beschleunigung von $1\ ms^{-2}$ zu erteilen.

Bei sehr großen oder sehr kleinen Zahlen verwendet man zur besseren Darstellung außerdem Standardvorsilben für dezimale Vielfache und Teile für Einheiten nach dem SI-System, z.B. milli für ein Tausendstel (☞ Tab. 1.10).

Einige Ausnahmen gibt es allerdings. Neben den SI-Einheiten sind noch einige weitere Einheiten zugelassen. Im medizinischen Bereich bedeutsam ist beispielsweise die historische Maßeinheit Millimeter Quecksilbersäule (mmHg) für den Blutdruck. Für die Umrechnung dieser Nicht-SI-Einheiten in SI-Einheiten ergeben sich dann aber „krumme" Umrechnnungsfaktoren, z.B. 1mmHg =133,322 Pa = 0,133322 kPa.

Begriffe und Größen zur Beschreibung des Menschen

Grundeinheiten

Größe	Name	Symbol
Länge	Meter	m
Masse	Kilogramm	kg
Zeit	Sekunde	s (veraltet: Sek)
Elektrische Stromstärke	Ampère	A
Temperatur	Kelvin (älter, aber in der Medizin oft verwendet: Grad Celsius)	K °C (0 °C = 273,15 K)
Lichtstärke	Candela	cd
Stoffmenge	Mol	mol

Tab. 1.8: Die sieben Grundeinheiten (**SI-Einheiten**) des weltweit gültigen Système Internationale d'Unités.

Abgeleitete Einheiten

Größe	Name	Symbol
Fläche	Quadratmeter	m^2
Volumen	Kubikmeter	m^3
Flüssigkeitsvolumen	Liter	l
Massenkonzentration	Kilogramm/Kubikmeter oder Kilogramm/Liter	kg/m^3 bzw. kg/l
Stoffmengenkonzentration	Mol/Liter	mol/l
Elektrische Spannung	Volt	V
Energie	Joule (ältere, in der Medizin oft verwendete Einheit: Kalorie)	J (4,177 = 1 cal)
Kraft	Newton	N
Druck	Pascal (der Blutdruck darf auch in Millimeter Quecksilbersäule angegeben werden)	Pa (mm Hg)
Frequenz	Hertz	Hz = 1/s

Tab. 1.9: Aus den Grundeinheiten abgeleitete Einheiten des SI-Systems und Auswahl weiterer zugelassener Einheiten.

Standardvorsilben für dezimale Vielfache und Teile von SI-Einheiten

Vorsilbe	Kurzzeichen	Bedeutung				
Giga	G	milliardenfach	=	10^9	=	1 000 000 000
Mega	M	millionenfach	=	10^6	=	1 000 000
Kilo	k	tausendfach	=	10^3	=	1 000
Hekto	h	hundertfach	=	10^2	=	100
Deka	da	zehnfach	=	10^1	=	10
–	–	einfach	=	10^0	=	1
Dezi	d	Zehntel	=	10^{-1}	=	0,1
Zenti	c	Hundertstel	=	10^{-2}	=	0,01
Milli	m	Tausendstel	=	10^{-3}	=	0,001
Mikro	µ („mü")	Millionstel	=	10^{-6}	=	0,000 001
Nano	n	Milliardstel	=	10^{-9}	=	0,000 000 001
Piko	p	Billionstel	=	10^{-12}	=	0,000 000 000 001
Femto	f	Billiardstel	=	10^{-15}	=	0,000 000 000 000 001

Tab. 1.10: Die Standardvorsilben für dezimale Vielfache und Teile von SI-Einheiten.

1.5.1 Länge, Fläche, Volumen

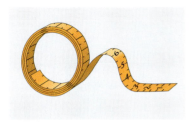

Die international verwendete Einheit für die Messung von **Längen** ist der **Meter** (**m**).
Bruchteile des Meters sind:

1 **Zentimeter** (1 *cm*) entspricht 0,01 m
1 **Millimeter** (1 *mm*) entspricht 0,001 m
1 **Mikrometer** (1 *μm*) entspricht 0,000 001 m
1 **Nanometer** (1 *nm*) entspricht 0,000 000 001 m.

Von der Länge abgeleitete Größen sind die **Fläche** und das **Volumen**.
Die Einheit der Fläche ist der Quadratmeter (Breite in m x Länge in m = m^2).
Die Einheit des Volumens oder Rauminhalts ist der Kubikmeter (Länge in m x Breite in m x Höhe in m = m^3).

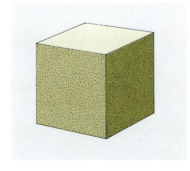

Eine Sondergröße, die häufig für Volumina von Flüssigkeiten oder Gasen angewandt wird, ist der **Liter** (*l*). Hierbei entspricht einem Liter der Rauminhalt eines Würfels von je 10 cm Länge, Breite und Tiefe. 1 **Liter** (1 *l*) entspricht also 1000 cm^3.

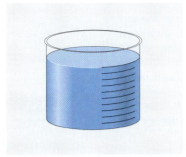

Bruchteile des Liters sind:
1 **Deziliter** (1 *dl* = 0,1 l) entspricht 100 cm^3
1 **Milliliter** (1 *ml* = 0,001 l) entspricht 1 cm^3
1 **Mikroliter** (1 *μl* = 0,000 001 l) entspricht 1 mm^3
1 **Nanoliter** (1 *nl* = 0,000 000 001 l) entspricht 1 μm^3.

1.5.2 Masse

Die Maßeinheit für die Bestimmung von **Massen** ist das **Kilogramm** (*kg*).
Bruchteile des Kilogramms sind:
1 **Kilogramm** (1 *kg*) entspricht 1000 g.
1 **Milligramm** (1 *mg*) entspricht 0,001 g.
1 **Mikrogramm** (1 *μg*) entspricht 0,000 001 g.

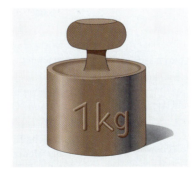

1.5.3 Druck

Der **Druck** ist die Kraft, die auf eine bestimmte Fläche wirkt. Für die Messung des Drucks existieren auch in der Medizin leider unterschiedliche Einheiten. Im folgenden werden einige der gebräuchlichsten Einheiten und ihre Umrechnungen aufgeführt:

1 **Pascal** (1 *Pa*) = 0,0075 mmHg = 0,01 mbar = 0,01 cmH$_2$O
1 **Millimeter Quecksilbersäule** (1 *mmHg*) = 133 Pa = 1,33 mbar = 1,33 cmH$_2$O
1 **Zentimeter Wassersäule** (1 *cmH$_2$O*) = 1 mbar = 0,75 mmHg = 100 Pa
1 **Millibar** (1 *mbar*) = 1 cmH$_2$O = 0,75 mmHg = 100 Pa.

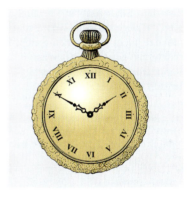

1.5.4 Zeit

Die Einheit der Zeit ist die Sekunde (*s*, früher *Sek.* abgekürzt). Bruchteile und Vielfache der Sekunde sind:

1 **Mikrosekunde** (1 *μs*) entspricht 0,000 001 s.
1 **Millisekunde** (1 *ms*) entspricht 0,001 s.
1 **Minute** (1 *Min.*) entspricht 60 s.
1 **Stunde** (1 *h, auch:* 1 *Std.*) entspricht 60 Min. = 3600 s.
1 **Tag** (1 *d*) entspricht 24 h = 1440 Min.
1 **Jahr** (1 *J*) entspricht 365,25 d.

1.5.5 Volumen-, Massen- und Stoffmengenkonzentrationen

Die Stoffmenge in mol

In der Medizin basieren Stoffmengen- und Konzentrationsangaben meist auf dem **mol**. Die Stoffmenge 1 mol bedeutet, dass die Anzahl der Teilchen in dieser Menge gleich der

Anzahl der Wasserstoffatome in einem Gramm Wasserstoff ist. Dies klingt zunächst kompliziert, noch dazu, wenn man weiß, dass die Anzahl der Wasserstoffatome in einem Gramm Wasserstoff $6,023 \cdot 10^{23}$ beträgt: Ein mol einer beliebigen Substanz enthält demnach die unvorstellbare Zahl von $6,023 \cdot 10^{23}$ Teilchen. Diese Anzahl an Teilchen ist in einem mol Zucker, in einem mol Salzsäure oder in einem mol Wasser enthalten. Die Umrechnung von mol in Gramm läuft aus verständlichen Gründen nicht über die Kalkulation mit solchen riesigen Zahlen, sondern viel einfacher über das Periodensystem der Elemente.

In diesem Periodensystem (☞ Abb. 2.3) ist dem elementaren Wasserstoff die Massenzahl 1 zugeordnet. Versieht man diese Massenzahl mit der Einheit g (Gramm), so hat man diejenige Masse an Wasserstoff gefunden, die einem mol entspricht: 1 mol H entspricht 1 g H. Dieselbe Umrechnung gilt für Kohlenstoff (C). Hier ist im Periodensystem die Massenzahl 12 notiert. 1 mol Kohlenstoff entspricht also 12 g.

Dasselbe gilt für Moleküle. Hier müssen nur die einzelnen Massenzahlen der aneinandergebundenen Atome addiert werden: Methan besteht aus CH_4-Molekülen. Addiert man nun die Massenzahlen der beteiligten Atome, so kommt man auf die Masse 16 g. 1 mol CH_4 (C: Massenzahl 12; H: Massenzahl 1, also H_4 = 4·1; 12 g + 4 g = 16 g) entspricht also 16 g. Entsprechend besitzt 1 mol Kochsalz (NaCl) die Masse 58 g (Na: Massenzahl 23; Cl: Massenzahl 35; 23 g + 35 g = 58 g).

Konzentration gelöster Stoffe

In den Körperflüssigkeiten liegen die meisten Stoffe in gelöster Form vor. Unter der **Konzentration** einer Lö-

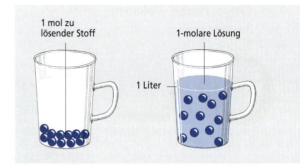

Abb. 1.11: Herstellung einer 1-molaren (1 mol/l-konzentrierten) Lösung.

sung versteht man in der Medizin meist den Volumen- bzw. Massenanteil eines Stoffes in einem Liter (oder einem Bruchteil des Liters) *Lösung (ml/l, g/l)*. Die Einheit *ml/l* ist somit eine **Volumenkonzentration**, die Einheit *g/l* eine **Massenkonzentration**. Diese Konzentrationsangaben können auch mit Bruchteilen des Liters bzw. Gramms bezeichnet werden, z.B.: g/dl, mg/dl, µg/l.

Entsprechend ihrer Stoffmenge in mol gibt man die Konzentration auch in **Mol/Liter** (mol/l) an. Beträgt die Konzentration eines Stoffes 1 mol/l, so spricht man von einer **1-molaren** Lösung. Die Abbildung 1.11 zeigt die Herstellung einer 1-molaren Lösung: Man gibt die Stoffmenge 1 mol in ein Gefäß und füllt dieses mit dem Lösungsmittel zu einem Gesamtvolumen von 1 Liter auf.

In der Medizin gebräuchliche Einheiten sind:
- **1 Mol pro Liter** (*1 mol/l*), was 1 mmol/ml entspricht
- **1 Millimol pro Liter** (*1 mmol/l*) = 1 µmol/ml.

Wiederholungsfragen

1. Was ist ein Gewebe? (☞ 1.1)

2. Was ist der Unterschied zwischen Gewebe und Organ? (☞ 1.1)

3. Welches „Korrelat" hat die Psyche auf der Ebene der Organsysteme? (☞ 1.1)

4. Welche sieben Merkmale haben alle Lebewesen gemeinsam? (☞ 1.2)

5. Die Fähigkeit zur Reproduktion ist für Zellen und Gewebe nicht nur im Rahmen der Schaffung von Nachkommen unerlässlich, sondern auch im Rahmen weiterer Stoffwechselvorgänge. Welche sind dies? (☞ 1.2)

6. Was verstehen wir unter „Stoffwechsel"? (☞ 1.2)

7. In welche zehn Organsysteme lässt sich der Mensch einteilen? (☞ Tabelle 1.2)

8. Wie werden die Hauptebenen des Körpers bezeichnet? (☞ 1.4)

9. Welches sind die sieben Grundeinheiten des SI-Systems? (☞ Tab. 1.8)

10. Welche Einheiten existieren nebeneinander in der Medizin, um den Druck anzugeben? (☞ Tab. 1.9 und 1.5.3)

11. Wie ist die „Konzentration" eines Stoffes definiert? (☞ 1.5.5)

12. Was ist ein Mol? (☞ 1.5.5)

13. Was bedeuten die Vorsilben nano-, mikro- und pico- vor einer SI-Einheit? (☞ Tabelle 1.10)

2

Chemie und Biochemie

📝 Lernzielübersicht

2.1 Die chemischen Elemente

- Alle Organismen bestehen aus chemischen Elementen.
- Die mengenmäßig größte Bedeutung haben Kohlenstoff, Sauerstoff, Stickstoff und Wasserstoff. Ebenfalls unentbehrlich, aber in geringerer Menge finden sich Mineralstoffe (Mengenelemente wie z.B. Natrium und Kalium sowie Spurenelemente wie z.B. Selen).

2.2 Der Aufbau der Atome

- Atome bestehen aus einem Kern mit Protonen (positiv) und Neutronen (neutral) sowie einer Hülle aus Elektronen (negativ).
- Die verschiedenen Elemente unterscheiden sich durch die Anzahl der Protonen (Ordnungszahl). Die Massenzahl ergibt sich aus der Summe von Protonen und Neutronen.

2.3 Das Periodensystem der Elemente

- Alle Elemente sind in einer Tabelle, dem Periodensystem der Elemente, aufgeführt. Sie sind waagerecht nach Ordnungszahlen, senkrecht nach ähnlichem chemischen Verhalten (sog. Hauptgruppen und Nebengruppen) sortiert.
- Nach einem vereinfachten Atommodell wird der Kern von ineinandergeschachtelten elektronengefüllten Hüllen umgeben. In die erste Hülle passen maximal 2 Elektronen, in alle anderen 8. Bei Erreichen dieser Maximalzahl sind Atome besonders stabil (Edelgaskonfiguration).

2.4 Chemische Bindungen

- Die Salz- oder Ionenbindung beruht darauf, dass ein Bindungspartner Elektronen zu viel hat, die wiederum dem anderen Partner fehlen. Verbinden sie sich, erreichen beide die stabile Edelgaskonfiguration. Wenn sie sich sodann wieder trennen, liegen sie als Ionen vor (z.B. Kochsalz = NaCl: Na^+ hat ein Elektron abgegeben, Cl^- eines aufgenommen).
- Bei der kovalenten Bindung bleiben die Partner zusammen, sie haben dann ein oder mehrere Elektronenpaare gemeinsam, die sie sich teilen.
- Eine sehr schwache Bindungsform, die biologisch jedoch äußerst wichtig ist, sind die Wasserstoffbrücken.

2.5 / 2.6 Chemische Reaktionen

- Chemische Reaktionen bestehen aus dem Knüpfen oder Lösen von chemischen (Ver-)Bindungen.
- Bei katabolen Reaktionen werden Verbindungen gelöst – es findet also ein Stoffabbau statt, bei dem meist Energie frei wird; anabole Reaktionen dienen dem Substanzaufbau (z.B. Wachstum) und verbrauchen Energie.
- Als universeller „Treibstoff" anaboler Prozesse dient das Adenosintriphosphat (ATP).

2.7 Anorganische Verbindungen

- Die wichtigste anorganische Verbindung ist das Wasser – es besteht aus 1 Sauerstoff- und 2 Wasserstoffatomen. Leben ohne Wasser als universelles Lösungsmittel ist nicht denkbar, die meisten chemischen Reaktionen würden nicht ablaufen.
- Säuren können Wasserstoffionen (H^+) abgeben (z.B. Salzsäure), Basen (Laugen) können dagegen H^+-Ionen aufnehmen. Der pH-Wert gibt die Menge der H^+-Ionen in einer Lösung an – die pH-Skala reicht von 0 bis 14, wobei ein pH von 7 den Neutralpunkt bildet.
- Puffersubstanzen sind Verbindungen, die sowohl einen Überschuss (Azidose) als auch einen Mangel (Alkalose) an H^+ ausgleichen. Das wichtigste Puffersystem des Menschen ist der Kohlensäure-Bikarbonat-Puffer.

2.8 Organische Verbindungen

- Kohlenhydrate entstehen im Zuge der Photosynthese. Ein wichtiges Kohlenhydrat und zugleich Hauptenergieträger der tierischen Organismen ist Glukose. Glukose wird in der Zelle für die ATP-Synthese restlos abgebaut. Die Schritte sind: Glykolyse, oxidative Phosphorylierung, Zitratzyklus und Atmungskette.
- Fette können doppelt soviel Energie speichern wie Kohlenhydrate, daneben haben sie Isolations- und Schutzfunktion. Zu den fettähnlichen Substanzen gehören Lezithin und Cholesterin, die am Aufbau der Zellmembranen und bei der Synthese von Hormonen beteiligt sind.
- Proteine (Eiweiße) existieren in einer außerordentlich großen Vielfalt und üben zentrale Funktionen im Stoffwechsel aus (Energiegewinnung, als strukturgebendes Element, Schrittmacherfunktion, als Katalysatoren). Proteine bestehen aus großen Ketten von Aminosäuren.
- Nukleinsäuren sind große Moleküle, die aus organischen Basen (Adenin, Guanin, Thymin, Cytosin, Uracil) bestehen. Man unterscheidet Desoxyribonukleinsäure (DNA) und Ribonukleinsäure (RNA). Die DNA ist der Speicher der genetischen Informationen. Für die Weitergabe der genetischen Information zur Proteinsynthese ist die RNA als eine Art Mittelsmann vom Weg der DNA zum Protein zwischengeschaltet.

2.9 Oxidation und Reduktion

- Oxidation (Elektronenabgabe) und Reduktion (Elektronenaufnahme) sind stets aneinander gekoppelt (Redox-Reaktion).

Jeder biologische Organismus – und sei er auch so klein wie ein Bakterium – kann sich nur am Leben halten, wenn er Stoffe aufnimmt und verwertet. Der Mensch mit seinem hochentwickelten **Stoffwechsel** (*Metabolismus*) macht hierbei keine Ausnahme. Zu den für den Menschen lebensnotwendigen Substanzen gehören das Wasser und die darin gelösten Salze, ferner die Nährstoffe Fett, Eiweiß und Kohlenhydrate; aber auch andere Substanzen wie z.B. die Vitamine und Spurenelemente sind existentiell.

2.1 Die chemischen Elemente

Alle lebenden und toten Gegenstände bestehen aus Materie, also etwas, das Raum beansprucht und eine Masse besitzt. **Materie** kann in flüssigem, festem oder gasförmigem Zustand vorliegen. Alle Formen der Materie bestehen aus **chemischen Elementen**. Diese Elemente zeichnen sich dadurch aus, dass sie durch gewöhnliche chemische Reaktionen nicht weiter in andere Stoffe zerlegt werden können. Gegenwärtig kennt die Wissenschaft 111 verschiedene chemische Elemente, die gewöhnlich in Form von **chemischen Symbolen** abgekürzt werden. Im menschlichen Organismus findet man 26 verschiedene chemische Elemente.

> ✓ Die wichtigsten sind die chemischen Elemente:
> - Sauerstoff (*chemisches Symbol*: **O**),
> - Kohlenstoff (**C**),
> - Wasserstoff (**H**) und
> - Stickstoff (**N**).

Allein diese vier „Schlüsselelemente" bilden ungefähr 96% der Körpermasse. Eine Gruppe von weiteren sieben Elementen – Kalzium (**Ca**), Phosphor (**P**), Kalium (**K**), Schwefel (**S**), Natrium (**Na**), Chlor (**Cl**) und Magnesium (**Mg**) – bildet noch einmal etwa 3% der Körpermasse. Sie werden als **Mengenelemente** bezeichnet

(☞ 18.10.6). Das verbleibende Prozent bilden die **Spurenelemente**, die nur „in Spuren" im menschlichen Organismus anzutreffen sind (☞ Kapitel 18). Mengen- und Spurenelemente werden als **Mineralstoffe** zusammengefasst.

2.2 Der Aufbau der Atome

Jedes Element ist aus einer großen Anzahl gleichartiger Einzelbausteine aufgebaut, den Atomen. **Atome** sind die Grundeinheiten der Materie. So enthält beispielsweise reine Kohle ausschließlich Kohlenstoffatome oder ein Tank voll Sauerstoff ausschließlich Sauerstoffatome. Jedes Atom besteht grundsätzlich aus zwei Hauptteilen: dem Kern im Zentrum und der Elektronenhülle am Rand.
Der **Kern** enthält die elektrisch positiv geladenen **Protonen** sowie elektrisch neutrale Partikel, die **Neutronen** genannt werden. Da jedes Proton eine positive Ladung trägt, ist der Kern insgesamt positiv geladen.
Elektronen sind negativ geladene Partikel, die den Kern umkreisen und die **Elektronenhülle** des Atoms bilden. Die Anzahl der negativ geladenen Elektronen entspricht immer der der positiv geladenen Protonen, so dass sich ihre Ladungen ausgleichen und das Atom als Ganzes nach außen elektrisch neutral ist.

Was unterscheidet nun die Atome eines Elements von den Atomen eines anderen?

Die Antwort lautet: die *Anzahl der Protonen im Kern* und, da jedes Atom nach außen elektrisch neutral ist, damit auch die unterschiedliche *Gesamtzahl der Elektronen in der Elektronenhülle*. Die Anzahl der Protonen eines Atoms bzw. Elements wird auch als **Ordnungszahl** bezeichnet, die Summe der Protonen und Neutronen auch als **Massenzahl** (die Masse der Elektronen kann hierbei vernachlässigt werden, da sie über tausendmal kleiner ist als die

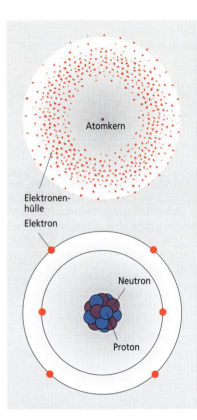

Abb. 2.1: Der Aufbau eines Atoms. Oben mit eher realitätstreuen Proportionen (tatsächlich müsste der Abstand zwischen Atomkern und Elektronenhülle noch viel größer sein) und unten mit stark vergrößertem Kern, so dass Protonen und Neutronen erkennbar sind. Weiterhin sind schematisch zwei Elektronenschalen mit den sich darin bewegenden Elektronen dargestellt.

der Protonen und Neutronen). Beispielsweise hat der Stickstoff (N) die Ordnungszahl 7 und die Massenzahl 14, da sich neben den 7 Protonen auch 7 Neutronen im Kern befinden.

2.3 Das Periodensystem der Elemente

Die Chemiker vergangener Jahrhunderte haben sich überlegt, wie sie die Elemente am besten ordnen könnten. Natürlich bot sich als Einteilungskriterium die steigende **Ordnungszahl** an. Somit ist eine lange Liste von 111 aneinander gereihten Elementen entstanden.

Grundlagen der Chemie und der Biochemie

	Chemisches Element (Symbol)	Anteil am Körpergewicht	Biologische Funktion
„Schlüsselelemente" (96%)	Sauerstoff (O)	65,0%	Bestandteil des Wassers und vieler organischer Moleküle
	Kohlenstoff (C)	18,5%	Bestandteil jedes organischen Moleküls
	Wasserstoff (H)	9,5%	Bestandteil des Wassers und organischer Moleküle; als Ion (H^+) ist es für die Säureeigenschaft einer Lösung verantwortlich
	Stickstoff (N)	3,2%	Bestandteil vieler organischer Moleküle, z.B. aller Proteine und Nukleinsäuren
Mengenelemente (3%)	Kalzium (Ca)	1,5%	Bestandteil der Knochen und Zähne; vermittelt die Synthese und Freisetzung von Neurotransmittern. Elektromechanische Kopplung: an allen Muskelkontraktionen beteiligt
	Phosphor (P)	1,0%	Bestandteil vieler Biomoleküle wie Nukleinsäuren, ATP und zyklischem AMP; Bestandteil der Knochen und Zähne
	Kalium (K)	0,4%	Erforderlich zur Weiterleitung von Nervenimpulsen und für Muskelkontraktionen
	Schwefel (S)	0,3%	Bestandteil vieler Proteine, besonders der kontraktilen Filamente des Muskels
	Natrium (Na)	0,2%	Notwendig zur Weiterleitung von Nervenimpulsen sowie für Muskelkontraktionen; Haupt-Ion des Extrazellularraumes, das wesentlich zur Aufrechterhaltung der Wasserbilanz benötigt wird
	Chlor (Cl)	0,2%	Wie Natrium wesentlich an der Aufrechterhaltung der Wasserbilanz zwischen den Zellen verantwortlich
	Magnesium (Mg)	0,1%	Bestandteil vieler Enzyme
Spurenelemente (1%)	Chrom (Cr) Jod (J) Eisen (Fe) Kobalt (Co) Kupfer (Cu) Fluor (F) Mangan (Mn) Molybdän (Mo) Selen (Se) Zink (Zn)		Spurenelemente, alle jeweils weniger als 0,1%. Biologische Funktionen ☞ 18.10.6 Fragliche Spurenelemente sind z.B.: Silicium (Si), Zinn (Sn), Vanadium (V), Nickel (Ni) und Arsen (As) – sie werden zwar auch für essentielle Nahrungsbestandteile gehalten, doch sind der tägliche Bedarf beim Menschen sowie irgendwelche Mangelsymptome nicht bekannt.

Tab. 2.2: Die chemischen Elemente des menschlichen Körpers.

Experimente zeigten jedoch, dass bestimmte Elemente ähnlich reagierten und demnach ähnliche Eigenschaften besitzen mussten. Interessanterweise war eine solche Ähnlichkeit bei jedem achten Element der Liste gegeben, die Ähnlichkeit trat also *periodisch* auf.

Unabhängig voneinander stellten *D.I. Mendeléjew* und *L. Meyer* diese Elemente 1868/69 erstmalig in der Liste *untereinander* und schufen so das **Periodensystem** der Elemente (☞ Abb. 2.3).

Im Periodensystem sind die Elemente also wie folgt eingeteilt:
- Waagerecht nach steigender Ordnungszahl in **Perioden**.
- Senkrecht nach chemischer Ähnlichkeit in so genannte **Hauptgruppen**. Zwischen der 2. und 3. Hauptgruppe stehen ferner die so genannten **Nebengruppenelemente**.

Das Schalenmodell der Elektronenhülle

Ein den Atomkern umkreisendes Elektron bewegt sich nicht auf einer einfachen Bahn, sondern nimmt einen größeren *Raum* ein. Wie groß dieser Raum ist, hängt von der Energie des Elektrons ab. Modellhaft stellt man sich diesen Raum als **Elektronenschale** vor. Elektronen mit gleicher Energie bewegen sich somit in der gleichen Elektronenschale.

Die Atome bzw. Elemente der ersten Periode (Wasserstoff und Helium) besitzen nur eine Elektronenschale, in der zweiten Periode kommt außen eine weitere größere Schale hinzu. In der dritten Periode schließt sich abermals eine Schale an usw. Die äußerste Schale darf bei den Elementen der Hauptgruppen immer nur 8 Elektronen enthalten, anschließend wird eine weitere Schale aufgefüllt.

Diese Regel besitzt eine Ausnahme: Die erste Schale ist bereits mit 2 Elektronen vollständig besetzt.

Grundlagen der Chemie und der Biochemie

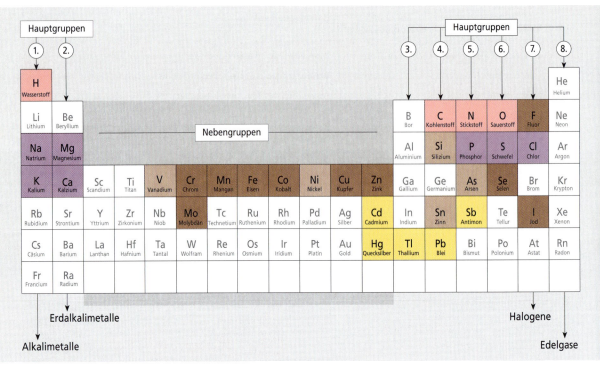

Abb. 2.3: Auszug aus dem Periodensystem der Elemente.
Die Elemente, die waagerecht auf einer Linie stehen, bilden jeweils eine Periode. Die Elemente, die senkrecht in einer Spalte stehen, bilden jeweils eine Hauptgruppe oder, zwischen 2. und 3. Hauptgruppe eingeschoben, eine Nebengruppe (mittelgrau unterlegte Felder). Die vier „Schlüsselelemente" des Lebens sind rot, die 7 Mengenelemente violett, die Spurenelemente braun, fragliche Spurenelemente hellbraun und einige wichtige toxische (giftige) Elemente gelb unterlegt.

Alkali- und Erdalkalimetalle

Die erwähnte Ordnung im Periodensystem der Elemente rührt nun daher, dass sich Elemente mit gleicher Elektronenzahl in der *äußersten* Elektronenschale stark ähneln: So stehen in der ersten Hauptgruppe lauter weiche Metalle (**Alkalimetalle**, deren Hauptvertreter das *Natrium* und das *Kalium* bilden). Diese Metalle zeigen, wenn man sie mit einem Messer durchschneidet, an ihrer Schnittfläche den charakteristischen Metallglanz, der jedoch schon nach kurzer Zeit als Ausdruck der Reaktion mit dem Luftsauerstoff von einer grauen Schicht bedeckt ist. Alle Alkalimetalle besitzen auf ihrer äußersten Elektronenschale ein Elektron.

Die Elemente der zweiten Hauptgruppe besitzen in ihrer äußersten Elektronenschale zwei Elektronen und werden als **Erdalkalimetalle** bezeichnet. Die wichtigsten Vertreter sind das *Magnesium* und das *Kalzium*, die im Unterschied zu den Alkalimetallen deutlich härter sind. Die Elemente der dritten Hauptgruppe besitzen jeweils 3 Elektronen auf ihrer äußersten Schale usw.

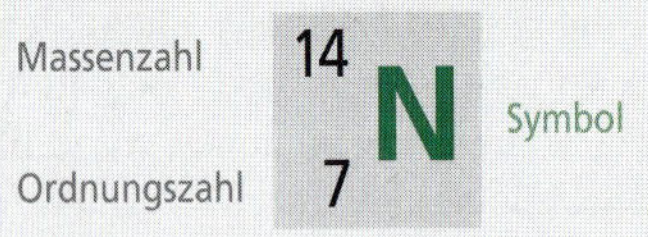

Halogene und Edelgase

Die Elemente der siebten Hauptgruppe haben 7 Elektronen auf ihrer äußersten Schale. Diese Elemente werden auch als **Halogene** oder „Salzbildner" bezeichnet, weil sie sich leicht mit Metallen zu *Salzen* (☞ 2.4.1) umsetzen lassen. Zu ihnen zählen z.B. das *Chlor* und das *Fluor*.
Die Elemente der achten Hauptgruppe, die **Edelgase**, besitzen in ihrer äußersten Elektronenschale 8 Elektronen. Eine solche mit 8 Elektronen besetzte äußerste Schale stellt einen extrem stabilen und damit besonders reaktionsträgen Zustand dar, die so genannte **Edelgaskonfiguration**. Sie ist der Grund dafür, dass die Edelgase praktisch keine chemische Reaktion eingehen. Deshalb spielen sie auch im Stoffwechsel des Körpers keine Rolle. Ein Edelgas ist beispielsweise das *Neon*.
Auch die übrigen Elemente versuchen, diesen stabilen Elektronenzustand der Edelgase zu erreichen, und zwar umso stärker, je näher sie dieser Edelgaskonfiguration bereits sind. Dies gelingt ihnen, indem sie von anderen Atomen ein oder mehrere Elektronen aufnehmen oder abgeben oder auch, indem Elektronen gemeinsam mit anderen Atomen benützt werden. Die Anzahl der Elek-

Abb. 2.4: Symbol, Ordnungszahl und Massenzahl am Beispiel des Elements Stickstoff.

tronen auf der äußeren Schale bzw. die Zahl der Elektronen, die zum Erreichen der Edelgaskonfiguration fehlen, hat somit bei allen chemischen Prozessen eine enorme Bedeutung. Elemente wie *Fluor* oder *Sauerstoff*, die im Periodensystem auf der rechten Seite stehen, sind sehr bestrebt, Elektronen aufzunehmen; sie sind sehr *reaktionsfreudig*. Sie üben eine große Anziehungskraft auf fremde Elektronen aus, um sie auf ihre äußerste Elektronenschale herüberzuziehen. Dies bezeichnet man als **Elektronegativität**.

Nimmt ein Stoff Elektronen auf, sagt der Chemiker übrigens auch, er wird **reduziert** – gibt er Elektronen ab, wird er **oxidiert** (☞ 2.9).

2.4 Chemische Bindungen

Wie oben erläutert, ist jedes Atom ab der 2. Periode bestrebt, auf seiner äußersten Elektronenschale genau acht Elektronen zu haben. Dies kann im wesentlichen durch drei Mechanismen erreicht werden: erstens durch Elektronenaufnahme, zweitens durch Elektronenabgabe und drittens durch gemeinsames Benützen von Elektronen

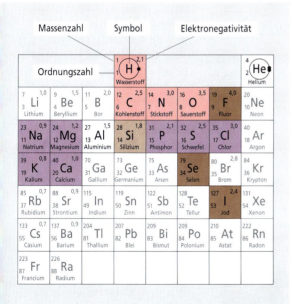

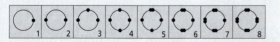

Abb. 2.5: Die Hauptgruppen des Periodensystems. Die gleiche Zahl von Elektronen in der äußersten Elektronenschale (1 bis 8) begründet Ähnlichkeit im chemischen Verhalten. Wasserstoff und Helium gehören nicht zu den Hauptgruppenelementen, da die 1. Elektronenschale bei ihnen mit der äußersten Elektronenschale identisch ist. Diese kann aber nur 2 (und nicht 8) Elektronen aufnehmen.

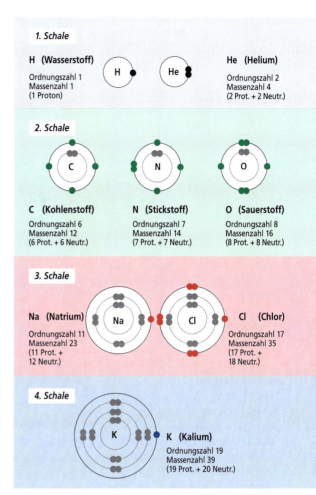

Abb. 2.6: Aufbau der Elektronenschalen bei einigen wichtigen Elementen. Die Elektronen sind zur vereinfachten Darstellung jeweils paarweise abgebildet.

mit benachbarten Atomen. Alle drei Formen führen zu einer **Bindung** von Atomen aneinander.

Welche Form der chemischen Verbindung eingegangen wird, bestimmen die zwischen Atomen wirkenden **Bindungskräfte**. Im folgenden sind einige Formen der chemischen Bindung beschrieben.

2.4.1 Die Ionenbindung

Natrium steht in der ersten Hauptgruppe des Periodensystems und hat demgemäß ein Elektron auf seiner äußersten Elektronenschale. Chlor steht in der siebten Hauptgruppe und hat entsprechend sieben Elektronen auf seiner äußersten Schale. Reagieren diese beiden Partner nun miteinander, so findet wegen der starken Anziehungskraft des Chloratoms auf weitere Elektronen ein **Elektronenübergang** statt: Das Außenelektron des Natriums wird vom Chloratom „eingefangen". Natrium tritt

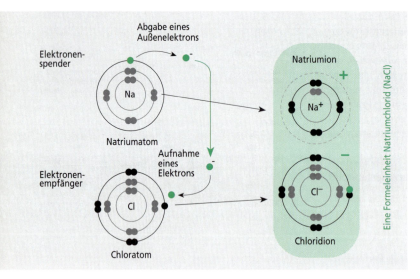

Abb. 2.7: Die Ausbildung einer Ionenbindung am Beispiel des Ionenpaares Na⁺–Cl⁻. Natrium gibt sein Außenelektron an das Chlor ab. Dadurch erreichen beide Partner die stabile Edelgaskonfiguration.

in dieser Reaktion als **Elektronenspender**, das Chloratom als **Elektronenempfänger** auf.
Dadurch haben beide Partner die Edelgaskonfiguration erreicht:

- Das Chlor besitzt damit insgesamt 18 Elektronen, jedoch nur 17 Protonen im Kern (Ordnungszahl 17). Damit ist ein elektrisch negativ geladenes Partikel entstanden. Man schreibt **Cl⁻**.
- Das Natrium hingegen hat bei dieser Reaktion ein Elektron verloren und somit insgesamt nur noch 10 Elektronen. Dem stehen 11 Protonen im Kern (Ordnungszahl 11) gegenüber, so dass ein Partikel mit positiver Ladung entstanden ist. Man schreibt **Na⁺**.

Allgemein werden elektrisch geladene Partikel als **Ionen** bezeichnet. Positiv geladene Ionen (wie das Na⁺-Ion) nennt man auch **Kationen**, negativ geladene Ionen (wie das Cl⁻-Ion) auch **Anionen**. Die Bindung, die durch die elektrische Anziehung der gegensätzlich geladenen Ionen entsteht, nennt man **Ionenbindung**. Verbinden sich gegensätzlich geladene Ionen durch Ionenbindung miteinander, entsteht ein **Salz**. Der Chemiker versteht unter Salzen also durch Ionenbindung zustandekommende **Ionenverbindungen**. Eine dieser Verbindungen ist das im Volksmund als „Salz" bezeichnete *Kochsalz* (NaCl ☞ Abb. 2.7).

Kochsalz im Kristallgitter

Das Kochsalz (Na⁺Cl⁻ oder kurz NaCl) ist eine der häufigsten Ionenverbindungen. Kochsalz besteht aus Na⁺- und Cl⁻-Ionen, die in einem festen Mengenverhältnis von 1:1 vorliegen.
Die Ionen des Kochsalzes bilden, wie die meisten Salze, ein dreidimensionales *Kristallgitter*, wobei jeweils ein Natrium-Ion von sechs Chlor-Ionen und ein Chlor-Ion von sechs Natrium-Ionen umgeben ist. Dieser Gitterverband ist insgesamt elektrisch neutral, und die Ionen sind nicht beweglich, da sie im Gitterverband festgehalten werden.

Auflösung des Kristallgitters in Wasser

Löst man Kochsalzkristalle oder Kristalle anderer Salze in einer ausreichenden Menge Wasser auf, so dringen Wassermoleküle in das Kristallgitter ein und lösen es auf. Die Elemente liegen nun wieder in frei beweglicher Form als Na⁺- und Cl⁻-Ionen in einer wässrigen Lösung vor – man spricht von einer **Elektrolytlösung**.

2.4.2 Die kovalente Bindung

Zwischen Elementen wie z.B. Wasserstoff und Kohlenstoff, die nur einen geringen Unterschied in der *Elektronegativität* (☞ 2.3) aufweisen, sind Elektronenübergänge wie bei der Ionenbindung nicht möglich. Dasselbe gilt natürlich auch, wenn sich Atome des gleichen Elementes miteinander verbinden. Sie gehen deshalb eine andere Bindung ein, die **kovalente Bindung**. Diese Bindung wird auch als *Elektronenpaarbindung* oder *Atombindung* bezeichnet. Sie kommt im menschlichen Organismus wesentlich häufiger vor als die Ionenbindung und ist auch deutlich stabiler.
Bei einer kovalenten Bindung rücken z.B. Chloratome so eng zusammen, dass sie jeweils ein Elektron gemeinsam benutzen. Auf diese Weise entsteht ein **Elektronenpaar**.
Damit ist ein stabiler Zustand entstanden, denn jedes der beteiligten Chloratome besitzt nun acht Elektronen auf seiner äußersten Schale. Das Teilchen Cl–Cl oder Cl₂ heißt **Chlormolekül** (☞ Abb. 2.10).
Die Bildung des *Sauerstoffmoleküls* verläuft in gleicher Weise: Sauerstoff steht in der sechsten Hauptgruppe und hat entsprechend sechs Elektronen auf seiner äußersten Schale. Zur stabilen Edelgaskonfiguration fehlen

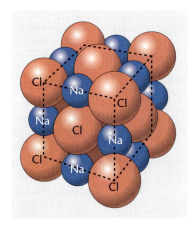

Abb. 2.8: Das NaCl-Kristallgitter.

Grundlagen der Chemie und der Biochemie

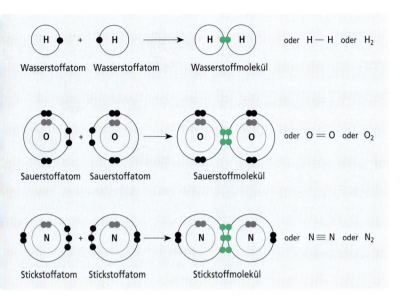

Abb. 2.9: Wasserstoff-, Sauerstoff- und Stickstoffatome bilden untereinander kovalente Bindungen. Die somit entstandenen Moleküle sind stabiler als die unverknüpften Atome. Letztere werden auch als *Radikale* bezeichnet und können den Organismus schädigen, indem sie mit lebenswichtigen Molekülen reagieren und deren Eigenschaften verändern.

jedem Sauerstoffatom zwei Elektronen. Deshalb werden von jedem Sauerstoffatom nicht nur ein, sondern zwei Elektronen gemeinsam benützt. Da nun *zwei* Elektronenpaare von beiden Partnern gemeinsam benützt werden, spricht man auch von einer **Doppelbindung** (O=O oder O_2).

Die Bildung des Stickstoffmoleküls (N_2) verläuft analog, nur dass hierbei sogar eine **Dreifachbindung** (drei gemeinsame Elektronenpaare ☞ Abb. 2.9 unten) ausgebildet werden muss.

Das Wasserstoffmolekül

Auch die Bildung des Wasserstoffmoleküls (H–H oder H_2) verläuft in gleicher Weise wie in den bisherigen Beispielen beschrieben. Nur gilt es hier zu beachten, dass die äußerste Elektronenschale beim Wasserstoff mit der ersten Elektronenschale identisch ist. Diese kann aber statt acht nur zwei Elektronen aufnehmen, d.h., der Wasserstoff erreicht die stabile Edelgaskonfiguration bereits mit zwei Elektronen auf seiner Elektronenschale. Da der Wasserstoff nur aus einem Proton und einem Elektron besteht, ist zur Bildung des Wasserstoffmoleküls die Ausbildung eines gemeinsam benützten Elektronenpaares zwischen zwei Wasserstoffatomen erforderlich.

Die Moleküle der Luft

Luft ist ein Gasgemisch, das zu etwa 80% aus Stickstoff und 20% aus Sauerstoff besteht. Dabei liegen beide Anteile nicht in atomarer Form, sondern praktisch ausschließlich in der stabilen Molekülform (O_2 bzw. N_2) vor.

Die chemische Verbindung

Kovalente Bindungen existieren nicht nur zwischen zwei gleichen Atomen eines Elements, sondern können zwischen unterschiedlichen und auch beliebig vielen Atomen eingegangen werden.
Beim Methanmolekül z.B. treten vier Wasserstoffatome mit einem Kohlenstoffatom in Kontakt, wobei vier Elektronenpaarbindungen ausgebildet werden (CH_4). Derartige Moleküle, die aus Atomen verschiedener Elemente bestehen, nennt man **chemische Verbindungen**.

2.4.3 Weitere Bindungsformen

Neben Ionen- und kovalenten Bindungen existieren noch weitere (komplexe) Bindungsformen, die zum Grundverständnis des Stoffwechsels weniger von Bedeutung sind.
Von erheblicher Bedeutung sind jedoch die sog. **Wasserstoffbrücken** für den Organismus. Sie sind zwar keine echten Bindungen, werden aber trotzdem oft als Wasserstoffbrücken*bindungen* bezeichnet.
Viele Moleküle sind zwar nach außen hin elektrisch neutral, da sie die gleiche Anzahl Protonen und Elektronen enthalten. Innerhalb des Moleküls jedoch gibt es oft Stellen, die aufgrund unterschiedlich großer Anziehungskraft der Elemente auf die Elektronen *(Elektronegativität)*

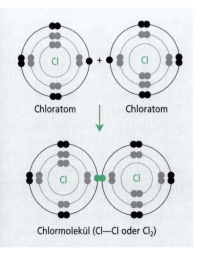

Abb. 2.10: Kovalente Bindung von zwei Chloratomen.

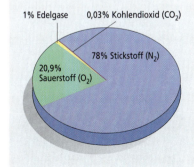

Abb. 2.11: Zusammensetzung trockener Luft (Kuchendiagramm). Normaltemperierte Raumluft enthält ferner 1 – 2% Wasserdampf, Ozon und Staub.

leichte positive oder negative Ladungen besitzen. Durch diese „Mini-Ladungen" werden ständig Kräfte ausgeübt, die zwar klein sind im Vergleich zu einer Ionenbindung (5 – 10% der Stärke einer Ionenbindung), aber aufgrund ihrer Vielzahl die Moleküle stark zusammenhalten. Wasserstoffbrücken tragen z.B. wesentlich zur Stabilisierung von Eiweiß- und Nukleinsäuremolekülen bei (☞ 2.8.4).

2.5 Chemische Reaktionen

Bei **chemischen Reaktionen** geschieht im Grunde nichts anderes als das Knüpfen von neuen Bindungen zwischen Atomen oder gerade das Gegenteil, nämlich das Aufbrechen von bestehenden chemischen Bindungen. Solche Reaktionen finden in jeder menschlichen Zelle ständig und in großem Ausmaß statt. Nur mit Hilfe von chemischen Reaktionen ist es möglich, dass der Organismus wachsen kann und neue Gewebe bildet. Aber auch alle Körperfunktionen, z.B. das Zusammenziehen (Kontraktion) eines Muskels oder die Seh- und Hörfähigkeit, erfordern das ständige Ineinandergreifen vielfältiger chemischer Reaktionen.
Bei einer chemischen Reaktion geht nichts verloren, d.h. die Gesamtzahl der Atome bleibt stets dieselbe. Es ändert sich nur die Verknüpfung zwischen den Atomen, wobei neue Moleküle mit neuen Eigenschaften entstehen.

Anabole Reaktionen

Wenn sich mehrere Atome, Ionen oder Moleküle zu einer größeren Einheit verbinden, so bezeichnet man dies ganz allgemein als **anabole Reaktion**. Ein einfaches Beispiel hierfür ist die Bildung des Ammoniaks (NH_3) aus einem Molekül Stickstoff (N_2) und drei Molekülen Wasserstoff (H_2):

$$N_2 + 3\ H_2 \rightarrow 2\ NH_3$$

Bei einer anabolen Reaktion findet also die **Synthese** (*Neubildung*) einer neuen Verbindung bzw. eines neuen Moleküls statt. Ein Beispiel für eine solche anabole Reaktion im menschlichen Organismus ist der Aufbau der Körpereiweiße: Sie sind Riesenmoleküle (*Makromoleküle*), die durch die Verbindung zahlreicher kleinerer Moleküle entstanden sind.

Katabole Reaktionen

Katabole Reaktionen sind das Gegenteil von anabolen Reaktionen. Hierbei werden keine neuen chemischen Bindungen geknüpft, sondern bereits bestehende gelöst. Als einfaches Beispiel hierfür kann man die beschriebene Ammoniak-Synthesereaktion heranziehen, die tatsächlich unter geeigneten Bedingungen in umgekehrter Richtung verläuft:

$$2\ NH_3 \rightarrow N_2 + 3\ H_2$$

Im menschlichen Organismus spielen katabole Reaktionen insbesondere bei der Verdauung eine große Rolle, weil die meist riesigen Nährstoffmoleküle (Fette, Eiweiße und Kohlenhydrate) erst nach der Spaltung in kleine Bruchstücke von der Darmschleimhaut ins Blut überführt werden können.

Energiebereitstellung durch ATP

Anabole Reaktionen sind üblicherweise an die Zufuhr von Energie gebunden, die vom „Zellakku" **ATP** (Adenosintriphosphat ☞ 2.8.5) bereitgestellt wird.
Im Gegensatz dazu werden bei **katabolen Reaktionen** bestehende Bindungen gespalten, wobei Energie frei wird, die üblicherweise zur Regeneration des verbrauchten ATP verwendet wird. Der Wirkungsgrad dieser Energieumwandlung in ATP ist jedoch nicht 100%ig, so dass als Nebenprodukt zusätzlich Wärme anfällt.

> ✓ Alle Wachstumsvorgänge des Körpers vollziehen sich im wesentlichen über anabole Reaktionen und benötigen deshalb Energie.
> Diese Energie stammt aus dem Abbau von Nährstoffmolekülen, mit anderen Worten also aus katabolen Reaktionen, bei denen Energie freigesetzt wird.

Die Energie dieser Nährstoffe stammt letztlich immer vom Licht der Sonne, welches die Pflanzen zum Aufbau von energiereichen Nährstoffen ausnutzen (*Photosynthese*).

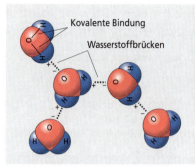

Abb. 2.13: Fünf Wassermoleküle und die sie verbindenden Wasserstoffbrücken.

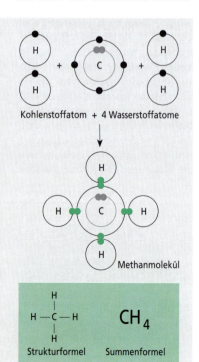

Abb. 2.12: CH_4 (Methan): kovalente Bindung von vier Wasserstoffatomen mit einem Kohlenstoffatom.

2.6 Chemische Verbindungen als Grundlage aller Lebensprozesse

Die meisten chemischen Elemente liegen im Organismus nicht als Atome vor, sondern in Form von Verbindungen. Diese chemischen Verbindungen kann man in zwei Hauptklassen einteilen:
- Organische Verbindungen
- Anorganische Verbindungen.

Unter **organischen Verbindungen** versteht man solche Verbindungen, die hauptsächlich aus *Kohlenstoff-* und *Wasserstoffatomen* bestehen und überwiegend durch *kovalente Bindungen* zusammengehalten werden (☞ 2.4.2). Alle Schlüsselmoleküle des Lebens wie Kohlenhydrate, Fette, Eiweiße und unsere Erbsubstanz, die Nukleinsäuren (☞ 2.8.4), gehören zur Gruppe dieser organischen Verbindungen.
Anorganische Verbindungen dagegen zeichnen sich dadurch aus, dass in ihnen gewöhnlich *kein Kohlenstoff* enthalten ist. Zu den anorganischen Verbindungen gehören viele Salze, Säuren, Laugen, Wasser und als Ausnahme auch die Kohlenstoffverbindungen Kohlendioxid (CO_2) und -monoxid (CO).

> ☑ Sowohl organische als auch anorganische Verbindungen sind lebensnotwendig für die Funktionen des Stoffwechsels.

2.7 Anorganische Verbindungen

2.7.1 Wasser

Die Zellen unseres Körpers bestehen zu rund 60% aus Wasser (**intrazelluläres Wasser**). Die Flüssigkeit, welche die Zellen umgibt (**extrazelluläres Wasser**), enthält sogar zu über 90% Wasser. Folglich spielen sich im Organismus alle chemischen Reaktionen und damit alle Lebensvorgänge in einem **wässrigen Milieu** ab.
Wasser ist dabei ein ausgezeichnetes **Lösungsmittel**. Lebenswichtige Substanzen wie Sauerstoff- oder Nährstoffmoleküle können über das extrazelluläre Wasser alle Zellen erreichen und von diesen verwertet werden. Andererseits können Stoffwechselabfallprodukte, z.B. das Kohlendioxid, auf umgekehrtem Wege abtransportiert werden und schließlich in der Lunge den Organismus verlassen. Bei chemischen Reaktionen ermöglicht das Wasser den beteiligten Molekülen überhaupt erst die Annäherung aneinander.

Wasser chemisch gesehen

Das Wassermolekül besteht aus einem Sauerstoff- und zwei Wasserstoffatomen, die über kovalente Bindungen in leicht abgewinkelter Stellung zusammengehalten werden (☞ Abb. 2.13).

Funktionen des Wassers im Organismus

Neben seinen Aufgaben als Lösungsmittel und vielfältiger Reaktionspartner hat das Wasser noch weitere Funktionen im Organismus:
- Wasser isoliert – es nimmt Wärme nur relativ langsam auf und gibt sie nur langsam wieder ab.
- Wasser ist ein Hauptbestandteil von Schleimstoffen und dient dadurch als *Schmiermittel*.

2.7.2 Säuren und Basen

Wenn Salze wie z.B. das Kochsalz (☞ 2.4.1) in Wasser gelöst werden, unterliegen sie einem Zerfall, das heißt die im Kristallgitter gebundenen Ionen lösen sich voneinander und liegen nun frei beweglich vor.
Ein ganz ähnliches Schicksal erleiden anorganische Säuren und Basen, wenn sie in Wasser gelöst werden:
- Beim Chlorwasserstoff (HCl) z.B. werden H^+-Ionen (Wasserstoffionen) frei; das Wasser wird „*sauer*", es entsteht *Salzsäure*.
- Beim Natriumhydroxid (NaOH) werden dagegen Hydroxidionen (OH^-) frei, welche H^+-Ionen aufnehmen können; das Wasser wird *basisch* und es entsteht *Natronlauge*.

Dieser Vorgang wird allgemein **Dissoziation** genannt.

> ☑ Als **Säure** bezeichnet man chemische Verbindungen, die H^+-Ionen abgeben können (z.B. HCl), als **Basen** (*Laugen*) solche, die H^+-Ionen aufnehmen können (z.B. OH^-).

Je mehr H^+-Ionen sich in einer Lösung befinden, desto **saurer** (*azider*) ist diese Lösung. Je weniger H^+-Ionen sich darin befinden, desto **basischer** (*alkalischer*) ist die Lösung.
Der Säuregrad wird auch als **Azidität** bezeichnet, die basische Eigenschaft einer Lösung auch als **Alkalität**.

2.7.3 Der pH-Wert

Azidität oder Alkalität einer Lösung (Salz, aber auch Blut oder Urin) lassen sich laborchemisch präzise messen. Als Maßeinheit wurde der so genannte **pH-Wert** festgelegt. Dabei gilt:
- Saure Lösungen haben einen pH-Wert < 7.
- Neutrale Lösungen (z.B. reines Wasser) haben einen pH-Wert von 7,0.
- Alkalische Lösungen haben einen pH-Wert > 7.

Je kleiner also der pH-Wert einer Flüssigkeit ist, desto saurer ist sie.

2.7.4 Puffer

Obwohl die pH-Werte in verschiedenen Körperflüssigkeiten stark unterschiedlich sein können, wird der pH-Wert der meisten Körperflüssigkeiten exakt konstant gehalten. Dafür sorgen die so genannten **Puffer**. Das sind Substanzen, die überschüssige H⁺-Ionen auffangen oder bei basischem Milieu wieder abgeben. Sie puffern („federn") also pH-Schwankungen ab.

Der Kohlensäure-Bikarbonat-Puffer

Ein wichtiges Puffersystem im menschlichen Körper ist das **Kohlensäure-Bikarbonat-System** (☞ Abb. 2.15): Wie jedes andere Puffersystem besteht es aus einer Säure und der dazugehörigen Base, nämlich:

- H_2CO_3 (Kohlensäure = Puffersäure) und
- HCO_3^- (Bikarbonat = Pufferbase)

Dadurch ist der Körper in der Lage, sowohl auf Säureüberladung (**Azidose**) als auch auf Basenüberladung (**Alkalose**) flexibel und sehr schnell zu reagieren. Dies geschieht folgendermaßen:

Bei Azidose entsteht aus der Pufferbase (HCO_3^-) die Puffersäure (H_2CO_3). Diese dissoziiert in H_2O und CO_2, wobei letzteres rasch über die Lunge abgeatmet wird. Auf diese Weise werden „saure Valenzen" aus dem Körper entfernt. Bei Alkalose dagegen kann durch verminderte Atmung die Abgabe von CO_2 gedrosselt werden. Die Puffersäure H_2CO_3 gibt H⁺ ab. Ferner kann die Niere – al-

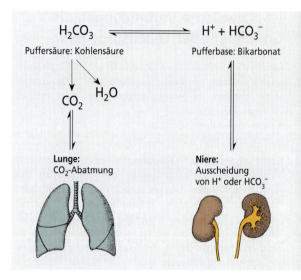

Abb. 2.15: Kohlensäure und Bikarbonat als lebenswichtiges Puffersystem.

lerdings wesentlich langsamer – die Ausscheidung sowohl von H⁺ als auch HCO_3^- regulieren.

Weitere Puffersysteme

Neben dem Kohlensäure-Bikarbonat-Puffer tragen zwei weitere Puffersysteme zur Aufrechterhaltung des pH-Wertes bei:

- **Proteinpuffer**. Zu diesem gehören das Hämoglobin (☞ 14.2.2) in den Erythrozyten sowie die Plasmaproteine.
- **Phosphatpuffer**. Seine Pufferkomponenten sind anorganische Phosphate.

2.8 Organische Verbindungen

2.8.1 Kohlenhydrate

Kohlenhydrate spielen für das Leben auf diesem Planeten eine zentrale Rolle. Sie werden von den grünen Pflanzen im Rahmen der **Photosynthese** aus Kohlendioxid und Wasser mit Hilfe von Sonnenlicht in gigantischen Mengen gebildet. Die *Sonnenenergie* wird hierbei als *chemische Energie* in den Kohlenhydraten gespeichert und ist in dieser Form für jedes Lebewesen nutzbar.

Kohlenhydrate sind aus Kohlenstoff, Wasserstoff und Sauerstoff zusammengesetzt.

Im menschlichen Organismus spielen die Kohlenhydrate als schnell verfügbare Energiequelle die größte Rolle. Entsprechend ihrer Größe werden sie in drei verschiedene Gruppen eingeteilt:

- Monosaccharide (*mono* = eins; *Saccharide* = Zucker),
- Disaccharide (*di* = zwei) und
- Polysaccharide (*poly* = viele).

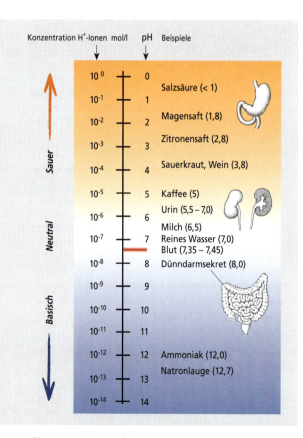

Abb. 2.14: pH-Werte bekannter Flüssigkeiten.

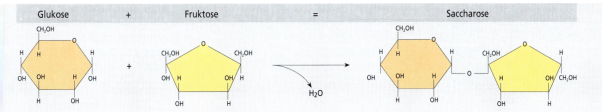

Abb. 2.16: Die Bildung des Zweierzuckers (Disaccharids) Saccharose aus den Monosacchariden Glukose und Fruktose. Einer gängigen Schreibweise folgend sind die C-Atome an den Eckpunkten des Ringes nicht ausgeschrieben, wohl aber hiervon abweichende Atome wie die O-Atome.

Monosaccharide

Monosaccharide oder *Einfachzucker* sind einfache **Zuckermoleküle**, deren ringförmiges Kohlenstoffgerüst ein Fünf- bzw. Sechseck bildet (☞ Abb. 2.16). Der wichtigste Einfachzucker im menschlichen Organismus ist die **Glukose** (*Traubenzucker*). Sie besteht aus sechs C-, zwölf H- und sechs O-Atomen und wird deshalb mit $C_6H_{12}O_6$ abgekürzt. Glukose kann von den meisten Zellen zur Energiegewinnung herangezogen werden. Andere sehr häufige Monosaccharide sind die **Fruktose** (*Fruchtzucker*) und die **Galaktose**.

 Glukose ist der Hauptenergieträger des menschlichen Körpers.

Disaccharide

Reagieren zwei Einfachzucker miteinander, so entsteht ein *Zweifachzucker* (**Disaccharid**). Abbildung 2.16 zeigt, dass beim Aufbau des Zweierzuckers *Saccharose* ein Wassermolekül abgespalten wird. Solche Verknüpfungsreaktionen, bei denen Wassermoleküle frei werden, nennt man **Kondensationsreaktionen**. **Saccharose** (*Rohr- oder Rübenzucker*) wird aus Glukose und Fruktose gebildet, **Laktose** (*Milchzucker*) aus Glukose und Galaktose.

Disaccharide können andererseits wieder in Einfachzucker gespalten werden. Dabei wird nun aber kein Wassermolekül frei, sondern im Gegenzug ein Wassermolekül verbraucht.

Polysaccharide

Manche Disaccharide können durch Verknüpfung mit weiteren Einfachzuckern zu **Polysacchariden** (*Vielfachzucker*) reagieren, wobei riesige Makromoleküle entstehen.

Ein Beispiel ist die **Stärke** (*Amylose*): Sie ist die pflanzliche Speicherform der durch Photosynthese aufgebauten Glukose. Kartoffeln, Weizen und Mais enthalten sehr viel Stärke.

Nimmt der Mensch eine stärkehaltige Mahlzeit zu sich, so wird die Stärke im Verdauungstrakt wieder in kleine Bruchstücke zerlegt. Dabei entsteht letztlich wieder Glukose, die ins Blut aufgenommen werden kann.

Stoffwechsel der Kohlenhydrate

Durch die Verdauung werden die Poly- und Disaccharide in die Monosaccharide Glukose, Fruktose und Galaktose gespalten (☞ 18.7.2). Nach Aufnahme im Dünndarm gelangen diese direkt zur Leber, wo Fruktose und Galaktose ebenfalls in Glukose umgewandelt werden. Die Leber ist das *einzige* Organ, das hierfür die nötigen Enzyme besitzt. Der weitere Stoffwechselweg entspricht dann dem der Glukose.

Die Glukose wird von den meisten Zellen des menschlichen Körpers als *Rohstoff zur Energiegewinnung* bevorzugt. Wird Energie benötigt, so wird die Glukose in den Zellen oxidiert („verbrannt"). Die gewonnene Energie wird in kleinen Bausteinen, dem *Adenosintriphosphat* (**ATP**) „zwischengelagert" (☞ 2.8.5).

Die Schritte der Zellatmung

Der Verbrennungsvorgang, auch **Zellatmung** genannt, erfolgt vereinfacht in vier Schritten:

- Die **Glykolyse**: aus einem Molekül Glukose entstehen zwei Moleküle **Pyruvat** (*Brenztraubensäure*) und zwei Moleküle ATP.
- Die **Umwandlung von Pyruvat in Acetyl-Coenzym A**: eine Vorbereitungsreaktion für den nachfolgenden Zitratzyklus, bei dem unter anderem das Pyruvat in das Mitochondrium eingeschleust wird.
- Der **Zitratzyklus**: eine Serie von Reaktionen, die im Mitochondrium (☞ Abb. 3.9), dem „Zellkraftwerk", stattfinden. Im Zitratzyklus werden sowohl reduzierte Coenzyme, die in der Atmungskette verwertet werden, als auch energiereiche Phosphate gebildet.
- Die **Atmungskette**: die Atmungskette in den Mitochondrien führt nun die in den beiden vorherigen Reaktionsketten an die Coenzyme gebundenen Elektronen dem Sauerstoff zu. Dabei entstehen Wasser und eine große Menge an Energie, die zur Regeneration von ATP verwendet wird.

Das Glykogen

Ist schon genügend Glukose in den Zellen vorhanden bzw. der Energiebedarf gering, so kann die Glukose in der Leber sowie den Zellen der Skelettmuskulatur in Form von Glykogen gespeichert werden. **Glykogen** ist chemisch nahe mit der pflanzlichen Speicherform der Glukose, der *Stärke*, verwandt.

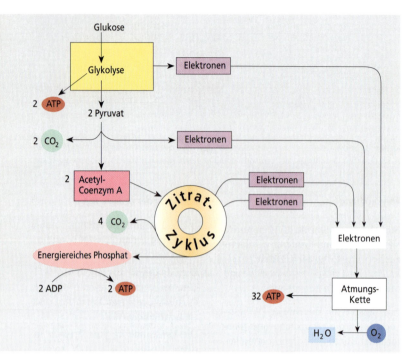

Abb. 2.17: Zusammenfassende Darstellung der vier Phasen der Energiegewinnung aus Glukose.

Eine Speicherung der Glukose in Form von Glykogen ist jedoch nur in relativ geringem Umfang möglich. Werden trotzdem weiter Kohlenhydrate aufgenommen (z.B. durch ständigen Verzehr von Süßigkeiten), so wird diese überschüssige Glukose in Fett umgewandelt und in Leber- bzw. Fettgewebe gespeichert. Der betreffende Mensch wird also dick, Fettzellen, etwa im Bauchraum, vergrößern sich um ein Vielfaches, und die Leber *verfettet*.

Der Erwachsene kann insgesamt etwa 300 bis 500 g Glykogen speichern. Hieraus ist ein Energiegewinn von etwa 1200 bis 2000 kcal möglich. Dies entspricht etwa der Energiemenge, die aus dem Verzehr von zwei bis drei Tafeln Schokolade erzielt werden kann. Im Vergleich zu den großen Fettspeichern, über die der Organismus verfügt, ist dieser Glukosevorrat denkbar klein.

Die Aufnahme von Glukose in die Zelle sowie die Überführung der Glukose in die Speicherform, das Glykogen, wird durch das Hormon *Insulin* (☞ 18.10.2) gefördert.

Die Glukoneogenese

Bei der **Glukoneogenese** beginnt der Körper, vermehrt Fette und Proteine abzubauen, um daraus in verschiedenen Umbauschritten Glukose zu gewinnen.

Die Glukoneogenese findet zu etwa 90% in der Leber und zu etwa 10% in der Nierenrinde statt.

Man kann die Glukoneogenese, bei der aus verschiedenen Vorstufen Glukose *neu* synthetisiert wird, als Umkehrvorgang der *Glykolyse* (☞ oben) bezeichnen.

2.8.2 Fette und fettähnliche Stoffe

Neben der Glukose sind es vor allem die **Fette** bzw. ihre Abbauprodukte, die von den Zellen zur Energiegewinnung herangezogen werden. Fette enthalten mehr als doppelt soviel Energie wie die Kohlenhydrate (9,3 Kilokalorien pro Gramm statt 4,1 kcal/g); diese Energie kann allerdings nicht so leicht freigesetzt werden wie bei den Kohlenhydraten, da die Fettsäuren schwer abbaubar sind.

Nach dem natürlichen Vorkommen unterscheidet man *tierische* und *pflanzliche* Fette:

- *Tierische Fette* sind beispielsweise Schweineschmalz, Sahne und Butterfett. Ferner enthalten alle Fleisch- und Wurstprodukte ca. 5 – 45 % „verstecktes" Fett.
- *Pflanzliche Fette* sind z.B. Oliven- oder Sonnenblumenöl, Kokosfett und Weizenkeimöl.

Bei Zimmertemperatur liegen Fette in flüssiger oder fester Form vor, wobei man die flüssigen Fette auch als **(Speise-) Öle** bezeichnet.

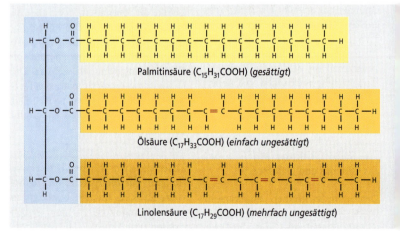

Abb. 2.18: Ein Triglyzerid entsteht, wenn alle drei Bindungsstellen des Glyzerins mit einer Fettsäure verknüpft sind. Dies können drei gleiche Fettsäuren sein oder, wie in der Abbildung, auch drei verschiedene.

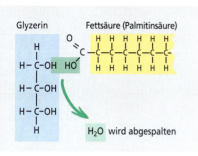

Abb. 2.19: Verknüpfung einer Fettsäure mit Glyzerin unter Abspaltung von H₂O (Kondensationsreaktion).

Neutralfette (Triglyzeride)

Die größte Gruppe der natürlich vorkommenden Fette sind Gemische von **Triglyzeriden** *(Neutralfetten)*. Jedes Triglyzerid ist aus *einem* Molekül **Glyzerin** und *drei* **Fettsäuremolekülen** zusammengesetzt. Fettsäuren sind lange Kohlenwasserstoffketten mit meist 16 oder 18 C-Atomen. Ein Beispiel für eine solche Fettsäure ist die *Palmitinsäure*. Je nachdem, ob das Kohlenstoffgerüst der Fettsäuren Doppelbindungen enthält, unterscheidet man

- **gesättigte Fettsäuren**: Sie enthalten nur Einfachbindungen
- **einfach ungesättigte Fettsäuren**: Sie enthalten eine Doppelbindung; sowie
- **mehrfach ungesättigte Fettsäuren**: mit zwei, drei oder mehr Doppelbindungen.

Fettsäuren können mit der Nahrung aufgenommen, aber auch von den Zellen selbst hergestellt werden, wobei aber höchstens *eine* Doppelbindung eingefügt werden kann. Den (Neutral-)Fettaufbau bezeichnet man auch als **Lipogenese**, den Fettabbau als **Lipolyse**.

Mehrfach ungesättigte Fettsäuren

Fettsäuren mit mehr als einer Doppelbindung, z.B. *Linolsäure, Linolensäure und Arachidonsäure*, können vom Körper nicht hergestellt werden und werden deshalb als **essentielle Fettsäuren** bezeichnet; sie müssen mit der Nahrung zugeführt werden. Essentielle Fettsäuren, also mehrfach ungesättigte Fettsäuren, sind für den Menschen lebenswichtig, weil er sie als Ausgangsstoff für die Synthese mehrerer körpereigener Stoffe benötigt. In den *pflanzlichen* Ölen (Sonnenblumenöl, Sojaöl, Leinöl), aber auch in Fischölen, sind diese mehrfach ungesättigten Fettsäuren in viel höherer Konzentration als in *tierischen* Fetten enthalten.

Die Funktion der Triglyzeride

Triglyzeride sind nach den Kohlenhydraten der zweitwichtigste Rohstoff zur Energieerzeugung. Der biologische Sinn der Speicherung von Fett besteht darin, eine große Energiereserve für „Notzeiten" zur Verfügung zu haben. Zudem hat das Fettgewebe, v.a. das subkutane Fettgewebe, *Isolations- und Schutzfunktion*. Das Schicksal der Fette im Organismus hängt (ähnlich wie das der Kohlenhydrate) vom Energiebedarf des Körpers ab.

Andere Lipide

Zu den **Lipiden** (Fette und fettähnliche Stoffe) gehören nicht nur die Triglyzeride, sondern noch weitere Stoffe mit folgenden gemeinsamen Eigenschaften:

- Schlechte Löslichkeit in Wasser
- Gute Löslichkeit in unpolaren Lösungsmitteln wie Chloroform oder Ether.

Die beiden wichtigsten Vertreter dieser Gruppe sind das *Cholesterin* und die *Phospholipide*.

Cholesterin

Das **Cholesterin** ist eine für den Organismus wichtige Substanz, die einerseits vom Körper selbst hergestellt werden kann und andererseits über tierische Nahrungsmittel aufgenommen wird. In Pflanzen kommt es nicht vor. Cholesterin ist ein

- wichtiger Bestandteil der Zellmembranen (☞ 3.2);
- Vorläufer von Steroidhormonen (☞ Tabelle 13.4) und
- Vorläufer von Gallensäuren (☞ 18.6.4).

Gemeinsamer Bestandteil dieser Substanzen ist das aus vier Ringen zusammengesetzte **Sterangerüst** (☞ Abb. 2.20). Idealerweise sollte ein Gleichgewicht zwischen dem aufgenommenen bzw. selbst produzierten Cholesterin einerseits sowie dem ausgeschiedenen und verarbeiteten Cholesterin andererseits bestehen.

> **Gefährlich: zu viel Cholesterin im Blut**
> Funktioniert diese Regulation nicht, kommt es zu erhöhten Cholesterinkonzentrationen im Blut. Dies ist mit einem gesteigerten Risiko für die Entstehung einer Arteriosklerose („Gefäßverkalkung") verbunden. Diese erhöht das Risiko, an einem Herzinfarkt oder Schlaganfall zu erkranken.

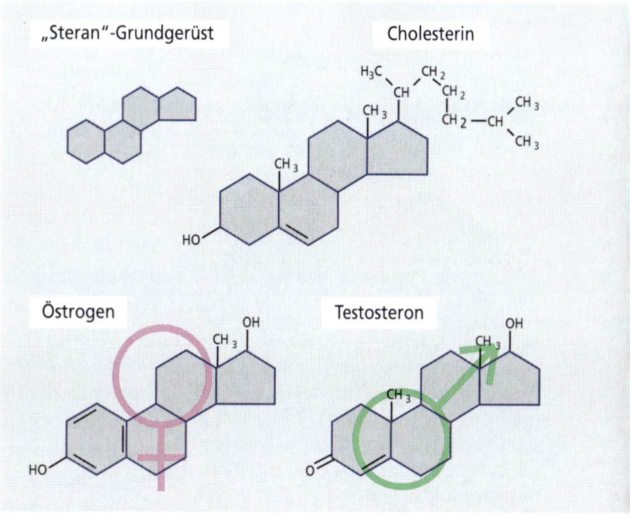

Abb. 2.20: Das auf dem Sterangerüst basierende Cholesterin und zwei Abkömmlinge, die Hormone Östrogen und Testosteron.

Phospholipide

Phospholipide sind ähnlich aufgebaut wie die Neutralfette (Triglyzeride), wobei jedoch nur zwei Fettsäuren mit dem Glyzerin verknüpft sind. Der bekannteste Vertreter der Phospholipide ist das *Lezithin*. Ihre größte Bedeutung besitzen die Phospholipide als Bestandteile der Zellmembranen (☞ Abb. 3.2).

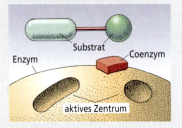

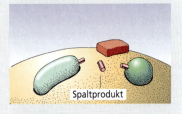

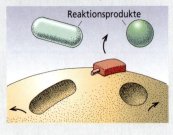

Abb. 2.21: Schrittweise Darstellung der Vorgänge bei der enzymvermittelten Spaltung eines Substrates (so nennt der Chemiker Stoffe, die von einem Enzym umgesetzt werden) mit beteiligtem Coenzym. Die neugebildeten Moleküle, die **Reaktionsprodukte**, entfernen sich dann von der Enzymoberfläche, und das *unveränderte Enzym* kann nun neue Substratmoleküle binden.

2.8.3 Proteine (Eiweiße)

 „Alles was der Mensch ist, ist er durch seine Proteine".

Dieser zugegebenermaßen etwas vereinfachende Satz drückt aus, dass die Eiweiße sowohl für die *Struktur* als auch für die *Funktion* des Menschen von überragender Bedeutung sind. Die **Gestalt** eines Menschen hängt im wesentlichen von Proteinen ab, denn sie sind die entscheidenden Bestandteile von fast allen Organen. Proteine sind als Hauptbestandteile der Muskeln für die Beweglichkeit des Menschen verantwortlich. Proteine bilden die „Pforten" jeder Zellmembran und bewahren so die Individualität der Zelle, indem sie die Passage von Stoffen in die Zelle und aus der Zelle heraus kontrollieren.

Die Enzyme

Daneben sind Proteine aber auch für die **Funktion** des Organismus von entscheidender Bedeutung. Schauen wir uns chemische Reaktionen im Reagenzglas an, so erkennen wir, dass diese durch Wärmezufuhr erheblich beschleunigt – und oft überhaupt erst möglich – werden. Nun ist der menschliche Organismus zur Erhaltung des Lebens ja auf schnelle und fein gesteuerte chemische Reaktionen angewiesen, ohne dass diese millionenfachen Reaktionen über die Wärmezufuhr gesteuert werden könnten – der Körper erträgt keine großen Temperaturschwankungen. Der Stoffwechsel *katalysiert* deshalb seine Reaktionen, das heißt er beschleunigt bestimmte chemische Reaktionen um das Tausend- bis Hunderttausendfache durch den Einsatz von Hilfsstoffen. Diese lebenswichtigen Hilfsstoffe heißen **Enzyme** (*Biokatalysatoren*). Sie sind wesentliche Elemente der Maschinerie, die aus einfachen chemischen Verbindungen die komplizierten biologischen Strukturen herstellt und ihr geordnetes Funktionieren sicherstellt. Damit Enzyme ihre Funktion ausüben können, sind die meisten von ihnen jedoch auf einen zusätzlichen „Helfer" angewiesen, den man **Coenzym** nennt. Dies ist deshalb erforderlich, weil das Enzym selbst an der chemischen Reaktion *nicht* teilnimmt, sondern nur die beteiligten Partner in geeigneter Weise zusammenbringt. So ist es nur das *Coenzym*, das bei der Enzymreaktion verändert wird, indem es entweder vom **Substrat** abgespaltene Elektronen bzw. Atome aufnimmt oder diese dem Substrat zur Verfügung stellt.

Coenzyme sind meist sehr kompliziert aufgebaute organische Moleküle und im Gegensatz zu den Enzymen grundsätzlich *keine* Proteine. Coenzyme leiten sich häufig von *Vitaminen* (☞ 18.10.5) ab. Nimmt der Mensch zu wenig Vitamine auf, so kann er bestimmte Coenzyme nicht mehr herstellen, und es drohen Stoffwechselstörungen bis hin zum Tode.

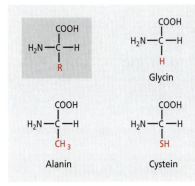

Abb. 2.22: Aufbau einer Aminosäure (links oben) und drei der 20 beim Menschen vorkommenden Aminosäuren. Sie unterscheiden sich nur im variablen Rest (R).

Aminosäuren als Bausteine der Proteine

Proteine sind aus verschiedenen **Aminosäuren** zusammengesetzt. Alle Aminosäuren sind prinzipiell gleich aufgebaut: Sie besitzen ein zentrales Kohlenstoffatom, das mit vier verschiedenen Gruppen bzw. Atomen verbunden ist:

- einer COOH-Gruppe (**Carboxylgruppe**)
- einer NH$_2$-Gruppe (**Aminogruppe**)
- einem Wasserstoffatom und
- dem variablen Rest **R** (☞ Abb. 2.22).

Durch den Rest (R) unterscheiden sich die 20 Aminosäuren, die in menschlichen Proteinen vorkommen, voneinander. Von diesen 20 Aminosäuren sind acht **essentiell**, das heißt sie können – vergleichbar den essentiellen Fettsäuren – vom Körper nicht aus anderen Molekülen synthetisiert werden und müssen über die Nahrung aufgenommen werden. Dagegen können **nichtessentielle Aminosäuren** vom Körper selbst hergestellt werden.
Essentielle Aminosäuren sind: Valin, Phenylalanin, Leucin, Isoleucin, Threonin, Tryptophan, Methionin und Lysin. Für Säuglinge sind zusätzlich Arginin und Histidin essentiell.

Die Verkettung der Aminosäuren

Wenn zwei Aminosäuren durch eine Kondensationsreaktion miteinander reagieren, entsteht ein **Dipeptid**. Die Bindung, die hierdurch unter Wasserabspaltung entsteht, heißt **Peptidbindung**. Jedes Peptid besitzt an seinem freien Ende eine COOH-Gruppe oder eine NH$_2$-Gruppe, an denen weitere Aminosäuren in gleicher Weise angelagert werden können.

Wird so an ein Dipeptid eine weitere Aminosäure angelagert, entsteht ein **Tripeptid**. Werden weitere Aminosäuren angelagert, so spricht man von **Polypeptiden** (*poly* = viele). Polypeptide, die aus über 100 Aminosäuren bestehen, heißen definitionsgemäß **Proteine**.

Die meisten menschlichen Proteine bestehen aus 100 bis 500 Aminosäuren. Da einerseits 20 verschiedene Aminosäuren für den Aufbau von Proteinen verwendet werden und andererseits die Reihenfolge der einzelnen Aminosäuren veränderlich ist, ergibt sich eine riesige Zahl unterschiedlicher Proteine, die auf diese Weise gebildet werden können. Für die Funktionsfähigkeit des Proteins, z.B. als Enzym, ist nun entscheidend, dass sich diese Aminosäurekette zu einem *dreidimensionalen* Gebilde faltet. Man kann sich eine solche Struktur z.B. wie ein Wollknäuel vorstellen.

Geht diese dreidimensionale Struktur z.B. durch Hitzeeinwirkung verloren, kann das Eiweiß seine biologische Funktion nicht mehr erfüllen. Auf diese Weise können durch Hitzeeinwirkung im Rahmen der Desinfektion und Sterilisation Bakterien- und Virusproteine unschädlich gemacht werden. Man spricht von *Eiweißdenaturierung* durch Hitze.

Der Protein- und Aminosäurenstoffwechsel

Während der Verdauung werden Proteine (Eiweiße) in ihre Bausteine, die Aminosäuren, zerlegt, welche über die Pfortader zunächst zur Leber gelangen. Auch im Körper werden ständig Proteine abgebaut *(Proteinkatabolismus)* und Aminosäuren freigesetzt. Die freigewordenen Aminosäuren können je nach den Bedürfnissen des Organismus auf verschiedenen Wegen weiter umgesetzt werden:

- Zum ersten können die freigewordenen Aminosäuren zum Aufbau körpereigener Eiweiße dienen *(Proteinanabolismus)*, etwa bei Wachstums- und Reparaturvorgängen. Da es in den einzelnen Körperzellen sehr viele verschiedene Proteine gibt, läuft ihre Herstellung nicht wie z.B. bei der Lipogenese quasi automatisch, sondern in jeder Zelle bedarfsgerecht anhand

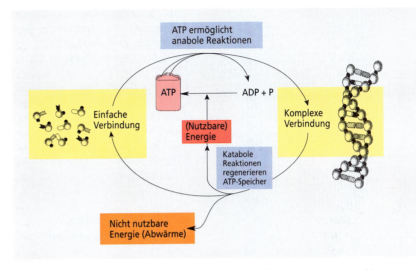

Abb. 2.24: Katabolismus, Anabolismus und ATP. Bei der Aufspaltung komplexer Verbindungen im Rahmen von katabolen Reaktionen wird Energie frei, die teilweise als Abwärme freigesetzt wird, zum anderen Teil aber als nutzbare Energie zur Regenerierung des Energiespeichers ATP (Adenosintriphosphat) verwendet wird. Die im ATP gespeicherte Energie steht dann für energieverbrauchende anabole Reaktionen zur Verfügung.

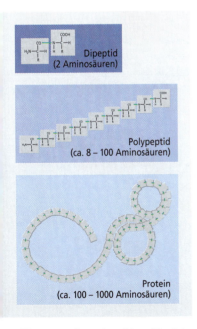

Abb. 2.23: Aufbau eines Dipeptids, Polypeptids und Proteins. Die farbigen Hintergründe deuten die unterschiedlichen Vergrößerungsmaßstäbe an. Die räumliche Auffaltung der Aminosäurenkette beim Protein ist nicht dargestellt.

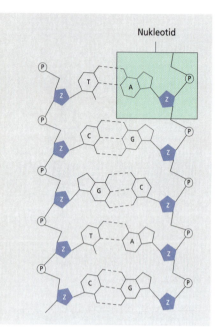

Abb. 2.25: Aufbau der DNA. Die Ansicht zeigt die chemische Struktur: Zuckermoleküle (Z) und Phosphatgruppen (P) sind abwechselnd aneinander geheftet und bilden zwei Stränge. Von den Zuckermolekülen ausgehend bilden Basenpaare über „Wasserstoffbrückenbindungen" die „Sprossen" dieses strickleiterartigen Moleküls.

individueller „Proteinbaupläne" ab, die im Zellkern auf der DNA verschlüsselt vorliegen (☞ 3.6).

- Hierzu können einige Aminosäuren in andere Aminosäuren umgewandelt werden, je nachdem, welche Aminosäuren gerade knapp sind. Nur die essentiellen Aminosäuren (☞ oben) können nicht durch Umbaureaktionen, sondern nur über die Nahrung verfügbar gemacht werden.
- Aus den so genannten *glukogenen Aminosäuren* kann im Rahmen der Glukoneogenese (☞ 2.8.1) Glukose hergestellt werden. Die Abbauprodukte *ketogener Aminosäuren* hingegen können zur Bildung von **Ketonkörpern** (☞ 18.9.4) oder Fettsäuren (☞ 2.8.2) verwendet werden. Bei einem Teil der Aminosäuren ist beides möglich.

Unter dem Begriff Ketonkörper werden – etwas ungenau – die Substanzen *Aceton*, *Acetessigsäure*

und *Betahydroxibuttersäure* zusammengefaßt (letztere enthält nicht die Ketogruppe C=O!), die z.B. beim Fasten vermehrt entstehen.

- Manche Aminosäuren können zu Acetyl-CoA abgebaut werden und nach Einschleusen in den Zitratzyklus (☞ 2.8.1) direkt zur Energiegewinnung herangezogen werden. Dieser Stoffwechselweg ist jedoch eher die Ausnahme.

2.8.4 Nukleinsäuren: Schlüssel zur Vererbung

Wie bereits ausgeführt, wird die menschliche Gestalt wesentlich durch Proteine bestimmt. Jedes einzelne Protein ist ein kompliziertes Gebilde aus Aminosäuren, deren Art und Reihenfolge der Anordnung im Erbgut (**genetisch**) exakt festgelegt sein müssen.

In den **Nukleinsäuren** sind nun genau diejenigen Informationen verschlüsselt, die zum Aufbau der Proteine benötigt werden. Man unterscheidet zwei Formen von Nukleinsäuren: Die **DNA** *(Desoxyribonukleinsäure)* und die **RNA** *(Ribonukleinsäure)*.

Der Aufbau der DNA

Die DNA kann in ihrem Aufbau mit einer Strickleiter verglichen werden, deren Stränge sich in einer rechtsgängigen Schraube umeinanderwinden. Jeder dieser beiden Stränge – deren Richtung übrigens gegenläufig ist – besteht aus zwei unterschiedlichen Arten von Molekülen, nämlich

- Zuckermolekülen *(Desoxyribose)* sowie
- Phosphatgruppen.

Jedes Zuckermolekül ist mit einer Phosphatgruppe und jede Phosphatgruppe wiederum mit einem Zuckermolekül fest verknüpft. So entstehen zwei lange Stränge von sich abwechselnden Zucker- und Phosphatmolekülen.

Die „Sprossen" dieser Strickleiter gehen jeweils von den Zuckermolekülen aus und werden von je zwei *stickstoffhaltigen Basen* gebildet, und zwar aus

- **Adenin (A)** und **Thymin (T)** oder aus
- **Guanin (G)** und **Cytosin (C)**.

Die Größe und chemische Struktur der Basen schreibt vor, dass ein Adenin immer mit einem gegenüberliegenden Thymin und ein Guanin immer mit einem gegenüberliegenden Cytosin gepaart ist.

Auf diese Weise bestimmt die Reihenfolge der Basen (**Basensequenz**) des einen Stranges immer auch die des anderen – beide Stränge sind einander komplementär, vergleichbar mit dem Negativ und dem Positiv einer Fotografie. Die Basenpaarung erfolgt über Wasserstoffbrückenbindungen (☞ 2.4.3).

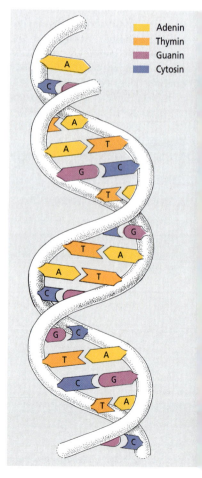

Abb. 2.26: DNA-Doppelstrang mit den stickstoffhaltigen Basen Adenin (A), Thymin (T), Guanin (G), Cytosin (C).

Nukleotid und Gen

Man fasst die Kombination einer dieser Basen mit einem Zuckermolekül sowie einer Phosphatgruppe als **Nukleotid** zusammen. Da in der DNA nur vier verschiedene Basen vorkommen, gibt es in ihr auch nur vier verschiedene Nukleotide.

Die beiden Stränge der DNA sind nun aus vielen Millionen solcher Nukleotide zusammengesetzt – oder anders ausgedrückt, die „Strickleiter" hat viele Millionen „Sprossen".

Ein DNA-Abschnitt mit ungefähr 1000 Sprossen bildet eine Erbeinheit, die auch als **Gen** bezeichnet wird. Die DNA des Menschen ist sehr lang: der Mensch hat schätzungsweise 50 000 – 100 000 Gene bei rund 3 Milliarden Basenpaaren, wovon mindestens 2/3 genetischen „Datenmüll" darstellen.

Zu jedem Protein, das vom Menschen gebildet wird, existiert auch ein Gen. Dieses legt fest, aus welchen und wie viel Aminosäuren das von ihm gesteuerte Protein aufgebaut ist (mehr dazu in Abschnitt 3.6).

> ✓ Durch die DNA ist unser gesamtes Erbgut in Form von „Protein-Codes" verschlüsselt. Jeder DNA-Abschnitt (Gen) repräsentiert den Bauplan (Aminosäuresequenz) für ein Protein (Eiweiß).

Aufbau der RNA

Die RNA (Ribonukleinsäure) ist die zweite Form von Nukleinsäuren, die sich von der DNA in mehreren Punkten unterscheidet:
- Im Gegensatz zur doppelsträngigen DNA ist die RNA nur einsträngig.
- Anstatt des Zuckermoleküls Desoxyribose findet man in der RNA die *Ribose*.
- Die Base Thymin ist in der RNA durch **Uracil** ersetzt.

Es gibt drei verschiedene Arten von RNA, die alle eine Teilaufgabe bei der Herstellung der Proteine erfüllen (Näheres ☞ 3.6).

2.8.5 Adenosintriphosphat (ATP)

Nukleotide sind nicht nur an der Erbsubstanz beteiligt, auch im Energiehaushalt stellen sie eine der Schlüsselsubstanzen dar, und zwar in Form von **ATP (Adenosintriphosphat)**.

Eine Zelle kann nur leben oder überleben, wenn genügend ATP in der Zelle vorhanden ist. Leben ist an die Anwesenheit von Energie und damit von ATP gebunden – man findet es deshalb nicht nur in menschlichen Zellen, sondern in *allen* Organismen der Erde. Hauptaufgabe des ATP ist es, Energie zwischenzuspeichern und im Bedarfsfall wieder abzugeben; das ATP hat also gewissermaßen die Funktion eines „Akkus" der Zelle. ATP besteht aus der stickstoffhaltigen Base Adenin, dem

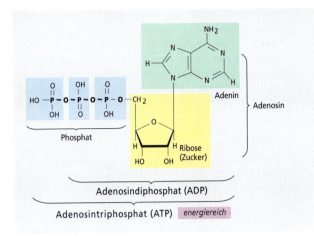

Abb. 2.27: ATP besteht aus Adenin und Ribose, die als Adenosin bezeichnet werden, sowie drei Phosphatgruppen. ADP besitzt dagegen nur zwei Phosphatgruppen.

Zuckermolekül Ribose und drei Phosphatgruppen. Die Bindungen zwischen den Phosphatgruppen sind sehr energiereich: Wird die dritte Phosphatgruppe unter Mithilfe von Wasser *(hydrolytische Reaktion)* abgespalten, so wird Energie verfügbar, welche von der Zelle für energieverbrauchende Vorgänge verwendet wird.

Anschließend muss das entstehende **Adenosindiphosphat (ADP)** wieder zu ATP regeneriert werden, wozu Energie verbraucht wird. Diese Energie stammt von der „Verbrennung" energiereicher Nährstoffmoleküle (v.a. Glukose) unter Verbrauch von Sauerstoff in der Zelle.

Maßgeblichen Anteil besitzen anabole Reaktionen am *Baustoffwechsel*, da sie dem Aufbau neuer Strukturen dienen. Ihm steht der *Betriebsstoffwechsel* gegenüber, der vor allem über katabole Reaktionen bewerkstelligt wird.

Entscheidend für das Funktionieren des Stoffwechsels sind die organischen Kohlenstoffverbindungen, die jedoch nur sehr träge untereinander reagieren. Deshalb gibt es in jeder Zelle Instrumente, die praktisch jede chemische Reaktionskette *beschleunigen*, nämlich die erwähnten **Enzyme** *(Biokatalysatoren)*.

2.9 Oxidation und Reduktion

Die Funktionsweise von Enzymen und Coenzymen soll im folgenden exemplarisch an zwei im Stoffwechsel besonders häufig vorkommenden Reaktionsformen erklärt werden:
- der Oxidationsreaktion (kurz Oxidation) und
- der Reduktionsreaktion (kurz Reduktion).

Von einer **Oxidation** spricht man, wenn ein Molekül *Elektronen abgibt*. Im Organismus erfolgt dies oft über die Abgabe von Wasserstoffatomen (also von jeweils einem Elektron und einem Proton). Oxidationen sind nur möglich, wenn die abgegebenen Elektronen von einem anderen Stoff – in einer praktisch umgekehrten Reaktion – wieder aufgenommen werden.

Von einer **Reduktion** spricht man, wenn ein Molekül *Elektronen aufnimmt*. Im Organismus geschieht dies oft über die Aufnahme von Wasserstoffatomen (also von jeweils einem Elektron und einem Proton).

> ✓ Oxidations- und Reduktionsreaktionen sind untrennbar miteinander verbunden – man spricht von **Redox-Reaktion.** Wann immer eine Substanz oxidiert wird, muss eine andere reduziert werden.

Im Stoffwechsel spielen die *Coenzyme* eine bedeutende Rolle als Überträger von Elektronen bzw. Wasserstoffatomen. Meist besteht ihre Funktion darin, vom Substrat Protonen und Elektronen entgegenzunehmen oder diese bei Bedarf wieder abzugeben. Ein wichtiges Coenzym ist z.B. das **NAD⁺** (*Nikotinamid-Adenin-Dinukleotid*). Es kann in einer Reduktionsreaktion ein Proton und zwei Elektronen aufnehmen:

$$NAD^+ + 2\ H^+ + 2\ \text{Elektronen} \rightarrow NADH + H^+$$

Diese Reaktion kann auch in umgekehrter Richtung als Oxidationsreaktion ablaufen, wobei NADH + H⁺ wieder in den Ausgangszustand zurückkehren:

$$NADH + H^+ \rightarrow NAD^+ + 2\ H^+ + 2\ \text{Elektronen}$$

Oxidationsreaktionen sind gewöhnlich *energiefreisetzende Reaktionen*. Die von der Zelle aufgenommenen Nährstoffmoleküle, insbesondere die Glukose, können über eine Reihe von Oxidationsreaktionen abgebaut werden. Die dabei freiwerdenden Elektronen werden auf die beteiligten Coenzyme übertragen, die dadurch reduziert werden. Die Hauptmenge an Energie entsteht, wenn die Coenzyme ihre aufgenommenen Elektronen auf Sauerstoff übertragen. Diese Energie wird dazu verwendet, aus ADP und Phosphat wieder ATP zu bilden, das heißt ATP zu regenerieren. ATP steht dann für alle energieverbrauchenden Vorgänge der Zelle zur Verfügung.

Wiederholungsfragen

1. Welche vier Elemente bezeichnet man als Schlüsselelemente des Organismus? (☞ 2.1)

2. Wie unterscheiden sich „Ordnungszahl" und „Massenzahl" eines Atoms? (☞ 2.2)

3. Nach welchen Prinzipien sind die Elemente im Periodensystem eingeordnet? (☞ 2.3)

4. Was versteht man unter der „Edelgaskonfiguration"? (☞ 2.3)

5. Was versteht man unter einer „Ionenbindung"? (☞ 2.4.1)

6. Was ist eine „kovalente" Bindung? (☞ 2.4.2)

7. Woraus ist die Luft zusammengesetzt? (☞ 2.4.2)

8. Woher nimmt der Körper die für anabole Reaktionen benötigte Energie? (☞ 2.5)

9. Was sind „anorganische Verbindungen"? (☞ 2.6)

10. Wie sind Säuren und Basen definiert? (☞ 2.7.2)

11. Welchen pH-Wert haben neutrale Lösungen wie z.B. chemisch reines Wasser? (☞ 2.7.3)

12. Aus welchen Elementen bestehen Kohlenhydrate? (☞ 2.8.1)

13. Wie kann der Mensch Glukose speichern? (☞ 2.8.1)

14. Welche Funktion haben die Triglyzeride im Körper? (☞ 2.8.2)

15. Welche wichtigen Eigenschaften zeichnen die Enzyme aus? (☞ 2.8.3)

16. Wie heißen die Bausteine der Proteine? (☞ 2.8.3)

17. Wie speichert die Zelle Energie, die sie für Stoffwechselvorgänge benötigt? (☞ 2.8.5)

3

Die Zelle

📖 Lernzielübersicht

3.1 Die Zelle als elementare Funktionseinheit

- Die Zelle ist die kleinste lebensfähige Einheit des Organismus.
- Alle Zellen bestehen aus dem Zytoplasma und den darin enthaltenen Zellorganellen sowie dem Zellkern.

3.2 Die Zellmembran

- Jede Zelle wird von einer Zellmembran umschlossen. Sie besteht aus Phospholipiden, Proteinen und Cholesterin. Die Zellmembran dient vor allem dem kontrollierten Durchtritt von Stoffen in die Zelle und aus der Zelle heraus (selektive Permeabilität).

3.3 Die Zellorganellen

- Der Zellkern enthält die genetische Information in Form der Chromosomen.
- Die Ribosomen sind die Organellen für die Proteinsynthese.
- Das endoplasmatische Retikulum ist ein verzweigtes Kanalsystem in der Zelle v.a. für die Lipidsynthese. Es steht in enger Beziehung zum Golgi-Apparat, der hauptsächlich sekretorische Aufgaben hat.
- Die Aufgabe der Mitochondrien ist die Bereitstellung von Energie („Kraftwerke der Zelle").

- Das Zytoskelett gibt der Zelle Form und Halt, die Zentriolen spielen eine wichtige Rolle bei der Zellteilung.

3.4 Die „Wasserbasis" des Organismus

- Der Mensch besteht zu etwa 65% aus Wasser. Der größte Anteil findet sich in den Zellen (intrazellulär); die extrazelluläre Flüssigkeit wird gebildet vom Plasma, der Zwischenzellflüssigkeit, der Lymphe und dem Liquor des Gehirns.

3.5 Der Stofftransport

- Die Zelle nimmt Stoffe aus dem Interzellularraum durch aktive und passive Prozesse auf.
- Passive Transportprozesse sind Diffusion, Osmose und Filtration.
- Beim aktiven Transport wird Stoffwechselenergie eingesetzt, um Stoffe entgegen einem Konzentrationsgradienten zu transportieren. Bei Endozytose und Phagozytose werden größere Stoff- oder Flüssigkeitsmengen bzw. Partikel ins Zellinnere aufgenommen.

3.6 Die Proteinsynthese

- Eiweiße (Proteine) werden nach den Anweisungen der aus den Chromosomen „herauskopierten" Erbsubstanz DNA aufgebaut. Die Reihenfolge der Basentripletts der DNA entspricht der späteren Reihenfolge der Aminosäurebausteine im Eiweiß.

- Ein Gen der DNA entspricht jeweils einem Eiweißmolekül. Bei der Transkription wird von Teilen der DNA eine RNA-Kopie (m-RNA) hergestellt.
- Diese wird im Zuge der Translation an den Ribosomen mit Hilfe von t-RNA-Molekülen in ein Eiweißmolekül übersetzt.

3.7 Die Teilung von Zellen

- Bei der Mitose teilt sich eine Mutterzelle in zwei identische Tochterzellen. Dies geschieht in Stufen: in der Interphase wird die DNA verdoppelt, es schließen sich Prophase, Metaphase, Anaphase und Telophase an, in deren Verlauf die DNA zu den Chromosomen kondensiert, die schließlich auf zwei Zellen verteilt werden. Zuletzt wird das Zytoplasma geteilt.
- Eine andere Form der Teilung ist die Meiose: hierbei werden die Chromosomen nicht nur auf zwei Zellen verteilt, sondern auch noch der ganze Chromosomensatz halbiert. Im Verlauf der Meiose werden die Geschlechtszellen gebildet – und nach der Verschmelzung einer männlichen mit einer weiblichen Geschlechtszelle ist der Chromosomensatz wieder komplett.
- Während der Meiose wird außerdem genetisches Material zwischen einander entsprechenden Chromosomen väterlicher und mütterlicher Herkunft ausgetauscht, so dass neue Genkombinationen entstehen.

3.1 Die Zelle als elementare Funktionseinheit

Zellen sind die kleinsten Bau- und Funktionseinheiten des Organismus. Sie können Stoffe aufnehmen, umbauen und auch wieder freisetzen, also am Stoffwechsel teilnehmen. Außerdem können viele Zellen wachsen, sich teilen und auf Reize aus ihrer Umgebung reagieren.

Der Mensch als Vielzeller

Große Organismen, wie auch der Mensch, bestehen nicht etwa aus besonders großen, sondern aus ungeheuer vielen Zellen. Dementsprechend sind größere Lebewesen nicht „Großzeller", sondern „Vielzeller". Der Körper eines erwachsenen Menschen ist aus etwa 10^{13} (10 000 Milliarden) Zellen zusammengesetzt. Pro Sekunde werden mehrere Millionen Zellen neu gebildet, und ebenso viele gehen zugrunde.

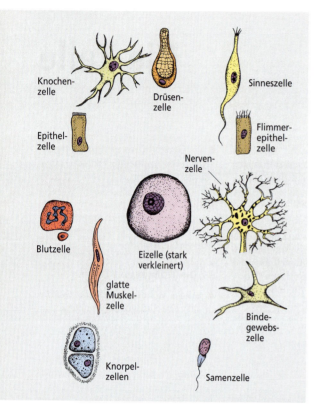

Abb. 3.1: Beispiele für die Differenzierung menschlicher Zellen. Wären die Größenverhältnisse zwischen den Zelltypen korrekt wiedergegeben, müsste die Eizelle im Vergleich zur Samenzelle etwa so groß sein wie die gesamte Abbildung.

Gewebe

Um die vielen verschiedenen Körperfunktionen erfüllen zu können, haben sich die Zellen im Dienste des Gesamtorganismus spezialisiert *(funktionelle Differenzierung)*. Zellen mit gleicher Funktion bilden üblicherweise Zellverbände, die **Gewebe** (☞ Kapitel 5).

Aufgrund der verschiedenen Funktionen von Körperzellen gibt es zahlreiche Unterschiede hinsichtlich ihrer Form, Gestalt und Größe.

Gemeinsamkeiten aller Zellen

Trotz der erwähnten Formenvielfalt gibt es grundlegende Gemeinsamkeiten bei allen Zellen. Mit einfachen *Lichtmikroskopen* erkannte man schon sehr früh, dass die Zelle aus mindestens zwei Bestandteilen zusammengesetzt ist: aus der *Grundsubstanz* (**Zytoplasma**) und aus dem **Zellkern** *(Nukleus)*.

Mit verbesserter Mikroskopiertechnik entdeckte man dann im Vergleich zum Zellkern noch wesentlich kleinere „Zellorgane", die **Zellorganellen**. Der Feinbau dieser Organellen konnte jedoch erst mit Hilfe des *Elektronenmikroskops* näher betrachtet werden.

Das Zytosol

Die Zellorganellen (☞ Abb. 3.3) nehmen etwa 50% des gesamten Zellvolumens ein. Der verbleibende Rest des Zytoplasmas wird als **Zytosol** bezeichnet. Hier spielen sich die meisten Stoffwechselprozesse ab. Das Zytosol besteht zu 70–95% aus Wasser. Den Rest bilden die darin gelösten Moleküle, die die Zelle benötigt (vor allem Proteine, Fette, Kohlenhydrate und Ionen).

3.2 Die Zellmembran

Jede Zelle ist von einer hauchdünnen, etwa ein Hunderttausendstel Millimeter dicken Membran umschlossen, die als **Zellmembran**, *Zytoplasmamembran* oder *Plasmalemm* bezeichnet wird. Die Zellmembran gibt der Zelle eine flexible Hülle und schützt ihren Inhalt.

Chemisch gesehen ist die Zellmembran aus einer Doppelschicht von Phospholipiden aufgebaut. Ein Phospholipid besteht jeweils aus einem Wasser anziehenden (**hydrophilen**) Kopf und zwei Wasser abweisendem (**hydrophoben**) Schwänzen. In der Zellmembran stehen sich nun jeweils zwei Phospholipidmoleküle gegenüber, wobei die Schwänze jeweils nach innen gerichtet sind

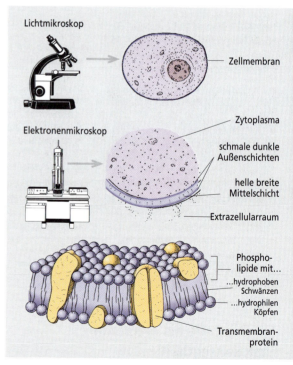

Abb. 3.2: Die Zellmembran unter verschiedenen Vergrößerungen. Die mit dem Lichtmikroskop nur als dünne Linie zu sehende Zellmembran erscheint unter dem Elektronenmikroskop dreischichtig. Diese Dreischichtigkeit entspricht in ihrem chemischen Aufbau der Phospholipid-Doppelschicht. Die hellere Mittelschicht wird von den einander zugewandten Schwänzen der Phospholipide gebildet.

Die Zelle

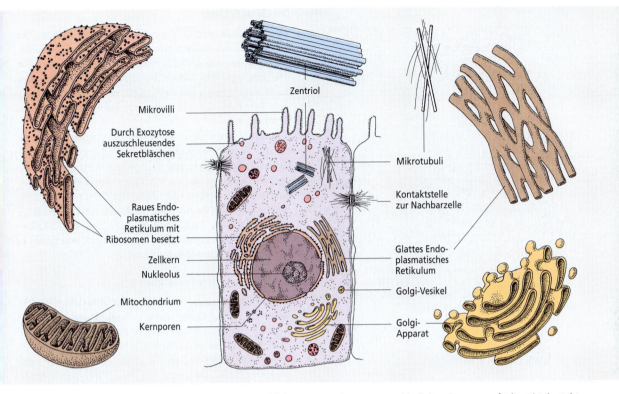

Abb. 3.3: Schnitt durch eine Zelle. Entsprechend zum menschlichen Körper, der aus unterschiedlichen Organen aufgebaut ist, besteht jede Zelle wiederum aus kleinen Funktionseinheiten, den Organellen.

und die Köpfe der Moleküle die Membran nach außen hin begrenzen (☞ Abb. 3.2). Elektronenmikroskopisch stellt sich die Zellmembran dreischichtig dar. Dabei besteht die breitere und helle Schicht in der Mitte aus den Schwänzen der Phospholipidmoleküle, die beiden äußeren und dunkleren Schichten aus den Köpfen der Phospholipidmoleküle.

Darüber hinaus enthält die Zellmembran noch Proteine, wobei die so genannten **Transmembranproteine** die Phospholipidschicht vollständig durchdringen. Weitere Proteine sind an die Membran angelagert oder teilweise eingelagert.

3.2.1 Rezeptorfunktion der Zellmembran

In der Zellmembran befinden sich **Rezeptoren**, die unter anderem verschiedene Botenstoffe (z.B. Hormone oder Neurotransmitter) erkennen können (☞ 13.1.5).

3.2.2 Die selektive Permeabilität der Zellmembran

Die Zellmembran reguliert den Durchtritt von Stoffen und bestimmt damit, welche Stoffe in die Zelle eintreten bzw. sie verlassen können. Diese Eigenschaft wird als **selektive Permeabilität** oder **Semipermeabilität** der Zellmembran bezeichnet. Diese selektive Durchlässigkeit hängt im wesentlichen ab von:

- **Molekülgröße:** Sehr kleine Moleküle, z.B. Wasser oder die gelösten Gase Sauerstoff (O_2) und Kohlendioxid (CO_2), können die Membran ungehindert überwinden, während sie für große Moleküle wie die meisten Proteine ein unüberwindbares Hindernis darstellt.
- **Fettlöslichkeit:** Je besser eine Substanz in Fett löslich ist *(lipophil)*, desto leichter kann sie die Zellmembran überwinden. Steroidhormone z.B. sind gut fettlöslich und können die Membran daher relativ leicht durchdringen.

- **Elektrische Ladung:** Elektrisch geladene Teilchen (Ionen) können die Membran kaum überwinden.

Hydrophile und geladene Teilchen müssen aber dennoch durch Membranen transportiert werden. Hier ist die Zelle auf **Membrantransportproteine** angewiesen. Jedes dieser Proteine ist für den Transport einer bestimmten Substanz zuständig. Es gibt zwei Hauptklassen von Membrantransportproteinen. Während **Carrierproteine** (Carrier = Träger) die Substanz durch eine Reihe von Konformationsänderungen (Änderungen in der räumlichen Struktur) durch die Membran hindurchschleusen, bilden **Kanalproteine** hydrophile Poren (Kanäle) durch die Zellmembran.

Die selektive Permeabilität der Zellmembran ist die Voraussetzung, um die für viele Stoffe unbedingt notwendigen Konzentrationsunterschiede zwischen dem Zellinneren und der äußeren Umgebung (Interstitium) aufrechtzuerhalten.

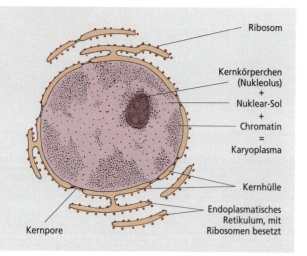

Abb. 3.4: Zellkern. Die drei Hauptbestandteile des Karyoplasmas (Kerninnenraums) sind deutlich zu erkennen: Nuklear-Sol, Chromatin und Kernkörperchen. Die Kernhülle hat direkte Verbindung zum endoplasmatischen Retikulum.

3.3 Die Zellorganellen

Die **Zellorganellen** sind sozusagen die „Organe" der Zelle. Sowohl die Gesamtzahl als auch die Typen der Organellen unterscheiden sich von Zelle zu Zelle entsprechend ihrer Funktion oft erheblich.

3.3.1 Der Zellkern

Der **Zellkern** ist die größte Struktur innerhalb der Zelle und noch mit einem einfachen Lichtmikroskop erkennbar. Die meisten Körperzellen besitzen nur einen einzigen Kern. Es gibt jedoch auch Ausnahmen: In der Leber kommen z.B. Zellen mit zwei Kernen vor, und quergestreifte Muskelfasern (☞ 7.3.1) sind sogar vielkernig.
Der Zellkern ist das Steuerungszentrum des Zellstoffwechsels und beherbergt die genetische Information. Wenn der Kern sich nicht im Zustand der Teilung befindet, hat er ein typisches Aussehen: Er ist von zwei Membranen umgeben, die zusammen als **Kernhülle** bezeichnet werden. Diese ist von zahlreichen Poren *(Kernporen)* durchsetzt.

Alle Bestandteile des Kerninnenraums werden zusammen als **Karyoplasma** bezeichnet. Es besteht aus
- Der Erbsubstanz in Form der DNA (☞ 2.8.4), die in 46 Untereinheiten, den **Chromosomen**, gruppiert vorliegt.
- Einem oder mehreren **Kernkörperchen** *(Nukleoli)*. In diesen wird (ribosomale) RNA (☞ 2.8.4) gebildet.
- Dem löslichen Anteil des Karyoplasmas, der als **Nuklear-Sol** (früher *Karyolymphe*) bezeichnet wird und aus einem Gemisch von vielen verschiedenen Proteinen besteht.

Die Chromosomen

Bei der ruhenden, sich nicht teilenden Zelle liegt die DNA wie lose, vielfach gewundene Fäden im Zellkern. Diese Fäden sind im Lichtmikroskop nicht sichtbar. Sie bestehen aus DNA-Molekülen, die mit Hilfe spezialisierter Proteine in eine kompaktere Struktur „verpackt" werden. Der Komplex aus Proteinen und DNA heißt auch **Chromatin**.
Nur während der Kernteilung sind die Chromosomen für kurze Zeit im Mikroskop sichtbar, weil sich dann die 46 langen Fäden zu 46 noch kompakteren Strukturen aufwickeln (vergleichbar mit Wollfäden, die zu Wollknäulen aufgewickelt werden). Die jetzt sichtbaren *Chromosomen* sind häkchenförmige Gebilde mit einer Einschnürung, dem **Zentromer** (☞ Abb. 3.6). Das Zentromer gliedert das Chromosom in zwei meist unterschiedlich lange Chromosomenschenkel.

Der Chromosomensatz des Menschen

Die 46 Chromosomen der menschlichen Körperzellen bestehen aus 23 *Chromosomen-Paaren*, von denen jeweils 23 Chromosomen von der Mutter und die anderen 23 vom Vater stammen. Jedes Chromosom liegt somit in doppelter Ausführung vor, weshalb man auch vom **diploiden Chromosomensatz** spricht. Durch den Einsatz bestimmter Färbetechniken kann jedes einzelne Chromosom durch seine charakteristischen Bandenmuster genau gekennzeichnet werden (☞ Abb. 3.5). Solch eine Chromosomenkarte wird **Karyogramm** genannt.
Die Chromosomenpaare gleichen sich bei Männern allerdings nicht völlig: Nur 22 der 23 Chromosomenpaare bestehen jeweils aus nach Form, Größe und Bandenmuster identischen Paaren. Diese 22 Paare bezeichnet man als **Autosomen**. Das verbleibende Chromosomenpaar sind die **Geschlechtschromosomen** *(Gonosomen)*. Das Geschlechtschromosomenpaar ist bei Mann und Frau unterschiedlich: Männer haben ein **X**- und ein wesentlich kleineres **Y-Chromosom**, Frauen dagegen zwei X-Chromosomen.

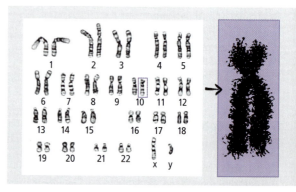

Abb. 3.5: Karyogramm des Menschen. Die Abbildung links zeigt den Chromosomensatz eines Mannes. Rechts ist ein einzelnes Chromosom in stärkerer Vergrößerung dargestellt.

Die Zelle

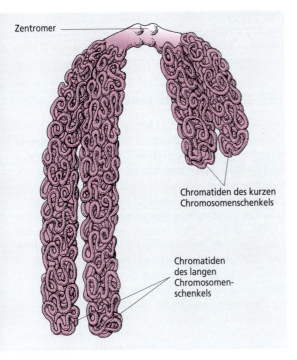

Abb. 3.6: Chromosom. In dieser Abbildung befindet sich die Zelle schon in der Kernteilung: Die Chromosomenschenkel liegen doppelt in zwei identischen Untereinheiten, den Chromatiden, vor.

Verdoppelung der Chromosomen

Vor jeder Kernteilung werden die beiden Chromosomenschenkel verdoppelt, wodurch zwei identische Untereinheiten entstehen, die **Chromatiden**. Die beiden Chromatiden sind zunächst noch am Zentromer miteinander verbunden. Im Laufe der Kernteilung ziehen jedoch die *Mikrotubuli* der *Mitosespindel* die beiden Chromatiden am Zentromer auseinander (☞ 3.3.7).

3.3.2 Die Ribosomen

Ribosomen finden sich in großer Zahl in jeder Zelle und sind die Zellorganellen für die Proteinbiosynthese (☞ 3.6). Sie bestehen hauptsächlich aus Proteinen und ribosomaler RNA.
Häufig sind zahlreiche Ribosomen kettenförmig zusammengelagert, man nennt sie dann *Polysomen*.

3.3.3 Das endoplasmatische Retikulum

Das Zytoplasma der meisten Zellen enthält ein reich verzweigtes membranumschlossenes Hohlraumsystem, das **endoplasmatische Retikulum** *(ER)*. Ist seine Membran mit Ribosomen besetzt spricht man von **rauem**, ansonsten von **glattem** endoplasmatischen Retikulum.
Im rauen endoplasmatischen Retikulum werden Proteine synthetisiert. Das glatte endoplasmatische Retikulum

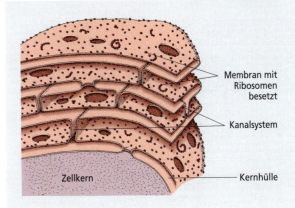

Abb. 3.7: Zellausschnitt mit rauem endoplasmatischen Retikulum. Deutlich wird die Verbindung zwischen Kernhülle und endoplasmatischem Retikulum.

spielt eine wichtige Rolle bei der Lipidsynthese und bei der Lipidverteilung innerhalb der Zelle.

3.3.4 Der Golgi-Apparat

Typischerweise in Kernnähe findet man ein System aus napfförmigen Membransäckchen, die in Stapeln von fünf bis zehn dicht gepackt aufeinander liegen. Ein einzelner Stapel wird als *Diktyosom* bezeichnet, die Gesamtheit aller Diktyosomen einer Zelle ist der **Golgi-Apparat**. Vom Rand und der Innenseite der Diktyosomen schnüren sich substanzgefüllte Bläschen ab, die *Golgi-Vesikel*.
Im Golgi-Apparat werden auszuscheidende Stoffe, die er vom endoplasmatischen Retikulum erhält, portionsweise abgeschnürt und aus der Zelle ausgeschleust (*Exozytose*, ☞ 3.5.10). Der Golgi-Apparat hat also hauptsächlich *Ausscheidungsfunktion* und ist deshalb besonders ausgeprägt in Zellen, die sich auf die Bildung von Hormonen oder Sekreten spezialisiert haben. Ferner ist der Golgi-Apparat an der Bildung der Lysosomen (☞ 3.3.5) beteiligt.

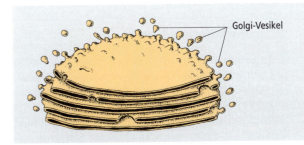

Abb. 3.8: Diktyosom des Golgi-Apparats. Die vom Rand des Diktyosoms abgeschnürten Bläschen heißen Golgi-Vesikel und enthalten Stoffe, die aus der Zelle ausgeschieden werden sollen. Andere Golgi-Vesikel bleiben als Lysosomen im Zytoplasma.

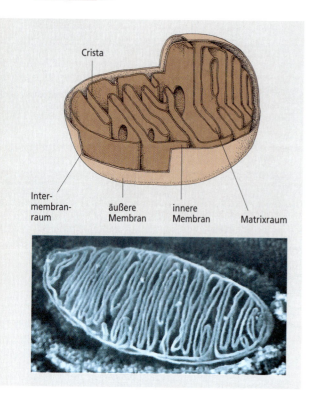

Abb. 3.9: Mitochondrium im Längsschnitt, schematische (oben) und elektronenmikroskopische Darstellung (unten). Gut zu erkennen sind die äußere und innere Membran sowie die durch Auffaltungen der inneren Membran gebildeten Cristae.
[Foto: C 160]

3.3.5 Lysosomen

Lysosomen sind winzige, von einer Membran umschlossene Bläschen, die vom Golgi-Apparat gebildet werden. Ihre Hauptfunktion besteht darin, die durch Phagozytose (☞ 3.5.10) aufgenommenen Fremdstoffe mittels der in ihnen gespeicherte Enzyme zu verdauen. Aber auch nicht mehr funktionsfähige, *zelleigene* Organellen können mit Hilfe der lysosomalen Enzyme abgebaut und die Abbauprodukte dem Zytoplasma wieder zur Verfügung gestellt werden, sozusagen eine Art intrazelluläres Recycling.

3.3.6 Die Mitochondrien

Jede lebende Zelle benötigt für ihren Stoffwechsel sowie die *aktiven* Membran-Transportprozesse (☞ 3.5.9) Energie. Diese wird in den **Mitochondrien**, den *Kraftwerken der Zelle*, erzeugt.

Mitochondrien besitzen eine charakteristische Eiform und sind aus einer *inneren* und *äußeren Membran* aufgebaut. Zur Oberflächenvergrößerung bildet die innere Membran zahlreiche Auffaltungen *(Cristae)*.

Die Zahl der Mitochondrien spiegelt den Energiebedarf einer Zelle wider. Herzmuskelzellen beispielsweise weisen eine hohe Mitochondriendichte auf, ebenso die durchtrainierten Skelettmuskeln eines Leichtathleten. Dagegen kommen wenig stoffwechselaktive Zellen (z.B. Knorpelzellen) mit nur wenigen Mitochondrien aus.

3.3.7 Zytoskelett und Zentriolen

Das Zytoplasma besitzt innere, stabilisierende Strukturen, die in ihrer Gesamtheit als **Zytoskelett** *(Zellskelett)* bezeichnet werden. Zu diesem Zytoskelett tragen insbesondere Mikrotubuli und Mikrofilamente bei.

Mikrofilamente sind lange, fadenförmige Gebilde und bestehen aus den Proteinen *Aktin* und *Myosin*. Sie lagern sich meist zu Bündeln **(Fibrillen)** zusammen. Solche Filamentbündel kommen in verschiedenen Zellarten in unterschiedlicher Ausprägung vor. Bei Muskelzellen sind die *Myofibrillen* die Strukturen, die ein Zusammenziehen der Muskelzelle ermöglichen (☞ z.B. Abb. 7.11 d). Bei den auf die Vernichtung von Bakterien spezialisierten Phagozyten sind sie für die Beweglichkeit der Zelle verantwortlich. Bei Nervenzellen findet man *Neurofibrillen*, deren Funktion wahrscheinlich darin besteht, das feine Gerüst der zahlreichen Fortsätze der Nervenzelle abzustützen.

Mikrotubuli (☞ Abb. 3.3) sind verschieden lange, über das ganze Zytoplasma verstreut liegende, röhrenförmige Gebilde, die aus dem Protein *Tubulin* aufgebaut sind. Manche dieser Mikrotubuli sind dauerhaft und tragen zur Erhaltung der Zellform bei; auch sind sie wichtige Bestandteile anderer Zellorganellen wie beispielsweise der Zentriolen und Zilien. Andere Mikrotubuli werden nur während der Zellteilung aufgebaut. Diese heißen *Mitosespindeln*. Sie trennen im Zellteilungsprozeß die beiden Chromatiden voneinander.

Die **Zentriolen** *(Zentralkörperchen)* sind winzige L-förmige Gebilde, die als *Zentriolenpaar* typischerweise in Kernnähe gelegen sind. Jedes Zentriol ist aus neun parallel angeordneten Mikrotubuli aufgebaut. Zentriolen spielen eine wichtige Rolle während der Zellteilung (☞ Abb. 3.21), da sie die Mikrotubuli des Spindelapparates ausbilden.

3.3.8 Zelleinschlüsse

Zelleinschlüsse sind Ansammlungen von Substanzen, die von der Zelle selbst produziert werden und teilweise aufgrund ihrer Form oder einer typischen Farbe als Einschlüsse zu erkennen sind. So wird beispielsweise das die Hautbräune verleihende Pigment *Melanin* (☞ 9.2.2) von bestimmten Zellen der Haut gebildet.

Zu diesen Zelleinschlüssen gehören auch Glykogen-Tröpfchen (☞ 2.8.1), die hauptsächlich in den Leber- und Skelettmuskelzellen anzutreffen sind. Auch Fetttröpfchen bilden Zelleinschlüsse, insbesondere in den Zellen des Fettgewebes, aber auch in Leberzellen.

3.4 Die „Wasserbasis" des Organismus

Der Mensch besteht überwiegend aus Wasser, wobei mit zunehmendem Alter der Wassergehalt des Körpers abnimmt. So entfallen beim Neugeborenen etwa 75% des Körpergewichts auf das Wasser, bei Erwachsenen etwa 60%.

Bezogen auf einen erwachsenen Menschen mit etwa 70 kg Körpergewicht befindet sich mit etwa 30 Litern der größte Teil dieses Körperwassers als Hauptbestandteil des Zytosols *in* den Zellen (**intrazelluläre Flüssigkeit**). Ihr gegenüber steht die **extrazelluläre Flüssigkeit**, die sich *außerhalb* der Zellen in folgenden drei Räumen befindet (☞ Abb. 3.10):

- Dem **Plasmaraum** *(Intravasalraum)*: In den Blutgefäßen finden sich etwa 2,7 Liter **Blutplasma** („Blutwasser" ☞ Abb. 14.1).
- Dem **interstitiellen Flüssigkeitsraum** *(Interstitium)*: Hier befinden sich etwa 10 Liter Flüssigkeit, die alle Körperzellen umgibt. Jeder Stoff, der entweder zur Zelle gelangen soll oder von der Zelle abgegeben wird, kann dies grundsätzlich nur über die interstitielle Flüssigkeit tun. Zwischen dem Interstitium und den Zellen sowie dem Blutplasma bestehen über die sehr dünnen Zell- und feinsten Blutgefäßmembranen enge Verbindungen und ein reger Stoffaustausch. Zur interstitiellen Flüssigkeit zählt auch die aus dem Interstitium in die Lymphkapillaren abfließende **Lymphe** (☞ 14.4.1).
- Zu den **transzellulären Flüssigkeiten** (Gesamtvolumen ca. 2 l) rechnet man z.B. den *Liquor cerebrospinalis* (☞ 11.12.4), die Flüssigkeit in den Körperhöhlen, das Kammerwasser des Auges oder die Synovialflüssigkeit der Gelenke.

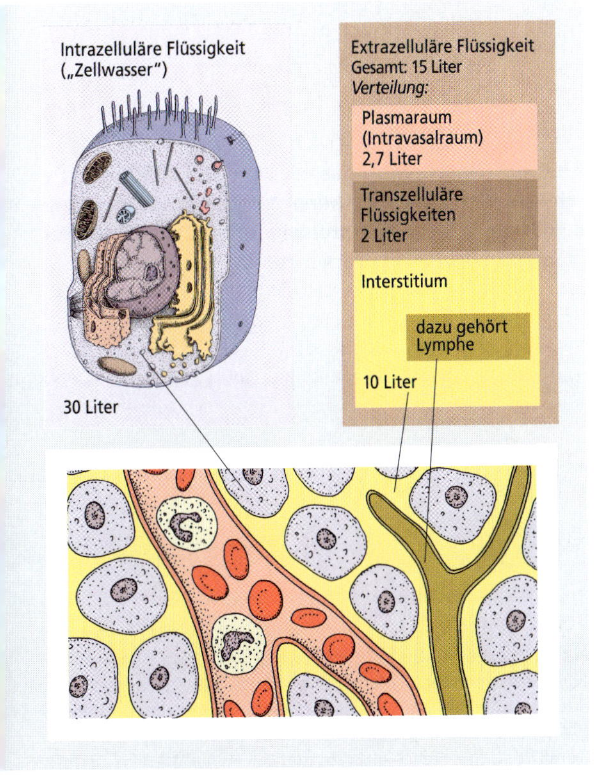

3.5 Der Stofftransport

Jede Funktion der Zelle erfordert einen Transport bzw. Austausch von Stoffen innerhalb des Organismus: So müssen beispielsweise ständig Sauerstoff und Nährstoffe an jede einzelne Zelle herangeführt werden; andererseits muss gewährleistet sein, dass Stoffwechselprodukte der Zelle wie z.B. das ständig anfallende Kohlendioxid (CO_2), aus der Zelle abtransportiert werden. Für diesen Stoffaustausch zwischen den verschiedenen Gewebsräumen müssen die Stoffe mehrere „Grenzbarrieren" wie Kapillarwände und Zellmembranen überwinden.

3.5.1 Stoffaustausch zwischen Kapillaren und Interstitium

Die riesige Austauschfläche der kleinsten Blutgefäße *(Kapillaren)* stellt die Grenze zwischen dem Blutplasma und dem interstitiellen Raum dar. Die Grenze der Kapil-

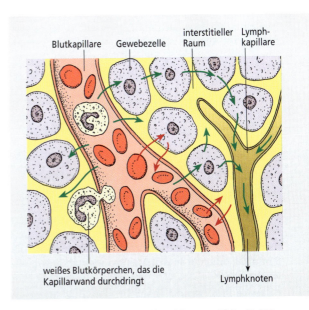

Abb. 3.11: Stoffaustausch im Kapillargebiet; rote Pfeile: O_2/CO_2-Austausch; grüne Pfeile: Nährstoffe. Zwischen Kapillaren, Gewebszellen und interstitiellem Raum findet ein ständiger gegenseitiger Stoffaustausch statt. Die Flüssigkeitsbewegung im Bereich der Lymphgefäße ist hingegen nur einseitig vom interstitiellen Raum zur Lymphkapillare hin, nicht umgekehrt.

Abb. 3.10: Die Flüssigkeitsräume des Menschen. Ungefähr $^2/_3$ des Körperwassers befindet sich in den Zellen.

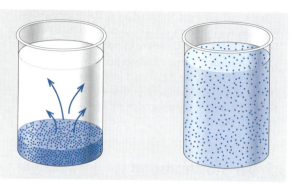

Abb. 3.12: Diffusion am Beispiel von Tintenpartikeln in einem Wasserglas. Gibt man Tinte in ein Wasserglas, so verteilt sich die Tinte so lange, bis im ganzen Gefäß die Konzentration der Tinte gleich groß und damit die Flüssigkeit einheitlich blau ist.

larmembran bedeutet jedoch kein unüberwindbares Hindernis, vielmehr findet hier ein reger, aber geregelter Flüssigkeitsaustausch statt: durch die Kapillarmembran werden Wasser und kleine Moleküle aus dem Blut ins Gewebe abgepresst, wohingegen die Blutzellen, größere Proteine und andere größere Partikel in der Regel im Plasma zurückbleiben, weil sie die Kapillarwände nicht durchdringen können.

3.5.2 Stoffaustausch zwischen Interstitium und Lymphkapillaren

Die interstitielle Flüssigkeit steht nicht nur mit den Blutkapillaren, sondern auch mit *Lymphkapillaren* in Verbindung (☞ Abb. 3.11). Diese Lymphkapillaren vereinigen sich zu größeren Lymphgefäßen und erreichen als erste Station kleine Lymphknoten, die fast überall im Körper zu finden sind. Stoffe, die aus dem Kapillargebiet in die Lymphe *abgefiltert* werden, werden also direkt in die Lymphknoten transportiert. Dort kommen sie mit dem körpereigenen Immunsystem (☞ 6.1) in Kontakt.

3.5.3 Stoffaustausch zwischen Interstitium und Zelle

Wie erwähnt (☞ 3.2.2), stellen Zellmembranen Hindernisse für den Teilchentransport dar; sie sind für die meisten Stoffe nur begrenzt durchlässig (**permeabel**). Die Stofftransporte, die an den Membranen stattfinden, unterteilt man in

- **passive** Prozesse: der Transport durch die Membran *verbraucht keine Energie* und
- **aktive** Transportprozesse, die eine *Zufuhr von Energie* durch die Zelle benötigen.

Passive Transportvorgänge sind die **Diffusion**, die erleichterte Diffusion, die **Osmose** und die **Filtration**.

3.5.4 Passive Transportprozesse – Diffusion

Sobald in einem Flüssigkeitsraum unterschiedliche Teilchenkonzentrationen herrschen, setzen **Diffusionsvorgänge** ein. Dabei wandern die in der Flüssigkeit gelösten Teilchen aufgrund der ihnen innewohnenden *kinetischen Energie* von Orten höherer Konzentration zu Orten niedriger Konzentration. Es findet also ein gerichteter Teilchentransport entlang eines *Konzentrationsgefälles* statt. Diesen Transportvorgang bezeichnet man als **Diffusion**.

Die Geschwindigkeit des Konzentrationsausgleichs hängt wesentlich von der Art des diffundierenden Stoffes, der Diffusionsstrecke (z.B. Entfernung zwischen Kapillarwand und Gewebe), der Größe der Diffusionsfläche und auch der Temperatur ab.

Diffusion von Sauerstoff und Kohlendioxid

So diffundiert z.B. der Sauerstoff aus den Kapillaren entlang seines Konzentrationsgefälles über das Interstitium in die Zellen, wo er verbraucht wird. Durch den ständigen Verbrauch des Sauerstoffs in der Zelle findet kein Konzentrationsausgleich statt, wodurch die treibende Kraft für die Diffusion, also das Konzentrationsgefälle, erhalten bleibt.

Ein genau entgegengesetztes Konzentrationsgefälle besteht für das in der Zelle ständig anfallende Kohlendioxid (CO_2): Es *diffundiert* durch die Zellmembran ins Interstitium und von dort ins Blut, aus dem es durch Abatmung in der Lunge ständig entfernt wird.

Erleichterte Diffusion

Aber auch andere Moleküle, die entweder sehr groß oder schlecht fettlöslich sind, können mit Hilfe entsprechender **Carrier-** oder **Kanalproteine** (☞ 3.2.2) die Zellmembran durch Diffusion überwinden.

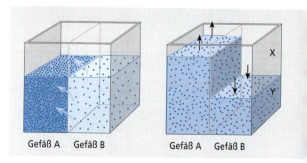

Abb. 3.13: Osmose. Gefäß A und B sind durch eine semipermeable (halbdurchlässige) Membran getrennt. Die Teilchenkonzentration im Gefäß A ist höher als im Gefäß B. Um einen Konzentrationsausgleich herbeizuführen, fließt das Lösungsmittel vom Gefäß niedriger Teilchenkonzentration zum Gefäß mit hoher Teilchenkonzentration. Nach erfolgtem Konzentrationsausgleich entspricht der im Gefäß A entstandene hydrostatische Druck (Wassersäule X–Y) dem osmotischen Druck.

Die Zelle

Auf diese Weise gelangen die meisten Zucker (z.B. *Glukose*) in die Zelle: Das Transportprotein verbindet sich mit der Glukose und schleust diese entlang des Konzentrationsgradienten und ebenfalls ohne Energieverbrauch durch die Membran. Man bezeichnet diese Diffusion, die an die Anwesenheit eines geeigneten Transportproteins gebunden ist, als **erleichterte Diffusion**.

3.5.5 Passive Transportprozesse – Osmose

Unter **Osmose** versteht man einen *Lösungsmitteltransport* (im menschlichen Organismus immer Wasser) durch eine semipermeable Membran hindurch, die zwei Lösungen unterschiedlicher Teilchenkonzentration voneinander trennt. Die semipermeable Membran ist durchlässig für die Lösungsmittelmoleküle, jedoch *nicht* für die größeren, darin gelösten Teilchen (☞ Abb. 3.13).

Auch die Osmose erfolgt entlang eines Konzentrationsgefälles, indem das Lösungsmittel vom Ort niedriger Teilchenkonzentration (Gefäß B) im Lösungsmittel durch die Membran zum Ort höherer Teilchenkonzentration (Gefäß A) diffundiert, bis ein Konzentrationsausgleich erreicht ist. Infolge des Einstroms von Lösungsmittel in den Raum mit höherer Teilchenkonzentration kommt es zu einem Anstieg des **hydrostatischen Drucks** (Druck der Wassersäule), der einem weiteren Transport von Lösungsmittel entgegenwirkt und schließlich den Osmosevorgang beendet.

Jetzt ist ein Gleichgewichtszustand erreicht: Der Druck, mit dem das Lösungsmittel in Gefäß A einströmt, ist nun gleich groß wie der durch den Flüssigkeitseinstrom erzeugte hydrostatische Druck, der die Lösungsmittelmoleküle in Gefäß B zurückdrängt. Es wandern nun *gleich viel* Lösungsmittelmoleküle von links nach rechts wie von rechts nach links. Ein- und ausströmende Flüssigkeit halten sich jetzt also die Waage.

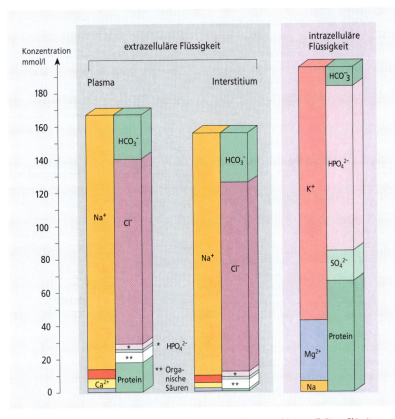

Abb. 3.14: Elektrolytkonzentrationen von Plasma, Interstitium und intrazellulärer Flüssigkeit. Die K$^+$-Konzentration in der Zelle ist viel höher als im Plasma und im Interstitium. Dagegen ist die Na$^+$-Konzentration im Plasma und im Interstitium höher als in der Zelle.

Der hydrostatische Druck der Flüssigkeitssäule, der in Gefäß A beim Erreichen des Gleichgewichtszustands aufgrund des eingeströmten Lösungsmittels entstanden ist, entspricht dem **osmotischen Druck**. Seine Größe hängt ab von der Konzentration jener Teilchen, welche die semipermeable Membran nicht passieren können:

• Eine hohe Teilchenkonzentration erzeugt durch starken Lösungsmitteleinstrom einen hohen osmotischen Druck.
• Eine niedrige Teilchenkonzentration erzeugt durch geringen Lösungsmitteleinstrom einen vergleichsweise niedrigen osmotischen Druck.

3.5.6 Die Osmolarität

Aufgrund der Abhängigkeit des osmotischen Drucks von der *Konzentration osmotisch wirksamer Teilchen* wurde ähnlich der Konzentrationsangabe in mol/l (*Molarität*, ☞ Abb. 1.9) die **Osmolarität** (angegeben in osmol/l) eingeführt.

Bei Lösungen, die aus mehreren Bestandteilen bestehen, z.B. dem Blutplasma, ist die Osmolarität (bzw. der dadurch erzeugte osmotische Druck) von der *Gesamtkonzentration* aller osmotisch wirksamen Teilchen abhängig und beträgt beim Blutplasma etwa 0,3 osmol/l = 300 mosmol/l. Lösungen (z.B. Infusionen), die dieselbe Osmolarität wie das Blutplasma aufweisen, werden als **isotone Lösungen** bezeichnet.

Die wohl bekannteste isotone Lösung ist die *physiologische Kochsalzlösung*. Sie besitzt eine Konzentration von 9 g NaCl pro Liter Lösungsmittel, was einer osmotischen Wirkkonzentration (Na$^+$- und Cl$^-$-Ionen) von etwa 0,3 osmol/l entspricht.

☑ Die **Plasmaosmolarität** muss (insbesondere auch bei künstlicher Ernährung!) konstant gehalten werden, da es sonst zu lebensgefährlichen Flüssigkeitsverschiebungen zwischen den Flüssigkeitsräumen kommt.

3.5.7 Der kolloidosmotische Druck

Als **kolloidosmotischen Druck** bezeichnet man den osmotischen Druck, der innerhalb des Gefäßsystems von den Eiweißmolekülen (auch *Kolloide* genannt) erzeugt wird. Die meisten Eiweißmoleküle können aufgrund ihrer Größe die Membranen nicht passieren und bewirken aufgrund ihres osmotischen Drucks, dass Flüssigkeit aus dem Interstitium in die Kapillaren wieder aufgenommen wird. Sinkt die Konzentration von Plasmaeiweißen (insbesondere des Albumins ☞ 14.1.4) im Blutplasma ab, so kommt es zu Wassereinlagerungen im Gewebe (**Ödeme**).

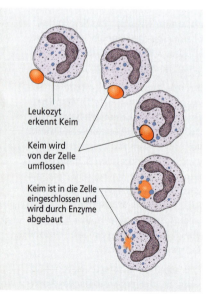

Abb. 3.15: Weiße Blutkörperchen (Leukozyten) sind im besonderem Maße zur Phagozytose fähig, weshalb sie auch als Phagozyten bezeichnet werden. Mit Hilfe der Phagozytose vernichten diese Abwehrzellen Krankheitserreger und Fremdkörper.

Leukozyt erkennt Keim

Keim wird von der Zelle umflossen

Keim ist in die Zelle eingeschlossen und wird durch Enzyme abgebaut

3.5.8 Passive Transportprozesse – Filtration

Unter **Filtration** versteht man den Transport von Flüssigkeiten durch eine semipermeable (halbdurchlässige) Membran, wobei die Menge der abgefilterten Flüssigkeit (das **Filtrat**) von der *Druckdifferenz* zwischen beiden Seiten der Membran und der Membranfläche abhängig ist.
Im menschlichen Organismus erfolgt die Filtration vorwiegend im Bereich der Blutkapillaren, wobei der durch den Herzschlag erzeugte Druck in den Kapillaren, der *hydrostatische Druck*, zum Abpressen von Blutplasma ins Interstitium führt.

3.5.9 Aktiver Transport

Aktiver Transport bedeutet die Beförderung einer Substanz durch die Zellmembran unter Verbrauch von Energie, die aus dem Zellstoffwechsel zur Verfügung gestellt wird. Diese energieverbrauchenden Vorgänge werden immer von Carrierproteinen ausgeführt. Ein aktiver Transport kann eine Substanz auch *gegen* ein Konzentrationsgefälle durch die Membran hindurch befördern.
Über aktive Transportmechanismen werden insbesondere unterschiedliche Ionenkonzentrationen zwischen dem Zellinneren und dem Interstitium aufrechterhalten.

3.5.10 Der Bläschentransport

Die beschriebenen aktiven und passiven Transportprozesse durch die Zellmembran beziehen sich auf kleinmolekulare Substanzen. Für *größere* Partikel (z.B. Reste abgestorbener Zellen, Eiweißkörper) ist die Membran an sich undurchlässig. Um auch solche Teilchen transportieren zu können, sind besondere Mechanismen erforderlich:
Im Falle der Aufnahme (**Endozytose**) größerer Teilchen in die Zelle hinein wird das aufzunehmende Teilchen von Ausläufern des Zytoplasmas umflossen. Sobald das Teilchen vollständig umgeben ist, kommt es zum Verschmelzen der äußeren Zellmembran, und das aufgenommene Teilchen befindet sich nun in einem membranumschlossenen *Bläschen*. Der Inhalt dieses Bläschens kann nun von Lysosomen (☞ 3.3.5) abgebaut werden. Falls dies nicht gelingt, bleibt das Partikel (Teilchen) unter Umständen einfach unverdaut im Zytoplasma liegen (z.B. phagozytierte Teerpartikel in den Zellen der Lunge).
Phagozytose („Zellfressen") bezeichnet die Endozytose ganzer Zellen. Viele Abwehrzellen, v.a. weiße Blutkörperchen (*Leukozyten*), sind auf Phagozytose spezialisiert und können Fremdkörper oder Bakterien über den Endozytosemechanismus „auffressen" (☞ 6.3).
Zellen (z.B. Drüsenzellen oder hormonbildende Zellen) können aber auch umgekehrt größere Moleküle nach außen hin abgeben. Dann läuft der beschriebene Bläschentransport in umgekehrter Richtung ab und heißt **Exozytose**.

3.6 Die Proteinsynthese

Eiweiße (*Proteine* ☞ 2.8.3) bestimmen maßgeblich den Aufbau und die Struktur der Zelle, z.B. als Bestandteile der Zellmembran, der Mikrofilamente und der Mikrotubuli. Außerdem regulieren sie als *Enzyme* alle chemischen Reaktionen in der Zelle und sind deshalb für die *Funktion* der Zelle von entscheidender Bedeutung.
Die Herstellung von Proteinen ist eine wesentliche Aufgabe aller Zellen im menschlichen Organismus.
Beim Menschen findet die Herstellung von Eiweißen (**Proteinbiosynthese**) an den Ribosomen im Zytoplasma statt, während im Zellkern – in Form der DNA – die Erbinformation für alle Proteine lagert. Aufgrund dieser räumlichen Trennung zwischen dem Sitz der genetischen Information (Zellkern) und der Produktion der Proteine (Ribosomen im Zytoplasma) ist eine *Zwischenkopie* erforderlich, welche die Erbinformation vom Zellkern ins Zytoplasma bringt.

Die Transkription

Der erste Schritt der Übertragung genetischer Information vom Zellkern ins Zytoplasma besteht in der Herstellung einer Zwischenkopie der DNA, der **m-RNA** *(messenger-Ribonukleinsäure)*. Dieser Vorgang wird als **Transkription** bezeichnet. Dazu entspiralisiert sich zunächst die DNA-„Strickleiter", und der Doppelstrang zwischen den korrespondierenden Basen bricht auf (☞ Abb. 3.20). An den nun freiliegenden Tripletts können sich nach dem *spezifischen Basenpaarungsprinzip* (☞ 2.8.4) RNA-Moleküle anlagern, die sich verketten und damit die *einsträngige m-RNA* bilden. Die gebildeten Tripletts der m-RNA sind sozusagen das Spiegelbild der Tripletts auf dem DNA-Strang.

Bei der m-RNA ist aber im Unterschied zur DNA die Base Thymin durch **Uracil** ersetzt, und anstatt des Zuckermoleküls **D**esoxiribose findet **R**ibose Verwendung. Die neugebildete m-RNA wird noch im Kern weiter modifiziert und wandert dann durch die Poren der Kernhülle zu den Ribosomen ins Zytoplasma, wo sie bei der Translation als Matrize dient.

Die Translation

Als **Translation** bezeichnet man die Übersetzung des m-RNA-Codes in die Aminosäuresequenz der Proteine an den Ribosomen (☞ 3.3.2).

Sobald die m-RNA ein Ribosom erreicht, kann die Proteinsynthese beginnen. Als Adaptermoleküle fungieren dabei die relativ kleinen, beweglichen *transfer-Ribonukleinsäuren* **(t-RNA)**, die an gegenüberliegenden Enden eine Bindungsstelle für das Basentriplett der m-RNA und eine für die von diesem Basentriplett kodierte Aminosäure besitzen (☞ Abb. 3.17). Im Verlauf der Proteinsynthese wandert nun das Ribosom entlang der m-RNA von Codon (Basentriplett) zu Codon, die passenden t-RNA-Moleküle lagern sich mit ihrem **Anticodon** an, und ihre anhängen-

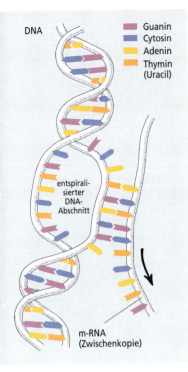

Abb. 3.16: Transkription. Am entspiralisierten DNA-Abschnitt wird eine einsträngige Zwischenkopie (m-RNA) des DNA-Strangs gebildet. An jede Base des abzulesenden DNA-Strangs wird die komplementäre Base am m-RNA-Strang angebaut. Die Basensequenz des m-RNA-Strangs ist damit komplementär der Basensequenz des DNA-Strangs.

Der genetische Code

Jeweils drei aufeinander folgende Basen des DNA-Stranges bilden eine Dreiergruppe (**Basentriplett**, *DNA-Triplett, Codon* ☞ auch 2.8.4.). *Ein* solches Basentriplett der DNA kodiert jeweils *eine* Aminosäure, die Bestandteil eines bestimmtes Proteins wird.

Die vier DNA-Basen Adenin, Thymin, Guanin und Cytosin können also als Buchstaben der Nukleinsäure-Schrift bezeichnet werden. Ordnet man den verschiedenen Basentripletts die unterschiedlichen Aminosäuren zu, so erhält man den **genetischen Code**. Er ist gewissermaßen die Übersetzungsvorschrift für die Übersetzung der genetischen Information in Proteine.

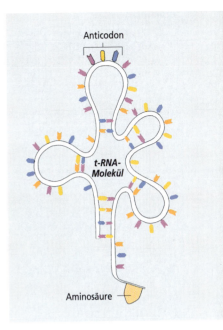

Abb. 3.17: Schematische Darstellung der t-RNA. Dieses kleeblattförmige Gebilde enthält am „oberen" Blatt ein bestimmtes Basentriplett (Anticodon) und am unteren Ende die dazugehörige Aminosäure.

den Aminosäuren werden dabei an die wachsende Pepidkette angefügt.

Abschluss der Proteinbiosynthese

Das Ende des Zusammenbaus eines Proteins am Ribosom wird durch so genannte *Stop-Codons* signalisiert. Auf diese passt kein entsprechendes Anticodon einer t-RNA; somit kann die m-RNA dem Peptidstrang keine weitere Aminosäure mehr hinzufügen und muss den Aufbau der Eiweißstruktur beenden.

Die fertig gestellten Proteine werden in der Regel noch *posttranslational* (= nach der Translation) verändert und stehen dann z.B. als Enzym, Strukturprotein oder Hormon zur Verfügung.

Der Genbegriff

Basierend auf den heutigen Kenntnissen über die Proteinsynthese lässt sich der in Abschnitt 2.8.4 bereits eingeführte Begriff **Gen** folgendermaßen definieren:

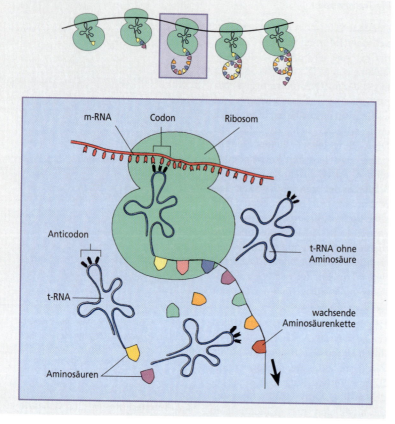

Abb. 3.18: Translation. An die m-RNA lagern sich entsprechende t-RNA-Moleküle an. Nach Knüpfen der Aminosäureverbindung verlässt die t-RNA ihre Aminosäure, um sich mit einer frei im Zytoplasma umherschwimmenden Aminosäure neu zu beladen.

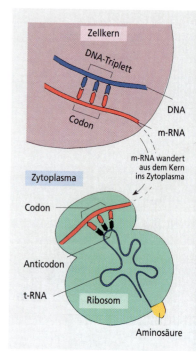

Abb. 3.19: Zusammenfassung der Proteinsynthese. Die Transkription, bei der eine einsträngige RNA-Kopie der DNA erstellt wird, findet im Zellkern statt. Die gebildete m-RNA verlässt den Kern und wandert ins Zytoplasma, wo sie im Ribosom übersetzt wird (Translation). Das Basentriplett auf der DNA ist demnach wieder identisch mit dem Basentriplett auf der t-RNA (Anticodon).

> ☑ Ein **Gen** ist ein aus vielen Basentripletts bestehender Abschnitt der DNA, der den Code für die Bildung *eines* bestimmten Proteins enthält.

3.7 Teilung von Zellen

Neue Körperzellen entstehen ausschließlich durch *Teilung* bereits vorhandener Zellen. Tag für Tag müssen Zellen neu gebildet werden, um *Wachstumsvorgänge* zu ermöglichen und zugrunde gegangene Zellen zu ersetzen.

3.7.1 Die Mitose

Die häufigste Art der Zellteilung ist die **Mitose**, wobei sich die **Mutterzelle** in zwei *erbgleiche* **Tochterzellen** teilt. Dies erfordert, dass zuvor die Erbsubstanz der Mutterzelle, also die in den Chromosomen enthaltene DNA, verdoppelt werden muss (**Replikation**).

Die DNA-Replikation

Die Replikation der DNA findet schon vor der eigentlichen Mitose in der so genannten **Interphase** (Phase zwischen zwei Zellteilungen; *inter* = zwischen) statt. Hierzu wird die DNA wie ein Reißverschluss in der Mitte, also zwischen den korrespondierenden Basen, aufgetrennt (☞ Abb. 3.20). An die freiwerdenen Basen beider Stränge lagern sich dann die jeweils korrespondierenden Basen an, so dass schließlich zwei neue Doppelstränge entstehen, die mit dem ursprünglichen Doppelstrang *völlig identisch* sind.

Auf diese Weise wird die DNA sämtlicher Chromosomen verdoppelt, wobei aus einem Chromosom zwei Chromatiden entstehen (☞ Abb. 3.6). Auch das *Zentriolenpaar* verdoppelt sich.

Die Phasen der mitotischen Kernteilung

Die Mitose, bei der als wichtigster Vorgang die Chromatiden auf zwei neue Kerne verteilt werden, verläuft in vier Kernteilungs-Phasen: Der **Prophase**, **Metaphase**, **Anaphase** und **Telophase**.

Die **Prophase**. Die im Ruhekern als lange, unsichtbare Fäden vorliegenden Chromosomen verkürzen sich in dieser Phase durch zunehmende Spiralisierung. Im Mikroskop erkennt man, dass jedes Chromosom bereits in seiner verdoppelten Form – den

Die Zelle

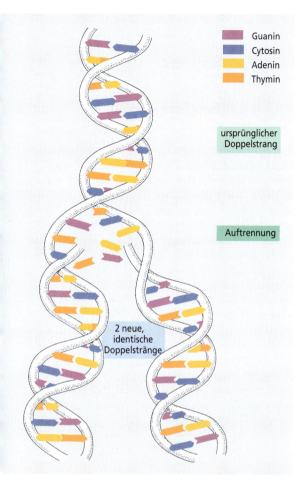

Abb. 3.20: Replikation der DNA. Wie ein Reißverschluss wird die DNA in der Mitte zwischen ihren korrespondierenden Basen aufgetrennt. An die freien Basen lagern sich korrespondierende Basen an, die zu einem neuen Strang verknüpft werden.

am Zentromer zusammenhängenden Chromatiden (☞ Abb. 3.6) – vorliegt. Ferner lösen sich die *Nukleoli* (Kernkörperchen) auf, und die beiden *Zentriolenpaare* rücken auseinander und wandern zu gegenüberliegenden Enden der Zelle, den **Zellpolen.** Von den beiden Zentriolenpaaren ausgehend wachsen dann Mikrotubuli (☞ 3.3.7) auf das jeweils gegenüberliegende Zentriolenpaar zu, bis sie schließlich von einem Zellpol bis zum anderen reichen. Die so gebildete *Mitosespindel* steuert zusammen mit den chromosomalen Mikrotubuli die Bewegung der Chromatiden während der weiteren Teilungsvorgänge.

Die Prophase endet mit der Auflösung der Kernhülle, wodurch die zusammenhängenden Chromatiden ins Zytoplasma freigesetzt werden.

Die **Metaphase.** In der Metaphase ordnen sich die zusammenhängenden Chromatiden in der Mittelebene (*Äquatorialebene*) der Zelle zwischen den beiden Spindelpolen an und bilden dabei eine sternförmige Figur.

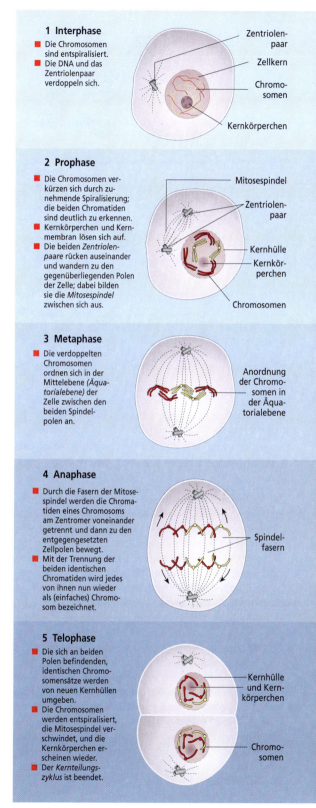

Abb. 3.21: Der Zellzyklus mit der Interphase und den vier Phasen der Mitose.

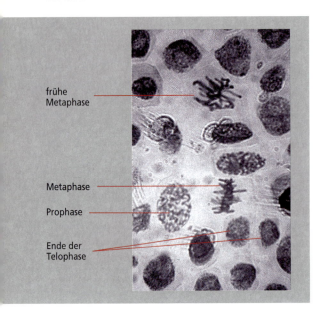

Abb. 3.22: Die beschriebenen Zellteilungsvorgänge finden nicht nur in menschlichen, sondern selbstverständlich auch in tierischen und pflanzlichen Zellen statt. Abgebildet ist die Wurzelspitze einer Pflanze, wo ständig Mitosen ablaufen. Man erkennt die verschiedenen Mitosestadien der sich gerade teilenden Zellen. [O 177]

Die inzwischen vollständig ausgebildete Teilungsspindel besteht nun aus Mikrotubuli, die
- einerseits von Zellpol zu Zellpol reichen, andererseits
- als *Chromosomenfasern* an den Zentromeren ansetzen.

Die **Anaphase**. Die Anaphase beginnt mit dem Auseinanderweichen der Zentromere aller Chromosomen. Die dadurch voneinander getrennten Chromatiden werden dann durch die an den beiden Zentromerenhälften ansetzenden Chromosomenfasern zu den entgegengesetzten Zellpolen bewegt. Mit der Trennung der beiden identischen (doppelten) Chromatiden wird jedes von ihnen nun wieder als (einfaches) Chromosom bezeichnet.

Die **Telophase**. Das letzte Stadium der Mitose, die Telophase, ist in vieler Hinsicht die Umkehrung der Prophase. Die sich an beiden Polen befindlichen, identischen Chromosomensätze werden von Membranen umgeben, wodurch neue Kernhüllen entstehen. Die Chromosomen in den neuen Kernen werden entspiralisiert, wodurch das typische Chromatin-Muster des Zellkerns in Ruhe erscheint. Die Mitosespindel verschwindet, und die Nukleoli erscheinen wieder. Damit ist der Kernteilungszyklus beendet.

Die Zellteilung

Die *Kern*teilung wird üblicherweise von der *Zell*teilung begleitet. Sie beginnt meist schon in der späten Anaphase und wird in der Telophase abgeschlossen. Hierbei schnürt sich die Zellmembran etwa in Zellmitte vom Rand her zunehmend ein, bis schließlich zwei etwa gleich große Tochterzellen mit eigenem Zytoplasma und Organellen entstanden sind.

3.7.2 Die Phasen des Zellzyklus

Die Mitosephase umfasst im „Leben" der meisten Zellen, dem **Zellzyklus**, nur einen kurzen Zeitraum. Wesentlich länger ist der Zeitraum zwischen zwei Zellteilungen, die **Interphase**; sie setzt sich zusammen aus G_1-, S- und G_2-Phase (☞ Abb. 3.23).

Nach der Mitose tritt die neu gebildete Zelle zunächst in die so genannte *präsynthetische Wachstumsphase* (**G_1-Phase**) ein. In dieser Phase läuft die Proteinbiosynthese auf Hochtouren und sorgt maßgeblich für die Vergrößerung der Zelle. Die Dauer dieser Phase schwankt zwischen wenigen Stunden und unter Umständen mehreren Jahren und bestimmt im wesentlichen die Dauer des gesamten Zellzyklus.

In der sich anschließenden, etwa 5 bis 10 Stunden dauernden *Synthesephase* (**S-Phase**) erfolgt die Verdoppelung der DNA, also die Bildung der Chromatiden. Die letzte, etwa vierstündige Phase, vor der Mitose heißt *postsynthetische Wachstumsphase* (**G2-Phase**). Hier liegen die Chromosomen also bereits in verdoppelter Form als Chromatiden vor.

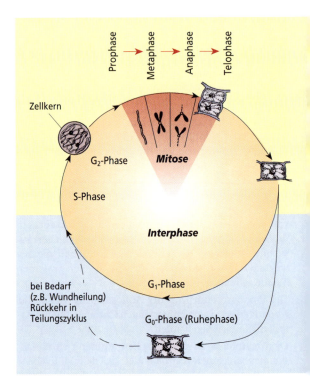

Abb. 3.23: Schematische Darstellung des Zellzyklus.

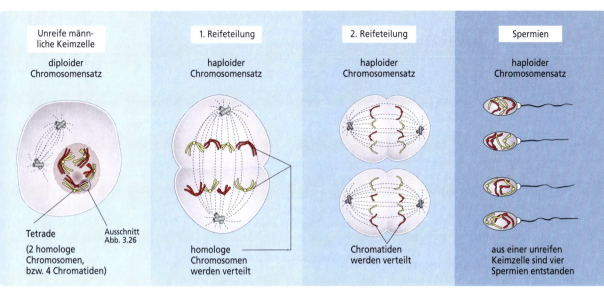

Abb. 3.24: Die Meiose am Beispiel der Spermienbildung (Spermatogenese) im Hoden. Aus einer einzigen unreifen männlichen Keimzelle mit diploidem Chromosomensatz entstehen vier Spermien mit einem jeweils haploiden Chromosomensatz.

3.7.3 Die Meiose

Damit sich bei der Vereinigung von Eizelle und Spermium das Erbgut nicht verdoppelt, ist bei der Entwicklung der **Keimzellen** *(Geschlechtszellen, Gameten)* eine besondere Form der Zellteilung erforderlich. Hierbei wird der normale **diploide** Chromosomensatz (2 x 23 Chromosomen) auf einen **haploiden** Satz (1 x 23 Chromosomen) reduziert – man spricht deshalb auch von *Reduktionsteilung* (**Meiose**).

1. und 2. Reifeteilung

Die Meiose verläuft in *zwei* Schritten, wobei zunächst **homologe** (d.h. einander entsprechende Chromosomen väterlicher und mütterlicher Herkunft) auf zwei Tochterzellen verteilt (**1. Reifeteilung**) und anschließend die Chromatiden getrennt werden (**2. Reifeteilung**).

In der Prophase der *ersten Reifeteilung* verkürzen und verdichten sich die bereits verdoppelten Chromosomenfäden, um die typische Chromosomenform (☞ Abb. 3.6)

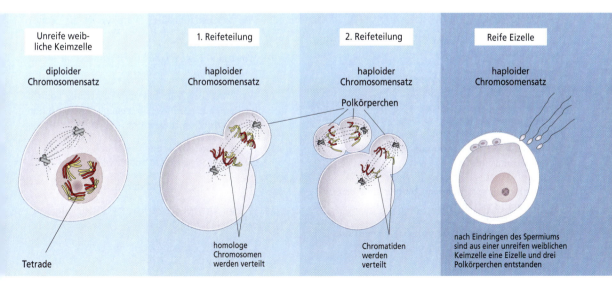

Abb. 3.25: Die Meiose am Beispiel der Eizellbildung (Oogenese). Im Gegensatz zur Spermienbildung entsteht aus einer unreifen weiblichen Keimzelle nur eine Eizelle. Sie hat im Laufe der beiden Reifeteilungen den größten Teil des Zytoplasmas übernommen, während die drei Polkörperchen zugrunde gehen.

anzunehmen. Danach lagern sich die homologen Chromosomen in der Äquatorialebene der Zelle parallel aneinander, wobei die eng beieinanderliegenden Abschnitte der Chromatiden sich überkreuzen können.

Werden die eng zusammenliegenden Chromosomen anschließend wieder auseinander gezogen, können in seltenen Fällen an solchen Überkreuzungsstellen *(Chiasmata)* die Chromatiden derart auseinander brechen und wieder neu verschmelzen, dass Bruchstücke des väterlichen und des mütterlichen Chromosoms vertauscht werden. Dieses so genannte **Crossing over** führt zu einer Neuverknüpfung der Gene (**Rekombination**) innerhalb von Chromosomen und zu einer Durchmischung des Erbguts.

Die Rekombinationsvorgänge bei jeder Meiose sind eine der Hauptursachen für die genetische Einzigartigkeit jedes Individuums (von einigen Zwillingen abgesehen) und gleichzeitig „Triebfeder" für den Fortschritt der Arten im Rahmen des Evolutionsprozesses (☞ 4.6).

In den weiteren Phasen der ersten Reifeteilung werden die beiden homologen Chromosomen auf die Tochterkerne verteilt, indem sie vom Spindelapparat zu den Zellpolen gezogen werden. Durch die parallel einsetzende *Zellteilung* entstehen zwei Tochterzellen mit je 23 Chromosomen, die noch aus je 2 Chromatiden bestehen.

Die sich anschließende *zweite Reifeteilung* entspricht einer normalen mitotischen Teilung, wobei jetzt die Chromatiden getrennt und auf die Tochterzellen verteilt werden.

Haploide Chromosomensätze

Nach Abschluss der beiden Reifeteilungen sind aus einer männlichen unreifen Geschlechtszelle mit normalem diploiden Chromosomensatz vier reife Spermien mit *haploidem* Chromosomensatz (1 x 23 Chromosomen) entstanden. Bei der unreifen weiblichen Keimzelle entsteht durch die Meiose jedoch nur ein großes reifes Ei mit drei kleinen Pollkörperchen, die schließlich absterben.

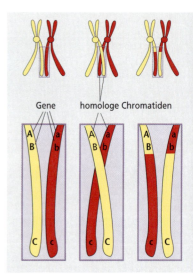

Abb. 3.26: Beim Crossing-over kommt es zum Stückaustausch zwischen homologen Chromatiden väterlicher und mütterlicher Herkunft mit der Folge neuer Genkombinationen.

Wenn männliche und weibliche Kerne bei der Befruchtung miteinander verschmelzen, enthält die entstandene Zygote wieder den normalen *diploiden* Chromosomensatz.

Wiederholungsfragen

1. Wie ist die Zellmembran aufgebaut? (☞ 3.2)
2. Wie heißen die wichtigsten Zellorganellen und welche Funktion haben sie? (☞ 3.3)
3. Welche Funktion hat der Zellkern? (☞ 3.3.1)
4. Wie ist der Chromosomensatz des Menschen aufgebaut? (☞ 3.3.1)
5. Auf welche Flüssigkeitsräume ist das Körperwasser verteilt? (☞ 3.4)
6. Worin unterscheiden sich aktiver und passiver Transport? (☞ 3.5.3)
7. Welche passiven Transportmechanismen sind für den Organismus von Bedeutung? (☞ 3.5.3)
8. Wie kann man den osmotischen Druck veranschaulichen? (☞ 3.5.5)
9. Wie gelangen größere Partikel in die Zelle? (☞ 3.5.10)
10. Wieso sind Eiweiße die Schlüsselmoleküle für die Zelle? (☞ 3.6)
11. Warum ist die Zelle bei der Herstellung von Eiweißen gleich auf zwei Vorgänge, Transkription und Translation, angewiesen? (☞ 3.6)
12. Durch welche Vorgänge teilt sich eine Zelle in zwei völlig identische Tochterzellen? (☞ 3.7.1)
13. Was geschieht während der Interphase (☞ 3.7.2)
14. Warum sind bei der Meiose zwei Reifeteilungen erforderlich? (☞ 3.7.3)
15. Was ist ein „Crossing over"? (☞ 3.7.3)

Vererbungslehre (Genetik)

📝 Lernzielübersicht

4.1 Gene und Chromosomen
- Die Bauanleitung aller Eiweißmoleküle (Proteine) liegt auf der DNA bzw. den Chromosomen in Form der Gene. Der gesamte Genbestand des Organismus wird als Genotyp bezeichnet, das äußere Erscheinungsbild ist der Phänotyp.
- Aufgrund des doppelten Chromosomensatzes (je ein Chromosom von Vater und Mutter) liegen alle Gene in doppelter Ausführung vor – man spricht von Allelen. Sind die zwei Allele eines Gens identisch, ist der Betreffende bezüglich dieses Merkmals homozygot (reinerbig) – sonst heterozygot (mischerbig).

4.2 Wer setzt sich durch? – Von Dominanz und Rezessivität
- Beim dominanten Erbgang tritt dasjenige Merkmal phänotypisch zutage, das vom dominanten Allel angegeben wird.
- Beim rezessiven Erbgang kann sich das Allel nur durchsetzen, wenn es reinerbig vorliegt.

4.3 Die Grundregeln der Vererbung
- Die Uniformitätsregel besagt, dass bei der Kreuzung zweier Individuen, die sich nur in einem Merkmal unterscheiden, alle Tochterorganismen gleichartig sind.
- Kreuzt man dann diese Tochterorganismen untereinander, kommt es nach der Aufspaltungsregel zu einer charakteristischen Aufspaltung der Merkmale.
- Werden mehrere Merkmale betrachtet, deren Gene auf verschiedenen Chromosomen liegen, wird die Unabhängigkeitsregel angewandt, nach der sich diese Merkmale unabhängig voneinander vererben.

4.4 Die verschiedenen Erbgänge beim Menschen
- Prinzipiell gilt das in 4.2 und 4.3 Gesagte auch für den Menschen. Es gibt zahlreiche Erkrankungen, die durch Defekte auf dem X-Chromosom entstehen. Da Männer nur ein X-Chromosom, also immer nur ein Allel aller Gene auf dem X-Chromosom haben, manifestiert sich die Krankheit bei ihnen fast immer; hierzu gehört u.a. die Bluterkrankheit.

4.5 Erbkrankheiten
- Erbkrankheiten liegen z.B. vor bei überzähligen Chromosomen (etwa Trisomie 21) oder bei fehlenden Chromosomen (z.B. Turner-Syndrom, dies sind Frauen, die nur ein X-Chromosom haben).
- Desweiteren können einzelne Chromosomen defekt sein, indem z.B. Teile von ihnen fehlen (strukturelle Chromosomenaberation).
- Zur genetischen Beratungen wird ein Karyogramm angefertigt, das die genannten Störungen identifiziert.
- Einzelgenmutationen betreffen die DNA – hierbei sind einzelne Basen verloren gegangen, hinzugekommen oder vertauscht worden.

4.6 Die Evolution
- Evolution ist ein permanenter Prozess, bei dem durch Mutation und anschließende Selektion Organismen entstehen, die besser an ihre Umwelt angepasst sind und/oder sich besser gegen andere Organismen durchsetzen können.

Kinder gleichen im Erscheinungsbild ihren Eltern, Geschwister ähneln einander. Dem liegt zugrunde, dass das Erbgut, das viele Eigenschaften eines Menschen (mit-)bestimmt, über die Keimzellen an die nächste Generation weitergegeben wird und damit bestimmte Eigenschaften der Eltern an die Kinder vererbt werden. Die *Lehre der Vererbung*, die **Genetik**, beschäftigt sich mit den Gesetzmäßigkeiten der Vererbung und ihren molekularen Mechanismen.

> Die Bedeutung der **Humangenetik** liegt heute vor allem darin, Erbkrankheiten möglichst rechtzeitig zu erkennen, das Risiko der Weitergabe einzuschätzen und neue Therapieformen zu entwickeln *(Gentherapie)*.

4.1 Gene und Chromosomen

Das äußere Erscheinungsbild eines Organismus, sein **Phänotyp**, setzt sich aus einer großen Anzahl von Merkmalen zusammen. Hierzu zählen z.B. Haarfarbe oder Geschlecht. Der Phänotyp wird ganz wesentlich durch die Erbanlagen bestimmt. Die Gesamtheit der genetischen Informationen, über die ein Organismus zur Ausprägung seines Phänotyps verfügt, wird als **Genotyp** bezeichnet. Ein Erbfaktor, der ein einzelnes Protein kodiert, heißt **Gen**.

Fast alle Gene sind im Zellkern auf den *Chromosomen* lokalisiert (☞ auch Abb. 3.6). Mit Ausnahme der Keimzellen enthält jede Zelle des Menschen 46 Chromosomen. Sämtliche Chromosomen liegen paarweise vor:

4 Vererbungslehre (Genetik)

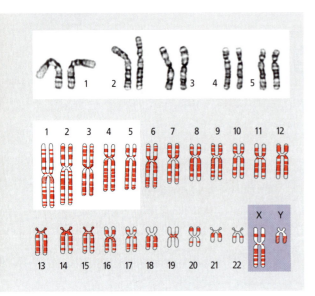

Abb. 4.1: Der menschliche Chromosomensatz. Oben: Originalpräparat der ersten fünf Chromosomen. Jedes Chromosom ist doppelt vorhanden. Unten: Zeichnung der 22 Autosomen und der beiden Geschlechtschromosomen.

23 Chromosomen stammen vom Vater und 23 Chromosomen von der Mutter. Die jeweils auf den sich entsprechenden (homologen) Chromosomen liegenden Gene am gleichen Ort werden als **Allele** bezeichnet.

Sind die beiden Allele völlig identisch, ist der Träger in diesem Merkmal *reinerbig* (**homozygot**) – unterscheiden sie sich, ist er *mischerbig* (**heterozygot**).

4.2 Wer setzt sich durch? – Von Dominanz und Rezessivität

Ist ein Mensch bezüglich eines Merkmals *homozygot*, so wird dieses Merkmal in aller Regel auch zur Ausprägung gelangen. Trägt ein Mensch etwa zwei Gene für die Blutgruppe A, so kann er nur die Blutgruppe A haben, denn über eine andere Blutgruppen-Erbinformation verfügt er nicht.

Bei einem *heterozygoten* Allelpaar, also *unterschiedlichen* Erbinformationen für ein und dasselbe Merkmal, gibt es hingegen mehrere Möglichkeiten:

Sehr häufig ist die Genwirkung des einen Gens stärker als die des anderen. Das heißt, das eine Gen ist **dominant** und überdeckt die Wirkung des **rezessiven** Gens (☞ Abb. 4.3). Beim Menschen ist beispielsweise das Gen für die Blutgruppe A dominant über das (rezessive) Gen für die Blutgruppe 0. Besitzt nun ein Mensch die Allele A und 0, so setzt sich Allel A durch und bestimmt den Phänotyp, Allel 0 bleibt phänotypisch verborgen: Der Betreffende hat die Blutgruppe A.

Demgegenüber seltener ist die Möglichkeit, dass beide Allele gleichwertig sind und beide Merkmale *nebeneinander* in Erscheinung treten. In diesem Fall bezeichnet man die Gene als **kodominant.** Ein Beispiel hierfür sind die Blutgruppen A und B: Erbt ein Kind von seinem Vater das Blutgruppen-A-Allel und von seiner Mutter das B-Allel, so hat es die Blutgruppe AB (☞ auch 14.2.7).

Beim **intermediären** Erbgang kommt das Merkmal bei Heterozygotie nicht im gleichzeitigen Nebeneinander, sondern als *Mischung* zur Ausprägung. Insbesondere im Pflanzenreich sind intermediäre Erbgänge nicht selten: Besitzt eine Pflanze z.B. je ein Allel für die Blütenfarbe rot und weiß, so sind ihre Blüten bei intermediärem Erbgang weder rot noch weiß noch rot-weiß-gescheckt, sondern *rosa* (intermediär = dazwischenliegend ☞ Abb. 4.2).

4.3 Die Grundregeln der Vererbung

Ohne etwas von Homozygotie und Heterozygotie, Dominanz und Rezessivität zu wissen, deckte der Mönch *Gregor Mendel* bereits Mitte des 19. Jahrhunderts aufgrund von Tausenden Kreuzungsversuchen mit Erbsen grundlegende Gesetzmäßigkeiten der Vererbung auf. Drei davon sind auch heute noch gültig (und durch unser heutiges Wissen ursächlich erklärbar):

Die Uniformitätsregel

Im einfachsten Fall werden zwei homozygote Pflanzen gekreuzt, die sich nur in einem Merkmal, z.B. der Blütenfarbe oder der Samenform, unterscheiden. Alle Pflanzen der *ersten Tochtergeneration* sehen dann gleich aus (**Uniformitätsregel** oder *1. Mendelsche Regel*).

Klassisch ist beispielsweise die Kreuzung einer reinerbig rotblühenden mit einer reinerbig weißblühenden Japanischen Wunderblume (☞ Abb. 4.2). Der einfache Chromosomensatz der Keimzellen der rotblühenden Pflanze enthält das Allel **r** (mit der Anlage für rot), derjenige der weißblühenden Pflanze das Allel **w** (mit der Anlage für weiß). Nach der Befruchtung kann nun im diploiden Chromosomensatz immer nur **r** mit **w** vereinigt sein. Alle Pflanzen dieser ersten Tochtergeneration sind daher in Bezug auf die Blütenfarbe heterozygot (mischerbig) oder *Hybride* und haben – da es sich um einen intermediären Erbgang handelt – rosafarbene Blüten.

Die Aufspaltungsregel

Kreuzt man nun Organismen dieser ersten Tochtergeneration miteinander, so spaltet sich die *zweite Tochtergeneration* phänotypisch in einem bestimmten Zahlenverhältnis auf, wobei stets die beiden Merkmale der Elterngeneration wieder erscheinen (**Aufspaltungsregel** oder *2. Mendelsche Regel*).

Im oben genannten Beispiel werden bei der Kreuzung von Vertretern der ersten Tochtergeneration in der Meiose (☞ 3.7.3) zwei Typen von Keimzellen gebildet: solche, die das Chromosom mit dem Allel **r** enthalten, und gleich

Vererbungslehre (Genetik)

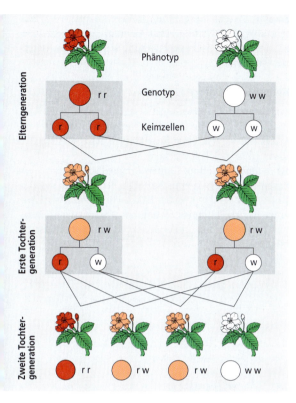

Abb. 4.2: Kreuzung einer homozygot rotblühenden (rr) mit einer homozygot weißblühenden (ww) Japanischen Wunderblume. Die erste Tochtergeneration ist einheitlich rosa und heterozygot für das Merkmal Blütenfarbe (rw). Die folgende zweite Tochtergeneration spaltet sich im Verhältnis 1:2:1 auf: jeweils eine Pflanze ist reinerbig rot (rr) bzw. weiß (ww), zwei weitere Pflanzen sind rosa und mischerbig für das Merkmal Blütenfarbe (rw).

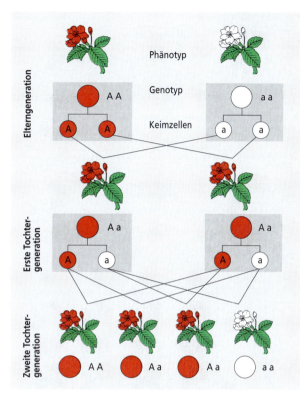

Abb. 4.3: Kreuzung einer homozygot rotblühenden (AA) mit einer homozygot weißblühenden (aa) Pflanze, wobei die Blütenfarbe rot über weiß dominant ist. Die erste Tochtergeneration ist einheitlich rotblühend, jedoch mischerbig (Aa). Die folgende zweite Tochtergeneration spaltet sich im Verhältnis 3:1 auf, d.h. drei Nachkommen sind rot (AA, Aa, Aa), ein Nachkomme ist weiß (aa).

viele, die das Chromosom mit dem Allel **w** besitzen. Bei der Befruchtung entstehen in der zweiten Tochtergeneration jetzt Pflanzen mit den Allelkombinationen **rr, rw** und **ww** im Zahlenverhältnis 1:2:1. Entsprechend sind 25% der Pflanzen rotblühend, 50% rosablühend und 25% weißblühend.

Angenommen, das Merkmal rotblühend sei dominant über das Merkmal weißblühend (☞ Abb. 4.3). Dann sind in der ersten Tochtergeneration alle Pflanzen einheitlich rotblühend. In der zweiten Tochtergeneration nun ist das Aufspaltungsverhältnis im Phänotyp 3:1, wobei rotblühende Pflanzen zu 2/3 heterozygot und zu 1/3 homozygot sind.

Die Unabhängigkeitsregel

Kreuzt man homozygote Organismen miteinander, die sich in mehreren Merkmalen voneinander unterscheiden, so vererben sich die einzelnen Merkmale unabhängig voneinander (**Unabhängigkeitsregel** oder *3. Mendelsche Regel*), wobei *neue* Merkmalskombinationen entstehen können.

Heute weiß man, dass diese Regel allerdings nur gilt, wenn die Gene, die für die Ausprägung der untersuchten Merkmale verantwortlich sind, auf *verschiedenen* Chromosomen liegen. Nur dann werden die Merkmale aufgrund der Neuzusammenstellung des Erbgutes während der Meiose nach dem Zufallsprinzip neu verteilt.

Liegen die Gene, die für die Ausprägung der untersuchten Merkmale verantwortlich sind, hingegen auf *einem* Chromosom, so werden sie gemeinsam vererbt. Diese **Genkoppelung** ist allerdings nicht absolut: Sie kann – auch wenn dies insgesamt selten ist – durch *Crossing-over* (☞ 3.7.3 und Abb. 3.26) durchbrochen werden.

Eine einfache Rechnung zeigt die Bedeutung dieses Sachverhalts für die genetische Vielfalt beim Menschen: Bei nur zwei unterschiedlichen Merkmalen der Elterngeneration sind in der zweiten Tochtergeneration immerhin schon neun verschiedene Genotypen möglich (☞ Abb. 4.4). Und bei zehn unterschiedlichen Merkmalen – immer noch sehr wenig im Vergleich zum Menschen mit seinen 23 Chromosomen – erhält man bereits knapp 60 000 Genotypen!

4 Vererbungslehre (Genetik)

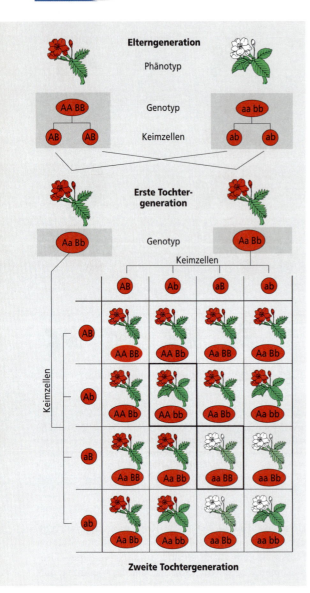

Abb. 4.4: Kreuzung einer homozygot rotblühenden Pflanze mit gezackten Blättern und einer homozygot weißblühenden Pflanze mit glatten Blättern, wobei rotblühend und gezackt jeweils dominant sind.
Das Kreuzungsschema zeigt, dass in der zweiten Tochtergeneration zwei für beide Merkmale homozygote Pflanzen mit neuen Merkmalskombinationen aufgetreten sind (Felder eingerahmt). Voraussetzung ist, dass die entsprechenden Gene auf verschiedenen Chromosomen liegen.

4.4 Die verschiedenen Erbgänge beim Menschen

Prinzipiell gelten obige Ausführungen über Dominanz und Rezessivität sowie die drei Mendelschen Regeln auch für den Menschen, und zwar sowohl für die Vererbung physiologischer (z.B. Augenfarbe oder Blutgruppe) als auch für diejenige pathologischer Merkmale (z.B. Bluterkrankheit). Die folgenden Ausführungen konzentrieren sich der klinischen Bedeutung wegen auf pathologische Merkmale.

Autosomale Erbgänge

Bei **autosomalen Erbgängen** ist das Gen, das für die Ausprägung des entsprechenden Merkmals bzw. der *Erbkrankheit* (☞ 4.5) verantwortlich ist, auf einem der Autosomen (☞ 3.3.1) lokalisiert.

Beim **autosomal dominanten Erbgang** reicht bereits *ein* pathologisches Gen zum Auftreten der Erkrankung aus. Er ist etwa bei den meisten Fällen von *Achondroplasie*, einer Knorpelbildungsstörung mit Zwergwuchs, Extremitätenverkürzung und anderen Skelettdeformitäten, zu beobachten.

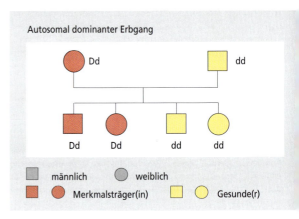

Abb. 4.5: Beim autosomal dominanten Erbgang vererbt meist ein erkrankter (heterozygoter) Elternteil das krankmachende dominante Gen (D). Bei der Paarung mit einem homozygot gesunden Partner (dd) hat die nächste Generation eine Wahrscheinlichkeit von 50%, das krankmachende Gen zu erben.

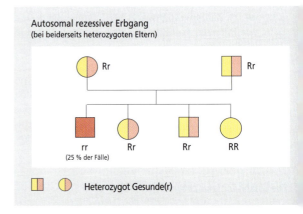

Abb. 4.6: Bei Erbkrankheiten mit autosomal rezessivem Erbgang tragen meist beide Eltern das krankmachende rezessive Gen (r), sind jedoch selbst gesund, da sie zusätzlich noch das gesunde Gen (R) besitzen. Durchschnittlich 25% der Nachkommen erben von beiden Elternteilen das krankmachende Gen und sind damit selbst krank (rr).

Meist ist ein Elternteil betroffen und heterozygot für das krankmachende Gen; der andere Elternteil hat zwei gesunde Gene. Die nächste Generation hat – unabhängig vom Geschlecht – ein Risiko von 50%, das dominante, krankmachende Gen des betroffenen Elternteils zu erben und damit selbst krank zu sein (☞ Abb. 4.5). Dabei ist es egal, ob der Vater oder die Mutter das krankmachende Gen trägt.

Homozygot Erkrankte sind beim autosomal dominanten Erbgang selten, wahrscheinlich führt Homozygotie oft zum Absterben des Embryos.

Demgegenüber tritt die Erkrankung beim **autosomal rezessiven Erbgang** erst zutage, wenn der Betroffene homozygot für das krankmachende Gen ist (☞ Abb. 4.6). Heterozygote Genträger sind klinisch nicht zu erkennen. Stoffwechseldefekte, z.B. die *Mukoviszidose* (☞ 4.5.2), werden häufig autosomal rezessiv vererbt.

In der Regel sind die Eltern eines Betroffenen beim autosomal rezessiven Erbgang gesund, jedoch beide heterozygot für das krankmachende Gen. Ihre Nachkommen sind zu 25% krank und zu 75% gesund. 2/3 der gesunden Kinder sind allerdings heterozygot für das krankmachende Gen. Für die Kinder Betroffener besteht bei einem homozygot gesunden Partner kein Erkrankungsrisiko, alle Kinder sind jedoch heterozygot.

Geschlechtsgebundene Erbgänge

Ein besonderes Bild ergibt sich bei der Vererbung von Merkmalen, die auf den Geschlechtschromosomen (☞ 3.3.1) lokalisiert sind. Man spricht von **geschlechtsgebundener Vererbung.** Während das X-Chromosom zahlreiche Gene besitzt, die sowohl rezessiv als auch dominant vererbt werden können (**X-chromosomaler Erbgang**), sind **Y-chromosomale Erbgänge** bisher nicht bewiesen.

Klinisch am bedeutsamsten ist der **X-chromosomal rezessive Erbgang**, der z.B. bei der *Bluterkrankheit* (Hämophilie), einer erblichen Blutgerinnungsstörung, zu beobachten ist.

Hier spielt die Rezessivität des krankmachenden Gens (X') nur beim weiblichen Geschlecht eine Rolle. Frauen mit *einem* kranken Gen sind gesund, da sie diesem ein gesundes, dominantes Gen entgegensetzen können. Nur Frauen, die auf *beiden* X-Chromosomen das kranke Gen tragen, sind klinisch krank. Beim Mann hingegen, der nur ein X-Chromosom und damit auch nur ein *einzelnes* Gen besitzt (**Hemizygotie,** auf dem Y-Chromosom ist kein entsprechendes Gen lokalisiert), führt ein krankes Gen *in jedem Fall* zur Erkrankung.

Aus der Verbindung eines kranken Mannes (X'Y) mit einer homozygot gesunden Frau gehen nur klinisch gesunde Kinder hervor: Die Söhne erhalten von ihrem Vater das nicht beteiligte Y-Chromosom und von ihrer Mutter ein gesundes X-Chromosom. Die Töchter erben von ihrem Vater stets ein krankes X-Chromosom, dessen Wirkung aber von dem gesunden Gen der Mutter über-

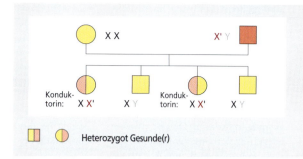

Abb. 4.7: X-chromosomal rezessiver Erbgang. Aus der Nachkommenschaft einer gesunden Frau mit einem kranken Mann gehen nur klinisch gesunde Kinder hervor. Alle Töchter sind jedoch Konduktorinnen (XX').

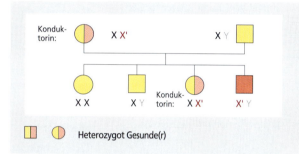

Abb. 4.8: X-chromosomal rezessiver Erbgang. Die weiblichen Nachkommen einer Konduktorin und eines gesunden Partners sind alle klinisch gesund, das Risiko, selbst eine Konduktorin zu sein, beträgt 50%. Die Söhne erben zu 50% das gesunde Gen der Mutter und sind dann klinisch gesund. Diejenigen 50% der Söhne aber, die das kranke Gen X' (rot) von der Mutter geerbt haben, sind von der Krankheit betroffen.

deckt wird. Die Töchter sind also alle klinisch gesund, tragen aber das krankhafte Gen und können es an die nächste Generation weitergeben. Man bezeichnet sie deshalb als *Überträgerinnen* oder **Konduktorinnen.**

In einer Partnerschaft mit einem gesunden Mann gibt diese Konduktorin nun das rezessive, kranke Gen mit 50%iger Wahrscheinlichkeit an ihre Töchter und Söhne weiter. Die Töchter sind alle klinisch gesund, da sie vom Vater auf jeden Fall ein gesundes X-Chromosom bekommen. Die Hälfte der Söhne, die das kranke Gen von der Mutter geerbt hat, ist aber krank.

Besonderheiten

Ganz so einfach wie oben dargestellt sind die Verhältnisse beim Menschen jedoch nicht immer.

Beispielsweise können klinisch gleichen Merkmalen bzw. Erkrankungen *unterschiedliche,* nicht-allele Gene zugrundeliegen (**Heterogenie,** z.B. bei bestimmten Formen angeborener Taubheit). Dann sind bei autosomal rezessivem Erbgang alle Kinder klinisch gesund (aber für beide kranken Gene heterozygot.

Sind an der Ausprägung eines Merkmals *mehrere* Gene beteiligt, spricht man von **Polygenie.** Sie liegt z.B. bei der Vererbung der Hautfarbe vor.

Bei der **multifaktoriellen Vererbung** müssen mehrere Gene *und* bestimmte Umwelteinflüsse zusammenwirken, damit es zur Merkmalsausprägung kommt. Dies ist etwa bei Lippen-Kiefer-Gaumenspalten der Fall. Polygene und multifaktorielle Vererbung können oft nicht sicher voneinander getrennt werden.

Manchmal brechen dominant vererbte Krankheiten trotz Vorhandenseins eines fehlerhaften Gens nicht immer oder nicht immer in gleicher Stärke aus. Dies wird als unvollständige **Penetranz** bzw. schwankende **Expressivität** bezeichnet.

Aus diesen Gründen bedarf es manchmal großer Erfahrung, um entscheiden zu können, ob eine Erbkrankheit vorliegt und wie hoch das Risiko für (weitere) Kinder ist.

4.5. Genetisch bedingte Krankheiten

Wie bereits in 4.4 erwähnt, können Veränderungen des Erbmaterials zu Erkrankungen führen. Da diese **genetisch bedingten Krankheiten** (mit sehr unterschiedlichem Risiko) an die Nachkommen weitergegeben werden können, ist die Kenntnis ihrer Erbgänge (☞ 4.3, 4.4) außerordentlich wichtig.

Erbkrankheiten

Ist eine *ererbte* Krankheitsbereitschaft so stark, dass die Krankheit zwangsläufig ausbricht, handelt es sich um eine **Erbkrankheit**.

4.5.1 Numerische und strukturelle Chromosomenaberrationen

Wie in 3.7.3 dargestellt, kommt es während der Meiose nicht nur zu einer Reduktion des diploiden Chromosomensatzes auf die Hälfte, sondern auch zu einer Neukombination des genetischen Materials:

- Zum einen werden die homologen Chromosomen mütterlicher und väterlicher Herkunft nach dem Zufallsprinzip auf die Tochterzellen verteilt.
- Zum zweiten kommt es durch das Crossing-over zu einem Austausch von Erbmaterial und damit zu einer Neukombination der Gene innerhalb der Chromosomen.

Durch die Neukombination wird die genetische Vielfalt erhöht und damit die Möglichkeit für neue, evtl. besser an veränderte Umweltbedingungen angepasste Merkmale geschaffen. Fehler während dieses komplizierten Vorgangs können Konstellationen entstehen lassen, die zu teils schweren Entwicklungsstörungen führen. Auf ungefähr 200 ausgetragene Schwangerschaften kommt eine mit einer Chromosomenaberration.

Numerische Chromosomenaberrationen

Eine Verminderung oder Erhöhung der *Chromosomenzahl* wird als **numerische Chromosomenaberration** bezeichnet und führt meist zum Absterben des Embryos.

Bleibt die Reduktion des Chromosomensatzes in der Meiose aus, können *diploide* Keimzellen entstehen. Bei der Befruchtung einer solchen Keimzelle entsteht eine Zygote mit drei Chromosomensätzen. Solche **triploiden** Fruchtanlagen sterben ebenso wie die noch selteneren **tetraploiden** (tetra = vier) Fruchtanlagen sehr früh in der Entwicklung ab. Oft wird die Schwangerschaft von der Frau überhaupt nicht bemerkt.

Abb. 4.9: Das Down-Syndrom ist mit einer Häufigkeit von 1:700 Lebendgeborenen die häufigste (lebensfähige) numerische Chromosomenaberration. Sie geht einher mit einer mäßigen bis schweren geistigen Behinderung, zahlreichen äußeren Auffälligkeiten und oft auch Fehlbildungen innerer Organe (oberer Abbildungsteil). Eine hohe Infektanfälligkeit und erhöhte Leukämierate treten hinzu. Unten: Beziehung zwischen Alter der Mutter und Down-Syndrom-Risiko des Kindes. Bei einer 20-jährigen beträgt das Risiko 1:1500, bei einer 30-jährigen 1:800 und bei einer 40-jährigen Frau 1:20.

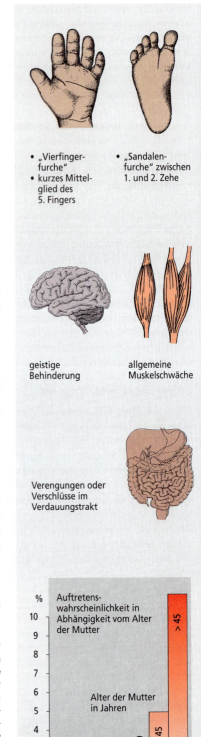

Werden beispielsweise die homologen Chromosomen während der Meiose nicht richtig getrennt, kommt es zu einer ungleichen Verteilung *einzelner* Chromosomen. Die Wahrscheinlichkeit solcher Chromosomenfehlverteilungen steigt mit zunehmendem mütterlichen Alter erheblich an.

- Bei **Monosomien** ist ein Chromosom im ansonsten diploiden Chromosomensatz nur *einfach* vorhanden. Abgesehen von den Geschlechtschromosomen (unten) führt jeder Verlust eines Chromosoms zum Fruchttod.
- Von **Trisomien** spricht man, wenn ein Chromosom *dreifach* vorliegt. Auch hier stirbt die Frucht in der weit überwiegenden Mehrzahl der Fälle ab, wenn Autosomen betroffen sind.

> Abgesehen von sehr seltenen Ausnahmen sind bei den Autosomen nur drei **Trisomien** überhaupt mit dem Leben vereinbar. Die Betroffenen sind alle schwer behindert:
> - Kinder mit einer Trisomie des Chromosoms 21 (**Down-Syndrom**, *Trisomie 21*, veraltet *Mongolismus*) haben neben typischen Veränderungen im Gesichtsbereich (z.B. schräge Lidachse, große Zunge, flaches Gesicht) und der stets vorhandenen geistigen Behinderung häufig Auffälligkeiten des Skelettsystems und Fehlbildungen innerer Organe, v.a. des Herzens und der Verdauungsorgane (☞ Abb. 4.9). Durch gezielte Frühförderung ist oft eine gewisse Selbständigkeit und soziale Integration der meist freundlichen Kinder zu erreichen. Schätzungsweise 10% der Betroffenen erreichen das 40. Lebensjahr.
> - Säuglinge mit einer **Trisomie 18** *(Edwards-Syndrom)* zeigen so komplexe Fehlbildungen und eine so schwere Entwicklungsverzögerung, dass 90% bereits in den ersten Lebenswochen versterben.
> - Auch bei einer **Trisomie 13** *(Pätau-Syndrom)* ist die Prognose sehr schlecht, die Kinder überleben kaum jemals das erste Lebensjahr.

Eine Fehlverteilung bei den **Geschlechtschromosomen** *(Gonosomen)* hat weniger tiefgreifende Folgen als bei den Autosomen. Sowohl ein überzähliges als auch ein fehlendes Gonosom führt in der Regel nicht zu schwerer Behinderung. Lediglich die Fortpflanzungsfähigkeit ist meist aufgehoben.

> **Ullrich-Turner- und Klinefelter-Syndrom**
> Ungefähr eins von 2500 Neugeborenen hat ein **Ullrich-Turner-Syndrom**, dem das Fehlen eines X-Chromosoms zugrunde liegt (*Monosomie X0* [sprich: X-Null]). Der Anteil an den Schwangerschaften ist jedoch wesentlich höher, da 95% aller X0-Embryonen versterben. Die Neugeborenen fallen meist durch Hand- und Fußrückenödeme, Hautfalten seitlich am Hals *(Pterygium colli)* sowie verschiedene leichtere äußerliche Auffälligkeiten auf. Fehlbildungen an Herz und Nieren treten gehäuft auf. Spätere Leitsymptome sind Minderwuchs, fehlende sekundäre Geschlechtsmerkmale und Unfruchtbarkeit. Die Intelligenz ist meist normal.
> Männer mit einem **Klinefelter-Syndrom** (Häufigkeit 1:500 – 1:1000 neugeborene Knaben) besitzen neben ihren normalen X- und Y-Chromosomen ein oder (selten) mehrere *zusätzliche* X-Chromosomen (Karyotyp z.B. XXY). Sie zeigen meist einen Hochwuchs, ihre Hoden sind klein, die Schambehaarung spärlich. Die meisten Betroffenen sind unfruchtbar, nicht selten ist die Intelligenz im Vergleich zu gesunden Geschwistern leicht vermindert.

Strukturelle Chromosomenaberrationen

Bei **strukturellen Chromosomenaberrationen** ist die Zahl der Chromosomen normal, eines oder mehrere Chromosomen ist/sind aber durch Umbauvorgänge in seiner/ihrer Struktur verändert.

Bei einer **Deletion** ist nach einem Chromosomen- oder Chromatidenbruch ein Chromosomenstück verlorengegangen („partielle Monosomie"). Größere Deletionen führen nicht selten zum Absterben des Embryos, und auch kleinere Deletionen haben oft schwerwiegende Folgen für den Betroffenen. Beispielsweise fehlt beim **Katzenschrei-Syndrom** *(Cri-du-chat-Syndrom)* am kurzen Arm des Chromosoms 5 ein Stück unterschiedlicher Größe. Kinder mit dieser Anomalie schreien aufgrund einer Unterentwicklung des Kehldeckels wie junge Katzen (Name!). Sie bleiben in ihrer geistigen und körperlichen Entwicklung stark zurück.

Bei einer **Inversion** bricht das Chromosom gleich zweimal, und das herausgetrennte Stück wird nach einer 180°-Drehung „falsch herum" wieder an der gleichen Stelle des Chromosoms eingefügt. Eine Inversion kann für den Träger ohne erkennbare Folgen bleiben. Bei der Meiose treten aber nicht selten Probleme auf und führen zur Bildung abnormer Keimzellen mit nachfolgenden gehäuften Fehlgeburten und/oder der Geburt eines geschädigten Kindes.

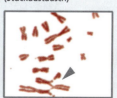 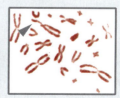

Abb. 4.10: Strukturelle Chromosomenaberration. Unter einer Translokation versteht man die Übertragung eines Chromosomenstücks auf ein anderes Chromosom. Eine Deletion ist der Verlust eines Chromosomenbruchstücks.

Sind Chromosomenteile verdoppelt, spricht man von einer **Duplikation** („partielle Trisomie"). Hierbei sind stets zwei homologe Chromosomen beteiligt: eines, bei dem ein Stück verloren geht, und eines, bei dem dieses Stück wiedereingebaut und dann doppelt vorhanden ist. Als Faustregel kann gelten, dass die Folgen für den Betroffenen desto schwerwiegender sind, je größer das verdoppelte Stück ist.

Bei einer **Translokation** kommt es zum Stückaustauch zwischen zwei (selten drei oder noch mehr) Chromosomen. Träger *balancierter Translokationen* (d.h. es ist weder Erbgut verloren gegangen noch hinzugekommen) zeigen meist keine Symptome. Bei ihren Nachkommen treten jedoch gehäuft *unbalancierte Translokationen* auf, die in aller Regel zu Fehlbildungen und geistiger Behinderung führen.

Das Karyogramm

Bei entsprechendem Verdacht kann man von speziell präparierten Zellen des Betroffenen, seiner Eltern und/oder eines Ungeborenen (hier gewinnt man die Zellen durch Chorionzottenbiopsie oder Amniozentese ☞ 21.2) ein *Karyogramm* anfertigen (☞ Abb. 3.5). Bei der mikroskopischen Untersuchung der Chromosomen achtet der Untersucher vor allem auf:

- Zahl der Chromosomen, um eine numerische Chromosomenaberration nachzuweisen oder auszuschließen,
- Anfärbungsmuster bei Chromosomenfärbungen, Lage des Zentromers und Länge der Chromosomen, um eine strukturelle Chromosomenaberration nachzuweisen oder auszuschließen.

4.5.2 Einzelgen-Mutationen

Den numerischen und strukturellen Chromosomenaberrationen sind die **Genmutationen** oder *Einzelgen-Mutationen* gegenüberzustellen. Hierunter versteht man Erbänderungen, die nur ein Gen innerhalb eines Chromosoms betreffen, d.h. innerhalb der DNA eines einzelnen Gens kommt es zu einer Änderung der Basensequenz. Diese Mutationen entstehen irgendwann einmal bei einem Individuum und werden über Generationen hinweg (nach den Mendelschen Regeln) weitergegeben.

Da das mutierte Gen zur Synthese eines funktionsgeschädigten Proteins führen kann, ist die Folge von Genmutationen häufig weniger eine äußerlich sichtbare Missbildung als vielmehr eine *Stoffwechselerkrankung*, da bestimmte biochemische Stoffwechselwege nur noch unvollkommen funktionieren. Einige dieser Krankheiten lassen sich inzwischen durch die Amniozentese pränatal (= vor der Geburt) diagnostizieren.

Mukoviszidose

> Die häufigste auf einer Genmutation beruhende Erbkrankheit ist die **Mukoviszidose,** auch *zystische Fibrose* genannt.
>
> Durch einen Defekt im Chloridtransport durch die Zellmembran sind die Drüsensekrete der Betroffenen abnorm zähflüssig, was zu Darmverschlüssen, langwierigen Lungenentzündungen und Wachstumsstörungen führt. Die Erkrankung wird autosomal rezessiv vererbt. Lokalisiert ist der Gendefekt auf Chromosom 7. Mischerbige Personen (immerhin jeder 25. Deutsche), die zwar das rezessive Allel für die Erkrankung tragen, selbst jedoch nicht krank sind, sind mögliche Überträger einer Mukoviszidose. Treffen zwei mischerbige Merkmalsträger zusammen, so besteht ein Risiko von 25%, dass ihre Kinder beide Allele für die Mukoviszidose bekommen und aufgrund der dann vorliegenden Reinerbigkeit erkranken. Eine Therapie ist nur symptomatisch möglich. Immerhin beträgt die Lebenserwartung mittlerweile 25 – 30 Jahre; vor wenigen Jahren starben fast alle Betroffenen im Kindesalter.

4.6 Die Evolution

Die beschriebenen Variationsmöglichkeiten bei den Reduktionsteilungen und die „Fehler" bei der Vererbung sorgen für ständig (genetisch) neue Individuen einer Art. Sie sind aber auch Triebfeder für die Fortentwicklung neuer Arten im Rahmen der *Entwicklungsgeschichte* (**Evolution**): Zwar ziehen viele Erbgutveränderungen (*Mutationen*) Nachteile für das betroffene Individuum nach sich. In einem Teil der Fälle führt eine Mutation aber auch zu einem *Auslesevorteil* (**Selektionsvorteil**) im Überlebenskampf gegenüber anderen Artgenossen. Dadurch kann das mutierte Individuum bevorzugt zur Fortpflanzung gelangen und sich so das mutierte Gen vor allem bei kleinen *isolierten* Fortpflanzungsgemeinschaften allmählich durchsetzen.

Die unterschiedlichen Anforderungen der jeweiligen örtlichen Lebensverhältnisse führen zu unterschiedlichen Ausleseprozessen, so dass sich die Populationen genetisch immer weiter auseinander entwickeln.

Schließlich hat sich die isolierte Population genetisch so weit von der ursprünglich genetisch identischen Nachbarpopulation entfernt, dass eine Kreuzung keine zeugungsfähigen Nachkommen mehr hervorbringt. Eine neue *Art* ist entstanden.

Die drei Grundphänomene Mutation, Selektion und Isolation bilden die Eckpfeiler der **Evolutionsbiologie**, derzufolge letztlich auch der Mensch das Resultat einer evolutionären Fortentwicklung vom primitiven Wirbeltier zum hochentwickelten Säugetier in der Gruppe der Primaten darstellt (☞ Abb. 4.12).

> ✓ Der Prozess, bei dem im Laufe der seit etwa 1 Milliarden Jahre andauernden Stammesgeschichte neue Organismen und Arten durch genetische Variation und anschließende natürliche Selektion entstehen, heißt **Evolution**.

4.6.1 Die Evolution des Menschen

Der älteste Vertreter der **Primaten** (zu der Ordnung der Primaten zählen heute die Halbaffen, Affen und Menschen) vor ca. 70 Millionen Jahren war ein spitzhörnchenähnlicher, baumbewohnender Insektenfresser, der kaum größer als eine Ratte war.
Von diesen Insektenfressern über die Neuweltaffen, Altweltaffen und später die Menschenaffen sollten 60 Millionen Jahre vergehen, bis sich innerhalb der Ordnung der Primaten die Familie der **Hominiden**, die Menschenartigen, von den Ahnen der Schimpansen getrennt haben.

Vor 4 Millionen Jahren: der erste Mensch

Ein erster heute noch unbekannter Urahn hatte wahrscheinlich ein recht kleines Gehirn und bewegte sich wie die Schimpansen und Gorillas auf allen Vieren im Knöchelgang. Die Hände waren bei dieser Art der Fortbewegung bereits in der Lage, Gegenstände beim Laufen zu tragen.
Die ersten unanfechtbar menschlichen Fossilien sind ca. 4 Millionen Jahre alt. Diese **Australopithecinen** lebten im wesentlichen vegetarisch und gingen schon ständig aufrecht. Erst der aufrechte Gang „machte die Hände vollständig frei", so dass sie sich zu speziellen Greifhänden mit *opponierbarem* (den Fingern gegenübergestelltem) Daumen umwandeln konnten.
Vor 2,5 Millionen Jahren erschienen Wesen mit einem deutlich größeren Gehirn. Diese als **Homo habilis** bezeichneten Menschen waren zweifellos die ersten Handwerker. Sie stellten aus Steinen und Knochen die ersten Werkzeuge her. Dadurch konnten andere Nahrungsquellen in der zunehmend trockeneren Umwelt erschlossen werden: Die markhaltigen Knochen von gefundenem Aas oder hartschalige Samen waren eine kalorienreiche Nahrungsergänzung. Etwa vor 1,8 Millionen Jahren entwickelte sich dann der **Homo erectus**, der sich bis nach Europa ausbreitete. Ob diese Menschen mit ihren Faustkeilen auf Großwildjagden gingen, ist noch umstritten, sicher ist, dass sie das zu bearbeitende Material teilweise schon wegen seiner ästhetischen Eigenschaften aussuchten – Ocker etwa wurde zu kultischen Zwecken benutzt. 700 000 Jahre alte Fundstellen weisen darauf hin, dass Homo-erectus-Populationen nicht nur Hütten, Mauern, Zelte bauten, sondern auch erstmalig das Feuer beherrschten. Parallel zu den sich entwickelnden Fähigkeiten vergrößert sich das Gehirn von Homo erectus bis auf heutige Werte von 1200 – 1700 ml. Der Übergang zur heute einzigen Menschenart, dem **Homo sapiens sapiens**, ist unscharf und geschah wahrscheinlich vor ungefähr 100 000 Jahren. Vor ca. 35 000 Jahren verdrängte der Homo sapiens sapiens dann die zweite Homo-sapiens-Art, den mit einem viel massiveren Knochenbau ausgestatteten **Homo sapiens neanderthalensis**.

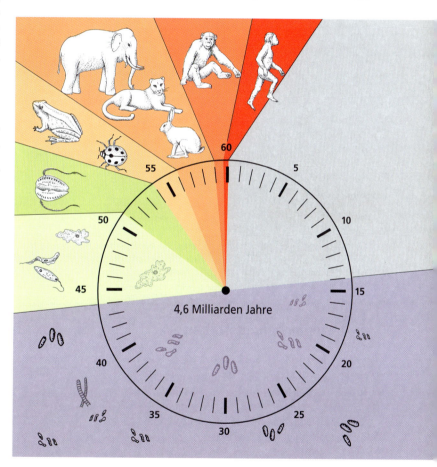

Abb. 4.11: Zeitlicher Verlauf der Evolution. Stellen Sie sich die Erdgeschichte – von der Entstehung der Erde vor etwa 4,6 Milliarden Jahren bis zu unserer heutigen Zeit – in 60 Minuten zusammengefasst vor:
14 Minuten dieser 60 Minuten waren vergangen, als vor 3,5 Milliarden Jahren erste Lebensspuren in den Ozeanen erschienen. Schon beinahe drei Viertel der Erdgeschichte waren vorbei, ehe die primitiven Ur-Organismen begannen, ihr Erbgut in Zellkernen zu verpacken. Die ersten vielzelligen Lebewesen erschienen vor umgerechnet neun Minuten. Das Alter der ersten tierischen Fossilien schätzt man auf eine halbe Milliarde Jahre. Auf unserer Uhr entspricht das etwa 6 Minuten. Erst vor 4 Minuten etwa entwickelten sich die ersten Säugetiere. Primaten haben, so nimmt man an, vor 54 Sekunden begonnen, die Erde zu bevölkern. Unsere ersten Ahnen traten erstmalig vor etwa 8 Millionen Jahren auf, die gesamte Entwicklungszeit des Menschen dauerte also bisher nicht einmal 6 Sekunden.

4 Vererbungslehre (Genetik)

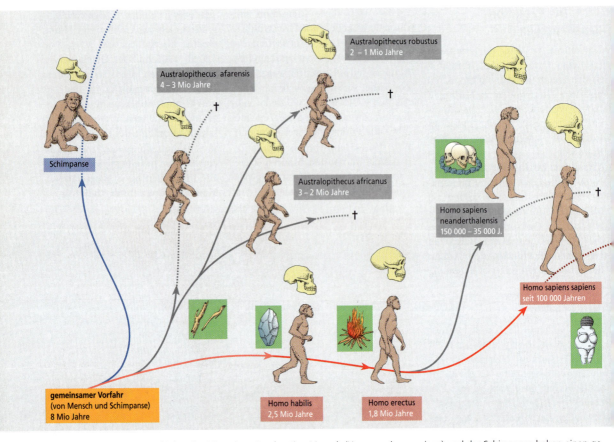

Abb. 4.12: Entwicklungsgeschichte des Menschen. Der heutige Mensch (Homo sapiens sapiens) und der Schimpanse haben einen gemeinsamen Vorfahren. Dargestellt sind jeweils Schädelform, Körpergestalt und ein Werkzeug, welches – wie man annimmt – aufgrund von Funden typischerweise im Gebrauch war.

Wiederholungsfragen

1. Wie unterscheiden sich Phänotyp und Genotyp eines Organismus? (☞ 4.1)
2. Wann ist ein Individuum in einem Vererbungsmerkmal homozygot? (☞ 4.1)
3. Was versteht man unter der rezessiven Wirkung eines Gens? (☞ 4.2)
4. Was versteht man unter „Kodominanz" der Gene? (☞ 4.2)
5. Wie sehen nach der 1. Mendelschen Regel die beiden folgenden Generationen bei einem intermediären Erbgang aus, wenn eine reinerbig rotblühende mit einer reinerbig weißblühenden Pflanze gekreuzt wird? (☞ 4.3)
6. Warum erkranken bei autosomal rezessivem Erbgang einer Erbkrankheit und diesbezüglich mischerbigen Eltern rund 25% der Nachkommen? (☞ 4.4)
7. Was ist die Besonderheit bei geschlechtsgebundenen Erbgängen? (☞ 4.4)
8. Wie kommt es zu einer numerischen Chromosomenaberration? (☞ 4.5.1)
9. Welche Chromosomstörung liegt beim Down-Syndrom vor? (☞ 4.5.1)
10. Mit welchen Folgen ist bei einer Fehlverteilung der Geschlechtschromosomen zu rechnen? (☞ 4.5.1)
11. Welches sind die drei Grundphänomene der Evolutionstheorie? (☞ 4.6)

5

Die Gewebe des Körpers

Lernzielübersicht

5.1 Übersicht
- Es werden vier verschiedene Grundgewebe unterschieden: Epithelgewebe, Binde- und Stützgewebe, Muskelgewebe sowie Nervengewebe.
- Als Parenchym bezeichnet man das für die Funktion ausschlaggebende Gewebe eines Organs.

5.2 Die Epithelgewebe
- In Epithelgeweben liegen die Zellen dicht beieinander.
- Oberflächenepithelien bilden einen äußeren und inneren Abschluß des Körpers gegen die Umwelt.
- Drüsenepithelien sind auf die Bildung und Abgabe von Sekreten spezialisiert (z.B. Schweißdrüsen).
- Sinnesepithelien nehmen Sinnesreize auf.

5.3 Binde- und Stützgewebe
- Binde- und Stützgewebe dienen zur Formgebung und -erhaltung des Körpers und bestehen aus zellulären, flüssigen und faserigen Anteilen (Kollagenfasern, elastische Fasern und retikuläre Fasern).
- Man unterscheidet lockeres (z.B. in Hohlräumen von Organen), straffes (z.B. die Sehnen) und retikuläres Bindegewebe (in den lymphatischen Organen).

5.4 Das Fettgewebe
- Fettgewebe besteht aus Zellen mit starker Fetteinlagerung. Als Baufett dient es dem Wärmeschutz und zur Abpolsterung; außerdem hält es z.B. die Niere in ihrem Lager. In Form des Speicherfetts dient Fettgewebe als wichtiger Energiespeicher – es findet sich v.a. im Unterhaut-Gewebe.

5.5 Der Knorpel
- Knorpel zeichnet sich vor allem durch eine starke Druckfestigkeit aus. Einzelne Knorpelzellen sind von einer großen Menge Grundsubstanz und Fasern umgeben. Knorpel enthält keine Blutgefäße und regeneriert nur schlecht nach Verletzungen.
- Hyaliner Knorpel findet sich z.B. an den Gelenkflächen, elastischer Knorpel bildet das Gerüst der Ohrmuschel, und Faserknorpel kommt in den Bandscheiben der Wirbelsäule vor.

5.6 Der Knochen
- Knochen ist ein hochdifferenziertes Stützgewebe mit hoher Festigkeit gegen Druck und Biegung.
- Die harte Knochenmatrix besteht aus Kollagenfasern und Kalksalzen, in die Knochenzellen (Osteozyten) eingelagert sind.
- Knochengewebe liegt als grobfaseriger Geflechtknochen oder als feinfaseriger Lamellenknochen vor.

5.7 Das Muskelgewebe
- Muskelgewebe ermöglicht die Bewegungen des Körpers und der inneren Organe wie Darm, Lunge und Herz.
- Glatte Muskulatur findet sich u.a. im Magen-Darm-Trakt und den Blutgefäßen – sie wird autonom gesteuert, d.h. unterliegt nicht dem Willen.
- Die quergestreifte Muskulatur bildet die Skelettmuskulatur, mit der die willentlichen Bewegungen des Körpers ausgeführt werden.
- Die Herzmuskulatur zeigt zwar eine Querstreifung, weist aber wie die glatte Muskulatur eine autonome Steuerung auf.

5.8 Das Nervengewebe
- Nervengewebe besteht aus Nervenzellen (Neuronen) und Stützzellen (Gliazellen).
- Jede Nervenzelle sendet über ihr Axon Informationen zu anderen Nervenzellen und erhält gleichzeitig über ihre Dendriten Informationen von anderen Nervenzellen. Die Kontaktzone zweier Nervenzellen bilden die Synapsen.

5.1 Übersicht

Der Körper besteht aus einer Vielzahl verschiedener Zellen. Gruppen von Zellen mit gleicher Funktion und Bauart werden als **Gewebe** bezeichnet.
Nach ihrer Entwicklungsgeschichte, Struktur und Funktion unterscheidet man folgende vier Gewebearten:
- **Epithelgewebe**,
- **Binde-** und **Stützgewebe**,
- **Muskelgewebe** und
- **Nervengewebe**.

Parenchym, Stroma und Interzellularsubstanz

Verschiedene Gewebe zusammen bilden ein **Organ**. Diejenigen Zellen, die für die eigentliche Funktion des Organs zuständig sind, bilden das **Parenchym**. Bindegewebsstrukturen (das **Stroma**) bauen das Gerüst des Organs und enthalten die Gefäße und Nerven, die das Organ versorgen.

Der je nach Gewebeart unterschiedlich weite Raum zwischen den Zellen, also das *Interstitium* (☞ 3.4), ist ausgefüllt mit *Zwischenzell-* oder **Interzellularsubstanz**

5 Die Gewebe des Körpers

(☞ 5.3). Diese Substanz ist von großer Bedeutung sowohl für den Stoffaustausch zwischen Blut und Zellen als auch für die mechanische Funktion spezieller Gewebsformen (z.B. Knochen).

5.2 Die Epithelgewebe

Epithelgewebe sind (meist flächenhafte) Zellverbände mit nur sehr wenig Interzellularsubstanz, d.h. die Zellen liegen eng nebeneinander. Epithelien erfüllen eine Reihe teils ganz unterschiedlicher Funktionen: Sie schützen beispielsweise unseren Körper vor schädigenden Umweltfaktoren, sie sondern Sekrete ab und resorbieren Nährstoffe, sie haben Transportfunktion und können Sinnesreize aufnehmen.

In der Regel werden die Epithelgewebe nach ihrer *Hauptfunktion* in drei große Gruppen aufgeteilt:
- Oberflächenepithelien
- Drüsenepithelien
- Sinnesepithelien.

Zwei Merkmale kennzeichnen *alle* Epithelgewerbe: Zum einen besitzen Epithelien keine eigenen Blut- und Lymphgefäße, sondern werden durch Diffusionsvorgänge vom tieferliegenden Bindegewebe ernährt. Zum zweiten befindet sich zwischen Epithel- und Bindegewebe ein feines, nicht-zelluläres „Häutchen", die **Basalmembran** *(Grundhäutchen)*.

5.2.1 Oberflächenepithelien

Oberflächenepithelien *(Deckepithelien)* bedecken die innere und äußere Oberfläche des Körpers. Das Epithelgewebe der Haut schützt den Körper vor Umwelteinflüssen und Wasserverlust; im Körperinneren kleiden Epithelien z.B. den Magen-Darm-Trakt, die Gallen- und Harnblase aus. Das Oberflächenepithel der Gefäß- und Herzinnenräume wird auch als *Endothel*, das der serösen Höhlen (☞ 1.3) auch als *Mesothel* bezeichnet.

Einteilung der Oberflächenepithelien

Die Oberflächenepithelien werden nach der Form ihrer Zellen sowie nach der Anordnung der Zellen im Zellverband differenziert (☞ Abb. 5.2).

Nach der Form der Zellen unterscheidet man
- **Plattenepithel,** bei dem die Zellen im histologischen Bild (Schnitt senkrecht zur Oberfläche) niedrig und breit sind,

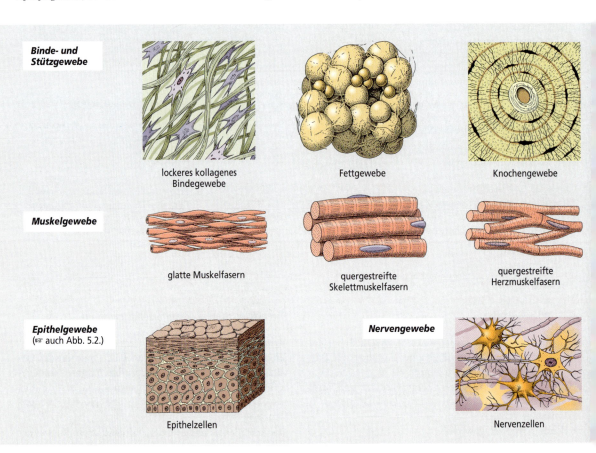

Abb. 5.1: Übersicht über die vier Gewebearten des menschlichen Körpers.

- **isoprismatisches** *(kubisches)* **Epithel,** dessen Zellen in etwa ebenso hoch wie breit sind, und
- **hochprismatisches** *(zylindrisches)* **Epithel** mit hohen, schmalen Zellen.

Die verschiedenen Zellformen entsprechen unterschiedlichen funktionellen Erfordernissen: Bei den prismatischen Epithelformen steht die Stoffaufnahme (Resorption) oder -abgabe (Sekretion) im Vordergrund, bei den platten Epithelien die Schutz- und Abgrenzungsfunktion.

Auch die Anordnung der Zellen in den Zellverbänden ist unterschiedlich. Die Zellen können einschichtig, mehrschichtig oder auch mehrreihig angeordnet sein. Beim **einschichtigen Epithel** haben alle Zellen den Kontakt mit der Basalmembran. Gleiches gilt für die Zellen des **mehrreihigen Epithels,** bei dem jedoch nicht alle Zellen die Epitheloberfläche erreichen. Beim **mehrschichtigen Epithel** hat nur die unterste Zellschicht Kontakt zur Basalmembran.

Als Sonderform betrachtet wird das *Übergangsepithel* (**Urothel**), das sich im Harntrakt findet. Es ist überwiegend mehrschichtig, gebietsweise auch zweireihig. Das Erscheinungsbild des Urothels hängt vom Füllungsgrad der Harnblase ab: Je voller die Harnblase ist, desto weniger Schichten scheint das Urothel zu haben und desto flacher und breiter sind die *Deckzellen* an der Oberfläche. Kennzeichnendes Merkmal dieser Deckzellen ist außerdem die **Crusta,** eine lichtmikroskopische Verdickung des Zytoplasmas zur Harnblasenoberfläche hin, die mit der Schutzfunktion und Dehnungsfähigkeit des Urothels in Zusammenhang steht.

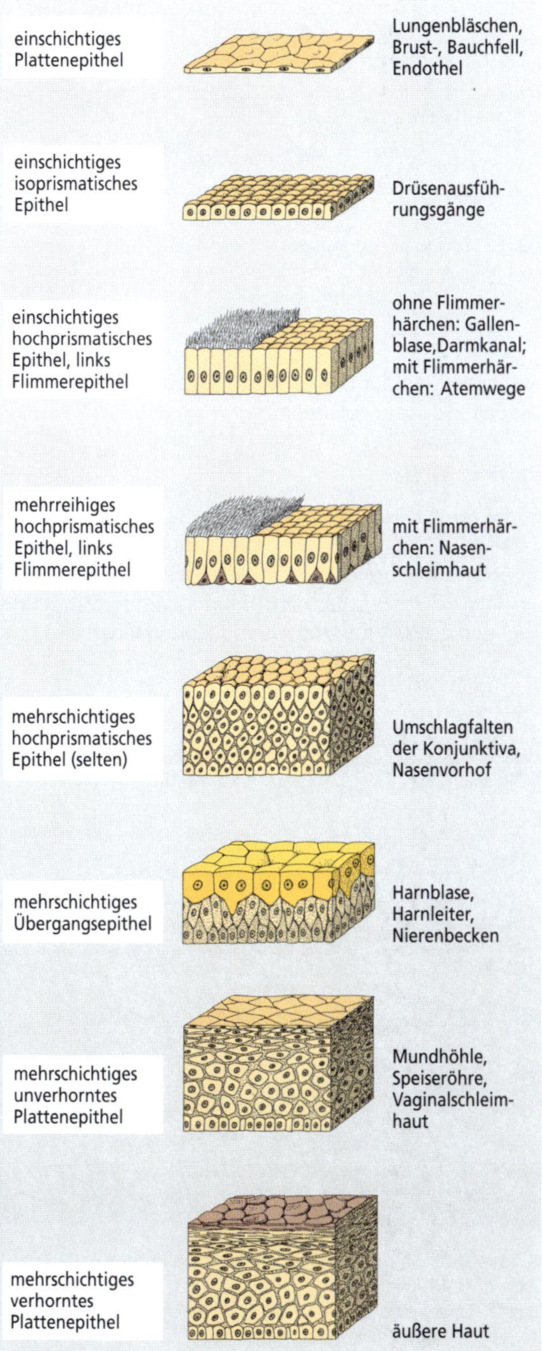

Oberflächendifferenzierungen

Neben der oben erwähnten Crusta sind noch weitere Oberflächendifferenzierungen bei Epithelzellen zu beobachten.

- An den Epithelien der Darmschleimhaut sowie den proximalen Nierentubuli sind stäbchenartige Zytoplasmafortsätze zu finden, die **Mikrovilli.** Stehen zahlreiche von ihnen dicht nebeneinander, spricht man von einem *Stäbchen-* oder **Bürstensaum**. Mikrovilli dienen vor allem der Oberflächenvergrößerung bei hauptsächlich resorbierenden oder sezernierenden Epithelien.
- Beispielsweise in den Atemwegen tragen die Epithelzellen aktiv bewegliche **Kinozilien** *(Flimmerhaare)*. Durch viele kleine Kinozilien entsteht ein transportierendes **Flimmerepithel**, das Staubpartikel der Einatemluft abfängt, in Richtung Rachen befördert und so eine Verschmutzung der Lungenbläschen verhindert.

Abb. 5.2: Verschiedene Epithelarten.

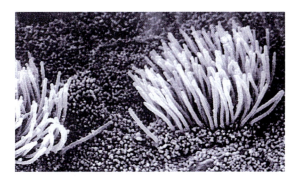

Abb. 5.3: Bürstensaum und Flimmerhaare an der Oberfläche einer Schleimhaut (rasterelektronenmikroskopische Aufnahme der Ohrtrompete). [E 179-165]

5.2.2 Drüsenepithelien

Drüsen *(Glandulae)* sind einzelne spezialisierte Epithelzellen oder Ansammlungen von Epithelzellen, die **Sekrete** (überwiegend flüssige Stoffgemische) absondern (z.B. Tränen-, Schweißdrüsen).
Nach der Art der Ausscheidung ihrer Sekrete lassen sich exokrine und endokrine Drüsen unterscheiden.

Exokrine Drüsen

Exokrine Drüsen (☞ Abb. 5.4 und 5.5) sondern ihr Sekret meist über einen Ausführungsgang an die Oberfläche von Haut oder Schleimhäuten ab. Die einfachste Form einer solchen Drüse sind die Becherzellen des Darms, die nur aus einer einzigen Zelle bestehen. Die Regel sind aber komplexe Gebilde aus mehreren sekretorisch aktiven Zellen (**Drüsenendstücke**), deren Ausführungsgänge mit Deckzellen ausgekleidet sind.
Sondert eine Drüse vornehmlich wässrige Sekrete ab, so heißt sie **seröse Drüse**, sezerniert sie vor allem schleimige Sekrete, wird sie **muköse Drüse** genannt. **Gemischte Drüsen** können je nach Bedarf sowohl seröse als auch muköse Ausscheidungen produzieren.
Exokrine Drüsen können weiter nach der Art der Sekretabgabe unterteilt werden. **Merokrine** (früher *ekkrine*) **Drüsen** (z.B. Schweißdrüsen) schleusen ihr Sekret durch Exozytose (☞ 3.5.10) aus der Zelle aus. Die Zelle selbst scheint nach der Sekretabgabe unverändert. Bei **apokrinen Drüsen** (z.B. Duftdrüsen der Achselregion) schnürt sich der oberflächennahe Anteil der Zelle ab, so dass Zytoplasma verloren geht. **Holokrine Drüsen** (z.B. Talgdrüsen) gehen bei der Sekretabgabe zugrunde und werden mit dem Sekret ausgestoßen.

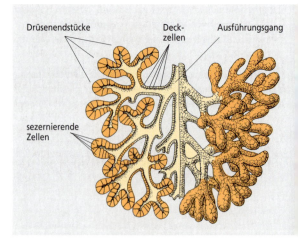

Abb. 5.5: Schematischer Aufbau einer exokrinen Drüse. Die sezernierenden Anteile der Drüse heißen Drüsenendstücke, alle übrigen Teile sind Ausführungsgänge.

Endokrine Drüsen

Endokrine Drüsen (☞ Abb. 5.6) heißen auch **Hormondrüsen**. Sie brauchen keinen Ausführungsgang, denn ihre Sekrete – die *Hormone* – diffundieren in die Blutkapillaren und erreichen über den Blutkreislauf die Zielzellen (mehr zu den Hormondrüsen und Hormonen ☞ 13.1).

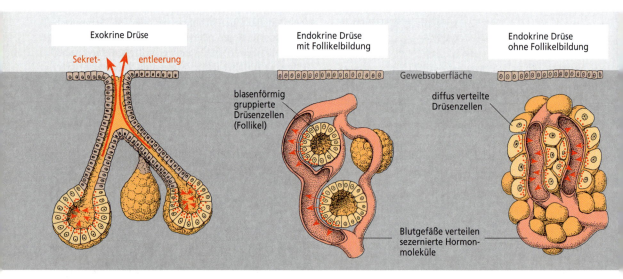

Abb. 5.4: Verschiedene Drüsen.
Links: Exokrine Drüse mit Ausführungsgängen, über den das in den Drüsenendstücken gebildete Drüsensekret auf die Gewebsoberfläche gelangt.
Mitte: Endokrine Drüse mit Follikelbildung. Das Drüsensekret sammelt sich in den von den Drüsenzellen ausgebildeten Hohlräumen (Follikel). Bei Bedarf wird es ins Blut abgegeben (z.B. Schilddrüse).
Rechts: Endokrine Drüse ohne Follikelbildung. Das Drüsengewebe ist stark mit Kapillaren durchsetzt, und das Sekret wird direkt ins Blut abgegeben (z.B. Nebennierenrinde, Hypophysenvorderlappen).

Die Gewebe des Körpers

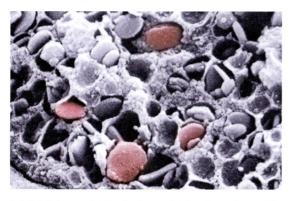

Abb. 5.6: Sekretproduktion in einer endokrinen Drüse (rasterelektronenmikroskopisches Präparat) aus der Bauchspeicheldrüse. Aus dem Gerüst der hormonproduzierenden Zellen werden Sekretgranula („Hormonkörnchen"), vieleckige Plättchen (farbig markiert), ausgestoßen. [C 160]

5.2.3 Sinnesepithelien

Die hochspezialisierten **Sinnesepithelien** können (Sinnes-)Reize aufnehmen und an Nervenzellen weiterleiten. Hierzu gehören beispielsweise die lichtaufnehmenden Stäbchen und Zapfen der Netzhaut im Auge.

Details zu den Sinnesepithelien ☞ Kap. 12

5.3 Binde- und Stützgewebe

Binde- und Stützgewebe sind entscheidend an der Formgebung und -erhaltung des Körpers beteiligt. Zu den Bindegeweben gehören das lockere, das straffe und das retikuläre Bindegewebe (Näheres ☞ 5.3.3), sowie das Fettgewebe (☞ 5.4). Die Stützgewebe unterteilt man in Knorpel und Knochen (☞ 5.5 und 5.6).
Die besonderen mechanischen Eigenschaften der Binde- und Stützgewebe gehen zu einem großen Teil auf eine Eigenheit dieser Gewebe zurück: Zwischen den Zellen liegt reichlich *Zwischenzell-* oder **Interzellularsubstanz**, während der Anteil der darin eingebetteten Zellen vergleichsweise klein ist. Somit liegen die Zellen der Binde- und Stützgewebe weiter voneinander entfernt als die Zellen anderer Gewebe.

5.3.1 Die Bindegewebszellen

Bei den Zellen der Binde- und Stützgewebe wird prinzipiell zwischen *fixen* und *freien Bindegewebszellen* unterschieden.

Fixe Bindegewebszellen

Fixe *(ortsansässige)* **Bindegewebszellen** können ihre Lage nicht verändern. Sie produzieren die bereits oben erwähnte Interzellularsubstanz.
Fibroblasten und **Fibrozyten** sind die *Bindegewebszellen im engeren Sinne,* wobei Fibroblast meist die aktive und Fibrozyt die ruhende Zellform bezeichnet. Über lange Zytoplasmafortsätze stehen sie miteinander in Verbindung und bilden so eine Art weitmaschiges Netz.
Ein ähnliches Netzwerk bilden die *Retikulumzellen* des retikulären Bindegewebes (☞ 5.3.3), die wie die ebenfalls zu den fixen Bindegewebszellen zählenden *Fett-, Knorpel-* und *Knochenzellen* bei den jeweiligen Geweben dargestellt werden.

Freie Bindegewebszellen

Die **freien** *(mobilen)* **Bindegewebszellen** sind beweglich. Es handelt sich hierbei in erster Linie um Abwehrzellen (☞ auch Tab. 6.5 und 14.3), die aus dem Blut ins Bindegewebe einwandern. Besonders reichlich sind die Abwehrzellen im lockeren und retikulären Bindegewebe vorhanden, weshalb sie in 5.3.3 besprochen werden.

5.3.2 Die Interzellularsubstanz

Die **Interzellularsubstanz** gibt dem Gewebe, je nach Funktion des entsprechenden Zellverbandes, eine unterschiedliche Stärke und Festigkeit. Die Interzellularsubstanzen kann man grob in *Grundsubstanz* und *Fasern* einteilen. Wie noch erläutert wird, ist für jedes Bindegewebe die Mischung aus einem oder mehreren Fasertypen verbunden mit einer Grundsubstanz charakteristisch.

Die Grundsubstanz

Die von den verschiedenen Bindegewebszellen selbst gebildete **Grundsubstanz** ist eine homogene, kittartige Masse und besteht hauptsächlich aus *Proteoglykanen* (Riesenmoleküle mit hohem Polysaccharid- und geringerem Proteinanteil). Die Proteoglykane können Gewebswasser und andere Substanzen binden und der Grundsubstanz dadurch zähflüssige bis feste Eigenschaften verleihen. Bei den Stützgeweben wie dem Knorpel und dem Knochen hat die Grundsubstanz vor allem mechanische Funktion. Im übrigen ist sie Reservoir der extrazellulären Flüssigkeit und von großer Bedeutung für den Stoffaustausch zwischen Zellen und Blut.

Die Fasern

Bei den **Fasern** unterscheidet man drei verschiedene Fasertypen:
- Kollagene Fasern,
- Elastische Fasern und
- Retikuläre Fasern.

Die **Kollagenfasern** (☞ Abb. 5.7) finden sich im ganzen Körper, vor allem aber in den Sehnen und Gelenkbändern. Ihre sehr große Zugfestigkeit macht sie besonders geeignet für die Ausübung von Haltefunktionen.
Die verzweigten **retikulären Fasern** *(Gitterfasern)* sind ebenfalls zugfest, bilden aber dreidimensionale und aufgrund ihres Aufbaus dehnbare Netze. Sie befinden sich vor allem im roten Knochenmark, in den Rachenman-

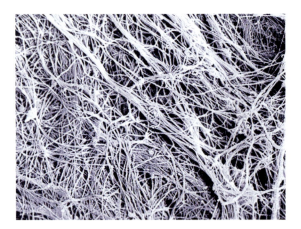

Abb. 5.7: Kollagenfasern in mittlerer rasterelektronenmikroskopischer Vergrößerung. [E 179-167]

deln, den Lymphknoten und der Milz und stützen diese und viele andere Organe. Außerdem sind sie ein wichtiger Bestandteil der Basalmembranen.

Die **elastischen Fasern** geben beispielsweise den Arterien (☞ 16.1.2) ihre hohe Elastizität und verhindern somit, dass die Gefäßwände platzen, wenn das Blut mit hohem Druck hineingepresst wird. Auch die Elastizität der Lunge und der Haut beruht auf ihrem Gehalt an elastischen Fasern.

5.3.3 Lockeres, straffes und retikuläres Bindegewebe des Erwachsenen

Das **lockere Bindegewebe** füllt überall im Körper als bindegewebiges Stützgerüst Hohlräume zwischen ganzen Organen und auch einzelnen Teilen eines Organs aus. Auf diese Weise erhält es die Form der Organe und des Körpers. Es begleitet Nerven und Gefäße und dient sowohl als Wasserspeicher als auch als Verschiebeschicht. Zudem erfüllt das lockere Bindegewebe wichtige Aufgaben bei Abwehr- und Regenerationsvorgängen, da es viele der Entzündungs- und Abwehrzellen beherbergt.

Das **straffe Bindegewebe** wird unterteilt in geflechtartiges und parallelfaseriges Bindegewebe. Die Fasern des **geflechtartigen Bindegewebes** bilden einen filzartigen Verband. Es kommt vor allem in der Lederhaut des Auges (☞ 12.6.2), der Hirnhaut (☞ 11.12) und den Organkapseln vor. Das **parallelfaserige Bindegewebe** findet sich in den Sehnen.

Lockeres und straffes Bindegewebe werden auch als (kollagen-) faseriges Bindegewebe zusammengefasst.

Das **retikuläre Bindegewebe** besteht aus den sternförmigen **Retikulumzellen**, die ein dreidimensionales Netzwerk bilden und denen die retikulären Fasern (☞ oben) anliegen. Das retikuläre Bindegewebe enthält zahlreiche freie Bindegewebszellen, die zur **Phagozytose** (☞ 3.5.10) fähig sind und so Gewebstrümmer, Fremdkörper oder

Mikroorganismen beseitigen können. Viele dieser Zellen entstammen dem Knochenmark, von wo sie in Form von *Monozyten* über die Blutbahn zu den retikulären Bindegeweben verschiedenster Organe gelangen (Näheres ☞ 14.3.2). Alle Zellen des retikulären Bindegewebes, die zur Phagozytose fähig sind, werden daher als **Monozyten-Makrophagen-System** (*MMS*) bezeichnet.

5.4 Das Fettgewebe

Fettgewebe ist eine Sonderform des retikulären Bindegewebes. In den **Fettzellen** *(Lipozyten)* sind kugelförmige Fetttröpfchen eingelagert, die aus Neutralfetten (Triglyzeriden) bestehen. Die allermeisten Fettzellen des Erwachsenen enthalten *einen* großen Fetttropfen, der Zytoplasma und Zellkern an den Rand drängt.

Retikuläre Fasern flechten sich um die einzelnen Fettzellen und fassen sie zu **Fettläppchen** zusammen. Viele Fettläppchen bilden gemeinsam das **Fettgewebe**.

Baufett und Speicherfett

Fettgewebe sind im Körper an verschiedensten Stellen zu finden. Man unterscheidet zwei Grundformen:

Das **Baufett** dient zur Auspolsterung mechanisch beanspruchter Körperregionen (z.B. Gesäß, Fußsohlen) und als Wärmeschutz. Baufett trägt aber auch zur Erhaltung der Organlage, beispielsweise an der Niere, bei: Ein Pols-

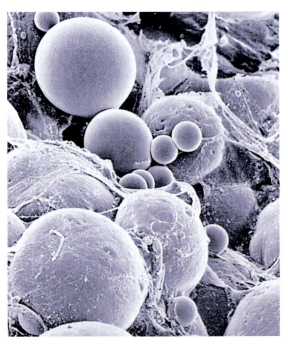

Abb. 5.8: Eine Gruppe von Fettzellen (rasterelektronenmikroskopische Aufnahme). Wie beim retikulären Bindegewebe finden sich auch hier gitterförmige Fasern, die die Zelle umspinnen. [E 179-167]

ter aus Baufett bildet das *Nierenlager* und hält so das Organ an seinem Platz. Gleiches gilt für die Augenhöhle, in der ein Fettpolster dazu beiträgt, den Augapfel in seiner Position zu sichern.

Im **Speicherfett** versteckt der Körper im Überschuss aufgenommene Energie, um sie bei Energiemangel wieder zu mobilisieren. Fast der gesamte Energievorrat des Körpers wird hier gehortet. Im Unterhautbindegewebe sowie vor allem bei Männern im Gekröse (☞ Abb. 18.1) des Darms findet sich die Hauptmenge des Speicherfetts. 16% des Körpers bestehen im Durchschnitt aus Fett, wobei jedoch starke individuelle Schwankungen möglich sind. Zudem ist die Verteilung des Speicherfettes alters- und geschlechtsabhängig.

Fettgewebe wird durch Kapillargefäße (☞ 16.1.3) mit Blut versorgt. Je mehr Fettgewebe gebildet wird, desto größer wird die Zahl der Kapillaren – dadurch wird der Kreislauf von übergewichtigen Menschen zusätzlich belastet.

> Die Schutzfunktion des Fettgewebes vor Wärmeverlust wird z.B. in der unterschiedlichen Kältetoleranz der Menschen deutlich: Schlanke Menschen frieren durchschnittlich leichter als mollige. Deswegen benötigen schlanke Patienten nach Operationen unter Umständen eine zweite Bettdecke oder gar eine Wärmedecke, um nicht zu frieren.

5.5 Der Knorpel

Der besonders druckfeste **Knorpel** gehört zu den Stützgeweben des Körpers. Er widersteht mechanischen Beanspruchungen, insbesondere Scherkräften. Die hohe Druckfestigkeit entsteht dadurch, dass eine große Menge fester Grundsubstanz die **Knorpelzellen** *(Chondrozyten)*

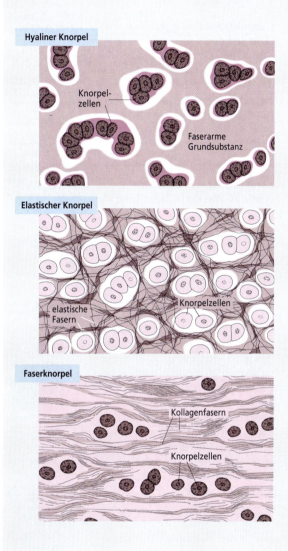

Abb. 5.10: Übersicht zu den drei Knorpelarten. Die verschiedenen physikalischen Eigenschaften ergeben sich v.a. aus dem unterschiedlichen Faseranteil sowie dem Fasertyp in der Grundsubstanz.

und Fasern umlagert. Nach Faserarten und dem Verhältnis zwischen Fasern und Knorpelgrundsubstanz unterscheidet man drei Arten von Knorpel:
- Hyaliner Knorpel,
- Elastischer Knorpel und
- Faserknorpel.

Knorpelgewebe hat nur eine niedrige Stoffwechselaktivität. Da es nicht von Blutgefäßen durchzogen wird, muss es allein durch Diffusion (☞ 3.5.4) von Nährstoffen und Sauerstoff aus den umgebenden Geweben versorgt werden. Seine Regenerationsfähigkeit ist gering, weshalb Verletzungen des Knorpelgewebes nur schlecht heilen.

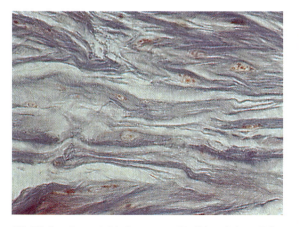

Abb. 5.9: Faserknorpel. Die Stränge aus bläulich gefärbten Kollagenfasern bilden ein Fischgrätenmuster, was eine hohe Zugfestigkeit garantiert. Im Unterschied zu hyalinem Knorpel ist der Faserknorpel sehr zellarm, nur vereinzelt erkennt man Knorpelzellen. [X 141]

5.5.1 Hyaliner Knorpel

Durch **hyalinen Knorpel** scheint das Licht wie durch mattes Glas. Er ist sowohl druckfest als auch elastisch. Er überzieht Gelenkflächen, bildet die Rippenknorpel, das Kehlkopfgerüst und die Spangen der Luftröhre. Auch ein Teil der Nasenscheidewand besteht aus hyalinem Knorpel.

5.5.2 Elastischer Knorpel

Ein hoher Anteil elastischer Fasern erhöht die Elastizität dieser Knorpelart und gibt dem **elastischen Knorpel** seine gelbe Farbe. Der Kehldeckel und die Knorpel der Ohrmuscheln bestehen aus diesem sehr biegsamen Gewebe.

5.5.3 Faserknorpel

Die Interzellularsubstanz des **Faserknorpels** wird von zahlreichen, dichtgepackten kollagenen Bindegewebsfasern durchzogen, was ihn besonders widerstandsfähig gegenüber mechanischen Einflüssen macht. Faserknorpel bildet die Bandscheiben der Wirbelsäule, die halbmondförmigen Knorpelscheiben des Kniegelenks (Menisken) und verbindet die beiden Schambeine.

5.6 Der Knochen

Das **Knochengewebe** ist das am höchsten differenzierte Stützgewebe des Menschen. Seine Struktur macht den Knochen außerordentlich widerstandsfähig gegenüber Druck, Biegung und Drehung. Diese Festigkeit erlangt das Knochengewebe insbesondere durch die Eigenschaften seiner Interzellularsubstanz, der **Knochenmatrix**: Zwischen kollagenem Bindegewebe sind reichlich Kalksalze (insbesondere Kalzium und Phosphat) eingelagert. Die eigentlichen Knochenzellen, die **Osteozyten** (im teilungsfähigen Zustand **Osteoblasten** genannt), werden ringsum von dieser Knochengrundmasse eingemauert. Sie besitzen viele feine Fortsätze, mit deren Hilfe sie den Kontakt mit den sie ernährenden Blutgefäßen halten, denn durch die feste Grundsubstanz können die Nährstoffe nicht diffundieren.

Zwei Arten von Knochengewebe

Die Anatomen unterscheiden zwei Arten von Knochengewebe: den feinfaserigen **Lamellenknochen** und den grobfaserigen **Geflechtknochen**. Im Skelett des Erwachsenen kommen fast nur Lamellenknochen vor. Die kompliziertere Struktur des Lamellenknochens entsteht jedoch erst durch langwierige Wachstumsprozesse: Beim Neugeborenen überwiegt noch der Geflechtknochen, der allmählich zu Lamellenknochen umgebaut wird (☞ Kapitel 7).

5.7 Das Muskelgewebe

Ohne Muskeln wäre der Mensch völlig unbeweglich. Für die Fortbewegung, den Herzschlag und andere lebenswichtige Funktionen des Körpers sorgen die lang gestreckten, faserartigen **Muskelzellen**. Feine Fasern aus fadenförmigen Eiweißmolekülen (**Myofibrillen**), die im Inneren der Muskelzellen teleskopartig angeordnet sind, ermöglichen ein Zusammenziehen (**Kontraktion**) und damit eine Verkürzung der Zelle. Ausgelöst werden Muskelkontraktionen üblicherweise durch Impulse des Nervensystems (Näheres ☞ 7.3.5).

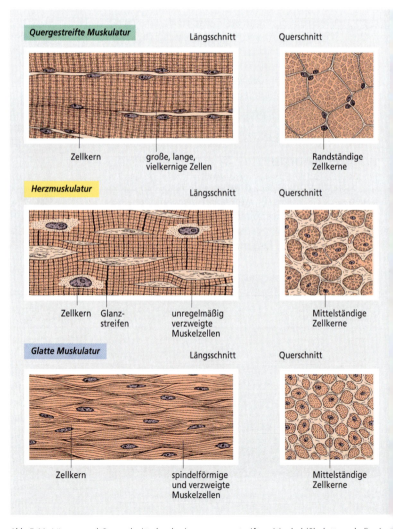

Abb. 5.11: Längs- und Querschnitt durch einen quergestreiften Muskel (Skelettmuskel), eine muskel und einen glatten Muskel.

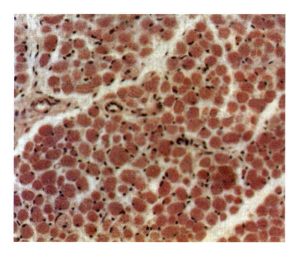

Abb. 5.12: Skelettmuskulatur (quergeschnitten). Gut zu erkennen sind die einzelnen Muskelfasern und die randständig liegenden Zellkerne. [X 141]

Der Körper besitzt drei unterschiedliche Typen von Muskulatur:
- Glatte Muskulatur,
- Quergestreifte Muskulatur und
- Herzmuskulatur.

5.7.1 Glatte Muskulatur

Die **glatte Muskulatur** findet sich in den Muskelwänden des Magen-Darm-Traktes (Ausnahme: obere Speiseröhre), im Urogenitaltrakt, den Blutgefäßen und den Haarbälgen. Die glatte Muskulatur besteht aus länglichen, gelegentlich verzweigten Zellen. In der Mitte jeder Zelle liegt ein einzelner Zellkern. Die Kontraktionen der glatten Muskulatur verlaufen langsam und unwillkürlich. Auch in Ruhe sind die glatten Muskelzellen immer etwas angespannt (*Ruhetonus* ☞ 7.3.9). Kontraktionen der glatten Muskulatur werden eigenständig durch lokale Faktoren (z.B. Darmdehnung) oder durch das vegetative Nervensystem ausgelöst (☞ 11.10).

5.7.2 Quergestreifte Muskulatur

Die **quergestreifte Muskulatur** bildet das gesamte System der *Skelettmuskeln*.
Die Zunge, die Muskeln des Kehlkopfs und die Schlundmuskulatur bestehen ebenso aus quergestreifter Muskulatur wie das Zwerchfell und sämtliche Muskeln der Extremitäten. Die Kontraktionen quergestreifter Muskelzellen werden vom zentralen Nervensystem ausgelöst und sind größtenteils dem Willen unterworfen.
Die unter dem Mikroskop sichtbare Streifung der *quer*gestreiften Muskulatur entsteht dadurch, dass ihre Myofibrillen abwechselnd jeweils aus hellen und dunklen Elementen zusammengesetzt sind. Die typische rote Farbe des Muskelgewebes beruht zum einen auf dem Muskelfarbstoff **Myoglobin**, der mit dem Blutfarbstoff Hämoglobin (☞ 14.2.2) verwandt ist, zum anderen auf dem Blutreichtum des Gewebes, das für seine Leistungen viel sauerstoffreiches Blut benötigt.
Jede einzelne Muskelzelle dieses Muskeltyps ist im Vergleich zu anderen Zellen sehr groß und wird deshalb auch **Muskelfaser** genannt. Sie besitzt viele randständig liegende Zellkerne.
Ein **Skelettmuskel** setzt sich aus vielen Muskelfasern zusammen. Von außen ist er mit Bindegewebe umhüllt, der **Muskelfaszie**. Auch im Inneren des Muskels findet sich Bindegewebe. (Lockeres) Bindegewebe umhüllt die einzelnen Muskelfasern sowie immer größer werdende Muskelfasergruppen (Details ☞ 7.3.2). Das Bindegewebe erlaubt die Verschieblichkeit der Muskelfasergruppen gegeneinander und führt Nerven und Blutgefäße.

5.7.3 Die Herzmuskulatur

Die **Herzmuskulatur** ist eine Sonderform der quergestreiften Muskulatur: Zwar findet sich unter dem Lichtmikroskop die für den Skelettmuskel typische Querstreifung, gleichzeitig aber auch Kerne in der Zellmitte wie bei der glatten Muskulatur. Die Zellen sind durch die so genannten *Kittlinien* (**Glanzstreifen**) miteinander verbunden und bilden ein festverknüpftes Flechtwerk.
Die Herzmuskulatur ist wie die glatte Muskulatur nicht dem Willen unterworfen.

5.8 Das Nervengewebe

Das Nervengewebe ist das am kompliziertesten aufgebaute Gewebe des Menschen. Es wird ausführlich im Kapitel 10 besprochen – hier aber schon ein kleiner Überblick:

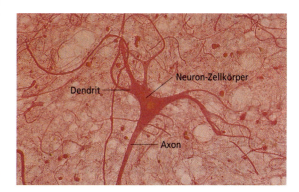

Abb. 5.13: Nervenzelle aus dem Rückenmark mit Zellkörper und Axon (im Bild nach unten ziehend). Das Axon leitet Informationen vom Zellkörper weg. Außerdem sieht man viele baumförmig verzweigte Dendriten (oben und rechts), die mit anderen Nervenzellen Kontaktstellen bilden und Informationen zum Zellkörper hinleiten. [X 141]

Die funktionell wichtigsten Zellen des Nervengewebes sind die *Nervenzellen* (**Neurone**). Sie sind:
- für die Aufnahme von Informationen verantwortlich. Hierzu bildet jede Nervenzelle viele kurze Fortsätze (**Dendriten**), die die Information in Form von elektrischen Impulsen aufnehmen und zum Zellkörper tranportieren
- für den Transport von Informationen zuständig. Jedes Neuron verfügt über einen kabelartigen Fortsatz, das **Axon** *(Neurit)*. Die Axone leiten die elektrischen Impulse vom Zellkörper weg und bauen an ihrem Ende Kontaktstellen (**Synapsen**) mit anderen Nervenzellen, Muskeln oder Drüsen auf
- für die Verarbeitung und Speicherung der Informationen unabdingbar. Insbesondere im Gehirn gibt es sehr komplexe Netzwerke aus Nervenzellen.

Das Nervengewebe besteht aber nicht nur aus Neuronen, sondern auch aus **Neuroglia**, dem *Nervenhüllgewebe*, das die empfindlichen Neurone stützt, sie mit Nährstoffen versorgt, das umgebende Milieu reguliert, sie durch so genannte *Markscheiden* elektrisch isoliert und gegenüber Fremdstoffen schützt.

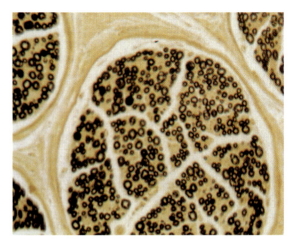

Abb. 5.14: Durch Markscheiden umhülltes Nervenfaserbündel im Querschnitt. Die schwarzbraunen Ringe sind die „Isolationsmäntel" der Nervenfasern, Markscheiden genannt. Sie gehören zur Neuroglia. Die einzelnen Nervenfasern werden von Bindegewebe zu Kabeln gebündelt. Viele Faserbündel zusammen bilden dann den eigentlichen Nerv, der dann auch äußerlich (ohne Mikroskop) gut sichtbar ist. [X 141]

Wiederholungsfragen

1. Welche Gewebearten gibt es? (☞ 5.1)
2. Welche Funktionen haben die Oberflächenepithelien? (☞ 5.2.1)
3. Wie werden die Oberflächenepithelien eingeteilt? (☞ 5.2.1)
4. Worin unterscheiden sich exokrine und endokrine Drüse? (☞ 5.2.2)
5. Wovon hängen Stärke und Festigkeit des Bindegewebes ab? (☞ 5.3)
6. Wie sind Binde- und Stützgewebe aufgebaut?
7. Welche Funktionen erfüllen die verschiedenen Fasertypen des Bindegewebes? (☞ 5.3.2)
8. Welche Bindegewebsarten gibt es? (☞ 5.3.3)
9. Welche Art von Zellen hält sich im Netzwerk des retikulären Bindegewebes auf? (☞ 5.3.3)
10. Wozu braucht der Körper Fettgewebe? (☞ 5.4)
11. Welche Knorpelarten gibt es? (☞ 5.5)
12. Wieso heilen Knorpelverletzungen schlecht? (☞ 5.5)
13. Wo findet man Faserknorpel im Körper? (☞ 5.5.3)
14. Welche Knochengewebsart überwiegt in welchem Lebensalter? (☞ 5.6)
15. Wodurch werden die Kontraktionen der glatten Muskulatur ausgelöst? (☞ 5.7.1)
16. Wo befindet sich quergestreifte Muskulatur am Körper? (☞ 5.7.2)
17. Wie unterscheidet sich quergestreifte von der Herzmuskulatur? (☞ 5.7.3)
18. Wie heißen die beiden Arten von Zellfortsätzen, mit deren Hilfe Nervenzellen Nachrichten empfangen und weitergeben? (☞ 5.8)
19. Wie heißen die Kontaktstellen zwischen den Nervenzellen? (☞ 5.8)

6

Abwehr (Immunologie)

📖 Lernzielübersicht

6.1 Die Bestandteile des Abwehrsystems

- Das Abwehrsystem schützt uns vor Infektionen. Es erkennt fremde Antigene und leitet Maßnahmen zu ihrer Unschädlichmachung ein.
- Es besteht aus vier Teilsystemen, die eng zusammenarbeiten (spezifische – unspezifische, zelluläre – humorale Abwehr).

6.2 Das unspezifische Abwehrsystem

- Das unspezifische Abwehrsystem reagiert schnell auf Eindringlinge, erkennt sie aber nicht immer und vernichtet sie oft nicht vollständig.
- Hierzu gehören Haut und Schleimhäute, Phagozyten (Fresszellen), die natürlichen Killerzellen und ein Enzymsystem, das Fremdzellen zerstören kann – das Komplementsystem.

6.3 Zytokine – Botenstoffe im Abwehrsystem

- Zytokine sind hormonartige Eiweißkörper, die für die Kommunikation zwischen Abwehrzellen und für die Vernichtung von Fremdantigenen verantwortlich sind.

6.4 Das spezifische Abwehrsystem

- Das spezifische Abwehrsystem braucht länger als das unspezifische, führt dann aber zu einer sehr effektiven Abwehr. Es kann Fremdantigene exakt erkennen und besitzt eine Merkfähigkeit durch Gedächtniszellen, die bei einer erneuten Infektion mit einer sofortigen Abwehrreaktion antworten.
- Das spezifische Abwehrsystem besteht aus T-Zellen und B-Zellen. Die verschiedenen T-Zell-Formen bilden das spezifische zelluläre Abwehrsystem, während die B-Zellen durch die von ihnen gebildeten Antikörper wirken.
- Antikörper passen exakt zu jeweils bestimmten Antigenen (wie ein Schlüssel zum Schloss) und neutralisieren diese.
- Durch Selbsterkennungsmoleküle auf den körpereigenen Zellen kann das spezifische Abwehrsystem zwischen „selbst" und „fremd" unterscheiden, wodurch der Angriff auf körpereigene Zellen unterbleibt.

6.6 Impfungen

- Durch die Aktivimmunisierung (Schutzimpfung) wird erreicht, dass der Körper Antikörper gegen durch den Impfstoff „präsentierte" Fremdantigene bildet, die dann wirksam vor einer ernsten Infektion schützen können.
- Bei der Passivimmunisierung werden dagegen Antikörper verabreicht. Sie wirken sofort, haben aber eine kurze Lebensdauer.

6.7 Entgleisungen des Abwehrsystems

- Überreaktionen des Abwehrsystems machen sich in Form von Überempfindlichkeitsreaktionen (Allergien), selten akut bedrohlich als anaphylaktischer Schock, bemerkbar.
- Bei den Autoimmunerkrankungen werden vom Abwehrsystem fälschlicherweise Antikörper oder zytotoxische T-Zellen gegen körpereigenes Gewebe gebildet, das durch die Wirkung dieser Antikörper zerstört werden kann.

6.8 Immunsuppressive Therapie

- Immunsuppressiva sind Medikamente, die das Abwehrsystem hemmen. Sie werden z.B. gegen Autoimmunerkrankungen und bei Transplantationen eingesetzt, um den Körper an der Zerstörung eigener – oder transplantierter – Organe und Gewebe zu hindern.

Das **Abwehrsystem** (*Immunsystem*), bestehend aus einer Vielzahl von Zellen und Organen, ist neben dem Nervensystem das wohl komplexeste System des menschlichen Körpers.

Seine Aufgabe ist der Schutz der Organismus vor den unterschiedlichsten Krankheitserregern, aber auch vor tumorösen Zellen, wie sie nach heutigem Kenntnisstand ständig in unserem Körper entstehen. Durch die ständige Auseinandersetzung des Organismus mit schädigenden Stoffen und Erregern aus der Umwelt hat es sich zu dem heute vorhandenen, außerordentlich effektiven Schutzmechanismus entwickelt, der uns im Normalfall vor den meisten Krankheiten problemlos schützen kann.

Wenn die Leistungsfähigkeit des Abwehrsystems eingeschränkt ist oder besonders aggressive (virulente) Erreger in den Körper eindringen können, kommt es zur *manifesten* (nach außen hin sichtbaren) Erkrankung. Dies kann eine leichte Infektionskrankheit sein wie eine Erkältung, aber auch schwerere Störungen wie z.B. eine Lungenentzündung oder gar eine Blutvergiftung (Sepsis).

6 Abwehr (Immunologie)

6.1 Die Bestandteile des Abwehrsystems

6.1.1 Vier Teilsysteme der Abwehr

Prinzipiell werden vier Teilsysteme der Abwehr unterschieden, die jedoch auf vielfältige Weise miteinander vernetzt sind und eng zusammenarbeiten (☞ auch Tab. 6.1).

Unspezifische und spezifische Abwehr

Zum einen werden unspezifische und spezifische Abwehr differenziert:
Die **unspezifische Abwehr** ist *antigenunabhängig*. Sie ist sehr schnell und sorgt beispielsweise dafür, dass Bakterien, die durch eine kleine Wunde in die Haut eingedrungen sind, rasch unschädlich gemacht werden. Manchmal allerdings reicht die unspezifische Abwehr alleine nicht aus, um den Erreger vollständig zu vernichten.
Dann springt die **spezifische Abwehr** ein, die gegen ein *spezielles Antigen* gerichtet ist. Sie braucht länger (Tage bis Wochen), um einen effektiven Gegenschlag vorzubereiten, dafür besitzt sie eine große *Selektivität* (Treffsicherheit). Außerdem hat das spezifische Abwehrsystem die Fähigkeit, sich die Erreger zu „merken" (**Antigengedächtnis**), so dass es bei einem erneuten Kontakt mit dem gleichen Erreger wesentlich schneller „zuschlagen" kann.
Alle Strukturen, die das Immunsystem aktivieren, es also dazu bringen,

Gegenmaßnahmen einzuleiten, werden als **Antigene** bezeichnet. Typischerweise handelt es sich dabei um Proteine (Eiweiße ☞ 2.8.3) auf der Oberfläche von Bakterien, Pilzen und Viren.
Auch der menschliche Körper besitzt zahlreiche Oberflächenproteine auf seinen Zellen, die ebenso Antigene darstellen. Gegen sie geht das Immunsystem allerdings nicht vor.

Zelluläre und humorale Abwehr

Zum anderen werden im Abwehrsystem **zelluläre** und **humorale** Abwehrmechanismen unterschieden. Zellulär bezieht sich auf die zahlreichen Abwehrzellen, die direkt an der Beseitigung von Erregern beteiligt sind, während die humorale Abwehr aus diversen Eiweißfaktoren, Enzymen und Antikörpern besteht.

> Untersuchungen bestätigen, dass die Immunabwehr auch von psychischen Faktoren wie Stress und von einem regelmäßigen Lebensrhythmus abhängig ist. So sind Menschen, die im Schichtdienst arbeiten, anfälliger für Infektionskrankheiten, v.a. während oder nach Nachtdienstphasen.
> Um den unumgänglichen Schichtdienst in der Pflege für den eigenen Körper möglichst schonend zu gestalten, sollten deshalb Schaukeldienste mit täglichem Wechsel zwischen Spät- und Frühdienst vermieden werden. Arbeitsmediziner empfehlen, mit einer eine Woche umfassenden Frühdienstphase zu beginnen, der eine Spätdienstphase folgt, bevor sich die Nachdienstphase anschließt. Selbstverständlich sollten dazwischen freie Tage zur Erholung möglich sein. Weiterhin sollte trotz der unregelmäßigen Arbeitszeiten auf eine regelmäßige und ausgewogene Ernährung geachtet werden.

6.1.2 Organe des Abwehrsystems

Grundsätzlich alle Abwehrzellen werden im Knochenmark gebildet und vermehren sich dort. Danach wandern sie aus und besiedeln die weiteren lymphatischen Organe, wo sie sich noch weiterentwickeln können.

Die lymphatischen Organe und Gewebe lassen sich unterteilen in

- die **primären lymphatischen Organe**, in denen die unreifen Immunzellen zu *immunreaktiven* Zellen heranreifen (das heißt Zellen, die in der Lage sind, fremde Antigene zu erkennen). Hierzu gehören der Thymus und das Knochenmark. Die Immunzellen gelangen dann über Blut- und Lymphbahnen schließlich in
- die **sekundären lymphatischen Organe**, sozusagen ihre „Arbeitsplätze", nämlich Lymphknoten, Milz, Peyer-Plaques des Dünndarms (☞ 18.5.3) und viele weitere auf Schleimhäuten angesiedelte lymphatische Gewebe. Hier findet neben der Antigenerkennung auch die weitere Vermehrung der Abwehrzellen statt.

6.1.3 Die Zellen des Abwehrsystems

Die Abwehrzellen leiten sich alle von *pluripotenten* („vielkönnenden") Stammzellen aus dem Knochenmark ab (☞ Abb. 6.2). Bei der Differenzierung („Spezialisierung") der Stammzellen können zwei Wege eingeschlagen werden:

Abwehrsystem	Zellulär	Humoral (nicht zellulär)
Unspezifisch	• NK-Zellen, • Makrophagen, • neutrophile Granulozyten	• Komplement • Zytokine • Lysozym
Spezifisch	T-Zellen: • T-Helferzellen, • T-Suppressorzellen, • zytotoxische T-Zellen, • T-Gedächtniszellen	Antikörper (produziert von Plasmazellen und B-Gedächtniszellen)

Tab. 6.1: Die vier Teilsysteme der Abwehr.

Abwehr (Immunologie)

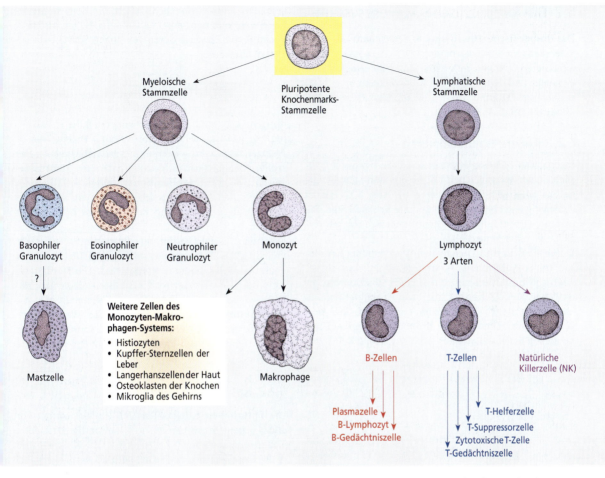

Abb. 6.2: „Stammbaum" der wichtigsten Abwehrzellen (vereinfacht). Ausgehend von einer pluripotenten („vielkönnenden") Stammzelle entstehen mehrere Zelllinien, die zu einer Vielzahl von immunkompetenten Zellen ausdifferenzieren (☞ auch Abb. 14.4).

- Sie können zu **myeloischen** (*myelos* = Mark, für Knochenmark) Stammzellen werden, die dann schließlich zu den drei Arten von *Granulozyten* (☞ Tab. 6.5 und 14.3.1) sowie zu den *Monozyten* und *Makrophagen* ausdifferenzieren. Diese Zellen bilden einen Teil des unspezifischen Abwehrsystems, der in Abschnitt 6.2 ausführlich erläutert wird.
- Oder sie werden zu **lymphatischen** Stammzellen und bilden in der weiteren Entwicklung die *Lymphozyten* mit den Untergruppen der T- und der B-Zellen (☞ 14.3.3) als Teil des spezifischen Abwehrsystems (☞ 6.4) sowie die *natürlichen Killerzellen* (NK-Zellen).

Die genannten Abwehrzellen gehören alle zur Gruppe der Leukozyten (weiße Blutzellen ☞ 14.3 und Tab. 6.5). Viele von ihnen patrouillieren ständig im gesamten Körper auf der Suche nach Eindringlingen, also fremden Antigenen. Nur ein kleiner Teil hält sich im Blut auf, die meisten befinden sich in den lymphatischen Organen, den Lymphgefäßen und in der *Interzellularsubstanz* (Zwischenzellflüssigkeit ☞ 5.3) nahezu aller Organe und Gewebe. Bei Abwehrvorgängen wandern sie verstärkt zum Ort des Geschehens. Durch die Freisetzung von sog. **Entzündungsvermittlern**, z.B. *Histamin*, kommt es zu typischen *Entzündungszeichen* wie Rötung (verstärkte Durchblutung) und Schwellung (verstärkte Gefäßdurchlässigkeit) außerdem zu einer Vergrößerung der für das betreffende Gebiet zuständigen Lymphknoten („geschwollene Lymphdrüsen") durch Vermehrung von Abwehrzellen.

6.1.4 Faktoren (Sekrete) des Abwehrsystems

Im Abwehrsystem gibt es eine große Zahl von Molekülen (Enzyme wie dem Komplementsystem ☞ 6.2.4 und hormonartige Botenstoffe, Zytokine ☞ 6.3), die der Kommunikation der verschiedenen Abwehrzellen untereinander dienen und Mikroorganismen zerstören können. Diese sog. **Faktoren** können Abwehrzellen zur Vermehrung anregen und eine Art Spur bilden, vergleichbar einem Duft, dem man sich nähert. Diese Spur lockt weitere Abwehrzellen an den Infektionsort – ein Phänomen, das man als **Chemotaxis** bezeichnet.

6.2 Das unspezifische Abwehrsystem

Das **unspezifische Abwehrsystem** besteht aus:
- den äußeren Schutzbarrieren,
- mehreren Gruppen der weißen Blutzellen, so den Phagozyten und den natürlichen Killerzellen und
- mehreren Faktoren wie dem Komplementsystem, Zytokinen und Lysozym.

6.2.1 Äußere Schutzbarrieren

Die meisten Mikroorganismen scheitern bei ihrem Versuch, in den menschlichen Körper einzudringen, bereits an den **äußeren Schutzbarrieren** (☞ Abb. 6.3). Hierzu zählen die Haut (☞ Kapitel 9) und die Schleimhäute. Sie wirken in erster Linie als mechanischer Schutzwall, vergleichbar einer Mauer.

Durch die Besiedlung der äußeren Barrieren mit harmlosen (nicht-pathogenen) Mikroorganismen, der so genannten **Normalflora**, und durch die Produktion von antimikrobiellen Stoffen (körpereigenen bakterienhemmenden Substanzen) wird die äußere Barriere noch sehr viel effektiver. Mundspeichel, Bronchialschleim und Tränenflüssigkeit etwa enthalten das Enzym (☞ 2.8.3) **Lysozym**, eine antimikrobielle Substanz, die Zellwandstrukturen von Bakterien zerstören kann. Im Magen wird eine Vielzahl von Erregern durch den hohen Säuregehalt (☞ 18.4.4) abgetötet.

6.2.2 Phagozyten

Wenn es Mikroorganismen gelingt, in den Körper einzudringen (z.B. durch eine Verletzung der äußeren Barrieren), so werden sie in der Regel durch **Phagozyten** (= *Fresszellen*; *phagos* = fressen) unschädlich gemacht. Die größte phagozytotische Aktivität haben die **Makrophagen** und die **neutrophilen Granulozyten** (☞ Tab. 6.5). Fremdpartikel (z.B. Bakterien) werden von ihnen umflossen, eingeschlossen und im Inneren der Zelle verdaut (☞ Abb. 3.15).

Besonders „scharf" sind die Phagozyten, wenn die Fremdpartikel durch parallel stattfindende Mechanismen noch besonders markiert worden sind. Die Markierung kann durch Antikörper (☞ 6.4.3) oder Komplementfaktoren (☞ 6.2.4) geschehen. Dieses Phänomen wird als **Opsonierung** (= „schmackhaft machen") bezeichnet. Durch das schnelle Aufnehmen von antikörperbeladenen Erregern unterstützen Phagozyten somit das spezifische Abwehrsystem.

6.2.3 Natürliche Killerzellen

Die **natürlichen Killerzellen** *(NK-Zellen)* wirken vor allem gegen virusinfizierte und tumorartig veränderte Zellen (wie auch die T-Zellen ☞ 6.4.1). NK-Zellen sind in der Lage, Veränderungen auf der Zelloberfläche wahrzunehmen und die veränderten Zellen dann durch zytotoxische (zellschädigende) Substanzen, sog. **Zytotoxine**, zu zerstören. Da bei Immunschwäche-Erkrankungen (z.B. AIDS) die Funktion und das Zusammenwirken zahlreicher Abwehrzellen gestört ist, leuchtet es ein, dass in diesen Fällen auch eine vermehrte Bildung von Tumoren vorkommen kann (z.B. Kaposi-Sarkom, ein für AIDS typischer Tumor).

6.2.4 Das Komplementsystem

Das **Komplementsystem** ist der Hauptpfeiler der humoralen unspezifischen Abwehr. Es dient vor allem der Vernichtung von Bakterien und anderen körperfremden Zellen und fördert Entzündungsreaktionen. Das Komplementsystem besteht aus neun **Komplementfaktoren** (Plasmaproteinen bzw. Bluteiweißen ☞ 14.1.4), die mit C1 bis C9 abgekürzt werden. Wie bei den Gerinnungsfaktoren (☞ 14.5.2) handelt es sich auch bei den Komplementfaktoren um inaktive Enzyme, die sich gegenseitig aktivieren. Wenn ein Enzym einer niedrigeren Stufe aktiviert wurde, aktiviert es mehrere Enzyme der nächsten Stufe und diese dann wiederum viele andere. Auf diese Weise kommt es zu einer Kettenreaktion und massiven Ausbreitung der Komplementreaktion.

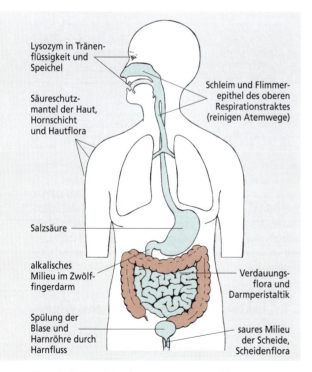

Abb. 6.3: Äußere Schutzbarrieren des menschlichen Organismus. Die meisten Infektionserreger können die Körperoberfläche nicht durchdringen, weil sie von verschiedenen biochemischen und physikalischen Schutzbarrieren zurückgehalten werden. Der Körper kann auch eine ganze Reihe von harmlosen Mikroorganismen tolerieren (Normalflora z.B. im Darm, in der Scheide und auf der Haut). Diese Normalflora verhindert die Ansiedlung von gefährlichen Mikroorganismen.

Abwehr (Immunologie)

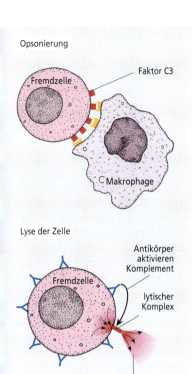

Abb. 6.4: Das Komplementsystem als Teil des unspezifischen Abwehrsystems. Der Komplementfaktor C3 kann sich an die Oberfläche von als Antigen fungierenden Fremdzellen anlagern und dadurch Phagozyten stimulieren (Opsonierung). Die Faktoren C5–C9 bilden nach Aktivierung in der Zellmembran den „lytischen Komplex", eine Art Loch, das die Zelle durch unkontrollieren Flüssigkeits- und Elektrolytenaustausch (Lyse) zum Absterben bringt.

Diese Kettenreaktion kann auf zwei unterschiedlichen Wegen in Gang gesetzt werden:
- im sog. **klassischen Weg** durch *Antigen-Antikörper-Komplexe* (☞ 6.4.3) oder
- im sog. **alternativen Weg** durch bakterielle Antigene.

Aufgaben des Komplementsystems
- Der Faktor C3 führt zur schon erwähnten Opsonierung von Bakterien: durch Bindung von C3-Molekülen an die Fremdzelloberfläche werden diese für Phagozyten noch attraktiver.
- Die aktiven Faktoren C3 und C5 locken andere Abwehrzellen wie etwa Granulozyten an (Chemotaxis ☞ 6.1.4) und fördern dadurch die Entzündungsreaktion.
- Die Faktoren C5 bis C9 können den so genannten **lytischen Komplex** bilden, den man sich als eine Art Tunnel oder Loch in der Fremdzellmembran vorstellen kann – durch diesen Tunnel kommt es zum unkontrollierten Austausch von Flüssigkeit und Elektrolyten, in dessen Folge der Erreger abstirbt (☞ Abb. 6.4).

6.3 Zytokine – Botenstoffe im Abwehrsystem

Viele Zellen des Abwehrsystems geben hormonartige Botenstoffe ab,

Name	Funktion
Monozyten	Vorläufer der Makrophagen im Blut (dort ca. 1–2 Tage)
Makrophagen *(große Fresszellen)*	Phagozytieren in allen Geweben und in der Lymphflüssigkeit
Antigenpräsentierende Zellen *(APZ)**	Z.B. Makrophagen, B-Zellen und Langerhanszellen der Haut, sie präsentieren den T-Zellen Antigene und starten damit eine Reaktionskette der Immunantwort
Granulozyten Neutrophile Granulozyten *(kleine Fresszellen)*	Phagozytieren Bakterien, Viren und Pilze im Blut, häufigste Immunzelle im Blut
Eosinophile Granulozyten	Abwehr von Parasiten, Beteiligung an allergischen Reaktionen
Basophile Granulozyten	Abwehr von Parasiten, Beteiligung an allergischen Reaktionen; Histaminausschüttung mit der Folge von Juckreiz, Ödemen, usw.
B-Zellen B-Lymphozyten	Vorläufer der Plasmazellen
Plasmazellen	Antikörperproduzierende Zellen
B-Gedächtniszellen	langlebige B-Zellen mit „Antigengedächtnis"
T-Zellen T-Helferzellen	Aktivieren B-Lymphozyten zur Differenzierung zu Plasmazellen, aktivieren zytotoxische T-Zellen, erkennen Antigene auf antigenpräsentierenden Zellen
T-Suppressorzellen	Bremsen die Immunantwort, hemmen die Funktion von B-Zellen und anderen T-Zellen
T-Gedächtniszellen	Langlebige T-Zellen mit „Antigengedächtnis"
Zytotoxische T-Zellen	Erkennen und zerstören von Viren befallene Körperzellen und Tumorzellen; reagieren auf bestimmte Antigene der Zielzellen
Natürliche Killerzellen (NK)	Greifen unspezifisch virusinfizierte Zellen und Tumorzellen an

* Die „Gruppe" der antigenpräsentierenden Zellen ist nur funktionell eine Zellgruppe – die Antigenpräsentation wird auch von Zellen der übrigen Zellgruppen ausgeübt

Tab. 6.5: Die Funktionen der wichtigsten Abwehrzellen. Sämtliche Abwehrzellen gehören zu den Leukozyten (weiße Blutkörperchen).

mit denen sie andere Zellen zur Teilung anregen und viele andere Effekte bewirken können. Diese Botenstoffe heißen **Zytokine** (auch **Lymphokine** genannt, womit die von weißen Blutzellen – z.B. **Lympho**zyten – produzierten Zytokine gemeint sind). Durch die Zytokine kommunizieren die Abwehrzellen untereinander oder mit anderen Körperzellen und schädigen infizierte oder tumorös entartete Zellen.

Die bekanntesten Zytokine sind die **Interleukine**, von denen zur Zeit 18 verschiedene bekannt sind. Das Interleukin, das bisher am besten untersucht wurde, ist das **Interleukin 1** *(IL-1)*, das unter anderem von Makrophagen, T- und B-Zellen und auch Epithelzellen (z.B. von den Keratinozyten der Haut ☞ 9.2) gebildet wird. IL-1 hat zahlreiche Wirkungen: es stimuliert die Vermehrung von Abwehrzellen und Fibroblasten (Bindegewebszellen), löst Fieber aus und gilt als chemotaktischer Faktor (lockt Immunzellen an). Das **Interleukin 2** *(IL-2)* wird von aktivierten T-Zellen nach IL-1-Aktivierung abgegeben und bewirkt die weitere T-Zell-Vermehrung sowie die Differenzierung und Vermehrung der B-Zellen zu antikörperbildenden Plasmazellen.

Von den zahlreichen weiteren Zytokinen sollen noch die **Interferone** *(IFN)* und der **Tumor-Nekrose-Faktor** *(TNF)* erwähnt werden. Interferone werden von virusbefallenen Zellen abgegeben, um andere Zellen vor einem Virusbefall zu schützen. Durch Rezeptoren können die Nachbarzellen der infizierten Zelle das Interferon binden. Die Nachbarzellen vermindern dann ihre Zellteilungsfähigkeit, verändern ihre Membraneigenschaften und werden so unempfindlicher gegenüber Virusbefall. Beim Tumor-Nekrose-Faktor vermutet man, dass er tumorös entartete Zellen zerstören kann.

Zytokine in der Therapie

Anfänglich setzte man große Hoffnungen in einen möglichen therapeutischen Einsatz der Zytokine. Nach der ersten Euphorie wurde aber klar, dass der Spielraum für ihren Einsatz in der Therapie immer noch recht begrenzt ist:
- *Interferone* werden zur Zeit als Mittel gegen einige seltenere Formen der Leukämie (Blutkrebs), verschiedene Formen von Virus-Hepatitis und als Schutz vor Infektionen bei einer Schwächung durch andere Erkrankungen eingesetzt. Leider sind die Nebenwirkungen erheblich.
- Auch *Interleukine* werden zwar schon therapeutisch eingesetzt, befinden sich aber noch weitgehend im Versuchsstadium.
- Klinische Versuche mit dem *Tumor-Nekrose-Faktor* haben bisher keine überzeugenden Resultate erbracht, die ihn als Therapeutikum für eine Krebsbehandlung geeignet erscheinen lassen – außerdem können als Nebenwirkung schwere Schockzustände auftreten.

6.4 Das spezifische Abwehrsystem

Das **spezifische Abwehrsystem** ist entwicklungsgeschichtlich jünger (moderner) als das unspezifische. Zwei Besonderheiten zeichnen das spezifische Abwehrsystem aus:

Spezifität

Das spezifische Abwehrsystem ist in der Lage, bestimmte molekulare Merkmale der Erreger zu erkennen und nur bei Vorhandensein dieser Merkmale (treffsicher) zu reagieren.

Grundlage dieser **Spezifität** sind **Antigen-Erkennungsmoleküle**, die als **T-Zell-Antigenrezeptoren** membrangebunden auf den T-Zellen sowie als **Antikörper** frei in den Körperflüssigkeiten und membrangebunden auf den B-Zellen zu finden sind. T-Zell-Antigenrezeptoren und Antikörper sind strukturell unterschiedlich, gehören aber zu einer „großen Familie".

Die Zellen des spezifischen Abwehrsystems, die Lymphozyten, weisen eine Besonderheit auf: Auf der Erbsubstanz DNA liegen viele verschiedene Abschnitte, die speziell für den Zusammenbau der Antigen-Erkennungsmoleküle zuständig sind. Bei der Ausreifung der Lymphozyten werden jeweils verschiedene dieser Abschnitte miteinander kombiniert, zusätzlich treten gehäuft Mutationen auf. Dadurch besitzen die ausdifferenzierten Lymphozyten eine sehr große Vielfalt von unterschiedlichen Erkennungsmolekülen.

Wenn man sich diese Erkennungsmoleküle als Schlösser vorstellt, dann sind die Antigene die Schlüssel, die genau zu ihnen passen und mit ihnen eine Verbindung eingehen können. Damit ist das Antigen erkannt, die Immunreaktion wird eingeleitet.

Gedächtnisfunktion

Die **Gedächtnisfunktion** beruht auf der Bildung von **Gedächtniszellen** und ist der Grund dafür, warum man viele Krankheiten nur einmal im Leben bekommt und dann **Immunität**, d.h. eine erworbene Unempfänglichkeit, vorliegt (☞ auch 6.6).

Gedächtniszellen sind nach Antigenkontakt gebildete, ruhende Lymphozyten, die weiter die spezifischen Antigen-Erkennungsmoleküle auf ihrer Oberfläche tragen und dadurch bei einem Zweitkontakt mit dem gleichen Erreger eine sehr viel schnellere und effektivere Abwehrreaktion ermöglichen.

Während man daher beim ersten Kontakt mit einem Krankheitserreger noch das Vollbild einer Erkrankung entwickeln kann, bleibt ein zweiter Kontakt sehr häufig folgenlos oder wird zumindest nicht mehr subjektiv bemerkt *(inapparenter Verlauf)*.

Die Zellen des spezifischen Abwehrsystems sind die bereits erwähnten Lymphozyten (☞ auch 14.3.3). Man unterscheidet bei den Lymphozyten T- und B-Zellen.

Abwehr (Immunologie)

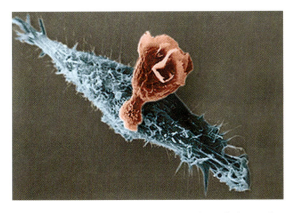

Abb. 6.6: Diese rasterelektronenmikroskopische Aufnahme zeigt, wie eine T-Zelle (rot gefärbt) eine entartete Tumorzelle (blau gefärbt) angreift und zu zerstören beginnt. [T 111]

6.4.1 T-Zellen

Eine Gruppe von Lymphozyten sind die **T-Zellen**, benannt nach dem **T**hymus (☞ 14.4.4). In diesem Organ werden sie zu *immunkompetenten* Zellen. Sie „lernen" hier, Selbst und Fremd zu unterscheiden. Nur gegen Fremd-Antigene gerichtete T-Zellen verlassen den Thymus. Solche, die körpereigene Antigen-Strukturen erkennen und bekämpfen würden, werden ausgesondert und von Phagozyten vernichtet.

T-Zellen besitzen auf ihrer Oberfläche Erkennungsmoleküle, mit denen andere Antigene identifiziert werden können, die *T-Zell-Antigenrezeptoren*. Die Variabilität der Rezeptoren entsteht durch die schon erwähnte Kombination von Gen-Elementen der DNA.

Passt nun dieser T-Zell-Antigenrezeptor auf das dargebotene Antigen, so ist dies ein Reiz für die entsprechende T-Zelle, sich rasch zu vermehren und zu den verschiedenen Untergruppen (siehe unten) auszudifferenzieren. Die zahlreichen neu entstandenen T-Zellen (alle mit demselben Antigen-„Schloss") leiten dann weitere Reaktionen ein, in deren Verlauf das Antigen beseitigt wird.

Untergruppen der T-Zellen

Die T-Zellen lassen sich in vier Untergruppen mit verschiedenen Aufgaben einteilen:

- **T-Helferzellen**
- **T-Suppressorzellen**
- **Zytotoxische T-Zellen**
- **T-Gedächtniszellen.**

Die **T-Helferzellen** (T_H-Zellen) werden auch als *T4-Zellen* bezeichnet, da sie ein besonderes Oberflächenmolekül, das so genannte **CD4**, tragen.

Das CD4-Molekül wirkt auch als Anknüpfungsstrukur für das HI-Virus, weshalb insbesondere die CD4-tragenden T-Helferzellen von der Infektion betroffen sind. Die Aufgabe der T-Helferzellen besteht im wesentlichen in der Abgabe von Zytokinen (Botenstoffen ☞ 6.3), die andere Abwehrzellen zur Vermehrung anregen und somit die spezifische Abwehrreaktionen erst richtig in Gang bringen.

Die **T-Suppressorzellen** (T_S-Zellen) haben die umgekehrte Aufgabe, nämlich das Abwehrgeschehen zu bremsen, um überschießende Abwehrreaktionen zu vermeiden. Sie spielen auch eine Rolle bei der Beendigung der Abwehrreaktion (☞ 6.4.6).

Zytotoxische T-Zellen sind in der Lage, z.B. virusinfizierte oder tumorartig veränderte Zellen (☞ Abb. 6.6) direkt zu vernichten. Bei der Erkennung derartiger Zellen geben sie **Perforin** ab. Dieses Molekül ist, ähnlich wie der *lytische Komplex* des Komplementsystems (☞ 6.2.4), in der Lage, sich als eine Art Tunnel in die Membran der Zielzelle einzulagern, wobei diese durch den unkontrollierten Flüssigkeits- und Elektrolytaustausch abgetötet wird. Diesen **Lyse** genannten Abtötungsvorgang zeigt Abb. 6.7.

Wie die T-Suppressorzellen besitzen auch die zytotoxischen T-Zellen das Oberflächenmolekül **CD8**, weshalb diese beiden Zelltypen auch zusammenfassend als *T8-Zellen* bezeichnet werden.

Als vierte Untergruppe gibt es die **T-Gedächtniszelle**. Dieser Zelltyp sorgt bei einer erneuten Infektion dafür, dass es sehr schnell zu Gegenmaßnahmen kommen kann und die Infektion meist gar nicht mehr bemerkt wird (= *inapparenter Verlauf*).

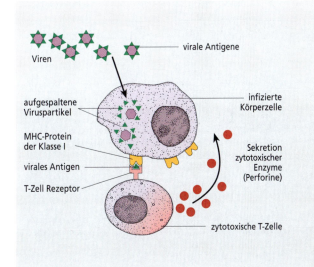

Abb. 6.7: Damit eine zytotoxische T-Zelle mit der Abwehrreaktion beginnen kann, muss ihr das virale Antigen zusammen mit einem MHC-Molekül „präsentiert" werden. Die zytotoxischen Enzyme (Perforine) führen letztendlich zur Lyse (Abtötung) der infizierten Körperzellen.

6.4.2 B-Zellen

Die **B-Zellen** reifen im Knochenmark zu immunkompetenten, das heißt antigenerkennungsfähigen Zellen. „Pate" für die Bezeichnung war die *Bursa fabricii*, ein lymphatisches Organ der Vögel. Als Korrelat beim Menschen gilt heute vor allem das Knochenmark, weshalb auch *bone marrow* (engl. Knochenmark) als Merkhilfe benutzt wird.

Die Domäne der B-Zellen ist die Produktion von **Antikörpern** (☞ 6.4.3), die das humorale System der spezifischen Abwehr darstellen. Antikörper sind große Moleküle, die zunächst einmal auf der Membranoberfläche der B-Zellen ruhen. Sie haben dieselbe Funktion wie die anders gebauten, stets membrangebundenen Erkennungsmoleküle auf der T-Zell-Oberfläche: Wenn eine B-Zelle „ihr" Antigen erkennt, ist dies ein Reiz zur Vermehrung und es entstehen aus ihr zahlreiche **Plasmazellen**. Dieser Vorgang erfordert die Mitwirkung von T-Helferzellen (☞ Abb. 6.8) und Zytokinen.

Plasmazellen kann man geradezu als kleine Antikörperfabriken bezeichnen – sie setzen riesige Mengen von spezifischen Antikörpern frei. Die überwiegende Anzahl dieser Zellen ist gewebsständig, sie sitzen in den interstitiellen (Zwischenzell-) Räumen vieler Organe sowie in den sekundären lymphatischen Organen und zirkulieren mit der Lymphflüssigkeit – finden sich aber kaum im Blut. Vom Beginn einer Infektion bis zur Bereitstellung einer ausreichenden Zahl passender Antikörper vergeht durchschnittlich eine Woche – also die Zeit, in der man sich „so richtig" krank fühlt.

Ein weiterer Typ von B-Zellen sind die **B-Gedächtniszellen**. Wie die T-Gedächtniszellen dienen sie der sehr viel schnelleren und effektiveren Abwehrreaktion bei einer erneuten Infektion mit demselben Erreger.

6.4.3 Antikörper

Antikörper (*AK*), auch **Immunglobuline** (*Ig*) genannt, sind hochselektiv auf bestimmte Antigene passende Proteine, die von aktivierten B-Zellen, den Plasmazellen, sezerniert werden. Sie stellen die humorale Abwehr des spezifischen Systems dar.

Zur Erinnerung: Die T-Zellen stellen die zelluläre Abwehr des spezifischen Systems dar. Beim unspezifischen Abwehrsystem sind die Phagozyten die zelluläre und das Komplementsystem die wichtigste humorale Komponente (☞ Tab. 6.5).

Aufbau und Funktion der Antikörper

Antikörper bestehen aus vier verbundenen Proteinketten, je zwei leichten und zwei schweren Ketten. Diese sind so angeordnet, dass sich ein großes, Y-förmiges Molekül ergibt. An den beiden Armen des Y liegen die antigenerkennenden Abschnitte, während der Stamm u.a. für die Kommunikation mit Phagozyten und anderen Abwehrzellen verantwortlich ist. Jedes Antikörper-Molekül hat also zwei *Antigenbindungsstellen* (man sagt auch, es sei *bivalent*, bi = zwei). Den Aufbau eines Antikörpers zeigt schematisch Abb. 6.9.

Aufgrund von eiweißelektrophoretischen Auftrennungen (elektrische Auftrennung nach Ladung, Molekulargewicht) kann man fünf verschiedene **Antikörperklassen** differenzieren:

Immunglobulin G, kurz **IgG**, macht mit etwa 80% den größten Anteil der Antikörper aus. Es wird v.a. in der späten Phase der Erstinfektion und bei einer erneuten Infektion mit demselben Erreger gebildet. IgG-Antikörper haben folgende Besonderheiten: Sie können das *Komplementsystem aktivieren*, können durch *Opsonierung* die Phagozytose von Erregern erleichtern und sie sind *plazentagängig*, können also vom mütterlichen in das fetale (kindliche ☞ 21.3) Blut übertreten. Damit bieten sie in der Zeit, wo das Abwehrsystem von Fetus und Neugeborenem noch unreif ist, einen guten Schutz vor Infektionen.

IgM ist ein sehr großes Molekül, da hier fünf Y-förmige Antikörper-Moleküle miteinander verbunden sind (*Pentamer*; *penta* = fünf). Aufgrund der vielen Antigenbindungsstellen können diese Antikörper ganze Zellen mit-

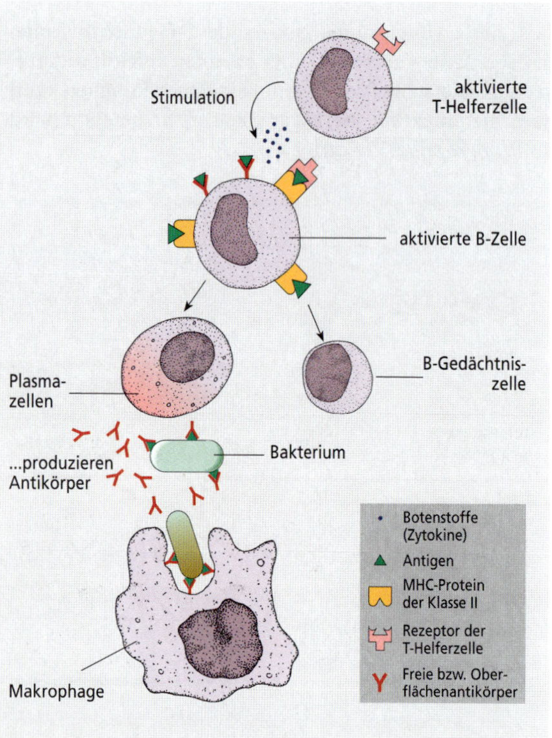

Abb. 6.8: Stimulierung der B-Zelle durch eine T-Helferzelle. Dadurch wird die Bildung von B-Gedächtniszellen und Plasmazellen in Gang gebracht. Plasmazellen produzieren Antikörper gegen das Bakterienantigen. Makrophagen werden durch die Antigen-Antikörper-Komplexe auf der Bakterienoberfläche zur Phagozytose aktiviert (Opsonierung).

Abwehr (Immunologie)

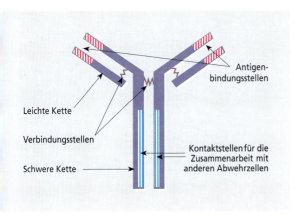

Abb. 6.9: Aufbau eines IgG-Antikörpers. Die charakteristische Y-Form des Antikörpers wird durch zwei schwere, miteinander verbundene Ketten gebildet, an deren kurzen Enden je eine leichte Kette angeknüpft ist. An den beiden Armen des Y befinden sich die Kontaktzonen („Schlösser") der IgG-Moleküle für die Erkennung und Bindung von Antigenen („Schlüssel").

einander verklumpen *(agglutinieren)*. IgM ist der erste Antikörper, der nach einer Infektion von einer aktiven Plasmazelle sezerniert wird, danach erst folgt das IgG – man kann das IgM daher für die Diagnose einer Erstinfektion heranziehen. Als Einzelmolekül *(Monomer)* kommt IgM außerdem als Antigen-Rezeptor auf der Oberfläche der B-Zellen vor, wo es als zellmembranständiges „Schloss" auf den „Antigen-Schlüssel" wartet, der zur Aktivierung der Zelle führt.

IgA ist als Einzelmolekül *(Monomer)* im Blut vorhanden, als Doppelmolekül *(Dimer; di* = zwei) kommt es in diversen Körpersekreten wie Speichel, Darmsekreten und Bronchialschleim vor. Entsprechend seinem Aufenthaltsort unterstützt es die lokale Abwehr von Erregern, die auf Schleimhäuten siedeln.

IgE spielt bei der Abwehr von Parasiten (z.B. Würmern) und bei Allergien (☞ 6.7.1) eine Rolle. Am Stamm seines Y-förmigen Moleküls besitzt es Strukturen, die an eine besondere Leukozyten-Art, die *Mastzellen* (☞ 14.3 und 6.7.1.) binden können. Mastzellen, oder genauer, von ihnen abgegebene Sekrete, sind hauptverantwortlich für die Symptome von allergischen Reaktionen.

IgD kommt ebenso wie das monomere IgM auf der Oberfläche von B-Zellen vor und dient wie dieses als zellständiges Antigen-Erkennungsmolekül. Andere Funktionen von IgD sind bisher nicht bekannt.

Monoklonale Antikörper

Bei einer normalen Abwehrreaktion werden *immer* mehrere B-Zellen aktiviert und zur Vermehrung veranlasst. Da sich diese B-Zellen genetisch leicht voneinander unterscheiden, sind auch die entstehenden Antikörper etwas verschieden. In diesem Fall spricht man von **polyklonalen Antikörpern** (ein Klon bezeichnet alle Nachkommen einer einzigen Zelle; *poly* = viel). In Forschung und Therapie werden dagegen häufig sog. **monoklonale Antikörper** *(mAk)* verwendet.

Dabei wird unter Laborbedingungen (künstlich; *in vitro* = im Glas) eine einzige Plasmazelle, z.B. aus der Milz einer Maus, isoliert und mit bestimmten Tricks zur Vermehrung gebracht. So erzeugen ihre Nachkommen vollkommen gleiche Antikörper in großer Menge. Der Trick besteht übrigens darin, dass man die Plasmazelle mit einer Krebszelle fusioniert (verschmilzt). Dadurch entsteht eine „Mischzelle" *(Hybrid-Zelle)*, die einerseits die Eigenschaften der Plasmazelle hat (also Antikörper produziert), sich andererseits aber wie eine Krebszelle verhält (also unsterblich ist und sich beliebig oft teilen kann). Auf diese Weise kann man sehr große Mengen von gleichartigen, gegen ein ganz bestimmtes Antigen gerichteten Antikörpern gewinnen.

Die medizinische Bedeutung der monoklonalen Antikörper liegt in erster Linie in der *Diagnostik*, beispielsweise für Tests auf eine HIV-Infektion, Leberentzündungen (Hepatitis) und auch zahlreiche klinischen Laborwerte wie z.B. Hormonspiegel. Daneben wird versucht, monoklonale Antikörper bei verschiedenen Erkrankungen einzusetzen, z.B. gegen Krebs. Diese Therapie ist aber noch weitgehend im Versuchsstadium.

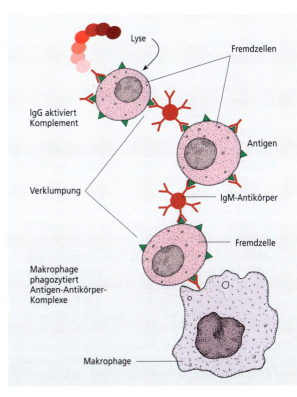

Abb. 6.10: Antigen-Antikörper-Reaktionen: Die großen IgM-Antikörper besitzen viele Bindungsstellen für Antigene. Sie sind in der Lage, Fremdzellen (z.B. blutgruppenfremde Erythrozyten) zu verklumpen. Die Komplexe werden von Phagozyten aufgenommen. Darüber hinaus können IgM und IgG das Komplementsystem aktivieren.

6.4.4 Antigen-Antikörper-Reaktionen

Wie bereits erwähnt, besitzen die Antikörper Bindungsstellen für Fremdmoleküle (Antigene). Reagieren Antikörper nun mit „ihren" Antigenen, bilden sich **Antigen-Antikörper-Komplexe** (Schlösser mit eingestecktem Schlüssel). Die Antikörper können auf unterschiedliche Weise gegen Erreger oder Toxine wirken:

- Das große IgM-Molekül ist z.B. in der Lage, ganze Zellen miteinander zu verklumpen – so gehören die *Blutgruppenantikörper* Anti-A und Anti-B (☞ 14.2.7) zur IgM-Klasse. Gibt man Blut der Blutgruppe A mit Serum (ungerinnbarer Blutflüssigkeit ohne Zellen) der Gruppe B zusammen, verklumpen die Erythrozyten der A-Gruppe durch Anti-A-IgM-Antikörper im Gruppe-B-Serum (☞ Abb. 6.10).
- Bei der Bindung von IgG oder IgM an ein Antigen kann im weiteren Verlauf das Komplementsystem aktiviert werden (☞ 6.2.4). Dies führt zur Auflösung (Lyse) der Erregerzelle.
- Außerdem sind IgG-bedeckte, also opsonierte Zellen eine bevorzugte „Mahlzeit" von Fresszellen.

6.4.5 Selbsterkennungs-Moleküle

Es ist eine wesentliche Frage, wie es der Körper eigentlich bewerkstelligt, fremde von eigenen Molekülstrukturen zu unterscheiden. Immerhin ist dies eine der unerlässlichen Leistungen des spezifischen Abwehrsystems, denn andernfalls würde es sich auch gegen die Antigene des eigenen Organismus richten und so nach wenigen Tagen den Tod herbeiführen.

Die MHC-Moleküle

Um dies zu vermeiden, gibt es die so genannten **MHC-Moleküle** (für *major histocompatibility complex = Haupt-Gewebeverträglichkeits-Komplex*). Diese Moleküle sind hochspezifisch, also bei jedem Menschen anders (und erst recht zwischen Tieren und Menschen). Nur bei eineiigen Zwillingen (☞ 21.5.1) sind sie identisch.

> ✓ Die MHC-Moleküle sind sozusagen der Personalausweis, den jede Körperzelle bei sich trägt. Durch die Spezifität der MHC-Moleküle ist die Zelle eindeutig als zum Organismus eines bestimmten Individuums (dem „Staat") gehörig gekennzeichnet.

Der MHC wird häufig auch als **HLA** bezeichnet (für *human leukocyte antigen* = menschliches Leukozyten-Antigen) da er zuerst auf Leukozyten (weißen Blutzellen) entdeckt wurde.

Man unterscheidet zwei Klassen von MHC-Molekülen, die:
- **MHC-Klasse-I-Moleküle**, die auf allen kernhaltigen Zellen sowie den Thrombozyten vorkommen, und die
- **MHC-Klasse-II-Moleküle**, die auf Lymphozyten und antigenpräsentierende Zellen (z.B. Makrophagen) beschränkt sind.

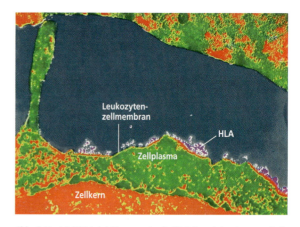

Abb. 6.11: MHC-Moleküle – auch als HLA bezeichnet – ermöglichen dem Organismus die Unterscheidung zwischen „fremd" und „selbst" und somit die Wahrung der eigenen Identität. Diese Abbildung zeigt MHC-Moleküle als rot-violette Stacheln auf einem Leukozyten (Zytoplasma grün, Kern orange). Im oberen Bildteil ist eine weitere Zelle zu erkennen. [J 600]

T-Zellen können Antigene nicht *direkt* erkennen, sondern müssen sie von **antigenpräsentierenden Zellen** (APZ ☞ Tab. 6.5) angeboten bekommen. Bei dieser *Antigenpräsentation* wird den T-Zellen neben dem Antigenfragment immer auch das entsprechende MHC-Klasse-II-Molekül „gezeigt". Nur in dieser Verbindung ist die T-Zelle in der Lage, das Antigen wirklich als fremden Körperbestandteil zu erkennen und aktiviert zu werden sowie die Antikörperbildung mit anzuregen (☞ Abb. 6.7). Es sind in erster Linie die T-Helferzellen, die den Komplex aus Antigen und MHC-Klasse-II-Molekül erkennen. Nach einer positiven Identifizierung des Fremdmaterials schütten sie Faktoren (Zytokine ☞ 6.3) aus, die weitere T- und B-Zellen stimulieren.

Die zytotoxischen T-Zellen erkennen die MHC-Klasse-I-Moleküle zusammen mit dargebotenen Antigenen (insbesondere Virusbestandteilen). Wird das angebotene Antigen als fremd erkannt, beginnen sie mit der Perforin-Ausschüttung (☞ 6.4.1) und zerstören die infizierte Zielzelle. Dies gilt auch für Tumorzellen, da auch hier fremdartige Antigene gebildet werden.

Das Problem der Transplantatabstoßung

Da sich die MHC-Moleküle von Mensch zu Mensch unterscheiden, wird verständlich, warum fremde Organe fast immer abgestoßen werden oder nur unter starker **Immunsuppression** (medikamentöse Dämpfung des Immunsystems ☞ 6.8) toleriert werden. Vor allem die T-Zellen erkennen den vermeintlichen „Eindringling" und bekämpfen ihn. Man versucht daher heute im Falle von zur Verfügung stehenden Spenderorganen durch die sog. **HLA-Typisierung** einen Empfänger zu finden, dessen MHC-Muster dem des zu transplantierenden Organs möglichst ähnlich ist – oder, um den obigen Vergleich mit dem Ausweis wieder aufzugreifen, zu versuchen, dass Spenderorgan und Empfänger möglichst ähnliche Passfotos haben. So kann man das Abwehrsystem täuschen und die Abstoßungsreaktionen des Empfängerorganismus auf das neue Organ deutlich reduzieren. Dennoch ist auch in diesen Fällen fast immer eine lebenslange Einnahme von Medikamenten nötig, die die Aktivität des Abwehrsystems hemmen.

6.4.6 Beendigung der Abwehrreaktion

Damit sich das Immunsystem nach Beseitigung der infektiösen Erreger wieder „beruhigt", werden schon während der Zeit, in der die Abwehrreaktion noch in vollem Gange ist, dämpfende Gegenregulationen eingeleitet (sog. *Down-Regulation*). So erhöht sich die Aktivität der das Abwehrgeschehen dämpfenden T-Suppressorzellen, und über Zytokine (☞ 6.3) wird die Aktivität von T-Helfer- und zytotoxischen T-Zellen gebremst.

Außerdem sorgen Antikörper, die gegen die ursprünglich gegen den Erreger gebildeten Antikörper gerichtet sind, also Anti-Antikörper, für den schnellen Abbau der Antikörper, auch die Neuproduktion von Antikörpern wird gedrosselt.

6.5 Drei Kurzberichte von der Abwehrfront

6.5.1 Abwehr von Bakterien

Wenn eindringende Bakterien „Pech haben", werden sie gleich schon an der Eintrittspforte (z.B. einer kleinen Verletzung der Haut) von den ständig lauernden Phagozyten entdeckt und phagozytiert. Jedoch muss gerade bei größeren Bakterienmengen oder besonders *virulenten* (gefährlichen) Erregern die spezifische Abwehr zur Hilfe kommen. Hier sind es vor allem die *B-Zellen*, die, durch Bakterienantigene zu *Plasmazellen* aktiviert, entsprechende *Antikörper* bilden. Wenn sich die Antikörper an die Erreger binden, können die Mikroorganismen durch nachfolgende Aktivierung des *Komplementsystems* vernichtet werden. Außerdem werden sie durch die anhaftenden Antikörper (Prinzip der *Opsonisierung*) eine attraktive Mahlzeit für Makrophagen und Granulozyten.

Eiter, der typisch ist für lokal begrenzte bakterielle Infektionen, besteht in erster Linie aus zerfallenen neutrophilen Granulozyten, daneben aus aufgelösten Geweberesten und Bakterien.

Nicht wenige Bakterien haben allerdings Mechanismen entwickelt, um dem Abwehrsystem die Arbeit zu erschweren oder ihm sogar ganz zu entgehen: Sie tragen beispielsweise bestimmte Moleküle auf ihrer Oberfläche, die vom Abwehrsystem nur schwer als „fremd" erkannt werden, umhüllen sich mit einer phagozytosehemmenden Schleimkapsel oder vermögen sogar innerhalb von Körperzellen zu überleben.

> Sofern nötig, stehen gegen die meisten bakteriellen Erreger wirksame **Antibiotika**, also bakterienhemmende oder -tötende Medikamente, zur Verfügung. Man sollte aber immer die mögliche *Resistenzentwicklung* bedenken: Da Bakterien sich sehr schnell vermehren, zeigen sich bei ihnen in relativ kurzer Zeit auch viele *Mutationen* (Veränderungen des Erbgutes ☞ 4.5.2), die früher oder später dazu führen, dass die Erreger wirksame Gegenmittel gegen die eingesetzten Antibiotika produzieren – z.B. Enzyme, die das Antibiotikum inaktivieren.

Das bei bakteriellen Infektionen durch die ausgeschütteten Zytokine und Bakterienbestandteile häufig ausgelöste Fieber kann in der Regel mit leichten schmerzmindernden und fiebersenkenden Mitteln wie z.B. Paracetamol oder Azetylsalizylsäure gesenkt werden.

6.5.2 Abwehr von Viren

Viren werden oft als eine „*Sonderform des Lebens*" angesehen, da sie nicht die im Kapitel 1.2 gegebenen Kriterien für Lebewesen erfüllen. So sind sie nicht in der Lage, sich selbständig zu vermehren – sie sind hierzu auf eine Wirtszelle angewiesen. Viren bestehen nur aus Erbinformation (entweder DNA *oder* RNA ☞ 2.8.4) mit Genen für die Moleküle, aus denen sie bestehen, sowie einer Proteinhülle *(Kapsid)*. Dazu kann noch eine äußere Hülle **(Envelope)** kommen, mit der neugebildete Viren bei der Freisetzung aus der Wirtszelle umgeben werden. Sie besteht aus der Wirtszellmembran, in die virusspezifische Proteine eingelagert sind.

Weder Antikörpern noch T-Zellen ist es möglich, bereits in einer Wirtszelle befindliche Viren zu erkennen und un-

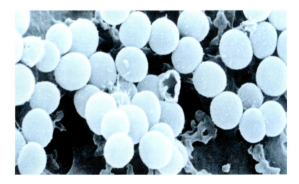

Abb. 6.12: Medizinisch sehr bedeutsame Bakterien sind die Staphylokokken, traubenförmig angeordnete Kugelbakterien. Staphylokokkeninfektionen können nahezu jedes Organ und jede Körperhöhle befallen. Sie gehören wegen ihrer ausgeprägten Fähigkeit zur Resistenzentwicklung gegen Antibiotika und ihrer Widerstandsfähigkeit in der Umwelt zu den *Problemkeimen* im Krankenhaus. [U 136]

6 Abwehr (Immunologie)

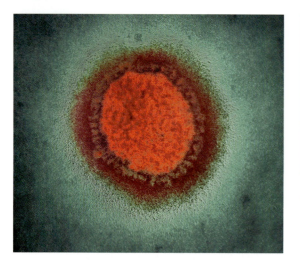

Abb. 6.13: Das Influenza-Virus ist Erreger der Virusgrippe, die alljährlich insbesondere ältere und lungenkranke Menschen ernsthaft gefährdet. [J 600-115]

schädlich zu machen. Allerdings können die befallenen Zellen eine Art „SOS-Flagge" hissen, indem sie Teile des Virus zusammen mit MHC-Klasse I-Molekülen auf ihrer Zelloberfläche darbieten (*Antigenpräsentation* ☞ Abb. 6.7). Dies ist ein Alarmsignal für **T-Zellen**, die Zelle als infiziert zu erkennen und abzutöten. Zusätzlich beginnen aktivierte *B-Zellen*, sich in *Plasmazellen* umzuwandeln und Antikörper gegen die Viren zu produzieren. Da die Viren nach der Vermehrung in der Wirtszelle freigesetzt werden, sind sie dann für Antikörper zugänglich.

Daneben werden von virusbefallenen Zellen **Interferone** ausgeschüttet, die Nachbarzellen vor einer möglichen Virus-Invasion warnen. Die Nachbarzellen reduzieren daraufhin ihren Stoffwechsel und werden so unempfindlicher gegen einen Virusbefall, außerdem produzieren sie vorsorglich antiviral wirkende Zytokine.

Die meisten Virusinfekte kann der Körper selbst beherrschen. **Virostatika,** also *antivirale Medikamente,* sind deshalb nur selten erforderlich. Die heute zur Verfügung stehenden Präparate wirken zudem nur gegen einen Teil der Viren und sind recht nebenwirkungsreich, da sie stets auch menschliche Zellen (in denen sich das Virus vermehrt) „mittreffen".

Die Unbeherrschbarkeit des *Humanen-Immundefizienz-Virus* (**HIV**) beruht vor allem darauf, dass es Zellen des Abwehrsystems selbst angreift. Übertragen durch infektiöse Körperflüssigkeiten wie Blut oder Sperma, befällt und zerstört das Virus vor allem die T-Helferzellen. Jahre nach der Infektion bricht das Immunsystem zusammen. Es entwickelt sich eine zunehmende Abwehrschwäche mit immer häufiger werdenden Infektionen und schließlich das Vollbild der Immunschwächekrankheit **AIDS** (*acquired immune deficiency syndrome*).

Eine Heilung ist bisher auch mit modernsten Medikamenten nicht möglich, jedoch leben viele Betroffene schon über 10 Jahre als „Positive". Umso wichtiger ist es für alle Pflegenden, sich vor einer Infektion zu schützen. Hauptpfeiler der Prophylaxe sind das Tragen von Latex-Handschuhen bei jedem möglichen Kontakt mit Blut, Ausscheidungen und Sekreten sowie das Vermeiden von Verletzungen mit gebrauchten Instrumenten (Kanülen sofort entsorgen und nicht in die Hülle zurückstecken).

6.5.3 Abwehr von Parasiten

Als **Parasiten** werden v.a. die verschiedenen, den Menschen befallenden **Würmer** und humanpathogene *Einzeller* (**Protozoen**) zusammengefasst. Gegen Parasiten geht das Abwehrsystem in erster Linie mit den bekannten Abwehrzellen, also den Phagozyten, B- und T-Zellen vor. Daneben spielen noch besondere Leukozyten, die *Mastzellen* und die *eosinophilen Granulozyten* (☞ Tab. 6.5) sowie Antikörper des Typs *Immunglobulin E* eine besondere Rolle. Mastzellen und eosinophile Granulozyten können zell- und gewebeschädigende Substanzen ausschütten. Mit Immunglobulin E besetzte Parasiten werden von den Mastzellen sehr leicht erkannt – sie heften sich an die IgE-Antikörper und können bei diesem engen Kontakt den Parasiten durch die Abgabe von Zytokinen schädigen.

6.6 Impfungen

6.6.1 Aktivimmunisierung

Glücklicherweise sind nicht alle Erreger so flexibel wie beispielsweise die Grippeviren, die mit großer Regelmäßigkeit ihre antigene Struktur etwas verändern, so dass vorhandene Antikörper und Gedächtniszellen nicht mehr „greifen". Beim Masernvirus etwa ist ein einmal Erkrankter praktisch für immer vor weiteren Angriffen des Virus geschützt, hat er die erste Infektion – meist schon als Kleinkind – überstanden. Das Virus verändert sich nicht, und im Blut kursieren ein Leben lang Antikörper und B-Gedächtniszellen gegen das Masernvirus.

Eine *Schutzimpfung* (**Aktivimmunisierung**) bewirkt das gleiche: Durch eine künstliche Infektion mit einer kleinen Menge abgetöteter Keime oder speziell vorbehandelter, wenig gefährlicher lebender Erreger oder Toxinmoleküle wird künstlich ein „kontrollierter Übungskampf" erzeugt. Das Abwehrsystem nutzt die vermeintliche Infektion, passende Antikörper und Gedächtniszellen zu bilden, die dann im Ernstfall, wenn es also zur tatsächlichen Infektion kommt, parat stehen. Die Krankheitserreger werden dann meist schnell und inapparent (ohne äußere Krankheitszeichen) vernichtet.

Impfplan für Kinder

☑ Die *Ständige Impfkommission* am Robert-Koch-Institut gibt in regelmäßigen Abständen aktualisierte Impfempfehlungen heraus. Einen möglichen Impfplan für Kinder zeigt Tabelle 6.14.
Für Fernreisen gelten je nach besuchter Region zusätzliche Impfempfehlungen, über die man sich bei den Gesundheitsämtern und Tropeninstituten informieren kann.
Ferner sollten sich Angehörige bestimmter Berufsgruppen durch weitere Impfungen vor speziellen Risiken schützen. Beispielsweise ist die Tollwut für „Otto Normalverbraucher" in aller Regel keine Gefahr, für Förster, Tierärzte und zum Teil auch medizinisches Personal jedoch ein ernstzunehmendes Risiko.

Ab Beginn 3. Monat:
1. Diphterie-Pertussis-Tetanus-Haemophilus influenzae Typ b, Polio-Totimpfstoff (DTaP-Hib-IPV; Polio = Kinderlähmung)
1. Hepatitis B (HB)

Ab Beginn 4. Monat:
2. Diphterie-Pertussis-Tetanus-Haemophilus influenzae Typ b, Polio-Totimpfstoff (DTaP-Hib-IPV)

Ab Beginn 5. Monat:
3. Diphterie-Pertussis-Tetanus-Haemophilus influenzae Typ b, Polio-Totimpfstoff (DTaP-Hib-IPV)
2. Hepatitis B (HB)

Ab Beginn 12. – 15. Monat:
4. Diphterie-Pertussis-Tetanus-Haemophilus influenzae Typ b, Polio-Totimpfstoff (DTaP-Hib-IPV)
3. Hepatitis B (HB)
1. Masern-Mumps-Röteln (MMR)

Ab Beginn 6. Jahr:
Tetanus-Diphtherie (Td-Impfstoff mit reduziertem Diphtherietoxoid-Gehalt)
2. Masern-Mumps-Röteln (MMR)

11. – 18. Jahr:
Pertussis (aP)
Polio-Totimpfstoff (IPV)
Tetanus-Diphtherie (Td)
MMR für ungeimpfte oder unvollständig geimpfte Jugendliche
Hepatitis B (HB) für ungeimpfte oder unvollständig geimpfte Jugendliche

Tab. 6.14: Impfkalender für Kinder (nach den Empfehlungen der Ständigen Impfkommission des Robert-Koch-Instituts 2000). Falls nicht ausdrücklich anders vermerkt, wird die jeweilige Aktivimmunisierung für alle Kinder empfohlen. Abweichungen von diesem Schema können sich aus den verwendeten Impfstoffen ergeben.

6.6.2 Passivimmunisierung

Gefährlich kann es werden, wenn sich eine nicht gegen Röteln geimpfte Schwangere, die auch selbst nie an Röteln erkrankt war, während der ersten drei Schwangerschaftsmonate infiziert. Sie verfügt dann über keinerlei Antikörperschutz, und es drohen schwere Schäden des Embryos.

Um diese gefürchtete **Röteln-Embryopathie** zu verhindern, können der Schwangeren spezifische Röteln-Antikörper (Röteln-Hyperimmunseren, siehe unten) injiziert werden, die anstelle der nicht vorhandenen eigenen Antikörper die Rötelnviren unschädlich machen sollen, bevor sie auf das Kind übergreifen. Die Immunglobuline für diese Passivimmunisierung werden vom Blut anderer Kranker, die eine Rötelninfektion überstanden haben, gewonnen. Ihr Blut, das nun reichlich spezifische Antikörper enthält, wird gereinigt und im Antikörpergehalt zum sog. **Hyperimmunserum** konzentriert. Da das Abwehrsystem nicht selbst aktiv werden muss, spricht man von **Passivimmunisierung**.

Nachteilig – von den hohen Kosten abgesehen – ist bei Passivimmunisierungen, dass die Schutzwirkung auf ein bis drei Monate beschränkt ist, da die zugeführten Antikörper vom Organismus allmählich abgebaut werden. Der Vorteil ist, dass Infektionen kurzfristig am Ausbruch gehindert oder in ihrem Verlauf gemildert werden können.

Auch bei Krankheiten, die weniger durch den Erreger selbst als durch von ihm produzierte Giftstoffe (Toxine) gefährlich werden, hat die passive Immunisierung eine große Bedeutung, weil durch das Hyperimmunserum die im Blut zirkulierenden Toxine unschädlich gemacht werden können. Dies kann bei Diphtherie, Tollwut oder, am bekanntesten, bei Tetanusinfektionen (Tetagam®-Hyperimmunserum) lebensrettend sein.

6.7 Entgleisungen des Abwehrsystems

Ganz so reibungslos wie bisher dargestellt funktioniert unser Abwehrsystem leider nicht immer. Das Abwehrsystem kann vielmehr in zwei „Richtungen" entgleisen:
- Das Abwehrsystem kann gegen an sich harmlose Antigene (z.B. Pollen oder Erdbeeren) eine so starke Reaktion zeigen, dass die Symptome dieser Über-Reaktion zur Qual werden. Diese Überempfindlichkeit der Abwehr zeigt sich dann in Form der *Überempfindlichkeitsreaktionen* (☞ 6.7.1).
- Es wurde mehrfach erwähnt, dass das Abwehrsystem in der Regel nicht gegen körpereigene Strukturen vorgeht. Dies ist bei den so genannten *Autoimmunkrankheiten* nicht mehr der Fall – hier beginnt der Körper sozusagen sich selbst zu zerstören (Näheres ☞ 6.7.2)

6.7.1 Allergien (Überempfindlichkeitsreaktionen)

> Unter *Überempfindlichkeitsreaktionen* oder **Allergien** versteht man eine erworbene, spezifische Überempfindlichkeit gegenüber bestimmten, an sich nicht schädigenden Antigenen, die unter Umständen sogar lebensbedrohlich werden kann.

Die Allergie wird, ebenso wie die Immunität, bei einem früheren Kontakt mit einem Antigen erworben; man spricht hier von **Sensibilisierung**. Das entsprechende Antigen wird als **Allergen** bezeichnet. Nach einer Ruhepause von Tagen bis Jahren, in der die Bildung der Antikörper und/oder aktivierten T-Zellen beginnt, kommt es zur Ausbildung der Überempfindlichkeit.

Man unterscheidet vier verschiedene Typen allergischer Reaktionen, die sich unter anderem im Mechanismus der Immunantwort und der Zeitspanne zwischen (erneutem) Allergenkontakt und Symptomausbildung unterscheiden (☞ auch Abb. 6.15):
- Typ I: Soforttyp
- Typ II: zytotoxischer Typ
- Typ III: Immunkomplextyp
- Typ IV: verzögerter Typ

Allergische Reaktion vom Typ I (Soforttyp)

Bei der **allergischen Reaktion vom Typ I** kommt dem IgE entscheidende Bedeutung zu. Entsprechend disponierte Menschen (☞ unten) reagieren auf bestimmte Antigene (häufig sind z.B. Pollen, Erdbeeren oder Penicillin) mit besonders starker Bildung von IgE. Dieses heftet sich mit seinem Stammteil an die Oberfläche von Mastzellen und basophilen Granulozyten. Bei einem erneuten Antigenkontakt verknüpft nun das Antigen die zellgebundenen IgE-Antikörper miteinander, was eine massive Freisetzung von Histamin und anderen Stoffen aus der Mastzelle zur Folge hat.

Diese Substanzen führen zu einer starken Gefäßerweiterung, es tritt Flüssigkeit aus den Blutgefäßen mit der Folge der Bildung von *Ödemen* (Flüssigkeitsansammlungen im interstitiellen Gewebe) und Blasen sowie einem Blutdruckabfall. Außerdem kann es zu starkem Juckreiz und Atemnot kommen.

> Die Reaktion kann örtlich begrenzt bleiben wie z.B. beim *Heuschnupfen*; wenn sie generalisiert, also am ganzen Körper auftritt, führt die Gefäßerweiterung zu einem so starken Blutdruckabfall, dass es in der Folge zu einem **anaphylaktischen Schock** kommt. Dieser Schockzustand bildet sich innerhalb von Sekunden bis Minuten aus (z.B. nach Injektion eines Medikamentes oder nach *Insektenstich*) und ist akut lebensbedrohlich.

Typ I

IgE-tragende Mastzellen setzen nach Antigenbindung Mediatoren, z.B Histamin, frei. Diese führen zu Entzündungsreaktionen (Rötung, Juckreiz usw.) und schädigen das Gewebe.

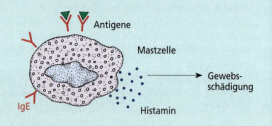

Typ II

Antikörper aktivieren nach Kontakt mit zellständigen Antigenen Komplement → Auflösung der antigentragenden Zelle

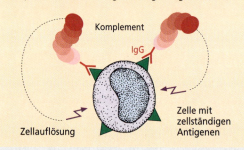

Typ III

Immunkomplexe (Antigen-Antikörper-Komplexe) aktivieren Komplement in gut durchblutetem Gewebe → Gewebsschädigung

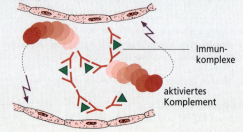

Typ IV

Sensibilisierte T-Lymphozyten sezernieren nach Antigenkontakt Zytokine → Makrophagenaktivierung → Gewebsschädigung

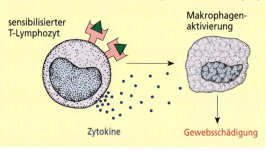

Abb. 6.15: Die vier Typen von allergischen Reaktionen.

Als lebensrettende Maßnahmen wirken Injektionen von hohen Dosen Glukokortikoide (Kortisol) und Adrenalin – Hormonen, die auch natürlicherweise im Körper vorhanden sind (☞ 13.6).

Als **Atopiker** werden Menschen bezeichnet, die zu allergischen Reaktionen vom Typ I neigen. Bei ihnen können sich Allergien gegen zahlreiche Substanzen ausbilden, z.B. Pollen, aber auch Hausstaub, Früchte, Tierhaare, Kunst- und Naturfasern.

 Mögliche Symptome bzw. Erkrankungen der Atopiker sind
- das allergische Asthma bronchiale,
- die Urtikaria (Nesselsucht mit Hautquaddeln),
- der Heuschnupfen,
- Bindehautentzündungen und
- die Neurodermitis (endogenes Ekzem).

Nicht selten haben Atopiker im Laufe ihres Lebens gleichzeitig oder nacheinander mehrere dieser Erkrankungen.

Allergische Reaktion vom Typ II (zytotoxischer Typ)

Bei der antikörpervermittelten **allergischen Reaktion vom Typ II** spielen die **Immunglobuline G** und **M** im Zusammenwirken mit dem **Komplementsystem** die entscheidende Rolle.
Ein bekanntes Beispiel für diese Reaktion ist die Unverträglichkeit verschiedener Blutgruppen:
Wenn man eine Blutkonserve mit roten Blutkörperchen (Erythrozyten ☞ 14.2) der Blutgruppe A einem Empfänger mit der Blutgruppe B gibt, kommt es zur Zerstörung der A-Blutkörperchen. Der Grund ist, dass das Blut der Gruppe B Antikörper gegen die Blutgruppe A enthält (und umgekehrt). Diese Antikörper binden sich an die fremden Spender-Erythrozyten und bewirken nach Komplementaktivierung deren Zerstörung – es kommt zur *Hämolyse* (Näheres ☞ 14.2.1).

Allergische Reaktion vom Typ III (Immunkomplex-Typ)

Die **allergische Reaktion vom Typ III** ist bedingt durch im Blut zirkulierende **Antigen-Antikörper-Komplexe**, die aus nicht genau bekannten Gründen nicht durch das Phagozyten-System aufgenommen und abgebaut werden. Diese Antigen-Antikörper-Komplexe können an bestimmten Stellen des Körpers „hängen bleiben" (z.B. *Basalmembranen* ☞ 5.2.1) und in der Folge durch aktivierte Komplementfaktoren Gewebeschäden auslösen (Abb. 6.15).

Besonders häufig tritt dies im Bereich der Nieren auf mit der Folge einer *Glomerulonephritis* (Entzündung der Nierenkörperchen ☞ 19.1.4).

Allergische Reaktion vom Typ IV
(T-Zell-vermittelte Reaktion, verzögerter Typ)

Bei der **allergischen Reaktion vom Typ IV** sind sensibilisierte **T-Zellen** beteiligt. Antikörper spielen dagegen keine Rolle.
Diese Allergieform finden wir z.B. als **Nickelallergie** und in Form der **Transplantatabstoßung**.
Bei der Nickelallergie binden sich Nickelsalze an körpereigene Proteine, die daraufhin eine veränderte und fremde antigene Struktur darstellen. Diese antigene Struktur wird von T-Zellen attackiert. Auf der Oberfläche der Zellen des Transplantats befinden sich für den Empfängerorganismus fremde MHC-Moleküle (also falsche Passfotos ☞ 6.4.5). Diese Fremdheit wird von den T-Zellen erkannt, die daraufhin Zytokine ausschütten. Die Zytokine können sowohl direkte Schädigungen des Zielgewebes verursachen als auch Makrophagen aktivieren, die dann das Fremdgewebe attackieren und zerstören (Abb. 6.15).

6.7.2 Autoimmunerkrankungen

Die Antikörper und Antigen-Rezeptoren der T-Zellen sind aufgrund ihrer Vielfalt prinzipiell in der Lage, jeden beliebigen Eiweißkörper anzugreifen. Theoretisch könnten sich die Zellen und Antikörper des Abwehrsystems also auch gegen den eigenen Körper richten. Im Rahmen der Prägung in Thymus und Knochenmark werden die gegen den eigenen Körper gerichteten Abwehrzellen jedoch im Normalfall aussortiert (☞ 6.4.1), so dass nur solche Abwehrzellen in die Blutbahn gelangen, die nicht gegen die Antigene des eigenen Körpers reagieren. Dieses Nichtvorgehen gegen eigene Antigene wird als **Immuntoleranz** bezeichnet.
Es kommt aber vor, dass im Laufe des Lebens die Immuntoleranz gegen bestimmte Körpergewebe verloren geht und der Organismus in der Folge Antikörper z.B. gegen sein eigenes Schilddrüsengewebe entwickelt. Man spricht hier auch von **Autoantikörpern**.
Die daraus resultierenden Krankheiten sind als **Autoimmunerkrankungen** bekannt und zeigen je nach beteiligtem Autoantikörper unterschiedliche, z.T. lebensbedrohliche Symptome.

Zu den Autoimmunerkrankungen gehört beispielsweise das *akute rheumatische Fieber*, bei dem, ausgelöst durch eine an sich harmlose bakterielle Infektion, eine Antikörperbildung gegen das eigene Herzgewebe und die eigenen Gelenke beginnt. Bei vielen weiteren Krankheiten ist bekannt oder wird vermutet, dass sie auf der Wirkung von autoaggressiven Antikörpern beruhen. Beispiele sind:
- der *Diabetes mellitus Typ I* (☞ 19.4.2),
- die *chronische Polyarthritis* („klassisches Gelenkrheuma"),

- die *Colitis ulcerosa*, eine chronische Dickdarmentzündung,
- der *Morbus Basedow*, eine Schilddrüsenerkrankung,
- die *Myasthenia gravis*, eine Muskelerkrankung mit fortschreitender Muskelschwäche,
- der *Lupus erythematodes*, eine Erkrankung, die den gesamtem Körper betreffen kann, sowie
- blasenbildende Hauterkrankungen *(Pemphigus)*.

6.8 Immunsuppressive Therapie

Autoimmunkrankheiten und ausgeprägte allergische Reaktionen zeigen oft einen schweren und manchmal sogar tödlichen Verlauf. Um dies zu verhindern, können sie mit Medikamenten behandelt werden, die das Abwehrsystem unterdrücken **(Immunsuppressiva)**.

Wichtige Immunsuppressiva sind z.B. die Glukokortikoide aus der Nebennierenrinde (Kortison ☞ 13.6.2). Sie lindern meist rasch die Krankheitssymptome der Betroffenen. Da sie aber das *gesamte* (v.a. spezifische) Abwehrsystem schwächen und außerdem ihre normale Wirkung als Hormone entfalten, haben sie bei längerer Anwendung schwere Nebenwirkungen, so z.B. eine verstärkte Infektanfälligkeit und einen Anstieg des Blutzuckerspiegels.

Neben den kortisonartig wirkenden Stoffen wird häufig das *Ciclosporin A* eingesetzt, eine Substanz, die spezifisch die T-Zell-Vermehrung hemmt und daher sehr wirksam die Transplantatabstoßung unterdrückt.

Zytostatika (☞ auch 14.3.4) unterdrücken ebenfalls unspezifisch das Abwehrsystem. Wegen ihrer ausgeprägten Nebenwirkungen sind sie schwersten Fällen vorbehalten.

Wiederholungsfragen

1. Was sind Antigene? (☞ 6.1.1)
2. Wie schützt sich der Körper vor dem Eindringen von Infektionserregern? (☞ 6.2.1)
3. Welche Aufgabe haben die Zellen des Immunsystems? (☞ 6.2.3)
4. Welche Zellen gehören zu den „Fresszellen"? (☞ 6.2.2)
5. Welche Zellen sind zur Phagozytose fähig? (☞ 6.2.2)
6. Was sind Komplementfaktoren? (☞ 6.2.4)
7. Wozu braucht das Immunsystem Zytokine? (☞ 6.3)
8. Welche Funktion haben die T-Helferzellen? (☞ 6.4.1)
9. Woran erkennt das Immunsystem körperfremde Zellen? (☞ 6.4.1)
10. Wo „lernen" die T-Zellen, welche Zellen nicht vernichtet werden dürfen? (☞ 6.4.1)
11. Was ist die Aufgabe von B-Zellen? (☞ 6.4.2)
12. Welche Antikörper-Klassen gibt es? (☞ 6.4.3)
13. Wie erkennt das Immunsystem virusinfizierte Körperzellen? (☞ 6.5.2)
14. Wie unterscheiden sich Aktiv- und Passivimmunisierung? (☞ 6.6)
15. Was versteht man unter einer Überempfindlichkeitsreaktion? (☞ 6.7)
16. Was ist ein anaphylaktischer Schock? (☞ 6.7.1)
17. Was sind Autoantikörper? (☞ 6.7.2)

Muskeln, Knochen und Gelenke

Lernzielübersicht

7.1 Die Knochen und das Skelettsystem

- Das Skelettsystem bildet zusammen mit den Muskeln den Bewegungsapparat.
- Zur Gewichtsreduktion sind viele Knochen hohl. Die Hohlräume enthalten rotes blutbildendes Knochenmark oder gelbes Fettmark.
- „Knochen" ist keine starre Struktur, er wird vielmehr ständig umgebaut und ist – z.B. nach einem Knochenbruch – sehr regenerationsfähig.
- Osteoblasten sind Zellen, die Knochen aufbauen – Osteoklasten bauen ihn ab. Der Umbau wird durch Vitamin D und Hormone mitbestimmt.
- Durch Sehnen und Bänder sind die Knochen mit den sie bewegenden Muskeln verbunden.

7.2 Die Gelenke

- Gelenke verbinden Knochen miteinander.
- Die Gelenke sind von einer Gelenkkapsel eingehüllt und können durch Bänder verstärkt sein.
- Die Gelenkoberflächen sind von spiegelglatten Knorpelflächen bedeckt.
- Freie Gelenke, die Bewegungen in 1 – 3 Ebenen (Freiheitsgraden) ermöglichen, nennt man Diarthrosen; Synarthrosen heißen unbewegliche Knochengelenke.

7.3 Die Muskulatur

- Muskulatur hat die Fähigkeit zur Kontraktion, sie kann sich also zusammenziehen. Hierdurch löst sie Bewegungen aus.
- Die Skelettmuskulatur setzt am Knochensystem an und bildet mit diesem den Bewegungsapparat.
- Wichtigste Bauelemente der Muskulatur sind die Aktin- und die Myosinfilamente – sie bilden den eigentlichen kontraktilen Apparat.
- Herzmuskelgewebe ist ebenfalls quergestreift, aber nicht willentlich zu beeinflussen.
- Das glatte Muskelgewebe bildet den „Bewegungsapparat" der inneren Hohlorgane (z.B. Magen, Darm und Blase).

7.1 Die Knochen und das Skelettsystem

Knochen- und Knorpelgewebe bilden ein stabiles Gerüst, das die äußere Gestalt beeinflusst und im Zusammenspiel mit den Muskeln die Bewegung einzelner Körperteile erlaubt. Dieses Gerüst ist das **Skelettsystem**. Skelettsystem und Muskulatur werden zusammenfassend als **Bewegungsapparat** bezeichnet.

7.1.1 „Nebenfunktionen" des Skelettsystems

Das Skelett gewährt dem Körper nicht nur Stabilität. Es schützt auch *innere Organe* vor Verletzungen und dient als wichtiger **Mineralspeicher**, insbesondere für Kalzium und Phosphat. Viele Strukturen im Körper brauchen Kalzium, um ordnungsgemäß funktionieren zu können. So besteht ein ständiger Austausch von Kalzium zwischen Blut und Knochengewebe.
Schließlich bietet das Skelettsystem im Inneren vieler Knochen auch die Produktionsstätte für die meisten Blutzellen (**Hämatopoese** ☞ 14.1.3).

7.1.2 Knochentypen und -formen

Da der Mensch über 200 verschiedene Knochen besitzt, liegt es nahe, sie nach ihrer Form und Funktion in Knochentypen einzuteilen:
Die **Röhrenknochen**, etwa der Oberarmknochen, bestehen aus einem langen röhrenförmigen Schaft mit zwei meist verdickten Enden. Während sie außen aus einer sehr dichten Knochenschicht *(Kompakta)* bestehen, haben sie innen meist eine aufgelockerte Struktur *(Spongiosa)* und enthalten dort Knochenmark.
Kurze Knochen sind meist würfel- oder quaderförmig, z.B. die Handwurzelknochen. Ihre Außenschicht ist dünner als bei einem Röhrenknochen und geht ohne scharfe Grenze in die schwammartige (spongiöse) Innenschicht über.
Flache, kompakte Knochen bezeichnet man als **platte Knochen**. Zwischen zwei festen Außenschichten befindet sich ebenfalls eine schmale spongiöse Innenschicht. Neben den Schädelknochen gehören zu den flachen Knochen noch das Brustbein, die Rippen, die Schulterblätter und die Darmbeinschaufeln.
Die **Sesambeine** sind kleine, in Muskelsehnen eingebettete Knochen. Sie finden sich bevorzugt dort, wo Sehnen

7 Muskeln, Knochen und Gelenke

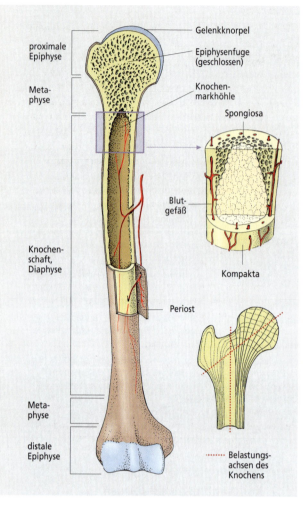

Abb. 7.1: Aufbau eines Röhrenknochens. Links: Teilweise längs eröffnet. Die Metaphyse ist die Längenwachstumszone (im Kindes- und Jugendalter) zwischen Diaphyse und Epiphyse.
Rechts oben: Vergrößerter Ausschnitt mit Knochenmarkhöhle.
Rechts unten: Schematischer Schnitt durch den Hüftkopf des Oberschenkelknochens. Die Knochenbälkchen sind in den Richtungen der Hauptbelastungsachsen angeordnet.

besonderen Belastungen ausgesetzt sind, z.B. im Handgelenk. Die Anzahl der Sesambeine kann variieren, das größte Paar von ihnen ist jedoch immer vorhanden: die *Kniescheiben*.
Neben diesen Knochenformen gibt es noch die **irregulären** (unregelmäßig geformte, in kein Schema passende) **Knochen**, zu denen die Wirbel und viele Knochen des Gesichtsschädels zählen.

Durchtrittsstellen von Leitungsbahnen

Viele Knochen haben spezielle Ausformungen, um Leitungsbahnen hindurchzulassen:
- Ein *Loch* oder **Foramen** ist eine Öffnung, durch die Blutgefäße, Nerven und Bänder oder, z.B. im Falle des großen Hinterhauptsloches (☞ Abb. 8.10) das Rückenmark, hindurchziehen können.
- Andere Knochen besitzen eine *Grube* (**Fossa**) oder *Einsenkung* (**Incisura**), in der Muskeln, Sehnen oder andere Strukturen versenkt verlaufen.
- Durch einen längeren *Gang* (**Meatus**) im Inneren eines Knochens verlaufen z.B. die Ohrtrompete (☞ Abb. 12.15) oder auch Nerven- und Gefäßstrukturen.

Pneumatisierte (luftgefüllte) Hohlräume

Um Gewicht zu reduzieren, enthalten einige Schädelknochen luftgefüllte und mit Schleimhaut ausgekleidete Hohlräume, z.B. die Nasennebenhöhlen. Zu diesen lufthaltigen Knochen gehören das Stirnbein, das Siebbein, das Keilbein und der Oberkieferknochen (☞ Abb. 8.7).

7.1.3 Der Aufbau eines Knochens

Die äußere Struktur eines „erwachsenen" Knochens

Den Schaftanteil eines Röhrenknochens nennt man **Diaphyse**, seine beiden Enden heißen **Epiphyse**, der Abschnitt zwischen Epi- und Diaphyse **Metaphyse**. Die beiden Epiphysen sind von einer dünnen Schicht aus hyalinem Knorpel bedeckt. Dieses Knorpelgewebe setzt die Reibung herab, wenn der Knochen mit einem anderen Knochen ein Gelenk bildet. Außerhalb der Gelenkflächen ist der Knochen von *Knochenhaut* (**Periost**) umgeben. Das Periost liegt dem Knochen als dicke, gelbliche Faserschicht fest an. Es setzt sich aus zwei Schichten zusammen, die jedoch nur in der Wachstumsphase zu unterscheiden sind: Die äußere Schicht besteht aus Kollagen und elastischen Fasern, die innere enthält die Nerven und die Gefäße, die das Innere des Knochens mit Nährstoffen versorgen. Deswegen ist die Knochenhaut auch – im Gegensatz zum Knochen selbst – schmerzempfindlich. Neben der Schutz- und Ernährungsfunktion für den Knochen dient das Periost schließlich auch dem Ansatz von Sehnen und Bändern, mit denen es sich reißfest verbindet.

Kortikalis, Kompakta und Spongiosa

Bestünden unsere Knochen durch und durch aus dichtem Knochengewebe, so wäre unser Körper sehr viel schwerer. Tatsächlich ist aber bei den meisten größeren Knochen nur die Außenschicht, die **Kortikalis** (*Knochenrinde*), aus dichtem Knochengewebe aufgebaut. Bei den Röhrenknochen ist die Kortikalis im Bereich der Diaphyse relativ breit und wird dort **Kompakta** genannt. Der wesentlich größere Anteil im Inneren des Knochens besteht aus zarten Knochenbälkchen, der **Spongiosa** (*Schwammknochen*). Die Anordnung der Knochenbälkchen in der Spongiosa wird durch die einwirkenden Kräfte so beeinflusst, dass für jede Belastungsart genau die nötige Anzahl und Stärke an verstrebenden Knochenbälkchen gebildet werden.

Funktioneller Bau des Knochens: Leichtbauweise

☑ Für das menschliche Skelett ist seine Leichtbauweise kennzeichnend: Nur die besonders belasteten äußeren Anteile des Knochens bestehen aus dichtem Knochengewebe. Im Innern des Knochens sind Knochenbälkchen in Richtung des größten Drucks und Zugs ausgerichtet, die mechanisch wenig belasteten Stellen dazwischen bleiben hohl (trajektorielle Bauweise). So wird mit einem Minimum an Material ein Maximum an Stabilität erreicht und enorm Gewicht eingespart: durchschnittlich beträgt das Skelettgewicht nur etwa 10% des Körpergewichts!
Ein Mehr würde den Organismus nur belasten, denn die zusätzliche Knochenmasse müsste nicht nur ernährt werden, sondern würde auch eine noch stärker ausgebildete Skelettmuskulatur erfordern – die Bewegungen würden kraftaufwendiger und dennoch schwerfälliger.

Die Hohlräume zwischen den Knochenbälkchen (**Knochenmarkhöhle**) werden von blutbildendem Knochenmark ausgefüllt. **Rotes blutbildendes Knochenmark** findet sich beim Erwachsenen in den meisten Knochen, die kurz, flach oder unregelmäßig geformt sind, außerdem in den Epiphysen der Röhrenknochen von Oberarm und Oberschenkel (Übersicht ☞ Abb. 14.3).
Die Markhöhlen der übrigen Knochen sind nur beim Kind mit rotem Mark gefüllt, das jedoch im Verlauf der Kindheit nach und nach in gelbes, fetthaltiges Knochenmark (**Fettmark**) umgewandelt wird.

Ernährung des Knochens

Der Knochen wird auf zwei Wegen mit Blut und so mit Nährstoffen versorgt: Einerseits sprossen aus der Knochenhaut winzige Blutgefäße in den Knochen ein und versorgen ihn von außen. Andererseits durchbohren größere Arterien die Kortikalis, ziehen zum Markraum und verzweigen sich dort zu einem Gefäßnetz, das den Knochen von innen versorgt. Im Inneren der Kompakta verlaufen die kleinen Gefäße in den *Havers-Kanälen* (☞ unten). Die Querverbindungen zwischen diesen in Längsrichtung verlaufenden Kanälchen werden *Volkmann-Kanäle* genannt (☞ Abb. 7.3). Sie verbinden die beiden Versorgungssysteme untereinander.

Der „Feinbau" des Knochens

Die Anatomen unterscheiden zwei Arten von Knochengewebe: den feinfaserigen **Lamellenknochen** und den grobfaserigen **Geflechtknochen**. Beim Neugeborenen überwiegt noch der Geflechtknochen, der allmählich zum stärker differenzierten Lamellenknochen umgebaut wird. Im Skelett des Erwachsenen kommen fast nur Lamellenknochen vor.

Lamellenknochen

Die kollagenen Fasern der Knochengrundmasse bilden im Lamellenknochen feine, dünne Plättchen, die **Lamellen**, die nur Bruchteile von Millimetern dick sind. Zu den Rändern des Knochens hin gruppieren sich die Lamellen zu größeren Platten, den **General-Lamellen**.
Eine Reihe von Lamellen ordnet sich jeweils röhrenförmig um einen Kanal, den bereits erwähnten **Havers-Kanal**, in dem das sie ernährende, kleine Gefäß liegt. Aufgrund dieser Anordnung entsteht eine Vielzahl feiner Säulen, die *Havers-Säulen* oder **Osteone** genannt werden. Sie sind jeweils wenige Millimeter lang und bilden die Baueinheit des Knochens. Osteone verlaufen vorwiegend in Längsrichtung und bestimmen so die Biegefestigkeit des Knochens.

Geflechtknochen

Die Grundstruktur des Geflechtknochens besteht aus locker miteinander verflochtenen **Knochenbälkchen** *(Trabekel)*. Dieser Knochenaufbau ist weniger stabil als der des Lamellenknochens.

Die Bildung von Knochengewebe

Da das Knochengewebe zu den Binde- und Stützgeweben gehört (☞ 5.3), findet man auch hier typischerweise (Knochen-)Zellen und viel Interzellularsubstanz, die *Knochengrundsubstanz* (**Knochenmatrix**). Als Besonderheit gegenüber anderen Bindegeweben enthält die Interzellularsubstanz des Knochens in großer Menge Mineralien, die zu ihrer „Verkalkung" und so zu starker Festigkeit führen.

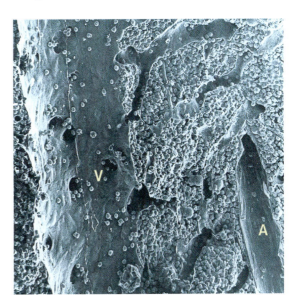

Abb. 7.2: Knochenmark im Rasterelektronenmikroskop. Die Hohlräume des Knochenmarks sind die Bildungsorte der Blutzellen. Die Hohlräume sind von porigen Wänden begrenzt. Das Knochenmark ist von Blutgefäßen (A, V) durchzogen. [C 160]

7 Muskeln, Knochen und Gelenke

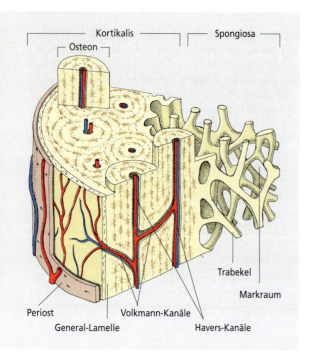

Abb. 7.3: Aufbau eines Lamellenknochens. Außen liegt die in zylinderförmigen Osteonen angeordnete Kortikalis, im Zentrum des Knochen die von großen Hohlräumen durchsetzte Spongiosa. Der Knochen ist aus vielen Lamellen aufgebaut, die untereinander durch eine Kittsubstanz verbunden sind. Große General-Lamellen umschließen den ganzen Röhrenknochen und begrenzen ihn zur Knochenhaut (Periost) und nach innen. Blutgefäße durchstoßen in radiär verlaufenden Volkmann-Kanälen den Knochen und treffen senkrecht auf die Havers-Kanäle, in denen sich die Blutgefäße weiter verzweigen, um das Gewebe zu versorgen.

Es gibt drei verschiedene Arten von Knochenzellen, die am Auf-, Um- und Abbau des Knochens beteiligt sind. Die **Osteoblasten** sind für den Aufbau der Knochengrundsubstanz zuständig. Sie bilden diese allerdings nicht direkt; sondern scheiden vor allem Kalziumphosphate und Kalziumkarbonate in den interstitiellen Raum aus. Da diese Salze schlecht löslich sind, kristallisieren sie entlang den Kollagenfasern der Knochengrundsubstanz aus und mauern so die Osteoblasten ein. Von der Umgebung weitgehend abgeschnitten, verlieren sie ihre Fähigkeit zur Zellteilung und werden dann **Osteozyten** genannt. Schließlich verhärtet sich das Gewebe und bildet die bekannte extrem belastbare Knochenstruktur. Gegenspieler der Osteoblasten bzw. Osteozyten sind die **Osteoklasten**. Dieser Zelltyp ist in der Lage, Knochen wieder aufzulösen, was in Umbauphasen des Skeletts wie z.B. im Wachstum, aber auch in der Heilungsphase nach Knochenbrüchen notwendig ist.

Gleichgewicht zwischen Osteoblasten und Osteoklasten

Auch nach dem Abschluss der Wachstumsphase (☞ 8.1.1) erfolgt weiterhin die Neubildung von Knochengewebe durch Osteoblasten und die Auflösung von Knochenstrukturen durch Osteoklasten. Es besteht ein *dynamisches Gleichgewicht*, bei dem ständig Knochenminerale in die Blutbahn abgegeben und von dort wieder aufgenommen werden. Durch diese Dynamik ist der Knochen in der Lage, sich erhöhten bzw. veränderten Anforderungen anzupassen oder auch während einer Schwangerschaft Knochenminerale zur Verfügung zu stellen.

> Bei der **Osteoporose** ist dieses Gleichgewicht gestört: Es überwiegt der Knochenabbau, die Knochenmasse schwindet, der Knochen wird brüchig, nicht selten kommt es schon durch „harmlose" Verletzungen zu Knochenbrüchen. Betroffen sind vor allem Frauen nach den Wechseljahren – der hier vorliegende Östrogenmangel spielt nach heutigem Kenntnisstand ursächlich eine wesentliche Rolle.
> Ist der Knochenschwund erst einmal eingetreten, ist Hilfe schwer. Deshalb ist die Vorbeugung entscheidend: Genügend körperliche Bewegung und ausreichende Kalziumzufuhr sowie bei Frauen ggf. Östrogenzufuhr nach den Wechseljahren machen die Knochen stabil.

7.1.4 Die Knochenentwicklung

Der Vorgang der Knochenbildung heißt **Ossifikation** (*Verknöcherung*). Da sich der Prozess der Verknöcherung bei der Heilung von Knochenbrüchen in wesentlichen Abschnitten wiederholt, lohnt es sich, die embryonale bzw. kindliche Knochenbildung genau zu betrachten.

In einem ersten, noch frühen Entwicklungsabschnitt, in dem aber schon Muskeln, Blutgefäße und Nerven ausgebildet sind, befinden sich an den Stellen der späteren Knochen zusammenhängende Stränge aus *embryonalem Bindegewebe*. Von diesem Stadium aus gibt es zwei Möglichkeiten zur Knochenbildung: die direkte Verknöcherung und die Verknöcherung über knorpelige Zwischenstufen.

Die direkte Verknöcherung (desmale Ossifikation)

Die Knochen des Schädeldaches, die Mehrzahl der Gesichtsknochen und das Schlüsselbein verknöchern auf direktem Wege (**desmale Ossifikation**). Dabei häufen sich die Osteoblasten im embryonalen Bindegewebe an und beginnen, die Knochengrundsubstanz zu bilden, also Kollagenfasern und Kalziumsalze abzuscheiden. Die Grundsubstanz des Knochens (Matrix) verkalkt vor und teilweise nach der Geburt in Form der schon erwähnten **Knochenbälkchen** (*Trabekel*). Verschiedene Knochenbälkchen verschmelzen nun netzartig miteinander und bilden die typische Struktur der **Geflechtknochen** (auch *Deckknochen* oder *Bindegewebsknochen* genannt).

Muskeln, Knochen und Gelenke

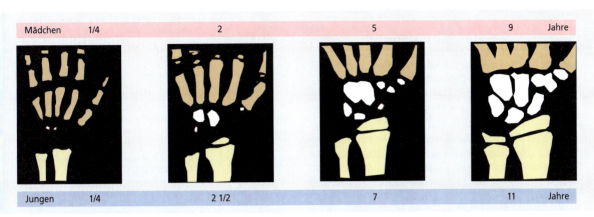

Abb. 7.4: Röntgenologische Skelettaltersbestimmung mit Hilfe der Handwurzelknochen. Angegeben sind Durchschnittswerte für Jungen und Mädchen. Die Knochenentwicklung verläuft bei Mädchen schneller als bei Jungen. [B 117]

Verknöcherung über knorpelige Zwischenstufen (chondrale Ossifikation)

Die meisten Knochen des Körpers werden jedoch über einen Umweg gebildet: Zunächst entstehen aus den embryonalen Bindegewebssträngen Stäbe aus glasartigem *hyalinen Knorpel* (☞ 5.5.1). Der Knorpel wird dann in einem zweiten Entwicklungsabschnitt Stück für Stück durch Knochengewebe ersetzt (**chondrale Ossifikation** ☞ Abb. 7.5). Bei dieser Verknöcherung der knorpeligen Zwischenstufe unterscheidet man eine im Knorpelinneren ablaufende Verknöcherung (**enchondrale Ossifikation**) und eine von der *Knorpelhaut*, dem **Perichondrium**, ausgehende äußere Verknöcherung (**perichondrale Ossifikation**), die parallel zueinander stattfinden:

- Bei der *enchondralen Ossifikation* entsteht im Innern des Knorpelstabes ein *primärer Knochenkern*, der durch schichtweise Auflösung von Knorpel und Anlagerung von Knochen allmählich größer wird. In einer späteren Phase dringen Blutgefäße auch in die Knorpelenden (Epiphysen) ein, wodurch *sekundäre Knochenkerne* entstehen, die (zum Teil) erst nach der Geburt die Räume der beiden Epiphysen ausfüllen.
- Bei der *perichondralen Ossifikation* bildet sich an der Innenhaut des Perichondriums eine Hülle aus Osteoblasten, die eine dünne, strohhalmartige Knochenmanschette erzeugen.

Die perichondrale Knochenmanschette verschmilzt später mit den aus dem Knocheninneren herauswachsenden primären und sekundären Knochenkernen. Oberflächennah bildet sich durch weiteren Umbau die sehr dichte **Kortikalis**. Im Zentrum größerer Knochen entstehen schon bald wieder neue Hohlräume, in denen die Knochensubstanz nur in Form von lockeren Bälkchen erhalten bleibt, die **Spongiosa** (☞ oben).

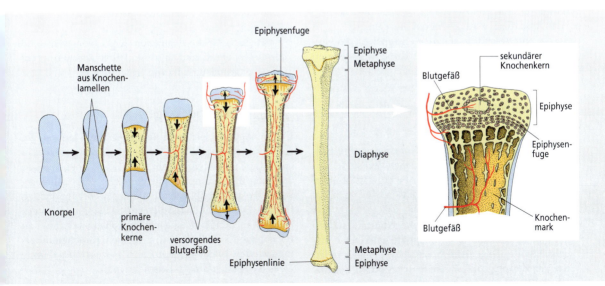

Abb. 7.5: Ablauf der chondralen Ossifikation.

Epiphysenfugen

Wenn sich die beiden sekundären Knochenkerne ausgebildet haben, ist das Knorpelgewebe des Epiphysenraumes mit jeweils zwei Ausnahmen vollständig durch Knochen ersetzt: Auf der Gelenkfläche der Epiphyse verbleibt der hyaline Knorpel als hochbelastbarer **Gelenkknorpel**, und in Richtung Diaphyse bleibt die knorpelige *Längenwachstumszone* oder **Epiphysenfuge** übrig. Von der Epiphysenfuge geht das weitere Längenwachstum des Röhrenknochens aus, bis auch dieser Bereich verknöchert und das Skelettwachstum abgeschlossen ist. Die Epiphysenfuge verschließt sich dann, und Knorpelzellen sind nach Abschluss des Wachstums nicht mehr nachweisbar.

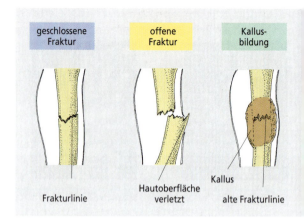

Abb. 7.6: Geschlossener und offener Knochenbruch (Fraktur). Rechts Kallusbildung: Darunter versteht man den neu gebildeten Knochen an der Bruchstelle.

7.1.5 Knochenwachstum und Wachstumshormon

Die Wachstumsgeschwindigkeit des Knochens wird vor allem durch das *Wachstumshormon* bestimmt (☞ 13.2.2). Solange Wachstumshormon ausgeschüttet wird, was bis zum Ende der Pubertät geschieht, bilden sich auf der zur Epiphyse zeigenden Grenzfläche der Epiphysenfuge neue Knorpelzellen. Diese werden auf der zur Diaphyse zeigenden Grenzfläche der Fuge durch Knochenzellen ersetzt. So bleibt die Dicke der Epiphysenfuge ziemlich konstant, während der knöcherne Anteil auf der Diaphysenseite wächst.

Zu Beginn der Pubertät kommt es dann durch das Zusammenwirken von Wachstumshormonen mit den Sexualhormonen Östrogen und Testosteron zum *pubertären Wachstumsschub*.

Am Ende der Pubertät werden durch die Sexualhormone und das Absinken des Wachstumshormonspiegels die epiphysären Knorpelzellen zunehmend inaktiv. Schließlich hören sie auf, sich zu teilen, und auch die knorpelige Epiphysenfuge wird knöchern durchbaut. Zurück bleibt die *Epiphysenlinie*, mit deren Erscheinen das Längenwachstum des entsprechenden Knochens unwiderruflich beendet ist.

7.1.6 Übersicht über den Mineralhaushalt des Knochens

Der ständige Auf- und Abbau von Knochengewebe muss auch nach dem Abschluss des Knochenwachstums fein reguliert werden, damit es nicht zu Funktionsstörungen kommt. Für ein gesundes Knochengewebe sind vor allem folgende Substanzen verantwortlich:

- Als Grundvoraussetzung muss die Nahrung ständig ausreichend **Kalzium** und **Phosphate** enthalten – diejenigen Stoffe, die der Knochenmatrix Festigkeit verleihen. Ein Zuwenig an Kalzium in der Nahrung begünstigt die Osteoporose. Insbesondere Milch und Milchprodukte enthalten reichlich Kalzium. Vor allem in der Schwangerschaft, Stillperiode und im Alter sollte auf eine ausreichende Kalzium-Zufuhr geachtet werden (☞ 19.8.3). Ein Mangel an Phosphat dagegen existiert außer bei Alkoholikern praktisch nicht.
- **Vitamin-D-Hormon** (kurz *Vitamin D*) entsteht unter UV-Bestrahlung in der Haut (eine Übersicht gibt Abb. 13.15). Unser Körper braucht es unter anderem für die Aufnahme von Kalzium aus dem Verdauungstrakt. Vitamin-D-Mangel kann zu schweren Krankheitsbildern, der *Rachitis* und der *Osteomalazie* (☞ 13.5), führen.
- Die Regulation des Kalziumhaushaltes übernehmen die Hormone **Parathormon** und **Kalzitonin** unter Mitwirkung des Vitamin-D-Hormons (genaue Wirkungsweisen ☞ 13.5).
- Auch die Sexualhormone **Östrogen** (bei der Frau ☞ 20.2.5) und **Testosteron** (beim Mann) unterstützen beim Erwachsenen den Knochenerhalt.
- Schließlich sind auch die **Vitamine A**, **B**$_{12}$ und **C** (☞ 18.10.5) für die Regulation der Osteoblasten- und Osteoklastentätigkeit und die Aufrechterhaltung der Knochengrundsubstanz von Bedeutung.

7.1.7 Sehnen und Bänder

Über bindegewebige, derbe **Sehnen** sind die Muskeln an die Knochen angeheftet. An vielen Körperstellen sind auch Knochen untereinander zum Zweck einer besseren Stabilität direkt durch sehnenähnliche derbe Bindegewebszüge verknüpft – diese Bindegewebszüge heißen **Bänder**. Die Anhaftungsstellen von Sehnen und Bändern an der Knochenoberfläche müssen hohen mechanischen Belastungen standhalten. An solchen **Knochenanhaftungsstellen** bildet der Knochen speziell ausgeformte *Oberflächenstrukturen*. Beispiele sind:

- Knochenleisten (**Cristae**, z.B. die Crista iliaca des Hüftknochens ☞ Abb. 8.41),

- Knochenvorsprünge (**Kondylus** bzw. **Epikondylus**, z.B. beim Oberarmknochen ☞ Abb. 8.31),
- Aufrauungen zum Ansatz von Bändern oder Sehnen (**Tuberositas**) und
- schmale spitze Ausläufer (Dornfortsätze der Wirbelkörper ☞ z.B. Abb. 8.18).

7.1.8 Knochenbrüche

Um einen **Knochenbruch** *(Fraktur)* richtig zu behandeln, müssen folgende Fragen geklärt werden:
- Ist der Bruch *komplett* oder *unvollständig*? Im letzteren Fall ist der Knochen nur angebrochen.
- Ist die Fraktur *offen*, besteht also gleichzeitig eine Hautverletzung, oder liegt ein Knochenbruch bei unverletzter Haut vor *(geschlossene Fraktur)*?
- Ist die Fraktur *traumatisch* oder *pathologisch* bedingt? Im ersten Fall sind starke äußere Kräfte wie z.B. Fehlbelastungen beim Sport, eine Schlägerei oder ein Autounfall die Ursache, im letzteren ein durch Knochentumor, *Osteoporose* (Knochenentkalkung), *Osteomyelitis* (Knochenmarksentzündung) oder eine hormonelle Störung brüchig gewordener Knochen. *Pathologische Frakturen* sind also Folge vorbestehender Erkrankungen.
- Je nach Lokalisation, Schwere und Art des Knochenbruches wird entweder *konservativ* (in der Regel durch Eingipsen oder Kunststoffverband) oder *operativ* behandelt (offenes Zusammenfügen von Knochenstücken unter sterilen OP-Bedingungen mit Hilfe von Schrauben, Metallplatten, Nägeln oder Drähten, *Osteosynthese* genannt).

Wie die Erstbehandlung, so hängt auch die Nachbehandlung von vielen Faktoren ab: Knochenbrüche von Kindern heilen z.B. doppelt so schnell wie diejenigen älterer Menschen, und bis die Belastbarkeit wiederhergestellt ist, benötigen Brüche der Beinknochen im Schnitt eine doppelt so lange Festigungszeit wie Brüche der Armknochen.

Primäre Frakturheilung

Ziel der bis zu sechsmonatigen Nachbehandlung ist der stabile Aufbau des Knochens über den Frakturspalt hinweg: neue Knochenbälkchen sollen sich bilden und den Frakturspalt überbrücken.
Werden die Knochenbruchstücke durch Osteosynthese unter Druck genau passend aufeinandergepresst, so erfolgt der Durchbau direkt (**primäre Frakturheilung**). Diese schnellste Form der Frakturheilung funktioniert jedoch nur, wenn der Bruch absolut ruhiggestellt und gut durchblutet ist.

Sekundäre Frakturheilung

Oft jedoch sind diese Voraussetzungen nicht erfüllt. Dann entsteht zunächst über Entzündungsprozesse an den durch feine Bewegungen gereizten Bruchenden ein knorpelartiger *Reizkallus*, der die Bruchstelle nach und nach verlötet und sich sekundär über viele Monate wie bei der chondralen Ossifikation (☞ 7.1.4) in Knochen umwandelt (**sekundäre Frakturheilung**). Dadurch verheilt der Bruch zwar nicht so glatt, wird aber aufgrund der intensiven Umbauprozesse häufig sehr stabil.

Aufgrund des mit Nerven versorgten Periostes (Knochenhaut ☞ 7.1.3) sind instabile und noch nicht versorgte Frakturen sehr schmerzempfindlich. Die betroffene Extremität muss bei diesen Patienten in einer Schiene ruhiggestellt werden. Bei einer notwendigen Umlagerung oder Bewegung des Patienten sollte daran gedacht werden, ihm vorher ein Schmerzmittel zu geben, um unnötige Schmerzen zu vermeiden.

7.2 Die Gelenke

7.2.1 Ein Überblick

Körperbewegungen finden nicht an den Knochen selbst, sondern an den bindegewebigen Verbindungsstellen zwischen den Knochen statt – den **Gelenken**.

In den Gelenken stehen sich zwei weißliche, spiegelglatte Gelenkflächen gegenüber. Diese Grenzfläche zwischen zwei Knochen wird durch den der Epiphyse aufgelagerten *Gelenkknorpel* gebildet.

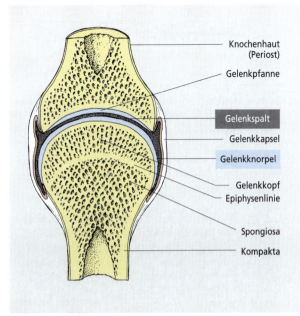

Abb. 7.7: Längsschnitt durch ein Kugelgelenk in der Schemazeichnung.

Einteilung nach der Beweglichkeit

Nicht alle Gelenke sind gleich stark beweglich: Manche erlauben die Bewegung in mehreren Ebenen, andere nur in einer Ebene; einige Gelenke erlauben gar keine Bewegung.

Gelenke mit Gelenkhöhle und deutlicher Beweglichkeit in mindestens einer Ebene nennt man **Diarthrosen** oder *freie Gelenke*. Die meisten Gelenke gehören zu dieser Gruppe.

Sehr straffe Gelenke mit geringer Beweglichkeit nennt man **Amphiarthrosen** *(straffe Gelenke)*. Zu ihnen gehört das Sakroiliakalgelenk zwischen Darmbein und Kreuzbein (☞ Abb. 8.42).

Eine **Synarthrose** *(Fuge, Haft)* ist ein unbewegliches Knochengelenk, das, ohne einen Gelenkspalt zu bilden, mit Knorpel- oder straffem Bindegewebe ausgefüllt ist. Synarthrosen dienen dazu, Knochen möglichst unverrückbar zusammenzuhalten.

Die Synarthrosen kann man weiter unterteilen:
- *Syndesmosen*: Als solche werden z.B. die Schädelknochenverbindungen bezeichnet (☞ Abb. 8.9), die aus festen, sich verzahnenden, bindegewebig überbrückten Nähten bestehen.
- *Synchondrosen*: Es besteht hierbei eine knorpelige Verbindung wie z.B. an der Symphyse (Schambeinfuge ☞ 8.7.1) oder zwischen Rippen und Brustbein.
- *Synostosen*: Sie entstehen dann, wenn das ursprünglich faserige Bindegewebe zwischen zwei Knochen im Laufe der Entwicklung durch Knochensubstanz ersetzt wird, wie z.B. bei der Verknöcherung des Kreuzbeins aus fünf Wirbelsegmenten (gut erkennbar in Abb. 8.19).

7.2.2 Gelenkkapseln und Bänder

Um **Luxationen** *(Auskugelungen)* zu verhindern, sind die meisten Diarthrosen von einer straffen **Gelenkkapsel** umhüllt (Aufbau ☞ unten).

In die Gelenkkapseln sind oft die bereits erwähnten Bänder eingeflochten, derbe Verstärkungsstränge, die die Epiphysen der beiden gegenüberstehenden Knochen direkt verbinden und dem Gelenk Stabilität in ungünstigen Belastungssituationen geben. Diese Verstärkungszüge schützen so z.B. als Innen- und Außenband des oberen Sprunggelenks vor dem „Umknicken" des Fußes.

> Werden Gelenke längere Zeit unzureichend oder gar nicht bewegt (etwa bei Ruhigstellung, schmerzbedingter Schonhaltung oder lähmungsbedingtem Muskelungleichgewicht), droht die dauerhafte Verkürzung von Muskeln, Sehnen und Bändern mit der Folge einer bleibenden *Gelenkversteifung* **(Kontraktur)**.
> Die Pflegenden achten bei gefährdeten Patienten also nicht nur auf das bequeme Liegen des Patienten, sondern auf die **Prophylaxe von Kontrakturen.** Diese fußt vor allem auf der korrekten Lagerung und Umlagerung des Patienten sowie regelmäßigen Bewegungsübungen des Patienten oder passivem Durchbewegen durch die Pflegeperson oder die Physiotherapeutin.

7.2.3 Aufbau der Diarthrosen

Die freie Beweglichkeit in den Gelenken wird durch drei Grundstrukturen ermöglicht:
- Die **Gelenkflächen**, die glatten, von hyalinem Knorpel überzogenen Epiphysenaußenflächen.
- Die **Gelenkkapsel**, also die straffe Umhüllung des Gelenkraums. Die Gelenkkapsel setzt sich aus zwei Schichten zusammen: Außen liegt die *Membrana fibrosa*, die aus kollagenem Fasermaterial besteht und durch ihren festen Halt vor Verrenkungen schützt. Innen liegt die *Membrana synovialis* **(Synovialmembran)**; sie beinhaltet elastische Fasern, Gefäße sowie Nerven und sondert die Synovialflüssigkeit ab.
- Den **Gelenkspalt**, der durch *Gelenkflüssigkeit* **(Synovia)** ausgefüllt wird.

Die Synovia ist eine klare, fadenziehende, eiweiß-, fett- und muzinhaltige *(muzin = Schleim)* Flüssigkeit. Sie schmiert wie ein Getriebeöl die Gelenkflächen und ernährt außerdem den gefäßlosen Knorpel durch Diffusion (☞ 3.5.4).

Schleimbeutel

Um Gewebeschäden durch Reibungskräfte bei Körperbewegungen zu verhindern, sind an vielen Stellen in der Nähe oder am Rand der Gelenkhöhle dünnwandige, mit Synovialmembran ausgekleidete Säcke ausgebildet, die man **Schleimbeutel** *(Bursae synoviales)* nennt. Sie liegen an druckbelasteten Stellen, verteilen den Druck gleichmäßiger, erleichtern das Aufeinandergleiten der beteiligten Strukturen und dienen als Puffer bei Bewegungen.

Disken und Menisken

In manchen Gelenkhöhlen liegt ein scheiben- und ringförmiger Zwischenknorpel **(Discus)**. Von großer medizinischer Bedeutung sind vor allem diejenigen des Knies, die als **Menisken** bezeichnet werden (☞ Abb. 8.51). Disken und Menisken schonen den Gelenkknorpel, indem sie den Druck gleichmäßiger verteilen und Krümmungsungleichheiten zwischen den Gelenkflächen ausgleichen. Dadurch sind sie aber auch häufig bei Verletzungen, insbesondere des Knies, mitbeteiligt.

7.2.4 Gelenkformen

Es leuchtet ein, dass ein Kugelgelenk wie z.B. das Hüftgelenk wesentlich mehr Bewegungsmöglichkeiten – man

Muskeln, Knochen und Gelenke

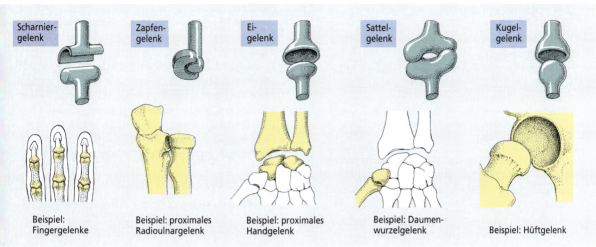

Abb. 7.8: Verschiedene Gelenkformen.

spricht von **Freiheitsgraden** – besitzt als ein einfaches Scharniergelenk etwa zwischen zwei Fingergliedern. Die Beweglichkeit des Gelenkes wird dabei entscheidend von der Gestalt der gegenüberstehenden Gelenkflächen mitbestimmt. Insgesamt gibt es sechs verschiedene Grundformen:

Das Gleitgelenk

Die Gelenkflächen der Knochen, die ein **Gleitgelenk** bilden, sind im allgemeinen flach. Diese Verbindungen erlauben in geringem Maße eine Gleitbewegung nach vorne und hinten oder von Seite zu Seite, ohne dass Beuge- oder Rotationsbewegungen möglich sind. Solche Gleitgelenke befinden sich z.B. in der Hand- und Fußwurzel. Auch die Zwischenwirbelgelenke sind Gleitgelenke.

Das Scharniergelenk

Wird eine nach außen gewölbte **(konvexe)** Gelenkfläche in Rollenform von einer nach innen gewölbten **(konkaven)** Gelenkfläche schalenförmig umgriffen, so sind Scharnierbewegungen möglich. Ähnlich wie das Öffnen oder Schließen einer Tür *eine* einzige Bewegung in zwei Richtungen ermöglicht, haben auch **Scharniergelenke** nur *einen* Freiheitsgrad.
Scharniergelenke finden sich zwischen allen Finger- und Zehengliedern.

Zapfen- und Radgelenke

Bei beiden Gelenktypen steht eine *konvexe*, zylindrisch geformte Gelenkfläche einer *konkaven* gegenüber. Zapfen- und Radgelenke haben nur einen Freiheitsgrad:
- Beim **Zapfengelenk** dreht sich die konvexe Gelenkfläche innerhalb eines Bandes, das die konkave Gelenkfläche zum Ring ergänzt. Ein Beispiel hierfür ist das proximale Radioulnargelenk am Ellenbogen (☞ Abb. 7.8).
- Beim **Radgelenk** bewegt sich die konkave Gelenkfläche um die konvexe (z.B. das distale Radioulnargelenk ☞ Abb. 8.27).

Das Eigelenk

Beim **Eigelenk** (oder *Ellipsoidgelenk*) stehen *ellipsenförmige* konvexe und konkave Gelenkflächen einander gegenüber. Das proximale Handgelenk zwischen Speiche und Handwurzelknochen ist ein solches Eigelenk. Eigelenke erlauben sowohl die Beuge-Streck-Bewegung als auch die Seit-zu-Seit-Bewegung (Abduktion bzw. Adduktion ☞ Abb. 8.2). Sie besitzen also *zwei* Freiheitsgrade. In geringem Umfang ist auch die Drehung möglich.

Das Sattelgelenk

Beim **Sattelgelenk** besitzt eine Gelenkfläche die Form eines Sattels, während die andere der Form eines Reiters auf seinem Sattel ähnelt. Dieses Gelenk erlaubt die Seit-zu-Seit-Bewegung und die Vorwärts-Rückwärts-Bewegung, hat also *zwei* Freiheitsgrade. Ein Beispiel ist das Grundgelenk des Daumens.

Das Kugelgelenk

Die meisten Bewegungsmöglichkeiten bietet ein **Kugelgelenk**. Hier sitzt eine kugelige Gelenkfläche, der *Gelenkkopf*, in einer kugelförmig ausgehöhlten *Gelenkpfanne*. Mit einem Kugelgelenk, wie z.B. dem Schulter- oder Hüftgelenk, sind Bewegungen in allen *drei* Freiheitsgraden möglich:
- Beugung und Streckung (Flexion und Extension),
- Seit-zu-Seit-Bewegung (Abduktion und Adduktion),
- Drehung (Innen- und Außenrotation).

7.3 Die Muskulatur

Wie in Kapitel 5 bereits erläutert, gibt es drei Grundtypen von Muskelgewebe:
- die *quergestreifte Muskulatur* (☞ 7.3.1 – 7.3.6),
- das *Herzmuskelgewebe* (☞ 7.3.8) und
- die *glatte Muskulatur* (☞ 7.3.9).

7.3.1 Einführung

Die aktive Bewegung des Körpers kommt durch den Wechsel zwischen Anspannung und Erschlaffung der **quergestreiften Muskulatur** *(Skelettmuskulatur)* zustande.
Die Skelettmuskulatur besteht aus hochspezialisierten Zellen, die vier Grundeigenschaften aufweisen:
- Sie sind *erregbar*, das heißt sie können auf Nervenreize reagieren.
- Sie sind *kontraktil*, das heißt sie können sich verkürzen.
- Sie sind *dehnbar*, das heißt sie lassen sich auseinander ziehen.
- Sie sind *elastisch*, das heißt sie kehren nach Dehnung oder Kontraktion in ihre ursprüngliche Ruhelage zurück.

Durch seine Fähigkeit zur **Kontraktion** kann der Skelettmuskel mehrere wichtige Aufgaben erfüllen:
- Die **aktive Bewegung des Körpers**. Sie ist sichtbar beim Laufen oder Rennen und bei lokalisierten Bewegungen wie z.B. dem Ergreifen eines Bleistifts.
- Die **aufrechte Körperhaltung**. Die Skelettmuskulatur ermöglicht den aufrechten Gang. Infolge einer kontinuierlichen Stimulation von Muskelzellen durch das zentrale Nervensystem wird der Körper in sitzender oder stehender Position gehalten, ohne dass wir bewusst darauf achten müssen.
- **Wärmeproduktion**. Von der Energie, die zur Muskelarbeit eingesetzt wird, können nur 45% für die Kontraktion selbst verwendet werden. Als „Abfallprodukt" entsteht die Körperwärme. Insgesamt werden bis zu 85% der Körperwärme durch Muskeln erzeugt.
- **Energieumsatz**. Bereits in Ruhe entfallen ca. 20–25 % des Energieumsatzes auf die Skelettmuskulatur.

Muskulatur von Mann und Frau

Männer haben wesentlich mehr (Skelett-)Muskelgewebe als Frauen. Ursächlich verantwortlich für diesen Unterschied ist vor allem das Sexualhormon *Testosteron* (☞ 20.1.3), das stark muskelaufbauend *(anabol)* wirkt. Noch stärker weicht die maximal erzielbare muskuläre Kraftentwicklung voneinander ab – Frauen vermögen durchschnittlich nur 65% der Kraft des „Durchschnittsmannes" zu entwickeln.

7.3.2 Die Mechanik des Skelettmuskelgewebes

Ansatz und Ursprung eines Skelettmuskels

Muskelkontraktionen erzeugen Bewegung durch die Ausübung von Zug auf die Sehnen, die wiederum Zugkräfte auf die Knochen übertragen, an denen sie angeheftet sind. Als **Ursprung** des Muskels ist der *kranial* (kopfwärts), bei Armen und Beinen der *proximal* (rumpfwärts) befestigte Teil definiert, als **Ansatz** die *kaudal* bzw. *distal* davon liegende Befestigung. Die zwischen Ansatz und Ursprung liegende fleischige Portion des Muskels wird **Muskelbauch** genannt.

Agonist und Antagonist

Zur flüssigen Ausführung der meisten Bewegungen ist das Zusammenspiel gegensätzlich wirkender Muskeln erforderlich. Ein **Agonist** *(Spieler)* führt eine bestimmte Bewegung aus, sein **Antagonist** *(Gegenspieler)* ist für die entgegengesetzte Bewegung verantwortlich.
Je nach beabsichtigter Bewegungsrichtung wirkt ein- und derselbe Muskel entweder als Agonist oder als Antagonist. Dies soll am Beispiel des Ellenbogens erklärt werden: Soll der Unterarm *gebeugt* werden, muss sich der M. biceps brachii zusammenziehen, er ist *Agonist*. Während er sich kontrahiert, muss sich sein Gegenspieler, der M. triceps brachii, entspannen. Er ist *Antagonist*. Soll der Ellbogen nun *ausgestreckt* werden, ist der M. triceps brachii der Agonist, während der M. biceps brachii die Aufgabe des (sich entspannenden) Antagonisten übernimmt. Kontrahieren sich Agonist und Antagonist gleichzeitig mit gleicher Kraft, so entsteht keine Bewegung, sondern eine *isometrische Kontraktion* (☞ 7.3.6).

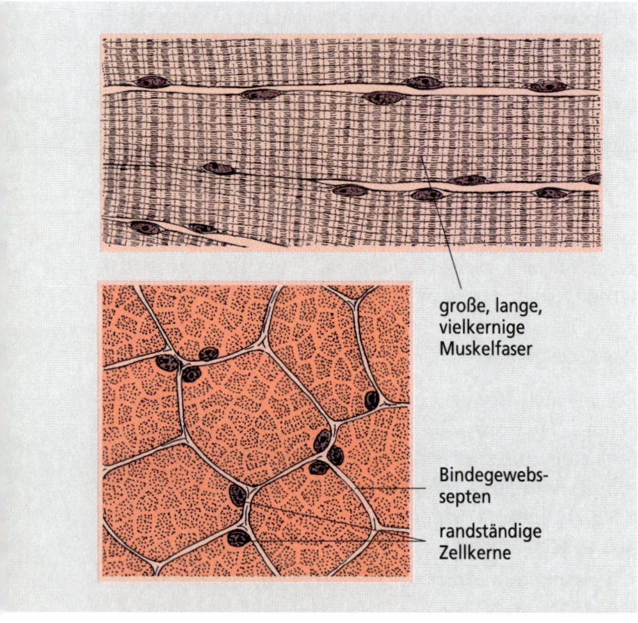

Abb. 7.9: Längs- und Querschnitt durch einen Skelettmuskel.

große, lange, vielkernige Muskelfaser

Bindegewebssepten

randständige Zellkerne

Muskeln, Knochen und Gelenke

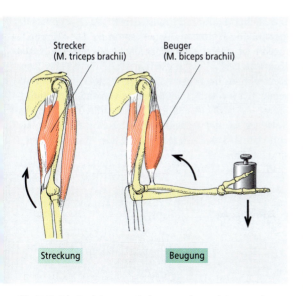

Abb. 7.10: Die Beziehung zwischen Agonist und Antagonist am Beispiel des Zusammenspiels von Beuger (M. biceps brachii) und Strecker (M. triceps brachii) am Ellbogengelenk. Vergleiche hierzu auch Abb. 8.32.

Muskeln, die sich gegenseitig in ihrer Arbeit unterstützen, nennt man **Synergisten**. So unterstützt der M. brachialis (☞ Abb. 8.32) die Arbeit des M. biceps brachii bei der Armbeugung.

7.3.3 Die Namensgebung der Skelettmuskeln

Die meisten der über 400 Skelettmuskeln werden nach einem oder mehreren der folgenden Kriterien benannt:

- Dem **Faserverlauf**. Beispiele: Die Fasern des M. *transversus* abdominis verlaufen rechtwinklig (quer = *transvers*) zur Körpermittellinie. Die Fasern des M. *obliquus* externus abdominis liegen diagonal (schräg = *obliquus*) zur Mittellinie.
- Der **Lage** des Muskels. Der *M. temporalis* liegt nahe dem Os temporale (Schläfenbein). Der M. *tibialis anterior* verläuft am vorderen Anteil der Tibia (Schienbein).
- Der **Größe** bzw. **Länge** des Muskels. *Maximus* bedeutet der größte, *minimus* bedeutet der kleinste, *longus* bedeutet der lange und *brevis* der kurze. Beispiele hierfür sind der M. gluteus *maximus*, M. gluteus *minimus*, M. peroneus *longus* und M. peroneus *brevis*.
- Der **Zahl der Ursprünge**. Der M. *bi*ceps brachii besitzt zwei, der M. *tri*ceps brachii *drei* und der M. *quadri*ceps femoris *vier* Ursprünge.
- Die **Muskelform**, z.B. beim M. *deltoideus* (bedeutet dreieckig), M. *trapezius* (bedeutet trapezförmig) oder M. *serratus* anterior (bedeutet sägezahnförmig).
- Der **Lokalisation von Ursprung** (bzw. Ursprüngen) und Ansatz, z.B. entspringen der M. *obturatorius externus* und *internus* an der Membrana *obturatoria*.

7.3.4 Der Aufbau des Skelettmuskelgewebes

Der elementare Baustein des Skelettmuskelgewebes ist die **quergestreifte Muskelfaser**. Sie ist eine riesige vielkernige Zelle, die bis zu 15 cm lang und ca. 0,1 mm dick werden kann und daher oft mit dem bloßen Auge zu erkennen ist.

Hüllstrukturen

Jede einzelne Muskelfaser ist von einem feinen Bindegewebsmantel umhüllt, dem **Endomysium**. Mehrere Muskelfasern sind durch stärkere Bindegewebssepten, dem **Perimysium**, zu **Muskelfaserbündeln** zusammengefasst, und jeder einzelne anatomisch benannte Muskel (bestehend aus vielen Muskelfaserbündeln) besitzt eine äußere Bindegewebshülle, das **Epimysium**. Das Epimysium mit der weiter außen aufliegenden **Muskelfaszie** *(Muskelhülle)* hält den Muskel in seiner anatomischen Form. Zusammen mit Ausläufern von Perimysien und Endomysien setzt sich die Muskelfaszie am Muskelende als *Sehne* (☞ 7.1.7) aus straffem kollagenem Bindegewebe fort, die dann in der Regel an einem Knochen ansetzt.

Nerven- und Blutversorgung

Der Skelettmuskel ist reich mit Nerven und Blutgefäßen versorgt. Im allgemeinen begleiten eine Arterie und ein oder zwei Venen jeden Nerv, der durch das Bindegewebe in den Muskel eindringt. Dort zweigen sich die zuführenden Gefäße in ein Kapillarnetz auf, das im Endomysium verlaufend jede einzelne Muskelfaser umspinnt.

Die rote Farbe verdankt der Muskel seinem Blutreichtum, aber auch dem roten Farbstoff **Myoglobin**, der ähnlich dem *Hämoglobin* (☞ 14.2.2) als Sauerstoffträger fungiert. Die Nerven teilen sich wie die Gefäße auf, nähern sich der Muskelfaserwand und treten über eine weit verzweigte Synapse als so genannte **motorische Endplatte** in Kontakt mit der Zellmembran der Muskelfaser, dem **Sarkolemm**.

Feingeweblicher Aufbau der Muskelfasern

Jede Muskelfaser enthält als Hauptbestandteil fadenförmige Strukturen, die so genannten **Myofibrillen**, die die Faser parallel in Längsrichtung durchziehen und zur Kontraktion befähigt sind. Die Myofibrillen wiederum bestehen aus einer langen Kette von zwei einander abwechselnden Strukturen, den dünnen und den dicken **Myofilamenten**. Diese erscheinen im mikroskopischen Bild als helle und dunkle Streifen und geben der quergestreiften Muskulatur ihren Namen. Diese Streifen bilden, auf die Gesamtlänge der Muskelfaser bezogen, viele aneinander gereihte funktionelle Untereinheiten, die **Sarkomere**. Ihre Begrenzungen sind mikroskopisch erkennbar feine querverlaufende Linien – so genannte **Z-Streifen**.

Das Zytoplasma jeder Muskelfaser (**Sarkoplasma** genannt) ist von dem **Sarkolemm**, der Muskelfasermembran, umschlossen. Im Sarkoplasma befinden sich neben den Myofibrillen und vielen Zellkernen auch zahlreiche Mitochondrien. Ihre Zahl steht in direktem Verhältnis zum Energiebedarf des jeweiligen Muskels.

Das Sarkomer

Jedes Sarkomer ist aus zwei verschiedenen Myofilamenten, dem **Aktin-** und dem **Myosinfilament**, aufgebaut. Das dicke Myofilament, das **Myosin**, ist aus golfschlägerähnlichen Untereinheiten geformt. Die Kopfteile ragen nach außen auf die Oberfläche des Schaftteils. Die Kopfteile besitzen eine Bindungsstelle für den bei jeder Kontraktion benötigten „Energiespender" ATP. Zwischen den Myosinfilamenten ragen von außen **Aktinfilamente** (kurz *Aktin*) hinein. Sie berühren sich in der Mitte jedoch nicht. Definitionsgemäß ist das Sarkomer von den Z–Streifen begrenzt, die aus Aktin aufgebaut sind (☞ Abb. 7.13).

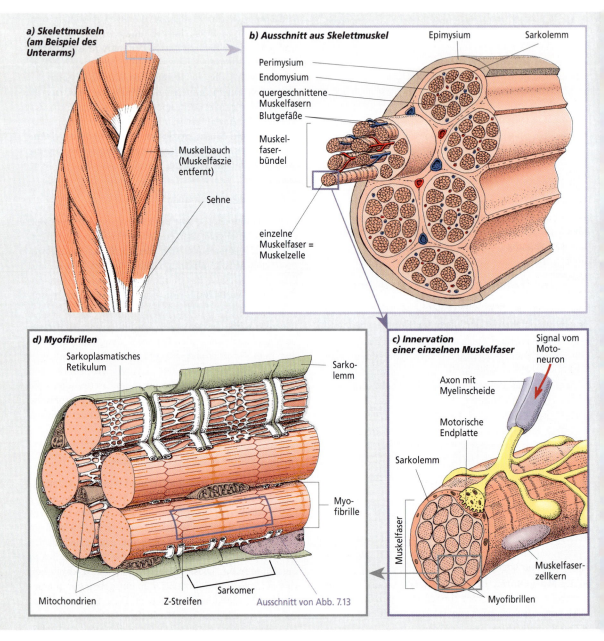

Abb. 7.11 a–d: Skelettmuskel in einer stufenweise stärkeren Vergrößerung von der makroskopischen Ansicht (a) bis hin zur nur noch elektronenmikroskopisch erfassbaren Elementarstruktur (d).

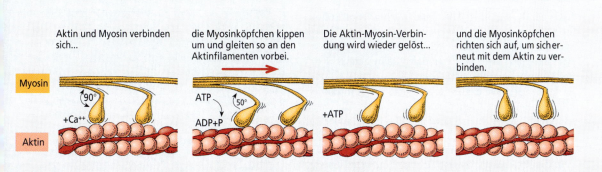

Abb. 7.12: Der Mechanismus der Muskelkontraktion nach dem traditionellen Modell des so genannten *Querbrückenzyklus*.

7.3.5 Die Kontraktion des Skelettmuskels

Damit sich ein Skelettmuskel kontrahiert, muss er von einer **Nervenzelle** (*Neuron*) einen Reiz erhalten. Dieser besondere Typ von Nervenzelle heißt **Motoneuron** (*motorisches Neuron*). Das Motoneuron nähert sich – meist vom Rückenmark kommend – in Form seines Ausläufers (*Axon* genannt) dem Sarkolemm, ohne dieses jedoch zu berühren. Die Erregungsübertragung von Motoneuron zur Muskelfaser findet an einer speziellen Synapse statt, der **motorischen Endplatte** (☞ Abb. 7.11c und 10.13). Dort befinden sich Sekretbläschen, *synaptische Vesikel* genannt, die einen chemischen Überträgerstoff, den **Neurotransmitter Azetylcholin** (☞ 10.4.3) enthalten.

Kommt eine Nervenerregung am Axonende an, dringen Kalziumionen aus der Umgebung der motorischen Endplatte in das Axon ein und bewirken die Ausschüttung von Azetylcholin in den *synaptischen Spalt*, den Zwischenraum zwischen Motoneuron und Sarkolemm (☞ Abb. 10.10). Am Sarkolemm vereinigen sich die Azetylcholinmoleküle mit Rezeptoren. Dadurch verändert sich die Durchlässigkeit des Sarkolemms für Natrium- und Kaliumionen, wodurch die Erregung des Motoneurons auf die Myofibrillen der Skelettmuskelfaser weitergeleitet wird (Details zur Funktion von Synapsen ☞ 10.4.2).

Die Erregung bewirkt, dass die Aktinfilamente tiefer zwischen die Myosinfilamente gleiten (☞ Abb. 7.13): Das Kopfteil des Myosinfilaments verbindet sich durch Vermittlung von Kalzium mit dem Aktinfilament und bewegt sich dabei unter ATP-Verbrauch wie das Ruder eines Bootes auf der Oberfläche des Aktinfilaments (☞ Abb. 7.12). Weil die dünnen Aktinfilamente so stärker zwischen die Myosinfilamente gezogen werden, nähern sich die *Z-Streifen* (☞ Abb. 7.13) einander, und das Sarkomer verkürzt sich. Kontrahieren sich viele Myofibrillen gleichzeitig, verkürzt sich dadurch der gesamte Skelettmuskel. Zwischen dem Moment der Azetylcholinausschüttung und dem Beginn der Muskelkontraktion vergeht nur etwa 1 ms (1/1000 Sekunde). Diese Zeit heißt **Latenzzeit**.

Solange Azetylcholin im synaptischen Spalt vorhanden ist, wird die Muskelfaser erregt. Erst wenn das Azetylcholin durch das Enzym **Azetylcholinesterase** gespalten wird, erreicht der Muskel wieder seinen Ruhezustand. Die Azetylcholin-Spaltprodukte werden z.T. wieder ins Axonende aufgenommen, im Zytosol wieder zu Azetylcholin zusammengesetzt und dort, in Vesikeln angereichert, für erneute Kontraktionen bereitgestellt.

Die Motorische Einheit

Eine **motorische Einheit** wird aus einem Motoneuron und der von ihm innervierten Gruppe von Muskelfasern gebildet. Ein einzelnes motorisches Neuron versorgt also mehrere Muskelfasern. Bei Muskeln, die einer äußerst präzisen Steuerung bedürfen, z.B. den Augenmuskeln, bilden weniger als zehn Muskelfasern eine motorische Einheit. In anderen Muskeln sind bis zu 2000 Muskelfasern in einer motorischen Einheit zusammengefasst.

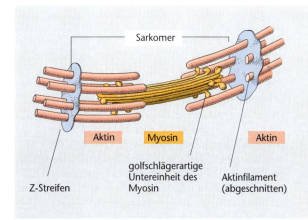

Abb. 7.13: Prinzip der Muskelkontraktion: Verkürzung des Sarkomers durch Ineinandergleiten der Aktin- und Myosinfilamente.

Alles-oder-Nichts-Regel

Nach der so genannten **Alles-oder-Nichts-Regel** kontrahiert sich jede Muskelfaser einer motorischen Einheit maximal, sobald ein ausreichend starker Reiz die motorische Endplatte erreicht. Es gibt also keine „halbe" Kontraktion einer motorischen Einheit.

Es kommt jedoch in der Regel nicht zur Kontraktion *aller* motorischen Einheiten eines Muskels, da – von Krampfanfällen einmal abgesehen – das ZNS immer nur einen Teil der motorischen Einheiten eines Muskels zur selben Zeit reizt. In der nächsten Zehntelsekunde aktiviert das ZNS die nächste motorische Einheit, so dass die zuerst gereizte sich wieder erholen kann. Die abwechselnde Aktivierung von jeweils nur einem Teil der motorischen Einheiten eines Muskels verhindert, dass der Muskel frühzeitig ermüdet. Nur so sind Dauerleistungen wie langes Stehen und Tragen von Lasten möglich.

Die Alles-oder-Nichts-Regel bedeutet aber nicht, dass sich *Muskeln* nicht in verschiedenem Ausmaß kontrahieren können: Da sich der Muskel aus vielen hundert motorischen Einheiten zusammensetzt, wird eine abgestufte Zusammenziehung erreicht, indem sich einmal zehn, ein andermal vielleicht zwanzig und bei maximaler Anstrengung z.B. hundert motorische Einheiten gleichzeitig kontrahieren.

Refraktärzeit

Wird eine motorische Einheit zweimal unmittelbar hintereinander gereizt, reagieren ihre Muskelfasern auf den ersten, jedoch nicht auf den zweiten Reiz. Nach dem ersten Reiz befindet sich die motorische Einheit in der *Refraktärperiode*, einer Art Schutzpause (☞ 10.3.6), die etwa 1 ms dauert. Danach reagiert die motorische Einheit wieder auf einen neuen Reiz.

Die Energielieferanten des Muskels

Obwohl ATP als unentbehrlicher Energielieferant für die Muskelkontraktion reichlich in jedem Skelettmuskel vorhanden ist, enthalten die meisten Muskelfasern nur für 5 bis 6 Sekunden Daueraktivität genügend ATP. Sodann greift die Skelettmuskelfaser auf das energiereiche **Kreatinphosphat** zurück. Mit Hilfe der Spaltung von Kreatinphosphat können die ATP-Speicher rasch wieder regeneriert werden. Damit hat der Muskel bei maximaler Arbeitsbelastung Energie für ca. 15 Sekunden.

Dauert die Muskelarbeit länger an, so erschöpft sich auch der Kreatinphosphatvorrat, und es muss **Glukose** (*Traubenzucker*) verstoffwechselt werden (☞ 2.8.1). Im Skelettmuskel wird Glukose in seiner Speicherform **Glykogen** gelagert. Bei Bedarf kann dieses Glykogen durch die *Glykogenolyse* zu Glukose gespalten werden, die dann als Energielieferant zur Verfügung steht.

Die Glukose kann jedoch nicht direkt für die Regeneration des ATP herangezogen werden. Zuvor muss sie weiter zerlegt werden, und zwar

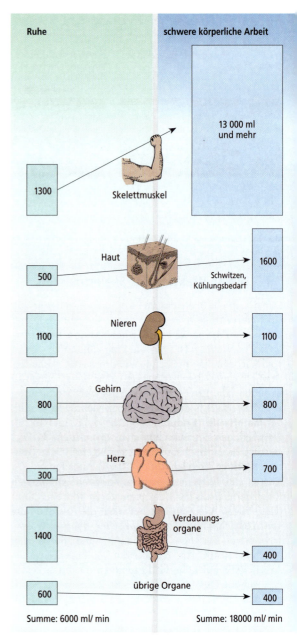

Abb. 7.14: Organdurchblutung in Ruhe und bei schwerer körperlicher Arbeit. Beim Übergang vom Ruhezustand zur Arbeit steigt vor allem die Durchblutung der Skelettmuskulatur bis auf das Zehnfache. Zum Ausgleich sinkt die Durchblutung der Verdauungsorgane um mehr als zwei Drittel.

- bei Sauerstoffmangel im Muskel über die Reaktionskette der Glykolyse zum Pyruvat und weiter zum Laktat (hierbei entstehen nur 2 mol ATP pro mol Glukose),
- wenn genügend Sauerstoff verfügbar ist (z.B. im trainierten Muskel), wird Pyruvat nicht zu Laktat abgebaut, sondern im Zitratzyklus vollständig zu CO_2 und H_2O zerlegt. Hierbei wird ca. 20-mal mehr ATP erzeugt.

7.3.6 Die verschiedenen Formen der Muskelkontraktion

Muskeltonus

Unter normalen Bedingungen sind immer einige Muskelfasern eines Muskels kontrahiert, während andere entspannt sind. Durch diese Kontraktionen wird der Muskel zwar angespannt, jedoch nicht genügend, um eine Bewegung zu erzeugen. Diese Teilanspannung des Muskels erzeugt den **Muskeltonus** *(Muskelgrundtonus)*, der unter anderem die aufrechte Haltung des Körpers ermöglicht. Zum Beispiel verhindert so die Nackenmuskulatur, dass der Kopf beim Sitzen vornüberkippt; sie zieht den Kopf aber nicht nach hinten.

Isotonische und isometrische Kontraktionen

Nach außen hin kann eine muskuläre Kontraktion zwei Effekte haben:
- Bei einer **isotonischen Kontraktion** verkürzt sich der Muskel und erzeugt somit eine Bewegung. Der Muskeltonus (die Muskelspannung) verändert sich dabei nur wenig. Beispiele sind die Kontraktionen der Beinmuskulatur beim Gehen.
- Bei einer **isometrischen Kontraktion** wird der Muskel fixiert (z.B. durch Antagonisten) und kann sich nicht oder nur minimal verkürzen; die Muskelspannung steigt dabei erheblich an. Obwohl hier keine Bewegung erzeugt wird, wird trotzdem Energie verbraucht. Beispiele sind das Fingerhakeln am Stammtisch oder das Tragen einer Tasche am hängenden Arm.

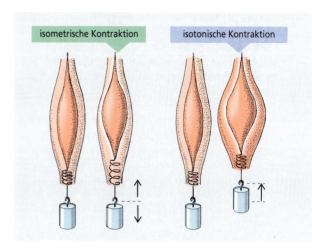

Abb. 7.15: Skelettmuskel in Ruhe, bei isometrischer Kontraktion (links) und bei isotonischer Kontraktion (rechts). Die Federn spiegeln den herrschenden Muskeltonus wider. Er bleibt bei einer rein isotonischen Kontraktion konstant.

> **Isometrische krankengymnastische Übungen** wirken bei längerer Bettlägerigkeit dem Muskelabbau entgegen und regen zusätzlich den Kreislauf an.
> Pflegende können den Patienten – in Absprache mit der zuständigen Physiotherapeutin – gezielt dazu anleiten, dies selbstständig zu üben: Bei isometrischen Übungen werden einzelne Muskelgrupppen, z.B. Oberschenkel- oder Armmuskulatur, für 7–8 Sekunden angespannt und für max. 12 Sekunden entspannt. Danach folgen eine erneute Anspannung und wiederum Entspannung. Für einen Erfolg ist dieser Wechsel mindestens 10-mal notwendig, und die ganze Übung sollte mindestens 3–5-mal täglich wiederholt werden.

7.3.7 Der Organismus bei körperlicher Arbeit

Bei schwerer Muskelarbeit muss bis zu 500-mal mehr Sauerstoff zur Muskulatur transportiert werden als in körperlicher Ruhe. Gleichzeitig muss auch für den Abtransport der vermehrt anfallenden Stoffwechselprodukte Kohlendioxid und Laktat gesorgt werden. Beides erfordert eine verstärkte Organdurchblutung der Muskulatur sowie entsprechende Anpassungsmechanismen im Herz-Kreislauf-System und bei der Atmung.

Weitstellung der kleinsten Gefäße

Die stark vermehrte Durchblutung der Muskulatur wird durch eine Weitstellung der Muskelgefäße erreicht. Auslöser für diese Weitstellung *(Vasodilatation)* sind die in die kleinsten Blutgefäße zurückfließenden Stoffwechselprodukte (insbesondere das Laktat und Kohlendioxid), die in den ersten Minuten körperlicher Arbeit in großer Menge anfallen.

Steigerung der Herzarbeit

Durch den enormen Blutbedarf der Muskulatur muss die *Herzarbeit* um ein Vielfaches ansteigen. Erreicht wird dies sowohl durch eine erhöhte Herzfrequenz, die von 70 Schlägen in Ruhe auf bis zu etwa 180 Schlägen pro Minute ansteigen kann, als auch durch eine ca. 50%ige Steigerung des Herzschlagvolumens (☞ 15.6.1). Dadurch pumpt das Herz statt des Ruhewertes von 5 l/Min beim Untrainierten bis zu 20 l und beim Ausdauersportler bis zu 32 l Blut pro Minute in den Körperkreislauf.

7.3.8 Das Herzmuskelgewebe

Die Herzwand besteht hauptsächlich aus **Herzmuskelgewebe**, dem *Myokard* (☞ 15.3.1). Dieses ist quergestreift wie die Skelettmuskulatur.
Es zeichnet sich jedoch durch einige anatomische und funktionelle Besonderheiten aus:
- Im Gegensatz zu den vielen peripher gelegenen Zellkernen der Skelettmuskelzellen besitzen die meisten

Herzmuskelzellen nur einen einzigen, zentral liegenden Zellkern. Gelegentlich kommen 2–3 Zellkerne in einer Herzmuskelzelle vor.
- Die Herzmuskelzellen sind im Gegensatz zu den Skelettmuskelfasern unregelmäßig verzweigt und haben untereinander End-zu-End-Verbindungen, wodurch sie ein Netzwerk bilden.
- Während die Skelettmuskulatur sich normalerweise willkürlich, das heißt gewollt als Reaktion auf Nervenimpulse kontrahiert, kontrahiert sich der Herzmuskel unwillkürlich (ohne dass wir bewusst darauf Einfluss nehmen), kontinuierlich und rhythmisch ungefähr 75-mal pro Minute ohne auszusetzen; dies ist die Folge einer inneren Impulsbildung *(Schrittmacher)* im Sinusknoten (☞ 15.5.2).
- Das Herzmuskelgewebe besitzt eine hundertfach längere Refraktärzeit (ca. 300 ms) als die Skelettmuskulatur, wodurch dem Herzen eine Erholung zwischen den Herzschlägen garantiert wird. Eine (tödliche) Dauererregung der Herzmuskulatur ist somit nicht möglich.

7.3.9 Glattes Muskelgewebe

Glatte Muskulatur findet sich in den Wänden der meisten Hohlorgane des Menschen, also z.B. im Magen-Darm-Trakt oder in den Gefäßwänden.

Wie das Herzmuskelgewebe arbeitet auch die glatte Muskulatur *unwillkürlich*. Ihre Kontraktionen werden entweder durch lokale Faktoren (z.B. Darmdehnung) oder durch das vegetative Nervensystem ausgelöst. Selbst in Ruhe sind die glatten Muskelzellen immer etwas angespannt *(Ruhetonus)*.

Auch im Aufbau weist glatte Muskulatur einige wichtige Unterschiede zur Skelettmuskulatur auf:
- Die glatte Muskelfaser ist beträchtlich kleiner als die Skelettmuskelfaser. Sie hat eine Spindelform, das heißt, im mittleren Bereich ist sie breit, an ihren Enden läuft sie spitz zu.
- In jeder Faser befindet sich nur ein einzelner ovaler, in der Mitte liegender Kern.
- Die Fasern der meisten glatten Muskeln sind eng vermascht, um so ein kontinuierliches Netzwerk zu bilden. Wenn ein Neuron eine Faser aktiviert, so wird diese Erregung zu *jeder* Faser des Netzwerks geleitet. Dadurch kommt es zur *wellenförmigen* (peristaltischen) Kontraktion über viele benachbarte Fasern.
- Die Kontraktion der glatten Muskelfaser dauert fünf bis fünfhundertmal länger als die der Skelettmuskelfaser.

Dieser Vorgang ist für viele Hohlorgane sehr wichtig, wie z.B. für die Arteriolen, den Magen-Darm-Trakt und die Harnblase.

Wiederholungsfragen

1. Welche Knochentypen gibt es? (☞ 7.1.2)
2. Wie ist ein Röhrenknochen aufgebaut? (☞ 7.1.3)
3. Wie wird Knochengewebe gebildet? (☞ 7.1.3)
4. Wie unterscheiden sich desmale und chondrale Ossifikation? (☞ 7.1.4)
5. Welche Substanzen sind für den Aufbau von gesundem Knochengewebe unentbehrlich? (☞ 7.1.6)
6. Wie unterscheiden sich Sehnen und Bänder? (☞ 7.1.7)
7. Welche Formen der Frakturheilung gibt es? (☞ 7.1.8)
8. Wie sind die meisten beweglichen Gelenke aufgebaut? (☞ 7.2.3)
9. Welche Gelenkformen gibt es? (☞ 7.2.4)
10. Wie heißen die Grundtypen des Muskelgewebes? (☞ 7.3)
11. Welche wichtigen Aufgaben erfüllt der Skelettmuskel? (☞ 7.3.1)
12. Woraus besteht ein Sarkomer? (☞ 7.3.4)
13. Wie kontrahiert sich ein Skelettmuskel? (☞ 7.3.5)
14. Was ist eine „motorische Einheit"? (☞ 7.3.5)
15. Wie unterscheiden sich „isotonische" und „isometrische" Kontraktion? (☞ 7.3.6)
16. Durch welche Besonderheiten zeichnet sich das Herzmuskelgewebe aus? (☞ 7.3.8)
17. Wo befindet sich glattes Muskelgewebe hauptsächlich? (☞ 7.3.9)
18. Auf welche Muskelarten können wir keinen bewussten Einfluss nehmen? (☞ 7.3.9)

Der Bewegungsapparat

📑 Lernzielübersicht

8.1 Die menschliche Gestalt

- Unterschiede im Knochenbau, dem Skelett also, begründen die erheblichen Differenzen in Körpergröße, -bau und -gestalt zwischen den Menschen. Sie sind weitgehend genetisch festgelegt.
- Das Wachstum des Muskel-Skelett-Apparates von der Geburt bis zum maximal 20. Lebensjahr verläuft in charakteristischen Wellen; am höchsten ist die Wachstumsrate als Säugling und in der Pubertät.
- Das Skelett ist in die Teile Schädel, Schultergürtel, Arme, Wirbelsäule, Beckengürtel und Beine gegliedert.
- Der Bewegungsapparat wird vom Skelett und den zahlreichen hier ansetzenden Muskeln gebildet.

8.2 Die Regionen des Kopfes

- Der Schädel setzt sich aus dem Hirnschädel und dem Gesichtsschädel zusammen – beide bestehen jeweils aus vielen einzelnen Knochen.
- Im Bereich des Hirnschädels sind die Knochen durch Schädelnähte verbunden.
- Beim Neugeborenen gibt es noch weite Öffnungen zwischen den Hirnschädelknochen, die Fontanellen.
- Die untere Seite des Hirnschädels wird als Schädelbasis bezeichnet.
- Im Bereich des Gesichtsschädels setzen zahlreiche Muskeln für Mimik und Kaubewegungen an.

8.3 Der Körperstamm

- Hals, Wirbelsäule und Brustkorb gehören zum Körperstamm. Die ersten beiden Halswirbel (Atlas und Axis) sind besonders geformt, um die große Beweglichkeit des Kopfes zu ermöglichen.
- Die Wirbelsäule besteht aus 7 Halswirbeln, 12 Brustwirbeln und 5 Lendenwirbeln, gefolgt von Kreuzbein und Steißbein. Sie besitzt eine charakteristische S-förmige Krümmung. An den einzelnen Wirbel setzen Muskeln an, die ihre Beweglichkeit ermöglichen.
- Im Bereich der Brustwirbel finden sich 12 bogenförmige Rippen – sie sind vorn durch das Brustbein miteinander verbunden.
- Zwischen den Rippen sitzen kleine Muskeln, die der Atembewegung dienen. Die Bauchwand wird durch mächtige Muskelpakete abgedeckt.
- Im Bereich der Leiste liegt der Leistenkanal, durch den beim Mann der Samenstrang läuft.

8.5 Der Schultergürtel

- Der Schultergürtel aus Schlüsselbein und Schulterblatt verbindet die Arme mit dem Körperstamm.
- Viele Muskeln zur Bewegung des Oberarmknochens (Humerus) entspringen am Schulterblatt.

8.6 Die obere Extremität

- Die obere Extremität hat sich entwicklungsgeschichtlich vom Geh- und Stützorgan (des „Vierfüßlers") hin zu einem ausschließlichen, fein differenzierten Greif- und Tastorgan entwickelt.
- Der Oberarmknochen ist der längste und größte Knochen der oberen Extremität.
- Der Unterarm besteht aus zwei Knochen, der Elle und der Speiche. Auch sie sind dicht von Muskulatur umgeben und bilden den Ursprung für Muskeln zur Bewegung der Handknochen.
- Die Hand besteht aus der Handwurzel mit acht Handwurzelknochen; daran setzen die Mittelhandknochen und schließlich außen die Fingerglieder an. Die Hand wird von zahlreichen Muskeln versorgt, die ihr eine große und fein abgestimmte Beweglichkeit ermöglichen.

8.7 Das Becken

- Das Becken steht in direktem Kontakt zur Lendenwirbelsäule; es verbindet diese mit den Beinen.
- Der Beckenring besteht vorne und seitlich aus je einem Darmbein, Sitzbein und Schambein sowie dem Kreuzbein als Rückwand.
- Anteile von Darm-, Sitz- und Schambeim bilden die Hüftgelenkpfanne für den Oberschenkelknochen (Femur), dem größten Knochen des Menschen.
- Vom Becken entspringen auch die mächtigen Muskeln zur Bewegung des Oberschenkels.
- Das Innere des Beckens wird in ein großes und ein kleines Becken unterteilt.
- Das kleine Becken beherbergt die inneren Geschlechtsorgane und den Mastdarm. Der Beckenboden stellt eine Platte aus Muskeln und Bändern dar, durch den der Mastdarm, die Harnröhre und die Scheide nach außen münden.

8.8 Die untere Extremität

- Der Oberschenkelknochen ist durch zahlreiche Muskeln mit dem Becken verbunden. Seine Verbindung zum Unterschenkel, der aus den Knochen Schienbein und Wadenbein besteht, ist das Kniegelenk.
- Vor dem Kniegelenk sitzt die Kniescheibe – innen wird es durch die Kreuzbänder zusammengehalten.
- An den Unterschenkel schließt sich der Fuß an, die gelenkige Verbindung heißt oberes Sprunggelenk.
- Die weiteren Abschnitte sind die Fußwurzel, der Mittelfuß und die Zehen.
- Durch straffe Verbindungen bekommt der Fuß auf der Standfläche eine typisch gewölbte Struktur (Fußgewölbe).

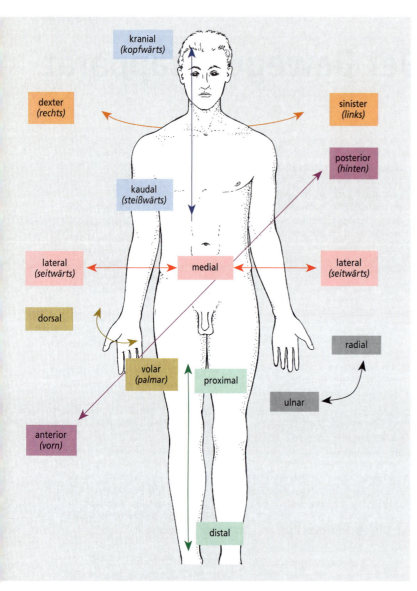

Abb. 8.1: Wichtige Richtungsbezeichnungen.

8.1 Die menschliche Gestalt

Schon auf den ersten Blick erkennen wir große Unterschiede in **Körpergröße**, **-bau** und **-gestalt** unserer Mitmenschen. Diese Merkmale sind im Wesentlichen schon vor der Geburt genetisch festgelegt, gelangen aber erst im Laufe der ca. 20-jährigen Wachstumsperiode zur Ausprägung. Nur bei krasser Unter- oder Fehlernährung wird die genetische „Soll-Gestalt" nicht erreicht.

8.1.1 Körperwachstum, -größe und -proportionen

Die **Wachstumsphasen** des Menschen verlaufen charakteristisch:
Im ersten Lebenshalbjahr wächst der Mensch mit ungefähr 16 cm am schnellsten.
Ab dem 2. Lebenshalbjahr bis zum Beginn der Pubertät wächst der Mensch langsamer, etwa 6 bis 7 cm pro Jahr.
Beim Mädchen mit etwa 11 und beim Jungen mit etwa 13 Jahren setzt der **pubertäre Wachstumsschub** ein. Die endgültige Größe haben Mädchen etwa mit 16 Jahren, Jungen mit 19 Jahren erreicht. Vor allem diese verlängerte Wachstumsphase ist der Grund, weshalb Männer im Durchschnitt etwa 10 cm größer sind als Frauen.
Bis zum Ende des Wachstums verändern sich auch die *Proportionen* des Körpers. Während zum Zeitpunkt der Geburt die Länge des Kopfes noch ein Viertel der gesamten Körperhöhe ausmacht, so ist es beim Erwachsenen nur noch ein Achtel. Auch das Verhältnis der Extremitäten zum Rumpf ändert sich: Das Längenwachstum der Beine und Arme übersteigt das des Rumpfes deutlich.

8.1.2 Die Orientierung am Körper *(Grundlagen ☞ 1.4)*

Die Begriffe oben, unten, vorne und hinten orientieren sich an der *anatomischen Standardposition*. Hierbei steht der Mensch aufrecht und seine Gesichtsseite ist dem Betrachter zugewandt; der Kopf befindet sich danach also immer „oben", auch wenn er beim Liegenden im Bett eher „unten" zu sehen ist.

Richtungsbezeichnungen

Für die Richtungsbezeichnungen gelten folgende Fachbegriffe (Auswahl):
- **anterior**: nach vorne,
- **distal**: von der Rumpfmitte entfernt liegend,
- **dorsal**: rückenwärts,
- **fibular**: zum Wadenbein (Fibula) hin,
- **inferior**: nach unten (bei aufrechtem Körper),
- **kaudal**: steißwärts, nach unten (bei aufrechtem Körper),
- **kranial**: kopfwärts (zum Schädel hin), nach oben
- **lateral**: von der Mitte weg, seitwärts,
- **medial**: zur Mitte, auf die Medianebene zu,
- **median**: innerhalb der Medianebene (☞ Abb. 1.7),

Der Bewegungsapparat

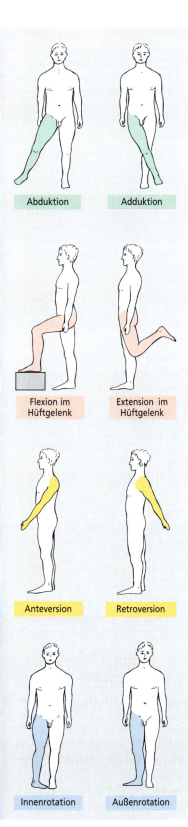

Abb. 8.2: Die Extremitätenbewegungen und ihre korrekte Bezeichnung.

- **palmar/volar**: zur Hohlhand hin,
- **peripher**: auf den Rand des Körpers zu, von der Mitte weg,
- **plantar**: zur Fußsohle hin,
- **posterior**: nach hinten,
- **proximal**: auf den Rumpfansatz der Gliedmaßen zu,
- **radial**: zur Speiche (Radius) hin,
- **superior**: nach oben (bei aufrechtem Körper),
- **ulnar**: zur Elle (Ulna) hin,
- **ventral**: bauchwärts; und
- **zentral**: auf das Innere des Körpers zu, zur Mitte hin.

Die Bewegungsrichtungen

Die Gelenke des Körpers erlauben entsprechend den drei Achsen des Raumes drei mal zwei Bewegungsrichtungen, die mit folgenden Fachbegriffen beschrieben werden:
- **Abduktion**: Bewegung vom Körper weg,
- **Adduktion**: Bewegung zum Körper hin,
- **Flexion**: Beugung,
- **Extension**: Streckung,
- **Innenrotation**: Einwärtsdrehung und
- **Außenrotation**: Auswärtsdrehung.

Flexion und Extension im Schulter- und Hüftgelenk heißen auch **Anteversion** bzw. **Retroversion** (☞ Abb. 8.2); Sonderformen der Rotationsbewegung sind die **Pronation** und die **Supination** an den Händen und Füßen (☞ Abb. 8.3).

8.1.3 Das Skelett

Das **Skelett** (☞ Abb. 8.4) des Erwachsenen besteht aus über 200 Knochen, von denen allerdings einige im Laufe des Wachstums miteinander verschmelzen, wie z.B. beim Hüftknochen. Zusammen mit den Muskeln und Bändern gibt es dem Körper seine Stabilität und ermöglicht zugleich seine Beweglichkeit.

Das Skelett lässt sich in verschiedene Knochengruppen einteilen:
- den **Schädel** *(Cranium)*,
- die **Wirbelsäule** *(Columna vertebralis)*, ein Stützstab aus über 30 Einzelknochen,
- den knöchernen **Brustkorb** *(Thorax)*,
- den **Schulter-** und den **Beckengürtel**,
- *obere Extremitäten* (**Arme**) und *untere Extremitäten* (**Beine**).

Wirbelsäule, Brustkorb und Bauch werden zusammenfassend als *Rumpf* bezeichnet, der über Schulter- und Beckengürtel mit den Extremitäten verbunden ist.

Weibliches und männliches Skelett

Im Vergleich zum weiblichen enthält das männliche Skelett längere und schwerere Knochen. Diese haben größere Aufrauungen und Knochenvorsprünge, da dort auch größere Muskeln ansetzen.

Als weiteres charakteristisches Merkmal besitzt die Frau ein anders geformtes, vor allem breiteres Becken als der Mann.

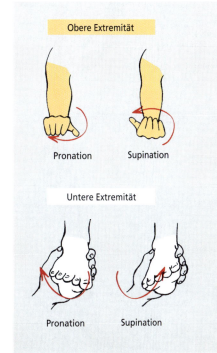

Abb. 8.3: Sonderformen der Rotationsbewegung an Hand und Fuß – Pronation und Supination.
Merkspruch: Man greift zum **Bro**t mit **pro**nierter Hand und hält den **Sup**penteller mit **sup**inierter Hand.

8 Der Bewegungsapparat

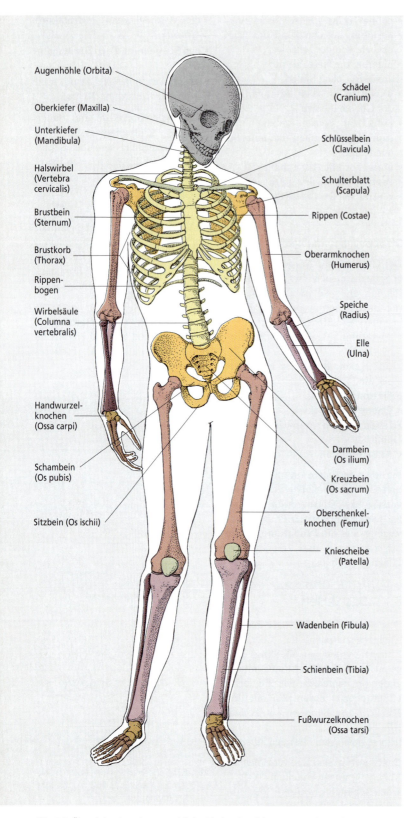

Abb. 8.4: Übersicht über das menschliche Skelett (Ansicht von vorne). Bei den Extremitäten symbolisieren gleiche Farben einander entsprechende Knochengruppen.

Sitzen im Bett

Die nebenstehende Übersicht des menschlichen Skelettes verdeutlicht, dass das Becken des Menschen ziemlich genau die Mitte zwischen Kopf und Fuß bildet.

Dies ist beim Sitzen des Patienten im Bett von besonderer Bedeutung. Herkömmliche Klinikbetten ermöglichen ein Abknicken des Kopfteiles des Bettes nur im oberen Drittel des Körpers des Patienten. Dadurch wird der Oberkörper beim Sitzen nicht – wie physiologisch – in der Hüfte abgeknickt, sondern in Höhe der Lendenwirbelsäule. Die Folge ist, dass der Patient zusammengesunken im Bett liegt.

Zusätzlich rutscht der Patient, weil den Füßen keine Grenze gesetzt ist, zum Fußteil hin ab.

Die Folge ist eine unzureichende Entfaltungsmöglichkeit der Lunge mit Einschränkung der Atmung des Patienten, welche die Entstehung so genannter *Bettpneumonien* (☞ 17.6) begünstigt.

Dieses Hinabrutschen können die Pflegenden dadurch verhindern, dass sie an das Fußteil des Bettes eine Decke oder einen Bettkasten platzieren – so sitzt der Patienten weitgehend aufrecht und rutscht weniger stark zum Fußteil.

8.1.4 Übersicht über die Skelettmuskulatur

Durch Kontraktionen der Skelettmuskeln werden sämtliche Bewegungen des Körpers ermöglicht. Der menschliche Körper ist mit insgesamt über 400 Skelettmuskeln ausgestattet.

Die großen Übersichtsabbildungen auf den beiden folgenden Seiten zeigen die oberflächliche Skelettmuskulatur in der Vorder- und Rückenansicht.

Der Bewegungsapparat

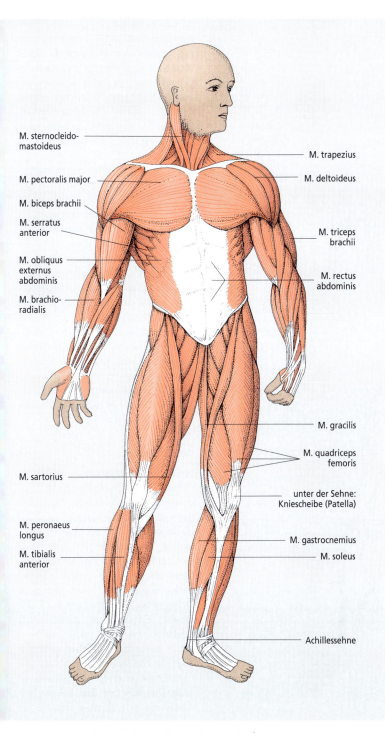

Abb. 8.5: Oberflächliche Skelettmuskulatur (von vorn).

8.2 Die Regionen des Kopfes

8.2.1 Der Schädel

Der Schädel (☞ Abb. 8.7–8.10) sitzt auf der Wirbelsäule und besteht aus zwei Knochengruppen:
- dem **Hirnschädel** *(Neurocranium)* und
- dem **Gesichtsschädel** *(Viscerocranium)*.

Zum Hirnschädel zählen:
- das **Stirnbein** *(Os frontale)*,
- das paarige **Scheitelbein** *(Os parietale)*,
- das paarige **Schläfenbein** *(Os temporale)*,
- das **Hinterhauptsbein** *(Os occipitale)*,
- das **Keilbein** *(Os sphenoidale)* und
- das **Siebbein** *(Os ethmoidale)*.

Zum Gesichtsschädel werden gerechnet
- das **Nasenbein** *(Os nasale)*,
- der **Oberkiefer** *(Os maxillare, Maxilla)*,
- das **Jochbein** *(Os zygomaticum)*,
- der **Unterkiefer** *(Os mandibulare, Mandibula)*,
- das **Tränenbein** *(Os lacrimale)*,
- das **Gaumenbein** *(Os palatinum)*,
- die **untere Nasenmuschel** *(Concha nasalis inferior)* und
- das **Pflugscharbein** *(Vomer)*.

Die acht Knochen des Hirnschädels umschließen die längsovale *Schädelhöhle*, die das Gehirn enthält. Das Gehirn ruht auf der knöchernen **Schädelbasis** *(Schädelgrundplatte)* und wird von der **Schädelkalotte** *(Schädeldach)* kapselartig eingeschlossen.

Im Bereich der Schädelkalotte sind die Knochen platt und schollenartig geformt und über die Schädelnähte verbunden; an der Schädelbasis sind die Knochen zum Teil bizarr geformt und mit Hohlräumen ausgestattet. Dort finden sich auch viele Löcher und Furchen, die Gefäße und Nerven aus dem Schädelinneren zum Körper bzw. umgekehrt durchtreten lassen.

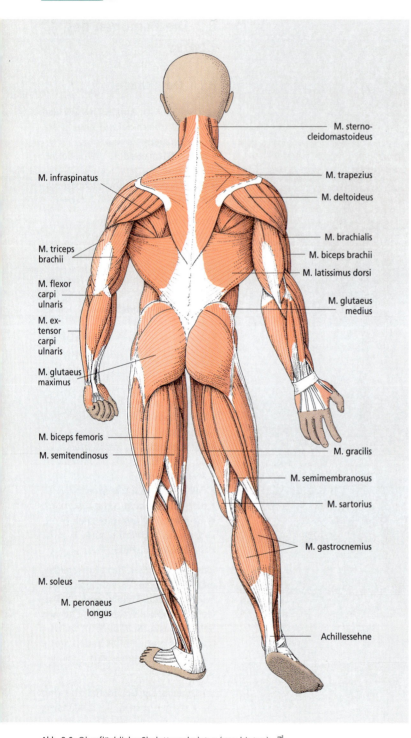

Abb. 8.6: Oberflächliche Skelettmuskulatur (von hinten).

8.2.2 Die Schädelnähte

Der Schädel des heranwachsenden Foeten und des Neugeborenen besteht aus schollenartigen Knochenplatten, die über die *desmale Ossifikation* aus Bindegewebe entstanden sind (☞ 7.1.4) und noch nicht aneinanderstoßen.

Die Spalträume dazwischen, **Schädelnähte** *(Suturae)* genannt, sind zum Zeitpunkt der Geburt nur durch Bindegewebe verschlossen, die Knochenplatten lassen sich also noch gegeneinander verschieben. Dies ermöglicht das weitere Hirnwachstum nach der Geburt. Die Verschiebbarkeit der Schädelknochen erleichtert zudem den Durchtritt durch den Geburtskanal.

- Die **Stirnnaht** *(Sutura frontalis)* trennt die beiden Stirnbeinhälften voneinander.
- Die **Kranznaht** *(Sutura coronalis)* grenzt das Stirnbein von den beiden Scheitelbeinen ab.
- Die von vorn nach hinten ziehende **Pfeilnaht** *(Sutura sagittalis)* liegt zwischen den beiden Scheitelbeinen, etwa unterhalb eines gedachten Mittelscheitels.
- Die **Lambdanaht** *(Sutura lambdoidea)* ist die Grenze zwischen Scheitelbeinen und Hinterhauptsbein.
- Die **Schuppennaht** *(Sutura squamosa)* liegt zwischen Schläfen- und Scheitelbein.

Die Fontanellen

Bei der Geburt klaffen in den Bereichen, in denen drei oder mehr Knochenplatten aneinanderstoßen, relativ weite Lücken. Diese weichen, bindegewebig überbrückten Stellen heißen **Fontanellen** (☞ Abb. 8.8). Sie haben eine charakteristische Form und ermöglichen dem Geburtshelfer unter der Geburt eine gute Orientierung über die Lage des kindlichen Kopfes im mütterlichen Becken.

- Die rautenförmige **Stirnfontanelle** *(große Fontanelle, Fonticulus anterior)* befindet sich als größte Fontanelle zwischen den Scheitelbeinen und den Stirnbeinhälften. Sie kann bis in das zweite Lebensjahr hinein offenbleiben.
- Die **Hinterhauptfontanelle** *(Fonticulus posterior)* befindet sich am Hinterkopf zwischen dem Hinterhauptsbein und den hinteren Winkeln der Scheitelbeine. Sie ist dreieckig und wird oft auch nur *kleine Fontanelle* genannt. Sie

Der Bewegungsapparat

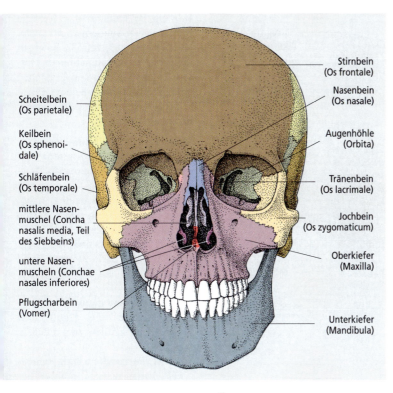

Abb. 8.7: Schädel in der Vorderansicht (frontal).

Stirnbeins, des Siebbeins und den kleinen Keilbeinflügeln gebildet. Hier liegen das Riechhirn und die Stirnlappen des Großhirns.

Die **mittlere Schädelgrube** trägt die Schläfenlappen des Gehirns. Sie wird vom Keilbein und den *Felsenbeinen*, den inneren Anteilen der Schläfenbeine, gebildet. Der Keilbeinkörper nimmt in der Mitte eine besondere Form an, die an einen türkischen Pferdesattel erinnert; aus diesem Grunde wird er **Türkensattel** *(Sella turcica)* genannt. In einer knöchernen Vertiefung liegt hier gut geschützt die **Hypophyse** *(Hirnanhangsdrüse)*, eine wichtige Hormondrüse (☞ Abb. 11.10).

Die **hintere Schädelgrube** wird vorne aus den Rückseiten des Türkensattels *(Dorsum sellae)* und den Felsenbeinpyramiden und hinten aus dem Hinterhauptsbein mit dem **Foramen magnum** *(großes Hinterhauptsloch)* gebildet. Dieser Grube liegt das Kleinhirn auf.

schließt sich in der Regel schon im zweiten Lebensmonat.

- Zu den **Seitenfontanellen** zählen die **vordere Seitenfontanelle** *(Fonticulus sphenoidalis)* beidseits zwischen Stirn-, Scheitel- und Keilbein sowie die **hintere Seitenfontanelle** *(Fonticulus mastoideus)* zwischen Scheitel-, Schläfen- und Hinterhauptsbein.

Bei der **Beobachtung des Säuglings** gibt die große Fontanelle wichtige Hinweise auf den Wasserhaushalt: Hat der kleine Organismus zu wenig Flüssigkeit, z.B. durch Wasserverlust bei Fieber oder Erbrechen und Durchfall, so ist die Fontanelle eingefallen. Bei ausgeglichenem Wasserhaushalt liegt sie im Hautniveau, und bei aufgelegtem Finger ist der Pulsschlag zu spüren. Eine deutlich gespannte Fontanelle kann auf einen erhöhten Hirndruck hinweisen, z.B. bei Meningitis (Hirnhautentzündung).

8.2.3 Die Schädelbasis

Die **innere Schädelbasis** enthält von vorn nach hinten treppenförmig abfallend drei **Schädelgruben**, die die verschiedenen Lappen des Gehirns aufnehmen.

Die **vordere Schädelgrube** liegt am höchsten – oberhalb der Augenhöhlen – und wird von Teilen des

8.2.4 Die mimische Muskulatur

Die **mimische Muskulatur** *(Gesichtsmuskeln* ☞ Abb. 8.11) ermöglicht uns, Gefühlsregungen wie Staunen und Entsetzen, Freude oder Trauer auszudrücken. Die meisten dieser Muskeln nehmen eine Sonderstellung unter den Körpermus-

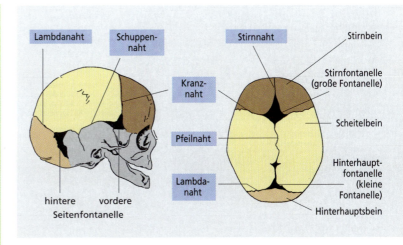

Abb. 8.8: Fontanellen und Schädelnähte beim Säugling.

Der Bewegungsapparat

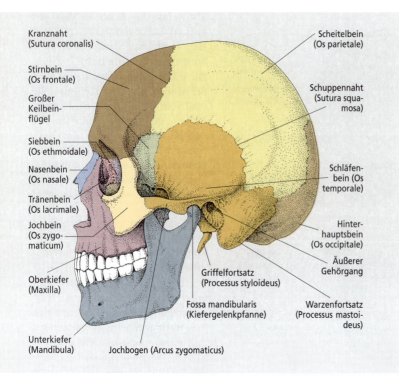

Abb. 8.9: Schädel in der Seitenansicht.

keln ein, da sie nicht über Gelenke hinwegziehen, sondern *direkt* an der Gesichtshaut ansetzen. Sie bewegen deshalb Gesichtshautpartien und lassen Falten, Runzeln und Grübchen entstehen, wodurch sie dem Gesicht seinen Reichtum an Ausdrucksmöglichkeiten verleihen.

Wichtige mimische Muskeln sind:
- der **Stirnmuskel** *(M. frontalis)*, der die Stirn runzelt und die Kopfhaut verschiebt,
- der **M. orbicularis oculi** *(Augenringmuskel)*, der die Augen schließt,
- der **M. orbicularis oris** *(Ringmuskel des Mundes)*, der den Mund schließt und die Lippen zusammenpresst,
- der **M. zygomaticus** *(Jochbeinmuskel)*, der die Mundwinkel nach oben seitlich zum Lächeln hebt,
- der **M. buccinator** *(Wangenmuskel)*, der die Wangen „aufbläst",
- der **M. risorius** *(Lachmuskel)*, der die „Lachgrübchen" entstehen lässt, indem er die Mundwinkel zur Seite zieht.

> Die Beobachtung der Mimik gehört zur ganzheitlichen Krankenbeobachtung, da sie den Pflegenden wichtige Informationen über das Befinden und die Stimmungslage des Patienten gibt.

8.2.5 Die Kaumuskulatur

Die **Kaumuskulatur** bewegt den Unterkiefer. Sie ermöglicht das Beißen, Kauen und Zermahlen der Nahrung und beteiligt sich an der Lautbildung und am Sprechen.
Beim Kauen spielen Bewegungen in drei verschiedene Richtungen eine Rolle:
- Öffnen und Schließen des Mundes,
- Seitverschieben und Zurückziehen des Mundes; und
- kreisförmige Mahlbewegungen des Unterkiefers.

Drei am Unterkiefer ansetzende Muskeln sind im Wesentlichen für diese Bewegungen im Kiefergelenk

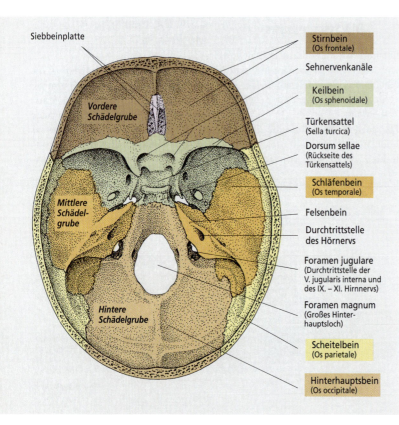

Abb. 8.10: Innere Schädelbasis nach Entfernung der Schädelkalotte, Ansicht von oben.

Der Bewegungsapparat

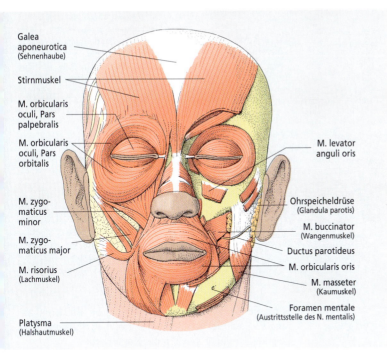

enthält als knöcherne Strukturen die sieben Halswirbel und das Zungenbein; unter letzterem befindet sich der aus mehreren gegeneinander beweglichen Knorpeln bestehende Kehlkopf. Im Gegensatz zum 3. bis 7. Halswirbel, die in der Form den übrigen Wirbeln entsprechen und deshalb erst im nächsten Abschnitt näher beschrieben werden, weisen die ersten beiden Halswirbel besondere Formen auf.

Atlas und Axis

Der *erste Halswirbel* (**Atlas**) hat anstelle eines Wirbelkörpers die Form eines knöchernen Ringes, auf dessen Oberfläche sich zwei Gelenkflächen befinden, denen der knöcherne Schädel mit den entsprechenden Gelenkflächen des Hinterhauptsbeines aufsitzt. Diese gelenkige Verbindung ermöglicht die Nickbewegung des Kopfes.

Der *zweite Halswirbel*, **Axis** genannt, hat als Besonderheit einen vorne in den Ring des Atlas emporragenden Knochenzapfen. Um diesen **Dens** oder *Zahn* dreht sich der Atlas im **Atlantoaxialgelenk** (☞ Abb. 8.15), wodurch Drehbewegungen des Kopfes ermöglicht werden. Vom Dens durch eine Bindegewebsmembran getrennt verläuft im hinteren, größeren Teil des Atlasringes das Rückenmark; es wird beim klassischen „Genickbruch" durch den abgebrochenen Dens geschädigt.

Die Halsmuskulatur

Die feingliedrige Halsmuskulatur kann in zwei Gruppen eingeteilt werden, die durch die großen Halsleitungsbahnen (Speise- und Luftröhre) getrennt sind.

Zu den **vorderen Halsmuskeln** (☞ Abb. 8.13) gehören:
- Das **Platysma** *(Halshautmuskel)*, ein großer flächiger Muskel, der seiner Funktion nach noch der mimischen Muskulatur zuzurechnen ist.
- Der **M. sternocleidomastoideus** *(Kopfwender)*, der den Brustkorb mit dem Kopf verbindet und das Drehen und Vorbeugen des Kopfes ermöglicht.

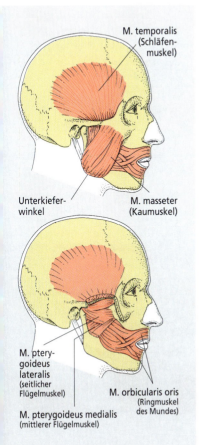

Abb. 8.11 (oben): Mimische Muskulatur. Die rechte Gesichtshälfte (im Bild links) zeigt die oberflächliche Muskelschicht, während gegenüber die tiefere Schicht freigelegt wurde. Man erkennt in der linken Gesichtshälfte den **M. masseter** (Kaumuskel) und die Ohrspeicheldrüse mit ihrem Ausführungsgang.

diese Bewegungen im Kiefergelenk verantwortlich (☞ Abb. 8.12):
Der **M. temporalis** zieht vom Schläfenbein hinab zum Unterkiefer. Der **M. masseter** entspringt am Jochbogen und setzt am Unterkieferwinkel an. Die **Mm. pterygoidei** ziehen vom Keilbein zum Unterkieferwinkel, wo aufgrund der verschiedenen Ansatzpunkte am Unterkiefer der seitliche Muskel zur Kieferöffnung und der mittlere Muskel zum Kieferschluss beiträgt.
Zusätzlich beteiligen sich auch die Wangen-, Mundboden-, Lippen-, Zungenbein- und Zungenmuskeln am Kauvorgang.

8.3 Der Körperstamm
(Kopf ☞ 8.2)

8.3.1 Der Hals

Der **Hals** als Verbindungsabschnitt zwischen Kopf und Schultergürtel

Abb. 8.12: Kaumuskulatur, oben oberflächliche, unten tiefe Schicht.

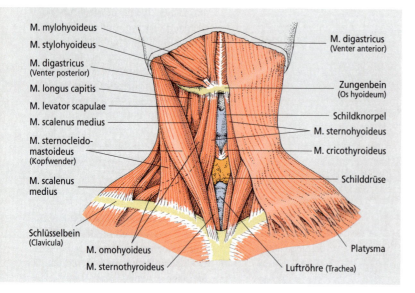

Abb. 8.13: Vordere Halsmuskulatur. Auf der rechten Halsseite ist das Platysma entfernt worden. Die Zungenbeinmuskulatur verbindet das Zungenbein mit Kehlkopf, Mundboden, Schläfenbein, Schlüsselbein und Brustbein und sorgt so für dessen hohe Beweglichkeit.

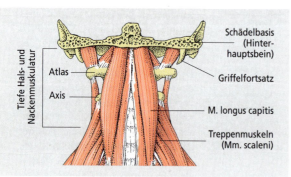

Abb. 8.14 (links unten): Die tiefe Halsmuskulatur (vor der Wirbelsäule) und die tiefe Nackenmuskulatur (hinter der Wirbelsäule, größtenteils verdeckt) stützen den Kopf, unterstützen Kopfbewegungen und verbinden die Schädelbasis mit der Halswirbelsäule.

Hinterhauptsbein. Sie wirken sowohl bei der Kopfhaltung als auch bei verschiedenen Kopfbewegungen (Seitneigung, Drehung, Nicken des Kopfes) mit.

- Die Gruppe der unteren Zungenbeinmuskeln (**Rectus-Gruppe**; *rectus* = gerade). Ihre Aufgabe ist es, das Zungenbein festzuhalten sowie die Bewegungen des Kehlkopfes zu unterstützen. Zur Rectusgruppe gehören der **M. sternohyoideus**, der **M. sternothyroideus**, der **M. thyrohyoideus** und der **M. omohyoideus**.

Hinter Luft- und Speiseröhre liegen die **hinteren Halsmuskeln**. Zu ihnen gehört die Gruppe der **Treppenmuskeln** (*Mm. scaleni*). Sie unterstützen die Einatmung, indem sie die ersten Rippen anheben. Außerdem wirken sie bei der Beugung und Seitwärtsdrehung der Halswirbelsäule mit. In ihrem gesamten Verlauf von den Querfortsätzen der sieben Halswirbel bis zur 1. und 2. Rippe überziehen sie zeltförmig einen Teil des oben offenen, knöchernen Thorax.

Eine weitere Gruppe der hinteren Halsmuskeln sind die **tiefen** oder *prävertebralen* **Halsmuskeln**, welche direkt *vor* der Wirbelsäule liegen. Sie unterstützen die Vorbeugung und Seitwärtsbewegung des Kopfes.

Die tiefen Nackenmuskeln

Die **tiefen** (oder *kurzen*) **Nackenmuskeln** verlaufen zwischen dem ersten oder zweiten Halswirbel und dem

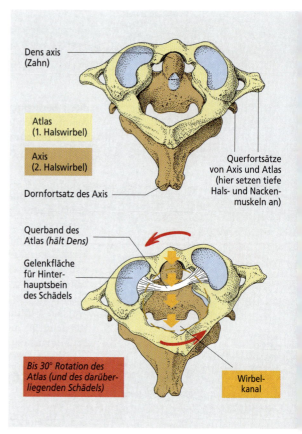

Abb. 8.15: Atlas (1. Halswirbel) und Axis (2. Halswirbel) in Normalstellung (oberes Bild) und bei rotiertem Kopf (unteres Bild).

8.3.2 Die Wirbelsäule – Übersicht

Die **Wirbelsäule** *(Columna vertebralis)* bildet die große Längsachse unseres Skeletts. Sie besteht aus 24 segmentförmigen Knochen, den **Wirbeln** *(Vertebrae)*, sowie dem **Kreuzbein** und dem **Steißbein**. Die Wirbel sind gegeneinander beweglich und erlauben dadurch Bewegungen nach vorn, hinten, links, rechts und um die Längsachse. Diese Beweglichkeit wird von den *Bandscheiben* (☞ 8.3.3) unterstützt, die außerdem zusammen mit vielen Bändern die Wirbelsäule stabilisieren. Die Wirbelsäule umschließt und schützt das Rückenmark, welches durch die Wirbellöcher nach unten zieht. Sie trägt den Kopf und dient der Anheftung der Rippen und der Rückenmuskulatur.

Zwischen den Wirbeln liegen Öffnungen, die man **Zwischenwirbellöcher** *(Foramina intervertebralia)* nennt. Durch sie treten Nerven hindurch, die vom Rückenmark ausgehen oder zum Rückenmark führen, die **Spinalnerven** (☞ 11.7.3).

Die Wirbelsäule hat fünf Abschnitte:
- die **Halswirbelsäule** *(HWS)* mit 7 Halswirbeln (kurz: C1–C7, *Cervix* = Hals),
- die **Brustwirbelsäule** *(BWS)* mit 12 Brustwirbeln, die mit den Rippen gelenkig verbunden sind (Th1–Th12, Th = **Thorax**),
- die **Lendenwirbelsäule** *(LWS)* mit 5 Lendenwirbeln (L–L5).
- Ihr schließt sich das **Kreuzbein** *(Os sacrum)* an – 5 Sakralwirbel sind hier zu einem kompakten Knochen verschmolzen.
- Etwa 4 verkümmerte Steiß-„Wirbel" bilden das **Steißbein** *(Os coccygis)*.

Die Krümmungen der Wirbelsäule

Von vorn gesehen ist die gesunde Wirbelsäule nahezu gerade. Betrachtet man die Wirbelsäule jedoch von der Seite, weist sie vier charakteristische Krümmungen auf (☞ Abb. 8.16). Bei zweien von ihnen ist der Bogen nach vorn gewölbt; sie heißen **Halslordose** und **Lendenlordose**. Bei den anderen beiden weist die Bogenkrümmung nach hinten. Sie werden als **Brustkyphose** und **Sakralkyphose** bezeichnet.

Diese Krümmungen verleihen der Wirbelsäule eine hohe Stabilität. Die Belastungen, die bei den verschiedenen Bewegungen auftreten, werden dadurch auf alle Wirbel gleichmäßig verteilt.

Fehlbelastungen der Wirbelsäule

Durch Fehlbelastungen während der Entwicklung und auch noch im Erwachsenenalter können sich die Krümmungen der Wirbelsäule krankhaft verstärken: Es kann dann ein *Hohlkreuz* bei durch Fehlhaltung verstärkter Lendenlordose oder ein *Rundrücken* („Buckel") bei stärkerer Brustkyphose entstehen. Solche Fehlhaltungen begünstigen das Auftreten von *chronischen Rückenschmerzen*, vor allem im LWS-Bereich. Sie sind nicht nur bei den Angehörigen der Krankenpflegeberufe verbreitet.

Vorbeugung: Rückenschule

Pflegende sollten von Anfang an behutsam und bewusst mit ihrer Wirbelsäule umgehen, da diese durch das Heben der Patienten stark beansprucht wird und durch andauernde Fehlbelastungen

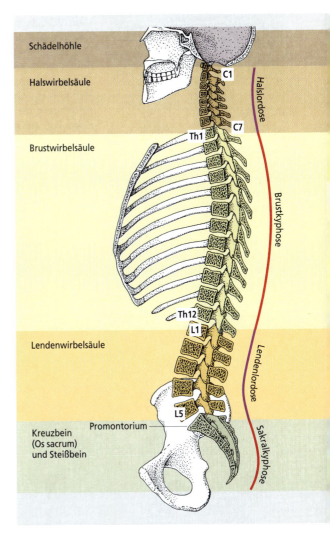

Abb. 8.16: Aufbau der Wirbelsäule im Längsschnitt.
Gezeigt sind die vier physiologischen Krümmungen: Halslordose, Brustkyphose, Lendenlordose und Sakralkyphose. Erkennbar ist der Wirbelkanal, aus dem die Spinalnerven (☞ Abb. 11.26) durch die Zwischenwirbellöcher in die Körperperipherie ziehen. Der unterste Abschnitt der Wirbelsäule, das Kreuzbein, verbindet sich mit den beiden Hüftbeinen (das rechte Hüftbein ist weiß im Bild gezeigt) zum Beckenring.

jahrelange Schmerzen, ja sogar irreparable Schäden entstehen können. Hier ist die Prophylaxe äußerst wichtig, denn beim ersten Auftreten von Schmerzen können Bandscheiben oder Bandapparat schon Dauerschäden davongetragen haben. Richtiges Hebe- und Trageverhalten beugen ebenso vor wie gezieltes Training der Rückenmuskulatur durch regelmäßiges Schwimmen (am besten Rückenschwimmen) und Gymnastik. Ferner sollte die Bauchmuskulatur trainiert werden, da auch sie an den Bewegungen der Wirbelsäule beteiligt ist (☞ 8.3.7).

Die Wirbel

Die Wirbel haben vom 3. Halswirbel bis zum 5. Lendenwirbel einen einheitlichen Aufbau, auch wenn sie sich je nach den funktionellen Erfordernissen der einzelnen Wirbelsäulenabschnitte in Größe und Form unterscheiden.

Der **Wirbelkörper** *(Corpus vertebrae)* als dicke, rundliche, sehr belastbare „Knochenscheibe" bildet den gewichttragenden Teil der Wirbelsäule. Da alle Wirbelkörper übereinander liegen, sind sie für die charakteristische Säulenform unserer Körperachse verantwortlich.

An der Hinterfläche des Wirbelkörpers setzt eine Knochenspange an, der **Wirbelbogen** *(Arcus vertebrae)*. Er umgibt das **Wirbelloch** *(Foramen vertebrale)*. Alle Wirbellöcher zusammen bilden den **Wirbelkanal** *(Spinalkanal)*, durch den das Rückenmark vom **Foramen magnum** *(großes Hinterhauptsloch)* nach unten zieht.

Vom Wirbelbogen gehen drei Knochenfortsätze aus, an denen Muskeln entspringen und ansetzen: Der nach hinten unten zeigende **Dornfortsatz** *(Processus spinosus)* und links und rechts je ein **Querfortsatz** *(Processus transversus)*.

Etwa auf Höhe der Querfortsätze entspringen dem Wirbelbogen ferner je zwei **Gelenkfortsätze** nach oben und unten *(Processus articularis superior und inferior)*. Sie verbinden die Wirbel untereinander. Zwischen den unteren Gelenkfortsätzen und dem zugehörigen Wirbelkörper bleibt immer ein Freiraum, ebenso zwischen oberem Gelenkfortsatz und Wirbelkörper. Diese beiden Einschnitte liegen bei benachbarten Wirbeln direkt übereinander und umschließen das jeweilige **Zwischenwirbelloch** *(Foramen intervertebrale* ☞ Abb. 8.20*)*. Durch die Zwischenwirbellöcher verlassen die Spinalnerven den Wirbelkanal.

8.3.3 Die einzelnen Wirbelsäulenabschnitte

Die Halswirbelsäule (HWS)

Die HWS ist der beweglichste Teil der gesamten Wirbelsäule. Atlas und Axis, also 1. und 2. Halswirbel, haben eine besondere Form und Funktion, die schon in Abschnitt 8.3.1 beschrieben wurden. Die darunter liegenden Wirbelkörper der Wirbel C3–C7 sind relativ klein im Vergleich zu ihrem Wirbelloch. Die Querfortsätze sind platt und haben im Gegensatz zur restlichen Wirbelsäule je ein Loch *(Foramen transversarium)*, durch das hirn- und rückenmarksversorgende Gefäße (A. und V. vertebralis) ziehen (☞ Abb. 11.29 und 11.30).

Die Dornfortsätze von C2–C6 sind an ihren Enden meist zweigeteilt. Der 7. Wirbel (C7) wird auch *Vertebra prominens* genannt, da sein Dornfortsatz am weitesten nach dorsal vorspringt. Er ist leicht durch die Haut tastbar und bietet einen guten Anhaltspunkt für den Übergang zwischen HWS und BWS.

Die Brustwirbelsäule (BWS)

Die BWS ist ein wenig beweglicher Wirbelsäulenabschnitt – die Haltefunktion für den Brustkorb steht im Vordergrund. Die Brustwirbel sind beträchtlich größer und stärker gebaut als die Halswirbel. Das Wirbelloch ist annähernd rund und etwa fingerdick.

Alle Brustwirbel besitzen an ihrem Körper Gelenkflächen für die Verbindung mit den Rippen und – außer Th11 und 12 – auch zusätzlich an den Querfortsätzen.

Die Lendenwirbelsäule (LWS)

In der Lendenwirbelsäule finden sich die größten Wirbel des Menschen. Sie besitzen einen massigen Körper

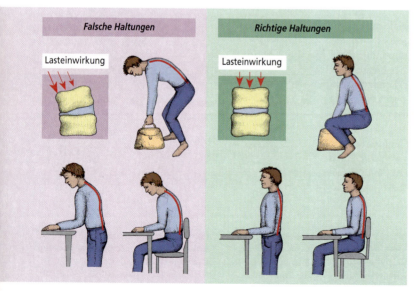

Abb. 8.17: Zur Vorbeugung von Wirbelsäulenschäden sollten falsche Bewegungsmuster vermieden werden. Heben und Bücken sollten z.B. nie in Rundrückenhaltung erfolgen. [A 400-157]

Der Bewegungsapparat

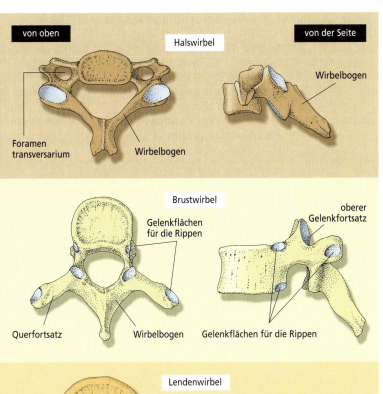

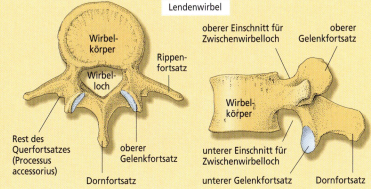

Abb. 8.18 (oben): Halswirbel, Brustwirbel und Lendenwirbel zum Vergleich von oben und von der Seite.
Die unterschiedlichen Formen spiegeln die funktionellen Anforderungen wider. Die Halswirbel sind zierlich und damit hochbeweglich, die Brustwirbel haben breite Rippenfortsätze zum Ansatz der Rippen, und die Lendenwirbel sind sehr stabil gebaut, da sie die größte Last tragen.

Abb. 8.19 (rechts): Kreuzbein und Steißbein.

und ein vergleichsweise kleines, annähernd dreieckiges Wirbelloch. Sie sind nicht mehr mit Rippen verbunden, besitzen aber einen **Rippenfortsatz** *(Processus costarius)*, der entwicklungsgeschichtlich einer verkümmerten Rippe entspricht. Die Dornfortsätze der Lendenwirbel zeigen relativ gerade nach hinten. Der 5. Lendenwirbelkörper ist keilförmig, ebenso der darunter liegende 1. Kreuzbeinwirbel. Sie bilden den markanten Übergang von der Lendenlordose zur Sakralkyphose, das **Promontorium** (☞ auch Abb. 8.16).

Kreuzbein und Steißbein

Das **Kreuzbein** *(Os sacrum)* ist ein dreieckiger abgeplatteter Knochen, der aus fünf Wirbeln besteht, die etwa bis zum 25. Lebensjahr miteinander verschmelzen. Das Kreuzbein bildet den hinteren Mittelteil des Beckens und ist mit beiden Hüftknochen über das nahezu unbewegliche *Sakroiliakalgelenk* (☞ Abb. 8.42) verbunden. Entsprechend den Zwischenwirbellöchern der übrigen Wirbelsäule stehen vier paarige **Kreuzbeinlöcher** *(Foramina sacralia)* mit dem **Kreuzbeinkanal** *(Canalis sacralis)* in Verbindung. Durch sie verlaufen die vorderen und hinteren *Sakralnerven*, wie die Spinalnerven in diesem Bereich heißen. Der Sakralkanal ist die Verlängerung des Wirbelkanals und nach unten offen *(Hiatus sacralis)*. An der Hinter-

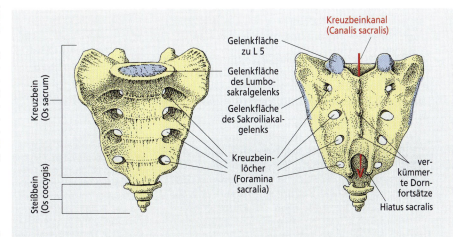

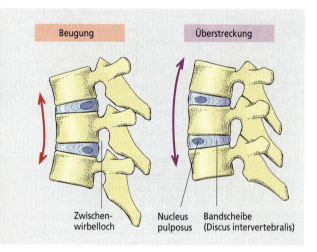

Abb. 8.20: Die Bandscheibenfunktion. Der Nucleus pulposus verschiebt sich innerhalb der Bandscheibe je nach Beugung und Streckung der Wirbelsäule.

fläche des Kreuzbeins befinden sich zudem verkümmerte Dorn- und Rippenfortsätze.

Nach oben ist das Kreuzbein über ein relativ großes Zwischenwirbelgelenk, das *Lumbosakralgelenk*, mit dem 5. Lendenwirbelkörper verbunden, nach unten über ein weitestgehend unbewegliches Gelenk mit dem **Steißbein** *(Os coccygis)*.

Die Bandscheiben

Zwischen den Wirbelkörpern der Hals-, Brust- und Lendenwirbelsäule sowie zwischen LWK 5 und Kreuzbein liegen die **Bandscheiben** *(Zwischenwirbelscheiben, Disci intervertebrales)*. Jede Bandscheibe ist etwa 5 mm dick und besteht aus zwei Schichten Bindegewebe:

- einem Außenring, dem **Anulus fibrosus**, aus derben kollagenen Fasern und Faserknorpel und
- einem Gallertkern, dem **Nucleus pulposus**. Dieser gleicht wie ein Wasserkissen die Druckunterschiede zwischen zwei Wirbeln aus, wenn diese sich gegeneinander bewegen. Diesen Vorgang zeigt Abb. 8.20.

Die Bandscheiben bilden elastische Verbindungen der Wirbelkörper untereinander. Sie erhöhen die Beweglichkeit der Wirbelsäule, indem sie sich entsprechend mitverformen, und fangen wie ein Stoßdämpfer Stauchungen der Wirbelsäule ab, z.B. wenn man von einem Stuhl springt.

Bei einem **Bandscheibenvorfall** gleitet der Nucleus pulposus aus seiner „Hülle", dem Anulus fibrosus, und drückt auf die austretende Nervenwurzel, was starke Schmerzen auslöst. Durch die sog. *Stufenbettlagerung* kann der Druck von der Wirbelsäule auf den Nucleus pulposus vermindert und damit Schmerzen reduziert werden.

8.3.4 Die autochthone Rückenmuskulatur

Obwohl die Wirbel gegeneinander nur begrenzt beweglich sind, ist die Beweglichkeit der Wirbelsäule insgesamt doch erheblich. Diese Beweglichkeit wird vor allem ermöglicht durch ein komplexes System aus sich überlappenden Muskelfaserzügen entlang der Wirbelsäule, das in seiner Gesamtheit als **autochthone Rückenmuskulatur** *(Rumpfaufrichter, M. erector spinae)* bezeichnet

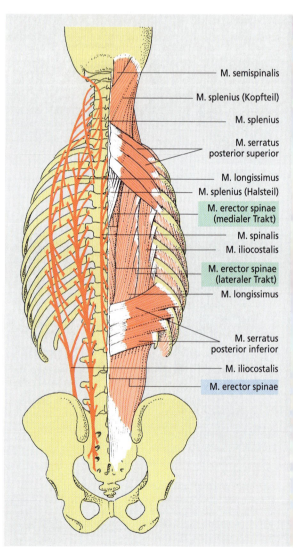

Abb. 8.21: Autochthone Rückenmuskulatur (M. erector spinae). Die autochthone Rückenmuskulatur gliedert sich in zwei Muskelgruppen: den medialen und lateralen Trakt.
Zur Verdeutlichung sind links einzelne Muskelzüge schematisch dargestellt. Über die autochthone Rückenmuskulatur legen sich M. serratus posterior superior und M. serratus posterior inferior. Sie ziehen von der Wirbelsäule zu den Rippen; der M. serratus posterior superior fördert durch Anhebung der Rippen die Einatmung, der M. serratus posterior inferior durch Senken der Rippen die Ausatmung.

wird. Die Muskeln dieses mächtigsten Muskelsystems des Menschen strecken die Wirbelsäule und drehen sie um die eigene Achse. Ferner stabilisiert die autochthone Rückenmuskulatur zusammen mit dem Bandapparat die Wirbelsäule und formt ihre physiologischen Krümmungen. Im Gegensatz zur Bewegungsmuskulatur werden diese Muskelgruppen der **Haltemuskulatur** zugeordnet.

Die Muskeln der autochthonen Rückenmuskulatur verbinden Muskelzüge sämtlicher Wirbel an Dorn- und Querfortsätzen miteinander und über mehrere Wirbel hinweg (☞ Abb. 8.21). Sie ziehen auch zu Knochenleisten am Kreuzbein und am Hinterhaupt, sodass diese vielen Faserzüge über die gesamte Wirbelsäule verspannt sind. So unterstützen sie sämtliche Bewegungsmöglichkeiten mit Ausnahme der Beugung nach vorn.

Gebeugt wird die Wirbelsäule vor allem durch die vordere Bauchwandmuskulatur (☞ 8.3.7) und den M. psoas major (☞ 8.7.3).

Zur autochthonen Rückenmuskulatur zählen schließlich auch die tiefen Nackenmuskeln (☞ 8.3.1), die sich an den Bewegungen des Kopfes beteiligen.

8.3.5 Der knöcherne Thorax

Der knöcherne **Thorax** oder *Brustkorb* wird vom **Brustbein** *(Sternum)*, den **Rippen** *(Costae)* und der Brustwirbelsäule gebildet. Der Brustkorb umschließt die Brusthöhle mit Herz und Lunge sowie den oberen Anteil der Bauchhöhle. Er hat die Form eines nach oben und unten offenen ovalen Bienenkorbes, das heißt, sein Umfang vergrößert sich von oben nach unten. Dorsal in der Mitte liegt die Brustwirbelsäule, deren Wirbelkörper in den Brustraum hineinragen.

Die Rippen

Am Aufbau des Brustkorbes beteiligen sich 12 Rippenpaare. Jede Rippe besteht aus einem dorsalen knöchernen und einem ventralen knorpeli-

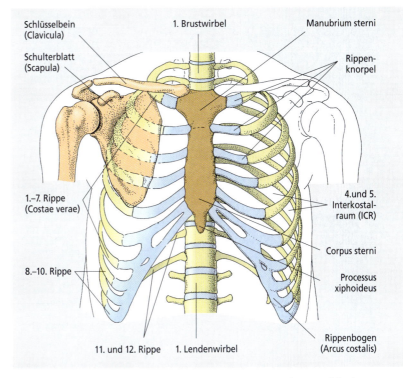

Abb. 8.22: Brustkorb in der Vorderansicht (knöcherne und knorpelige Anteile) mit Darstellung des knöchernen Schultergürtels.

gen Anteil, die zusammen etwa die Form eines halben Herzens bilden. Ihre Länge nimmt bis zur 7. Rippe zu, danach wieder ab. Die ersten zehn Rippen sind über jeweils zwei Gelenke mit Wirbelkörper und Querfortsatz „ihres" Brustwirbels verbunden, die 11.–12. Rippe nur mit den entsprechenden Wirbelkörpern.

Die Knorpel der 1.–7. Rippe stehen in direkter gelenkiger Verbindung mit dem Brustbein. Diese Rippen nennt man **echte Rippen** *(Costae verae)*. Die restlichen fünf Rippen werden als **falsche Rippen** *(Costae spuriae)* bezeichnet, weil sie entweder nur indirekten Kontakt zum Brustbein haben (8.–10. Rippe) oder frei enden (11.–12. Rippe, *freie Rippen*). Die Rippenknorpel acht, neun und zehn sind untereinander über Knorpelstege verbunden, die den **Rippenbogen** *(Arcus costalis)* bilden. Ein solcher Steg führt auch zur 7. Rippe und stellt die Verbindung zum Brustbein her.

Die Gelenkverbindungen der Rippen gewährleisten die Beweglichkeit des knöchernen Brustkorbes, sodass er sich bei Rippenhebungen ausdehnen und umgekehrt auch wieder zusammenziehen kann. Das ist sehr wichtig für die Atemmechanik (☞ 17.8). Der schmale Zwischenraum zwischen den einzelnen Rippen wird **Interkostalraum** *(ICR)* genannt. Er wird von den **Interkostalmuskeln** *(Zwischenrippenmuskeln)* überspannt. Am Oberrand jedes Interkostalraums (also am Unterrand der jeweiligen Rippe) verlaufen eine Arterie, eine Vene und ein Nerv.

Das Brustbein

Das **Brustbein** *(Sternum)* ist ein flacher, schmaler Knochen und bildet das ventrale Mittelstück des Brustkorbes. Es besteht von oben nach unten aus drei Teilen:
- dem *Handgriff*, **Manubrium sterni**, einer kurzen breiten Knochenplatte zwischen Schlüsselbein und erstem Rippenpaar, an dem viele der vorderen Hals- und Zungenbeinmuskeln entspringen oder ansetzen;

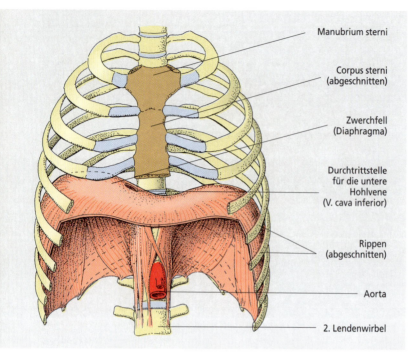

Abb. 8.23: Zwerchfell und knöcherner Thorax, Ansicht von vorne. Dargestellt sind ebenfalls die Durchtrittsstellen für die großen Gefäße und die verschiedenen Abschnitte des Brustbeins (Sternum).

- dem *Brustbeinkörper*, **Corpus sterni**, einer längs verlaufenden schmalen Knochenplatte mit Gelenkflächen für die 3.–7. Rippe (die Gelenkfläche für die zweite Rippe befindet sich am Übergang zwischen Manubrium und Corpus); und
- dem frei nach unten ragenden *Schwertfortsatz*, **Processus xiphoideus**, der als Ansatzstelle für Brust- und Bauchwandmuskeln dient.

8.3.6 Die Atemmuskulatur

Die **Zwischenrippenmuskeln** (*Interkostalmuskeln*) sind aktiv an der Atmung beteiligt, indem sie die Rippen heben *(Mm. intercostales externi)* und so den Brustraum erweitern bzw. die Rippen senken und ihn damit verkleinern *(Mm. intercostales interni* ☞ Abb. 17.15). Damit unterstützen sie die Zwerchfellmuskulatur, die für die Aus- und Einatmung am wichtigsten ist.

Das **Zwerchfell** *(Diaphragma)* ist kuppelförmig zwischen Brustbein, den unteren sechs Rippen und der LWS verspannt und trennt die Brust- von der Bauchhöhle.
Wenn sich das Zwerchfell zusammenzieht, wird die Lunge nach unten gezogen, was zu einem Unterdruck in der Brusthöhle und somit zum Einstrom von Luft in die Lunge führt (Einatmung). Bei Erschlaffung des Zwerchfells steigt die Lunge passiv wieder nach oben (Ausatmung). Aorta, Speiseröhre und untere Hohlvene treten an verschiedenen Stellen durch das Zwerchfell hindurch (☞ Abb. 8.23).

Menschen mit Lungenerkrankungen fällt die Atmung oft sehr schwer, evtl. leiden sie sogar in Ruhe unter Atemnot. Dann setzen sie zur Unterstützung der Atemmuskulatur durch Aufstützen der Arme in die Hüfte unbewusst die **Atemhilfsmuskulatur** ein. Eine andere Möglichkeit, Atemarbeit zu erleichtern, bietet der sog. *Kutschersitz* (☞ Abb. 8.24) bei dem der Patient seine Arme mit vornübergebeugtem Oberkörper auf die Knie aufstützt. Ist ein Patient bettlägerig, so kann er seine Arme auf den vor ihm platzierten Nachttisch legen, um die Atemhilfsmuskulatur einzusetzen.

Zur Atemhilfsmuskulatur gehören bei der Einatmung:
- die **Mm. pectorales major** und **minor** (*großer* und *kleiner Brustmuskel* ☞ Abb. 8.25),
- der **M. serratus posterior superior** und **M. serratus posterior inferior** (*hinterer oberer* und *unterer Sägezahnmuskel* ☞ Abb. 8.21), sowie
- der **M. serratus anterior** (*vorderer Sägezahnmuskel*),
- der **Treppenmuskel** (*M. scalenus* ☞ Abb. 8.14) und
- der **M. sternocleidomastoideus** (*Kopfwender* ☞ Abb. 8.13).

Bei der Ausatmung dient die Bauchmuskulatur als Hilfsmuskel.

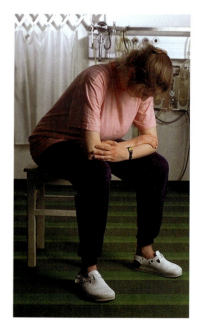

Abb. 8.24: Der Kutschersitz: Die Dehnung des Brustkorbs vergrößert die Atemfläche und ermöglicht besonders tiefes Atmen. Der Kutschersitz ist bei Atemnot und zur Begünstigung einer tiefen Einatmung vor dem Abhusten angezeigt. [K 183]

8.3.7 Die vordere Bauchwandmuskulatur

Die **Bauchwand** schließt die Bauchhöhle nach vorn und zur Seite ab und besteht aus mehreren Muskelschichten. Diese verlaufen zwischen dem unteren Rippenbogen und dem Becken. Je nach Verlauf wirken sie bei der Rumpfbeugung und -drehung mit. Ziehen sich alle Muskelschichten zusammen, werden die Bauchorgane zusammengepresst (*Bauchpresse* ☞ 17.8.3) und so die Darm- und Harnblasenentleerung unterstützt.

Der **M. rectus abdominis** *(gerader Bauchmuskel)* liegt am oberflächlichsten und spannt sich zwischen den Rippenknorpeln 5–7, dem Processus xiphoideus des Brustbeins und dem Schambein (Os pubis) aus. In diesem langen Verlauf ist er durch drei Zwischensehnen unterbrochen (☞ Abb. 8.25). Unter dem M. rectus abdominis verlaufen die beiden *schrägen Bauchmuskeln* (**M. obliquus externus abdominis** und **M. obliquus internus abdominis**). Als Merkregel für den Verlauf des M. obliquus externus gilt, dass dieser bei Armhaltung wie bei in den Hosentaschen steckenden Händen entspricht. Der M. obliquus internus verläuft fächerförmig vom Darmbein(stachel) zur Mitte und unterkreuzt dabei teilweise die Faserzüge des M. obliquus externus. Die sehnigen Ansätze beider Muskeln vereinigen sich vorn zu einem breiten **Sehnenband** *(Aponeurose)*. Die tiefste Schicht der Bauchwandmuskeln wird vom *queren Bauchmuskel* (**M. transversus abdominis**) gebildet (☞ Abb. 8.26). Er verläuft gürtelförmig von der Seite zur vorderen Bauchwand und setzt dort, ähnlich wie die schrägen Bauchmuskeln, in einer breiten Sehnenplatte an. Der M. rectus abdominis wird von den Sehnenplatten der Obliquus- und des Transversus-Bauchmuskels umschlossen. Weil er so an ein Schwert in der Scheide erinnert, wird dieser Bereich auch *Rektusscheide* genannt. In der Mitte zwischen linkem und rechtem geraden Bauchmuskel vereinigen sich die drei Sehnenplatten. Dieser straffe Bindegewebsstreifen heißt **Linea alba** *(weiße Linie)*.

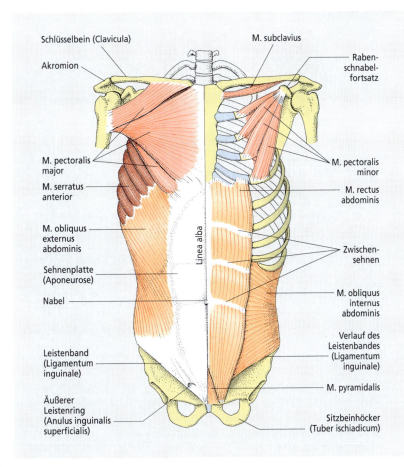

Abb. 8.25: Muskulatur der vorderen Rumpfwand. Durch Abtragen der oberflächlichen Sehnenplatte und des M. pectoralis major erkennt man auf der linken Körperseite den M. rectus abdominis, den M. obliquus internus abdominis und den M. pectoralis minor. Der unter dem M. obliquus internus abdominis liegende M. transversus abdominis ist nicht sichtbar.

> Nach Operationen im Bauchraum (Abdomen) wird die Bauchdecke bei flacher Rückenlagerung des Patienten unnötig angespannt, wodurch zusätzlicher Druck auf das Operationsgebiet ausgeübt und Schmerzen verstärkt werden. Hier hilft eine *bauchdeckenentlastende Lagerung*, bei der die Pflegende dem liegenden Patienten ein Kissen oder eine zusammengerollte Decke unter die Knie legt. Auf diese Weise wird die Bauchmuskulatur entlastet, der Druck auf die Bauchorgane verringert und Schmerzen werden gemindert.

8.3.8 Der Leistenkanal

Der **Leistenkanal** *(Canalis inguinalis)* ist eine 4–5 cm lange röhrenförmige Verbindung zwischen Bauchhöhle und äußerer Schamgegend. Er durchstößt alle Muskelschichten der Bauchdecke, und zwar von lateral oben innen nach medial unten außen. Die Lücke im M. obliquus externus abdominis wird als *äußerer Leistenring*, der Durchtritt durch die Sehne des M. transversus abdominis als *innerer Leistenring* bezeichnet.

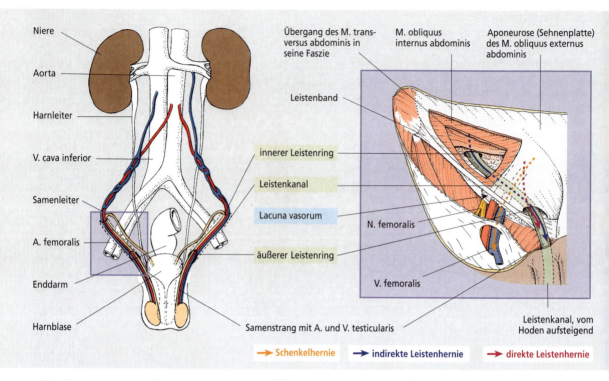

Abb. 8.26: Anatomie des Leistenkanals beim Mann. Links: Übersichtszeichnung der räumlichen Anordnung der Organe ohne Muskulatur. Rechts: Detailzeichnung mit der Bauchwandmuskulatur.

Beim Mann verläuft durch den Leistenkanal der **Samenstrang** auf seinem Weg vom Hoden zur Prostata. Vor der Geburt wandern durch den Leistenkanal die Hoden aus der Bauchhöhle in den Hodensack. Bei der Frau enthält der Leistenkanal ein bindegewebiges Band und Fettgewebe.

An Schwachstellen der Bauchwand kann sich eine **Hernie** *(Bruch)* entwickeln: Es kommt zu einer abnormen Ausstülpung des Bauchfells mit Hervortreten von Bauchorganen oder Teilen davon (meist Darmschlingen). Am häufigsten ist die **Leistenhernie** *(Leistenbruch* ☞ Abb. 8.26), die knapp oberhalb des Leistenbandes durchtritt. Hernien können für den Patienten durch Entzündung oder Einklemmung gefährlich werden und werden deshalb meist frühzeitig operiert.

8.4 Arme und Beine – eine Übersicht

Folgen des aufrechten Gangs

In der Entwicklungsgeschichte der höheren Wirbeltiere haben Form und Funktion des Schultergürtels und Armskeletts eine starke Wandlung erfahren: Mit der Einführung des aufrechten Gangs bei den Vorfahren des heutigen Menschen wurde die *obere Extremität* als Stütz- und Gehorgan überflüssig. Stattdessen hat sie sich zu einem komplexen Greif- und Tastorgan entwickelt. Die *untere Extremität* wurde dadurch allein für das Gehen und Laufen verantwortlich und ihre Halte- und Stützfunktion noch wichtiger. Da die Beine nun das gesamte Körpergewicht tragen mussten, wurden die Knochen und Gelenke im Verlauf der Evolution stärker ausgebildet. Die gesteigerten Anforderungen durch den aufrechten Gang kann die untere Extremität allerdings in vielen Fällen nur unvollkommen ein ganzes Leben lang erfüllen. Die Mehrzahl der älteren Menschen leidet an Verschleißerscheinungen vor allem des Hüftgelenkes.

8.5 Der Schultergürtel

Der **Schultergürtel** verbindet die Knochen der oberen Extremitäten mit dem Körperstamm. Er besteht aus jederseits zwei Knochen, dem **Schlüsselbein** *(Clavicula)* und dem **Schulterblatt** *(Scapula)*.

Das Schlüsselbein

Das Schlüsselbein ist ein relativ dünner, annähernd S-förmiger Knochen, der an beiden Enden Gelenkflächen besitzt. Er liegt dem Brustkorb vorn oben auf und ist medial über das *Sternoklavikulargelenk* mit dem **Brustbein** *(Sternum)* verbunden. Lateral bildet das Schlüsselbein ein Gelenk mit dem dorsal liegenden Schulterblatt, das *Akromioklavikulargelenk*.

Der Bewegungsapparat

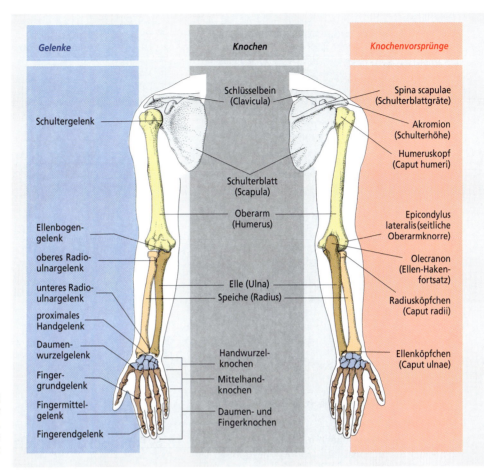

Abb. 8.27: Übersicht über die Knochen der oberen Extremität, links Ansicht von vorne und rechts Ansicht von hinten.

Das Schulterblatt

Das **Schulterblatt** *(Scapula)* ist ein etwa dreieckiger, platter Knochen, an dessen Rückwand die **Spina scapulae** *(Schulterblattgräte)* auf breiter Fläche hervorspringt. Deren freies Ende, das **Akromion** *(Schulterhöhe)*, steht mit dem Schlüsselbein in Verbindung. Eine muldenförmige Vertiefung in der oberen äußeren Schulterblattecke bildet die **Schultergelenkspfanne** *(Cavitas glenoidalis)*, die mit dem Kopf des Oberarmknochens ein Kugelgelenk bildet. Über die Schultergelenkspfanne besteht die einzige Verbindung des Armes zum Rumpfskelett. Da sie relativ klein und flach ist, kann sie nicht den ganzen Oberarmkopf aufnehmen. Damit das Gelenk stabil bleibt, ist es von den Muskeln des Oberarms (☞ 8.6.1) umschlossen. Auch die Sehne des langen Bizepskopfes sichert das Gelenk mit (☞ Abb. 8.28), wohingegen die Bänder nur eine geringe Rolle spielen.

Die Schultergürtelmuskulatur

Die Muskulatur des Schultergürtels fixiert das Schulterblatt und ermöglicht Gleitbewegungen des Schulterblatts auf der hinteren Brustwand. Die Fixierung ist die Voraussetzung für die Funktion der vom Schulterblatt entspringenden Armmuskeln: Um den Arm im Schultergelenk bewegen zu können, müssen sie einen „festsitzenden" Ursprung als Widerlager haben, gegen das sie den Arm ziehen. Das Schlüsselbein wird dabei passiv mitbewegt.

Man unterscheidet eine **vordere** *(ventrale)* und eine **hintere** *(dorsale)* Gruppe der Schultergürtelmuskeln.

Zur **vorderen Schultergürtelmuskulatur** gehören (☞ Abb. 8.25):

- der **M. subclavius** *(Unterschlüsselbeinmuskel)*, der von der 1. Rippe zum Schlüsselbein zieht und das Schlüsselbein herabzieht;
- der **M. pectoralis minor** *(kleiner Brustmuskel)*, der von der 3. bis 5. Rippe zum Schulterblatt zieht und das Schulterblatt nach vorne unten zieht. Gleichzeitig ist er ein Atemhilfsmuskel (☞ 8.3.6), da er bei fixiertem Schulterblatt die (oberen) Rippen hebt.
- der **M. serratus anterior** *(vorderer Sägezahnmuskel)*, der von der 1. bis 9. Rippe zum Schulterblatt zieht. Er dreht das Schulterblatt nach oben und zur Seite. Auch er ist ein Atemhilfsmuskel.

Zur **hinteren Schultergürtelmuskulatur** (☞ Abb. 8.30) gehören:

- der **M. trapezius** *(Kapuzenmuskel)*, ein breitflächiger Muskel, der fächerförmig von Hinterhaupts-

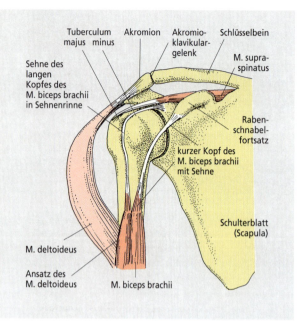

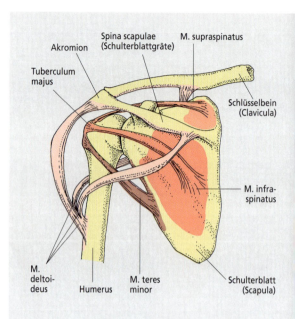

Abb. 8.28: Schultergelenk, Ansicht von vorn mit Verlauf der Sehnen des M. biceps brachii. Die Sehne des langen Muskelkopfes zieht durch eine Knochenrinne zwischen Tuberculum majus und minus. Die Sehne des kurzen Kopfes verläuft dagegen direkt vom Rabenschnabelfortsatz, einem nach vorne herausragenden Knochenvorsprung des Schulterblatts, abwärts.

Abb. 8.29: Schultergelenk und Schulterblatt, Ansicht von hinten mit schematischer Darstellung der dorsalen Schultermuskulatur. Die Muskeln sind der Übersichtlichkeit halber nur als dünne Bänder dargestellt.

bein und allen Hals- und Brustwirbeln zu Schlüsselbein und Schulterblatt zieht. Infolge der großen Ursprungsfläche zeigen die Fasern unterschiedliche Verläufe und unterstützen somit auch unterschiedliche Bewegungen. So ziehen die querverlaufenden Fasern das Schulterblatt nach medial (hinten), während der obere und untere Anteil des Muskels das Schulterblatt so drehen, dass die Gelenkpfanne höher bzw. tiefer tritt. Er ist sehr gut an der Schulter tastbar;

- der **M. levator scapulae** (*Schulterblattheber*), der vom 1. bis 4. Halswirbel zum Schulterblatt zieht und das Schulterblatt hebt, und
- der **M. rhomboideus major** und **minor** (*großer und kleiner Rautenmuskel*), die von den Dornfortsätzen der oberen Brust- und unteren Halswirbelsäule zum Schulterblatt ziehen und die Medial- und Aufwärtsbewegungen des Schulterblattes bewirken.

> Bettlägerige Patienten haben oft – bedingt durch falsche oder ungewohnte Lagerung im Krankenhausbett – schmerzhafte Verspannungen in der Schulter-Nacken-Muskulatur, welche zu Kopfschmerzen führen können. Warme Auflagen in diesem Bereich fördern die Durchblutung der verspannten Muskulatur und lockern sie gleichzeitig. Unterstützend wirkt eine anschließende Massage.

8.6 Die obere Extremität

Der Arm hat mehr als 24 Knochen. Er lässt sich in drei Abschnitte einteilen:
- den **Oberarm** mit dem **Oberarmknochen** (*Humerus*),
- den **Unterarm** mit **Elle** (*Ulna*) und **Speiche** (*Radius*),
- die **Hand** mit den **Handwurzel-** (*Ossa carpi*), **Mittelhand-** (*Ossa metacarpi*) und **Fingerknochen** (*Phalangen*).

8.6.1 Der Oberarm

Der **Humerus** (*Oberarmknochen*) ist der längste und größte Knochen der oberen Extremität. Das obere Ende ist im Schultergelenk mit dem Schulterblatt, das untere über das Ellenbogengelenk mit Elle und Speiche verbunden.

Der **Humeruskopf** (*Caput humeri*) liegt etwas schräg medial am proximalen Ende des Oberarmknochens. Fast auf gleicher Höhe befinden sich lateral ein etwas *größerer* und ein *kleiner Knochenhöcker* (**Tuberculum majus** und **minus**). Der kurze Steg zwischen Kopf und Höckern bzw. Humerusschaft wird *Collum anatomicum* genannt. Der sich anschließende **Humerusschaft** (*Corpus humeri*) ist röhrenförmig und der längste Teil des Oberarmknochens. Mehrere Knochenleisten und Aufrauungen sowie die beiden schon erwähnten Höcker dienen dem

Der Bewegungsapparat

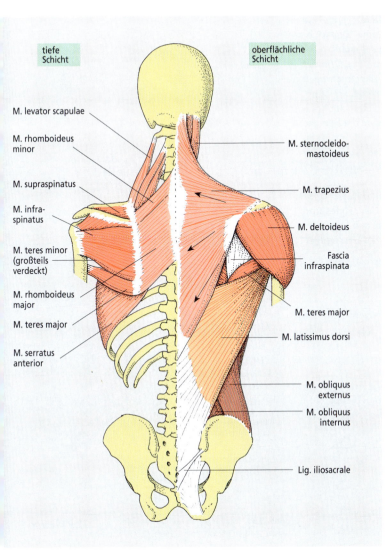

Abb. 8.30: Hintere Schultergürtel- und Schultermuskulatur; rechts die bis zum Becken reichende oberflächliche Schicht, links die tiefe Schicht.

Ansatz von Muskeln und Bändern. Distal verbreitert sich der Schaft wieder und läuft innen und außen in die Oberarmknorren (**Epicondylus medialis** und **lateralis**) aus. Zwischen diesen Epikondylen liegt die Gelenkfläche für das **Ellenbogengelenk**. Die Gelenkfläche wird in die **Rolle** (Trochlea) und das **Köpfchen** (Capitulum humeri) unterteilt. Die beiden Epikondylen liegen außerhalb des Gelenks und dienen verschiedenen Muskeln als Ursprung. Oberhalb des Gelenks befindet sich dorsal eine Knochengrube (Fossa olecrani), die den Hakenfortsatz der Elle (**Olekra-** **non**) aufnimmt. In gleicher Höhe befinden sich vorn zwei kleinere Gruben. Die mediale Grube (**Fossa coronoidea**) bietet Platz für den Kronenfortsatz der Elle bei Beugestellung des Gelenks. Die laterale Grube (**Fossa radialis**) nimmt während bestimmter Armbewegungen den Speichenkopf auf.

Die Schultermuskulatur

Nur zwei der Muskeln, die über das Schultergelenk zum Oberarmknochen ziehen (**M. pectoralis major** und **M. latissimus dorsi**), entspringen am Körperstamm. Die übrigen Muskeln entspringen am Schulterblatt. Die Stabilität des Schultergelenks – des beweglichsten Gelenks unseres Körpers – wird hauptsächlich durch die **Schultermuskeln** und ihre Sehnen bewirkt, die es wie ein Mantel umhüllen.

Der **M. supraspinatus** hält den Oberarmknochen in der Gelenkpfanne des Schulterblatts. Dies zeigt Abb. 8.29. Dafür steht er unter einer gewissen Anspannung (Tonus). Ist der Arm gelähmt, erlischt der Tonus des M. supraspinatus und er kann den Oberarm nicht mehr in der Gelenkpfanne fixieren. Schon das Herunterhängen des Armes führt zu einer Überdehnung der Nervenstränge und des Bandapparates, der das Schultergelenk umhüllt. Die Folge sind starke Schulterschmerzen. Die Pflegeperson muss deshalb mit dem gelähmten Arm vorsichtig umgehen. Zusätzlich wird der Patient dazu angeleitet, mit seinem gesunden Arm den gelähmten Arm festzuhalten. Dies verhindert Schmerzen.

Der größte Schultermuskel ist der **M. deltoideus** (Deltamuskel ☞ Abb. 8.32 und 8.5). Er verläuft dreiecksförmig von einer breiten Ursprungsfläche an Spina scapulae, Akromion und Außenrand des Schlüsselbeins zur Außenfläche des Oberarmknochens. Der Faserverlauf umfasst also drei Richtungen, weshalb der M. deltoideus an allen sechs Bewegungen im Schultergelenk beteiligt ist. Seine Hauptfunktion ist die Armhebung. Mit Unterstützung weiterer Schultermuskeln kann der M. deltoideus den Arm im Schultergelenk auch drehen, vor- und zurückführen sowie anwinkeln.

Die Oberarmmuskulatur

Die **Oberarmmuskeln** entspringen am Oberarmknochen bzw. am Schultergürtel unter Umgehung des Schultergelenks und ziehen zu den Unterarmknochen. Sie sind für die

Beugung, Streckung und Drehung im Ellenbogengelenk (ein Drehscharniergelenk ☞ 7.2.4) zuständig. Der wichtigste Unterarmbeuger ist der **M. biceps brachii** („Bizeps", *zweiköpfiger Armmuskel* ☞ Abb. 8.32). Wie der Name sagt, besitzt er zwei Muskelköpfe. Sie entspringen zwar getrennt oberhalb des Schultergelenks (☞ Abb. 8.28), setzen aber über eine gemeinsame Sehne am Speichenkopf an. Zuvor umschlingt diese Sehne die Speiche noch teilweise, so dass der Bizeps den Unterarm nicht nur beugt, sondern auch etwas nach außen drehen kann (Supination). Auch der **M. brachialis** (*Armbeuger*) wirkt als Beuger im Ellenbogengelenk.

Der **M. triceps brachii** („Trizeps", *dreiköpfiger Armmuskel*) verläuft an der Hinterseite des Oberarmes und setzt an der Ellenhinterseite an. Er streckt den Unterarm im Ellenbogengelenk, ist also Gegenspieler (Antagonist ☞ 7.3.2) des M. biceps brachii.

8.6.2 Der Unterarm

Der **Unterarm** erstreckt sich vom Ellenbogengelenk bis zur Handwurzel. Er besteht aus zwei Knochen: **Elle** (*Ulna*) und **Speiche** (*Radius*).

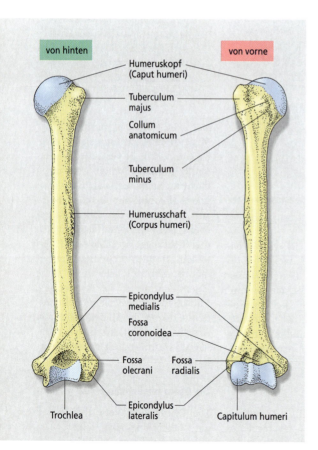

Abb. 8.31: Rechter Humerus (Oberarmknochen) – links von hinten und rechts von vorne gezeichnet.

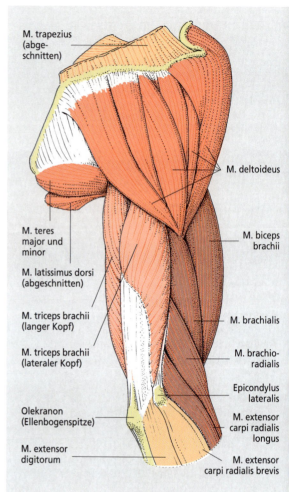

Abb. 8.32: Muskeln der rechten Schulter und des rechten Oberarmes. Ansicht von dorsolateral (hinten-seitlich).

Die Elle

An ihrem oberen Ende, am Ellenbogengelenk also, weist die Elle einen tiefen, halbrunden Ausschnitt auf, der vorn von einem kleinen hakenförmigen Fortsatz (*Processus coronoideus*) und hinten von einem großen hakenförmigen Fortsatz begrenzt bzw. überragt wird **(Olekranon)**. Der Einschnitt dient als Gelenkpfanne für das Ellbogengelenk (☞ Abb. 8.33) und nimmt die *Rolle* **(Trochlea)** des Oberarmknochens in sich auf (☞ 8.6.1). Das Olekranon ist als Ellenbogenspitze von außen gut zu tasten. Ein kleiner Einschnitt neben dem Processus coronoideus, die *Incisura radialis*, dient als Gelenkfläche für das **Radiusköpfchen** (*Caput radii*) und beteiligt sich am *oberen Radioulnargelenk*. An der Elle befinden sich verschiedene Knochenleisten und Aufrauungen für den Ansatz von Muskeln. Am unteren schmalen Ende befindet sich das **Ellenköpfchen** (*Caput ulnae*), das an seiner Rückseite einen kleinen Knochenfortsatz (*Processus styloideus ulnae*) besitzt.

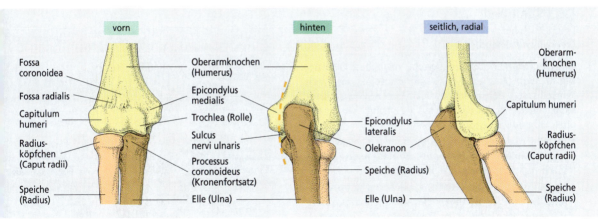

Abb. 8.33: Das Ellenbogengelenk von vorn, von hinten und von der Seite. Die gestrichelte Linie skizziert den Verlauf des in diesem Abschnitt leicht verletzbaren N. ulnaris (Ellennerv). Der N. ulnaris lässt sich leicht als druckschmerzhafte Stelle zwischen Olekranon und Epicondylus medialis ertasten.

Die Speiche

Die Speiche liegt lateral der Elle, also auf der Seite des Daumens. An ihrem oberen Ende befindet sich das Radiusköpfchen, das etwa die Form einer dicken, oben eingedellten Scheibe hat. Es bildet mit der Elle ein Zapfengelenk (☞ 7.2.4 und Abb. 7.8).

Der Speichenschaft bietet Ansatz für mehrere Muskeln und weist entsprechende Leisten und Aufrauungen auf. Er ist etwas kantiger und schmaler als der Ellenschaft.

Das untere Ende der Speiche ist kolbig verdickt und trägt dort die Gelenkflächen für die Handwurzelknochen. Ähnlich wie bei der Elle findet sich auch an der Speiche ein Processus styloideus, hier jedoch am lateralen Ende.

An ihren distalen Enden sind Speiche und Elle durch ein Radgelenk (☞ 7.2.4) miteinander verbunden *(unteres Radioulnargelenk)*.

Die Unterarmmuskulatur

Die Unterarmmuskeln können ihrer Funktion nach in vier Gruppen eingeteilt werden:
- Die **Pronatoren**. Sie ermöglichen eine Drehung von Elle und Speiche um ihre Längsachse nach innen *(Pronation* ☞ auch Abb. 8.3).
- Die **Supinatoren**. Sie bewirken die entgegengesetzte Drehung von Elle und Speiche um ihre Längsachse nach außen *(Supination)*.
- **Hand-** und **Fingerbeuger**, die im wesentlichen ihren Ursprung am Epicondylus medialis des Oberarms haben.
- **Hand-** und **Fingerstrecker**, die am Epicondylus lateralis entspringen.

Da die Unterarmmuskulatur in engem funktionellem Zusammenhang mit den Hand- und Fingermuskeln stehen, werden sie dort gemeinsam erläutert (☞ 8.6.3).

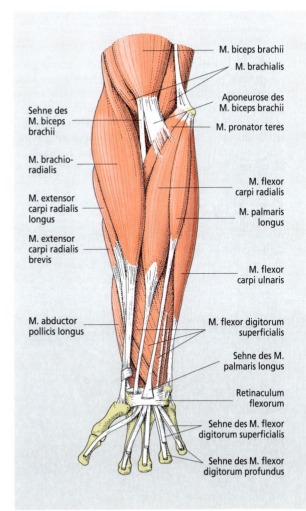

Abb. 8.34: Unterarmmuskulatur von vorn (ventral). Deutlich zu erkennen sind die langen, dünnen Sehnen, mit denen viele der Muskeln an Hand und Fingern ansetzen.

8.6.3 Die Hand

Die Handwurzelknochen

Die **Handwurzel** *(Carpus)* besteht aus acht **Handwurzelknochen** *(Ossa carpi)*. Sie sind untereinander durch Bänder verbunden und in zwei Reihen zu je vier Knochen angeordnet. Jeweils von radial (Daumenseite) nach ulnar (Kleinfingerseite) gezählt sind das:

- In der proximalen Reihe: **Kahnbein** *(Os scaphoideum)*, **Mondbein** *(Os lunatum)*, **Dreiecksbein** *(Os triquetrum)*, **Erbsenbein** *(Os pisiforme)*.
- In der distalen Reihe: **Großes Vieleckbein** *(Os trapezium, Trapezbein)*, **Kleines Vieleckbein** *(Os trapezoideum, trapezähnliches Bein)*, **Kopfbein** *(Os capitatum)*, **Hakenbein** *(Os hamatum)*.

> ✓ *Merkspruch:* Ein **Kahn**, der fuhr im **Mond**enschein im **Dreieck** um das **Erbsen**bein; **Vieleck groß, Vieleck klein** – am **Kopf**, da muss ein **Haken** sein.

Kahnbein, Mondbein und Dreiecksbein weisen auf ihrer proximalen Seite jeweils eine Gelenkfläche auf; diese Flächen bilden zusammen mit der Gelenkfläche der Speiche das **proximale Handgelenk**. Dieses wirkt als *Eigelenk* (☞ Abb. 7.8), weil die drei Gelenkflächen der Handwurzelknochen zusammengenommen eine Eiform bilden. Das Ellenköpfchen ist am proximalen Handgelenk nicht beteiligt, sondern nur indirekt über eine Knorpelscheibe mit ihm verbunden.

Die Mittelhandknochen

An die vielkantigen Handwurzelknochen schließen sich die Röhrenknochen der Mittelhand an. Proximale (Basis) und distale Enden (Köpfchen) der **Mittelhandknochen** tragen Gelenkflächen zur Verbindung mit der Handwurzel bzw. mit den Fingerknochen. Der Mittelhandknochen des ersten Fingers (Daumen) ist über ein **Sattelgelenk** (☞ Abb. 7.8) mit der Handwurzel verbunden. Dabei stellt die Gelenkfläche des großen Vieleckbeins den Sattel dar, auf dem der Mittelhandknochen „reitet". In diesem Gelenk wird der Daumen den anderen Fingern gegenübergestellt. Nur so kann man mit der Hand etwas greifen und festhalten. Die anderen Gelenke zwischen Handwurzel und Mittelhand sind durch straffe Bänder fixiert und praktisch unbeweglich.

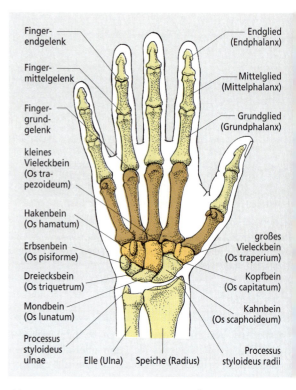

Abb. 8.36: Handskelett (Ansicht von dorsal).

Die Fingerknochen

Auf die fünf Mittelhandknochen folgen die Finger, die beim Daumen aus zwei, sonst aus drei **Fingergliedern**, den *Phalangen*, bestehen. Von der Mittelhand ausgehend nach distal werden sie **Grund**-, **Mittel**- und **Endglied** *(Grund-, Mittel- und Endphalanx, beim Daumen Grund- und Endphalanx)* genannt. Sie sind über kleine Gelenke miteinander verbunden. Die Verbindungen zwischen Mittelhandknochen und den Grundgliedern heißen **Fingergrundgelenke** *(Metacarpo-Phalangealgelenke)*, die zwei Gelenkreihen zwischen den Gliedern **Fingermittelgelenke** bzw. **Fingerendgelenke** *(proximale bzw. distale Interphalangealgelenke,* abgekürzt *PIP* und *DIP)*.

Die Fingergrundgelenke sind mit Ausnahme des Daumengrundgelenks nach der Form ihrer Gelenkflächen *Kugelgelenke*, das heißt, sie sind von der Anlage her in

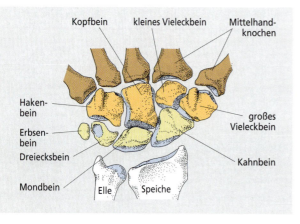

Abb. 8.35: Die Handwurkzelknochen der linken Hand in „Explosionsansicht" von dorsal (Blick auf den Handrücken).

Der Bewegungsapparat

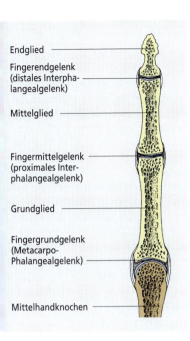

Abb. 8.37: Fingerskelett und -gelenke.

allen drei Freiheitsgraden beweglich. Beim Daumengrundgelenk und allen Interphalangealgelenken handelt es sich dagegen um reine *Scharniergelenke* (☞ Abb. 7.8). Hier sind nur Beugung und Streckung möglich.

Die Handgelenks- und Fingermuskulatur

Die Muskeln, die Hand und Finger bewegen, werden in Beuge- und Streckmuskeln eingeteilt. Ihre langen, schlanken Muskelbäuche verlaufen in jeweils zwei Muskelschichten an der Streck- bzw. Beugeseite des Unterarms. Die Muskeln jeweils einer Schicht sind für die Bewegung der gesamten Hand, die der anderen für die Bewegung der einzelnen Finger zuständig.

Alle Beuge- und Streckmuskeln entspringen am distalen Oberarm oder am Unterarm und setzen mit langen dünnen Sehnen an Hand und Fingern an (setzten sich die Muskelbäuche bis auf die Hand fort, wäre durch den vermehrten Umfang keine Bewegung mehr möglich).

Sowohl Beuge- als auch Strecksehnen verlaufen zum großen Teil durch eine Art „Führungsschienen", das heißt, sie werden durch Bänder in ihrer Position gehalten. So überdeckt das **Retinaculum extensorum** die Strecksehnen an der Dorsalseite der Handwurzel; das **Retinaculum flexorum** *(Ligamentum carpi transversum, queres Handwurzelband)* überspannt die Beugesehnen auf der Ventralseite der Handwurzel. Die Anordnung der Handwurzelknochen bildet in diesem Bereich eine Längsrinne *(Sulcus carpi)*, durch die die Beugesehnen verlaufen. Dieser wie ein Tunnelgewölbe überdachte Raum wird auch **Karpaltunnel** genannt. Die Handfläche wird von einer festen Sehnenplatte, der **Palmaraponeurose**, überspannt.

Damit trotz der ständigen Bewegung der Streck- und Beugesehnen in den Haltebändern keine Reizung der Umgebung auftritt, sind sie hier von bindegewebigen Sehnenscheiden umschlossen, die durch einen Flüssigkeitsfilm an der Innenseite das reibungslose Gleiten der Sehnen ermöglichen.

Sechs Muskeln bewegen die Hand im Handgelenk, indem sie, zum Teil vom Oberarm ausgehend, über das Handgelenk hinweg bis zu den Mittelhandknochen reichen. Dabei entspringen drei Muskeln vom Epicondylus medialis des Oberarmknochens und beugen die Hand im Handgelenk. Vom Epicondylus lateralis entspringen drei Streckmuskeln.

Je nach ihrem Verlauf und Ansatz können fünf dieser Muskeln die Hand nicht nur nach dorsal und palmar, also in Richtung von Handrücken oder -fläche, strecken bzw. beugen, sondern auch nach ulnar und radial abduzieren, das heißt zur Daumenseite oder zur Kleinfingerseite hin ziehen.

Zu den Streckern (**Extensoren**) im Handgelenk gehören:
- der **M. extensor carpi radialis longus** *(langer radialer Handstrecker)*; dieser Muskel bewirkt gleichzeitig eine Radialabduktion;
- der **M. extensor carpi radialis brevis** *(kurzer radialer Handstrecker)* und
- der **M. extensor carpi ulnaris** *(ulnarer Handstrecker)*; dieser Muskel bewirkt gleichzeitig eine Ulnarabduktion.

Zu den Beugern (**Flexoren**) im Handgelenk gehören:
- der **M. flexor carpi radialis** *(radialer Handbeuger)*,
- der **M. flexor carpi ulnaris** *(ulnarer Handbeuger)*,
- der **M. palmaris longus** *(langer Hohlhandmuskel)*.

Bei ca. 20% der Menschen fehlt allerdings der M. palmaris longus – sie haben also nur fünf Muskeln.

Beugung und Streckung sowie Radial- und Ulnarabduktion sind jedoch für die Beweglichkeit von Hand und

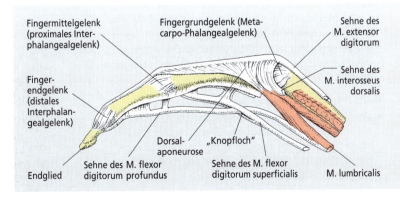

Abb. 8.38: Beuge- und Strecksehnenapparat eines Fingers. Die Sehnen des M. flexor digitorum profundus ziehen durch die Aufspaltung („Knopfloch") der Sehne des M. flexor digitorum superficialis. Der M. flexor digitorum superficialis beugt den Finger im Grund- und Mittelgelenk, der M. flexor digitorum profundus zusätzlich im Endgelenk, da die Sehne länger ist und bis zum Endglied des Fingers reicht.

Der Bewegungsapparat

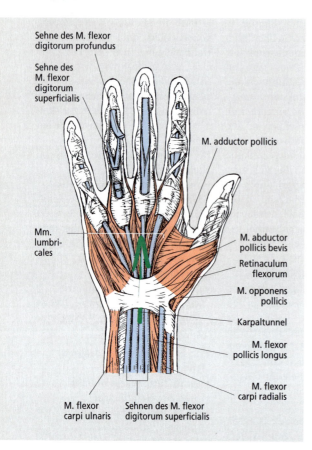

Abb. 8.39: Muskulatur der Hohlhand. Unter dem Ligamentum carpi transversum liegt der Karpaltunnel, durch den die Beugesehnen, aber auch der Nervus medianus verlaufen (Pfeil).

Mittelstellung. Er ist also sowohl Pronator als auch Supinator.

Die hohe Beweglichkeit der *Finger* wird durch einen sehr komplexen Aufbau der Fingermuskulatur ermöglicht. Muskeln, die auf die Fingergelenke wirken, entspringen entweder am Arm oder an der Hand selbst. Entsprechend werden sie auch *lange* und *kurze* Fingermuskeln genannt. Die Muskelbäuche der langen Fingermuskeln liegen am Unterarm, und nur ihre Sehnen ziehen über das Handgelenk.

Zu den **Fingerbeugern** gehören:

- der **M. flexor digitorum superficialis** *(oberflächlicher Fingerbeuger)*, dessen Sehne nach Aufsplitterung in vier Einzelsehnen zu den Mittelgliedern der Finger II – V zieht;
- der **M. flexor digitorum profundus** *(tiefer Fingerbeuger)*, dessen Sehnen ebenfalls zu den Fingern II – V ziehen, jedoch zu den Endgliedern, und
- der **M. flexor pollicis longus** *(langer Daumenbeuger)*, der lediglich den Daumen beugt.

Das Endstück der Sehne des oberflächlichen Fingerbeugers spaltet sich auf und setzt links und rechts an den Mittelgliedern der Finger an. Durch dieses „Knopfloch" (☞ Abb. 8.38) zieht die Sehne des M. flexor digitorum profundus zum Fingerendglied und setzt dort an der Ventralseite ungeteilt an. So beugt der M. flexor digitorum superficialis den Finger im Grund- und Mittelgelenk, der M. flexor digitorum profundus zusätzlich im Endgelenk. Damit die Sehnen sich auf dem Finger nicht verschieben können, sind sie durch feste Bänder gesichert.

Zu den **Fingerstreckern**, die auf der Rückseite der Hand verlaufen, gehören:

Unterarm nicht ausreichend; die Hand muss sich auch einwärts und auswärts drehen können. Dies wird als **Supination** *(Auswärtsdrehung)* oder **Pronation** *(Einwärtsdrehung)* bezeichnet. Reine **Supinatoren** *(Auswärtsdreher)* sind:

- der **M. biceps brachii** *(zweiköpfiger Armmuskel)*, der gleichzeitig im Ellenbogengelenk beugt, und
- der **M. supinator** *(Auswärtsdreher)*, der vom Epicondylus lateralis des Oberarms zur Vorderfläche der Speiche führt.

Reine **Pronatoren** *(Einwärtsdreher)* sind:

- der **M. pronator teres** *(runder Einwärtsdreher)*, der vom Epicondylus medialis des Oberarms über die Elle hinweg und um die Speiche herum zu deren Hinterfläche zieht und somit auch gleichzeitig im Ellenbogengelenk beugt, und
- der kurze **M. pronator quadratus** *(viereckiger Einwärtsdreher)*; dieser Muskel verläuft von der Vorderfläche der Elle zur Vorderfläche der Speiche.

Der **M. brachioradialis** beugt im Ellenbogengelenk und bringt den Unterarm aus Pronation und Supination in

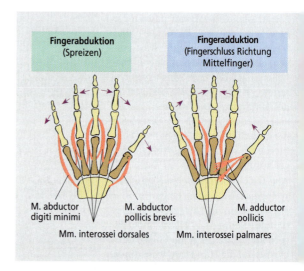

Abb. 8.40: Ab- und Adduktion der Finger. M. abductor digiti minimi, M. abductor pollicis brevis und die Mm. interossei dorsales spreizen die Finger (Fingerabduktion). Die Mm. interossei palmares und der M. adductor pollicis schließen die Hand (Fingeradduktion).

- der **M. extensor digitorum** (*langer Fingerstrecker* ☞ Abb. 8.38). Auf der Dorsalseite jedes Fingers bildet er zusammen mit kleinen Fingermuskeln eine Sehnenplatte, die bis zum Endglied reicht. So vermag er die Finger in Grund-, Mittel- und Endgelenk zu strecken;
- der **M. extensor digiti minimi** (*Kleinfingerstrecker*); dies ist ein eigener Streckmuskel des kleinen Fingers zusätzlich zum langen Fingerstrecker;
- der **M. extensor indicis** (*Zeigefingerstrecker*); dies ist ein zusätzlicher Streckmuskel des Zeigefingers.

Auch der *Daumen* verfügt über eigene Streckmuskeln:
- den **M. extensor pollicis brevis** (*kurzer Daumenstrecker*), der zum Daumengrundglied zieht und ihn dort streckt;
- den **M. extensor pollicis longus** (*langer Daumenstrecker*), der zum Endglied des Daumens zieht und den Daumen insgesamt streckt;
- den **M. abductor pollicis longus** (*langer Daumenabspreizer*), der den Daumen nach radial zieht und von den Fingern entfernt.

An der Hand selbst verlaufen die so genannten **kurzen Handmuskeln** (☞ Abb. 8.39 und 8.40). Sie entspringen von den Mittelhandknochen (**Mm. interossei palmares** und **dorsales**) bzw. von den Sehnen des tiefen Fingerbeugers (**Mm. lumbricales**) und setzen alle seitlich auf den Strecksseiten der Finger II–V an.
Die Mm. interossei dorsales und palmares spreizen die Finger in den Grundgelenken (dorsale Gruppe) bzw. ziehen sie wieder zusammen (palmare Gruppe). Außerdem beugen sie die Finger zusammen mit den Mm. lumbricales im Grundgelenk und strecken sie im Mittel- und Endgelenk.

Am Retinaculum flexorum entspringen mehrere Muskeln, die zu Daumen bzw. Kleinfinger ziehen (☞ Abb. 8.39):
- der **M. flexor pollicis brevis** (*kurzer Daumenbeuger*),
- der **M. flexor digiti minimi brevis** (*kurzer Kleinfingerbeuger*),
- der **M. abductor pollicis brevis** (*kurzer Daumenabspreizer*),
- der **M. abductor digiti minimi** (*kurzer Kleinfingerabspreizer*).

Auf der *Daumenrückseite* zieht der *Daumengegensteller* (**M. opponens pollicis** ☞ Abb. 8.39). Er ist sehr wichtig, da nur er den Daumen den anderen Fingern gegenüberstellt und Greifbewegungen ermöglicht.

Der *Daumenanzieher* (**M. adductor pollicis**) führt den Daumen wieder an die anderen Finger heran. Er verläuft quer unterhalb der langen oberflächlichen Beugesehnen des Mittel- und Zeigefingers zum Daumen.

> Die Beweglichkeit der Finger ist eine Voraussetzung zu „handeln" und damit wesentlicher Bestandteil der Selbstständigkeit eines Menschen. Ist die Beweglichkeit der *Gebrauchshand* (in der Regel die rechte Hand) eingeschränkt, fühlt sich der Patient schnell abhängig. Deshalb sollte darauf geachtet werden, dass z.B. eine Venenverweilkanüle möglichst nicht an die Gebrauchshand gelegt wird.

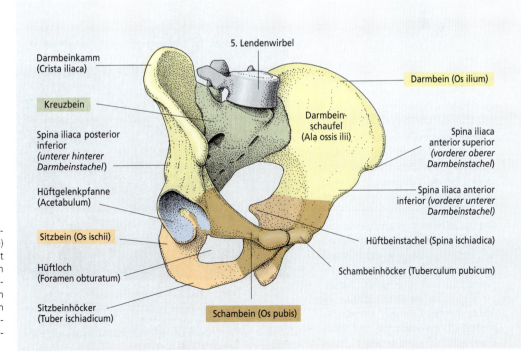

Abb. 8.41: Hüftbein (Os coxae) in der Ansicht schräg von vorne. Darmbein, Sitzbein und Schambein bilden zusammen die Hüftgelenkpfanne.

8.7 Das Becken

8.7.1 Das knöcherne Becken

Über das **Becken** *(Pelvis)* stehen die unteren Extremitäten mit dem Rumpfskelett in Verbindung. Es wird auch *Beckenring* oder *Beckengürtel* genannt, weil die drei beteiligten Knochen ringförmig zusammengeschlossen sind.

Das **Kreuzbein** (*Os sacrum* ☞ Abb. 8.19) bildet die Rückwand des knöchernen Beckens. Es liegt zwischen den beiden **Hüftbeinen** *(Ossa coxae)*, deren Ausläufer in einem Bogen nach vorne führen und dort über eine etwa 1 cm breite knorpelige Verbindung, die **Symphyse** *(Schambeinfuge)*, zusammengefügt sind. Die beiden **Sakroiliakalgelenke** *(Kreuzbein-Darmbeingelenke)* zwischen Kreuz- und Hüftbein sind durch einen festen Bandapparat gesichert und nahezu unbeweglich.

Die Hüftbeine bestehen aus jeweils drei miteinander verschmolzenen Knochen: dem **Darmbein** *(Os ilium)*, dem **Sitzbein** *(Os ischii)* und dem **Schambein** *(Os pubis)*. Im Laufe der Wachstumsperiode wachsen diese drei Knochen zusammen, so dass ihre Begrenzungen im Erwachsenenalter nicht mehr sichtbar sind. Da das Darmbein rotes, also blutbildendes Knochenmark enthält, ist der (gut tastbare) **Darmbeinkamm** *(Crista iliaca)* mit die am besten zugängliche Stelle zur Knochenmarkspunktion.

Das Darmbein hat vier charakteristische Knochenvorsprünge: Die dorsalen Knochenvorsprünge heißen **Spina iliaca posterior inferior** *(unterer hinterer Darmbeinstachel)* und **Spina iliaca posterior superior** *(oberer hinterer Darmbeinstachel)*. Der am weitesten vorspringende und als einziger leicht durch die Haut tastbare Vorsprung wird **Spina iliaca anterior superior** *(vorderer oberer Darmbeinstachel)* genannt. Darunter liegt die **Spina iliaca anterior inferior** *(vorderer unterer Darmbeinstachel)*. Darmbeinkamm und Spina iliaca anterior superior sind wichtige Orientierungspunkte bei der *ventroglutaealen Injektion* (☞ Pflegehinweis S. 116).

Hüftgelenk und umgebende Strukturen

Anteile aller drei Hüftknochen bilden gemeinsam die **Hüftgelenkpfanne** *(Acetabulum)*, eine schüsselförmige Vertiefung, die den Kopf des Oberschenkelknochens aufnimmt und mit ihm das **Hüftgelenk** bildet. Da dieses Gelenk nicht nur viele Bewegungen ermöglicht, sondern auch starke Gewichts- und Bewegungsbelastungen aushalten muss, ist es durch einen sehr festen und straffen Bandapparat gesichert.

Anteile von Sitz- und Schambein umschließen das **Hüftloch** *(Foramen obturatum)*. Es ist durch eine derbe Bindegewebsmembran (**Membrana obturatoria**) verschlossen, die Gefäße und Nerven durchtreten lässt und den Ursprung für mehrere Muskeln bietet.

Großes und kleines Becken

In seiner Gesamtheit gesehen, erinnert das knöcherne Becken an einen kurzen Trichter.

Die obere Öffnung dieses „Beckentrichters", der **Beckeneingang,** wird von den großen Darmbeinschaufeln gebildet. Unterhalb der Darmbeinschaufeln erfolgt schräg nach vorn unten der Beckenringschluss der beteiligten Knochen. Den hierdurch entstehenden, nach innen vorspringenden Rand nennt man **Linea terminalis**. Der Bereich oberhalb dieser Linea terminalis wird als **großes Becken** bezeichnet. Unterhalb der Linie folgen ein Teil des Kreuzbeins mit Steißbein und die Bögen der Sitz- und Schambeine. Dieser engere Bereich des „Trichters" heißt **kleines Becken**.

Weibliches und männliches Becken

Das Becken des Mannes unterscheidet sich erheblich von dem der Frau:
- das weibliche Becken ist flacher und leichter als das männliche,
- der weibliche *Beckeneingang*, die von der Linea terminalis und dem Promontorium (☞ Abb. 8.16) markierte Grenze zwischen großem und kleinem Becken, ist größer und rundlich-oval, der männliche dagegen herzförmig;
- der weibliche *Beckenausgang* – vom Unterrand der Symphyse,

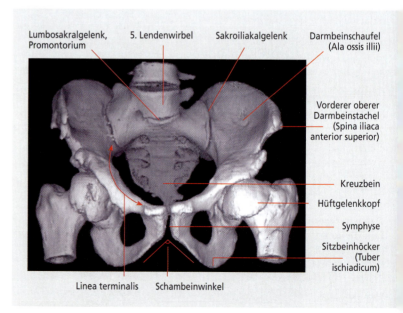

Abb. 8.42: Dreidimensionale Computerrekonstruktion eines weiblichen Beckens auf der Grundlage von Computertomographien. [V 137]

Der Bewegungsapparat

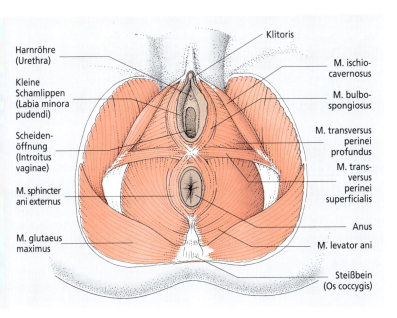

Abb. 8.43: Beckenboden der Frau.

Sitzbeinhöckern und Steißbeinspitze markiert – ist wesentlich weiter;

- das weibliche Kreuzbein ist kürzer, breiter und im unteren Teil nach vorne gebogen und
- der *Schambeinwinkel* (der Winkel zwischen den beiden Schambeinbögen ☞ Abb. 8.42) ist bei der Frau stumpf (über 90°), beim Mann jedoch spitzwinklig (kleiner als 90°).

Alle Merkmale des weiblichen Beckens lassen sich aus den Erfordernissen des Geburtsvorganges verstehen. Beispielsweise muss der Beckeneingang im Bereich der Linea terminalis ausreichend weit sein, damit das Kind bei der Geburt ins kleine Becken (den Geburtskanal) eintreten kann. Zusätzlich bewirken die hormonellen Einflüsse in der Schwangerschaft (☞ 21.5) eine Auflockerung des Bindegewebes. Damit verlieren auch die sehr straffen Bänder und knorpeligen Verbindungen des Beckenrings in den letzten Wochen vor der Geburt ihre Starrheit und werden elastisch, um während der Geburt eine Dehnung des Beckens zu ermöglichen und den Durchtritt des Kindes durch den engen Geburtskanal zu erleichtern.

8.7.2 Der Beckenboden

Da der knöcherne Beckenausgang offen ist, auf ihm aber das Gewicht sämtlicher innerer Organe lastet, ist er durch eine Platte aus Muskeln und Bändern abgeschlossen. Diese untere Begrenzung des kleinen Beckens heißt **Beckenboden**. Die Muskeln des Beckenbodens halten dabei durch einen relativ straffen Grundtonus das Gewicht der Eingeweide.

Zu ihnen zählen:

- der **M. levator ani** *(Afterhebermuskel)*, der bis auf einen vorderen symphysennahen Bereich, den *Levatorschlitz*, den gesamten Beckenausgang auskleidet;
- der **M. transversus perinei profundus** *(tiefer querer Dammmuskel)*, der sich zwischen beiden Sitzbeinästen erstreckt und damit den Levatorschlitz überbrückt. Zusammen mit je einer Faszie an seiner Ober- und Unterseite und einem zwischen den Schambeinästen verlaufenden Band bildet er das *Diaphragma urogenitale*,
- der **M. bulbospongiosus** *(Harnröhren-Schwellkörpermuskel)*, der zusammen mit dem *äußeren Afterschließmuskel* **(M. sphincter ani externus)** das Schließmuskelsystem für die im Becken festgehaltenen Organe Blase, Darm sowie Gebärmutter und Scheide unterstützt,
- der **M. ischiocavernosus** *(Sitzbein-Schwellkörpermuskel)*, der links und rechts den Raum zwischen Schambeinast und Sitzbeinhöcker verspannt; sowie
- der **M. transversus perinei superficialis** *(oberflächlicher querer Dammmuskel)*, der die beiden Sitzbeinhöcker quer verspannt und mit dem Diaphragma urogenitale verflochten ist.

Durch Schwangerschaften und Geburten wird der Beckenboden stark beansprucht und gedehnt. Mit zunehmendem Alter nimmt die Elastizität der Bänder und Muskeln auch im Beckenboden ab, wodurch sich vor allem bei Mehrgebärenden Scheide und Gebärmutter senken können. Dadurch ändert sich die räumliche Beziehung zwischen Harnblase und Harnröhre.

Insbesondere bei Druckspitzen im Bauchraum durch Niesen, Husten oder Lachen kann dann der Blasenschließmuskel die Blase nicht mehr vollständig verschließen, und es kommt zum unfreiwilligen Abgang von Urin (Harninkontinenz).

Vorbeugend sollte die Wöchnerin frühzeitig nach der Geburt mit Beckenbodengymnastik beginnen, um die Beckenbodenmuskulatur wieder zu kräftigen und zu straffen.

8.7.3 Die Hüft- und Oberschenkelmuskulatur

Das Hüftgelenk ist das größte Kugelgelenk des Menschen. Es ermöglicht Bewegungen um alle drei Achsen:

- um die Horizontalachse: Beugung des Beines nach vorn gegen den Rumpf *(Anteversion)*, Streckung des Beines nach hinten vom Rumpf weg *(Retroversion)*;

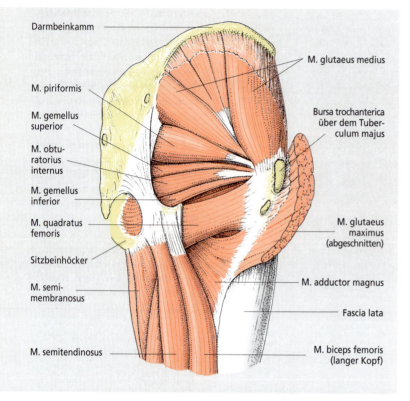

Abb. 8.44: Äußere (d.h. an der äußeren Beckenwand entspringende) Hüftmuskulatur. Blick von der Seite auf die Hüfte. Der M. gluteus maximus ist entfernt. Darunter wird der breit ansetzende M. gluteus medius sichtbar.

- um die Sagittalachse: Abspreizen des Beines zur Seite *(Abduktion)*, Heranziehen des Beines *(Adduktion)*; und
- um die Longitudinalachse: Drehung des Beines nach innen *(Innenrotation)* und Drehung des Beines nach außen *(Außenrotation)*.

Die Muskeln der unteren Extremität sind viel mächtiger als diejenigen der oberen Extremität, da jedes Bein große Gewichte stabilisieren, halten und bewegen muss. Insbesondere die Intaktheit der **Hüftmuskulatur** (und hier vor allem der Streckmuskulatur) ist für den normalen aufrechten Gang des Menschen unabdingbar. Auch ein Teil der **Oberschenkelmuskulatur** entspringt bereits in der Hüftregion und zieht über Hüft- *und* Kniegelenk. Daher soll die Oberschenkelmuskulatur bereits an dieser Stelle besprochen werden.

Die Beuger im Hüftgelenk

Der wichtigste Beugemuskel im Hüftgelenk ist der **M. iliopsoas** *(Darmbeinlendenmuskel)*. Er hat zwei Anteile, den **M. iliacus** *(Darmbeinmuskel)* und den **M. psoas major** *(großer Lendenmuskel)*, die funktionell eine Einheit bilden (☞ Abb. 8.47). Der M. iliopsoas zieht von den Lendenwirbelkörpern (M. psoas major) bzw. von der Innenseite des Darmbeinkammes (M. iliacus) hinunter zum Oberschenkelknochen. Wie alle Beugemuskeln verläuft er *vor* dem Hüftgelenk. Er beugt die Beine gegen den Rumpf.
Ein weiterer bedeutender Beugemuskel ist der **M. rectus femoris** *(gerader Schenkelmuskel* ☞ Abb. 8.46). Er zieht von der Spina iliaca anterior inferior und dem Oberrand der Hüftgelenkpfanne hinunter an die Vorderseite des Oberschenkels und über das Knie zum Unterschenkel. Er kann dadurch sowohl im Hüftgelenk beugen als auch im Kniegelenk strecken. Der M. rectus femoris ist ein Teil des mächtigen **M. quadriceps femoris** *(vierköpfiger Oberschenkelmuskel)*. Seine Partner, die drei anderen Köpfe des M. quadriceps femoris (**M. vastus medialis**, **M. vastus lateralis** und **M. vastus intermedius**) entspringen allerdings am Oberschenkelknochen und ziehen zum Unterschenkel, strecken also lediglich im Kniegelenk. Alle vier Muskeln setzen in einer einzigen breiten Sehne an der Vorderseite des oberen Schienbeins an. Diese enthält über dem Kniegelenk ein Sesambein (☞ 7.1.2), die **Kniescheibe** *(Patella)*, und wird deshalb auch **Patellarsehne** genannt. Zur Hüftbeugung trägt ebenfalls der **M. sartorius** *(Schneidermuskel)* bei, der von der Spina iliaca anterior superior des Beckens schräg über den vorderen Oberschenkel zur medialen Seite des oberen Schienbeins zieht. Er ist der längste Muskel des Menschen.

Die Strecker im Hüftgelenk

Die Streckmuskeln ziehen *hinter* dem Hüftgelenk vom Becken zum Oberschenkelknochen. Der wichtigste Strecker ist der **M. gluteus maximus** *(größter Gesäßmuskel*, siehe auch Abb. 8.6), ein mächtiger Muskel, der zudem bei der Hebung des Oberkörpers mitwirkt und verhindert, dass der Rumpf beim Stehen nach vorn kippt. Er entspringt breitflächig an der Hinterseite des Darmbeins und zieht an die Hinterseite des Oberschenkelknochens. Er ist maßgeblich für die typische Form der Gesäßbacken verantwortlich. Ist er gelähmt, ist das Aufrichten aus der Hocke oder das Treppensteigen nicht mehr möglich.

Drei weitere Muskeln unterstützen den M. gluteus maximus in seiner Streckfunktion:

- der **M. biceps femoris** *(zweiköpfiger Oberschenkelmuskel)*,
- der **M. semitendinosus** *(Halbsehnenmuskel)*,
- der **M. semimembranosus** *(Plattsehnenmuskel)*.

Alle drei Muskeln verlaufen *hinter* dem Hüft- und Kniegelenk zum Unterschenkel und fungieren deshalb nicht nur als Hüftstrecker, sondern auch als Kniebeuger. Da sich ihr Ansatz hinten *seitlich* unterhalb des Kniegelenks befindet, können sie im Kniegelenk auch nach innen bzw. außen rotieren.

Abduktoren und Adduktoren im Hüftgelenk

Als *Abspreizer* (**Abduktoren**) des Beines im Hüftgelenk verlaufen der *mittlere* und *kleinste* Gesäßmuskel (**M. glutaeus medius** und **minimus**), halb bedeckt vom größten Gesäßmuskel, von der Außenfläche der Darmbeinschaufel hinab zum Trochanter major des Oberschenkelknochens. Sie haben auch eine wichtige statische Aufgabe: Sie verhindern ein Abkippen des Beckens beim Laufen zu der Seite, auf der das Bein gehoben und der nächste Schritt eingeleitet wird. Durch Kontraktion auf der Seite des jeweiligen Standbeines ziehen sie das Becken dort etwas hinunter. Das gleichzeitige Anheben der Gegenseite ermöglicht so den nächsten Schritt.

Die Mm. glutaei medius und minimus unterstützen auch die Innen- und Außenrotationen des Beines im Hüftgelenk.

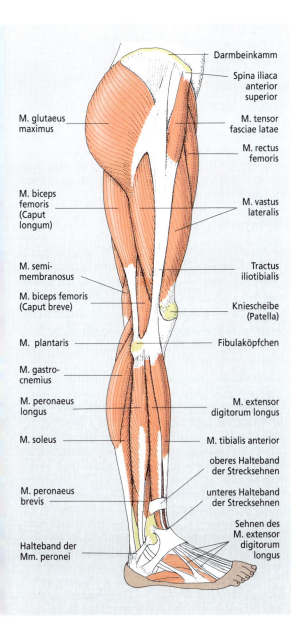

Abb. 8.45: Beinmuskulatur, Ansicht von lateral.

Abb. 8.46: Beinmuskulatur, Ansicht von medial.

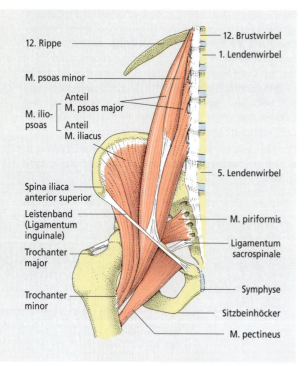

Abb. 8.47: Die innere (d.h. an der inneren Beckenwand entspringende) Hüftmuskulatur, Beuger im Hüftgelenk. Der M. iliopsoas besteht aus zwei Anteilen: dem M. iliacus und dem M. psoas major. Sie vereinigen sich und ziehen unter dem Leistenband hindurch zum Oberschenkelknochen. Der ebenfalls sichtbare M. psoas minor strahlt in die Faszie des M. iliopsoas ein – er hat beim Menschen nur geringe Bedeutung. Der M. pectineus ist neben seiner Funktion als Hüftbeuger auch Adduktor.

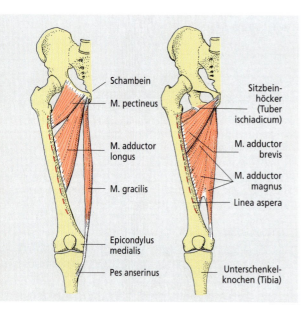

Abb. 8.48: Adduktoren des Oberschenkels. Links die oberflächliche, rechts die tiefere Schicht. Der M. obturatorius externus liegt unter dem M. adductor brevis und ist deshalb nicht sichtbar.

Fünf Muskeln ziehen das Bein nach Abspreizung wieder an den Körper heran (**Adduktoren** ☞ Abb. 8.48). Vier von ihnen ziehen von Sitz- und Schambein zur Innenseite des Oberschenkelknochens und setzen dort an einer rauen Knochenleiste an, die sich über den gesamten Oberschenkelschaft nach unten zieht und **Linea aspera** genannt wird (☞ Abb. 8.50).

Zu den Adduktoren gehören:
- der **M. adductor longus**
  (langer Oberschenkelanzieher),
- der **M. adductor brevis**
  (kurzer Oberschenkelanzieher),
- der **M. adductor magnus**
  (großer Oberschenkelanzieher),
- der **M. gracilis**
  (Schlankmuskel, setzt am Schienbein an) und
- der **M. pectineus** *(Kamm-Muskel)*.

Die Fascia lata

Alle Muskeln, die außen am Oberschenkel entlang ziehen, werden durch eine derbe Bindegewebshülle, die **Fascia lata** *(Oberschenkelbinde)*, zusammengehalten (☞ Abb. 8.44). Diese ist an der Außenseite des Oberschenkels verstärkt (**Tractus iliotibialis** genannt) und wird dort durch einen eigenen Muskel (**M. tensor fasciae latae** ☞ Abb. 8.45) gespannt.

Sichere Technik der i.m.-Injektion

Die meisten intramuskulären Injektionen werden in den gut durchbluteten M. glutaeus medius verabreicht. Um große Gefäße und Nerven sicher zu schonen, kommt aber nur ein kleiner Bezirk für die Injektion in Frage.

Heute wird bei Erwachsenen die ventroglutaeale Injektion nach Hochstetter bevorzugt, weil sie die sicherste Methode darstellt.

Das Auffinden des genauen Injektionsortes in den M. gluteus medius wird hier am Beispiel einer rechtshändigen Pflegekraft erklärt, wobei der Patient mit leicht angezogenen Knien auf der linken Seite liegt: Die Pflegekraft steht hinter dem Patienten. Sie legt die Zeigefingerspitze der linken Hand auf die rechte Spina iliaca anterior superior des Patienten und lässt den Mittelfinger derselben Hand etwa 7 cm auf dem Darmbeinkamm entlanggleiten. Dann dreht sie die Hand so, dass die Zeigefingerspitze auf der Spina iliaca anterior superior bleibt und der Mittelfinger vom höchsten Punkt des Darmbeinkammes etwa 2 cm nach unten rutscht; der Handteller befindet sich nun auf dem Trochanter major (☞ Abb. 8.50). Der sichere Injektionsort liegt in der Spitze des Dreiecks zwischen Zeige- und Mittelfinger. Die Pflegekraft desinfiziert die Haut in diesem Dreieck und führt dann die Injektion durch.

8.8 Die untere Extremität

Wie bei der oberen lassen sich auch bei der unteren Extremität drei Abschnitte unterscheiden:
• der über das Becken mit dem Rumpf verbundene **Oberschenkel**,
• der **Unterschenkel** und
• der **Fuß**.

8.8.1 Der Oberschenkel

Der **Oberschenkelknochen** *(Femur)* ist der längste und schwerste Knochen des Körpers. An seinem proximalen Ende befindet sich der **Oberschenkelkopf** *(Caput femoris)*, der mit der Hüftpfanne des Beckens das Hüftgelenk bildet. Das distale Ende steht mit dem **Schienbein** *(Tibia)* in gelenkiger Verbindung.

Der Oberschenkelkopf ist über den schräg abzweigenden **Schenkelhals** *(Collum femoris)* mit dem Knochenschaft verbunden. Am Übergang vom Schenkelhals zum Schaft befinden sich zwei Knochenvorwölbungen, oben-seitlich der *große* und hinten innen der *kleine* Rollhügel (**Trochanter major** und **minor**). Der Trochanter major ist gut durch die Haut tastbar. An beiden setzen Hüftmuskeln an.

> Der Trochanter major gehört, wie andere nicht mit Fettgewebe abgepolsterte Knochenvorsprünge (Kreuzbein, Wadenbeinkopf, Ferse, Ellenbogen und Hinterhaupt), zu den *dekubitusgefährdeten Stellen* (Dekubitus = Wundliegen ☞ 9.3.3).
> Bei bettlägerigen Patienten werden diese Stellen gut unterpolstert oder frei gelagert und durch regelmäßige Umlagerung von Druck entlastet und geschützt. Ergänzend beobachten die Pflegenden die dekubitusgefährdeten Körperstellen beim Umlagern und bei der Körperpflege sorgfältig.

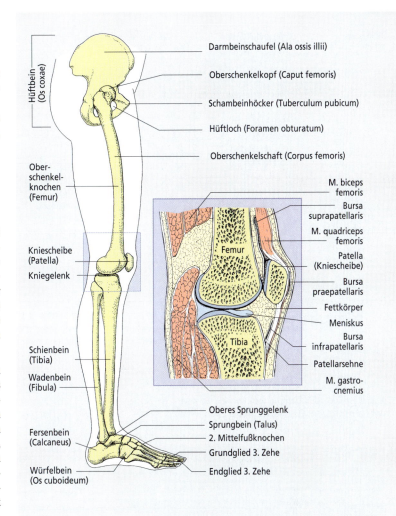

Abb. 8.49: Knöcherner Aufbau der unteren Extremität von der Seite mit Längsschnitt durch das Kniegelenk.
Oberschenkelknochen (Femur) und Schienbein (Tibia) haben keinen direkten Kontakt miteinander, da zwei knorpelige Strukturen, die Menisken, zwischengeschaltet sind, die Belastungen ausgleichen und dem Oberschenkelknochen in jeder Gelenkstellung eine optimale Gelenkpfanne bieten. Zusätzlich sorgen die Kniegelenksfettkörper für Bewegungsausgleich durch ihre Verformbarkeit und vermindern die Reibung der Sehnen an den Knochen bei Beugung und Streckung.

Auf dem sich anschließenden **Oberschenkelschaft** *(Corpus femoris)* finden sich mehrere Aufrauungen und Knochenleisten, an denen ebenfalls Hüftmuskeln ansetzen (Linea aspera ☞ 8.48). Der Oberschenkelschaft zieht schräg nach medial, sodass die Kniegelenke näher zur Körperachse liegen als die Hüftgelenke. An seinem distalen Ende verbreitert sich der Oberschenkelknochen kolbenförmig. Ähnlich wie der Oberarmknochen (☞ 8.6.1) besitzt der Oberschenkel medial und lateral je einen *Gelenkknorren* (**Epicondylus medialis** und **lateralis**). An seiner Unterfläche befinden sich die gekrümmten Gelenkflächen zum Schienbein, die noch ein kleines Stück bis auf die Hinterfläche des Knochens ziehen.

Dieser Verlauf ermöglicht die Rollbewegung beim Beugen und Strecken im Kniegelenk.

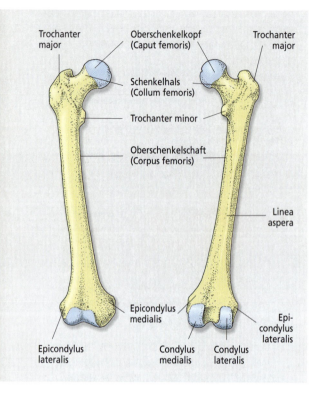

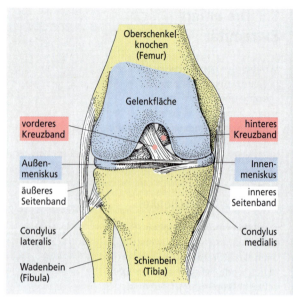

Abb. 8.51: Das rechte Kniegelenk in der Ansicht von vorne in Beugestellung gesehen. Bei dieser Ansicht sind die beiden Kreuzbänder am besten darzustellen.

Abb. 8.50: Rechter Oberschenkelknochen (Femur); links: Ansicht von vorn, rechts: Ansicht von hinten.

Die **Schenkelhalsfraktur** ist bei älteren Menschen eine der häufigsten Frakturen überhaupt. Meist führt ein verhältnismäßig leichter Sturz auf die Hüfte (etwa nach Ausrutschen auf nassem Laub) zur Fraktur des durch Osteoporose brüchigen Knochens. Die Patienten haben Schmerzen und können die Hüfte nicht belasten, das Bein ist typischerweise verkürzt und nach außen gedreht. Die Behandlung erfolgt meist operativ. Bei älteren Menschen wird dabei ganz überwiegend eine *Endoprothese*, also ein künstlicher Oberschenkelkopf, ggf. auch eine künstliche Hüftgelenkspfanne, eingesetzt.

Die Oberschenkelmuskulatur

Die Oberschenkelmuskulatur ist bereits im Zusammenhang mit dem Hüftgelenk erwähnt worden.

8.8.2 Das Kniegelenk

Am **Kniegelenk** sind die Gelenkflächen der (Epi-)Kondylen von Oberschenkelknochen und Schienbein beteiligt. Im Gegensatz zum Hüftgelenk sind im Kniegelenk fast nur Beuge- und Streckbewegungen möglich. Nur im gebeugten Zustand sind zusätzlich eine geringgradige Innen- und Außenrotation möglich.

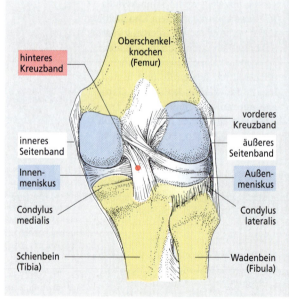

Abb. 8.52: Das rechte Kniegelenk von hinten gesehen (in Streckstellung).

Oberschenkelknochen und Schienbein haben keinen direkten Kontakt miteinander, da zwei knorpelige Strukturen, die *Menisken*, zwischengeschaltet sind (☞ auch 7.2.3). Diese liegen medial und lateral und werden demgemäß als **Innen-** und **Außenmeniskus** bezeichnet. Der innere hat eine Halbmond-, der äußere eine nahezu geschlossene Kreisform. Sie sind zwar an ihrem verdickten

Außenrand mit der Gelenkkapsel verwachsen, aber doch so beweglich befestigt, dass sie noch auf den Gelenkflächen des Schienbeins verschiebbar sind. So bieten sie dem Oberschenkelknochen eine der jeweiligen Gelenkstellung angepasste Pfanne. Weil die Menisken außerdem eine gewisse Elastizität besitzen, gleichen sie Belastungen aus, die auf das Knie einwirken.

Kreuz- und Seitenbänder

Innerhalb des Gelenks befinden sich auch die **Kreuzbänder**, zwei starke, sich überkreuzende Bänder (*vorderes* und *hinteres Kreuzband*), die eine Verschiebung der beiden Gelenkanteile nach vorn oder hinten verhindern. An den Außenseiten wird die Kniegelenkkapsel durch die **inneren** und **äußeren Seitenbänder** (kurz *Innen-* bzw. *Außenband*) verstärkt, die als kräftige Faserzüge die vorne gelegene Patellarsehne ergänzen. Die Bänder spielen eine zentrale Rolle bei der Sicherung und Bewegungsführung des Kniegelenks.
Weiter besitzt das Knie einen Fettkörper, der vor dem Gelenk liegt und infolge seiner Verformbarkeit als „Füllmasse" dient (☞ Abb. 8.49).

Damit keine Schäden an den über das Gelenk ziehenden Sehnen entstehen, sind an besonderen Reibungspunkten oberhalb, vor und unterhalb des Knies Schleimbeutel (*Bursa suprapatellaris, Bursa praepatellaris* und *Bursa infrapatellaris*) eingelassen.
Das Kniegelenk wird schließlich auch durch die darauf wirkende Muskulatur stabilisiert. Diese Muskeln entspringen größtenteils dem Beckenbereich und wurden dort schon erklärt.

Als **Kniegelenksstrecker** betätigt sich der M. quadriceps femoris mit seinen vier Anteilen (M. rectus femoris, M. vastus medialis, M. vastus lateralis und M. vastus intermedius).

Zu den **Kniegelenksbeugern** gehören:
- der M. biceps femoris,
- der M. sartorius,
- der M. gracilis,
- der M. semitendinosus und
- der M. semimembranosus.

Ein einziger kleiner Muskel, der **M. popliteus**, gehört ausschließlich zum Kniegelenk und unterstützt dort die Beugung und die Innenrotation des Unterschenkels. Außerdem zieht er den Außenmeniskus bei der Kniebeugung nach hinten und verhindert die Einklemmung der Gelenkkapsel.
Ein weiterer Kniegelenksbeuger, der allerdings zu den Unterschenkelmuskeln zählt, ist der **M. gastrocnemius**, der *Zwillingswadenmuskel*.

8.8.3 Der Unterschenkel

Der Unterschenkel enthält das Unterschenkelskelett mit zwei Röhrenknochen, dem **Schienbein** *(Tibia)* und dem **Wadenbein** *(Fibula)*, und eine um diese Knochen angeordnete Muskulatur, die größtenteils hinunter zum Fuß zieht.

Das Schienbein

Das **Schienbein** ist der kräftigere von beiden Knochen. Sein Schaft *(Corpus tibiae)* hat im Querschnitt die Form eines nach vorn spitz zulaufenden Dreiecks. Die Vorderkante *(Margo anterior)* ist durch die Haut gut tastbar und Zielort des „Tritts vor das Schienbein".

Das proximale Schienbeinende, der **Schienbeinkopf** *(Caput tibiae)*, ist an zwei Seiten aufgetrieben (**Condylus medialis** und **lateralis**). Zwischen beiden Kondylen trägt der Schienbeinkopf eine abgeflachte Gelenkfläche. Diese bildet mit ihrem Gegenstück am distalen Femurende das **Kniegelenk**. Sie besitzt in der Mitte eine knöcherne Erhebung, an der die Kreuzbänder des Gelenks befestigt sind.

Am Kniegelenk ist außerdem die knorpelige Rückseite der **Kniescheibe** beteiligt. Diese ist in die Sehne des M. quadriceps femoris eingelagert, die das Kniegelenk ventral überzieht und an einer Aufrauung des Schienbeins unterhalb des Kniegelenks ansetzt *(Tuberositas tibiae)*.
Am lateralen Kondylus des Schienbeinkopfes befindet sich eine weitere sehr kleine Gelenkfläche, die mit dem **Wadenbeinkopf** in Verbindung steht.

Das untere Ende des Schienbeines ist ebenfalls etwas verbreitert und besitzt medial einen Knochenzapfen *(Malleolus medialis)*, der von außen als **Innenknöchel** zu tasten ist.

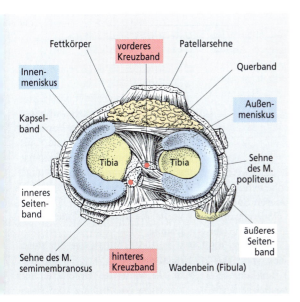

Abb. 8.53: Blick auf das eröffnete rechte Kniegelenk von oben. Die beiden Kreuzbänder verlaufen diagonal überkreuzt durch das Kniegelenk. Da sie von Synovialmembran überzogen sind, liegen sie aber außerhalb der eigentlichen Gelenkhöhle.

Der Bewegungsapparat

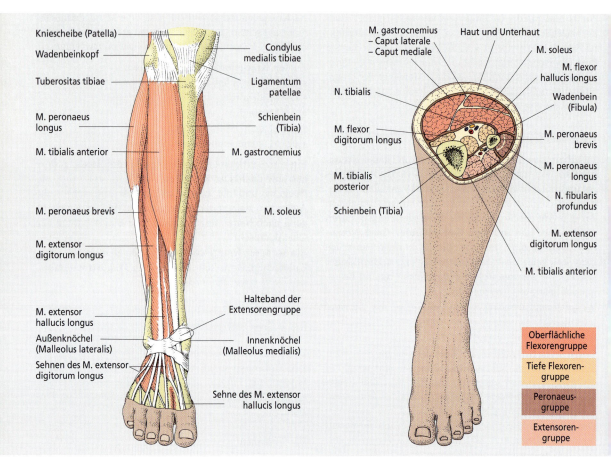

Abb. 8.54: Unterschenkelmuskulatur von vorn (links) und Querschnitt des proximalen (oberen Teils des) Unterschenkels (rechts). Durch Septen zwischen den einzelnen Muskelgruppen bilden sich vier Muskellogen mit vier Muskelgruppen.

Seiner Dreiecksform entsprechend, besitzt der Schienbeinschaft neben der Vorderkante auch einen medialen und einen lateralen Rand (*Margo medialis* und *lateralis*). An letzterem setzt auf ganzer Länge ein straffes Band an (**Membrana interossea**), das den Spalt zwischen Schien- und Wadenbein vollständig überbrückt.

Das Wadenbein

Das **Wadenbein** ist ein sehr dünner Röhrenknochen lateral vom Schienbein. Sein etwas verbreitertes oberes Ende (*Caput fibulae*, **Wadenbeinkopf**) hat eine gelenkige Verbindung zum lateralen Kondylus des Schienbeines. Der Wadenbeinkopf ist als knöcherner Vorsprung seitlich unterhalb des Kniegelenkes durch die Haut tastbar. Das deutlich verbreiterte untere Ende des Wadenbeines bildet den gut zu tastenden **Außenknöchel** am Fuß (*Malleolus lateralis*). Am Wadenbeinschaft ist ebenfalls auf voller Länge die Membrana interossea befestigt.

Die Malleolengabel

Beide Knöchel sowie das zwischen ihnen liegende Schienbeinende sind an der Bildung des **oberen Sprunggelenks** (häufig nur *OSG* genannt) beteiligt. Die besondere Form der Knochenvorsprünge, die hier die obere Gelenkfläche des Sprungbeines (Talus ☞ 8.8.4) umklammern, wird auch **Malleolengabel** genannt. Distal des oberen Sprunggelenkes schließt sich das **untere Sprunggelenk** (☞ 8.8.4) an. Beide bilden zusammen eine funktionelle Einheit.

Unterschenkelmuskulatur – die langen Fußmuskeln

Die charakteristische Form des Unterschenkels wird von mehreren Muskelbäuchen gebildet, von denen sich die meisten fußwärts verjüngen, woraus sich die äußere Form der Wade ergibt (☞ Abb. 8.45 und 8.46). Die Muskulatur ist durch *bindegewebige Trennwände* (**Septen**) abgeteilt, wodurch vier **Muskellogen** entstehen (☞ Abb. 8.54):

- vorne die Loge der **Extensorengruppe**,
- vorne seitlich die Loge der **Peronaeusgruppe**,
- in der Mitte des Unterschenkels mit enger Verbindung zu Schien- und Wadenbein die **tiefe Flexorengruppe** und
- hinten (dorsal) die **oberflächliche Flexorengruppe**.

Der Bewegungsapparat

> Schwellen die Muskeln ödematös an oder blutet es in eine Muskelloge hinein (z.B. nach einem Unterschenkel-Knochenbruch), steigt der Druck innerhalb der betroffenen Loge stark an, da die Logen kaum dehnbar sind. Dies kann zum gefürchteten **Kompartement-Syndrom** mit irreversiblen Muskelnekrosen und Nervenschäden führen.
> Um ein Kompartement-Syndrom zu verhindern oder zumindest möglichst frühzeitig zu erkennen, werden nach Unterschenkelfrakturen oder Neuanlage von Gipsverbänden Puls, Sensibilität, Beweglichkeit und Hautfarbe des Fußes bzw. der Zehen stündlich überprüft.

Alle Unterschenkelmuskeln setzen am Fuß an und bewegen ihn im oberen und unteren Sprunggelenk sowie in den Zehengelenken. Da sie alle am Unterschenkel entspringen und auf die Fußgelenke wirken, werden sie auch **lange Fußmuskeln** genannt, im Gegensatz zu den **kurzen Fußmuskeln**, die ausschließlich am Fuß entspringen und dort auch ansetzen.

Ihrer Funktion entsprechend unterscheidet man bei der Unterschenkelmuskulatur Beuge- und Streckmuskeln. Die Strecker ziehen sowohl den Fuß als auch die Zehen nach oben (**Dorsalextension**), die Beuger nach unten (**Plantarflexion**). Sämtliche Beuger mit Ausnahme der Peronaeus-Gruppe neigen auch die Fußunterfläche nach medial (**Supination**); alle Strecker sind an der **Pronation**, der Bewegung des Fußaußenrandes nach lateral oben, beteiligt (☞ Abb. 8.3).

Der größte Unterschenkelmuskel, **M. triceps surae** *(dreiköpfiger Wadenmuskel)* genannt, verläuft dorsal und besitzt seinem Namen gemäß drei Köpfe: Er setzt sich zusammen aus dem zweiköpfigen **M. gastrocnemius** *(Zwillingswadenmuskel)* und dem **M. soleus** *(Schollenmuskel)*. Sie verlaufen als oberflächliche Flexoren in einer gemeinsamen Muskelloge und setzen mit einer gemeinsamen Sehne, der berühmten **Achillessehne**, am Fersenhöcker an. Diese ist als dicker Strang oberhalb der Ferse gut sicht- und tastbar. Die Wadenmuskeln beugen den Fuß im oberen Sprunggelenk (☞ 8.8.4) nach plantar (zur Fußsohle hin).

Ein weiterer Beuger im oberen Sprunggelenk ist der **M. tibialis posterior** *(hinterer Schienbeinmuskel)*. Er verläuft zusammen mit den beiden anderen tiefen Flexoren, nämlich mit dem *langen Großzehen-* und dem *langen Zehenbeuger* (**M. flexor hallucis longus** und **M. flexor digitorum longus**), in der Muskelloge der tiefen Flexorengruppe. Innerhalb dieser Hülle verlaufen auch, etwa in der Mitte des Unterschenkels, die großen Unterschenkelgefäße und -nerven. Während der M. tibialis posterior an den Fußwurzel- und Mittelfußknochen ansetzt, ziehen die Sehnen des M. flexor digitorum longus bis zu den Endphalangen der Zehen.

Auch die Muskeln der lateralen Muskelloge, die **Mm. peronaeus longus** und **peronaeus brevis** (neue Bezeichnung: *M. fibularis longus* und *brevis* ☞ Abb. 8.52), haben eine Beugefunktion, heben jedoch im wesentlichen die laterale Fußkante nach oben (Pronation). Sie ziehen beide um den Außenknöchel herum und setzen an den Mittelfußknochen an.

In der vorderen Muskelloge liegen die Fußstrecker (Extensoren). Der **M. tibialis anterior** zieht wie der lange Zehen- und Großzehenstrecker auf der Vorderseite des Unterschenkels zum Fußrücken. Dort setzt er an der Fußwurzel und an den Mittelfußknochen an. Der lange *Zehenstrecker* (**M. extensor digitorum longus**) zieht weiter bis zur Dorsalfläche der Zehen.

Alle langen Fußmuskeln gehen noch oberhalb des Sprunggelenkes in ihre Sehnen über. Diese ziehen dann zu ihren entsprechenden Ansatzorten. Einige unterstützen – zusammen mit kurzen Fußmuskeln und Fußbändern – auch die Verspannung der Fußgewölbe (☞ Abb. 8.56).

8.8.4 Der Fuß

Der Fuß ist der am meisten belastete Körperteil, da er unser gesamtes Gewicht tragen muss. Er hat deshalb besonders kompakte Knochen und eine Vielzahl stützender Bänder und haltgebender Muskeln.

Der **Fuß** *(Pes)* besteht wie die Hand aus drei Abschnitten, die nachfolgend ausführlich erläutert werden:
- der **Fußwurzel** *(Tarsus)* mit sieben **Fußwurzelknochen** *(Ossa tarsi)*;
- dem **Mittelfuß** *(Metatarsus)* mit den fünf **Mittelfußknochen** *(Ossa metatarsalia)* und
- fünf **Zehen**, bei denen die **Großzehe** *(Hallux)* zwei, die übrigen Zehen *(Digiti pedis)* jeweils drei Knochen enthalten.

Die Fußwurzel

Das **Fersenbein** *(Calcaneus)* ist der größte Fußwurzelknochen und liegt am weitesten dorsal. Seine dorsale Begrenzung, der **Fersenhöcker** *(Tuber calcanei)*, dient der Achillessehne als Ansatz und bildet den hinteren Pfeiler des Fußlängsgewölbes. Dem Fersenbein liegt das **Sprungbein** *(Talus)* auf.

Zehenwärts vom Sprungbein bzw. medial von Fersenbein liegt das **Kahnbein** *(Os naviculare)*. An die ventralen Gelenkflächen des Fersen- und des vorn neben ihm liegenden Kahnbeins schließen sich die drei **Keilbeine** *(Ossa cuneiformia)* und das **Würfelbein** *(Os cuboideum)* an, die kettenförmig nebeneinander liegen.

Alle Fußwurzelknochen erinnern in ihrer Form an vielseitige Würfel.

Die Sprunggelenke

Das Sprungbein bildet nach proximal mit den unteren Gelenkflächen von Schien- und Wadenbein das *obere*

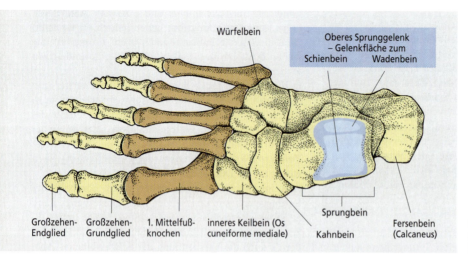

Abb. 8.55: Fußskelett von oben mit oberem Sprunggelenk.

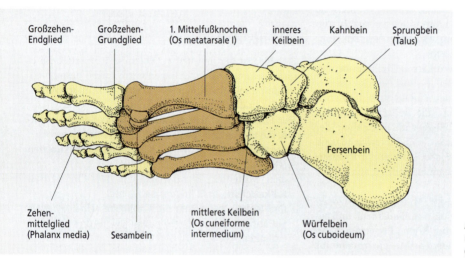

Abb. 8.56: Fußskelett von unten mit Blick auf das Fußgewölbe.

Sprunggelenk, ein Scharniergelenk. Das obere Sprunggelenk ist von einer dünnen Kapsel umgeben, die durch mehrere Bänder verstärkt wird. Der Fuß wird im oberen Sprunggelenk gehoben (dorsalextendiert) und gesenkt (plantarflektiert).

Das Fersenbein bildet zusammen mit dem oben aufliegenden Sprungbein *(Talus)* sowie dem sich medial anschließenden Kahnbein das *untere Sprunggelenk*. Dieses Gelenk ermöglicht die Supination und Pronation des Fußes.

Der Mittelfuß

An die Keilbeine und das Würfelbein der Fußwurzel schließen sich strahlenförmig nebeneinander liegend die fünf **Mittelfußknochen** *(Ossa metatarsalia)* an. Das proximale Ende wird Basis, das distale Kopf genannt.
Beide Enden tragen Gelenkflächen, die proximal mit der Fußwurzel und distal mit den Grundphalangen der Zehen verbunden sind.

Die Zehen

Die **Zehenglieder** sind wie die Fingerglieder Röhrenknochen, jedoch kürzer und plumper. Die Zehengrundgelenke sind der Form ihrer Gelenkflächen nach Kugel-, die distal davon gelegenen Interphalangealgelenke sind Scharniergelenke. Die Zehen sind nicht so beweglich wie die Finger.

> Die Zehen tragen mit zu einem sicheren Gang bei, indem sie das Abrollen des Fußes ermöglichen und gleichzeitig das Gleichgewichtsgefühl fördern. Ältere Menschen mit einer Zehenversteifung gehen deshalb oft unsicher und stürzen häufiger. Im Krankenhaus wird die Gefahr zusätzlich erhöht, wenn der Patient nicht seine gewohnten Schuhe trägt. Um Unsicherheiten und Stürze bei der Mobilisation zu vermeiden, benötigt der Patient festes Schuhwerk.

Die Fußgewölbe

Das Fußskelett besitzt ein **Quer-** und ein **Längsgewölbe**. Obwohl sie durch straffe Bänder, Sehnen und Muskeln verspannt sind, besitzen sie eine gewisse Flexibilität, um auf den Fuß einwirkende Belastungen federnd abpuffern zu können.

Das **Längsgewölbe** ist an der Innenseite des Fußes stärker ausgeprägt als außen und wird an drei Hauptbelastungspunkten abgestützt: den Köpfchen des 1. und des 5. Mittelfußknochens und dem Fersenbein. Ein typischer Fußabdruck, z.B. in feuchtem Sand, bildet nur diesen gerade beschriebenen, bogenförmigen Belastungsverlauf ab. Das Längsgewölbe wird durch eine Vielzahl kurzer Fußmuskeln unterstützt.

Das **Quergewölbe** überspannt zwischen den lateralen und medialen Anteilen der Fußwurzel- und Mittelfußknochen quer das Längsgewölbe. Bänder und Sehnen, wie die Sehne des *M. peronaeus longus*, spannen sich zwischen den Knochen des Quergewölbes aus. Sämtliche Fußwurzel- und Mittelfußknochen sind zusätzlich untereinander durch straffe Bänder verbunden, was die Stabilität des Gewölbes noch unterstützt und die nötige Elastizität gewährleistet.

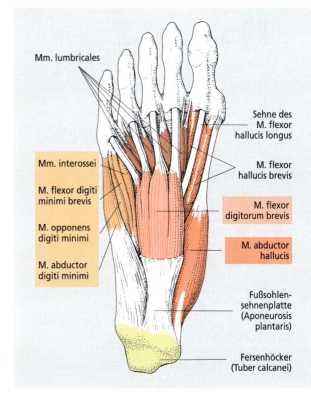

Abb. 8.58: Die drei Muskelgruppen der Fußsohle.

Ferse und Vorfuß als hauptsächlich belastete Zonen sind durch eine Fettschicht gepolstert. Diese schützt die darunter liegenden Strukturen vor Druckschäden durch das auf ihnen lastende Körpergewicht.

Die kurzen Fußmuskeln

Die **kurze Fußmuskulatur** wird in vier Gruppen eingeteilt:
- die **Muskeln des Fußrückens**,
- die Muskeln an der medialen Fußsohle (**Großzehenfach**),
- die Muskeln an der mittleren Fußsohle (**Mittelfach**) sowie
- die Muskeln an der lateralen Fußsohle (**Kleinzehenfach**).

Die drei Muskelgruppen der Fußsohle werden von einer derben Sehnenplatte, der **Aponeurosis plantaris**, bedeckt. Sie entspringt am Unterrand des Fersenbeines und strahlt breitflächig nach vorn aus. Zwei Zwischenwände (**Septen**) laufen zwischen den Fußsohlenmuskeln senkrecht in die Tiefe zu den Fußknochen. Sie unterteilen die drei Fußsohlenfächer. Zusammen mit einigen der Fußsohlenmuskeln verstärkt die Plantaraponeurose das Längsgewölbe des Fußes.

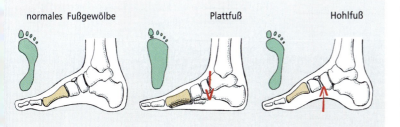

Abb. 8.57: Links: Gesundes, „normales" Fußgewölbe in der Seitenansicht mit typischem Fußabdruck.
Fehlfunktionen des Fußgewölbes sind leider häufig zu beobachten, insbesondere die beiden abgebildeten Formen *Plattfuß* (mittlere Abb., Abflachung von Quer- und Längsgewölbe – ist nur das Quergewölbe abgeflacht, spricht man von *Spreizfuß*) und *Hohlfuß* (rechte Abb., überhöhtes Längsgewölbe). Außer einer ererbten Veranlagung begünstigen auch Fehlbelastungen die Ausbildung einer Fehlfunktion. Die Therapie reicht von der Verordnung einfacher Einlagen über orthopädische Schuhe bis hin zur Operation.

Wiederholungsfragen

1. Wann wächst der Mensch am schnellsten? (☞ 8.1.1)

2. Aus welchen beiden Knochengruppen besteht der Schädel? (☞ 8.2.1)

3. Warum sind die Fontanellen wichtige Anhaltspunkte für den Geburtshelfer? (☞ 8.2.2)

4. Aus welchen Anteilen besteht die Schädelbasis? (☞ 8.2.3)

5. Aufgrund welcher Besonderheit verleihen die mimischen Muskeln dem Gesicht seinen Reichtum an Gefühlsausdrücken? (☞ 8.2.4)

6. Wie heißen die ersten beiden Halswirbel? (☞ 8.3.1)

7. Aus wievielen Wirbeln ist die Wirbelsäule zusammengesetzt? (☞ 8.3.2)

8. Wie sind die Bandscheiben aufgebaut? (☞ 8.3.3)

9. Aus welchen knöchernen Anteilen besteht der Brustkorb? (☞ 8.3.5)

10. Welche Muskeln werden zur Atemmuskulatur gerechnet? (☞ 8.3.6)

11. Wie heißen die vier großen Muskeln, die die Bauchwand bilden? (☞ 8.3.7)

12. Welche Strukturen verlaufen beim Mann durch den Leistenkanal? (☞ 8.3.8)

13. Aus welchen Knochen besteht der Schultergürtel? (☞ 8.5)

14. Welches ist der größte Oberarmmuskel? (☞ 8.6.1)

15. Wie heißen die Beuger und Strecker im Ellenbogengelenk? (☞ 8.6.1)

16. Wieviele Knochen bilden die Handwurzel? (☞ 8.6.3)

17. Wie heißen die Fingergelenke? (☞ 8.6.3)

18. Welcher lange Handgelenksbeuger ist bei einem Fünftel der Menschen nicht vorhanden? (☞ 8.6.3)

19. Aus welchen Knochen ist der Beckenring aufgebaut? (☞ 8.7.1)

20. Welche Stelle des Beckens wird zur Knochenmarkspunktion genutzt? (☞ 8.7.1)

21. Welches sind die wichtigsten Unterschiede zwischen männlichem und weiblichem Becken und wie sind diese Unterschiede funktionell erklärbar? (☞ 8.7.1)

22. Wie heißt der wichtigste Beugemuskel im Hüftgelenk? (☞ 8.7.3)

23. Welcher ist der wichtigste Streckmuskel im Hüftgelenk? (☞ 8.7.3)

24. Welche beiden Muskeln verhindern, dass das Becken beim Gehen zum Schwungbein hin abkippt? (☞ 8.7.3)

25. Wie funktioniert die ventroglutaeale Injektion nach Hochstetter? (☞ 8.7.3)

26. Welche Gelenkflächen bilden das Kniegelenk? (☞ 8.8.2)

27. Welche Bandstrukturen gehören zum Kniegelenk? (☞ 8.8.2)

28. Welche weiteren Strukturen stabilisieren das Kniegelenk? (☞ 8.8.2)

29. Welche Funktion haben Fettkörper und Schleimbeutel im Kniegelenk? (☞ 8.8.2)

30. Wie heißt der größte Wadenmuskel? (☞ 8.8.3)

31. Welche Knochen bilden das obere Sprunggelenk? (☞ 8.8.4)

32. An welchem Knochen setzt die Achillessehne an? (☞ 8.8.4)

33. Mit welchen Knochen steht das Fersenbein in Verbindung? (☞ Abb. 8.55)

34. Wie heißen die Knochen von Mittelfuß und Zehen? (☞ Abb. 8.56)

9 Die Haut

📖 Lernzielübersicht

9.1 Einführung

- Die Haut ist das größte Körperorgan. Sie schützt uns, nimmt Reize auf und spielt eine wichtige Rolle bei der Wärmeregulation.
- Die Haut besteht aus Oberhaut (Epidermis), Lederhaut (Korium) und Unterhaut (Subcutis).

9.2 Die Oberhaut

- Die Oberhaut ist die äußerste Hautschicht. Ihre Zellen sind die Keratinozyten – sie werden basal gebildet, wandern an die Oberfläche und bilden die Hornschicht.
- Pigmentzellen (Melanozyten) geben der Haut ihre Farbe. Insbesondere bei hoher UV-Lichtbelastung können sie zu bösartigen Tumoren entarten (malignes Melanom).
- An mechanisch besonders belasteten Hautflächen hat die Oberhaut eine besonders dicke Hornschicht. Das Horn erhöht die mechanische Festigkeit der Haut und gibt ihr ihre Wasser abweisende Eigenschaft.

9.3 Leder- und Unterhaut

- Unter der Oberhaut liegt die Lederhaut. Sie enthält viele Gefäße, Nerven und kollagenes Bindegewebe.
- Unter der Lederhaut liegt die Unterhaut. Sie zeigt besonders viele Fettzellen (Wärmespeicher) und große Gefäße sowie verschiedene Sinnesrezeptoren.
- Die Unterhaut ist sehr gut für Injektionen geeignet, die langsam und gleichmäßig in den Körper aufgenommen werden sollen (subcutane = s.c.-Injektionen).
- Bei Bettlägerigkeit neigt die Haut an druckbelasteten Stellen zum Durchliegen und es entstehen flächige, schmerzhafte Geschwüre (Dekubitus). Dies lässt sich durch regelmäßigen Lagewechsel und richtige Lagerung des Patienten weitgehend vermeiden.

9.4 Die Hautanhangsgebilde

- Haare haben beim Menschen bis auf die Kopfbehaarung als Sonnenschutz nur noch eine untergeordnete Bedeutung als Schutz- und Sinnesorgan.
- Sie besitzen einen komplexen Aufbau, ihre Bildung findet durch eine in der Lederhaut gelegene Matrixzone statt.
- Jedes Haar ist mit einer Talgdrüse assoziiert, die ein fettiges Sekret abgibt.
- Die Haarwurzel ist von Nervenfasern umringt, die Haarbewegungen, z.B. durch einen Luftzug, registrieren.
- Schweißdrüsen geben Flüssigkeit für die Thermoregulation des Körpers ab.
- Durch das Zusammenspiel der verschiedenen Hautdrüsen entsteht der Säureschutzmantel der Haut.
- Nägel sind äußerst feste Hornbildungen an den Enden der Extremitätenglieder. Sie bieten einen mechanischen Schutz und ermöglichen feine Greifbewegungen.

9.1 Einführung

Die Aufgaben der Haut

Mit einer Fläche von 1,5–2 m² und einem Gewicht von 3,5–10 kg ist die Haut das größte Organ des menschlichen Körpers.
Ihre wichtigsten Funktionen sind:
- Abgrenzung der „Innenwelt" von der „Außenwelt" und Schutz des Körpers vor schädlichen Umwelteinflüssen,
- Aufnahme von Sinneseindrücken aus der Außenwelt und
- Regulation von Wasserhaushalt (z.B. in Form von Schweiß) und Körpertemperatur.
- Schließlich ist die Haut auch Kommunikationsorgan:

Die Haut als Spiegel der Seele

Die Haut ist eine Art „Spiegel der Seele" und in diesem Sinne auch Kommunikationsorgan – man denke nur daran, wie wir vor Neid erblassen oder in unangenehmen Situationen vor Scham erröten! Der Volksmund weiß dies längst und hat dem Phänomen, dass Haut und Haare oftmals die psychische Befindlichkeit des gesamten Menschen widerspiegeln, Ausdruck gegeben: Ob etwas „zum aus der Haut fahren" oder „zum Haare ausreißen" ist – umgangssprachliche Beschreibungen treffen die seelischen Probleme oft ziemlich genau.
Seelische Konflikte allein begründen zwar selten die Krankheitsentstehung. Gerade bei Hautkrankheiten zeigt sich jedoch, welche große Rolle die Psyche für einzelne Beschwerdebilder und Krankheitsverläufe spielt. Dementsprechend kann der Einsatz von Entspannungstechniken und psychotherapeutischen Verfahren häufig eine Linderung der lästigen Beschwerden herbeiführen.

Für die mit einer Verhornungsstörung einhergehenden **Schuppenflechte** *(Psoriasis)* etwa ist bekannt, dass ein Krankheitsschub oft in der Folge außergewöhnlicher Belastungen auftritt. Auch bei der **Neurodermitis** *(atopisches Ekzem)*, einer chronischen Entzündung der Haut, geben die Patienten häufig sozialen Stress und psychische Belastungen

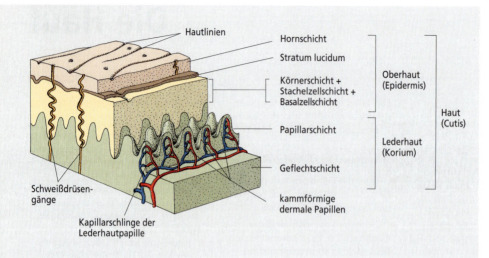

Abb. 9.1: Aufbau der unbehaarten Haut (Leistenhaut). Man erkennt Ober- und Lederhaut. Die Unterhaut ist nicht abgebildet. Die Hautober- fläche ist durch feine Rillen (Hautlinien) in Hautleisten aufgeteilt, an deren Kämmen die Ausführungsgänge der Schweißdrüsen enden.

im Umgang mit ihren Mitmenschen als verschlimmernde Faktoren an. Der wiederkehrende Bläschenausschlag im Mund- oder Genitalberich durch das *Herpes-simplex-Virus* kann z.B. durch Stress oder Ekelgefühle ausgelöst werden. Die mit flächigen Hautquaddeln einhergehende **Nesselsucht** *(Urtikaria)* kann sogar ursächlich psychosomatisch bedingt sein. Typische Urtikariapatienten reagieren besonders emotional auf seelische Belastungen und wählen ungünstige Strategien zur Stressbewältigung. Hinzu kommen häufig verstärkte Ängstlichkeit sowie mangelndes Durchsetzungsvermögen.

Der Aufbau der Haut

Grob unterteilt besteht die Haut aus drei Schichten: der **Oberhaut** *(Epidermis)* als äußerster Schicht, der **Lederhaut** *(Korium)* und der darunter liegenden **Unterhaut** *(Subcutis)*. Die beiden oberen Schichten – Ober- und Lederhaut – werden oft auch zur **Cutis** zusammengefasst.

Ferner unterscheidet man zwei Hauttypen: die **Leistenhaut** der Handflächen und Fußsohlen mit parallelen Leisten und Furchen und die **Felderhaut** aller übrigen Körperregionen, bei der die Hautoberfläche in Felder aufgeteilt erscheint. Die Leistenhaut enthält nur Schweißdrüsen, die Felderhaut zusätzlich Haare und Talgdrüsen.

9.2 Die Oberhaut

Die **Oberhaut** *(Epidermis)* ist die äußerste Schicht der Haut. Sie ist gefäßlos und besteht aus einem mehrschichtigen verhornten Plattenepithel, das hauptsächlich aus **Keratinozyten** aufgebaut ist. Hierbei handelt es sich um Zellen, die den Hornstoff **Keratin** produzieren. Keratin bildet zum einen eine Wasser abweisende und schützende Schicht und verleiht zum anderen der Haut Festigkeit.

9.2.1 Die Schichten der Oberhaut

Die Keratinozyten der Oberhaut sind normalerweise in vier Lagen aufgeschichtet. Wo die mechanische Belastung am größten ist (z.B. an Hand- und Fußsohlen), hat sie sogar fünf Schichten. Man unterscheidet vom Körperinneren zur Oberfläche hin:

- Die **Basalzellschicht** *(Stratum basale)* ist eine einfache Zellschicht aus sich ständig teilenden Zellen, wobei die neugebildeten Zellen sich laufend in Richtung Oberfläche vorschieben. Auf dem Weg dorthin verlieren sie zunächst ihren Kern, werden dann abgeschilfert und schließlich von nachdrängenden jüngeren Zellen ersetzt – ein Kreislauf ohne Ende. Die Basalzellschicht der haarlosen Haut führt berührungsempfindliche Nervenendigungen, die **Merkel-Tastscheiben** (☞ 12.2).

- Die **Stachelzellschicht** *(Stratum spinosum)* besteht aus acht bis zehn Reihen von zum Teil pigmenthaltigen Zellen mit stacheligen Ausläufern, über welche die Zellen miteinander verbunden sind. Die Zellen bilden über diese Brücken ein Gerüst, das die Oberhaut stabil hält.

- **Körnerschicht** *(Stratum granulosum)*: Aufgebaut aus drei bis fünf Reihen flacher Zellen, die eine zur Hornbildung (Keratinbildung) wichtige Substanz enthalten. Ferner scheidet die Körnerschicht ölähnliche Substanzen aus, die die Oberhaut geschmeidig machen.

- **Stratum lucidum**: Besteht aus mehreren Reihen durchsichtiger flacher Zellen. Nur an Handtellern und Fußsohlen vorhanden, dient sie zum Schutz der Haut vor mechanischer Belastung.

- **Hornschicht** *(Stratum corneum)*: Enthält 25–30 Reihen flacher und vollständig mit Keratin gefüllter Zellen **(Korneozyten)**. Diese werden ständig abgeschilfert und stellen die eigentliche Trennschicht zwischen dem Körperinneren und der Außenwelt dar.

Die Melanozyten

In der Basal- und Stachelzellschicht findet man die **Melanozyten**. Sie produzieren ein Pigment, das **Melanin**, das der Haut seine Farbe verleiht und die tieferen Hautschichten vor schädlichem *UV-Licht* schützt.

> Bei übermäßiger Sonnenbestrahlung nehmen die Melanozyten allerdings selbst Schaden und können sich in Tumorzellen verwandeln.
> Es kann dann ein **malignes Melanom** entstehen, ein äußerst bösartiger Hauttumor, der außer in Frühstadien kaum erfolgreich behandelt werden kann.

Die Verhornung der Oberhaut

Das **Horn** gibt der Haut ihre Wasser abweisende Eigenschaft. Die Verhornung erfolgt dadurch, dass die in der Basalschicht neu gebildeten Zellen in Richtung Hautoberfläche geschoben werden. Während dieser Wanderung verschwinden Zytoplasma, Zellkern und Zellorganellen und werden durch den Hornstoff Keratin ersetzt. Zuletzt werden die verhornten Zellen an der Oberfläche abgerieben.

9.2.2 Die Hautfarbe

Die Hautfarbe wird bestimmt durch:
- das **Melanin**, ein Pigment der Oberhaut (☞ 9.2.1),
- das **Karotin**, ein Pigment der Leder- und Unterhaut,
- die Blutkapillaren der Lederhaut (gute Durchblutung: rosige Haut).

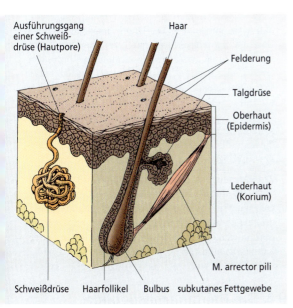

Abb. 9.2: Felderhaut mit Haaren, Talg- und Schweißdrüse. Die Haarwurzel entspringt der Leder- bzw. Unterhaut. Jedes Haar besitzt eine Talgdrüse, die ihr Sekret entlang des Haares an die Hautoberfläche abgibt.

Der Anteil der Pigmente in der Haut ist bei den einzelnen menschlichen Rassen unterschiedlich und für die verschiedenen Hautfarben, z.B. bei Europäern und Afrikanern, verantwortlich.

Liegt eine angeborene Störung der Melaninproduktion vor, so spricht man von **Albinismus**. Patienten mit dieser Erkrankung sind sehr blass und extrem sonnenempfindlich, da ihnen das Pigment in Haut, Haaren und Augen fehlt. Aufgrund der fehlenden Filterfunktion des Melanins für das UV-Licht sind diese Menschen gefährdet, an Hauttumoren zu erkranken.

9.3 Leder- und Unterhaut

9.3.1 Die Lederhaut

Die unter der Oberhaut liegende, bindegewebige **Lederhaut** *(Korium)* ist an Hand- und Fußsohlen bis zu 2,4 mm dick, an Augenlidern und Penis dagegen nur 0,3 mm dünn. Sie verleiht der Haut einerseits Reißfestigkeit, aber gleichzeitig auch die Möglichkeit zur elastischen Dehnung.

Der obere Abschnitt der Lederhaut, die **Papillarschicht** *(Stratum papillare)*, besteht aus lockerem Bindegewebe mit feinen elastischen Fasern. Die Grenze zur Oberhaut ist durch kleine, zapfenartige Ausziehungen *(dermale Papillen)* vergrößert (☞ Abb. 9.1), in denen die Oberhaut versorgende Blutgefäße verlaufen.

Einige dermale Papillen enthalten Berührungsrezeptoren, die **Meissner-Tastkörperchen** (vor allem im Bereich der Fingerbeere ☞ 12.2).

Der untere Abschnitt der Lederhaut, die **Geflechtschicht** *(Stratum reticulare)*, ist aus festem, unregelmäßig angeordnetem Bindegewebe aufgebaut, das neben kollagenen und elastischen Fasern auch Blutgefäße, Fettgewebe, Haarfollikel, Nerven, Talgdrüsen und Gänge von Schweißdrüsen enthält. Die Kombination von kollagenen und elastischen Fasern macht die Haut dehnbar und trotzdem stabil.

Schwangerschaftsstreifen

> In der Schwangerschaft muss sich die Haut der werdenden Mutter enorm ausdehnen. Bei manchen Frauen schafft es die Haut allerdings nicht ganz, mit dem Wachstum von Bauch und Brüsten Schritt zu halten. Die elastischen Fasern in der Lederhaut halten der Belastung oft nicht mehr stand, wodurch kleine Risse in der Haut entstehen. Die zunächst roten Risse bleiben auch nach der Entbindung als weiße Streifen bestehen. Sie heißen **Schwangerschaftsstreifen** oder *Striae gravidarum*.
> Vorbeugend wird empfohlen, in der Schwangerschaft die Haut sorgsam einzufetten und die Durchblutung mit Bürstenmassagen und Wechselduschen zu för-

dern. Der Erfolg ist jedoch begrenzt, weil die Neigung, Striae zu entwickeln, auch von hormonellen und erblichen Faktoren abhängt.

9.3.2 Die Unterhaut

Die **Unterhaut** *(Subcutis)* besteht aus lockerem Bindegewebe. Sie ist die Verschiebeschicht der Cutis zu den darunter liegenden Schichten wie *Muskelscheiden* oder *Knochenhaut*.

In der Unterhaut liegen die Schweißdrüsen, die unteren Abschnitte der Haarbälge sowie spezielle Druck- und Vibrations-Tastkörperchen, die **Vater-Pacini-Lamellenkörperchen** (☞ Abb. 12.2).

In die Unterhaut sind je nach Körperstelle und Körperbau mehr oder weniger viele Fettzellhaufen eingelagert. Dieses subkutane Fettgewebe dient als Stoßpuffer, Kälteschutz und Energiespeicher.

> Die Unterhaut ist nur gering durchblutet. Deshalb eignet sie sich als Injektionsort für Medikamente, die wegen einer gewünschten langanhaltenden Wirkung langsam resorbiert werden sollen, z.B. der Blutzuckersenker Insulin (☞ 18.6.1) und der Gerinnungshemmer Heparin (☞ 14.5.4).
> Die bevorzugten Injektionsstellen für diese **subkutane Injektion** sind die Haut um den Nabel, der Oberschenkel sowie der dorsale Abschnitt des Oberarmes. In diesen Bereichen ist die Subkutis besonders dick.

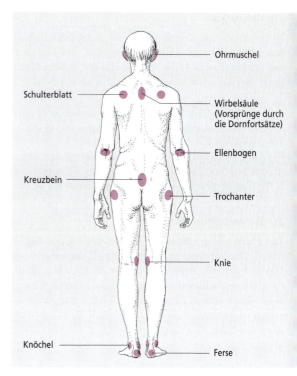

Abb. 9.4: Die eingefärbten Regionen sind besonders vom Dekubitus bedroht.

9.3.3 Dekubitus

> Durch längerdauernde Druckeinwirkung auf die Haut drohen über eine Kompression der hautversorgenden Gefäße Durchblutungsstörungen. Folge ist eine Mangelversorgung der Haut mit Sauerstoff, die zunächst zu einer Rötung führt. In der weiteren Entwicklung stirbt die Haut ab, und es bilden sich Hautdefekte, die bis auf Muskeln und Knochen hinunterreichen können (**Dekubitus** = Wundliegen). Gefährdet sind vor allem bettlägerige Patienten. Besonders betroffen sind die Körperregionen, an denen die Haut dem Knochen direkt aufliegt, z.B. Kreuzbein, Ferse und Knöchel. Dies zeigt Abb. 9.4.
>
> Zur Vorbeugung (**Dekubitusprophylaxe**) muss deshalb jeder bettlägerige Patient regelmäßig umgelagert werden. Wichtig sind auch gründliche Körperpflege, druckstellenfreie Lagerung auf Spezialmatratzen und durchblutungsfördernde Maßnahmen, insbesondere Krankengymnastik.

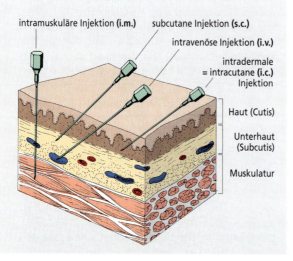

Abb. 9.3: Vier verschiedene Injektionsarten. Der Vorteil der subkutanen Injektion ist eine langsame und gleichmäßige Aufnahme des Wirkstoffes ins Blut. Die intravenöse Injektion führt dagegen sofort zu relativ hohen Wirkspiegeln im Blut, die aber auch rasch wieder absinken. Die intramuskuläre Injektion nimmt eine Zwischenstellung ein.

9.4 Die Hautanhangsgebilde

Zu den **Hautanhangsgebilden** zählen Haare, Hautdrüsen und Nägel. Sie alle durchstoßen die Oberhaut und münden auf die Oberfläche.

9.4.1 Haare

Haare finden sich an fast allen Körperstellen der Felderhaut.

Die Kopfhaare schützen den Schädel vor zu starker Sonneneinstrahlung; Augenbrauen und -wimpern bewahren das Auge vor Fremdkörpern. Haare in den Nasenlöchern verhindern, dass Insekten oder Schmutzpartikel eingeatmet werden. Ansonsten haben die Haare vor allem Tastfunktion.

Anatomisch gesehen muss man sich ein Haar als einen Faden von zusammengeflochtenen, verhornten Zellen vorstellen. Es besteht jeweils aus einem **Haarschaft** und einer **Haarwurzel**. Jedes Haar ist mit einer Talgdrüse verbunden, deren Ausführungsgang an der Grenze zwischen Haarwurzel und -schaft mündet. Die Wurzel reicht bis in die Lederhaut, manchmal auch bis in die Unterhaut.

Die Haarwurzel wird durch den **Haarfollikel** umschlossen. Um die Haarfollikel herum enden Nervenfasern. Sie sind sehr empfindlich und registrieren auch feinste Haarbewegungen, wie z.B. durch einen leichten Luftzug.

Das in der Haut gelegene Ende eines jeden Haares verbreitert sich in eine zwiebelförmige Struktur, die **Bulbus** genannt wird. In seinem Kern befindet sich die **Haarpapille**, die viele Blutgefäße enthält und das wachsende Haar mit Nahrung versorgt. Der Bulbus enthält außerdem die Zellschicht *(Matrix)*, von der aus neue Haarzellen gebildet werden. Entlang des Haarfollikels verläuft ein Bündel glatter Muskelzellen (*M. arrector pili* ☞ Abb. 9.2), die das Haar bei Kälte und Streß aufrichten können (Gänsehaut).

Ein gesunder Erwachsener verliert ca. 70–100 Haare pro Tag. Die normale Wachstumsgeschwindigkeit von 0,4 mm pro Tag und der natürliche Regenerationszyklus können diesen Verlust kompensieren. Allerdings werden diese Mechanismen durch chronische Krankheiten, Medikamente, Bestrahlungen und psychischen Streß beeinträchtigt: Es kommt zum vermehrten Haarausfall und im Extremfall zur Haarlosigkeit *(Alopezie)*.

Physiologischer und pathologischer Haarausfall

> Medikamente zur Tumorbekämpfung (Zytostatika) führen sehr oft zum **Haarausfall**. Von den betroffenen Patienten wird das als sehr belastend erlebt. Nicht mit dieser Art Haarausfall zu verwechseln ist die natürliche **Glatzenbildung**, die bei ca. 45% der Männer auftritt. Sie beginnt typischerweise im Schläfenbereich (sog. Geheimratsecken) und kann bis zum völligen Haarverlust fortschreiten. Der Haarausfall wird durch das Sexualhormon *Testosteron* (☞ 20.1.3) beeinflusst und betrifft vor allem Männer mit genetischer Vorbelastung, bei denen er zwangsläufig eintritt.
> *Beide* Ursachen des Haarausfalls sind mit den heute zur Verfügung stehenden Medikamenten nicht zu verhindern.

Die **Haarfarbe** wird vom Melaningehalt in den verhornten Zellen bestimmt. Eine verminderte Melaninproduktion und gleichzeitige Lufteinschlüsse im Haarschaft sind für den grauweißen Haarton des alten Menschen verantwortlich.

9.4.2 Die Hautdrüsen

Bei den Hautdrüsen unterscheidet man **Talgdrüsen**, **Schweißdrüsen** und **Duftdrüsen**. Außerdem gibt es im äußeren Gehörgang noch Drüsen, die Ohrschmalz produzieren.

Talgdrüsen

Talgdrüsen sind im allgemeinen an Haarfollikel gebunden. Der sekretproduzierende Anteil der Drüsen liegt in der Lederhaut und öffnet sich an der Grenze zwischen Haarwurzel und Haarschaft. Das von den Talgdrüsen produzierte Sekret enthält v.a. Cholesterin, andere Fette, Eiweiß und Elektrolyte.

Der Talg bewahrt das Haar vor Austrocknung und erhält die Haut geschmeidig, zudem verhindert er eine übermäßige Wasserverdunstung und das Wachstum bestimmter Bakterien. Im Alter nimmt die Talgproduktion ab (*Sebostase*), weswegen ältere Patienten oft an trockener Haut leiden.

Mitesser, Pickel und Akne

> Wenn Talgdrüsenausgänge verstopfen und der Talg sich anstaut, entstehen **Mitesser** *(Komedonen)*. Ihre schwarze Farbe entsteht durch den Farbstoff Melanin und oxidierte Fettanteile und hat nichts mit Schmutz zu tun.
> Da der Talg ein guter Nährboden für Bakterien ist, können sich die Mitesser entzünden und daraus *Pusteln* („**Pickel**") entstehen. Als Verursacher dafür wird vor allem ein Bakterium mit dem Namen *Propionibacterium acnes* angesehen, das häufig in den Ausführungsgängen der Talgdrüsen gefunden wird.
> Von **Akne** spricht man, wenn viele, zum Teil entzündete, Mitesser vorliegen. Die Mitesser und Pickel sitzen vor allem in den talgdrüsenreichen Bezirken wie Gesicht, Nacken, Brust und Rücken. Ursache der Akne ist wiederum eine übermäßige Talgproduktion *(Seborrhoe)*, verbunden mit einer verstärkten Verhornung der Epidermis. Durch diese Verhornung verstopfen die Talgdrüsen, und der Talg kann nicht mehr richtig abfließen.

Das Ohrschmalz

Spezialisierte Talgdrüsen im Gehörgang produzieren ein gelblich-bräunliches Sekret, das so genannte **Ohrschmalz** *(Cerumen)*. Es transportiert Schmutzstoffe und kleine Fremdkörper in Richtung Ohrmuschel, kann aber

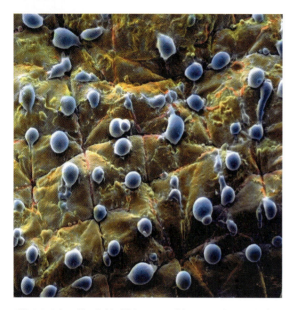

Abb. 9.5: Schweiß wird in kleinen Tröpfchen von den in der Lederhaut gelegenen Schweißdrüsen abgesondert. Seine Sekretion wird durch das vegetative Nervensystem gesteuert. Ausgeprägtes Schwitzen tritt nicht nur beim Sport, sondern auch bei Fieber (vor allem beim Fieberabfall) und als charakteristisches Zeichen von Erkrankungen auf (z.B. kalter Schweiß bei Ohnmacht und Schock oder ausgeprägter Nachtschweiß bei Tuberkulose und bei Hormonstörungen). [J 600-119]

auch als *Zeruminalpfropf* den Gehörgang verlegen und zur vorübergehenden Schwerhörigkeit führen.

Schweißdrüsen

Schweißdrüsen verteilen sich über fast die ganze Körperoberfläche. Am dichtesten sind sie im Bereich der Hand- und Fußsohlen ausgeprägt. Die Ausführungsgänge der Schweißdrüsen enden in einer Hautpore. Der Schweiß enthält u.a. Wasser, Salz, Harnstoff, Harnsäure, Aminosäuren, Ammoniak, Zucker, Milchsäure und Ascorbinsäure (Vitamin C). Seine Aufgabe ist einerseits die Regulation der Körpertemperatur, zum anderen die Ausscheidung von Stoffwechselendprodukten. Zusätzlich trägt das saure Sekret der Schweißdrüsen (pH 4,5) entscheidend zum so genannten *Säureschutzmantel* der Haut bei, der das Keimwachstum auf der Hautoberfläche hemmt.

Hautpflege im Arbeitsalltag

> Der talghaltige Säureschutzmantel ist das Ergebnis des Zusammenspiels der einzelnen Hautdrüsen. Durch häufiges Waschen wird der Säureschutzmantel abgetragen, die Haut wird trocken, rissig und anfälliger für Entzündungen. Deshalb ist bei häufigem Waschen regelmäßiges Eincremen notwendig, um eine gewisse Rückfettung zu erreichen.

Die Talgproduktion ist nicht allein verantwortlich für die Geschmeidigkeit und den Schutz vor Austrocknung der Haut. Ebenso hat der Wasserhaushalt Einfluss auf den Hautzustand. Fehlt dem Organismus Flüssigkeit, so lässt auch der **Hautturgor** nach: Die Haut wirkt trocken, faltig und eingefallen. Eine am Handrücken nach oben gezogene Hautfalte bleibt dann für einige Sekunden stehen. Bei alten Menschen kann dies oft beobachtet werden, wenn sie zu wenig trinken. Für die Krankenbeobachtung ist dies ein geeigneter Parameter, um den Wasserhaushalt des Patienten orientierend zu beurteilen.

Duftdrüsen

Die **Duftdrüsen** befinden sich in den Achselhöhlen, der Schamregion und im Bereich der Brustwarzen. Sie produzieren ein duftendes Sekret. Die Sekretion ist durch psychische Faktoren beeinflussbar. Das Sekret der Duftdrüsen lässt zusammen mit dem typischen Schweißgeruch einen individuellen Körpergeruch entstehen.

9.4.3 Die Nägel

Nägel sind Platten von dicht gepackten, harten, verhornten Zellen der Oberhaut. Sie erleichtern das Greifen (insbesondere die Feinmotorik) und verhindern Verletzungen an den Finger- und Zehenenden.

Der überwiegende Teil des sichtbaren Nagels, die **Nagelplatte**, erscheint wegen des darunter liegenden, gut durchbluteten **Nagelbettes** rosafarben. Auf diesem Nagelbett schiebt sich der Nagel nach vorne. Der weißliche, halbmondförmige Abschnitt am unteren Nagelende wird **Lunula** genannt. Unter der Lunula befindet sich die **Nagelmatrix**, von der das Nagelwachstum ausgeht. Dabei wandeln sich die Oberflächenzellen der Matrix in verhornte, tote Nagelzellen um. Das **Nagelhäutchen** *(Cuticula)* hat keine direkte Funktion, es entspricht vom Aufbau her der Hornschicht der Epidermis.

> Da die Nägel transparent (durchscheinend) sind, ist die Farbe des durchscheinenden Nagelbetts ein guter Beobachtungsparameter für die Gewebsdurchblutung und Sauerstoffversorgung des Organismus: rosige Fingernägel bestätigen eine ausreichende Sauerstoffsättigung des Blutes; sind sie blau oder blass, so deutet dies auf einen Sauerstoffmangel (oder eine zu kalte Extremität) hin.

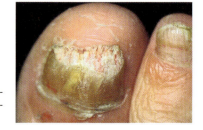

Abb. 9.6: Nagelmykose der Zehennägel. [T 122]

Die Haut

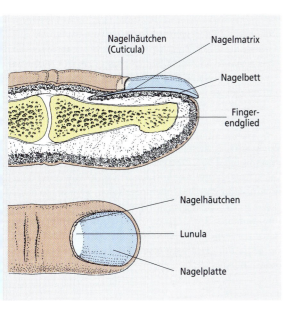

Abb. 9.7: Längsschnitt durch Fingerspitze und Nagel.

Der **Nagelfalz**, ein Hautwulst an den Rändern der Nagelplatte, ist eine Gefahrstelle für das Eindringen von bakteriellen Infektionen, die als **Nagelbetteiterung** *(Panaritium)* bekannt sind. Die Nägel selbst können auch von Pilzen infiziert werden. Typisch bei dieser **Nagelmykose** *(Onychomykose* ☞ Abb. 9.6) sind eine erhöhte Brüchigkeit und Gelbfärbung der Nägel.

> Diabetiker und abwehrgeschwächte Patienten sind anfällig für Infektionen im Nagelbettbereich. Deswegen sollten bei diesen Patienten die Nägel vorsichtig und gründlich gepflegt werden. In Zweifelsfällen muss die Pflegende eine ausgebildete Fachkraft für Maniküre oder Pediküre hinzuziehen.

9.5 Therapieprinzipien bei Hauterkrankungen

Hauterkrankungen *(dermatologische Erkrankungen)* werden durch zwei unterschiedliche Ansätze behandelt; durch systemische Therapie (von innen) und durch Lokaltherapie (von außen):
- **Systemische Therapie**. Medikamente werden in Form von Tabletten oder Spritzen dem Körper zugefügt, um so ausreichende Wirkspiegel im Blut zu erzielen. Über das Blut erreichen die Medikamente dann die erkrankte Haut, allerdings auch andere Körperteile, was zu erheblichen Nebenwirkungen führen kann. Wenn immer möglich wird deshalb die Lokaltherapie bevorzugt.

- **Lokaltherapie**. Durch äußere (externe) Anwendung von Medikamenten (auch **Externa** genannt) wird gegenüber der systemischen Gabe meist eine höhere Wirkstoffkonzentration am Erkrankungsherd bei gleichzeitig geringerer Nebenwirkungsrate am übrigen Körper erreicht.

Lokaltherapeutika bestehen meist aus drei Anteilen: dem *Grundstoff* (Salbengrundlage), dem *Wirkstoff* (eigentliches Medikament) und *Zusatzstoffen* (z.B. Konservierungsmittel).

Grundstoffe

Der **Grundstoff** dient als Träger und Verdünnungssubstanz für das Medikament. Seine Zusammensetzung hat einen entscheidenden Einfluss auf die Eindringtiefe und damit Wirksamkeit. Außerdem ist der Wirkstoff auf die individuelle Hautbeschaffenheit abgestimmt und pflegt damit die Haut optimal:
- *Fettige Grundstoffe*, z.B. Vaseline, glätten in Form einer **Fettsalbe** raue, spröde Haut und sind zur Behandlung von schuppenden Hauterkrankungen und zum Einbringen von tiefenwirksamen Substanzen sinnvoll. Allerdings behindern sie die Verdunstung und Wärmeabgabe der Haut, wodurch es zu einem Anstau von Schweiß und Sekreten kommen kann.
- *Flüssige Grundstoffe* wie z.B. Wasser oder Alkohol haben eine kühlende, entzündungshemmende, juckreizmindernde Wirkung und ermöglichen eine gleichmäßige Verteilung der Wirkstoffe auf der Haut.

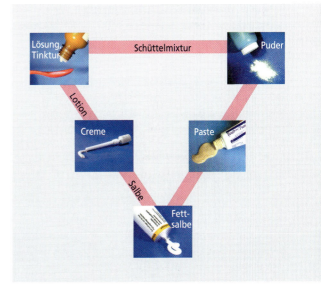

Abb. 9.8: Therapeutisches Dreieck der dermatologischen Lokaltherapie: Fettsalbe, Puder und Lösung (Tinktur) stellen die drei reinen Phasen dar, aus denen je nach Mischung z.B. Pasten, Cremes oder Schüttelmixturen hergestellt werden können. [K 155, K 183, O 147]

Flüssige Grundstoffe (v.a. Alkohol) trocknen aber bei häufigem Gebrauch die Haut stark aus. Bei wässrigem Grundstoff spricht man meist von einer **Lösung**, bei alkoholischem von einer **Tinktur**.

- *Feste Grundstoffe* wie z.B. Zinkoxid oder Talkum saugen als Puder Sekrete von der Hautoberfläche auf und wirken dadurch austrocknend. Ungeeignet sind Puder bei sehr trockener Haut. Auch bei stark nässenden Hauterkrankungen sind sie ungeeignet, weil die Puderteilchen mit Sekret und Schweiß Klumpen bilden, die dann die Haut reizen.

Um eine für den jeweiligen Hauttyp optimal angepasste Salbengrundlage zu erhalten, werden die Grundstoffe häufig kombiniert:

- Eine **Schüttelmixtur** *(Lotio)* ist eine Mischung aus Puder mit Flüssigkeit. Nach dem Auftragen verdunstet der flüssige Anteil, während der Puder auf der Haut haften bleibt. Die Wirkung der Schüttelmixtur entspricht also in etwa der des Puders, hat aber den Vorteil der gleichmäßigeren Verteilung.
- Die **Paste** ist ein Gemisch aus Puder und fettigem Grundstoff. Je nach relativem Puderanteil gibt es harte Pasten, die stark austrocknend wirken und weiche, mehr fettende Pasten (z.B. „weiche Zinkpaste"), welche die Haut abdecken, schützen und pflegen.
- Lotion, Creme und Salbe sind Mischungen aus festen und flüssigen Wirkstoffen, wobei die **Lotion** den höchsten Wasseranteil und die **Salbe** den höchsten Fettanteil besitzt. Die **Creme** nimmt eine Mittelstellung ein. Je höher der Flüssigkeitsanteil ist, desto stärker wirkt der Grundstoff austrocknend. So empfiehlt es sich, bei trockener Haut eher eine Creme oder Salbe, bei fettiger Haut dagegen eine Lotion einzusetzen.

Wirkstoffe

Wirkstoffe werden in Abhängigkeit der jeweiligen Hauterkrankung den Grundstoffen zugesetzt. Die wichtigsten Wirkstoffe sind *Glukokortikoide* zur Unterdrückung unerwünschter entzündlicher Reaktionen (☞ 6.8), *Antibiotika* bei bakteriellen Infektionen, *Antimykotika* bei Pilzinfektionen, *Virostatika* bei viralen Infektionen, *Antipruriginosa* (juckreizstillende Medikamente) und *Keratolytika* (Hornhautlöser) gegen übermäßige Hornhautbildung.

Zusatzstoffe

Zusatzstoffe sind Hilfsstoffe, die als *Emulgatoren* die Vermischung (Emulgation) der fetten und flüssigen Grundstoffanteile verbessern oder als *Konservierungsstoffe* die Haltbarkeit insbesondere von fettigen Grundstoffen erhöhen, so dass ein Aufbewahren des Präparates im Kühlschrank entfallen kann. *Geruchsstoffe*, z.B. Parfüm, sorgen für Wohlgeruch, vor allem wenn das Präparat unangenehm riechende Wirkstoffe enthält.

 Wiederholungsfragen

1. Aus welchen Schichten besteht die Haut? (☞ 9.1)
2. Wie unterscheiden sich Felder- und Leistenhaut? (☞ 9.1)
3. Welche Funktion haben die Melanozyten? (☞ 9.2.1)
4. Was versteht man unter Albinismus? (☞ 9.2.2)
5. Wie ist das Haar aufgebaut? (☞ 9.4.1)
6. Welche Drüsen gibt es in der Haut? (☞ 9.4.2)
7. Wie entstehen Mitesser und „Pickel"? (☞ 9.4.2)
8. Aus welchem Material sind die Nägel aufgebaut? (☞ 9.4.3)
9. Warum und wie lassen sich die Nägel zur Krankenbeobachtung nutzen? (☞ 9.4.3)
10. Welche zwei Prinzipien unterscheidet man in der Behandlung von Hauterkrankungen? (☞ 9.5)

10

Das Nervengewebe

📖 Lernzielübersicht

10.1/10.2 Das Nervengewebe

- Die Gesamtheit der Nervengewebe bildet das Nervensystem (Details ☞ Kapitel 11). Gehirn und Rückenmark bilden das Zentrale Nervensystem (ZNS). Alle Nervenzellen und -bahnen außerhalb davon gehören zum peripheren Nervensystem.
- Nervenzellen (Neurone) sind zur Erregungsbildung und -leitung fähig. Sie sind die „typischen" Zellen des Nervengewebes und bestehen aus Zellkörper und Fortsätzen (Dendriten, Axon).
- Gliazellen stützen, ernähren und schützen die Neurone.
- Ein Axon und seine Markscheide bilden eine Nervenfaser, Bündel von Nervenfasern einen Nerven.

10.3 Die Funktionen der Nervenzelle

- Nervenzellen leiten Informationen weiter
- In Ruhe ist ein Ruhepotential vorhanden, bei dem in der Zelle eine negative Ladung herrscht.
- Durch Reizung der Zelle kann es zu einer Depolarisation kommen – die positiven Ladungen im Innern der Zelle werden zahlreicher. Dies kann in ein Aktionspotential münden, bei dem das Zellinnere gegenüber dem Extrazellulärraum kurzzeitig positiv geladen ist.
- Das Aktionspotential wird entlang des Axons fortgeleitet.
- Nach dem Aktionspotential kehrt durch Repolarisation wieder das Ruhepotential ein.
- Nach dem Aktionspotential ist die Zelle für kurze Zeit nicht erregbar (Refraktärzeit).

10.4 Die Zusammenarbeit von Neuronen

- Informationen werden entlang des Axons in Form der Aktionspotentiale fortgeleitet. Dort, wo eine Nervenzelle auf eine andere trifft, gibt es besondere Strukturen, die Synapsen.
- Im Bereich der Synapsen stehen sich zwei Nervenzellen, durch einen Spalt getrennt, gegenüber.
- Da die Nervenzellen keinen direkten Kontakt haben, geschieht die Überleitung der Informationen in diesem Bereich nicht elektrisch, sondern auf chemischem Wege mit Hilfe von Übertragersubstanzen, den Neurotransmittern.
- Je nach Synapse kommt es zu einer Hemmung oder Aktivierung der nachgeschalteten Zelle.
- Wichtige Neurotransmitter sind z.B. Azetylcholin und Dopamin.

10.1 Aufgaben und Organisation des Nervengewebes

Die Gesamtheit der Nervengewebe des Menschen wird als **Nervensystem** bezeichnet. Das Nervensystem ist Thema des Kapitels 11; zum besseren Verständnis hier schon einmal ein Überblick:

Das Nervensystem dient der Erfassung, Auswertung, Speicherung und Aussendung von *Informationen*. In Zusammenarbeit mit dem Hormonsystem werden dadurch die Leistungen aller Organsysteme geregelt und der Gesamtorganismus den sich ständig ändernden Anforderungen der Außenwelt angepasst.

Mit spezialisierten Messfühlern (**Rezeptoren**) nimmt das Nervensystem Veränderungen im Bereich des Körpers und der Außenwelt wahr; es übermittelt sie über **afferente** (hinführende) Nervenfasern an übergeordnete Zentren, verarbeitet sie dort und antwortet über **efferente** (wegführende) Nervenfasern mit entsprechenden Reaktionen.

Zentrales und peripheres Nervensystem

Aufgrund seines Aufbaus wird das Nervensystem in ein **zentrales** und ein **peripheres Nervensystem** unterteilt. Zum *zentralen Nervensystem* (**ZNS**) gehören die übergeordneten Zentren Gehirn und Rückenmark, zum *peripheren Nervensystem* alle außerhalb dieser zwei Zentren liegenden Nervenzellen und Nervenbahnen (☞ 11.8 und 11.10.3). Diese verbinden die Peripherie mit dem zentralen Nervensystem.

Willkürliches und vegetatives Nervensystem

Nach der Funktion und der Art der Steuerung unterscheidet man außerdem das **willkürliche** *(somatische)* **Nervensystem,** das alle dem Bewusstsein und dem Willen unterworfenen Vorgänge (z.B. die Bewegung von Muskeln) steuert, und das **vegetative** *(autonome)* **Nervensystem,** welches hauptsächlich die

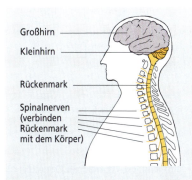

Abb. 10.1: Zentrales und peripheres Nervensystem. Gehirn und Rückenmark gehören zum zentralen Nervensystem (ZNS). Die Spinalnerven und alle weiteren außerhalb davon liegenden Nervenzellen und Nervenbahnen gehören zum peripheren Nervensystem.

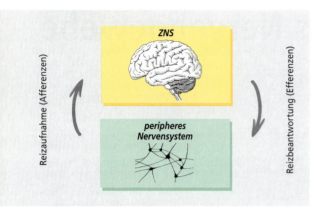

Abb. 10.2: Reize der Außenwelt erreichen über das periphere Nervensystem das ZNS.
Nach der Verarbeitung und dem Entwurf einer sinnvollen Reaktion im ZNS werden die notwendigen Muskeln für die Reizbeantwortung mit Hilfe des peripheren Nervensystems erregt.

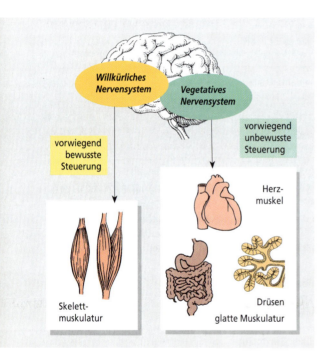

Abb. 10.3: Willkürliches und vegetatives Nervensystem im Vergleich. Während über das willkürliche Nervensystem die Skelettmuskulatur gesteuert wird, beeinflusst das vegetative Nervensystem Herzmuskel, glatte Muskulatur und Drüsen.

Funktionen der inneren Organe steuert. Es ist durch den Willen nur wenig beeinflussbar.
Beide haben enge Beziehungen zum Hormon- und Immunsystem und sind weder von der Funktion noch vom Aufbau her eindeutig trennbar. Sie gehen nur im peripheren Nervensystem überwiegend getrennte Wege, wohingegen im ZNS beide Systeme sogar vollständig miteinander verflochten sind.

10.2 Strukturelemente und Funktionsprinzipien des Nervengewebes

Das Nervengewebe besteht aus zwei unterschiedlichen Zelltypen, den **Nervenzellen** *(Neuronen)* und den **Gliazellen** *(Stützzellen)*. Die Nervenzellen sind hochspezialisierte Zellen, die zur Erregungsbildung und Erregungsleitung fähig sind, jedoch andere, einfachere Fähigkeiten verloren haben. So können sie sich weder selbst stützen noch ausreichend ernähren. Diese und andere Funktionen (☞ 10.2.2) übernehmen die Gliazellen.

10.2.1 Die Nervenzelle

Neurone – 100 Milliarden davon enthält allein das Gehirn – besitzen die gleichen Grundstrukturen und werden genauso von Genen gesteuert wie alle anderen Körperzellen. Dennoch unterscheiden sie sich in drei grundlegenden Eigenschaften:
- Nach Abschluß der Gehirnwachstumsphase können sie sich nicht mehr teilen.
- Sie haben besondere Zellfortsätze – *Dendriten* und *Axone* genannt, die mit anderen Nervenzellen Kontakt aufnehmen. Eine einzelne Nervenzelle hat meist mehrere Tausend Kontaktstellen *(Synapsen)* mit anderen Nervenzellen (☞ Abb. 10.11).
- Sie haben eine Zellmembran, die elektrische Signale erzeugt und mit Hilfe von Botenstoffen und Rezeptoren Signale empfangen kann; das unterscheidet sie von vielen – aber nicht allen – anderen Zelltypen (die Zellen des Reizbildungs- und Reizleitungssystems des Herzens können es beispielsweise auch ☞ 15.5).

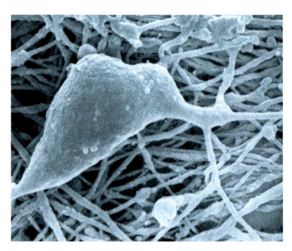

Abb. 10.4: Rasterelektronenmikroskopisches Bild einer Nervenzelle. Im Hintergrund ist ein dichtes Geflecht von Nervenzellfortsätzen zu sehen, die von benachbarten Nervenzellen ausgehen. Eine Unterscheidung von Axonen und Dendriten ist nicht möglich.
[C 160]

Das Nervengewebe

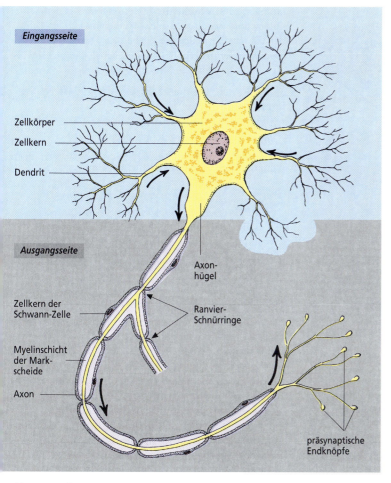

Abb. 10.5: Aufbau einer Nervenzelle.
Die obere, hellblau unterlegte Bildhälfte stellt die „Eingangsseite" des Neurons dar, wo Informationen aufgenommen werden; die untere, grau hinterlegte Bildhälfte die „Ausgangsseite", die Informationen fortleitet – zu anderen Nerven- oder zu Muskelzellen.

Die Nervenzellen werden je nach *Richtung der Signalleitung* in **afferente** oder **efferente** Nervenzellen unterschieden: *Afferente Nervenzellen* leiten Impulse von den Rezeptoren oder peripher liegenden Nervenzellen *zum ZNS hin*, während *efferente Nervenzellen* Impulse *vom ZNS weg* zu den Zielzellen in der Peripherie (z.B. zu Muskel- oder Drüsenzellen) leiten.

Aufbau der Nervenzelle

Eine Nervenzelle besteht aus einem Zellkörper und Zellfortsätzen.
Zum **Zellkörper** gehören der Zellkern und das Zytoplasma mit den Zellorganellen. Hier finden die Eiweißsynthese und der gesamte Zellstoffwechsel statt.
Die für eine Zellteilung erforderlichen Zellorganellen finden sich in der Nervenzelle jedoch meist nur während der Entwicklungszeit des Nervensystems vor und kurze Zeit nach der Geburt. Daher können Nervenzellen, die zu einem späteren Zeitpunkt zugrunde gehen, nicht ersetzt werden.

Zellfortsätze

Die Fortsätze der Nervenzellen heißen **Dendriten** und **Axone**:

- **Dendriten** sind kurze, baumartig verzweigte Ausstülpungen des Zytoplasmas. Sie sind zuführende Fortsätze, d.h. sie nehmen Erregungsimpulse aus benachbarten Zellen auf und leiten sie weiter zum Zellkörper.
- **Axone** sind längliche Ausstülpungen des Zytoplasmas. Sie entspringen am Axonhügel, der Verbindungsstelle zum Zellkörper, ziehen dann als dünne kabelartige Fortsätze weiter und teilen sich am Ende in viele Endverzweigungen auf. Als wegführende Fortsätze leiten sie elektrische Impulse zu anderen Nervenzellen oder Muskelzellen weiter. Die Länge von Axonen variiert von wenigen Millimetern (z.B. innerhalb des ZNS) bis zu über einem Meter (z.B. vom Rückenmark zum Fuß).

Die meisten Nervenzellen haben mehrere Dendriten, aber nur ein Axon.

Synapsen

Die Axone übertragen ihre Impulse meist auf die Dendriten des nächsten Neurons. Dies geschieht über unzählige **Synapsen**, welche die wichtigsten Schaltstellen für die Kommunikation zwischen den Neuronen darstellen. Die Axonenden sind vielfach verzweigt und an jeder Schaltstelle knopfförmig zu **präsynaptischen Endknöpfen** aufgetrieben. Diese enthalten Bläschen **(synaptische Vesikel)**, in denen die Überträgerstoffe für die synaptische Übermittlung, die **Neurotransmitter** (☞ 10.4.3), gespeichert werden.

10.2.2 Die Gliazellen des Nervengewebes

Im Gegensatz zu den Nervenzellen sind **Gliazellen** nicht zur Erregungsbildung oder -leitung befähigt, sondern erfüllen Stütz-, Ernährungs- und immunologische Schutzfunktionen für die Neurone. Man kennt unterschiedliche Arten von Gliazellen, von denen hier zwei genannt werden sollen:
Astrozyten sind sternförmige Zellen mit zahlreichen Fortsätzen; sie kommen im Gehirn und Rückenmark vor. Nach einer Verletzung von Ner-

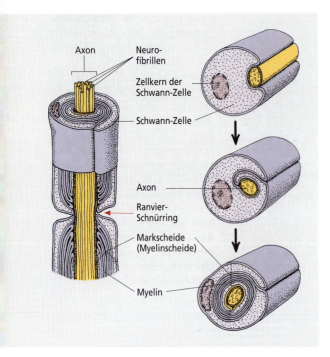

Abb. 10.6: Schnitt durch eine markhaltige Nervenfaser. Das Axon ist von einer dicken Isolierschicht umgeben, die von der Schwann-Zelle gebildet wird. Rechts ist dargestellt, wie sich die Schwann-Zelle im Laufe der Nervenzellreifung zunächst an das Axon anlegt, es dann umwickelt und letztlich durch mehrere Lagen ihrer Zellmembran die Myelinschicht bildet.

vengewebe bilden Astrozyten einen narbigen Ersatz (*Glianarbe*). Sie stehen zudem mit den Blutkapillaren des ZNS in enger Verbindung und beeinflussen den Übergang von Stoffen aus dem Blut zu den Nervenzellen. Damit die empfindlichen Nervenzellen vor schädlichen Stoffen geschützt werden, lässt diese als **Blut-Hirn-Schranke** bezeichnete Barriere viele Substanzen (z.B. Giftstoffe, Stoffwechselprodukte, bestimmte Medikamente) nicht passieren.

Oligodendrozyten bilden im ZNS die *Markscheiden* (☞ 10.2.3), die dort als elektrische Isolierung wirken. Im peripheren Nervensystem wird diese Aufgabe von den *Schwann-Zellen* übernommen.

Astrozyten und Oligodendrozyten werden zusammen auch als **Makrogliazellen** bezeichnet.

10.2.3 Die Markscheiden

Bei den peripheren Nerven wird jedes Axon schlauchartig von speziellen Gliazellen, den **Schwann-Zellen**, umhüllt.

Axon und umgebende Schwann-Zelle bezeichnet man als **Nervenfaser**. Bei einigen Nervenfasern wickelt sich die Schwann-Zelle mehrfach um das Axon herum und bildet eine dickere Hülle aus einem Fett-Eiweiß-Gemisch, das **Myelin**. Diese schützende Myelinumman-

telung wird **Markscheide** *(Myelinscheide)* genannt. Im Querschnitt ähnelt eine solche Nervenfaser einem Draht, der von einer Isolierung umgeben ist. Durch diese elektrische Isolierung erhöht sich die Übertragungsgeschwindigkeit für ausgehende Nervensignale.

Man unterscheidet **markhaltige** und **marklose Nervenfasern**:
- markhaltige Nervenfasern: dicke Myelinschicht und damit hohe Leitungsgeschwindigkeit
- marklose Nervenfasern: dünne Myelinschicht und damit geringe Leitungsgeschwindigkeit

> Kommt es im ZNS zu einer Zerstörung der Markscheiden, wie es bei der *Multiplen Sklerose* der Fall ist, wird die Erregungsleitung gestört. Lähmungen und Sensibilitätsstörungen sind die Folge.

Die saltatorische Erregungsleitung

Der Grund für die höhere Übertragungsgeschwindigkeit markhaltiger Nervenfasern liegt in ihren verbesserten elektrischen Eigenschaften. Wie Abb. 10.5 zeigt, ist die Myelinschicht der markhaltigen Nervenfasern immer wieder kurz unterbrochen. Diese Bereiche werden **Ranvier-Schnürringe** genannt.

Nur an diesen Stellen tritt das elektrische Nervensignal mit der umgebenden Interzellularsubstanz in Kontakt, was verhältnismäßig viel Zeit beansprucht. In den dazwischenliegenden myelinisierten Abschnitten entfällt aufgrund der „elektrischen Isolierung" der Kontakt zwischen elektrischem Signal und Umgebung, so dass sich das Signal in großen Sprüngen direkt auf den nächsten Ranvier-Schnürring ausbreitet. Auf diese Weise wird Leitungszeit eingespart, die Erregung „springt" von Schnürring zu Schnürring (**saltatorische Erregungsleitung**; *saltatorisch* = sprunghaft).

10.2.4 Nervenfasern und Nerven

Ein Axon und seine zugehörige Markscheide werden **Nervenfaser** genannt. Wie erwähnt, heißen Nervenfasern, die vom ZNS zur Peripherie ziehen, *efferente Nervenfasern*. Versorgen diese einen Skelettmuskel, nennt man sie auch **motorische Nervenfasern**. Umgekehrt heißen zum ZNS ziehende Nervenfasern *afferente Fasern*. Leiten sie Informationen von Sinneszellen oder -organen, werden sie auch als **sensible** oder **sensorische** Nervenfasern bezeichnet.

Bündel von mehreren parallel verlaufenden Nervenfasern, die gemeinsam in eine Bindegewebshülle eingebettet sind, bilden einen **Nerven**. Ein Nerv kann sich in seinem Verlauf mehrere Male aufteilen oder sich auch mit anderen Nerven vereinigen. Er kann sowohl motorische als auch sensible Fasern enthalten (= gemischte Nerven).

10.2.5 Weiße und graue Substanz

Myelin erscheint makroskopisch weiß. Die Bereiche im ZNS, in denen die markhaltigen Nervenfasern verlaufen – im Gehirn **Bahnen** genannt – werden deshalb als **weiße Substanz** bezeichnet. Eine größere Ansammlung von eng beieinander liegenden Nervenzellkörpern mit ihren Dendriten – im Gehirn **Kerne** oder **Rindenfelder** genannt – erscheint dagegen grau und wird entsprechend **graue Substanz** genannt (☞ auch Abb. 11.8).

10.3 Die Funktionen der Nervenzellen

10.3.1 Grundelement der Informationsverarbeitung

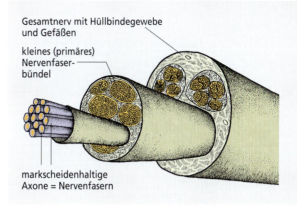

Abb. 10.7: Schalenweiser Aufbau eines größeren Nerven und seiner Hüllstrukturen. [A400–157]

Die Fähigkeit von Neuronen, Informationen in Form von elektrischen Signalen aufzunehmen, zu verarbeiten und weiterzuleiten, beruht auf elektrischen und biochemischen Vorgängen.

Man unterscheidet an jedem Neuron einen Abschnitt, der Signale *empfängt* (Dendriten, „Eingangsseite") und einen Abschnitt, der überwiegend Signale an andere Zellen *weitergibt* (Axon mit seinen Endknöpfen, „Ausgangsseite"). Die elektrischen Signale auf der Eingangsseite eines jeden Neurons ändern sich relativ langsam in Abhängigkeit davon, wieviele ankommende Synapsen aktiviert werden. Das *elektrische Potential* (das ist die elektrische Spannung gegen einen beliebigen Punkt außerhalb der Zellmembran; deshalb auch **Membranpotential** genannt) kann fein abgestuft verschiedene Werte annehmen. Wenn das Potential am Zellkörper eine bestimmte Schwelle überschreitet, dann wird am Axonhügel (also an der Ausgangsseite des Neurons) schlagartig ein **Aktionspotential** ausgelöst. Aktionspotentiale entstehen nach einem *Alles-oder-Nichts-Prinzip* und sind mit kurzen, blitzartigen elektrischen Impulsen vergleichbar. Wenn das Aktionspotential an den Synapsen der axonalen Endknöpfe angelangt ist, dann aktiviert die Synapse (wie weiter unten ausführlich beschrieben) die Eingangsseite des nächsten Neurons.

10.3.2 Das Ruhepotential

Damit eine Nervenzelle Informationen in elektrische Impulse übersetzen kann, sind mindestens zwei unterschiedliche Zustände erforderlich: ein Ruhezustand („Aus") und ein Aktionszustand („Ein"). Dem Ruhezustand entspricht bei der Nervenzelle das **Ruhepotential**. Im Ruhezustand besteht an der Plasmamembran des Neurons eine Spannung von etwa –70 mV (Millivolt, handelsübliche Batterie = 1500 mV = 1,5 V), wobei das Zellinnere gegenüber dem Extrazellulärraum negativ geladen ist (deshalb –70 mV). Die Ursache hierfür sind unterschiedliche Konzentrationen geladener Teilchen (Ionen) innerhalb und außerhalb der Zelle.

In Kapitel 3 wurde bereits besprochen, dass in allen Zellen die einzelnen Ionen sehr ungleich zwischen Zellinnerem und Extrazellulärraum verteilt sind. Durch diese Konzentrationsunterschiede entstehen *Diffusionskräfte* (☞ 3.5.4), die z.B. Kaliumionen (K^+) durch die Zellmembran nach außen treiben und Natriumionen (Na^+) ins Zellinnere hinein.

Die Zellmembran einer Nervenzelle ist für Ionen jedoch nur wenig durchlässig. Im Ruhezustand sind Neurone etwa 10-mal durchlässiger für Kaliumionen als für Natriumionen. Für negativ geladene Phosphationen und Eiweiße im Zellinneren ist die Neuronenmembran nicht durchlässig.

Die vergleichsweise hohe Durchlässigkeit **(Leitfähigkeit)** für Kaliumionen lässt infolge der Diffusionskraft positiv geladene Kaliumionen durch die Zellmembran nach außen strömen, so dass sich außen positive Ladungen anhäufen. Im Zellinneren dagegen entsteht ein Mangel an positiven Teilchen, so dass dort die negative Ladung überwiegt: Eine elektrische Ladungsdifferenz, Ruhemembranpotential genannt, ist entstanden. Es beträgt, wie erwähnt, etwa –70 mV.

Der Ausstrom von Kaliumionen im Ruhezustand begrenzt sich allerdings selbst: Der zunehmende negative Ladungsüberschuss an der Zellmembran-Innenseite wirkt schließlich einem weiteren Ausstrom von Kaliumionen entgegen, da mit steigendem elektrischen Ungleichgewicht ein *Kaliumionen-Rückstrom* einsetzt. Schließlich stellt sich ein Gleichgewichtszustand ein, bei dem der Kaliumausstrom genauso groß ist wie der Kaliumeinstrom.

10.3.3 Das Generatorpotential

Sobald die Synapsen, die sich auf den Dendriten und dem Zellkörper befinden, aktiv werden, kommt es an der Empfängerzelle zu einer Änderung des Membranpotentials. Manche Synapsen können das Ruhepotential ab-

Das Nervengewebe

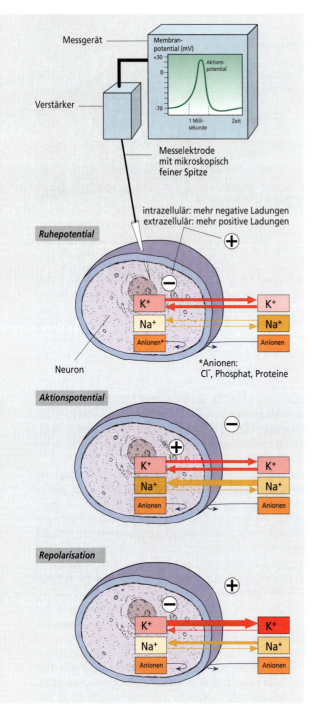

Abb. 10.8: Ladungsverschiebung an der Zellmembran eines Neurons beim Aktionspotential. Während des Ruhepotentials, das im wesentlichen durch die Diffusion von Kalium durch die Zellmembran nach außen verursacht wird, ist das Zellinnere negativ gegenüber dem Außenraum geladen. Bei ausreichender Reizstärke nimmt plötzlich die Membranleitfähigkeit für Natrium zu, und ein Aktionspotential entsteht. Am Höhepunkt dieser Ladungsumkehr nimmt die Membranleitfähigkeit für Natrium wieder ab, und es kommt zu einem verstärkten Kaliumausstrom: Die Ladungsverhältnisse kehren sich wieder um (Repolarisation).

schwächen (man spricht von **Depolarisation**), andere können es verstärken, also weiter absenken (**Hyperpolarisation**). Geht der Effekt überwiegend in Richtung Depolarisation, kann es zur Auslösung eines Aktionspotentials kommen. Solange das Membranpotential noch nicht den Schwellenwert erreicht hat, spricht man vom **Generatorpotential**.

10.3.4 Das Aktionspotential

Neben dem Ruhemembranpotential als Ruhezustand („Aus") stellt das **Aktionspotential** den zweiten Schaltzustand („Ein") der Nervenzelle dar. Es kommt folgendermaßen zustande: Wird bei der Depolarisation ein bestimmter Spannungswert erreicht, nimmt die vorher nur sehr geringe Leitfähigkeit der Nervenzellmembran für Na^+-Ionen explosionsartig zu. Aufgrund der unterschiedlichen Ionenkonzentrationen (im Zellinneren sind nur wenige Natriumionen vorhanden) und der negativen Ladung im Zellinneren setzt sofort ein starker Na^+-Einstrom in die Zelle ein. Die Ladungsverhältnisse kehren sich hierdurch um: Jetzt überwiegt an der Innenseite der Membran die positive Ladung, sie beträgt +30 mV. Damit ist das Aktionspotential entstanden (☞ Abb. 10.9). Es kann nun über das Axon an andere Zellen weitergeleitet werden.

10.3.5 Die Repolarisation

Damit sich nach einer solchen Signalgebung der Ruhezustand rasch wieder einstellen kann, nimmt die Leitfähigkeit der Zellmembran für Na^+-Ionen am Höhepunkt einer Depolarisation schnell wieder ab, und die Leit-

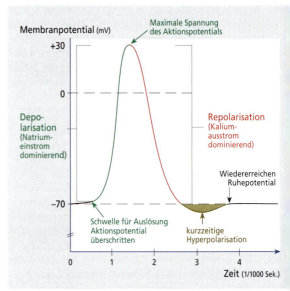

Abb. 10.9: Der Spannungsverlauf an der Zellmembran bei Ablauf eines Aktionspotentials.

fähigkeit für K$^+$-Ionen steigt für kurze Zeit sehr stark an. Der Na$^+$-Einstrom in die Zelle wird dadurch gestoppt, und K$^+$-Ionen strömen aus der Zelle. Dadurch überwiegt an der Innenseite der Membran nach 1 Millisekunde wieder die negative Ladung, und es entsteht sogar kurzzeitig eine Hyperpolarisation (☞ Abb. 10.9). Danach ist der ursprüngliche Zustand, das Ruhepotential, wieder hergestellt. Diesen Vorgang bezeichnet man als **Repolarisation**.

10.3.6 Die Refraktärperiode

Während und unmittelbar nach dem Ablauf eines Aktionspotentials ist eine Nervenzelle nicht erneut erregbar. In dieser als **Refraktärperiode** bezeichneten Zeit können einwirkende Reize oder eintreffende Erregungsimpulse aus vorgeschalteten Nervenzellen kein weiteres Aktionspotential auslösen. Die Refraktärphase stellt einen „Filter"-Mechanismus dar, der die Nervenzelle vor einer Dauererregung schützt und Erregungen nur in genau vorgegebenen Abständen zulässt.

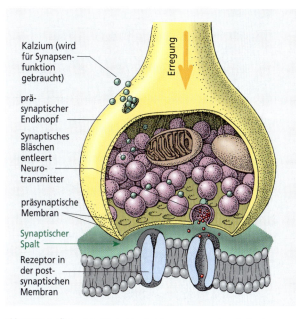

Abb 10.10: Aufbau einer Synapse. Bei Erregung werden die in den synaptischen Bläschen gespeicherten Neurotransmitter in den synaptischen Spalt freigesetzt. Auf der postsynaptischen Membran befinden sich Rezeptoren, an die sich der Transmitter anheftet.

 Fünf Merksätze zu Ruhe- und Aktionspotential

- An der Membran einer nicht erregten Nervenzelle besteht eine elektrische Spannung, das Ruhepotential (Innenseite negativ, Außenseite positiv).
- Durch Depolarisation kann das Membranpotential einen kritischen Wert erreichen, der bei Überschreiten eines Schwellenwertes nach dem Alles-oder-Nichts-Prinzip ein Aktionspotential auslöst; während des Aktionspotentials kehren sich die Ladungsverhältnisse um (Innenseite positiv, Außenseite negativ).
- Das Aktionspotential breitet sich entlang des Axons bis zu den Synapsen aus.
- Das Ruhepotential wird wiederhergestellt durch die Repolarisation.
- Während und unmittelbar nach einem Aktionspotential ist ein Neuron nicht erregbar (refraktär).

Ionenstrom vom positiven in den negativen Bereich, also vom erregten Membranabschnitt zu den Membranabschnitten mit Ruhepotential. Diese Ionenströme depolarisieren die Axonmembran Abschnitt für Abschnitt, und so pflanzt sich die Erregung schrittweise über das gesamte Axon bis zum nächsten Neuron fort.

Diese **kontinuierliche Erregungsausbreitung** findet sich bei marklosen Nervenfasern. Bei markhaltigen Nervenfasern führt der Wechsel von myelinisierten Abschnitten und Ranvier-Schnürringen dagegen zu einer wesentlich schnelleren Erregungsleitung (*saltatorische Erregungsleitung* ☞ 10.2.3).

10.4 Die Zusammenarbeit von Neuronen

10.4.1 Die Fortleitung von Nervensignalen

Damit Informationen in Form von Aktionspotentialen übermittelt werden können, müssen diese von ihrem Entstehungsort an der Nervenzellmembran fortgeleitet werden. Ein bereits erregter Membranabschnitt hat gegenüber seinem noch unerregten benachbarten Membranbezirk eine entgegengesetzte elektrische Ladung (zur Erinnerung: Aktionspotential = +30 mV, Ruhepotential = −70 mV). Diese Spannungsdifferenz führt zu einem

10.4.2 Die Erregungsüberleitung an den Synapsen

Informationen müssen jedoch nicht nur innerhalb einer einzelnen Nervenzelle weitergegeben werden, sondern es muss auch eine Übermittlung an andere Zellen stattfinden. Dies geschieht an den **Synapsen**, die besondere Verbindungsstellen zwischen benachbarten Zellen darstellen. Synapsen verbinden Nervenzellen miteinander (in der Regel das Axon einer Nervenzelle mit dem Dendriten einer anderen Zelle), aber auch Nervenzellen mit Muskel- oder Drüsenzellen. Die synaptische Verbindung zwischen einem Axon und einer Muskelzelle wird **motorische Endplatte** genannt (☞ 7.3.5).

Das Nervengewebe

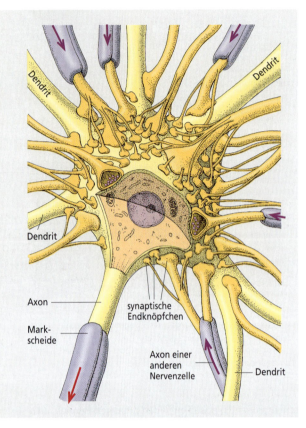

Abb. 10.11: Synapsen einer Nervenzelle im ZNS. Die Oberfläche des Nervenzellkörpers ist fast vollständig mit synaptischen Endknöpfen bedeckt, wobei jeweils mehrere aus einem Axon entspringen. Hunderte erregende und hemmende Synapsen beeinflussen die Leitfähigkeit der postsynaptischen Membran.

Eine Synapse besteht aus drei Anteilen:
- ein am Ende vielfach verzweigtes, knopfförmig aufgetriebenes Axon (**präsynaptisches Neuron**, *prä* = vor). Es enthält die synaptischen Bläschen mit den Neurotransmittern;
- die nachgeschaltete **postsynaptische Zelle** (*post* = nach) mit der **postsynaptischen Membran**. Sie beinhaltet die Rezeptoren für die Transmitter;
- der **synaptische Spalt** zwischen prä- und postsynaptischer Zelle. Dieser ist mit Extrazellulärflüssigkeit gefüllt.

Trifft an den Endaufzweigungen des präsynaptischen Axons ein Erregungsimpuls ein, so werden dort **Neurotransmitter** (*Überträgerstoffe* für die synaptische Informationsübermittlung) aus den synaptischen Bläschen in den synaptischen Spalt freigesetzt. Die Neurotransmitter passieren innerhalb einer tausendstel Sekunde den synaptischen Spalt und binden sich an die Rezeptoren der postsynaptischen Membran. Dadurch kommt es an der postsynaptischen Membran zu einer veränderten Membranleitfähigkeit, und ein **postsynaptisches Potential** entsteht.

Nach der Reaktion mit dem Rezeptor wird der Neurotransmitter rasch wieder inaktiviert, indem er von Enzymen abgebaut oder wieder in den präsynaptischen Endknopf zurücktransportiert wird.

Um ein postsynaptisches Neuron zu erregen, genügt die Neurotransmitterfreisetzung aus einem einzigen synaptischen Endknopf jedoch meist nicht. Vielmehr wird das Generatorpotential erst dann ausreichend stark, um ein Aktionspotential an der postsynaptischen Membran auszulösen, wenn entweder kurz hintereinander mehrere Impulse aus einer Synapse (*zeitliche Summation*) oder mehrere Synapsen mit ihren Impulsen gleichzeitig auf das postsynaptische Neuron einwirken (*räumliche Summation*).

Je nach Art des Neurotransmitters und des Rezeptortyps können unterschiedliche Effekte an der postsynaptischen Membran auftreten. Bei **erregenden Synapsen** ist der Neurotransmitter in der Lage, eine Depolarisation und damit ein Aktionspotential an der postsynaptischen Membran auszulösen. An den **hemmenden Synapsen** bewirkt der Transmitter hingegen eine Hyperpolarisation. Dadurch wird das Ruhepotential weiter in den negativen Bereich hin abgesenkt und die Erregbarkeit an der postsynaptischen Membran herabgesetzt.

Zusammenfassend könnte man die Erregungsleitung über mehrere Axone wie folgt beschreiben:

> ☑ Die am Axon *elektrisch* fortgeleitete Erregung wird an der Synapse *chemisch* übertragen. An der Membran des nachgeschalteten Neurons werden die eingegangenen Informationen zunächst als Generatorpotential und dann als Aktionspotential wieder elektrisch weitergeleitet.

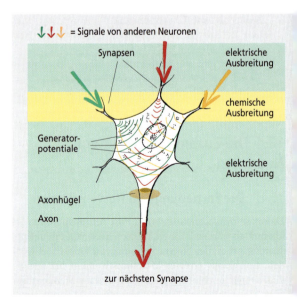

Abb. 10.12: Erregungsleitung durch Nerven. Die Information wird abwechselnd elektrisch und chemisch verschlüsselt.

10.4.3 Übersicht über die Neurotransmitter

Neurotransmitter wirken entweder **erregend** oder **hemmend** auf die postsynaptische Membran. Es gibt zahlreiche verschiedene Neurotransmitter. Zu den wichtigsten zählen das Azetylcholin, Serotonin, die Katecholamine Noradrenalin, Adrenalin und Dopamin sowie verschiedene Neuropeptide.

Die Neurotransmitter sind wesentlich an der Steuerung unseres Befindens und Verhaltens beteiligt und haben somit eine zentrale Bedeutung für den Körper. Normalerweise besteht zwischen den unterschiedlichen Neurotransmittern ein ausgewogenes Gleichgewicht.

> Wird die Balance der fein zueinander ausbalancierten Transmitter im ZNS gestört, kann es zu körperlichen und/oder seelischen Erkrankungen kommen. So führt z.B. ein Dopaminmangel im Mittelhirn mit daraus resultierender Funktionsstörung der Basalganglien (☞ 11.2.6) zum *Parkinson-Syndrom*, bei dem die normalen Bewegungsabläufe gestört sind. *Depressionen* werden heute mit einer verminderten Noradrenalin- und Serotoninkonzentration in Zusammenhang gebracht; bei der *Schizophrenie*, einer weiteren psychiatrischen Erkrankung, wird ein ursächlicher Zusammenhang mit einem „Zuviel" an Dopamin diskutiert. Auch die Mehrzahl der Psychopharmaka greift in den Neurotransmitterhaushalt ein.

Azetylcholin ist der Neurotransmitter für die Übertragung des Nervensignals vom efferenten Neuron auf den Muskel. Es wirkt also klassischerweise an der motorischen Endplatte (☞ Abb. 10.13). Darüber hinaus spielt es eine große Rolle im vegetativen Nervensystem: Die Mehrzahl der Synapsen des Sympathikus und alle Synapsen des Parasympathikus arbeiten mit Azetylcholin (☞ 11.10).

Azetylcholin wirkt grundsätzlich erregend auf die nachgeschalteten Strukturen. Es wird durch das Enzym Azetylcholinesterase rasch wieder abgebaut.

Das Insektengift *E 605®* (Parathion) hemmt unumkehrbar die Azetylcholinesterase, das Azetylcholin abbauende Enzym. Da Azetylcholin nicht mehr abgebaut werden kann, erhöht sich die Azetylcholinkonzentration an den motorischen Endplatten, und es kommt zu einer Dauererregung der Azetylcholinrezeptoren. Innerhalb von Minuten tritt ein tödlicher Muskelkrampf auf.

Abkömmlinge des indianischen Pfeilgiftes *Curare* hingegen blockieren die Azetylcholinrezeptoren an der motorischen Endplatte und verhindern die Depolarisation der postsynaptischen Membran. Dadurch werden alle Muskeln zwangsweise entspannt, ein Effekt, der z.B. für Narkosen ausgenützt wird.

Serotonin hat zahlreiche periphere und zentrale Wirkungen. Im ZNS soll es die Körpertemperatur, den Schlaf und auch Aspekte des Gefühlslebens regeln.

Noradrenalin wirkt ebenfalls vorwiegend als erregender Neurotransmitter. Im ZNS ist es z.B. an der Steuerung von Aufmerksamkeit und Wachheit beteiligt. Zudem wird Noradrenalin zusammen mit Adrenalin als Hormon vom Nebennierenmark (☞ 13.6.5) ausgeschüttet. Außerdem verwenden die efferenten Neurone des Sympathikus (☞ 11.10.1) Noradrenalin als Überträgerstoff.

Dopamin ist ebenfalls ein erregender Neurotransmitter, der emotionale und geistige Reaktionen sowie Bewegungsentwürfe mitsteuert.

Neuropeptide sind Botenstoffe im Gehirn, die erst vor kurzer Zeit entdeckt worden sind. Sie bestehen aus unterschiedlich langen Aminosäureketten und sind z.B. an der Steuerung von Hunger, Schlaf, Sexualtrieb und Schmerzempfindung beteiligt.

Die bekanntesten der bisher entdeckten Neuropeptide sind die *körpereigenen Opioide* oder **Endorphine**. Endorphine scheinen nicht nur für den Gefühlshaushalt besonders wichtig zu sein – etwa das Glücksgefühl beim Schokoladeessen, Sport und Orgasmus – sondern sind auch wesentlich an der Schmerzregulation beteiligt.

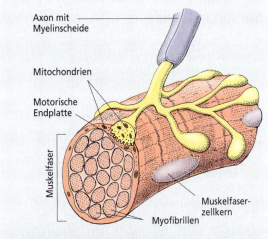

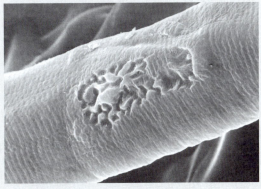

Abb. 10.13: Die motorische Endplatte. Oben: Ein motorischer Nerv verzweigt sich in mehrere synaptische Endknöpfe, die mit einer Muskelfaser eine motorische Endplatte bilden.
Unten: Motorische Endplatte im Rasterelektronenmikroskop.
[Foto: C 160]

10.5 Diagnostische Methoden in der Nervenheilkunde

Bei der Aktivität von Nervenzellen im Bereich der Hirnrinde treten elektrische Spannungen auf; diese können über Elektroden an der Kopfhaut gemessen und aufgezeichnet werden. Die **Elektroenzephalographie** *(EEG)* zeigt Hirnregionen mit gestörter Aktivität durch krankhafte Wellenmuster (z.B. *spikes and waves* ☞ Abb.10.14) an und hilft damit, neurologische Erkrankungen zu diagnostizieren.

Bei der **Elektroneurographie** *(ENG)* wird die Nervenleitgeschwindigkeit in peripheren Nerven bestimmt. So findet sich z.B. bei Schädigungen der Markscheiden eine deutlich verlangsamte Nervenleitgeschwindigkeit.

Unverzichtbar: Moderne Schnittbildverfahren

Große Bedeutung hat die Röntgen-Schichtbilduntersuchung des Kopfes (**Craniale Computertomographie**, *CCT*) für die Neurologie gewonnen. Viele Erkrankungen (z.B. Tumoren) können so lokalisiert werden, und das therapeutische Vorgehen kann infolgedessen präziser geplant werden.

Das **Kernspintomogramm** *(KST, NMR)* ersetzt als hoch auflösende Darstellungsmethode im Hirnstamm- und Rückenmarksbereich zunehmend das CCT. Ein Beispiel gibt Abb. 11.2.

Wiederholungsfragen

1. Was gehört zum zentralen Nervensystem? (☞ 10.1)
2. Aus welchen Zelltypen besteht das Nervengewebe? (☞ 10.2)
3. Worin unterscheiden sich afferente und efferente Nervenzellen? (☞ 10.2.1)
4. Welche Funktion haben die Gliazellen? (☞ 10.2.2)
5. Welchen Zweck erfüllt die Myelinscheide des Axons? (☞ 10.2.3)
6. Was versteht man unter „saltatorischer Erregungsleitung"? (☞ 10.2.3)
7. Woraus besteht ein Nerv? (☞ 10.2.4)
8. Wie kommt ein Aktionspotential zustande? (☞ 10.3.4)
9. Wie wird das Ruhepotential nach einem Aktionspotential wiederhergestellt? (☞ 10.3.5)
10. Wozu braucht die Nervenzelle eine Refraktärperiode? (☞ 10.3.6)
11. Wie wird die synaptische Verbindung zwischen Axon und Muskelzellen genannt? (☞ 10.4.2)
12. Wie ist eine Synapse aufgebaut? (☞ 10.4.2)
13. Welche Funktion haben die Neurotransmitter? (☞ 10.4.3)
14. Wo wirkt Azetylcholin hauptsächlich? (☞ 10.4.3)
15. Welche Untersuchungen sind für die Diagnostik in der Nervenheilkunde von großer Bedeutung? (☞ 10.5)

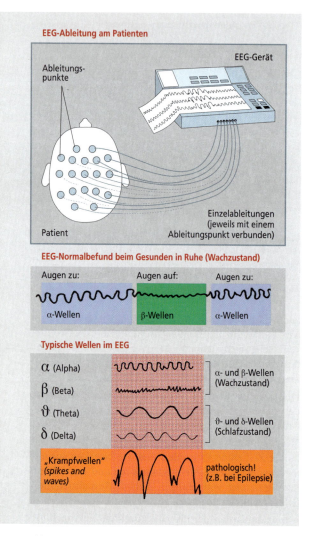

Abb. 10.14: Das EEG (Elektroenzephalographie) als Beispiel einer diagnostischen Methode in der Nervenheilkunde.
Über Kopfhautelektroden, die an definierten Positionen angebracht werden, lassen sich elektrische Spannungen der Hirnrinde aufzeichnen.

Das Nervensystem

📘 Lernzielübersicht

11.2 Das Großhirn
- Das Großhirn bedeckt als größter Anteil des Gehirns mantelförmig die anderen Gehirnteile. Es gilt als Sitz der höheren geistigen Funktionen, steuert Bewegungsabläufe und verarbeitet Sinneseindrücke.
- Die Axone der Nervenzellen aus dem motorischen Rindenfeld des Großhirns laufen als Pyramidenbahn zum Rückenmark. Sie steuern die willkürlichen Bewegungen.
- Im Inneren des Großhirns liegen die Basalganglien, die ebenfalls an der Steuerung von Bewegungsabläufen beteiligt sind.
- Dem limbischen System kommt eine besondere Rolle bei Gefühlen und emotionalen Reaktionen zu.

11.3 Das Zwischenhirn
- Das Zwischenhirn besteht aus Thalamus, Hypothalamus und Hypophyse.
- Der Hypothalamus ist ein zentrales Bindeglied zwischen Nerven- und Hormonsystem.

11.4 Hirnstamm und Formatio reticularis
- Im Bereich des Hirnstammes finden sich zahlreiche auf- und absteigende Nervenbahnen sowie wichtige Regelzentren für die Grundaktivitäten des Lebens wie Atmung und Kreislauf. Außerdem werden hier Aufmerksamkeit und Schlaf gesteuert.

11.5 Die Hirnnerven
- Der Mensch hat zwölf Paar Hirnnerven. Sie haben sensorische und/oder motorische Funktionen. So steuern sie die Augenbewegungen, die mimische Muskulatur und Sensorik des Gesichtes, leiten Informationen von Auge, Nase, Mund, Ohr und Gleichgewichtssinn ins Gehirn und regulieren lebenswichtige Grundfunktionen wie die Herz- und Magen-Darm-Tätigkeit.

11.6 Das Kleinhirn
- Das Kleinhirn liegt in der hinteren Schädelgrube. Es ist ein Koordinationszentrum für die Motorik.
- Zusammen mit dem Großhirn reguliert es die Körperhaltung und die Zusammenarbeit einzelner Muskeln.

11.7 Das Rückenmark
- Das Rückenmark verbindet das Gehirn mit der Peripherie. Es steuert z.B. die Muskulatur und empfängt die Signale von Tast- und Schmerzsinn. Zwischen je zwei Wirbelkörpern treten Nervenfaserbündel – die Spinalnerven – ein bzw. aus.
- Bei den Spinalnerven unterscheidet man Hals-, Brust-, Lenden-, Kreuzbein- und Steißbeinsegmente.
- Das Rückenmark selbst zeigt im Querschnitt einen schmetterlingsartigen Aufbau mit Vorder-, Seiten- und Hinterhorn im Inneren als grauer Substanz und außen liegenden Nervenfaserstängen als weißer Substanz.

11.8 Das periphere Nervensystem
- Nachdem die Nerven das Rückenmark verlassen haben, werden sie dem peripheren Nervensystem zugerechnet. In Hals-, Lenden- und Beckenhöhe verflechten sich mehrere Spinalnerven und bilden so genannte Plexus, z.B. den Plexus brachialis für die Muskulatur des Arms und den Plexus sacralis für die Beine.

11.9 Die Reflexe
- Reflexe sind schnelle Bewegungsabläufe, die nicht willentlich beeinflusst werden können. Sie führen z.B. zu Schutz- und Fluchtbewegungen in Situationen, die gefährlich für den Organismus werden könnten, z.B. beim Stolpern.
- Bei den Eigenreflexen liegen Wahrnehmung und Reaktion im selben Muskel (z.B. Kniesehnenreflex).
- Bei Fremdreflexen sind Reizaufnahme und -antwort an verschiedenen Orten lokalisiert (z.B. Bauchhautreflex).

11.10 Das vegetative Nervensystem
- Das vegetative Nervensystem steuert lebenswichtige Funktionen wie die Atmung, den Kreislauf und den Stoffwechsel. Es besteht aus zwei großen Teilsystemen, dem Sympathikus und dem Parasympathikus, die auf die meisten Organe und Organsysteme entgegengesetzt wirken.
- Der Sympathikus hat einen fördernden Einfluß auf das Herz-Kreislauf-System und die Atmung und einen hemmenden auf die Darmfunktion – er ist sozusagen zuständig für die Aktivität.
- Der Parasympathikus hat einen umgekehrten Effekt, er fördert die Verdauungstätigkeit und Phasen der Ruhe.

11.12 Versorgungs- und Schutzeinrichtungen des ZNS
- Rückenmark und Gehirn sind von einer dicken Schutzschicht umgeben, der Hirnhaut. Sie besteht aus drei Anteilen (Dura mater, Arachnoidea, Pia mater). Im Subarachnoidalraum und den inneren Räumen (Ventrikeln) des Gehirns zirkuliert eine Flüssigkeit, der Liquor cerebrospinalis. Er schützt das Gehirn wie ein Wasserkissen vor Stoßwirkungen.
- Das Gehirn hat einen enormen Sauerstoffverbrauch und ein entsprechend ausgedehntes und vernetztes Arteriensystem. Beim Verschluss einer Arterie kann es zu einem Schlaganfall kommen.

11.1 Die Funktionen des Nervensystems an einem Beispiel

Wie komplex und vielschichtig die Funktionen des Nervensystems sind, verdeutlicht als Einführung zu diesem schwierigen Thema das folgende Beispiel:

Ein 10-jähriger Junge hat bei einem langen Nachmittagsspaziergang seine Eltern verloren. Er verspürt zunehmenden Hunger. Nach längerer Suche findet er einen Birnbaum voller Früchte, er klettert hinauf, pflückt eine Birne und isst sie auf.

An dieser einfachen Begebenheit soll die Leistungsfülle des Nervensystems veranschaulicht werden, die für die Sicherstellung der Bedürfnisse des Gesamtorganismus erforderlich ist:

Auslöser der Aktivität des Jungen ist das Hungergefühl. Hungergefühl verspürt man immer, wenn im Körper ein Mangel an Blutzucker (Glukose) vorliegt. Dieser Glukosemangel wird über *Glukoserezeptoren* in Leber, ZNS und Magen-Darm-Trakt registriert und dem „Hungerzentrum" des ZNS übermittelt. Im *Zwischen-* und im *Großhirn* erfolgt die Verarbeitung der Information: Dem Kind wird zunächst eher im Hintergrund und dann zunehmend quälender sein Hunger bewusst. Irgendwann entsteht ein dringendes Bedürfnis, diesen Hunger zu stillen. Dieser *Trieb* (so nennt man solche von innen kommenden Handlungsimpulse) veranlasst das Kind, Nahrung zu suchen.

Für die Nahrungssuche müssen die Beine des Jungen in Gang gesetzt werden, was über Nervenimpulse aus *motorischen* (Motorik = Bewegung) *Rindenfeldern des Großhirns* gesteuert wird.

Über *Sinnesrezeptoren* des Auges, aber auch von Nase und Ohren eingehende *sensorische* (= von Sinnesorganen kommende) Meldungen werden nun ständig im Zwischenhirn sortiert und ausgewählt und in *sensorischen Assoziationsgebieten* des Großhirns mit bereits gespeicherten Informationen über Nahrungsquellen verglichen. Sobald das Kind den früchtebehangenen Birnenbaum erblickt, werden folgende Eindrücke bzw. Gedächtnisinhalte damit verknüpft:

- Birnen stillen den Hunger
- Birnen sind süß
- Birnen sind ungiftig.

Vom Großhirn werden nun Handlungsvorschläge entworfen, um an die Birnen heranzukommen. Um den Baum zu besteigen, werden wiederum die motorischen Rindenfelder aktiviert. Über im Rückenmark verlaufende Nervenfasern und periphere Nerven wird die ausführende Muskulatur aktiviert, und der Baum kann bestiegen werden.

Für das Anbeißen sowie das Kauen und Herunterschlucken der Birnen braucht das Kind nicht viel nachzudenken: Es sind teils unbewusst reflektorische („instinktive"), teils bereits im Säuglingsalter erlernte, quasi automatisch ablaufende Handlungsmuster, die ihren Ursprung im *Hirnstamm* haben.

Die Besonderheit des menschlichen Gehirns

Trotz der Komplexität der beschriebenen Vorgänge enthält das Beispiel praktisch keine typisch menschlichen Reaktionsweisen – man könnte sich den gleichen Ablauf auch bei einem Eichhörnchen vorstellen. Das menschliche ZNS zeichnet sich jedoch durch weitere wesentliche Funktionen aus, wie beispielsweise:

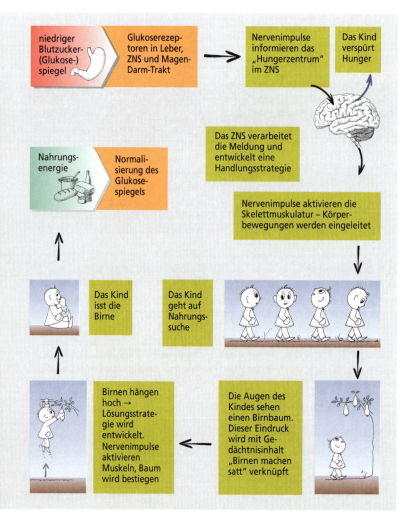

Abb. 11.1: Grafik zur Beispielgeschichte im Text.

Das Nervensystem

11.2 Das Großhirn

11.2.1 Der Aufbau des Großhirns

Das **Großhirn** liegt direkt unter der knöchernen Schädelkalotte und stülpt sich als größter Hirnabschnitt wie der Hut eines Pilzes über das **Mittelhirn** und das **Zwischenhirn**. Das Großhirn ist der Sitz des *Bewusstseins*, d.h. aller bewussten Empfindungen und Handlungen, des Willens, der Kreativität und des Gedächtnisses.

An der äußeren Oberfläche des Großhirns liegt die Großhirnrinde. Ihr Aussehen ist durch zahlreiche *Windungen* (*Gyri*, Einzahl: *Gyrus*) und *Furchen* (*Sulci*, Einzahl: *Sulcus*) geprägt.

Die Furchen und Lappen

Die augenfälligste, von vorne nach hinten verlaufende **Längsfurche** (*Fissura longitudinalis* ☞ Abb. 11.7) teilt das Großhirn in zwei Hälften, die rechte und die linke **Hemisphäre**. Nur in der Tiefe sind die beiden Hemisphären durch ein breites,

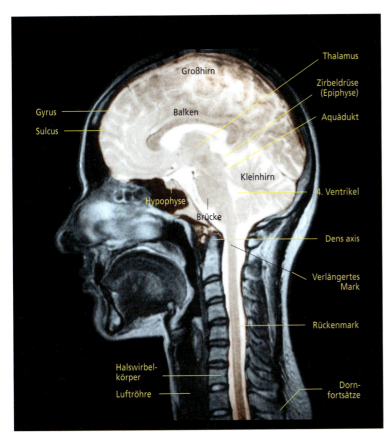

Abb. 11.2: Sagittalschnitt durch den Kopf (Kernspintomogramm). [V 137]

- **Ich-Bewusstsein**,
- die Fähigkeit zur **Sprache** und damit zur Verständigung auf hohem Niveau,
- **ethische Wertvorstellungen** (z.B. „fremde Birnen pflückt man nicht"),
- **seelisches Empfinden** (z.B. „wie schön der Baum ist") und
- ein weit entwickeltes **Abstraktionsvermögen** (abstrahieren = aus dem konkreten Fall auf Allgemeines oder zunächst Fernliegendes schließen), etwa wenn ein Kirchturm am Horizont auftaucht, zu schließen, dass eine menschliche Ansiedlung nicht weit sein kann.

Das Gehirn des Menschen leistet also wesentlich mehr als das Gehirn selbst hochentwickelter Säugetiere. Dafür hat es viele Instinkte verloren. Entsprechende Handlungsmuster (wie z.B. das Schwimmen) müssen erst mühsam erlernt werden.

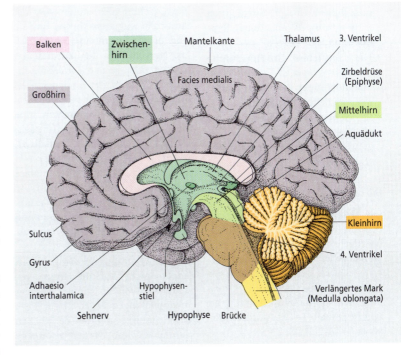

Abb. 11.3: Sagittalschnitt durch das Gehirn.

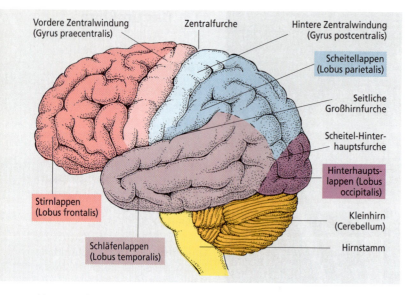

Abb. 11.4: Aufteilung der Hirnlappen des Großhirns. Seitenansicht.

querverlaufendes Fasersystem, den **Balken** *(Corpus callosum)*, miteinander verbunden.

Neben der großen Längsfurche gibt es weitere Fissuren, die die Großhirnhemisphären in jeweils vier **Großhirnlappen** *(Lobi,* Einzahl: *Lobus)* unterteilen (☞ Abb. 11.4):

- Die **Zentralfurche** *(Sulcus centralis)* bildet eine markante Trennungslinie zwischen **Stirnlappen** *(Lobus frontalis)* und **Scheitellappen** *(Lobus parietalis)*.
- Die **seitliche Großhirnfurche** *(Sulcus lateralis)* trennt den **Schläfenlappen** *(Lobus temporalis)* vom Scheitellappen ab.
- Die **Scheitel-Hinterhauptfurche** *(Sulcus parieto-occipitalis)* begrenzt den **Hinterhauptslappen** *(Lobus occipitalis)* nach vorn.

Die graue Substanz des Großhirns

Die **Großhirnrinde** (☞ Abb. 11.5) bedeckt die gesamte Großhirnoberfläche und enthält 70 % aller **Nervenzellen** *(Neurone)* des Gehirns. Durch die hohe Dichte an Neuronen erscheint die Großhirnrinde im Schnittpräparat grau und ist deshalb Teil der **grauen Substanz** (☞ 10.2.5) des ZNS.

Dabei liegen Verbände von Nervenzellen mit ähnlichen Funktionen in **Rindenfeldern** beieinander. Diese können äußerlich nicht voneinander unterschieden werden; nach der Funktion jedoch unterscheidet man **motorische** und **sensorische Rindenfelder** sowie **Assoziationsfelder**. In der *vorderen Zentralwindung* liegen die *motorischen Rindenfelder*, die die Bewegungen der Skelettmuskulatur steuern. Die *motorischen* Nervenzellimpulse laufen von der Hirnrinde weg zum Muskel hin; sie sind demnach *efferent* (☞ 10.2.1). Die Nervenzellen der *sensorischen Rindenfelder* in der *hinteren Zentralwindung* verarbeiten dagegen die Sinneseindrücke, die von den Sinnesrezeptoren aufgenommen und zum Gehirn geleitet werden; die *sensorischen* Neurone sind deshalb *afferent*. Die *Assoziationsfelder* verknüpfen („assoziieren") die Impulse verschiedener Rindenfelder miteinander und ermöglichen die Zusammenführung und Interpretation komplexer Sinneseindrücke (☞ Abb. 11.6).

Die graue Substanz des Großhirns ist jedoch nicht auf die Rinde beschränkt. Weitere „graue" Nervenzellanhäufungen liegen in der Tiefe des Großhirns inmitten der weißen Substanz. Diese werden als **Kerne** *(Nuclei)* bezeichnet (z. B. Basalganglien, 11.2.6).

Demenz

Bei der **Demenz** kommt es infolge eines Absterbens von Nervenzellen zu einem fortschreitenden Verlust vor allem von Großhirnfunktionen: Gedächtnisausfall, Interessenschwund und emotionale Verflachung führen zum Zerfall der gesamten Persönlichkeitsstruktur und innerhalb von 2–5 Jahren zum Tode.

Die eigentliche Ursache ist unklar. Die Pflege dementer Patienten stellt hohe Ansprüche an die Pflegepersonen, da fortgeschrittene Demenzkranke beispielsweise keinen Tag-Nacht-Rhythmus mehr haben und selbst nächste Angehörige nicht mehr erkennen.

Epilepsie

Bei der **Epilepsie** kommt es durch unkontrollierte, synchronisierte Nervenzellaktivität in der Großhirnrinde zu wiederkehrenden zerebralen Krampfanfällen. Bekannteste Form ist der **Grand-mal-Anfall** mit Bewusstseinsverlust und Zuckungen der Extremitäten.

Die weiße Substanz des Großhirns

Die **weiße Substanz** des Großhirns besteht aus Nervenfaserbündeln, die verschiedene Hirnabschnitte miteinander verbinden:

- Die **Kommissurenbahnen** verlaufen quer und verbinden linke und rechte Großhirnhemisphäre miteinander. Die mächtigste Kommissurenbahn ist der erwähnte Balken (☞ Abb. 11.3).
- Die **Assoziationsbahnen** (assoziieren = verbinden) leiten Impulse innerhalb einer Hemisphäre hin und her.
- Die **Projektionsbahnen** verbinden das Großhirn mit tiefer gelegenen Gehirnabschnitten und dem Rückenmark.

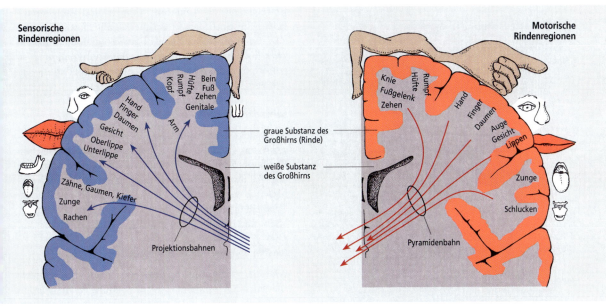

Abb. 11.5: Homunkulus im Bereich des primären sensorischen (links) und primären motorischen Rindenfeldes (rechts). In der Hirnrinde der vorderen Zentralwindung ist die gesamte Skelettmuskulatur des Körpers repräsentiert: Nervenzellen, die die Muskelzellen der oberen Körperhälfte versorgen, liegen unten, die Nervenzellen für die untere Körperhälfte oben. Wie bei den motorischen Rindenfeldern in der vorderen Zentralwindung steht das Körperschema auch bei den sensorischen Rindenfeldern in der hinteren Zentralwindung „auf dem Kopf". Empfindliche Körperregionen (z.B. Lippen und Finger) sind größenmäßig überrepräsentiert.

11.2.2 Die Rindenfelder des Großhirns

Wie bereits erwähnt, handelt es sich bei den Rindenfeldern um Areale auf der Hirnrinde, in denen Verbände von Nervenzellen mit ähnlicher Funktion zusammenliegen, und zwar getrennt nach Motorik und Sensorik (☞ 11.2.1).

Man unterscheidet zwischen *primären* und *sekundären Rindenfeldern* sowie *Assoziationsgebieten*.

Primäre Rindenfelder

Ein primäres Rindenfeld ist ein Großhirnbezirk, der direkt, also über „Punkt-zu-Punkt-Verbindungen", mit peripheren Körperteilen in Verbindung steht. Beim motorischen Rindenfeld sind dies *efferente* Verbindungen (vom ZNS weg), beim sensorischen Rindenfeld *afferente* Verbindungen (zum ZNS hin).

Die Größe z.B. eines motorischen Rindenfeldes richtet sich jedoch nicht nach der Größe des dazugehörigen Körperteils, sondern nach der Differenziertheit an Bewegungsmustern, die der Körperteil ausführen muss (z.B. ist das Rindenfeld für die Hände wesentlich größer als das Rindenfeld für den Rumpf). Analog dazu wird die Größe eines sensorischen Rindenfelds nicht von der Größe des Körperteils bestimmt, von dem es Informationen erhält, sondern von der Anzahl und Empfindlichkeit der dort befindlichen Rezeptoren. So ist das sensorische Rindenfeld für die Lippen größer als dasjenige für die Rumpfhaut.

Das primär motorische Rindenfeld

Der Großteil des **primären motorischen Rindenfeldes** befindet sich in der vor der Zentralfurche liegenden Hirnwindung, der so genannten **vorderen Zentralwindung** *(Gyrus praecentralis)*. Hier liegen alle Nervenzellen für die Steuerung bewusster Bewegungen auf engem Raum beieinander, wobei jede Körperregion auf einem eigenen Abschnitt repräsentiert wird. Wenn man diese Körperregionen auf den Hirnrindenabschnitten „nachzeichnen" könnte, würde sich ein Menschlein mit bizarren Körperproportionen ergeben *(Homunkulus)*, weil

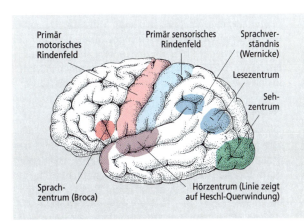

Abb. 11.6: Primäre und sekundäre sensorische und motorische Rindenfelder in der Übersicht.

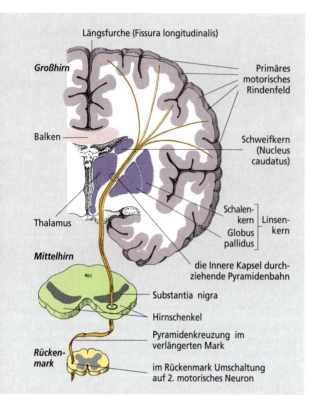

Abb. 11.7: Verlauf der Pyramidenbahn. Ausgehend vom primären motorischen Rindenfeld durchläuft die Pyramidenbahn die Innere Kapsel und zieht weiter durch den Hirnstamm. Unterhalb des Hirnstamms kreuzt die Mehrheit der Fasern zur Gegenseite (nicht kreuzende Fasern sind nicht dargestellt).

die feinmotorischen Körperteile überrepräsentiert sind (☞ Abb. 11.5).

Das primär sensorische Rindenfeld

Das **primäre sensorische Rindenfeld** für die bewussten Empfindungen liegt in der Hirnwindung hinter der Zentralfurche, der **hinteren Zentralwindung** *(Gyrus postcentralis)*. Es erhält seine Informationen von den peripheren Rezeptoren (z.B. in Haut, Muskeln, Gelenken oder inneren Organen). Auch hier könnte man auf der Hirnrinde wieder einen seltsam aussehenden Homunkulus „rekonstruieren", wenn man die Hirnrindenabschnitte der Körperteile nachzeichnen würde (☞ Abb. 11.5).

Sekundäre motorische Rindenfelder

Die primären motorischen Rindenfelder entsenden willkürliche Impulse zu den quergestreiften Muskeln. Dazu erhalten sie von **sekundären motorischen Rindenfeldern** Informationen, wie der Bewegungsablauf früher am günstigsten erfolgt ist und jetzt ebenfalls zweckmäßigerweise zu erfolgen hat. Das sekundäre motorische Rindenfeld ist also ein dem primären Feld übergeordnetes Koordinations- und Gedächtniszentrum. Ein Beispiel hierfür ist das **Broca-Sprachzentrum**, das die einzelnen Bewegungen der Kehlkopf-, Lippen- und Zungenmuskeln beim Sprechen koordiniert. Fällt dieses Zentrum z.B. durch einen Schlaganfall aus, können die Muskeln zwar noch bewegt werden, aber die Koordination ist so gestört, dass das Sprechen sehr undeutlich oder unmöglich wird.

Sekundäre sensorische Rindenfelder

Nach einem ähnlichen System stehen die primären sensorischen Rindenfelder mit **sekundären sensorischen Rindenfeldern** in Verbindung. Dort sind Erfahrungen über frühere Empfindungen gespeichert, so dass neu eintreffende Sinneseindrücke, z.B. über Gelenkstellung, Muskellänge und Gleichgewicht, damit verglichen, erkannt und entsprechend gedeutet werden können.

Die Rindenfelder der Sinnesorgane

Während die Informationen des Geschmackssinnes ebenfalls in der hinteren Zentralwindung enden, werden die Empfindungen aus den großen Sinnesorganen Sehen, Hören und Riechen speziellen Rindenfeldern außerhalb der hinteren Zentralwindung zugeleitet.

Das **Sehzentrum** liegt im Hinterhauptslappen des Großhirns (☞ Abb. 11.6). Man unterscheidet auch hier eine *primäre* und eine *sekundäre* Sehrinde. In der primären Sehrinde endet die Sehbahn. In der sekundären Sehrinde werden diese Bilder weiterverarbeitet, z.B. mit früheren optischen Eindrücken verglichen, so dass das Gesehene nicht nur wahrgenommen („große Frau mit Locken und weißem Kittel"), sondern auch identifiziert („Stationsleiterin Helga") werden kann. Zu den sekundären Sehzentren gehört auch das **Lesezentrum** im hinteren Scheitellappen.

Das **Hörzentrum** liegt im Schläfenlappen des Großhirns (☞ Abb. 11.6) direkt unterhalb der seitlichen Großhirnfurche (☞ 11.4). Im *primären* Hörzentrum endet die Hörbahn. Das *sekundäre* Hörzentrum ermöglicht die Identifizierung der Höreindrücke. Für das *Sprachverständnis* ist ein besonderes Rindenfeld lokalisiert worden, das **Wernicke-Zentrum**.

Die Informationen aus dem Geruchssinn werden an entwicklungsgeschichtlich ältere Teile der Großhirnrinde übermittelt, die eng mit dem limbischen System (☞ 11.2.7) verknüpft sind.

11.2.3 Die Assoziationsgebiete

An einem Handlungsablauf sind jeweils mehrere Rindenfelder aktiv beteiligt. Es gilt der Grundsatz: Je komplizierter der Ablauf, desto mehr Rindenfelder sind aktiviert. Die Informationen aus den einzelnen Rindenfeldern werden dabei einem übergeordneten **Assoziationsgebiet** zugeleitet, das für die Zusammenführung dieser Informationen, weitere Verarbeitung von Sinneseindrücken sowie den Entwurf von Handlungsmustern zuständig ist. Durch die Verbindungen verschiedenster motorischer und sensorischer Rindenfelder bilden die Assoziationsgebiete die Grundlage für komplexe Hirnleistungen wie z.B. das logische Denken und die Kreativität.

11.2.4 Die Pyramidenbahn

Von den Neuronen im primären motorischen Rindenfeld ziehen die Nervenfasern über die **Pyramidenbahn** zu den motorischen Kernen der Hirnnerven und zum Rückenmark. Dabei durchläuft die Pyramidenbahn auch die **Innere Kapsel** *(Capsula interna)* im Bereich der Stammganglien und des Zwischenhirns (☞ Abb. 11.7).
Die Pyramidenbahn übermittelt die Steuerung der bewussten, willkürlichen Bewegungen. Da die meisten Pyramidenbahnfasern im unteren Hirnstammbereich zur Gegenseite kreuzen, versorgt die Pyramidenbahn der rechten Großhirnhälfte die linke Körperhälfte und umgekehrt.

11.2.5 Die extrapyramidalen Bahnen

Das pyramidale Leitungssystem, das die bewussten Bewegungen steuert, arbeitet mit einem weiteren Leitungssystem zusammen, dessen Fasern außerhalb der Pyramidenbahn ebenfalls vom Großhirn zum Rückenmark verlaufen und deshalb **extrapyramidales System** genannt wird. Dieses System ist vor allem für die *unwillkürlichen* Muskelbewegungen zuständig und dem pyramidalen Bewegungssystem parallel geschaltet. Das extrapyramidale System greift aber auch in die *Willkürmotorik* ein: So modifiziert es die bewusste Motorik und steuert den Muskeltonus. (☞ 7.3.6)
Die Neuronen des extrapyramidalen Systems liegen in Kerngebieten unterhalb der Hirnrinde, unter anderem in den Basalganglien des Großhirns und im Hirnstammbereich. Die extrapyramidalen Kerngebiete stehen mit der Großhirnrinde, dem Kleinhirn, dem visuellen System sowie dem Gleichgewichtssinn in Verbindung.
Durch diese vielfältigen Verschaltungen können Bewegungen aufeinander abgestimmt werden und so auch bei komplexen Bewegungen das Gleichgewicht erhalten bleiben.

11.2.6 Die Basalganglien

Die **Basalganglien** *(Stammganglien)* sind tief gelegene *(basal* gelegene) Kerngebiete des Großhirns und Zwischenhirns. Gemeinsam mit untergeordneten Kerngebieten von Zwischenhirn und Hirnstamm gehören sie als wichtige motorische Koordinationszentren zum *extrapyramidalen motorischen System*. Wie beschrieben, werden durch das extrapyramidale System die unwillkürlichen Muskelbewegungen und der Muskeltonus gesteuert und die Willkürmotorik beeinflusst.

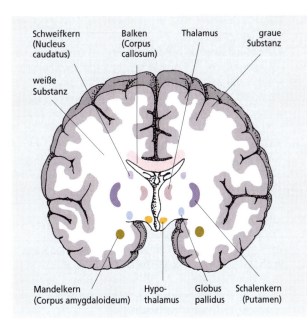

Abb. 11.8: Die Lage der Basalganglien im Hirnquerschnitt. Der Balken ist kein Kerngebiet, sondern die Querverbindung zwischen den beiden Hemisphären und besteht hauptsächlich aus Axonen.

Die größte Kernanhäufung der Stammganglien ist der **Streifenkörper** oder *Corpus striatum*. Der Streifenkörper ist den übrigen Basalganglien als höheres Koordinationszentrum der unwillkürlichen Motorik übergeordnet. Er wird durch die dicken Faserzüge der Pyramidenbahn in Höhe der inneren Kapsel in zwei Anteile aufgeteilt (☞ Abb. 11.8): den **Schweifkern** *(Nucleus caudatus)* und den **Schalenkern** *(Putamen)*. Aufgrund einer alten anatomischen Einteilung wird der Schalenkern zusammen mit dem *blassen Kern* **(Globus pallidus)** zum **Linsenkern** *(Nucleus lentiformis)* zusammengefasst, weil sie räumlich eng zusammenliegen. Funktionell unterscheiden sie sich jedoch stark voneinander; der Schalenkern wird zum Großhirn, der Globus pallidus zum Zwischenhirn gerechnet.

Eine weitere Kernansammlung, die zu den Basalganglien gerechnet wird, ist der **Mandelkern** *(Corpus amygdaloideum)*. Er ist auch Teil des limbischen Systems (☞ 11.2.7).

Kommt es zu einem Ausfall der Basalganglien, so sind Störungen der normalen Bewegungsabläufe die Folge. Die häufigste neurologische Erkrankung infolge einer Störung des extrapyramidalen Systems ist das **Parkinson-Syndrom**; es tritt zumeist bei älteren Menschen auf.

11.2.7 Das limbische System

Das **limbische System** ist eine *funktionelle* Einheit, die aus Strukturen des Großhirns, des Zwischenhirns und des Mittelhirns gebildet wird. Es umgibt die Kerngebiete des Hirnstamms und den Balken wie ein „Saum" *(limbus)*.

Zum limbischen System gehören unter anderem:
- der **Mandelkern** *(Corpus amygdaloideum)*,
- der **Hippocampus** *(Ammonshorn)*,
- Teile des **Hypothalamus**, eines Zwischenhirnabschnitts, so die **Mamillarkörper,** die über den **Fornix**, eine gewölbeartige Faserbahn (☞ Abb. 11.9), mit dem Hippocampus verbunden sind.

Insbesondere Gefühle und emotionale Reaktionen wie Furcht, Wut, sexuelle Wünsche und Aggression entstehen in diesem System unter Beteiligung von Großhirnrinde, Thalamus und Hypothalamus.

Über den Hypothalamus nimmt das limbische System auf zahlreiche Organfunktionen Einfluss. Beispiele dafür sind der Durchfall, der Blutdruckanstieg und die erhöhte Herzfrequenz vor Prüfungen.

11.3 Das Zwischenhirn

Das **Zwischenhirn** ist die Schaltstelle zwischen Großhirn und Hirnstamm.

Hauptbestandteile des Zwischenhirns sind der **Thalamus** und der **Hypothalamus**, an dem wie ein dicker Tropfen die **Hypophyse** *(Hirnanhangsdrüse)* hängt. Zwischen beiden liegt der **Hypophysenstiel** *(Infundibulum)*.

11.3.1 Der Thalamus

Der **Thalamus** besteht hauptsächlich aus grauer Substanz. Alle Informationen aus der Umwelt oder der Innenwelt des Körpers gelangen über aufsteigende Bahnsysteme zum Thalamus. Dort werden sie gesammelt, miteinander verschaltet und verarbeitet, bevor sie über Projektionsbahnen (☞ Abb. 11.5) der Großhirnrinde zugeleitet und dort zu bewussten Empfindungen verarbeitet werden. Weitere Verbindungen bestehen zum limbischen System. Damit die Großhirnrinde und das Bewusstsein nicht von Signalen „überflutet" werden, wirkt der Thalamus wie ein Filter, den nur für den Gesamtorganismus bedeutsame Erregungen passieren können.

11.3.2 Hypothalamus und Hypophyse

Der **Hypothalamus** liegt als unterster Abschnitt des Zwischenhirns unterhalb des Thalamus und hat bei der Steuerung zahlreicher körperlicher und psychischer Lebensvorgänge eine überragende Bedeutung. Die Steuerung des Hypothalamus geschieht zum Teil auf *nervalem* Weg über das vegetative Nervensystem und zum Teil *hormonell* über den Blutweg. Der Hypothalamus stellt dadurch ein zentrales Bindeglied zwischen dem Nervensystem und dem Hormonsystem dar.

Vom Hypothalamus werden über hochspezialisierte Rezeptoren viele Körperfunktionen kontrolliert:
- *Thermorezeptoren* messen die Körpertemperatur.
- *Osmotische Rezeptoren* kontrollieren den Wasserhaushalt.
- *Hormon-* und andere *Rezeptoren* überwachen die Kreislauffunktionen, den Gastrointestinaltrakt und die Blasenfunktion.
- Über ein *Durst-, Hunger-* und *Sättigungszentrum* (☞ 11.1) wird die Nahrungs- und Flüssigkeitsaufnahme gesteuert.
- Auch mit der Entstehung von Gefühlen wie Wut und Aggression wird der Hypothalamus in Zusammenhang gebracht.

In zwei Kerngebieten des Hypothalamus werden die Hormone **Adiuretin** und **Oxytocin** gebildet (Näheres ☞ 13.2.1), die auf *nervalem* Weg zum *hinteren* Anteil der Hypophyse, dem **Hypophysenhinterlappen** *(Neurohypophyse)* gelangen. Dort werden die beiden genannten Hor-

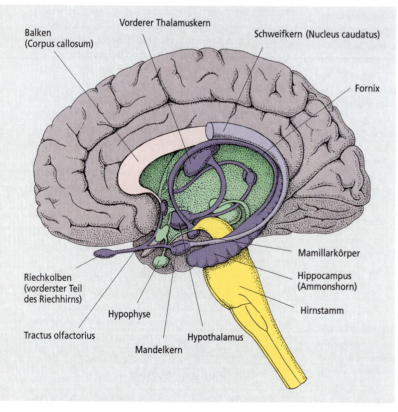

Abb. 11.9: Das limbische System. Die Abbildung zeigt, dass sich die zum limbischen System zählenden Strukturen (grün eingefärbt) wie ein Saum um Balken und Hirnstamm formieren. Sie sind miteinander vielfach verflochten.

mone gespeichert und bei Bedarf ins Blut abgegeben. Diese Art der Hormonabgabe von Nervenzellen über Nervenfasern nennt man **Neurosekretion**.

In anderen Kerngebieten des Hypothalamus werden weitere Hormone gebildet, die jedoch nicht direkt wirken, sondern als *Releasing-Hormone* („freisetzende Hormone") die Ausschüttung von Hypophysenvorderlappenhormonen stimulieren (☞ 13.2.2). Sie erreichen über *Blutgefäße* den *vorderen* Anteil der Hypophyse, den **Hypophysenvorderlappen**. Der Hypophysenvorderlappen ist eine wichtige *Hormondrüse* des Körpers (☞ 13.2.2), die *glandotrope* (übergeordnete, auf Drüsen wirkende) Hormone aussendet.

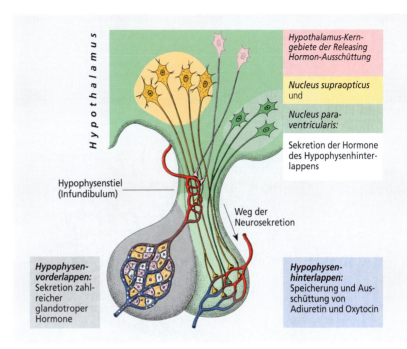

Abb. 11.10: Die Hypophyse. Die Hormone des Hypophysenhinterlappens entstammen Kerngebieten des Hypothalamus und gelangen über den Weg der Neurosekretion im Hypophysenhinterlappen ins Blut.

11.4 Hirnstamm und Formatio reticularis

Der **Hirnstamm** ist der unterste Gehirnabschnitt und wird in drei Anteile gegliedert:
* *Mittelhirn,*
* *Brücke* und
* *verlängertes Mark,* das auf der Höhe des Hinterhauptlochs in das Rückenmark übergeht.

Der Hirnstamm besteht aus auf- und absteigenden Leitungsbahnen (weiße Substanz) und aus Ansammlungen von Nervenzellen (graue Substanz).

11.4.1 Das Mittelhirn

Als **Mittelhirn** (*Mesencephalon*) bezeichnet man das nur 1,5 cm lange „Mittelstück" zwischen dem Oberrand der Brücke und dem Zwischenhirn.
Wichtige Zonen im Mittelhirn sind:
* das **Mittelhirndach** mit der **Vierhügelplatte**, die als akustisches und optisches Reflexzentrum dient,
* die **Hirnstiele.** Sie bestehen im vorderen Teil aus langen Leitungsbahnen, die in zwei Wülsten zur Großhirnbasis verlaufen und die Fasermassen der Groß- und Klein-

hirnverbindungen sowie die Pyramidenbahn enthalten. Diese **Hirnschenkel** dienen dem Austausch von motorischen und sensiblen Informationen zwischen Rückenmark, verlängertem Mark, Brücke, Kleinhirn, Thalamus und Großhirn.
Im hinteren Anteil der Hirnstiele liegt die **Mittelhirnhaube,** die Ursprungszellen des III. und IV. Hirnnerven enthält.

Das Mittelhirn enthält im Gebiet von Mittelhirnhaube und -dach außerdem Kerngebiete des extrapyramidalen Systems. Sie heißen wegen ihrer Färbung in mikroskopischen Hirnschnitten *Schwarze Substanz* (**Substantia nigra**) und *Roter Kern* (**Nucleus ruber**). Beides sind Schaltzentren, die unwillkürliche Bewegungen der Augen, des Kopfes und des Rumpfes auf die Eindrücke von Augen und Ohren abstimmen. Das Mittelhirn wird vom **Aquädukt** durchzogen, dem feinen liquorführenden Kanal zwischen dem 3. und dem 4. Ventrikel (☞ Abb. 11.27).

11.4.2 Die Brücke

In der **Brücke** (*Pons*) setzen sich die längs verlaufenden Bahnen zwischen Großhirn und Rückenmark fort. In querverlaufenden Faserbündeln verbindet die Brücke außerdem das Großhirn mit dem Kleinhirn. In der Brücke befinden sich die Ursprungsgebiete mehrerer Hirnnerven sowie ein Regulationszentrum für die Atmung.

11.4.3 Das verlängerte Mark

Das **verlängerte Mark** (*Medulla oblongata*) bildet den unteren Anteil des Hirnstamms und damit den Übergang zum Rückenmark. Es enthält in seiner weißen Substanz auf- und absteigende Bahnen vom und zum Rückenmark. In diesem Bereich kreuzt der überwiegende Teil der Pyramidenbahnfasern zur Gegenseite (☞ 11.2.4).
Neben diesen Bahnsystemen enthält das verlängerte Mark in seiner grauen Substanz Steuerungszentren für lebenswichtige Regelkreise: z.B. das Herz-Kreislaufzentrum, das Atem-

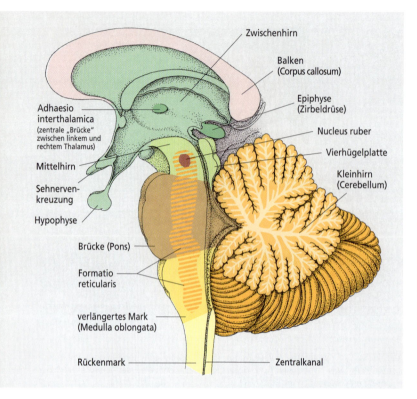

Abb. 11.11: Funktionszentren im Hirnstamm.

zentrum sowie das Schluck-, Husten-, Nies- und Brechzentrum. Diese Zentren erhalten die zu ihrer Aufgabenerfüllung erforderlichen Informationen über zuführende Bahnen des vegetativen Nervensystems (z.B. vom IX. und X. Hirnnerven); zum Teil befinden sich die Sensoren (z.B. für pH-Wert, Sauerstoff- und Kohlendioxidpartialdruck) auch direkt im verlängerten Mark. Schließlich liegen im verlängerten Mark die Kerngebiete des VIII., IX., X., XI. und XII. Hirnnerven.

Durch die Konzentration lebenswichtiger Zentren im verlängerten Mark kann ein einzelner harter Schlag auf die umgebende Schädelbasis (etwa bei einem Boxkampf) tödlich sein. Auch die Einklemmung des verlängerten Marks im großen Hinterhauptsloch infolge eines Druckanstiegs im Schädelinneren führt meist rasch zum Tod.

Andererseits können Patienten, bei denen aufgrund eines Sauerstoffmangels das gesamte Großhirn ausgefallen ist, unter Umständen weiterleben, ohne an Apparate angeschlossen zu sein. In solchen Fällen mit lediglich erhaltener Stammhirnfunktion spricht man vom **Teilhirntod** *(Apallisches Syndrom)*.

11.4.4 Die Formatio reticularis

Im gesamten Hirnstamm bis hin zum Thalamusbereich des Zwischenhirns liegen Neuronenverbände, die nicht in scharf abgegrenzten Kerngebieten konzentriert sind. Mit ihren zugehörigen Nervenfasern haben sie ein netzartiges Aussehen und werden deshalb **Formatio reticularis** („netzartiges Gebilde") genannt.
Die Formatio reticularis stellt ein Regulationszentrum für die Aktivität des gesamten Nervensystems dar. Sie spielt bei der Steuerung der Bewusstseinslage und des Wach-Schlaf-Rhythmus eine entscheidende Rolle.

11.4.5 Die Bewusstseinslagen

Je nach der Aktivität dieses Systems entstehen unterschiedliche Bewusstseinslagen, von einer „gespannten Aufmerksamkeit" bis hin zum Schlaf. Der Bewusstseinszustand kann durch Alkohol und Drogen, aber auch durch **Meditation** beeinflusst werden. Schädigungen des Gehirns können sogar zur völligen Ausschaltung des Bewusstseins, zum **Koma**, führen.

> Der Mensch benötigt äußere Reize und Aufgaben, um wach und aktiv zu bleiben. Ausdruck geistiger Isolation und fehlender Reize können z.B. *Apathie* (Teilnahmslosigkeit), *Verwirrung* oder verstärkte *Unruhe* (das Ziehen an Schläuchen oder Nesteln an der Bettdecke). Besonders bettlägerigen alten Patienten bieten Pflegende bewusst Beschäftigungen an und sorgen für regelmäßigen Umgebungswechsel, um sie vor der geistigen Isolation zu schützen.

11.4.6 Der Schlaf

Ein physiologischer Zustand zeitweiser „Unbewusstheit" ist der **Schlaf**, in dem wir ein Drittel unseres Lebens verbringen. Er ist eine lebensnotwendige Aufbau- und Erholungsphase.

Man kann beim Schlaf verschiedene Stadien unterscheiden:
- Phasen, die durch typische schnelle Bewegungen der Augäpfel charakterisiert sind (*rapid eye movements*, abgekürzt **REM-Schlaf**) und
- ruhigere Schlafphasen ohne diese Augenbewegungen (Non-REM-Schlaf).

REM- und Non-REM-Schlaf

Im *REM-Schlaf* werden Puls und Atmung schneller und unregelmäßig, der Blutdruck zeigt große Schwankungen, der Muskeltonus ist herabgesetzt, und der Betroffene *träumt* häufig. Im traumlosen *Non-REM-Schlaf* dagegen sinken Blutdruck und Körpertemperatur phasenweise bis zum Tiefschlaf ab, und der Betreffende ist nur schwer erweckbar.

REM-Schlafphasen und Non-REM-Schlafphasen wechseln sich in etwa stündlich während einer Nacht ab, und zwar so, dass die REM-Phasen allmählich länger werden (von 5 Min. bis zu 50 Min. Dauer), während die Non-REM-Phasen umgekehrt im Laufe einer Nacht immer kürzer werden.

Schlafstörungen

> Man unterscheidet **Einschlaf-** und **Durchschlafstörungen**. Beide können bei chronischem Bestehen die Gesundheit ernsthaft gefährden. Neben körperlichen Ursachen – wie z.B. Schmerzen oder Fieber – sind Schlafstörungen auch sehr oft psychisch (z.B. Stress, Depression) oder durch Medikamente bedingt. Ein solcher „medikamentöser" Schlafblockierer ist auch der Muntermacher *Koffein*.
> Besonders tückisch sind die Schlafmittel *(Hypnotika)* – ebenso wie größere Mengen Alkohol helfen sie zwar beim Einschlafen, verkürzen aber dabei meist die REM-Phasen, wodurch der Erholungswert des Schlafes geringer wird. Zudem kommt es nach Absetzen der Schlafmittel zu Einschlafproblemen sowie, wenn das Einschlafen geglückt ist, zu ausgeprägten REM-Phasen, die mit Alpträumen einhergehen können.

Biorhythmen

Beim Gesunden läuft der Wechsel von Schlafen und Wachen innerhalb eines regelmäßigen etwa 24-stündigen Rhythmus ab, dem **zirkadianen Rhythmus** *(dies* = Tag). Auch viele weitere körperliche und psychische Funktionen unterliegen dieser Rhythmik. So zeigt z.B. der Blutdruck typische tageszeitliche Schwankungen.
Der zirkadiane Rhythmus wird von Kerngebieten im Thalamusbereich (eventuell unterstützt durch die Epiphyse) gesteuert. Er ist lichtabhängig, bleibt aber auch bei Abkopplung vom Tag-Nacht-Wechsel zunächst bestehen – eine Erklärung für die Anpassungsschwierigkeiten an Schicht- und insbesondere Nachtdienste.
Neben dem zirkadianen Rhythmus gibt es weitere Rhythmen durch „innere Zeitgeber", so einen 90-Minuten-Rhythmus, der von alten Kerngebieten im Hirnstamm unabhängig vom Lichteinfall gesteuert wird und unsere Aufmerksamkeitsphasen regelt.

> Wie erwähnt, blockieren die meisten Hypnotika die besonders erholsamen REM-Phasen zugunsten eines tiefen Non-REM-Dämmerzustandes, wodurch sich der Patient nach Schlafmitteleinnahme oft unausgeschlafen und müde fühlt. Deshalb sollten sie nicht unüberlegt ausgehändigt werden. Die moderne Schlafforschung zeigt, dass sinnvolle Einschlafrituale das Beste sind, um rasch einschlafen zu können. Durch bewusstes Handeln und im gemeinsamen Gespräch mit dem Patienten kann auch im Krankenhaus das eine oder andere Einschlafritual ermöglicht werden. Abgesehen davon gibt es eine Handvoll Grundsätze, die einen gesunden, erholsamen Schlaf unterstützen:
> - Tagsüber Bewegung; Patienten hierzu bewusst animieren
> - Langen Mittagsschlaf vermeiden (höchstens 20 Min.). Die Patienten sollten tagsüber so wenig Zeit wie möglich im Bett zubringen
> - Empfehlen, immer zur gleichen Zeit ins Bett gehen, und möglichst zur gleichen Zeit wecken (z.B. zum Waschen)
> - Zimmer vor der Nachtruhe lüften, Heizungen ausschalten bzw. herunterdrehen
> - Abends nur leichte Mahlzeiten anbieten, der Patient soll jedoch nicht hungrig ins Bett gehen
> - Kräuter-Einschlaftees und Baldrian-Tropfen erleichtern das Einschlafen
> - Bei kalten Füßen dem Patienten ein warmes Fußbad oder ein Wärmflasche anbieten.
> - Auch unausgesprochene Ängste und Sorgen, schnarchende Mitpatienten oder ungewohnte Bettdecken können zur Schlaflosigkeit führen – deshalb den Patienten bewusst nach seinen Gewohnheiten und aktuell bestehenden Hindernissen beim Schlafen befragen *(Schlafanamnese)*.

11.5 Die Hirnnerven

Die Hirnnerven umfassen alle Nervenfaserbündel, die oberhalb des Rückenmarks das ZNS verlassen. Sie versorgen den Kopf- und Halsbereich sowie einen Großteil der inneren Organe und verbinden Sinnesorgane mit dem Gehirn.
Es gibt *zwölf Paare* von Hirnnerven, die nach der Reihenfolge ihres Austritts aus dem Schädelraum von oben nach unten mit *römischen Ziffern* von N. (= Nervus) I bis N. XII benannt werden. Alle Hirnnerven verlassen das Gehirn durch kleine Öffnungen im knöchernen Schädelraum.

Funktionelle Einteilung der Hirnnerven

Nach ihrer Funktion unterscheidet man:
- *Sensorische* Hirnnerven (N. I, N. II, N. VIII), die die Empfindungen aus den Sinnesorganen zum Gehirn leiten,
- überwiegend *willkürmotorische* Hirnnerven (N. III, N. IV, N. VI, N. XI, N. XII),
- *gemischte* Hirnnerven, die sich aus verschiedenen Fasern zusammensetzen (willkürmotorisch, sensorisch und parasympathisch (N. V, N. VII, N. IX, N. X).

11 Das Nervensystem

> **Die zwölf Hirnnerven im Überblick**
> - N. I: **Riechnerv** *(N. olfactorius)*
> - N. II: **Sehnerv** *(N. opticus)*
> - N. III: ein Augenmuskelnerv *(N. oculomotorius)*
> - N. IV: ein Augenmuskelnerv *(N. trochlearis)*
> - N. V: **N. trigeminus** *(Drillingsnerv)*
> - N. VI: ein Augenmuskelnerv *(N. abducens)*
> - N. VII: **Gesichtsnerv** *(N. facialis)*
> - N. VIII: **Hör- und Gleichgewichtsnerv** *(N. vestibulocochlearis)*
> - N. IX: **Zungen- und Rachennerv** *(N. glossopharyngeus)*
> - N. X: **N. vagus** *(Eingeweidenerv)*
> - N. XI: **Halsnerv** *(N. accessorius)*
> - N. XII: **Zungennerv** *(N. hypoglossus)*

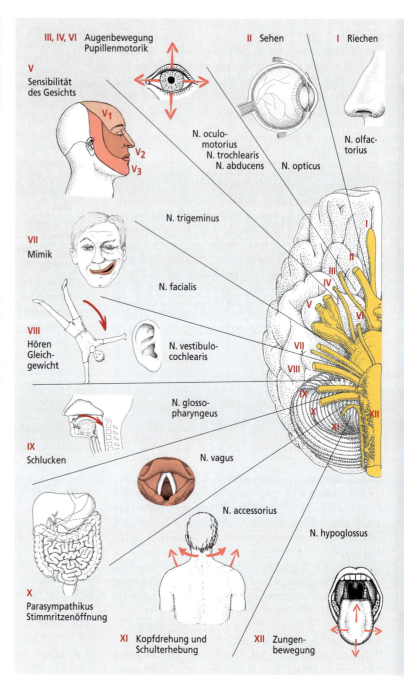

Abb. 11.12: Übersicht über die zwölf Hirnnerven und ihre Funktionen (Hirnansicht von unten).

Im folgenden sollen einige Hirnnerven näher beschrieben werden:

Der Drillingsnerv

Der **Drillingsnerv** *(Nervus trigeminus, N. V)* ist ein Gesichtsnerv und teilt sich nach dem Austritt aus der Schädelhöhle in drei große Äste:
- den **Augenhöhlennerv** *(Nervus ophthalmicus)*: versorgt sensibel Augenhöhle und Stirn;
- den **Oberkiefernerv** *(Nervus maxillaris)*: versorgt sensibel Teile der Gesichtshaut, Nasenschleimhaut, Oberlippe und Zähne des Oberkiefers;
- den **Unterkiefernerv** *(Nervus mandibularis)*: versorgt sensibel den Unterkieferbereich (Unterlippe, Zahnfleisch und Zähne) und motorisch alle Kau- und Mundbodenmuskeln.

Kommt es z.B. durch Druck von außen zu einer Reizung des Drillingsnervs, können starke Schmerzen in seinem Versorgungsgebiet die Folge sein *(Trigeminusneuralgie)*.

Der Gesichtsnerv

Der **Gesichtsnerv** *(Nervus facialis, N. VII)* ist ein gemischter Nerv: Seine motorischen Anteile versorgen die mimische Muskulatur des Gesichts, parasympathische Fasern ziehen zur Tränendrüse (☞ 12.6.6) und zur Unterkiefer- und Unterzungendrüse (☞ 18.2.4). Sensorische Fasern leiten die Geschmacksempfindungen von den Rezeptoren in den vorderen zwei Dritteln der Zunge zum Hirnstamm, von wo aus sie an die Großhirnrinde übermittelt werden.

Das Nervensystem

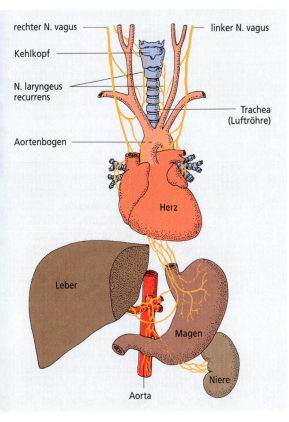

Abb. 11.13: Verlauf des N. vagus, des X. Hirnnerven.

Eine Lähmung des Gesichtsnerven *(Fazialisparese)* ist die häufigste *periphere Nervenlähmung* (☞ 11.11). Das Auge der betroffenen Seite kann nicht mehr geschlossen, die Stirn nicht mehr gerunzelt werden, und der Mundwinkel hängt einseitig herab.

Bei Patienten mit Fazialisparesen sammeln sich oft Speisereste in der betroffenen Wangentasche an, die unter Umständen *aspiriert* (in die Lunge eingeatmet) werden. Deswegen sollte sich bei diesen Patienten nach jeder Nahrungsaufnahme eine *Mundpflege* anschließen, bei der besonderes Augenmerk auf die Reinigung der Wangentasche gelegt wird. Die häufige Mundpflege ist auch deshalb notwendig, weil bei den Betroffenen häufig eine Funktionsbeeinträchtigung der *Ohrspeicheldrüse* (Glandula parotis ☞ Abb. 18.12) vorliegt, weshalb die Ohrspeicheldrüse zur Entzündung *(Parotitis)* neigt.
Fehlt der Lidschluss oder gelingt er nur unvollständig, muss die Hornhaut vor dem Austrocknen geschützt werden, z.B. durch Tränenersatzflüssigkeit oder eine Augensalbe.

Der Nervus vagus

Der **Nervus vagus** *(Eingeweidenerv, N. X)* versorgt als Hauptnerv des parasympathischen Nervensystems einen Teil der Halsorgane, die Brust- und einen großen Teil der Baucheingeweide. Den Verlauf der zum Teil sehr langen und nicht seitengleich nach unten ziehenden Vagusstränge (vagus = der Umherschweifende) zeigt Abbildung 11.13.

Der Vagus leitet dabei sowohl sensible Impulse von Organen zum ZNS als auch efferente Impulse für die Motorik glatter Muskeln und für die Sekretion zu den inneren Organen. So kann er z.B. die Häufigkeit und die Kraft des Herzschlages beeinflussen.
Was die Wirkungen auf die inneren Organe angeht, so hat der N. vagus oft einen Gegenspieler: die Fasern des Sympathikus (☞ Abb. 11.23).

11.6 Das Kleinhirn

Das **Kleinhirn** *(Cerebellum)* liegt in der *hinteren Schädelgrube* unterhalb des Hinterhauptslappens des Großhirns (☞ Abb. 11.2). Ähnlich wie beim Großhirn ist auch die Kleinhirnoberfläche von Furchen und Windungen geprägt, die hier jedoch sehr viel feiner sind.
An der Oberfläche des Kleinhirns liegt die nur 1 mm dicke **Kleinhirnrinde** aus grauer Substanz. Darunter liegen ähnlich wie im Großhirn die Nervenfasern der weißen Substanz. Das Kleinhirn ist durch auf- und absteigende Bahnen mit dem Rückenmark, dem Mittelhirn, und über die Brücke mit dem Großhirn und dem Gleichgewichtsorgan verbunden. Diese Verbindungen ermöglichen die Arbeit des Kleinhirns als *koordinierendes motorisches Zentrum*.

Das Kleinhirn als Koordinationszentrum

Das Kleinhirn reguliert gemeinsam mit dem Großhirn über Fasern des extrapyramidalen Systems die Grundspannung der Muskeln und stimmt Bewegungen aufeinander ab. Mit Hilfe der Informationen aus dem Gleichgewichtsorgan (☞ 12.7.4) steuert es die Körperstellungen zur Aufrechterhaltung des Gleichgewichts.

11.7 Das Rückenmark

Das **Rückenmark** *(Medulla spinalis)* ist die Verbindung zwischen dem Gehirn und den Rückenmarksnerven *(Spinalnerven)*. Es leitet über große auf- und absteigende Leitungsbahnen (weiße Substanz) Nervenimpulse vom Gehirn zur Peripherie und umgekehrt.
In der grauen Substanz des Rückenmarks liegen jedoch auch Schaltstellen, in denen über **Reflexe** schnell erforderliche, zum Teil lebenswichtige motorische Reaktionen sofort ausgelöst werden können. Insofern gehört das Rückenmark auf niedriger Stufe bereits zu den Koordinationszentren.

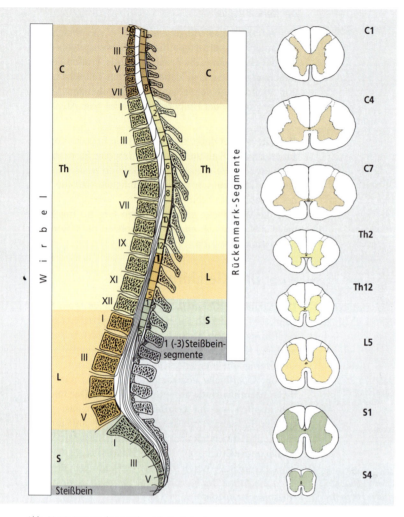

Abb. 11.14: Das Rückenmark und die Spinalnerven.
Das Rückenmark erstreckt sich im Wirbelkanal vom 1. Halswirbel bis zum 2. Lendenwirbel. Alle Rückenmarkssegmente sind also gegenüber den zugehörigen Wirbelkörpern nach oben versetzt, wie der schematische Längsschnitt rechts zeigt. Die Darstellung links stellt die Querschnitte der verschiedenen Rückenmarkssegmente vergleichend dar. Die Querschnitte der Segmente C7 und L5 sind stark verdickt, weil von dort die Arme bzw. Beine versorgt werden.

11.7.1 Der Aufbau des Rückenmarks

Das Nervengewebe des Rückenmarks geht in Höhe des großen Hinterhauptslochs als zentimeterdicker Strang aus dem verlängerten Mark hervor und zieht im Wirbelkanal bis zur Höhe des zweiten Lendenwirbelkörpers hinab.

Über die gesamte Länge des Rückenmarks entspringen beidseits in regelmäßigen Abständen insgesamt 31 Paare von **Nervenwurzeln,** die sich jeweils zu den Spinalnerven vereinigen. Durch die Nervenwurzelabgänge wird das Rückenmark in 31 Segmente unterteilt. Jedes Rückenmarkssegment enthält dabei eigene Reflex- und Verschaltungszentren.

Man unterscheidet folgende Segmentgruppen:

- acht **Halssegmente** (C1 bis C8), die neben der Atemmuskulatur insbesondere die oberen Extremitäten versorgen,
- zwölf **Brustsegmente** (Th1 bis Th12), deren Nervenwurzeln unter anderem den größten Teil der Rumpfwand innervieren,
- fünf **Lendensegmente** (L1 bis L5), die zusammen mit den
- fünf **Kreuzbeinsegmenten** (S1 bis S5) die unteren Extremitäten, die äußeren Geschlechtsorgane und den After versorgen sowie
- ein bis drei **Steißbeinsegmente,** die den Hautbereich über dem Steißbein innervieren.

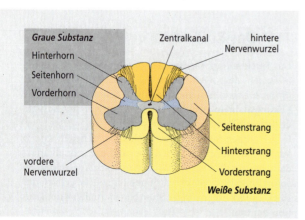

Abb. 11.15: Das Rückenmark im Querschnitt. In der Mitte liegt der Zentralkanal. Er durchzieht das gesamte Rückenmark und ist mit den Liquorräumen des Gehirns verbunden.

11.7.2 Die innere Struktur des Rückenmarks

Im Zentrum des Rückenmarks liegt die *graue Substanz* mit den Nervenzellkörpern, die im Querschnitt schmetterlingsförmig erscheint. Um die graue Substanz herum liegen auf- und absteigende Nervenfasersysteme *(weiße Substanz).*

Die äußeren Anteile der grauen Substanz werden „Hörner" genannt und nach ihrer Lage in ein Vorderhorn, ein Seitenhorn und ein Hinterhorn unterteilt:

Das Nervensystem

- Im **Vorderhorn** liegen *motorische* Nervenzellen. Die Axone dieser **Vorderhornzellen** bilden die **Vorderwurzel** und ziehen im Spinalnerven bzw. seinen Ästen zur quergestreiften Muskulatur.
- Zum **Hinterhorn** ziehen *sensible* Nervenfasern. Sie leiten Nervenimpulse aus der Peripherie über den Spinalnerven und die **Hinterwurzel** zum Rückenmark. Ihre Zellkörper liegen im Spinalganglion (☞ Abb. 11.18).
- Im **Seitenhorn** liegen efferente und afferente Nervenzellen des *vegetativen Nervensystems* (☞ 11.10). Die Axone der wegführenden Zellen verlassen das Rückenmark wie die motorischen Nervenfasern über die vordere Wurzel und trennen sich vom Spinalnerven kurz nach dem Austritt aus dem Wirbelkanal, um Anschluß an den Grenzstrang (☞ Abb. 11.23) zu finden.

Eine tiefe vordere und eine flachere hintere Spalte unterteilen die *weiße Substanz* in zwei Hälften. Durch den Austritt von vorderen und hinteren Nervenwurzeln wird jede Hälfte in drei Stränge unterteilt. Sie werden nach ihrer Lage **Vorderstrang, Seitenstrang** und **Hinterstrang** genannt. Vorder- und Seitenstrang werden meist zum **Vorderseitenstrang** zusammengefaßt. Jeder Strang enthält entsprechend der Richtung der Signalleitung aufsteigende und/oder absteigende Bahnen.

Während die aufsteigenden Bahnen des Hinterstrangs Informationen von Rezeptoren in Haut, Muskeln, Sehnen und Gelenken an das Gehirn weiterleiten, übermittelt der Vorderseitenstrang Informationen über groben Druck, Schmerz und Temperatur. Ein Teil der afferenten Fasern wird allerdings nicht zum Gehirn weitergeleitet, sondern im gleichen oder einem benachbarten Segment auf eine motorische Nervenzelle umgeschaltet – ein *Reflex* ist die Folge (☞ 11.9).
Die wichtigsten absteigenden Bahnen des Rückenmarks sind die Bahnen des pyramidalen und extrapyramidalen Systems (☞ 11.2.4, 11.2.5).

11.7.3 Die Spinalnerven

Wie Abb. 11.15 zeigt, geht aus jedem Rückenmarkssegment links und rechts je eine *vordere* und eine *hintere* Nervenwurzel hervor. Beide Wurzeln schließen sich nach wenigen Millimetern zu einem **Spinalnerven** zusammen (☞ Abb. 11.17). Die Spinalnerven als Teil des **peripheren Nervensystems** verlassen den Wirbelkanal der Wirbelsäule seitlich durch die Zwischenwirbellöcher, das heißt durch Öffnungen zwischen jeweils zwei benachbarten Wirbeln.

11.8 Das periphere Nervensystem

11.8.1 Die Äste der Spinalnerven

Unmittelbar nach seinem Austritt aus dem Zwischenwirbelloch teilt sich jeder Spinalnerv in verschiedene Äste auf: Die hinteren Äste versorgen die Haut und die tiefen Muskeln vom Hals bis zur Kreuzbeinregion. Die vorderen Äste der Spinalnerven haben unterschiedliche Funktionen

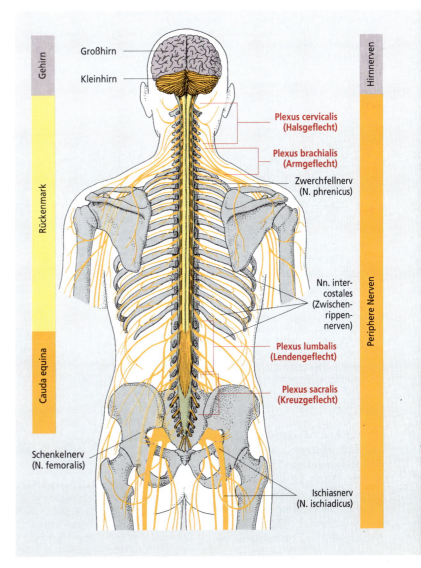

Abb. 11.16: Periphere Nerven. Zum peripheren Nervensystem zählen die 12 Hirnnerven (nicht dargestellt ☞ Abb. 11.12) und die Spinalnerven mit ihren vier Geflechten (Plexus) und vielen Verzweigungen.

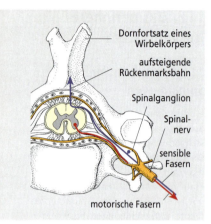

Abb. 11.17: Aufbau eines Spinalnerven. Vorderwurzel (motorische Fasern) und Hinterwurzel (sensible Faser) vereinigen sich zu einem Spinalnerven. Er ist somit ein gemischter Nerv.

11.8.2 Die Spinalnervenplexus und einige wichtige periphere Nerven

Die Geflechte der Spinalnerven werden nach dem Abschnitt, aus dem sie entspringen, benannt:

Plexus cervicalis

Der **Plexus cervicalis** (*Halsgeflecht*) aus den Halssegmenten C1–C4 versorgt Haut und Muskeln in der Hals- und Schulterregion und mit dem *N. phrenicus* das Zwerchfell.

Plexus brachialis

Aus dem **Plexus brachialis** (*Armgeflecht*, C5–Th1) entspringen neben kleineren Ästen zum Nacken und zur Schulter die drei großen Armnerven:

- Der *Speichennerv* (**N. radialis**) versorgt motorisch die Strecker des Ober- und Unterarms, sensibel die Streckseite von Ober- und Unterarm sowie einen Teil des Handrückens.
- Der *Ellennerv* (**N. ulnaris**) versorgt motorisch *Beuge*muskeln am Unterarm sowie Handmuskeln, sensibel Hautbezirke der Finger 4 und 5 und des angrenzenden Handrückens.
- Der *Mittelnerv* (**N. medianus**) versorgt Beugemuskeln am Unterarm und Daumen und Hautbezirke der Finger 1 bis 4.

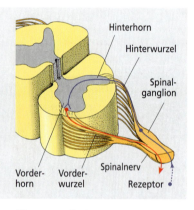

Abb. 11.18: Reflexbogen beim Eigenreflex: Die Erregung wird über einen Spinalnerven dem Rückenmark zugeleitet und erreicht dieses über das Hinterhorn. Im Vorderhorn findet eine Umschaltung auf eine motorische Vorderhornzelle statt. Über die Vorderwurzel verlässt der Impuls das Rückenmark, wird über den Spinalnerven an den Muskel zurückgeleitet und bewirkt dort eine Reizantwort.

und Verläufe: Aus dem 2.–11. Brustsegment versorgen sie als **Zwischenrippennerven** (*Nn. intercostales*) die Haut und die Muskeln im Bereich des Brustkorbes und des Bauches. Die vorderen Äste der übrigen Spinalnerven bilden zunächst Nervengeflechte, **Spinalnervenplexus** genannt, bevor sie durch erneute Aufteilung einzelne **periphere Nerven** bilden, welche Arme und Beine versorgen (☞ Abb. 11.16).

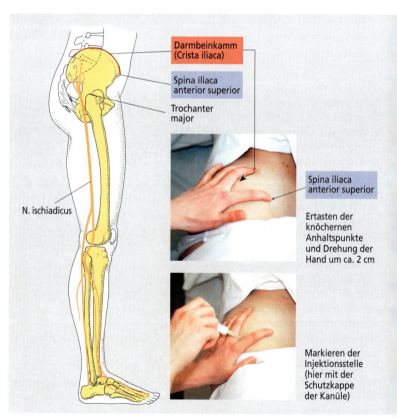

Abb. 11.19: Ventroglutaeale Injektion nach Hochstetter.
Oben: Zur Injektion in den rechten M. gluteus medius ertastet beim Rechtshänder der linke Zeigefinger, beim Linkshänder der rechte Mittelfinger die Spina iliaca anterior superior und bleibt dort liegen. Beim Rechtshänder gleitet der linke Mittelfinger, beim Linkshänder der rechte Zeigefinger bis zur maximalen Spreizung auf der Crista iliaca entlang. Die Hand wird so gedreht, dass der jeweilige Finger auf der Spina iliaca ant. sup. bleibt und der andere Finger von der Crista iliaca ca. 2 cm nach unten rutscht, so dass der Handteller auf dem Trochanter major liegt.
Unten: Die Spitze des Dreiecks zwischen Zeige- und Mittelfinger ist der Injektionsort. Diesen mit dem Daumennagel oder Tupferreibungen markieren. [Fotos: M 141]

Plexus lumbalis

Die Nerven aus dem **Plexus lumbalis** (*Lendengeflecht*, L1–L4) versorgen die untere Bauchwand, die äußeren Geschlechtsorgane und Hautgebiete und Streckmuskeln an den Beinen.

Der wichtigste Nerv aus diesem Geflecht ist der *Schenkelnerv* (**N. femoralis**). Er verläuft an der Vorderseite des Oberschenkels und versorgt dort die Haut und die *Streckermuskeln,* darunter den M. quadriceps femoris.

Plexus sacralis

Der **Plexus sacralis** (*Kreuzgeflecht*, L4–S3), das größte Nervengeflecht des Menschen, versorgt das Gesäß, einen Teil des Damms und die unteren Gliedmaßen mit Nervenästen. Auch der längste und dickste Nerv des Menschen, der **Ischiasnerv** *(N. ischiadicus)*, entspringt aus diesem Geflecht. Er verläuft im Gesäßbereich schräg abwärts zur Rückseite des Oberschenkels und versorgt dort die Beugemuskeln. Oberhalb der Kniekehle teilt er sich in zwei Äste auf: den *Schienbeinnerv* (**N. tibialis**) und den *Wadenbeinnerv* (**N. peronaeus**). Diese Nerven versorgen Haut und Muskeln am Unterschenkel und Fuß.

> Der N. ischiadicus war durch die früher übliche intramuskuläre Injektionsmethode in den M. glutaeus maximus (klassische Injektion in das Gesäß) durch Verletzungen gefährdet. Aufgrund dessen wird heute die risikoarme Methode der *ventroglutaealen Injektion nach Hochstetter* empfohlen. (☞ Abb. 11.19)

Plexus pudendus

Das *Schamgeflecht* (**Plexus pudendus**, S3–S5) versorgt Beckeneingeweide, Damm und äußeres Genitale.

11.8.3 Gefährdungen der peripheren Nerven und Plexus

> Die Lagerung von bewusstlosen und gelähmten Patienten oder Patienten mit Sensibilitätsstörungen erfordert die genaue Kenntnis über den Verlauf der peripheren Nerven und Plexus, um diese nicht durch falsche Lagerungen zu schädigen.
> Dies gilt ebenso beim Anlegen von *Gipsverbänden*. Dabei müssen die folgenden Stellen besonders abgepolstert werden:
> - die Rückseite des Ellenbogens: Hier verläuft der *N. ulnaris* sehr oberflächlich über die Rückseite des Oberarmes (gezeigt in Abb. 8.33). Der N. ulnaris ist besonders bei der Rückenlage des Patienten gefährdet
> - Schulter- und Oberarmbereich: Hier ist der *Plexus brachialis* bei zu starker Abspreizung des Armes durch Überdehnung gefährdet

> - Knie und Unterschenkel: An der Außenseite des Knies verläuft der *N. peronaeus*, der direkt unterhalb des Wadenbeinkopfes (☞ Abb. 8.47) nur von Haut bedeckt liegt.

11.9 Die Reflexe

Neben der Weiterleitung von Nervenzellaktivität werden über das Rückenmark auch **Reflexe** vermittelt.

Reflexe sind vom Willen unabhängige Reaktionen auf Reize. Sie erfolgen zum Teil blitzschnell in Situationen, in denen bewusste Überlegungen zu viel Zeit in Anspruch nehmen würden, so z.B., wenn beim Stolpern die Hände den Körper abstützen.

Darüber hinaus regeln Reflexe ständig Körperfunktionen, so dass dafür keine bewusste Kontrolle erforderlich ist. So braucht man sich z.B. nicht bewusst mit seiner Muskelspannung (Muskelgrundspannung ☞ 7.3.6) zu „beschäftigen", da diese im wesentlichen reflektorisch geregelt wird.

Reflexhandlungen werden über so genannte **Reflexbögen** ausgelöst. Ein solcher Reflexbogen besteht aus folgenden Anteilen:
- Ein *Rezeptor* nimmt einen Reiz auf.
- Dieser wird über *sensible Nervenfasern* zu einem
- *Reflexzentrum* im ZNS, z.B. dem Rückenmark, weitergeleitet. Hier wird die Reflexantwort gebildet.
- *Motorische Nervenfasern* übermitteln die Reflexantwort zum
- ausführenden Organ *(Effektor)*, z.B. einem Muskel.

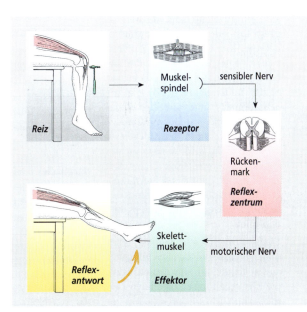

Abb. 11.20: Schema eines Reflexbogens beim Eigenreflex: Beim Patellarsehnenreflex finden Reizaufnahme und Reizantwort jeweils im selben Muskel, hier im M. quadriceps femoris, statt.

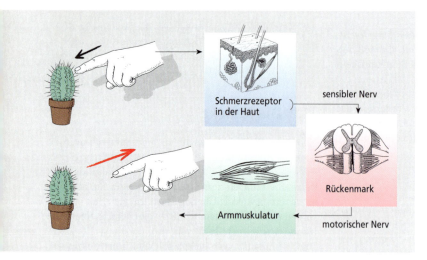

Abb. 11.21: Schema eines Fremdreflexes am Beispiel einer Fluchtreaktion nach Schmerzreiz: Reizaufnahme und -antwort finden an verschiedenen Organen statt.

11.10 Das vegetative Nervensystem

Die Aufgabe des **vegetativen Nervensystems** ist die Steuerung lebenswichtiger Organfunktionen (z.B. Atmung, Kreislauf, Stoffwechsel, Wasserhaushalt), die unbewusst abläuft und durch den Willen kaum beeinflussbar ist.

11.10.1 Sympathikus und Parasympathikus

Das vegetative Nervensystem besteht aus dem **Sympathikus** und dem **Parasympathikus,** die oft gegensinnige Wirkungen haben.
Der Sympathikus wird vor allem bei Aktivitäten des Körpers erregt, die nach *außen* gerichtet sind (z.B. körperliche Arbeit, Reaktion auf Stressreize).
Der Parasympathikus dominiert dagegen bei nach *innen* gerichteten Körperfunktionen (z.B. Essen, Verdauen, Ausscheiden).
Durch das Zusammenspiel von Sympathikus und Parasympathikus erfolgt ständig eine optimale Anpassung an die jeweiligen Bedürfnisse des Körpers.

11.10.2 Die zentralen Anteile des vegetativen Nervensystems

Die zentralen Anteile des vegetativen Nervensystems regeln die Aktivitäten der Organe, die durch das periphere vegetative System innerviert werden. Diese Regelung kann auf unterschiedlichen Ebenen erfolgen:
- Darm-, Harnblasen- und Sexualfunktionen werden teilweise schon auf Rückenmarksebene reguliert.
- Die Regulationszentren für Atmung, Herz und Kreislauf liegen im Hirnstammbereich (☞ 11.4).
- Komplexere vegetative Funktionen, z.B. die Regelung der Körpertemperatur, werden vom Zwischenhirn und zum Teil von der Großhirnrinde gesteuert.

Eigenreflexe und Fremdreflexe

Man unterscheidet **Eigen-** und **Fremdreflexe**:

Bei **Eigenreflexen** erfolgen Reizaufnahme und -antwort an demselben Organ, und zwar stets an Muskeln, die als Rezeptoren Muskelspindeln enthalten. Werden letztere gereizt, wird die Erregung über zuführende Nervenfasern (Hinterwurzel) dem Rückenmark übermittelt und dort unmittelbar auf die motorischen Vorderhornzellen umgeschaltet, so dass es zu einer Kontraktion des gedehnten Muskels kommt. Ein Beispiel für einen Eigenreflex ist der **Patellarsehnenreflex** (*PSR*): Ein kurzer Schlag auf die Sehne des M. quadriceps femoris unterhalb der Kniescheibe bewirkt eine Dehnung dieses Muskels. Das vorher im Kniegelenk gebeugte Bein wird schlagartig gestreckt. Andere wichtige Eigenreflexe, die bei der neurologischen Untersuchung getestet werden, sind der **Achilles-, Bizeps-** und **Trizepssehnenreflex.**

Eigenreflexe laufen jedoch auch ohne vorausgegangene Erregung von außen ständig ab und dienen dazu, die Körperhaltung zu regulieren.

Bei den **Fremdreflexen** finden Reizaufnahme und -antwort an unterschiedlichen Organen statt. Im Gegensatz zum Eigenreflex verläuft der Reflexbogen hier über mehrere Schaltstellen zwischen sensiblen und motorischen Neuronen. Viele Fremdreflexe zählen zu den Schutzreflexen, etwa das Wegziehen des Armes bei einem Schmerzreiz am Finger.
Ein Beispiel für einen diagnostisch genutzten Fremdreflex ist der **Bauchhautreflex.** Dabei löst eine Reizung der Bauch*haut* durch leichtes Bestreichen eine Anspannung der Bauch*muskeln* aus.

Vegetative Reflexe

Auch die inneren Organe werden über Reflexe mitgesteuert. Sie werden über das vegetative Nervensystem (☞ 11.10) vermittelt und deshalb **vegetative Reflexe** genannt.
An **Eingeweidereflexen** ist nur das vegetative Nervensystem beteiligt. Hier sind der **Blasen-** und **Mastdarmreflex** beispielhaft zu nennen.
Sind vegetative *und* somatische Fasern am Reflex beteiligt, spricht man von einem **gemischten Reflex.** Beispielsweise führt eine Appendizitis (Wurmfortsatzentzündung) oft reflektorisch zu einer Anspannung der Bauchmuskulatur. In diesem Fall werden die Empfindungen über vegetative Fasern zum Rückenmark hingeleitet, die Reflexantwort hingegen wird über somatische Fasern vermittelt.

11 Das Nervensystem

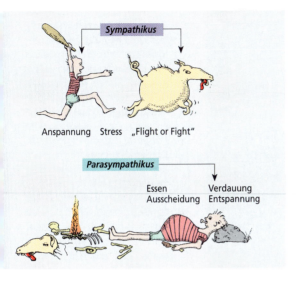

Abb. 11.22: Diese Bildergeschichte erläutert die gegensätzlichen Funktionen von Sympathikus und Parasympathikus: Ein Mensch jagt und erlegt ein Tier (Sympathikus), um es dann zu verzehren und zu verdauen (Parasympathikus).

11.10.3 Die peripheren Anteile des vegetativen Nervensystems

Der periphere Sympathikus

Der periphere Sympathikus hat seinen Ursprung in Nervenzellen, die in den Seitenhörnern des Rückenmarks liegen. Über die *Vorderwurzel* (☞ Abb. 11.18) verlassen die Axone gemeinsam mit dem jeweiligen Spinalnerven des willkürlichen Nervensystems das Rückenmark und ziehen zum nur wenige Zentimeter vom Wirbelkörper entfernten rechten oder linken **Grenzstrang**. Im Grenzstrang sind mehrere, segmentartig angelegte **Ganglien** perlschnurartig über Nervenfasern miteinander verknüpft (ein **Ganglion** ist eine Ansammlung von Nervenzellen außerhalb des ZNS).

In den Grenzstrangganglien werden die *präganglionären Axone* (vom ZNS zum Ganglion) zur Versorgung der Kopf-, Hals- und Brustregion auf *postganglionäre Neurone* (vom Ganglion zum Endorgan) umgeschaltet.

Von den Umschaltstellen im Grenzstrang ziehen die Nervenfasern des Sympathikus zum Teil direkt, zum Teil zusammen mit den Spinalnerven zu den einzelnen Organen.

Im Bauch- und Beckenbereich werden die sympathischen Nervenfasern statt im Grenzstrang in prävertebralen Ganglien, die vor der Wirbelsäule liegen, umgeschaltet. Von hier aus schließen sich die sympathischen – z.T. auch parasympathischen – Nervenfasern zu großen Nervengeflechten (Plexus) zusammen. Beispiele sind etwa der Plexus coeliacus und der Plexus aorticus abdominalis im Bauchraum.

Einen wichtigen Bestandteil und eine Besonderheit des peripheren Sympathikus stellt das *Nebennierenmark* dar. Die postganglionären Neurone haben sich hier zu den sog. *chromaffinen* Zellen des Nebennierenmarks umgewandelt und setzen bei Sympathikusreizung Adrenalin und Noradrenalin frei (Näheres ☞ 13.6.5).

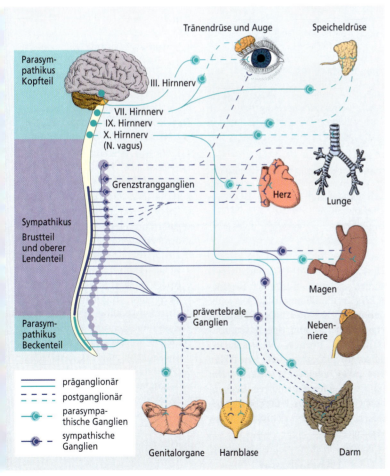

Abb. 11.23: Übersicht über das vegetative Nervensystem.
Die Fasern des Parasympathikus ziehen über die Hirnnerven III, VII, IX und X sowie aus dem Kreuzbeinmark zu den Organen.
Die Fasern des Sympathikus entstammen dem unteren Halsmark, dem Brust- und oberen Lendenmark und ziehen nach Umschaltung im Grenzstrang bzw. in den prävertebralen Ganglien zu den Organen.

Organ	Sympathikuswirkung	Parasympathikuswirkung
Herzmuskel	Zunahme von Pulsrate und Kontraktionskraft	mäßige Abnahme von Pulsrate und Kontraktionskraft
Haut- und Schleimhautgefäße, Eingeweidegefäße	Verengung	keine Wirkung bekannt
Muskelgefäße	Erweiterung (auch Verengung)	keine Wirkung bekannt
Hirngefäße	leichte Verengung	keine Wirkung bekannt
Bronchien	Erweiterung	Verengung
Speicheldrüsen	Verminderung der Sekretion	Steigerung der Sekretion
Magen-Darm-Trakt	Verminderung von Tonus und Bewegungen; Sphinkteren kontrahiert	Steigerung von Tonus und Bewegungen; Sphinkteren entspannt
Verdauungsdrüsen	Verminderung der Sekretion	Steigerung der Sekretion
Sexualorgane beim Mann	Auslösung der Ejakulation	Auslösung der Erektion
Tränendrüsen	keine bekannte Wirkung	Steigerung der Sekretion
Pupille	Erweiterung	Verengung

Tabelle 11.24: Wichtige Funktionen von Sympathikus und Parasympathikus. Fast alle Organe werden von beiden Teilsystemen innerviert. Je nachdem, um welche Organleistung es sich handelt, kann dabei entweder der Sympathikus oder der Parasympathikus der anregende oder bremsende Anteil sein. Eine gewisse Ausnahme bildet das Herz: hier dominiert der Sympathikus, während der Parasympathikus nur vergleichsweise schwach wirksam ist.

Der periphere Parasympathikus

Beim Parasympathikus liegt der Ursprung in den Kerngebieten des Hirnstamms und den Seitenhörnern des Sakralmarks (S2 – S4 ☞ Abb. 11.23). Von dort aus ziehen die Axone zusammen mit Hirn- oder Spinalnerven zu den parasympathischen Ganglien, die im Gegensatz zu den sympathischen Ganglien weit entfernt vom Rückenmark in unmittelbarer Nähe oder sogar innerhalb der Erfolgsorgane liegen. Sie können z.B. als Nervengeflechte an oder in der Wand von Hohlorganen liegen. Solche Nervengeflechte, an denen auch sympathische Fasern enden, liegen z.B. in der Wand von Magen, Darm, Blase und Gebärmutter.

Die Hirnnerven III, VII und IX versorgen parasympathisch den Kopfbereich (III: Pupillenmotorik, Akkomodation; VII und IX: Tränen-, Nasenschleim- und Speichelsekretion), der X. Hirnnerv (Nervus vagus) versorgt den gesamten Brustraum und große Teile des Bauchraums. Der untere Bauchraum und der Beckenbereich werden durch die parasympathischen Fasern aus dem Sakralmark versorgt.

11.11 Lähmungen

Auf jeder Ebene des motorischen Systems sind Unterbrechungen möglich, die eine Lähmung zur Folge haben:

- Bei der **peripheren Lähmung** liegt eine Schädigung der motorischen Vorderhornzellen im Rückenmark oder ihrer Nervenfortsätze vor. Dadurch ist die Impulsweiterleitung zu den jeweiligen Muskeln unterbrochen, und eine *schlaffe Lähmung* ist die Folge (z.B. Kinderlähmung).
- Liegt die Störung jedoch weiter oberhalb, z.B. im primären motorischen Rindenfeld des Großhirns oder im Bereich der Pyramidenbahn, spricht man von einer **zentralen Lähmung**. Aufgrund der hierbei erhaltenen Schaltkreise für die Muskelreflexe und der fehlenden zentralen Steuerung tritt eine *spastische Lähmung* (spasmos = Krampf) mit einem erhöhten muskulären Ruhetonus auf (z.B. Lähmungen nach Hirninfarkten oder -blutungen).

Unabhängig von der Schädigungsursache bezeichnet **Plegie** oder *Paralyse* eine vollständige Lähmung, wohingegen die Bewegungsfähigkeit bei der **Parese** vermindert, aber nicht völlig aufgehoben ist.

Die **Querschnittslähmung** entsteht durch eine Unterbrechung des Rückenmarks, z.B. durch einen Unfall. Wenn der gesamte Rückenmarksquerschnitt betroffen ist und alle auf- und absteigenden Bahnen unterbrochen sind, fallen alle sensiblen Empfindungen und alle willkürlichen Bewegungen unterhalb des Schädigungsortes aus. Die Lähmungen unterhalb der Schädigung sind zentrale, also *spastische Lähmungen*, auf der Höhe der Schädigung kommt es durch die Zerstörung der motorischen Vorderhornzellen zu peripheren, also *schlaffen Lähmungen*. Neben der Aufhebung der Sensibilität und der Willkürmotorik sind bei einer Querschnittslähmung auch vegetative Funktionen (z.B. Blasen-, Darm-, Sexualfunktion) betroffen.

11.12 Versorgungs- und Schutzeinrichtungen des ZNS

Das empfindliche Nervengewebe von Gehirn und Rückenmark liegt geschützt im knöchernen Schädelraum bzw. Wirbelkanal. Zusätzlichen Schutz gewähren drei bindegewebige *Hirnhäute*, die **Meningen**, die das Rückenmark und das Gehirn bedecken.
Sie heißen **Dura mater**, **Arachnoidea** und **Pia mater**; letztere liegt dem Gehirn direkt auf. Zwischen Arachnoidea und Pia mater befindet sich ein mit *Gehirnflüssigkeit* (**Liquor**) gefüllter Raum, der **Subarachnoidalraum**, der das Gehirn wie ein Wasserkissen vor Stößen und schnellen Bewegungen schützt.

11.12.1 Die Dura mater

Die aus straffem Bindegewebe (☞ 5.3.1) gebildete *harte Hirnhaut* (**Dura mater**) bildet die äußere Hülle des ZNS.

Die Dura mater des Rückenmarks

Beim Rückenmark besteht die Dura mater aus zwei Blättern. Ihr äußeres Blatt liegt dem Wirbelkanal innen an. Ihr inneres Blatt umgibt als derber bindegewebiger Schlauch das Rückenmark und die Wurzeln der Rückenmarksnerven.
Zwischen beiden Blättern liegt der **Epiduralraum,** der Fett und Bindegewebe enthält. Dieses Polster schützt das Rückenmark bei Bewegungen der Wirbelsäule. Durch Injektion eines Lokalanästhetikums in den Epiduralraum kommt es zu einer (reversiblen) Nervenblockade. In dieser **Periduralanästhesie** *(Epiduralanästhesie)* sind z.B. Eingriffe an den unteren Extremitäten möglich.

Die Dura mater im Schädelraum

Im Schädelraum sind beide Durablätter größtenteils fest zu *einer Haut* verwachsen, die dem Schädelknochen als innere Knochenhaut anliegt. Außerdem bildet die Dura im Schädelraum feste, bindegewebige Trennwände (**Durasepten**) zwischen den großen Hirnabschnitten. Durch diese Verstrebungen werden die Hirnteile bei Kopfbewegungen in ihrer Position gehalten.
Die **Großhirnsichel** *(Falx cerebri)* trennt dabei als senkrechte Wand beide Großhirnhemisphären. Sie geht in der hinteren Schädelgrube in die **Kleinhirnsichel** *(Falx cerebelli)* über, die entsprechend die Kleinhirnhemisphären trennt. Zwischen dem Großhirn und dem Kleinhirn überspannt das **Kleinhirnzelt** *(Tentorium cerebelli)* horizontal das Kleinhirn.
An manchen Stellen sind die ansonsten fest verwachsenen Durablätter jedoch voneinander getrennt. Dadurch entstehen starrwandige Kanäle, die **Sinus**, die das Venenblut aus dem gesamten Schädelraum auffangen und über die Vena jugularis interna (☞ Abb. 16.10) in die obere Hohlvene ableiten.

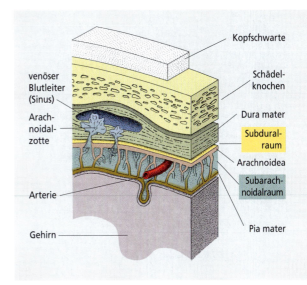

Abb. 11.25: Die Hirnhäute. Die beiden Blätter der Dura mater sind im Hirnbereich verwachsen, ein Epiduralraum existiert praktisch nicht.

11.12.2 Die Arachnoidea

Die mittlere Schicht heißt wegen ihres spinnwebenartigen Aussehens *Spinnwebenhaut* oder **Arachnoidea**. Sie ist fast gefäßlos und liegt der Dura mater innen an. Zwischen Dura mater und Arachnoidea liegt der extrem

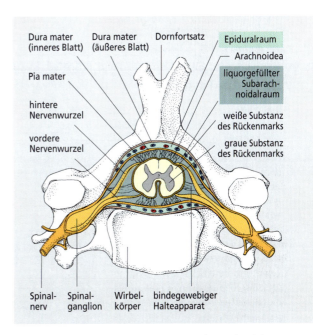

Abb. 11.26: Die Rückenmarkshäute. Das Rückenmark wird von der Pia mater, der Arachnoidea und der Dura mater überzogen. Zwischen äußerem und innerem Blatt der Dura mater liegt der Epiduralraum. Dieser ist mit Venen, Fettgewebe und Lymphbahnen ausgefüllt.

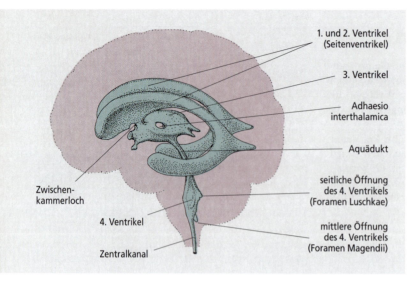

Abb. 11.27: Das Ventrikelsystem des Gehirns. Zu sehen sind die beiden Seitenventrikel, die über Zwischenkammerlöcher mit dem 3. Ventrikel verbunden sind. Der dünne Aquädukt verbindet den 3. mit dem 4. Ventrikel. Von dort aus bestehen zwei seitliche und eine mittlere Öffnung zum Subarachnoidalraum.

schmale **Subduralraum**. Im Bereich der Sinus stülpen sich knopfförmige Wucherungen der Arachnoidea in den venösen Raum vor: die **Arachnoidalzotten**. Aus diesen Zotten wird die klare Flüssigkeit in den Hohlräumen von Rückenmark und Gehirn, der *Liquor*, in das Venensystem abgeleitet (☞ 11.12.4).

11.12.3 Die Pia mater

Die zarte *innere Hirnhaut* (**Pia mater**) enthält zahlreiche Blutgefäße und bedeckt unmittelbar die Oberfläche des Nervengewebes. Sie folgt ihr bis in alle Vertiefungen hinein.

Die beiden inneren Häute, Arachnoidea und Pia mater, werden auch **weiche Hirnhäute** genannt. Zwischen ihnen liegt der **Subarachnoidalraum**. Feine Fasern der Arachnoidea spannen sich durch diesen Raum und bewirken zusammen mit dem umgebenden Liquor eine stoßsichere Aufhängung des Gehirns in der Schädelhöhle.

An einigen Stellen im Gehirn erweitert sich der Subarachnoidalraum zu weiteren Räumen – den **Zisternen** (z.B. zur Kleinhirnzisterne ☞ Abb. 11.28).

11.12.4 Der Liquor

Der *Liquor cerebrospinalis* (kurz **Liquor**) ist eine klare, farblose Flüssigkeit, die die Hohlräume im Gehirn sowie den Subarachnoidalraum ausfüllt.

Gebildet wird der Liquor in Kapillargeflechten der Pia mater (Plexus choroidei ☞ unten). Er durchströmt die Ventrikel (Hohlräume des Gehirns ☞ Abb. 11.27) und gelangt dann in den Subarachnoidalraum. Dort wird er von den Arachnoidalzotten resorbiert und in die Sinus, also das Venensystem, abgeleitet.

Durch den Liquor wird das Nervengewebe gestützt und wie von einem Wasserkissen vor der Schwerkraft, vor schädigender Stoßeinwirkung, Reibung oder Druck geschützt. Daneben hat der Liquor wichtige Funktionen beim Stoffaustausch zwischen Blut und Nervengewebe: Er erhält Nährstoffe aus dem Blut, versorgt

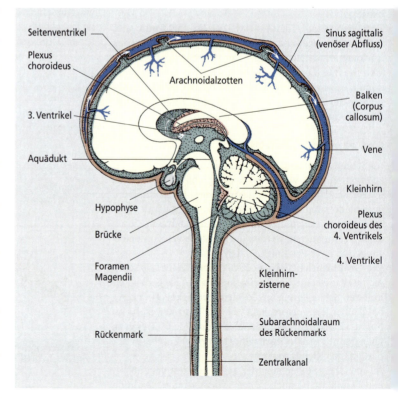

Abb. 11.28: Die Liquorräume mit Bildungsorten und Strömungsrichtung (siehe Pfeile) des Liquors. Der Liquor wird in den Kapillargeflechten der Pia mater gebildet und umspült das gesamte Gehirn und Rückenmark. Über die Arachnoidalzotten tritt der Liquor ins venöse System über.

damit das Hirn und transportiert Stoffwechselprodukte aus dem Nervengewebe ab.

Lumbalpunktion

Viele Erkrankungen des ZNS und/oder seiner Hüllen führen zu Veränderungen der Liquorzusammensetzung, so dass die laborchemische und mikroskopische Untersuchung von Liquor wichtige diagnostische Hinweise geben kann (z.B. Hirnhautentzündung, Blutungen). Um Liquor für Untersuchungszwecke zu entnehmen, wird der Subarachnoidalraum in der Regel zwischen den Dornfortsätzen des dritten und vierten Lendenwirbels punktiert (**Lumbalpunktion**). Dazu werden am gekrümmt liegenden oder gekrümmt sitzenden Patienten zwischen L3 und L4 Haut und Bänder der Wirbelsäule bis zum liquorgefüllten Wirbelkanal durchstochen. An dieser Stelle ist die Punktion gefahrlos, da das Rückenmark bereits auf Höhe des zweiten Lendenwirbelkörpers endet.

11.12.5 Die Liquorräume

Man unterscheidet anatomisch zwei Liquorräume im ZNS:
- Der Subarachnoidalraum (☞ 11.12.3) umschließt als **äußerer Liquorraum** Gehirn und Rückenmark.
- Zu den **inneren Liquorräumen** rechnet man das Ventrikelsystem des Gehirns und den Zentralkanal im Rückenmark (☞ Abb. 11.28).

Die inneren Liquorräume

Es gibt vier Ventrikel (Kammern): Die beiden **Seitenventrikel** (auch als *1.* und *2. Ventrikel* bezeichnet) sind lang gestreckte, bogenförmig verlaufende Hohlräume in den Großhirnhemisphären. Sie stehen über die beiden **Zwischenkammerlöcher** *(Foramina interventricularia)* mit dem im Zwischenhirn gelegenen **3. Ventrikel** in Verbindung. Über den **Aquädukt,** einen schmalen Kanal im Mittelhirn, besteht eine Verbindung zwischen dem 3. und dem **4. Ventrikel**. Der 4. Ventrikel setzt sich in den **Zentralkanal** des Rückenmarks fort und weist noch drei zusätzliche Öffnungen zum Subarachnoidalraum auf. Durch diese stehen die inneren Liquorräume mit den äußeren in Verbindung.

Blut-Liquor-Schranke

Die Pia mater stülpt sich in zottenartigen Kapillargeflechten **(Plexus choroidei)** in die Ventrikel vor. Hier wird durch Filtrations- und Sekretionsvorgänge aus Blutplasma der Liquor gebildet.

Damit dabei keine schädlichen Stoffe aus dem Blut zum Nervengewebe gelangen, besteht dort eine der Blut-Hirn-Schranke (☞ 10.2.2) entsprechende Barriere, die **Blut-Liquor-Schranke**. Sie wird von Gliazellen und Anteilen der Pia mater gebildet.

Die Blut-Liquor-Schranke ist klinisch von großer Bedeutung, da sie (außer, wenn sie im Rahmen einer Meningitis entzündlich verändert ist und damit undicht wird) nur von wenigen *liquorgängigen* Medikamenten passiert werden kann.

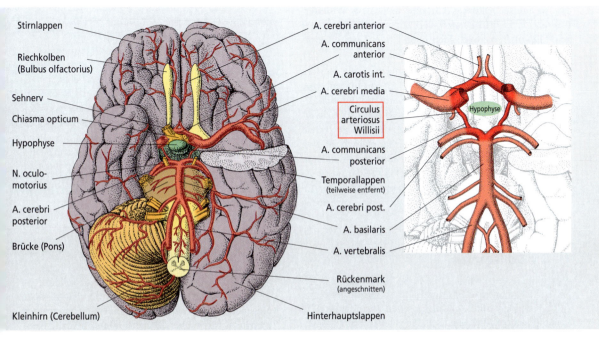

Abb. 11.29 – 11.30: **Links:** Die Hirnarterien im Bereich der Hirnbasis. Ansicht von unten. **Rechts:** Circulus arteriosus Willisii im Detail.

Hydrozephalus

> Normalerweise besteht zwischen der Bildung und Resorption des Liquors ein Gleichgewicht. Ist dieses Gleichgewicht gestört, kommt es zum **Hydrozephalus** *(Wasserkopf)* mit einer vermehrten Liquormenge in den Ventrikeln *(Hydrozephalus internus)* oder im Subarachnoidalraum *(Hydrozephalus externus)*.

11.12.6 Die Blutversorgung des Gehirns

Aufgrund des hohen Sauerstoffbedarfs des Gehirngewebes verursachen schon Unterbrechungen der Sauerstoffzufuhr von wenigen Minuten irreparable Zellschäden, da einmal abgestorbene Nervenzellen nicht erneuert werden können. Diese Nervenzellschäden können zu neurologischen Ausfällen (Lähmungen, Sensibilitätsstörungen) bis hin zum **Hirntod**, das heißt dem unwiederbringlichen Verlust aller Gehirnfunktionen, führen.

Die hirnversorgenden Arterien

Die kontinuierliche Sauerstoff- und Nährstoffzufuhr des Gehirns wird über ein Arteriensystem an der **Hirnbasis** (Unterseite des Gehirns) gewährleistet. Es wird aus den paarigen *inneren Halsschlagadern* (Aa. carotides internae) und in geringerem Umfang den *Wirbelschlagadern* (Aa. vertebrales) gespeist.

Damit eine Unterbrechung der Blutzufuhr in einem dieser Gefäße nicht sogleich zum Untergang von Hirngewebe führt, sind diese paarigen Arterien über Verbindungsäste zu einem Gefäßring (**Circulus arteriosus Willisii** = *Circulus arteriosus cerebri*) verbunden, wie Abb. 11.29 zeigt. Bei nicht wenigen Menschen ist der Circulus arteriosus allerdings nicht vollständig ausgebildet.

Die beiden Endäste der A. carotis interna – die *vordere* und die *mittlere Großhirnarterie* (**A. cerebri anterior** und **media**) – versorgen die vorderen und mittleren Hirngebiete. Die hinteren Hirnareale und die Hirnbasis werden über die Aa. vertebrales versorgt, die sich nach dem Durchtritt durch das große Hinterhauptsloch in den Schädelraum an der Hirnbasis zur *Schädelbasisarterie* (**A. basilaris**) vereinigen. Dieses Gefäß wiederum speist über die beiden *hinteren Großhirnschlagadern* (**Aa. cerebri posteriores**) den Circulus arteriosus Willisii.

11.12.7 Schlaganfall

> Die häufigste Erkrankung des Gehirns ist der **Schlaganfall** *(apoplektischer Insult, „Apoplex")*. Fast jeder 3. Deutsche erleidet einen Schlaganfall, und jeder 6. stirbt daran.

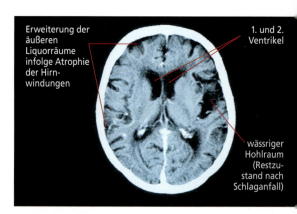

Abb. 11.31: Computertomographie des Schädels bei einem 70-jährigen Patienten drei Monate nach einem Schlaganfall hier im Versorgungsgebiet der A. cerebri media. [B 117]

Es handelt sich dabei um den völligen Untergang von Hirngewebe durch eine Störung der arteriellen Durchblutung. Am häufigsten ist eine Einengung (z.B. durch Arteriosklerose) bzw. der Verschluss (z.B. durch ein Blutgerinnsel aufgrund arteriosklerotischer Prozesse) einer großen Hirnarterie die Ursache. Seltener liegt eine Blutung aus einer Hirnarterie zugrunde, in deren Folge es durch Kompression zu einer Verminderung der Blutversorgung im umgebenden Gewebe kommt.

Dabei ist vor allem die Arteria cerebri media (☞ Abb. 11.29) betroffen. Gemäß ihrem Versorgungsgebiet kommt es dann zum Ausfall der Willkürmotorik und/oder der Sensibilität auf der gegenüberliegenden Körperseite; denn durch die Kreuzung der Pyramidenbahn und auch der aufsteigenden sensiblen Bahnen ist jeder Körperbereich in der gegenüberliegenden Hirnhälfte repräsentiert.

Die Lähmung einer Körperhälfte (**Hemiparese** = *Halbseitenlähmung*) ist in der Akutphase eine *schlaffe* Lähmung, die später häufig in eine *spastische* Lähmung übergeht (☞ 11.11). Je nach Ausdehnung des Schlaganfalls können zusätzliche neurologische Ausfälle wie z.B. Sprach- oder Sehstörungen bestehen. Die genannten neurologischen Störungen können auch nur kurzzeitig auftreten. Sie sind dann als Warnzeichen eines drohenden Schlaganfalls zu werten und müssen diagnostisch abgeklärt werden.

Die Pflege eines Patienten mit Schlaganfall

> Der Schlaganfallpatient bedarf großen pflegerischen Engagements: Da er im Regelfall zunächst einmal motorisch weitgehend gelähmt ist (und zudem mit seiner Lähmung überhaupt nicht umgehen kann), muss er sorgfältig gelagert, ernährt (zunächst meist über Magensonde), abgesaugt und katheterisiert werden.

Das Nervensystem

Verhindern: Dekubitus und Kontrakturen

Am Anfang sind die Dekubitus-Prophylaxe (☞ 9.3.3) der oft übergewichtigen Patienten durch häufiges Umlagern sowie die Vermeidung von Kontrakturen entscheidend: Letztere entstehen, wenn die Muskulatur und die Gelenke eines Körperteils in einer ungünstigen Position einsteifen, was später oft nicht mehr rückgängig zu machen ist. Die beste Vorbeugung (Prophylaxe) gegen Kontrakturen ist regelmäßiges Durchbewegen aller Gelenke des gelähmten Körperabschnitts sowie die Lagerung in physiologischer Stellung. Entsprechend ist die beste Prophylaxe gegen den Spitzfuß (häufigste Kontraktur) das Sitzen im Stuhl.
Im weiteren Verlauf treten die Mobilisierung, das Wiedererlernen von Trinken, Essen, Aufsitzen und Gehen (evtl. mit Hilfen) sowie die psychische Betreuung des oft in seinem Lebenswillen zutiefst getroffenen Patienten in den Vordergrund.

Gelähmte Seite bewusst machen

Insbesondere bei zusätzlichen Sensibilitätsstörungen „vergessen" die Patienten ihre kranke Körperhälfte - *(Neglect-Phänomen)*. Ziel bei Schlaganfallpatienten ist es deshalb, die betroffene Körperhälfte wieder bewusst zu machen (Pflegekonzept nach *Bobath*). Deshalb also den Patienten
- immer von der gelähmten Seite her ansprechen,
- das Bett so stellen, dass die gesunde Seite des Patienten zur Wand hin liegt,
- Nachttisch, Blumensträuße und anderes neben die gelähmte Seite platzieren,
- Pflegemaßnahmen von der gelähmten Seite her durchführen.

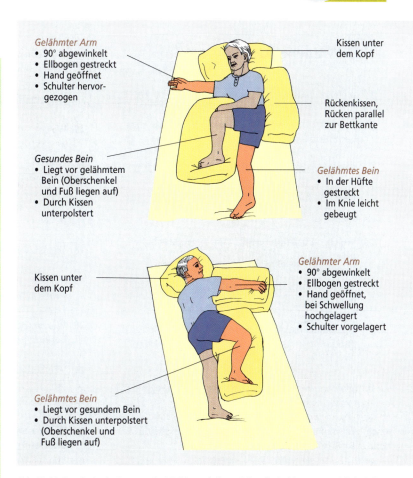

Abb. 11.32: Das Bobath-Konzept bei Schlaganfall vereinigt die beiden Hauptziele bei der Pflege des Schlaganfallpatienten: die Lagerung in physiologischen Stellungen zur Verhütung von Kontrakturen sowie die Bewusstmachung der gelähmten Körperhälfte. Oben Bobath-Lagerung auf der betroffenen, gelähmten Seite, unten Lagerung auf der nichtgelähmten Seite. [A 400-215]

Rehabilitation

Wo immer möglich, sollte sich nach dem Aufenthalt im Krankenhaus eine intensive (Früh-) Rehabilitation in einer entsprechenden Klinik anschließen. Dort ist insbesondere die motorische und die sprachmotorische Rehabilitation oft mit großem Erfolg verbunden, so dass die Einweisung in ein Pflegeheim häufig vermieden werden kann.

Rezidivprophylaxe

Um das Risiko eines weiteren Schlaganfalls mit evtl. folgenschweren bleibenden Behinderungen zu minimieren, werden bestehende Risikofaktoren wie etwa ein Bluthochdruck weitestmöglich beseitigt.

11.12.8 Die Venen des Gehirns

Der venöse Abfluss aus dem Schädelraum verläuft in erster Linie durch dünnwandige, klappenlose Venen, die zum großen Teil unabhängig von den Arterien verlaufen. Dabei sammeln die so genannten **inneren Hirnvenen** das Blut aus den zentralen Teilen des Gehirns, die **äußeren Hirnvenen** dasjenige von der Oberfläche des Gehirns. Das Blut fließt dann in die bereits erwähnten *Sinus* (☞ 11.12.1), muskelfreie, starrwandige Venenkanäle. Diese führen das Blut zur rechten und linken V. jugularis interna, die das Blut über rechte und linke Vena brachiocephalica letztlich in die obere Hohlvene ableiten (☞ 16.2.3).

Wiederholungsfragen

1. Welche Funktion hat das Großhirn? (☞ 11.2.1)

2. Woraus besteht die graue Substanz des Großhirns? (☞ 11.2.1)

3. Woraus besteht die weiße Substanz? (☞ 11.2.1)

4. Was befindet sich in der vorderen Zentralwindung des Großhirns? (☞ 11.2.2)

5. Welche Funktion erfüllt die Pyramidenbahn? (☞ 11.2.4)

6. Wofür ist das extrapyramidale System zuständig? (☞ 11.2.5)

7. Wie unterscheiden sich die primären von den sekundären sensorischen Rindenfeldern? (☞ 11.2.2)

8. Welche Funktion erfüllen die Basalganglien? (☞ 11.2.6)

9. Worauf nimmt das limbische System Einfluß? (☞ 1.2.7)

10. Welches sind die Hauptbestandteile des Zwischenhirns? (☞ 11.3)

11. Wofür ist der Thalamus zuständig? (☞ 11.3.1)

12. Welche Strukturen werden zum Hirnstamm gerechnet? (☞ 11.4)

13. Wo befinden sich die für das Überleben erforderlichen Steuerungszentren? (☞ 11.4.3)

14. Was geschieht im REM-Schlaf? (☞ 11.4.6)

15. Welche Funktionen haben die zwölf Hirnnerven? (☞ 11.5)

16. Wofür ist das Kleinhirn verantwortlich? (☞ 11.6)

17. Welche Funktionen erfüllt das Rückenmark? (☞ 11.7)

18. Wie ist ein Reflexbogen aufgebaut? (☞ 11.9)

19. Welche Wirkungen haben Sympathikus und Parasympathikus? (☞ 11.10.1)

20. Wie unterscheiden sich periphere und zentrale Lähmung? (☞ 11.11)

21. Wie heißen die drei Hirnhäute? (☞ 11.12)

22. Welche Funktionen hat der Liquor? (☞ 11.12.4)

23. Welche Besonderheit weist die Blutversorgung des Gehirns auf? (☞ Abb. 11.29)

24. Welche Arterie verstopft am häufigsten als Ursache eines Schlaganfalls? (☞ 11.12.7)

25. Was sind die Folgen? (☞ 11.12.7)

26. Welche Ziele hat die Pflege bei der Frühversorgung eines Schlaganfallkranken? (☞ 11.12.7)

12

Sensibilität und Sinnesorgane

📖 Lernzielübersicht

12.2 Die Hautsensibilität: Berührungs- und Temperaturempfinden

- In der Haut gibt es eine Vielzahl von Rezeptoren, mit denen Berührung, Schmerz und Temperatur wahrgenommen werden.

12.3 Schmerzempfindung

- Schmerzrezeptoren gibt es in zahlreichen Bereichen des Körpers. Ihre Reizung warnt vor schädigenden Einflüssen.
- Man unterscheidet den somatischen Schmerz (z.B. Schnittverletzung), den viszeralen Schmerz (z.B. Bauchweh), den neurogenen Schmerz und den psychischen Schmerz. Die Schmerztherapie ist eine wichtige Aufgabe der Medizin.

12.4 Die Tiefensensibilität

- Durch Rezeptoren an den Muskeln, Sehnen und Gelenken wird das Gehirn ständig über die Stellung der Glieder zueinander informiert.

12.5 Geruchs- und Geschmackssinn

- Gerüche werden durch Chemorezeptoren im Bereich der Nase wahrgenommen. Es gibt eine enorme Vielfalt von wahrnehmbaren Geruchsunterschieden.
- Die Geschmacksrezeptoren sind v.a. im Bereich der Zunge lokalisiert. Sie können die Qualitäten süß, sauer, bitter und salzig wahrnehmen. An der Geschmacksempfindung, z.B. beim Essen, ist immer der Geruchssinn beteiligt.

12.6 Auge und Sehsinn

- Das Auge ist ein kompliziert aufgebautes Sinnesorgan, das auf die Wahrnehmung von Lichtreizen spezialisiert ist. Durch die vorn gelegene Hornhaut und die Linse werden die Lichtstrahlen gesammelt und auf die lichtempfindliche Schicht des Auges (Netzhaut oder Retina) projiziert. Hier liegen Lichtsinneszellen, die in Zapfen für die Farbwahrnehmung und Stäbchen für die Hell-Dunkel-Wahrnehmung unterteilt werden.
- Durch Veränderung der Linsenform kann sich das Auge auf verschiedene Entfernungen einstellen (Akkommodation).
- Die Fähigkeit des Auges, sich an unterschiedliche Helligkeiten anzupassen, heißt Adaptation.
- Die äußeren Augenmuskeln ermöglichen dem Augapfel eine fein regulierte Beweglichkeit.
- Rund 50% der Menschen in den Industriestaaten sind von Störungen des optischen Apparats in Form von Kurz- oder Weitsichtigkeit und praktisch alle über 50 – 55-Jährigen von der Alterssichtigkeit betroffen.

12.7 Das Hör- und Gleichgewichtsorgan

- Das Hörorgan reagiert auf Schallreize. Man unterscheidet das äußere Ohr mit Ohrmuschel und Gehörgang, das Mittelohr mit den Gehörknöchelchen und das Innenohr.
- Das Innenohr ist ein schneckenförmiges Gebilde, in dem das Cortiorgan als sinnesaufnehmende Struktur liegt. Die Hörsinneseindrücke werden über den VIII. Hirnnerven zum Gehirn geleitet.
- In direkter Nachbarschaft zum Hörsinnesorgan liegt der Gleichgewichtssinn. Er besteht aus dem Vorhof und den drei Bogengängen und informiert das Gehirn über Lage und Beschleunigung des Körpers.

12.1 Einführung

Sensibilität ist die Fähigkeit, Veränderungen in der Umwelt oder im Körperinneren wahrzunehmen, wobei diese Sinneseindrücke über die **Sinnesorgane** vermittelt werden.
Alle Sinneseindrücke, die durch ein bestimmtes Sinnesorgan vermittelt werden, bezeichnet man als **Sinnesmodalität**. Neben den typischen *fünf Sinnen*: Sehen, Hören, Schmecken, Riechen und Tasten gibt es noch weitere Sinne, z.B. die Kalt- und Warmempfindung, die Schmerzempfindung, den Gleichgewichtssinn sowie einen Sinn für die Bewegung und Stellung einzelner Gelenke.

Rezeptorentypen

Rezeptoren („Messfühler") sind spezialisierte Zellen (meistens Nervenzellen), die von bestimmten inneren oder äußeren Reizen angeregt werden und sie dann in Form von elektrischen Impulsen oder chemischen Reaktionen weiterleiten. Ein Reiz von ausreichender Stärke bewirkt an einem für diese Reizart empfänglichen Rezeptor eine Veränderung des Membranpotentials (☞ 10.3.1). Diese wird fortgeleitet, und zwar entweder über das Axon der Sinneszelle (☞ 10.2.1) oder über Dendriten einer mit der Sinneszelle verknüpften sensiblen Nervenzelle.

Sensibilität und Sinnesorgane

Die Rezeptoren reagieren jeweils spezifisch auf eine bestimmte Reizart:
- **Mechanorezeptoren:** *(z.B. Berührungsrezeptoren)*: reagieren auf mechanische Einwirkungen (Druck- und Zugkräfte). Ein Sonderfall der Mechanorezeptoren sind die Dehnungsrezeptoren in den Muskelspindeln
- **Thermorezeptoren:** (= *Temperaturrezeptoren*): auf Kälte oder Wärme
- **Photorezeptoren:** auf Licht
- **Chemorezeptoren:** z.B. auf Geschmacksstoffe im Mund bzw. Geruchsstoffe in der Nase
- **Nozizeptoren:** auf Schmerzreize infolge von Gewebsschädigungen.

Ab einer gewissen Intensität können alle Reize Schmerzempfindungen auslösen (ein extrem lautes Geräusch beispielsweise wird nicht nur als laut, sondern auch als schmerzhaft empfunden).

Reizleitung und Reizverarbeitung

Die von den Rezeptoren aufgenommenen und in Nervenimpulse übersetzten Informationen werden zum Rückenmark und/oder Gehirn fortgeleitet. Sie bewirken auf den verschiedenen Ebenen des ZNS unterschiedliche Reaktionen:
- Auf Rückenmarksebene und im Hirnstammbereich erfolgen die Antworten *unbewusst* in Form von Reflexen (☞ 11.9).
- Impulse, die im Zwischenhirn den Thalamus erreichen, werden dort gefiltert. Diejenigen Impulse, die für den Körper als wichtig empfunden werden, werden von dort aus an die Großhirnrinde übermittelt, wo sie eine *bewusste Empfindung* auslösen.

12.2 Die Hautsensibilität: Berührungs- und Temperaturempfinden

In der Haut – als Grenze zur Außenwelt – liegen zahlreiche Sinnesrezeptoren. Sie ermöglichen die Wahrnehmung *äußerer Gegenstände* und über die „Umweltkontakte" (etwa einen harten Stuhl) auch die Erfahrung der *eigenen Körperoberfläche*.

Hautrezeptoren bestehen aus Fortsätzen von sensiblen Nervenzellen, die frei in der Haut enden oder in Epithelien oder bindegewebige Strukturen eingebettet sind. Die Erregungen aus den Hautrezeptoren werden an die sensorischen Rindenfelder der Großhirnrinde übermittelt (☞ Abb. 11.6).

Es gibt unterschiedliche Hautrezeptoren, die jeweils auf bestimmte Reizarten spezialisiert und in unterschiedlicher Dichte an der Körperoberfläche verteilt sind:

Mechanorezeptoren

- **Merkel-Tastscheiben** sind spezialisierte Hautzellen in haarlosen Körperregionen (*Leistenhaut* ☞ 9.1),

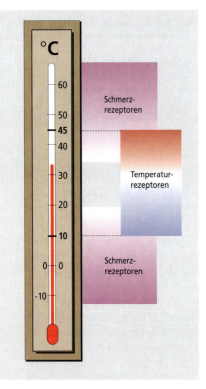

Abb. 12.1: Temperaturmessbereich von Temperatur- und Schmerzrezeptoren der Haut.

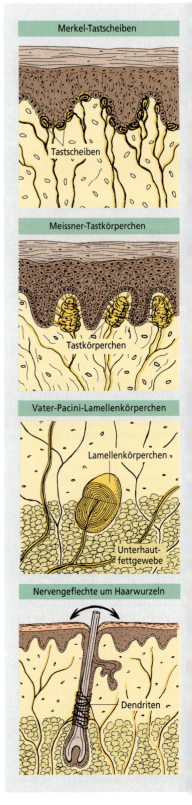

Abb. 12.2: Vier wichtige Arten von Mechanorezeptoren der Haut.

- **Meissner-Tastkörperchen** kommen in Fingerspitzen, Hand- und Fußsohlen, Augenlidern, Lippen und äußerem Genitale vor,
- **Vater-Pacini-Lamellenkörperchen** finden sich in Unterhautschichten, inneren Organen, Muskeln und Gelenken,
- **Nervengeflechte** umgeben die Haarwurzeln der behaarten Haut,
- **Freie Nervenendigungen** sind Dendriten (☞ Abb. 10.5) ohne Hülle.

Eine *schwache* Reizung dieser fünf Hautrezeptoren ruft *Berührungsempfindungen* hervor, eine *starke* Stimulierung führt zu *Druckempfindungen*; *sehr starke* Reizung der Rezeptoren wird als Schmerz empfunden. Die Vater-Pacini-Lamellenkörperchen registrieren zudem Vibrationsreize, die freien Nervenendigungen Temperatur- und Juckreize.

> Aufgrund der sensiblen Versorgung mit Berührungsrezeptoren und Nerven hat die Haut als größtes Sinnesorgan großen Einfluss auf das Wohlgefühl des Menschen. Bei der Körperpflege kann diese Wirkung positiv genutzt werden, indem z.B. die Wuchsrichtung der Haare beachtet wird. Waschen oder Eincremen *gegen* die Wuchsrichtung wirken belebend, Waschen *mit* der Wuchsrichtung beruhigend.

Temperaturrezeptoren

Das ZNS wird über **Temperaturrezeptoren**, die vermutlich als freie Nervenendigungen überall in der Haut, im Körperinneren und im ZNS lokalisiert sind, ständig über die Temperaturverhältnisse an der Körperoberfläche und im Körperinneren informiert.
Man unterscheidet **Warm-** und **Kaltrezeptoren**, die Temperaturen von 10 °C bis 45 °C registrieren können. Oberhalb und unterhalb dieses Bereiches werden vorwiegend die *Schmerzrezeptoren* stimuliert.

12.3 Schmerzempfindung

Schmerzrezeptoren kommen überall in der Haut und in vielen Regionen des Körperinneren vor. Auch wenn ihre Erregungen quälend wirken, sind sie für den Körper als Alarmgeber lebensnotwendig.

12.3.1 Schmerzentstehung

Schmerzempfindungen werden ähnlich den Temperaturreizen vorwiegend über freie Nervenendigungen vermittelt. Schmerzrezeptoren reagieren auf chemische Stoffe, die bei Gewebsschädigungen oder Störungen im Gewebsstoffwechsel (z.B. bei Entzündungsvorgängen) freigesetzt werden, z.B. Prostaglandine oder Histamin.

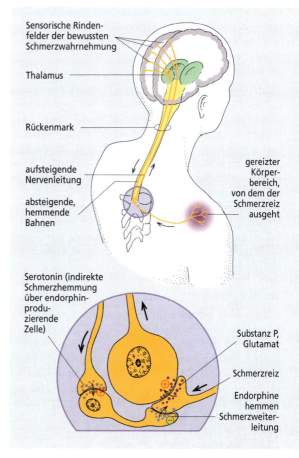

Abb. 12.3: Vom Schmerzreiz bis zur Schmerzwahrnehmung. Die Schmerzsignale werden über das Rückenmark und den Thalamus zur Großhirnrinde weitergeleitet, wo die bewusste Schmerzwahrnehmung erfolgt. Die Reizleitung kann durch absteigende, hemmende Nerven unterdrückt werden.

Werden Schmerzrezeptoren gereizt, gelangt das Schmerzsignal über periphere Nerven (bzw. aus den Organen über Fasern des vegetativen Nervensystems) zunächst zum Rückenmark. Von dort wird es über den Thalamus zu den sensorischen Rindenfeldern des Großhirns weitergeleitet, wo die bewusste Wahrnehmung des Schmerzes erfolgt. Diese Weiterleitung kann durch vom Gehirn ausgeschüttete Substanzen gehemmt oder unterdrückt werden **(absteigendes Hemmsystem)**. Diese Regulationsmöglichkeit ist sinnvoll, damit Schmerzreize nicht zur Unterbrechung lebensnotwendiger Handlungsabläufe (z.B. Fluchtreaktionen) führen. Wer also irgendwo „voll dabei" ist, wird Schmerzreize viel weniger wahrnehmen als jemand, der still im Bett liegt.

12.3.2 Charakteristika des Schmerzes

Schmerzen lassen sich abhängig von ihrem Entstehungsort in einen *somatischen* und einen *viszeralen* (von den

Eingeweiden ausgehenden) Schmerztyp unterteilen. Daneben gibt es noch einen *neurogenen* (nervlich bedingten) und *psychogenen* (seelisch verursachten) Schmerz.

Der somatische Schmerz

Rührt die Schmerzempfindung von der Haut, dem Bewegungsapparat oder dem Bindegewebe her, spricht man vom **somatischen Schmerz**. Dieser kann wiederum zwei Formen annehmen: Ist der Reiz in der Haut lokalisiert, spricht man vom **Oberflächenschmerz** (z.B. Nadelstich); geht der Schmerz jedoch von Muskeln, Gelenken, Knochen oder Bindegewebe aus (z.B. Kopfschmerz), wird er als **Tiefenschmerz** bezeichnet.

Während der Oberflächenschmerz einen hellen Charakter hat, gut lokalisierbar ist und nach Aufhören des Reizes schnell abklingt, hat der Tiefenschmerz einen eher dumpfen oder brennenden Charakter, ist schwerer zu lokalisieren und klingt langsamer ab.

Der viszerale Schmerz

Der **viszerale Schmerz** oder *Eingeweideschmerz* ähnelt in seinem dumpfen Charakter dem Tiefenschmerz. Er tritt z.B. bei der Dehnung (Blähungen) oder bei Krämpfen (z.B. Menstruationsschmerz) von glatter Muskulatur, bei Mangeldurchblutung und bei Entzündungen auf. Er kann sich als Dauerschmerz (z.B. Magenschmerzen) oder als periodisch wiederkehrender Schmerz (z.B. Koliken oder Wehen ☞ 21.6) äußern.

Neurogener Schmerz

Der **neurogene Schmerz** entsteht durch Reizung von Nervenfasern und -bahnen, wenn diese geschädigt oder unterbrochen werden. Er hat oft einen „hellen" einschießenden Charakter (z.B. *Phantomschmerz* nach Amputationen).

Psychogener Schmerz

Nicht jeder Schmerz hat eine Ursache in gereizten Schmerzrezeptoren. Es kann vielmehr auch eine *psychische Störung* vorliegen, bei der Patienten ihre seelischen Konflikte nicht auf andere Weise verarbeiten können, als immer wieder über Schmerzen zu klagen. Die seelische Störung findet also in einer körperlichen Erscheinung, einem Schmerz, ihren Ausdruck.

Akuter und Dauerschmerz

Neben dem Entstehungsort ist es auch sinnvoll, bezüglich der Dauer des Schmerzes zu unterscheiden:
- Der **akute Schmerz** hat eine begrenzte Dauer und klingt rasch ab. Dieser Schmerz kann selbst bei größerer Schmerzstärke oft ohne Medikamente ertragen werden (z.B. Zahnarztbehandlung).
- Der **chronische Schmerz** tritt entweder als Dauerschmerz (z.B. Rückenschmerz oder Tumorschmerz) oder als häufig wiederkehrender Schmerz (z.B. Migränekopfschmerzen oder Angina-pectoris-Schmerzen) auf. Chronische Schmerzen sind nur schwer zu ertragen.

Schmerzrezeptoren zeigen in aller Regel keine **Adaptation**, d.h. ihre Empfindlichkeit für einwirkende Reize nimmt nicht mit der Zeit ab, sondern bleibt gleich stark. Besonders quälend ist dies für chronisch Schmerzkranke, da der Schmerz hier nicht mehr als „Alarmgeber" fungiert.

> Die Empfindung von Schmerzen ist individuell sehr unterschiedlich.
> Zum einen ist sie vom Kulturkreis abhängig. So äußern südländische Menschen ihre Schmerzen meist heftiger als Menschen aus nördlichen Ländern. Zum anderen beeinflussen auch die persönlichen Umstände den Umgang mit Schmerzen: Angst kann das Schmerzerlebnis wesentlich steigern, Ablenkung und vermehrte Zuwendung Linderung schaffen.
> Pflegende sollten die Schmerzen des Patienten immer ernst nehmen: Schmerz ist, was der Patient als Schmerz empfindet!

12.3.3 Schmerztherapie

 Schmerzlindernde Arzneimittel (**Analgetika**) sind die in Deutschland am häufigsten verabreichten Medikamente. Obwohl einige Substanzen frei verkäuflich sind, ist ihre Einnahme keineswegs risikolos. Mögliche Nebenwirkungen (z.B. Magenbeschwerden, Blutungen) müssen ebenso bedacht werden wie eine etwaige Abhängigkeitsentwicklung und die richtige Dosierung.

Für die Behandlung leichter oder entzündungsbedingter Schmerzen werden häufig Azetylsalizylsäure (z.B. Aspirin®), Paracetamol oder Substanzen aus der Klasse der *nichtsteroidalen Antiphlogistika* (**NSA**) wie etwa Indometacin oder Diclofenac verwendet.

Bei sehr starken Schmerzen (z.B. postoperativ, Tumorschmerz) sind häufig **Opioide** notwendig, die jedoch zur Abhängigkeit führen können und deshalb nur unter den strengen Kontrollvorschriften der *Betäubungsmittelverschreibungsverordnung* (**BtMVV**) abgegeben werden.

Bei manchen Formen chronischer Schmerzen, insbesondere Tumorschmerzen, ordnet der Arzt eine regelmäßige Schmerzmittelgabe an. Hier achten die Pflegenden darauf, dass das Einnahmeschema genau eingehalten wird. Bedarfsmedikationen sowie „Verpassen" der Einnahmezeit erfordern höhere Dosierungen, lassen den Patienten zum Bittsteller werden und steigern die Suchtgefahr.

Schmerztherapie ist aber nicht gleichbedeutend mit Schmerzmittelgabe. Schmerztherapie beinhaltet z.B. auch physikalische Verfahren zur Schmerzlinderung.

12.4 Die Tiefensensibilität

Im Wachzustand sind wir ständig über die Stellung unserer Glieder zueinander informiert **(Stellungssinn)**. Wir können Bewegungen unserer Gelenke wahrnehmen **(Bewegungssinn)** und haben ein Gefühl für den Widerstand, gegen den unsere Muskeln Bewegungen durchführen **(Kraftsinn)**. Diese Fähigkeiten, die über Mechanorezeptoren in Muskeln, Gelenken und Sehnen vermittelt werden, werden zusammenfassend als **Tiefensensibilität** bezeichnet.

Man unterscheidet folgende Rezeptortypen:
- **Muskelspindeln** sind spezialisierte quergestreifte Muskelfasern, die durch Dehnung des betreffenden Muskels gereizt werden;
- **Golgi-Sehnenorgane** liegen im Übergangsbereich zwischen Muskeln und Sehnen. Sie registrieren die Muskelspannung, verhindern eine zu starke Anspannung des Muskels und ermöglichen durch die Regulation der Muskelspannung feine Bewegungen;
- **Vater-Pacini-Lamellenkörperchen** liegen in Gelenken bzw. Gelenkkapseln, registrieren mechanische Verformungen (z.B. bei Gelenkbewegungen) und informieren dadurch über die jeweilige Gelenkstellung.

Die Erregungen aus diesen Rezeptoren bewirken teilweise *bewusste Empfindungen*, die gegebenenfalls mit *bewussten* Bewegungen beantwortet werden. Viele andere Erregungen, z.B. für die Erhaltung des Muskeltonus, das Zusammenspiel von Streck- und Beugemuskeln und die Koordination größerer Bewegungsabläufe, bleiben unbewusst, und auch die Reizantworten erfolgen *unbewusst* reflektorisch.

12.5 Geruchs- und Geschmackssinn

Da Geruchs- und Geschmackssinn eng miteinander verbunden sind, werden beide in einem gemeinsamen Abschnitt zusammengefasst. Beide Sinne weisen eine enge Verbindung mit dem vegetativen Nervensystem auf: So können schlechter Geschmack oder Geruch Übelkeit und Erbrechen auslösen; dagegen regen angenehme Gerüche die Speichel- und Magensaftsekretion an.

12.5.1 Der Geruchssinn

Der **Geruchssinn** wirkt als „Kontrollstation" für die *Luft* am Anfang der Atemwege. Seine Rezeptoren sind *Chemorezeptoren*, die in den **Riechfeldern** in beiden Nasengängen im oberen Bereich der Nasenscheidewand und an der oberen Nasenmuschel liegen. Die Riechfelder bestehen mikroskopisch aus drei verschiedenen Zellarten: **Stützzellen**, **Basalzellen** und **Riechzellen**.

Die säulenförmigen *Stützzellen* machen den Hauptteil der Zellen aus. Sie werden von den tiefliegenden *Basal-*

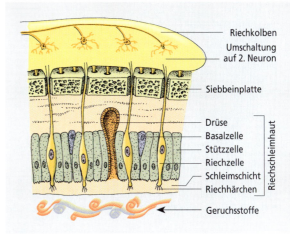

Abb. 12.4: Aufbau der Riechschleimhaut aus Stütz-, Basal- und Riechzellen.

zellen gebildet, die wahrscheinlich auch die Stammzellen für die kurzlebigen, jeweils zwischen mehrere Stützzellen eingebetteten *Riechzellen* sind.

Die Riechzellen haben zwei gegenüberliegende Endungen: an dem einen Ende befinden sich jeweils sechs bis acht feine **Riechhärchen,** die mit den Geruchsstoffen in der vorbeiströmenden Einatmungsluft reagieren; am anderen Ende ziehen ihre ableitenden Nervenfortsätze, die sich zum ersten Hirnnerven **(Nervus olfactorius)** vereinigen, durch die Löcher der Siebbeinplatte zum **Riechkolben** *(Bulbus olfactorius)*.

Die Riechkolben liegen beiderseits in der vorderen Schädelgrube unter den Stirnlappen des Großhirns.

> Ein intakter Geruchs- und Geschmackssinn gehört für den Menschen zu der ganzheitlichen Wahrnehmung seiner Umwelt und beeinflusst sein allgemeines Wohlgefühl. Wer kennt nicht das unangenehme Gefühl, bei einem Schnupfen nichts zu schmecken und zu riechen? Liegende Magensonden und Borken in der Nase behindern in gleicher Weise den Geruchssinn und damit auch das Wohlgefühl des Patienten. Der Nasenpflege kommt unter diesem Aspekt eine weitere Bedeutung zu, nämlich die, den Patienten in seiner Ganzheitlichkeit zu unterstützen.

12.5.2 Der Geschmackssinn

Die Chemorezeptoren des Geschmackssinns werden durch gelöste Substanzen in der Mundhöhle erregt. An allen Geschmacksempfindungen ist jedoch stets auch der Geruchssinn beteiligt. Ist letzterer gestört (z.B. behinderte Nasenatmung bei Schnupfen), ist auch der Geschmackssinn deutlich beeinträchtigt.

Die Rezeptoren für den Geschmackssinn liegen in den **Geschmacksknospen** im Bereich der Zunge, der Mund-

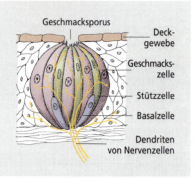

Abb. 12.5: Aufbau einer Geschmacksknospe auf der Zungenoberfläche.

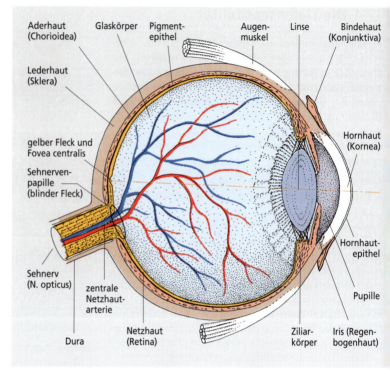

Abb. 12.7: Struktur des Augapfels mit Hornhaut und Sehnerv.

schleimhaut, des Rachens und des Kehldeckels. Besonders konzentriert liegen sie in den verschiedenen **Zungenpapillen,** kleinen Schleimhauterhebungen, die dem Geschmacks- und Tastempfinden dienen. Ähnlich wie die Riechfelder sind auch die Geschmacksknospen aus **Stützzellen** und Sinneszellen – den **Geschmackszellen** – aufgebaut. Die Stützzellen sind spezialisierte Epithelzellen der Mundschleimhaut, die von den *Basalzellen* gebildet werden. Sie formen um die Sinneszellen herum eine Kapsel. Jede der länglichen Sinneszellen hat an einem Ende einen kleinen Fortsatz, das **Geschmacksstiftchen.** Es ragt an einer Öffnung, dem **Geschmacksporus,** aus der Geschmacksknospe in die Mundhöhle hervor und dient zur Reizaufnahme. An seinem gegenüberliegenden Ende befinden sich die Dendriten von Nervenzellen, über die die Sinneseindrücke schließlich zum Großhirn (☞ 11.2.2) weitergeleitet werden.

Alle Geschmacksempfindungen können auf vier Grundqualitäten zurückgeführt werden: *süß, salzig, bitter* und *sauer.* Für jede von ihnen ist wahrscheinlich ein eigener Rezeptorentyp zuständig, wobei die Verteilung der einzelnen Rezeptortypen im Mund unterschiedlich ist:

- **Süß-Rezeptoren:** Zungenspitze,
- **Salzig-Rezeptoren:** Zungenspitze, vorderer seitlicher Zungenrand,
- **Sauer-Rezeptoren:** hinterer seitlicher Zungenrand,
- **Bitter-Rezeptoren:** Zungengrund.

12.6 Auge und Sehsinn

12.6.1 Übersicht

Der kugelförmige Augapfel liegt in der mit Fettgewebe ausgekleideten Augenhöhle. Seine Wandung ist aus drei unterschiedlichen Schichten aufgebaut; in seinem Inneren liegen lichtbrechende und stützende Strukturen. Über den Sehnerven, der am hinteren Pol aus dem Auge austritt, werden die Sinneseindrücke an das Großhirn weitergeleitet.

Die Bewegungen des Augapfels erfolgen über sechs äußere Augenmuskeln.

Schutzeinrichtungen des Auges sind Augenbrauen, Augenlider, Wimpern, Bindehaut und Tränenapparat.

12.6.2 Der Augapfel

Der **Augapfel** *(Bulbus oculi)* ist zwiebelschalenartig aus drei Schichten aufgebaut: der **äußeren, mittleren** und **inneren Augenhaut.**

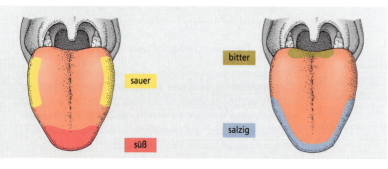

Abb. 12.6: Rezeptorverteilung für die vier Geschmacksqualitäten auf der Zunge.

Sensibilität und Sinnesorgane

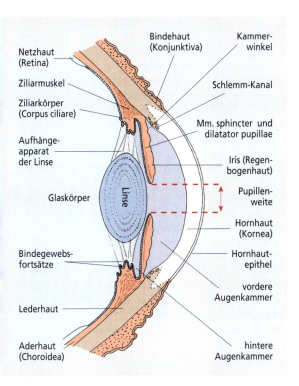

Abb. 12.8: Ziliarkörper, Linse und Aufhängeapparat im Längsschnitt.

Die äußere Augenhaut

Die weiße **Lederhaut** *(Sklera)* besteht aus festem Bindegewebe. Sie umhüllt den ganzen Augapfel und gibt ihm seine Form. Vorne geht die Lederhaut in die lichtdurchlässige, gefäßlose **Hornhaut** *(Kornea)* über. Diese weist eine etwas stärkere Wölbung als der übrige Augapfel auf und ist maßgeblich an der Lichtbrechung beteiligt.

Die mittlere Augenhaut

Sie ist gefäßreich und wird in ihrem hinteren Abschnitt als **Aderhaut** *(Choroidea)* bezeichnet. Ihre zahlreichen Blutgefäße versorgen die Netzhaut mit Nährstoffen.
Im vorderen Augenbereich geht die Aderhaut in den **Ziliarkörper** *(Corpus ciliare)* über, an dessen bindegewebigen Fasern die Linse aufgehängt ist. Der Ziliarkörper enthält zudem einen ringförmigen Muskel **(Ziliarmuskel)**, der den Krümmungszustand der Linse beim Nah- und Fernsehen verändern kann **(Akkommodation** 12.6.4). In den gefäßreichen Bindegewebsfortsätzen des Ziliarkörpers wird das **Kammerwasser** gebildet, welches die vor der Iris liegende **vordere Augenkammer** und die hinter der Iris liegende **hintere Augenkammer** füllt und für die Ernährung von Hornhaut und Linse sorgt. Der Abfluss des Kammerwassers erfolgt über den *Schlemm-Kanal* am Übergang zwischen Sklera und Hornhaut. Normalerweise befinden sich Kammerwasserproduktion und -abfluss im Gleichgewicht, so daß der vom Kammerwasser gebildete Augeninnendruck stets gleich ist.

Beim **Grünen Star** *(Glaukom)* liegt ein erhöhter Augeninnendruck vor. Ohne Behandlung bewirkt dieser eine Schädigung der Netzhaut und des Sehnerven und führt schließlich zur Erblindung.

Weiter vorne schließt sich an den Ziliarkörper die **Regenbogenhaut** *(Iris)* an. Diese ist eine kreisrunde Scheibe, die in der Mitte ein Loch, die **Pupille**, aufweist. Neben zahlreichen Pigmenten, die dem Auge seine Farbe geben, enthält sie scherengitterartig angeordnete glatte Muskelfasern, die je nach Lichtverhältnissen – wie die Blende eines Fotoapparates – die *Pupillenweite* verändern können. Diese Muskeln werden als **M. sphincter pupillae** *(Pupillenverenger)* und **M. dilatator pupillae** *(Pupillenerweiterer)* bezeichnet; beide werden vom vegetativen Nervensystem innerviert. So tritt z.B. bei starker Helligkeit, Müdigkeit oder Nahsicht reflektorisch eine Pupillenverengung **(Miosis)** ein; bei Dämmerung, Fernsicht oder Stressreaktionen kommt es hingegen zu einer Erweiterung der Pupille **(Mydriasis)**.

Für viele augenärztliche Untersuchungen muß die Pupille vorher mit Augentropfen erweitert werden, die ein *Mydriatikum* (pupillenerweiterndes Medikament) enthalten. Die Wirkung hält einige Stunden an, in denen der Patient lichtempfindlich ist und unscharf sieht. Die Patienten benötigen deshalb oftmals eine Sonnenbrille, und vor allem ältere Patienten bedürfen der Begleitung, da sie beim Umhergehen durch Stürze gefährdet sind.

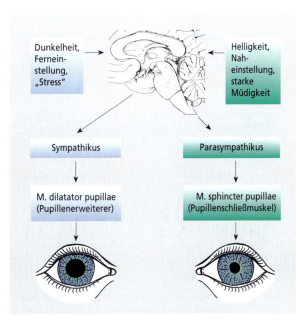

Abb. 12.9: Die von Sympathikus und Parasympathikus – den beiden Gegenspielern des vegetativen Nervensystems – vermittelte Pupillenreaktion.

12 Sensibilität und Sinnesorgane

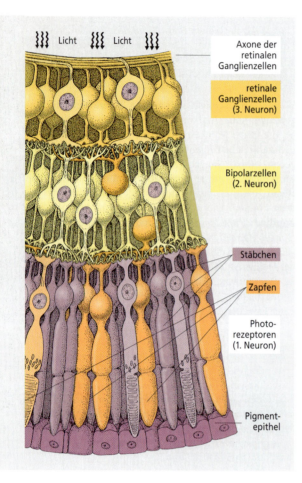

Abb. 12.10: Schichtaufbau der Netzhaut (Detailzeichnung).

Die Fähigkeit der Pupille, sich bei plötzlicher starker Lichteinstrahlung durch ein Engerwerden der Pupille an die neue Lichtintensität anzupassen, wird als **Lichtreflex** bezeichnet.

> **Pupillenreflexprüfung.** Der Pupillenreflex wird mit einer (Stab-)Lampe geprüft, die nach einem vorgegebenen Schema vor den Augen des Patienten an- und ausgeschaltet wird. Beobachtet und dokumentiert werden Größe, Form und Lichtreaktion beider Pupillen. Ein gestörter Pupillenreflex weist auf eine Sehstörung oder eine neurologische Erkrankung, z.B. einen erhöhten Druck im Schädelinnenraum, hin.

Die innere Augenhaut

Zur innersten Schicht des Augapfels gehören die **Netzhaut** *(Retina)* mit den bildaufnehmenden Sinneszellen und das **Pigmentepithel**, das die Netzhaut umkleidet und den Stoffwechsel zwischen Netz- und Aderhaut unterstützt. Zwischen Pigmentepithel und Netzhaut besteht nur im Bereich des Sehnervenaustritts **(Papille)** und am Ziliarkörper eine feste Verbindung. An den übrigen Stellen wird der notwendige Kontakt der Schichten durch den Augeninnendruck gewährleistet.

Nährstoffe erhält die Netzhaut über die **zentrale Netzhautarterie** *(Arteria centralis retinae)*, die zusammen mit dem Sehnerven in das Auge eintritt. Der venöse Blutabfluss erfolgt über die mit der Arterie parallel verlaufende **zentrale Netzhautvene** *(Vena centralis retinae)*. Mit Hilfe eines Augenspiegels **(Ophthalmoskop)** ist es möglich, den Augenhintergrund mit den darin verlaufenden Gefäßen zu untersuchen.

Die Netzhaut selbst ist aus mehreren Schichten aufgebaut: Ganz außen liegen, als erste Neuronen der Sehbahn, die **Photorezeptorzellen,** die lichtempfindlichen *Stäbchen* und *Zapfen*. Die Zapfen nehmen Farbunterschiede und genaue Abbildungen wahr; sie sind sozusagen für das Sehen bei Tage zuständig. Sie befinden sich vor allem im Zentrum der Netzhaut, direkt gegenüber dem Mittelpunkt von Hornhaut und Pupille **(Sehachse)**. Dieses zapfenreiche Gebiet wird als **gelber Fleck** *(Macula lutea)* bezeichnet und enthält den Ort des schärfsten Sehens.

Die Stäbchen hingegen sind mehr in der Netzhautperipherie angesiedelt. Sie erkennen unterschiedliche Helligkeitsstufen und mehr schemenhafte Bewegungseindrücke und sind für das Dämmerungssehen geeignet. Die Möglichkeit des Auges, sich an Lichtreize unterschiedlicher Intensität – Sehen bei Tag und Nacht – anpassen zu können, wird als **Adaptation** bezeichnet. Bei Blendung erfolgt innerhalb von ca. einer Minute eine Herabsetzung der Lichtempfindlichkeit der Netzhaut. Der Anpassungsvorgang der Netzhaut an plötzliche Dunkelheit dauert hingegen bis zu 30 Minuten.

Den Photorezeptoren nachgeschaltet sind als zweites Neuron die **Bipolarzellen**. Die innerste Schicht und das dritte Neuron bilden die **Ganglienzellen**. Ihre Axone vereinigen sich im Bereich der Papille zum **Sehnerven** (*N. opticus* ☞ auch Abb. 11.12), der die Sinneseindrücke an die Sehzentren im Gehirn (☞ Abb. 11.6) weiterleitet. An der Stelle, wo der Sehnerv aus dem Auge austritt **(Papille)**, gibt es weder Stäbchen noch Zapfen, so dass hier das Sehvermögen völlig fehlt. Diese Stelle wird deshalb auch als **blinder Fleck** bezeichnet.

12.6.3 Die lichtbrechenden Strukturen

Die lichtbrechenden Strukturen bilden den **optischen Apparat** des Auges. Sie sind vergleichbar mit dem Linsensystem eines Fotoapparates. Ihre Aufgabe ist es, einfallende Strahlen stets so zu bündeln, dass auf der Netzhaut ein scharfes Bild entsteht.

Zum optischen Apparat des Auges zählen die Hornhaut, die **Linse**, der **Glaskörper** und das Kammerwasser. Alle von außen eindringenden Lichtreize müssen diese lichtbrechenden Strukturen durchdringen, bevor sie die Schicht der Stäbchen und Zapfen erreichen.

Linse

Die **Linse** ist der einzige optisch variable Bestandteil dieses optischen Apparates. Sie ist ein gefäßloser, transparenter linsenförmiger Körper, der von einer festen Kapsel umgeben ist. Mittels bindegewebiger Fasern ist die Linse hinter der Regenbogenhaut am Ziliarkörper aufgehängt.

> Mit zunehmendem Alter findet häufig eine Trübung der Linse statt, die **Grauer Star** *(Katarakt)* genannt wird. Hierdurch kommt es zu einer zunehmenden Beeinträchtigung des Sehvermögens. In einer **Staroperation** wird die getrübte Linse gegen eine Kunststofflinse ausgetauscht.

Glaskörper

Der Innenraum des Augapfels hinter der Linse wird vom **Glaskörper** *(Corpus vitreum)* ausgefüllt. Er besteht aus einer durchsichtigen, gallertigen Masse. Er erzeugt durch konstanten Druck auf die Netzhaut einen festen Kontakt zwischen Netzhaut und Pigmentepithel, was für eine ausreichende Nährstoffversorgung der Netzhaut notwendig ist.

12.6.4 Die Sehfunktion

Auf dem Weg zu den Sinneszellen in der Netzhaut müssen eintreffende Lichtstrahlen zunächst die lichtbrechenden Medien Hornhaut, Kammerwasser, Linse und Glaskörper passieren. Auf der Netzhaut entsteht infolge des physikalischen Strahlenganges ein *verkleinertes*, *spiegelbildliches* und *umgekehrtes* Bild des betrachteten Objektes. Um sowohl von nahen als auch entfernten Gegenständen stets scharfe Bilder zu erhalten, muss die Brechkraft des Auges ständig variiert werden. Dies erfolgt hauptsächlich über die Linse, die ihren Krümmungsgrad und somit ihre Brechkraft ändern kann *(Akkommodation)*.

Bei der *Nahakkomodation* kontrahiert sich der Ziliarmuskel (☞ 12.6.2). Dadurch entspannen sich die Fasern, an denen die Linse aufgehängt ist; die Linse kann ihrer Eigenelastizität folgen und nimmt eine stärker gewölbte Form mit höherer Brechkraft an.

Umgekehrt entspannt sich bei der *Fernakkomodation* der Ziliarmuskel, die Aufhängefasern der Linse straffen sich, die Linse wird flacher, und ihre Brechkraft nimmt dadurch ab.

Der von den Sinneszellen aufgenommene Licht- bzw. Farbeindruck wird über den Sehnerven an das Gehirn weitergeleitet, und in der Sehrinde des Hinterhauptslappens erfolgt sodann die eigentliche visuelle Wahrnehmung. Hier verschmelzen die aus beiden Augen eintreffenden Informationen. Das Gehirn lernt schon bald nach der Geburt, sie zu einem einheitlichen, aufrechten, wirklichkeitsgetreuen Bild zu korrigieren.

Häufige Störungen der Sehfunktion
(☞ Abb. 12.12)

> **Altersweitsichtigkeit**
> *(Presbyopie)*: Durch die im Alter abnehmende Eigenelastizität der Linse verringert sich die Fähigkeit zur Akkomodation, so dass Gegenstände in der Nähe nicht mehr scharf auf der Netzhaut abgebildet werden.
> **Kurzsichtigkeit** *(Myopie)*: Meist ist der Augapfel zu lang, so dass sich aus der Ferne parallel einfallende Lichtstrahlen schon *vor* der Netzhaut vereinigen. Damit können entfernte Gegenstände nicht scharf gesehen werden.
> **Weitsichtigkeit** *(Hyperopie)*: Bei einem zu kurzen Augapfel vereinigen sich die Lichtstrahlen erst *hinter* der Netzhaut.

12.6.5 Die Augenmuskeln

Die Augäpfel werden in den Augenhöhlen durch je sechs quergestreifte Augenmuskeln bewegt (☞ Abb. 12.13). Das Fettgewebe der Augen-

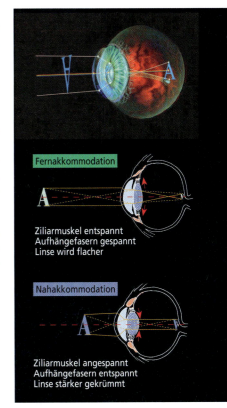

Abb. 12.11: Nah- und Fernakkommodation der Linse. [Foto oben: J 520-241]

höhle wirkt bei allen Bewegungen wie ein Gleitlager.

Die nervöse Versorgung erfolgt über verschiedene Hirnnerven und ermöglicht normalerweise ein koordiniertes Zusammenspiel der Augenmuskeln beider Augen. Ist diese Koordination jedoch gestört, kommt es zum **Schielen,** evtl. mit Auftreten von Doppelbildern.

12.6.6 Die Schutzeinrichtungen des Auges

Zu den Schutzeinrichtungen des Auges zählen Augenbrauen, Augenlider, Wimpern, Bindehaut und Tränenapparat.

Die **Augenbrauen** bilden oberhalb der Augen einen Schutzwall vor zu intensiver Sonnenstrahlung, Fremdkörpern und dem salzigen Stirnschweiß.

Durch das obere und untere **Augenlid** *(Palpebra)* wird die **Lidspalte** be-

Sensibilität und Sinnesorgane

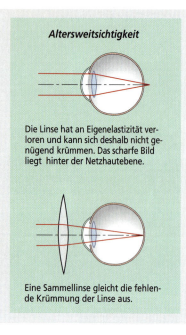
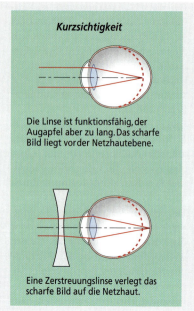
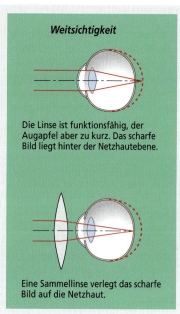

Abb. 12.12: Strahlengang beim altersweitsichtigen, kurzsichtigen und weitsichtigen Auge; oben ohne, unten mit Korrektur.

grenzt. Neben zahlreichen Talgdrüsen befinden sich in den Augenlidern dünne Muskeln, die das Auge willkürlich und unwillkürlich (Abwehrreflex) verschließen können.
Die Innenseite der Augenlider wird von der **Bindehaut** *(Konjunktiva)* ausgekleidet.

Fehlt der Lidschluss und damit die gleichmäßige Benetzung der Hornhaut mit Tränenflüssigkeit, trocknet die Hornhaut aus, und es besteht die Gefahr der *Hornhauttrübung*. Besonders gefährdet sind bewusstlose und gelähmte Patienten. Um das Auge vor dem Austrocknen zu schützen, geben die Pflegenden regelmäßig Tränenersatz oder Augensalbe in den unteren Bindehautsack.
Überschüssige Salbenreste werden bei der nächsten Augenpflege entfernt, um Krustenbildungen und Infektionen zu vermeiden.
Bei Patienten in längerer Narkose werden die Augen zum Schutz mit einem kleinen Streifen Pflaster verschlossen, der quer über das Lid geklebt wird. Dabei dürfen die Wimpern nicht mit festkleben, da sie sonst beim Entfernen des Pflasters leicht ausreißen.

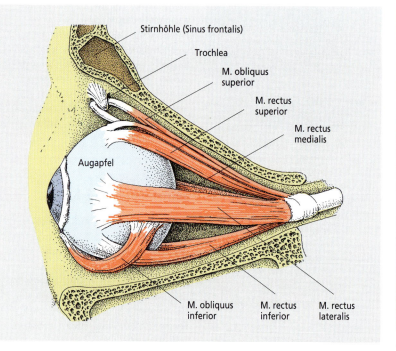

Abb. 12.13: Schnitt durch die Augenhöhle mit Blick von lateral auf die vier geraden und die zwei schrägen äußeren Augenmuskeln.

An den Kanten der Augenlider befinden sich die **Augenwimpern,** die – ähnlich wie die Augenbrauen – eben-

Sensibilität und Sinnesorgane

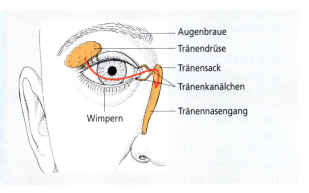

Abb. 12.14: Schutzeinrichtungen des Auges.

falls vor Fremdkörpern und Sonneneinstrahlung schützen.

Die **Bindehaut** *(Konjunktiva)* ist eine gefäßreiche Schleimhaut. Sie bedeckt den vorderen sichtbaren Skleraabschnitt sowie die Innenseiten der Augenlider und schafft so eine Verbindung zwischen Augapfel und Augenlidern. Da sie viele Schmerz- und Berührungsrezeptoren enthält, ist sie bei äußeren Reizungen (z.B. durch Fremdkörper) sehr schmerzempfindlich.

Der Tränenapparat

Der **Tränenapparat** besteht aus den **Tränendrüsen** und den **Tränenwegen**.

Die Tränendrüsen liegen oberhalb der äußeren Augenwinkel in den Augenhöhlen und produzieren die **Tränenflüssigkeit**. Die Tränenflüssigkeit ist salzreich und enthält ein bakterienabtötendes Enzym, das *Lysozym*. Durch die Tränenflüssigkeit werden Fremdkörper aus dem Bindehautsack ausgeschwemmt, und mit Hilfe des Lidschlags bewahrt sie die der Luft ausgesetzten Augenabschnitte vor Austrocknung.

Die Tränenflüssigkeit gelangt über zahlreiche Ausführungsgänge im Bereich der Oberlider in den Bindehautsack und sammelt sich in den inneren Augenwinkeln. Dort befinden sich zwei feine **Tränenkanälchen**, die in einen gemeinsamen **Tränensack** münden. Von dort aus fließt die Tränenflüssigkeit über den **Tränen-Nasen-Gang** in die Nasenhöhle.

Kommt es durch äußere Reize (z.B. Fremdkörper) oder psychische Einflüsse zu verstärktem Tränenfluß, reichen oftmals die normalen Abflusswege nicht mehr aus, und die Tränen fließen über die Lidränder ab *(Weinen)*.

> Bei der Augenpflege ist darauf zu achten, dass das Auge vom äußeren zum inneren Augenwinkel gereinigt wird, damit feine Partikel auf der Hornhaut mit den Tränen über den Tränen-Nasen-Gang abfließen können. Gleichzeitig wird durch die Wischrichtung der Tränenfluss angeregt und die Reinigung so unterstützt.

12.7 Das Hör- und Gleichgewichtsorgan

12.7.1 Übersicht

Das **Hörorgan** liegt zusammen mit dem **Gleichgewichtsorgan** gut geschützt in der Felsenbeinpyramide des Schläfenbeins.

Beide Organe sind in verschiedenen Strukturen des Innenohrs lokalisiert und haben unterschiedliche Funktionen:

- Das **Gehör** dient der Aufnahme von Schallreizen; seine Sinneszellen sind in der *Schnecke* enthalten.
- Das **Gleichgewichtsorgan** registriert Körperlage und -bewegung im Raum; seine Sinneszellen befinden sich im *Vorhof* und in den *Bogengängen*.

Die Informationen aus beiden Organen werden über den **N. vestibulocochlearis** *(VIII. Hirnnerv)* an das Gehirn übermittelt. Dieser Nerv verläuft zusammen mit den ohrversorgenden Blutgefäßen vom Innenohr durch den inneren Gehörgang in das Schädelinnere.

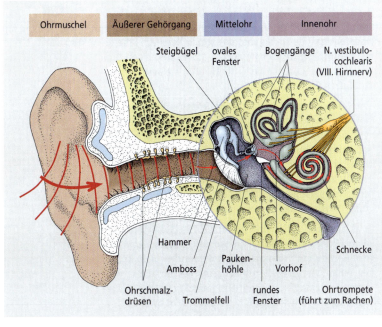

Abb. 12.15: Übersicht über das äußere Ohr, Mittelohr und Innenohr (vergrößert dargestellt). Die Pfeile markieren den Weg der Schallwellen zu den Sinneszellen.

12.7.2 Das Hörorgan

Das **Hörorgan** läßt sich in das äußere Ohr, Mittelohr und Innenohr unterteilen.

Das äußere Ohr

Zum **äußeren Ohr** gehören die knorpelige **Ohrmuschel** und der **äußere Gehörgang**. Der äußere Gehörgang, der leicht abgewinkelt von der Ohrmuschel zum Trommelfell zieht, enthält Drüsen, die das **Ohrenschmalz** *(Cerumen)* bilden, und einzelne Haare. Sie schützen vor eindringenden Fremdkörpern.

Das **Trommelfell**, eine dünne bindegewebige Membran, ist die Grenze zwischen äußerem Ohr und Mittelohr. Bei der **Ohrenspiegelung** *(Otoskopie)* kann es direkt eingesehen und beurteilt werden.

> Die „Reinigung" des Ohres mit Wattestäbchen ist gefährlich: Bei zu starker Manipulation wird zum einen Ohrenschmalz eher weiter in das Ohr hineingeschoben als herausbefördert, zum anderen kann das Trommelfell durch zu heftiges „Stochern" durchstoßen werden. Es reicht völlig aus, den Eingang des äußeren Gehörganges zu reinigen. Diese Zusammenhänge sollten die Pflegenden auch dem Patienten erklären.

Das Mittelohr

Das **Mittelohr** liegt in der **Paukenhöhle**, einer kleinen, luftgefüllten Knochenhöhle im Felsenbein. Diese ist mit Epithel ausgekleidet und erstreckt sich vom Trommelfell bis zu einer knöchernen Wand des Innenohres. In dieser Wand befinden sich zwei membranverschlossene Knochenfenster – das **ovale** und das **runde Fenste**r –, die eine Verbindung mit dem Innenohr herstellen. Nach hinten geht die Paukenhöhle in die Hohlräume des **Warzenfortsatzes** über.

Die **Ohrtrompete** *(Eustachische Röhre)* stellt eine Verbindung zwischen Mittelohr und oberem Rachenraum her. Sie bewirkt einen *Luftdruckausgleich* zwischen diesen beiden Räumen, indem sie bei jedem Schluckakt automatisch geöffnet wird. Über die Ohrtrompete können jedoch auch Keime des Nasenrachenraums in die Paukenhöhle gelangen, wo sie eine **akute Mittelohrentzündung** *(Otitis media)* hervorrufen können.

In der Paukenhöhle selbst liegen die drei **Gehörknöchelchen Hammer, Amboss** und **Steigbügel**. Der *Hammergriff* ist mit dem Trommelfell fest verbunden. Sein kürzerer *Fortsatz* ist gelenkig mit dem Amboss und dieser wiederum gelenkig mit dem Steigbügel verknüpft. Der Steigbügel ist mit seiner „Fußplatte" in dem ovalen Fenster befestigt. Die Gehörknöchelchen übertragen die auf das Trommelfell treffenden Schallwellen verlustarm auf das ovale Fenster und dämpfen zu starke Trommelfellschwingungen, damit das Innenohr nicht durch extreme Vibrationen oder Lärm geschädigt wird.

Das Innenohr

Das **Innenohr** enthält die Sinnesrezeptoren für das Gehör und den Gleichgewichtssinn und liegt in einem komplizierten Hohlraumsystem, dem **knöchernen Labyrinth** des Felsenbeins. Dieses besteht aus Vorhof, Bogengängen und Schnecke und ist mit einer liquorähnlichen Flüssigkeit, der **Perilymphe**, gefüllt. Im Vorhof und in den Bogengängen liegen die Sinnesrezeptoren des Gleichgewichtsorgans. Die Schnecke enthält die Sinnesrezeptoren für das Gehör.

Die **knöcherne Schnecke** *(Cochlea)* ist ein spiralig gewundener Knochenraum, der mit der oben erwähnten Perilymphe gefüllt ist. Eine Zwischenwand teilt den Schneckengang in zwei Etagen: die obere **Scala vestibuli** *(Vorhoftreppe)* beginnt am ovalen Fenster und geht an der Schneckenspitze in die unten gelegene **Scala tympani** *(Paukentreppe)* über, die am runden Fenster endet.

Die knöcherne Schnecke umgibt die **häutige Schnecke** *(Ductus cochlearis)*, einen membranösen Schlauch. Ge-

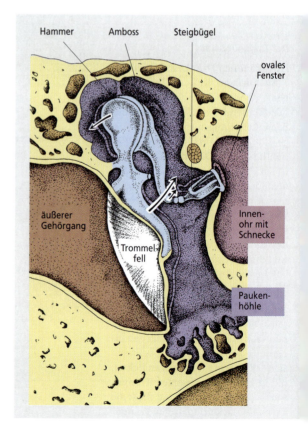

Abb. 12.16: Die Paukenhöhle. Die Pfeile zeigen die nacheinander folgende Bewegung der Gehörknöchelchen infolge der Trommelfellschwingung durch die Schallwellen. [A 300-157]

Sensibilität und Sinnesorgane

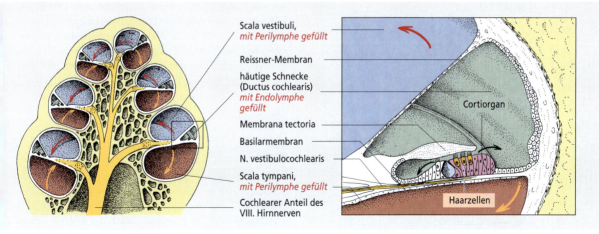

Abb. 12.17: Schnitt durch die Schnecke. Man erkennt die Scala vestibuli, die häutige Schnecke und die Scala tympani. Rechts: Häutige Schnecke im Detail.

füllt ist die häutige Schnecke mit **Endolymphe**, die der Intrazellularflüssigkeit ähnelt. In der häutigen Schnecke befindet sich die **Basilarmembran**, auf der das **Corti-Organ** mit den Sinneszellen liegt. Die Sinneszellen für das Gehör heißen **Haarzellen**, da sie an ihrem freien Ende feine Härchen tragen, die in die Endolymphe des häutigen Schneckengangs ragen und mit einer gallertigen Membran (Membrana tectoria) in Verbindung stehen. An ihrer Basis werden die Haarzellen von Fasern des VIII. Hirnnerven (N. vestibulocochlearis) umfasst.

ni hinab zum runden Fenster, wo sie verebben. Die Wanderwellen in der Perilymphe versetzen auch die Basilarmembran innerhalb der *häutigen Schnecke* in Schwingung. Dadurch werden zwischen den Haarzellen auf der Basilarmembran und der gallertigen Membrana tectoria Scherbewegungen erzeugt, die dazu führen, daß die Härchen der Sinneszellen verbogen werden. Aufgrund dieses *mechanischen* Biegungsreizes werden die Haarzellen erregt, die ihre Reize an die basal gelegenen Nervenfasern

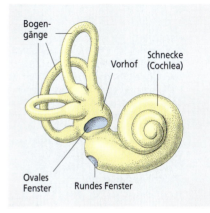

Abb 12.19: Das knöcherne Labyrinth als Ausgussmodell.

12.7.3 Die Hörfunktion

Schallwellen sind Luftschwingungen, die sich wellenförmig ausbreiten.

Auf das Ohr eintreffende **Schallwellen** werden von der Ohrmuschel aufgenommen und durch den äußeren Gehörgang zum Trommelfell geleitet. Das Trommelfell wird durch die Schallwellen in Schwingungen versetzt, die sich auf die Gehörknöchelchenkette übertragen und schließlich das ovale Fenster erreichen.

Die Steigbügelschwingungen am ovalen Fenster versetzen die Perilymphe der Scala vestibuli in Schwingungen, durchlaufen diese als *Wanderwellen* bis zur Schneckenspitze und laufen von dort die Scala tympa-

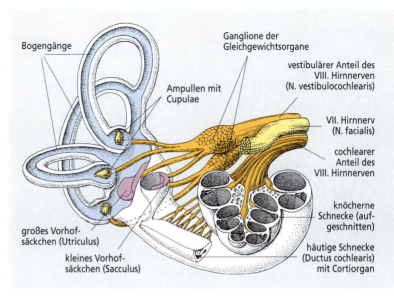

Abb. 12.18: Schnitt durch die knöcherne Schnecke, den Vorhof und die Bogengänge, sowie ihre räumliche Beziehung zum VII. und VIII. Hirnnerven.

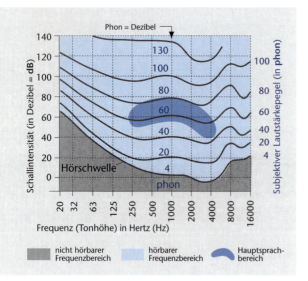

Intensität (gemessen in *Dezibel* = dB) erzeugen kann. So können die individuellen **Hörschwellen** ermittelt werden, das heißt, die minimalen Schallintensitäten, mit denen Töne bestimmter Frequenz gerade wahrgenommen werden können. Bei einer Schwerhörigkeit sind die Hörschwellen erhöht.

Hörstörungen

> Bei der Schwerhörigkeit unterscheidet man nach dem Ort der Störung die **Schallleitungs-Schwerhörigkeit** mit einer Störung im Bereich des äußeren Ohres oder des Mittelohres (Ursache z.B. Mittelohrentzündung) von der **Schallempfindungs-Schwerhörigkeit** mit Innenohrschädigung (z.B. Zerstörung der Haarzellen). Bei der **Altersschwerhörigkeit** *(Presbyakusis)* sind zunächst nur die hohen Töne betroffen, wodurch besonders das Hörvermögen für die Sprache gestört ist.

Abb. 12.20: Das Hörspektrum des Menschen. Die Abbildung zeigt, dass das menschliche Ohr frequenzabhängig Lautstärken anders empfindet, als es ihrer physikalischen Lautstärke entspricht. Man hat deshalb für die subjektive Lautstärkeempfindung eine zweite Maßeinheit neben dem Dezibel eingeführt, das Phon. Dabei wurde festgelegt, dass im 1000-Hz-Bereich die Phonskala der Dezibelskala entspricht. Außerhalb dieses Bereiches (z.B. bei 8000 oder 125 Hz) ergeben physikalisch gleich starke Schallreize zum Teil viel geringere subjektive Lautstärkeempfindungen (ganz links und ganz rechts auf der Skala). Gehen die Kurven nach oben, sind sehr viel mehr „Dezibel" für eine bestimmte Lautstärke (Phonzahl) erforderlich.

weitergeben. Diese Nervenfasern vereinigen sich später zusammen mit den Nervenfasern des Gleichgewichtsorgans zum **Nervus vestibulocochlearis** und ziehen zum Hörzentrum im Großhirnschläfenlappen (☞ 11.2.2).

Audiometrie

Ein Messverfahren für die Hörfunktion ist die **Audiometrie**. Sie wird mit einem *Audiometer* durchgeführt, das Töne bestimmter Frequenz (gemessen in *Hertz* = Hz) und

> Ist die Schwerhörigkeit eines neuaufgenommenen Patienten nicht bekannt, besteht die Gefahr, dass Mißverständnisse als Verwirrtheit des Patienten interpretiert werden, weil er z.B. auf Fragen nicht sofort oder falsch antwortet oder in eine andere Richtung läuft als ihm erklärt wurde.
> Eine gewissenhafte Pflegeanamnese, genaue Dokumentation und Übergabe an Kollegen können verhindern, dass solche Patienten voreilig als verwirrt „abgestempelt" werden.

12.7.4 Das Gleichgewichtsorgan

Der **Gleichgewichtssinn** dient zusammen mit anderen Sinnesorganen (Augen, Tiefensensibilität) der Orientierung im Raum und der Aufrechterhaltung von Kopf- und Körperhaltung in Ruhe und bei Bewegungen. Zum

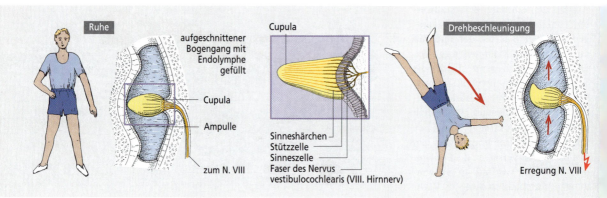

Abb. 12.21: Ablenkung der Cupula bei einer Drehbeschleunigung.

Gleichgewichtsorgan *(Vestibularapparat)* gehören der **Vorhof** *(Vestibulum)* und die drei **Bogengänge**. Sie liegen zusammen mit dem Hörorgan im knöchernen Labyrinth des Felsenbeins.

Der Vorhof

Vom **Vorhof** *(Vestibulum)*, dem Zentrum des knöchernen Labyrinths, gehen nach hinten die drei Bogengänge und nach vorn die Schnecke des Hörorgans ab. Wie das gesamte knöcherne Labyrinth ist auch der Vorhof mit Perilymphe gefüllt und enthält mit Endolymphe gefüllte, membranöse Strukturen.

Diese membranösen Strukturen werden im Vorhof als *großes Vorhofsäckchen* (**Utriculus**) und *kleines Vorhofsäckchen* (**Sacculus**) bezeichnet. Sie sind durch zwei feine Gänge miteinander verbunden.

Der Utriculus und der Sacculus enthalten in ihrer Wand jeweils ein Sinnesfeld (**Makula**), welches im Utriculus in *horizontaler* Ebene, im Sacculus *vertikal* liegt. Diese Sinnesfelder sind – ähnlich wie im Hörorgan – aus Sinneszellen und Stützzellen aufgebaut. Die Sinneszellen sind Haarzellen, deren Härchen in eine gallertige Membran hineinragen. Diese Membran (**Statolithenmembran**) bedeckt das gesamte Sinnesfeld und hat an ihrer Oberfläche feine Kalziumkarbonatkristalle (**Statolithen**) eingelagert.

Die Sinneszellen der Makulae reagieren auf Schwerkraft und Beschleunigungen in vertikaler oder horizontaler Ebene. Hierbei kommt es zu einer Änderung des Druckes, der von der Statolithenmembran erzeugt wird, und damit zu einer Verbiegung der Sinneshärchen, die dadurch als Mechanorezeptoren erregt werden. Die Verarbeitung ihrer Signale im ZNS vermittelt verschiedene bewusste Empfindungen wie „Fallen", „Bremsen" oder „Steigen" und führt reflektorisch zur Anpassung von Tonus und Bewegung der Körpermuskulatur.

Die Bogengänge

Die drei *Bogengänge* stehen etwa im rechten Winkel zueinander in den drei Raumebenen. Es gibt einen vorderen und hinteren *vertikalen* und einen seitlichen *horizonta-*

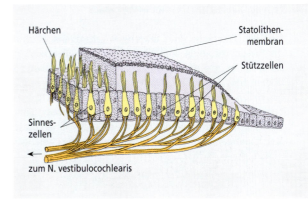

Abb. 12.23: Aufbau der Makula.

len Bogengang. Sie beginnen und enden alle im Vorhofbereich, so dass sie zusammen mit diesem einen Ring bilden.

In den *knöchernen Bogengängen* verlaufen die membranösen, mit Endolymphe gefüllten *häutigen Bogengänge*. Jeder Bogengang ist am Ende zur **Ampulle** erweitert. Dort befinden sich die Sinneszellen des Bogengangsystems. Es sind Haarzellen, die von Stützzellen umgeben sind. Ihre Härchen ragen in eine gallertartige, kuppelförmige Masse (**Cupula**).

Die Sinneszellen der Bogengänge reagieren auf *Drehbewegungen*. Hierbei kommt es zu einer identischen Bewegung der Cupula, was – da die träge Endolymphe nicht so schnell folgen kann – wiederum zu einem Zug an den darin eingebetteten Härchen führt und den entsprechenden Reiz für die Sinneszellen darstellt (☞ Abb. 12.21). Die Nervenimpulse aus den Haarzellen führen im ZNS zur bewussten Empfindung von Drehbewegungen und zur reflektorischen Anpassung der Körperhaltung an die Erfordernisse der Situation. Da sich Endolymphe und Cupula nach einiger Zeit aber „mitdrehen", führen nur Änderungen der Drehbewegungen – also **Drehbeschleunigungen** – zur Reizung des Bogengangsystems.

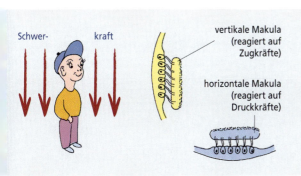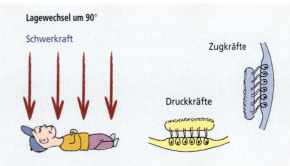

Abb. 12.22: Ablenkung der Statolithenmembran bei Lagewechsel.

Leitungsbahnen des Gleichgewichtsorgans

Von den Haarzellen des Gleichgewichtsorgans werden die Erregungsimpulse zunächst an Nervenzellen weitergeleitet, die im inneren Gehörgang liegen. Ihre Fasern bilden den vestibulären Anteil des *Nervus vestibulocochlearis*, der ihre Informationen an zahlreiche Hirngebiete (Rückenmark, Kleinhirn, Formatio reticularis, Thalamus und Hirnnervenkerne) weiterleitet. Über diese Verbindungen werden die Erregungen des Gleichgewichtsapparates mit dem motorischen System verknüpft, so dass die Muskelbewegungen für eine normale Stellung des Kopfes, des Körpers und der Augen reflektorisch entsprechend den jeweiligen Erfordernissen in Ruhe, bei Lagewechsel oder Bewegung gesteuert werden können.

In der Großhirnrinde findet die bewusste Wahrnehmung von Körperpositionen und Stellungsänderungen statt. Wird dabei eine ungünstige Körperposition bemerkt, reagiert das Individuum über die motorische Großhirnrinde mit entsprechenden Stellungsänderungen.

Wiederholungsfragen

1. Was sind Rezeptoren? (☞ 12.1)

2. Wohin werden die Erregungen der Hautrezeptoren übermittelt? (☞ 12.2)

3. Was ist ein somatischer Schmerz? (☞ 12.3.2)

4. Was ist ein viszeraler Schmerz? (☞ 12.3.2)

5. Was versteht man unter Tiefensensibilität? (☞ 12.4)

6. Wo liegen die Rezeptoren für den Geschmackssinn? (☞ 12.5.2)

7. Für welche Geschmacksqualitäten gibt es Rezeptoren? (☞ 12.5.2)

8. Aus welchen Schichten ist der Augapfel aufgebaut? (☞ 12.6.2)

9. Wie heißen die Sinneszellen der Netzhaut? (☞ 12.6.2)

10. Wie nennt man die Anpassung der Linse an Nah- und Fernsicht? (☞ 12.6.4)

11. Über welche Schutzeinrichtungen verfügt das Auge? (☞ 12.6.6)

12. Welche physiologische Funktion hat die Tränenflüssigkeit? (☞ 12.6.6)

13. Welche Strukturen befinden sich in der Paukenhöhle? (☞ 12.7.2)

14. Wo liegen die Sinnesrezeptoren für Gehör und Gleichgewichtssinn? (☞ 12.7.2)

15. Welche Formen von Schwerhörigkeit gibt es? (☞ 12.7.3)

16. Woraus besteht das Gleichgewichtsorgan? (☞ 12.7.4)

17. Worauf reagieren die Sinneszellen der Makula? (☞ 12.7.4)

18. Worauf reagieren die Sinneszellen der Bogengänge? (☞ 12.7.4)

Das Hormonsystem

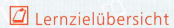

Lernzielübersicht

13.1 Funktion und Arbeitsweise der Hormone

- Hormone sind chemische Botenmoleküle, die an nahezu allen langsameren Regulationsvorgängen im Körper beteiligt sind.
- Dem Hormonsystem steht als schnelleres Informations- und Regulationssystem das Nervensystem gegenüber.
- Hormone werden von endokrinen Geweben abgegeben, mit dem Blutstrom im ganzen Körper verteilt und an oder in den Zielzellen durch spezifische Hormonrezeptoren gebunden, wo sie ihre Wirkungen, z.B. die Ingangsetzung oder Unterbrechung bestimmter Proteinsynthesen, entfalten.
- Hormone sind chemisch Steroide, Peptide oder Abkömmlinge von Aminosäuren.

13.2 Hypothalamus und Hypophyse

- Der Hypothalamus ist die übergeordnete Hormondrüse des Körpers. Als Teil des Gehirns kann er nervale in hormonelle Botschaften umsetzen.
- Er produziert Oxytocin und Adiuretin sowie die Releasing- und Inhibiting-Hormone.
- Dem Hypothalamus untergeordnet ist die Hypopyhse (Hirnanhangsdrüse) mit ihren zwei Anteilen Hypophysenvorderlappen (HVL) und -hinterlappen (HHL).
- Die Hypophyse produziert eine große Zahl von Hormonen, welche die peripheren Hormondrüsen anregen oder aber direkt wirksam sind.

13.3 Die Epiphyse

- Die Epiphyse, ein kleiner Hirnteil, bildet das Hormon Melatonin. Seine Sekretion ist von der Tageshelligkeit abhängig – bei starker Belichtung nimmt sie ab. Die genaue Funktion des Melatonin beim Menschen ist nicht bekannt.

13.4 Die Schilddrüse und ihre Hormone

- Die Schilddrüse ist im Halsbereich der Luftröhre vorgelagert. Sie enthält zahlreiche kleine Bläschen (Follikel), die ihre Hormone speichern.
- Die Schilddrüsenhormone sind Thyroxin (T_4) und Trijodthyronin (T_3), jodhaltige Aminosäureabkömmlinge. Ihre Freisetzung wird durch das TSH der Hypophyse stimuliert. T_3 und T_4 fördern den Stoffwechselumsatz und Reifungsprozesse in der Kindheit.

13.5 Nebenschilddrüsen und Regulation des Kalzium- und Phosphathaushalts

- Die Nebenschilddrüsen liegen hinter der Schilddrüse. Ihr Hormon ist das Parathormon, das den Blutkalziumspiegel durch Kalziumfreisetzung aus dem Knochen und verminderte Kalziumausscheidung mit dem Urin erhöht.
- Auch Vitamin-D-Hormon lässt den Blutkalziumspiegel ansteigen.
- Das Calcitonin aus den C-Zellen der Schilddrüse ist der Gegenspieler des Parathormons, es senkt den Kalziumspiegel.

13.6 Die Hormone der Nebennieren

- Die Nebennieren sind zwei kleine Organe an den oberen Nierenpolen. Sie sind unterteilt in das Nebennierenmark und die Nebennierenrinde. Die Rinde reagiert auf das ACTH der Hypophyse mit der Bildung der Glukokortikoide.
- Diese Hormone erhöhen den Blutzuckerspiegel – in höherer Konzentration haben sie starke antientzündliche Wirkungen, weshalb sie auch als Medikamente (Kortison) eingesetzt werden.
- Die Nebennierenrinde produziert außerdem Sexualhormone und Aldosteron, letzteres fördert die Natriumrückresorption in der Niere.
- Das Nebennierenmark produziert die Hormone Adrenalin und Noradrenalin. Sie werden besonders in Stresssituationen ausgeschüttet und aktivieren sehr rasch den Kreislauf.

13.7 Weitere endokrin aktive Organe

- Hormone werden nicht nur in den „klassischen" Hormondrüsen, sondern von einer Vielzahl anderer endokriner Zellen gebildet.
- Auch im Magen-Darm-Trakt werden zahlreiche Hormone gebildet, die z.T. nur lokal wirksam sind.
- Herausragende Bedeutung als Hormondrüse hat die Bauchspeicheldrüse. Die für die endokrinen Leistungen der Bauchspeicheldrüse verantwortlichen Langerhans-Inseln bilden das wichtige blutzuckersenkende Insulin und das blutzuckersteigernde Glukagon.

13 Das Hormonsystem

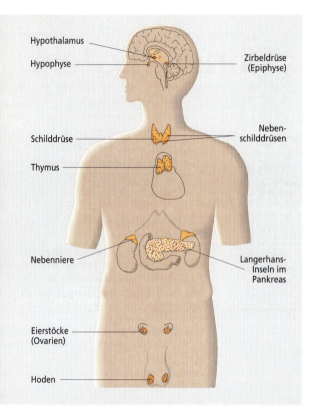

Abb. 13.1: Die Hormondrüsen des Menschen.

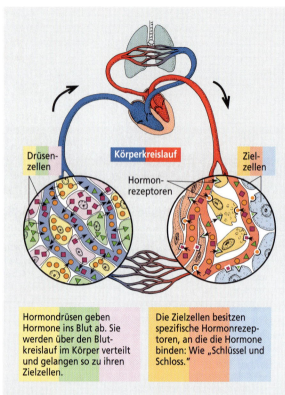

Abb. 13.2: Die Freisetzung von Hormonen aus Hormondrüsen und ihre Bindung an verschiedene Körperzellen, vereinfachte Darstellung. *Hinweis*: Tatsächlich finden sich Zielzellen natürlich nicht nur auf der Seite des Körperkreislaufs, sondern auch im Lungenkreislauf.

13.1 Funktion und Arbeitsweise der Hormone

Hormone sind **Botenstoffe**, welche die biologischen Abläufe im Körper, das Verhalten und die Empfindungen eines Menschen entscheidend beeinflussen.
Dies gilt nicht nur beispielsweise für die Stressreaktion, sondern auch für Entwicklungsprozesse wie Wachstum und Pubertät, für das Ess-, Trink- und Schlafverhalten, die Sexualität, die Psyche und für Reaktionen auf Krankheiten.

> ☑ **Hormone** erfüllen zahlreiche Aufgaben.
> - Sie regulieren die chemische Zusammensetzung des Inneren Milieus, den Organstoffwechsel und die Energiebalance,
> - helfen dem Körper, mit Belastungssituationen wie z.B. Infektionen, Trauma, emotionalem Stress, Durst, Hunger, Blutungen und Temperaturextremen fertig zu werden,
> - fördern Wachstum und Entwicklung,
> - steuern die Reproduktionsvorgänge wie Eizell- und Spermienbildung, Befruchtung, Versorgung des Kindes im Mutterleib, Geburt sowie Ernährung des Neugeborenen.

13.1.1 Der Aufbau des Hormonsystems

Die meisten Hormone werden von speziellen *endokrinen Drüsen*, den **Hormondrüsen** (☞ Abb. 13.1) gebildet. Im Gegensatz zu den *exokrinen Drüsen* (☞ 5.2.2), die ihre Sekrete an die Oberfläche von Haut oder Schleimhäuten absondern, geben die endokrinen Drüsen ihre Produkte (also die Hormone) in den sie umgebenden interstitiellen Raum ab. Dieser Raum ist meist von einem dichten Kapillargeflecht durchzogen. Die Hormone diffundieren rasch vom Interstitium in die Kapillaren, wodurch eine schnelle Verteilung über den Blutstrom auf den gesamten Körper ermöglicht wird. So erreichen die Hormone ihre jeweiligen **Zielzellen**. Dazu gehören alle Zellen, die über geeignete Rezeptoren die „Botschaft" des Hormons verstehen können.

Wie erkennen sich Hormon und Zielzelle?

Damit eine Zielzelle ein Hormonsignal empfangen kann, muss sie **spezifische Hormonrezeptoren** besitzen, an die sich das Hormon anlagern kann. Hormon und Hormonrezeptor müssen also wie Schlüssel und Schloss zusammenpassen.

Das Hormonsystem

Nachdem das Hormon an oder in der Zelle gebunden worden ist, werden eine Reihe von komplizierten Stoffwechselvorgängen ausgelöst, die dann letztlich zu der gewünschten Hormonwirkung führen.

Zellen verschiedenster Gewebe können Rezeptoren für das gleiche Hormon besitzen. Die Wirkungen eines Hormons können sich je nach Gewebe, in der sich die einzelne Zielzelle befindet, sehr voneinander unterscheiden. So bewirkt das „Stresshormon" Adrenalin eine vermehrte Durchblutung der Skelettmuskulatur, während es die Durchblutung des Verdauungstraktes vermindert. Andererseits ist jede Zelle Zielzelle für unterschiedliche Hormone und besitzt dementsprechend verschiedene Hormonrezeptoren. Jede einzelne Körperzelle kann so über Hormone zu verschiedenen, unter Umständen sogar gegensätzlichen Reaktionen veranlasst werden.

13.1.2 Einordnung der Hormone im Vergleich mit anderen Botenstoffen

Hormon- und Nervensignale im Vergleich

Während das Nervensystem seine Informationen nur zu ausgewählten Zellen, z.B. Muskelfasern, Drüsenzellen oder Neuronen weiterleitet, werden die Hormone über den Blutweg im Prinzip an *alle* Zellen des ganzen Körpers verteilt.

Im Gegensatz zum Nervensignal arbeiten Hormone dabei relativ langsam: Es kann Minuten, Stunden oder auch Monate dauern, bis die Körperantwort erkennbar wird (☞ Tab. 13.3).

Erweiterter Hormonbegriff

Nicht nur endokrine Drüsen bilden Hormone: Häufig werden Hormone auch in anderen Körpergeweben gebildet (weshalb man zusammenfassend nicht nur von Hormondrüsen, sondern von **endokrinem Gewebe** spricht).

Zu diesen nicht von Hormondrüsen gebildeten so genannten **Gewebs-**

hormonen gehören z.B. das Erythropoetin (☞ Tab. 13.21) und die Prostaglandine.

Auch gibt es Hormone, die außer ihrer „klassischen Hormonfunktion" spezielle Aufgaben im Gehirn übernehmen.

- So weiß man, dass das Wehenhormon *Oxytocin* und das den Wasserhaushalt regulierende Hormon *Adiuretin* außerdem noch im Zwischenhirn, im limbischen System und im Hirnstamm als *Neuropeptide* Einfluß auf z.B. Lernen und Gedächtnis haben.
- Auch das Hormon *ACTH* (☞ 13.6.2) steuert nicht nur die Ausschüttung der Glukokortikoid-Hormone, sondern hemmt offenbar auch als Neurotransmitter (☞ 10.4.3) die Lern- und Gedächtnisfähigkeit im ZNS.
- *Noradrenalin* hat eine Doppelfunktion als Hormon und als *Neurotransmitter*. Andererseits können auch Nervenzellen Hormone produzieren (**Neurohormone,** z.B. Adiuretin ☞ 13.2.1).

Hormone wirken auch ganz nah

Auch die alte Lehrmeinung, dass Hormone grundsätzlich weit entfernt vom Ort ihrer Ausschüttung wirken, lässt sich heute so nicht mehr aufrechterhalten: Viele Gewebshormone, aber auch einige in Hormondrüsen gebildete Hormone beeinflussen (auch) Zellen in ihrer unmittelbaren Nachbarschaft oder wirken sogar auf die hormonproduzierende Zelle selbst ein.

Fließende Übergänge

Es gibt also fließende Übergänge zwischen Hormonen, Neurotransmittern, Neuropeptiden und anderen Mediatoren. Wahrscheinlich würde es eher den Tatsachen entsprechen, allgemein von *Botenstoffen* zu sprechen, die je nach dem Ort ihrer Bereitstellung und ihrer Funktion als Hormon, Gewebshormon, Neurotransmitter oder Neuropeptid wirken.

Nach moderner Auffassung entscheidet weniger die chemische Struktur als die Funktion und der Ort der Sekretion darüber, ob ein Botenstoff als Hormon einzuordnen ist.

13.1.3 Chemischer Aufbau der Hormone

Chemisch kann man die Hormone in drei Klassen unterteilen (☞ Tab. 13.4):

- **Aminosäureabkömmlinge**: Sie leiten sich von einer *Aminosäure* (☞ Abb. 2.22) ab und sind daher überwiegend wasserlöslich.
- **Peptidhormone**: Diese Hormone bestehen aus langen Ketten von Aminosäuren. Sie sind ebenfalls wasserlöslich.
- **Steroidhormone**: Diese Hormone leiten sich vom Cholesterin (☞ 2.8.2) ab. Sie sind fettlöslich.

	Nervensystem	Hormonsystem
Signalübermittlung	elektrisch (Neuron, Axon) *und* chemisch (Synapse)	chemisch (Hormone)
Zielzellen	Muskelzellen, Drüsenzellen, andere Nervenzellen	Alle Körperzellen mit (*spezifischem*) Hormonrezeptor
Wirkungseintritt	Millisekunden bis Sekunden	Sekunden bis Monate
Folgereaktion	Muskelkontraktion, Drüsenkontraktion oder Aktivierung anderer Nervenzellen	Vor allem Änderungen der Stoffwechselaktivität (z.B. Wachstum)

Tab. 13.3: Vergleich zwischen Nerven- und Hormonsignalen.

Klasse	Hormon	Hauptbildungsort
Aminosäure-abkömmlinge	– Thyroxin und Trijodthyronin	Schilddrüse
	– Adrenalin und Noradrenalin (zusammen als *Katecholamine* bezeichnet)	Nebennierenmark
Peptid-hormone	– Oxytocin, Adiuretin – Releasing-Hormone (RH) – Inhibiting-Hormone (IH)	Hypothalamus
	– Insulin	Bauchspeicheldrüse
	– Wachstumshormon, Prolaktin, TSH, ACTH, FSH, LH	Hypophysenvorder-lappen
	– Kalzitonin	Schilddrüse
	– Parathormon (PTH)	Nebenschilddrüse
Steroid-hormone	– Aldosteron, Kortisol	Nebennierenrinde
	– Testosteron	Hoden
	– Östrogene und Progesteron	Eierstöcke

Tab. 13.4: Übersicht über die Hormone der drei Hormonklassen und ihre Bildungsorte.

Klinische Bedeutung der chemischen Hormonklassifizierung

Durch den unterschiedlichen chemischen Aufbau der Hormone wird die therapeutische Einnahmeform bestimmt.

Peptidhormone würden bei oraler Einnahme im Verdauungstrakt zerlegt und damit wirkungslos gemacht. Sie müssen deshalb parenteral, das heißt unter Umgehung des Verdauungstrakts, verabreicht werden (z.B. als Insulinspritze).

Bei der Verdauung nicht abgebaut werden dagegen die Steroidhormone und die Aminosäureabkömmlinge. Sie können deshalb als Tabletten eingenommen werden (so etwa die „Pille", ein Gemisch aus den Steroidhormonen Östrogen und Progesteron).

13.1.4 Transportproteine für Hormone

Alle fettlöslichen und viele wasserlösliche Hormone sind im Blut an Transportproteine gebunden. So binden sich z.B. die Schilddrüsenhormone an das **Thyroxinbindende Globulin** *(TBG)* und die Sexualhormone an das **Sexualhormonbindende Globulin** *(SHBG)*.

Biologisch wirksam ist jedoch nur das *freie*, nicht das proteingebundene Hormon.

Eine Veränderung der Bindungsfähigkeit und/oder der Konzentration hormonbindender Transportproteine kann labordiagnostisch eine Hormonstörung vortäuschen.

13.1.5 Hormonrezeptoren

Hormonrezeptoren können sich entweder in der Zellmembran oder im Inneren der Zielzelle befinden.

Hormonrezeptoren in der Zellmembran

Die meisten Aminosäureabkömmlinge und Peptidhormone können wegen ihrer guten Wasserlöslichkeit *(Hydrophilie)* nicht durch die *lipophile* (fettlösliche) Zellmembran hindurchtreten. Um trotzdem die „Botschaft" an die Zelle mitteilen zu können, verbinden sich diese Hormone nach Ankunft an der Zielzelle von außen mit einem **Zellmembranrezeptor**, der in der Zellmembran sitzt. Der durch das Hormon aktivierte Rezeptor aktiviert seinerseits z.B. das Enzym **Adenylatzyklase**, welches sich im Zellinneren befindet. Dieses Enzym fördert die Umwandlung von ATP in **cAMP** (*cyclisches Adenosinmonophosphat*). cAMP, der so genannte **second messenger** (☞ Abb. 13.5, „zweiter Bote") aktiviert daraufhin eines oder mehrere Enzyme, die **Proteinkinasen** genannt werden. Proteinkinasen führen nun zur Bildung von Enzymen, die die gewünschte Hormonantwort der Zielzelle bewirken (z.B. die Neusynthese oder Ausschüttung von Sekreten oder die Veränderung der Zellwanddurchlässigkeit).

> ✓ Viele Hormone brauchen einen nachgeschalteten zweiten Botenstoff **(second messenger)**, da sie nicht direkt in die Zelle eindringen können.

Intrazelluläre Hormonrezeptoren

Die sehr gut fettlöslichen Steroidhormone und auch die Schilddrüsenhormone beeinflussen die Funktion ihrer Zielzellen direkt ohne die Zwischenstufe eines *second messenger*, da sie die Zellmembran selbst mühelos passieren können. Nachdem die Hormone über den Blutweg ihre Zielzelle erreicht und sich von ihrem Trägerprotein getrennt haben, durchdringen sie die Zellmembran und verbinden sich mit **intrazellulären Hormonrezeptoren** (☞ Abb. 13.6). Diese Rezeptoren befinden sich meist im Zellkern, für die Steroidhormone zusätzlich im Zytoplasma. Die Aktivierung des Hormonrezeptors führt zu einer Aktivierung bestimmter DNA-Abschnitte, die dann über die Bildung von Proteinen – meist Enzymen – die gewünschten Stoffwechselvorgänge einleiten.

> **Antihormone** wie beispielsweise Tamoxifen besetzen und blockieren Hormonrezeptoren, so dass das physiologische Hormon nicht mehr wirken kann.

Das Hormonsystem

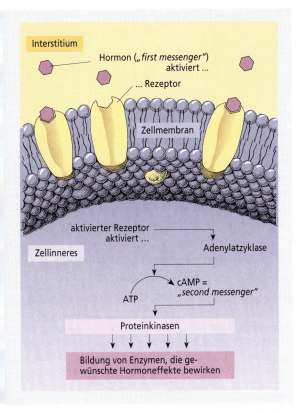

Abb. 13.5: Hormonwirkungsvermittlung von Hormonen, die einen „second messenger" benötigen (hier am Beispiel des Adenylatzyklasesystems). Zellmembrangängige Hormone dagegen können direkt an einen intrazellulären Rezeptor binden und diesen aktivieren.

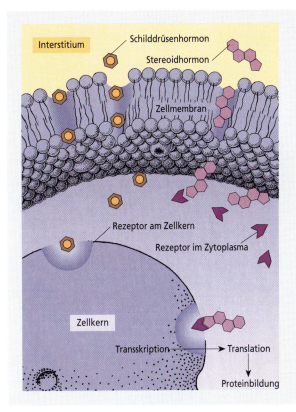

Abb. 13.6: Können Hormone die Zellmembran passieren, ist eine direkte Hormonwirkungsvermittlung an intrazelluläre Hormonrezeptoren möglich. Die Schilddrüsenhormone binden direkt an den Rezeptor am Zellkern. Die Steroidhormone müssen sich zuvor noch mit einem Rezeptor im Zytoplasma verbinden.

13.1.6 Abbau der Hormone

Zentrales Organ für den **Hormonabbau** ist die Leber. Der Großteil der Hormone wird dort durch verschiedene Reaktionen verändert (z.B. aufgespalten) und dadurch unwirksam. Die Abbauprodukte werden meist über Leber und/oder Nieren ausgeschieden.

13.1.7 Die Hierarchie der hormonellen Sekretion

Die von den Hormondrüsen ins Blut ausgeschütteten Hormonmengen sind minimal (Beispiel: Die Konzentration des Schilddrüsenhormons Thyroxin im Blut beträgt etwa 100 nmol/l), und schon geringfügige Konzentrationsänderungen können tief greifende Folgen haben. Von daher ist es verständlich, dass die Hormonsekretion exakt gesteuert werden muss. Dies geschieht durch *Regelkreise*, und zwar wirken meist *mehrere* Regelkreise *gleichzeitig* auf ein Hormon ein, die in Hemmung und Stimulierung fein aufeinander abgestimmt sind.
Als oberster Regler fungiert meist der **Hypothalamus**. Dort laufen viele Informationen über die Außenwelt und das Innere Milieu zusammen. Außerdem findet dort eine Verknüpfung mit dem vegetativen Nervensystem statt. Der Hypothalamus beeinflusst über **Releasing-Hormone** fördernd und über **Inhibiting-Hormone** hemmend einen zweiten Regler, den Hypophysenvorderlappen.

Der **Hypophysenvorderlappen** wiederum gibt **glandotrope Hormone** (glandotrop = auf Drüsen einwirkend) ab, die die so genannten untergeordneten Hormondrüsen beeinflussen.

Die „untergeordneten" **Hormondrüsen** selbst (z.B. die Schilddrüse) stehen als letzte in dieser Hierarchie und beeinflussen nun direkt mit den so genannten **peripheren Hormonen** die ihnen zugeordneten **Zielzellen**.

Verkürzte Hierarchien

Nicht alle Hormondrüsen unterliegen dieser komplizierten hierarchischen Ordnung über drei Ebenen. So überspringen die Hormone des Hypophysenhinterlappens (Oxytocin und Adiuretin ☞ 13.2.1) eine Ebene und wirken direkt auf die Zielzellen (☞ Abb. 13.8). Andere Hormondrüsen arbeiten weitgehend unabhängig von Hypothalamus und Hypophyse, z.B. die Nebenschilddrüse

13.2 Hypothalamus und Hypophyse

Hypothalamus und Hypophyse liegen in den unteren Abschnitten des Zwischenhirns (☞ 11.3).

Der **Hypothalamus** ist das wichtigste Hirngebiet für die Regelung des Inneren Milieus und oberstes Zentrum des Hormonsystems.

Die **Hypophyse** besteht aus dem **Hypophysenvorderlappen** *(HVL)*, der 75% des Gesamtgewichtes ausmacht und aus drüsigem Gewebe gebildet wird, und dem kleineren **Hypophysenhinterlappen** *(HHL)*, der hauptsächlich aus einem Geflecht von Axonen aufgebaut ist. Die Zellkörper dieser Axone liegen im Hypothalamus, so dass der Hypophysenhinterlappen funktionell und anatomisch als Anhängsel des Hypothalamus zu sehen ist.

13.2.1 Die Hormone des Hypothalamus und des Hypophysenhinterlappens

Im Hypothalamus werden die **Releasing-Hormone (RH)** = *releasing factors* = *Liberine* und die **Inhibiting-Hormone (IH)** = *Statine* sezerniert. Releasing-Hormone stimulieren die Ausschüttung von Hypophysenvorderlappenhormonen, während **Inhibiting-Hormone** die Sekretion von Hypophysenvorderlappenhormonen hemmen. Die wichtigsten Hypothalamushormone sind:

- **TRH** *(Thyreotropin-Releasing-Hormon)*, stimuliert die Ausschüttung von TSH (Thyreoidea-stimulierendes Hormon ☞ 13.4.1)
- **CRH** *(Corticotropin-Releasing-Hormon)*, stimuliert die Ausschüttung von ACTH (Adrenocorticotropes Hormon ☞ 13.6.2)
- **Gn-RH**, das Releasing-Hormon der glandotropen Sexualhormone FSH und LH (☞ 20.1.3 und 20.2.5)

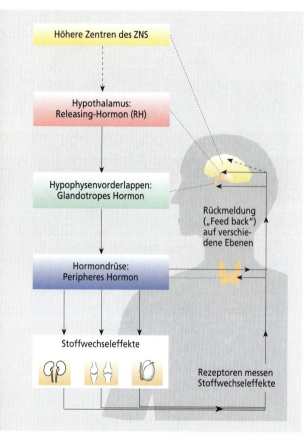

Abb 13.7: Hierarchie der Hormonregulation.

(Parathormon ☞ 13.5) und die Bauchspeicheldrüse (Insulin und Glukagon ☞ 13.8).

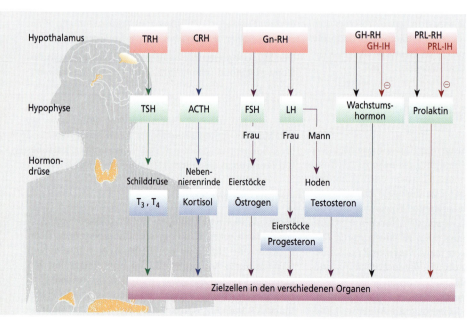

Abb. 13.8: Die Hormonachsen von Hypothalamus, Hypophyse und peripheren Hormondrüsen.

- **GH-RH** (*Growth-Hormone-Releasing-Hormon*), stimuliert die Wachstumshormonausschüttung (☞ 13.2.2)
- **Somatostatin**, auch **GH-IH** (*Growth-Hormone-Inhibiting-Hormon*) genannt, hemmt die Wachstumshormonausschüttung
- **PRL-RH** (*Prolaktin-Releasing-Hormon*) stimuliert die Prolaktinausschüttung
- **PRL-IH** (*Prolaktin-Inhibiting-Hormon*) hemmt die Prolaktinausschüttung. Es ist identisch mit Dopamin.

Kerngebiete der Hypophysenhinterlappenhormone

Neben den Hormonen, die den Hypophysenvorderlappen beeinflussen, werden in bestimmten Arealen des Hypothalamus die Hormone *Oxytocin* und *Adiuretin* gebildet. Sie werden dann in den Axonen (Nervenzellfortsätzen ☞ 10.2.1) der Nervenzellen des Hypothalamus zum **Hypophysenhinterlappen** transportiert, wo sie gespeichert und bei Bedarf ins Blut abgegeben werden. Aufgrund ihres Sekretionsortes werden die beiden Hormone auch als **Hypophysenhinterlappenhormone** bezeichnet.

Oxytocin

Oxytocin bewirkt die Wehenauslösung an der geburtsbereiten Gebärmutter und führt während der Stillperiode zum Milcheinschuss (☞ auch 21.6.3).

Adiuretin

Adiuretin, auch **ADH** = ***a****nti****d****iuretisches* (gegen den Harndurchfluss gerichtetes) *Hormon* oder *Vasopressin* genannt, ist entscheidend an der Regulierung des osmotischen Druckes (☞ 3.5.5) und des Flüssigkeitsvolumens im Körper beteiligt.
Es fördert die osmotisch bedingte Wasserrückresorption aus den Harnkanälchen der Niere ins Blut, indem es die Wasserdurchlässigkeit der Zellmembran der distalen Tubuluszellen und der Sammelrohre erhöht (☞ 19.2.3). Dadurch wird weniger Urin ausgeschieden.

Trinken im Krankenhaus

> Koffein und Alkohol vermindern die Wirkung von Adiuretin und führen evtl. zu vermehrter Harnausscheidung und gesteigertem Durstgefühl. Dies ist einer der Gründe, weshalb diese Getränke eher als *Genussmittel* denn als Durstlöscher zu betrachten sind. Für den Krankenhausalltag geeignete Getränke sind zahlreiche Kräutertees (etwa Pfefferminztee), Früchtetees sowie verdünnte Säfte.

13.2.2 Der Hypophysenvorderlappen

Der **Hypophysenvorderlappen** bildet eine große Anzahl von verschiedenen Peptidhormonen. Zum einen sind dies Hormone, die untergeordnete Hormondrüsen steuern (*glandotrope Hormone*), und zum anderen Hormone, die direkt auf die Zielzellen wirken.

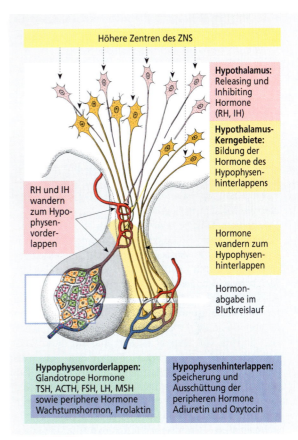

Abb 13.9: Bedeutung der Hypophyse bei der hormonellen Sekretion und Regulation.

Die Freisetzung der Hypophysenvorderlappenhormone wird von den Releasing- und Inhibiting-Hormonen des Hypothalamus kontrolliert.
Zu den wichtigsten glandotropen Hormonen des Hypophysenvorderlappens gehören:
- **TSH** (*Thyreoidea-stimulierendes Hormon* ☞ 13.4.1),
- **ACTH** (*Adrenocorticotropes Hormon*), stimuliert die Glukokortikoidausschüttung in der Nebenniere (☞ 13.6.2)
- **FSH** (*Follikel-stimulierendes Hormon*), stimuliert die Östrogenbildung und die Eireifung bei der Frau und die Spermienentwicklung beim Mann (☞ 20.2.5 und 20.1.3), sowie
- **LH** (*Luteinisierendes Hormon*), fördert Eireifung, Eisprung und Gelbkörperbildung bei der Frau und die Spermienreifung beim Mann.

Direkt auf Zielzellen wirken:
- das **Wachstumshormon** (auch *Somatotropes Hormon* = *STH* oder *Human growth Hormone* = *HGH* genannt), welches das Körperwachstum kontrolliert, indem es Zellwachstum und -vermehrung fördert,
- das **Prolaktin**, das unter anderem die Milchproduktion in der Brustdrüse in Gang setzt (☞ 21.6.3), und

- das **MSH** *(Melanozyten-stimulierendes Hormon)*. Es beeinflusst u.a. über die pigmentbildenden Melanozyten (☞ 9.2.1) die Hautpigmentierung.

Die mit der Sexualfunktion zusammenhängenden Hormone Prolaktin, FSH und LH werden in den Kapiteln 20 und 21 besprochen.

13.3 Die Epiphyse

Noch ein weiterer Teil des ZNS übernimmt Aufgaben für das Hormonsystem: die **Epiphyse** *(Zirbeldrüse, Corpus pineale)*. Sie ist eine erbsengroße Drüse, die oberhalb des Mittelhirns liegt.

Ihre genaue Aufgabe beim Menschen ist noch unklar. Bekannt ist, dass die Epiphyse das Hormon **Melatonin** produziert, dessen Ausschüttung durch Dunkelheit gefördert und durch Licht gehemmt wird. Auch über die Melatoninwirkungen beim Menschen sind nur wenige Aussagen gesichert. Man weiß, dass das Hormon die Aufmerksamkeit einschränkt und die FSH- und LH-Sekretion beeinflusst. Da die Epiphyse besonders auf den Wechsel von Hell und Dunkel reagiert und auf diese Weise wahrscheinlich körperliche Funktionen auf den Tag/Nacht-Rhythmus abgestimmt werden, machen dem Menschen z.B. Interkontinentalflüge oft sehr zu schaffen. Noch tagelang nach der Reise können Schlafstörungen und Konzentrationsschwierigkeiten bestehen. Im Rahmen dieser Beschwerden misst man erhöhte Melatoninspiegel.

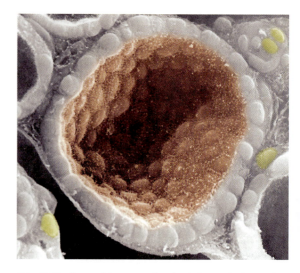

Abb. 13.11: Rasterelektronenmikroskopische Aufnahme eines großen Schilddrüsenfollikels. Die Follikelepithelzellen wölben sich kuppelartig ins Innere des Follikels (rotbraun) vor und sind mit Mikrovilli bedeckt. Die gelb markierten Zellen sind die Kalzitonin produzierenden C-Zellen. [C 160]

13.4 Die Schilddrüse und ihre Hormone

Der Aufbau der Schilddrüse

Die **Schilddrüse** *(Glandula thyreoidea)* ist ein ungefähr 25 g schweres, hufeisenförmiges Organ, das in der Halsregion vor der Luftröhre dicht unterhalb des Schildknorpels liegt. Es besteht aus zwei Seitenlappen, die durch eine Gewebsbrücke, den *Isthmus*, verbunden sind. Mikroskopisch betrachtet wird die Schilddrüse durch Bindegewebsstraßen in einzelne Läppchen aufgeteilt. Jedes dieser Läppchen besteht aus vielen kleinen Bläschen, den **Follikeln**. Ihre Wand wird aus einem einschichtigen Follikelepithel gebildet. Die Epithelzellen bilden die Schilddrüsenhormone und schütten sie in die Bläschenhohlräume aus, wo sie in Tröpfchen, dem *Kolloid*, gespeichert werden.

Zwischen den Follikeln liegen die so genannten **C-Zellen**, auch *parafollikuläre Zellen* genannt. Sie sezernieren das Hormon *Kalzitonin* (☞ 13.5).

Hormonbildung nicht ohne Jod

Die Follikelzellen produzieren zwei Schilddrüsenhormone: **Thyroxin** (T4) und **Trijodthyronin** (T3). Beide werden aus der Aminosäure Tyrosin durch Anlagern von Jod gebildet. Thyroxin (T4) enthält vier Jodatome, Trijodthyronin (T3) dagegen drei.

Thyroxin ist biologisch weniger wirksam als Trijodthyronin, dafür aber in zehnfach höherer Konzentration im Blut zu finden, wobei nach der Sekretion allerdings der Großteil von Thyroxin in Trijodthyronin übergeht. Beide Hormone bewirken:

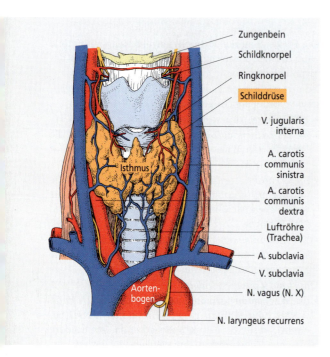

Abb. 13.10: Anatomie der Schilddrüse. Der N. laryngeus recurrens, ein Ast des N. vagus, versorgt die Stimmbänder.

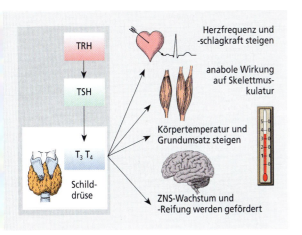

Abb. 13.12: Wirkung der Schilddrüsenhormone T$_3$ und T$_4$ auf verschiedene Organe. Im Rahmen der Grundumsatzerhöhung steigen die Herzarbeit und die Körpertemperatur an. T$_3$ und T$_4$ wirken auch anabol, d.h. sie fördern den Eiweißaufbau.

- eine Steigerung des Energieumsatzes: Schilddrüsenhormone erhöhen den *Grundumsatz*, indem sie die Herzarbeit und die Körpertemperatur sowie den Abbau von Fetten und Glykogen steigern;
- eine Förderung des Wachstums und der Gehirnreifung: Vor allem das Längenwachstum und die intellektuelle Entwicklung sind entscheidend von der Anwesenheit der Schilddrüsenhormone abhängig; und
- eine Aktivitätszunahme des Nervensystems: Hohe Schilddrüsenhormonspiegel führen zu überschießenden Muskeldehnungsreflexen.

Schilddrüsenhormone werden kontinuierlich in den Blutkreislauf abgegeben. Wird in bestimmten Situationen, z.B. bei Kälte oder in der Schwangerschaft, vermehrt Energie gebraucht, d.h. muss der Grundumsatz erhöht werden, wird entsprechend die Sekretion gesteigert.

13.4.1 Der Regelkreis der Schilddrüsenhormone

Das Releasing-Hormon des Schilddrüsenhormon-Regelkreises heißt *Thyreotropin-Releasing-Hormon* (**TRH**). Dieses Hormon des Hypothalamus stimuliert im Hypophysenvorderlappen die Ausschüttung von **TSH** *(Thyreoidea-stimulierendes Hormon)*.
TSH führt in der Schilddrüse zur vermehrten Bildung von Schilddrüsenhormonen und zur Freisetzung der Schilddrüsenhormon-Moleküle aus ihrem Zwischenspeicher, dem Kolloid. Die Schilddrüsenhormone erreichen dann über den Blutweg alle Körperregionen, also auch die Hypophyse und den Hypothalamus, die mit Rezeptoren den erhöhten T$_3$- und T$_4$-Spiegel im Blut wahrnehmen. Dadurch wird die TRH- und TSH-Bildung und somit auch die weitere T$_3$- und T$_4$-Sekretion gehemmt *(negative Rückkopplung)*.

Hyperthyreose

Eine **Hyperthyreose** *(Schilddrüsenüberfunktion)* äußert sich in Gewichtsabnahme durch krankhaft erhöhten Grundumsatz, Erhöhung der Körpertemperatur, Steigerung der Herzarbeit durch beschleunigte Herzfrequenz und erhöhte Schlagkraft, Schlaflosigkeit und innerer Unruhe, psychische Labilität, feinschlägiges Händezittern und gelegentlich auch Durchfall.
Häufigste Ursache der Überfunktion ist ein *autonomes* (= selbstständiges) *Adenom* des Schilddrüsengewebes, ein gutartiger Schilddrüsentumor, dessen Zellen nicht mehr unter der Kontrolle der Hypophyse arbeiten. Er produziert ungehemmt Thyroxin und Trijodthyronin.

Hypothyreose

Die **Hypothyreose** *(Schilddrüsenunterfunktion)* führt zu entgegengesetzten Krankheitssymptomen: zu erniedrigtem Grundumsatz, Gewichtszunahme, Verstopfung und Kälteempfindlichkeit. Außerdem beobachtet man teigige Verdickungen und Schwellungen der Haut *(Myxödem* genannt), eine tiefe heisere Stimme, geistige Verlangsamung und Müdigkeit, struppige trockene Haare sowie Libido- und Potenzverlust.

Gefährdet bei Schilddrüsen-Operationen: Der N. laryngeus recurrens

Der Nervus laryngeus recurrens verläuft in enger Nachbarschaft zur Schilddrüse (☞ Abb. 13.10, Übersicht ☞ Abb. 11.13). Dieser Nerv innerviert den Muskel, der die Stimmbänder strafft und so öffnet. Fällt dieser Nerv einseitig aus, so wird das betroffene Stimmband nicht mehr geöffnet, und die Atmung des Patienten ist behindert. Er-

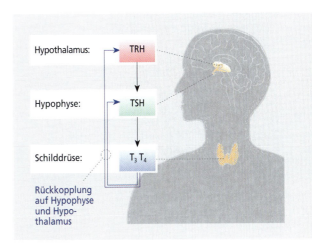

Abb. 13.13: Regelkreis der Schilddrüsenhormone.

kennbar ist dies an einer rauen Stimme des Patienten. Bei beidseitiger Verletzung des Nerven besteht sogar die Gefahr, dass der Patient erstickt, weil er die Stimmritze nicht mehr öffnen kann.

> Bei Schilddrüsenoperationen ist der Nerv besonders gefährdet. Deshalb fordern die Pflegenden den Patienten nach einer Schilddrüsenoperation auf, z.B. „Coca Cola" oder „Anna" zu sagen, um die Funktion des Nerven zu überprüfen.

13.5 Nebenschilddrüsen und Regulation des Kalzium- und Phosphathaushalts

Parathormon

Die **Nebenschilddrüsen** (*Epithelkörperchen*) sind vier ungefähr weizenkorngroße Knötchen an der Rückseite der Schilddrüse. Die Nebenschilddrüsen schütten das **Parathormon** (*PTH*) aus. Dieses Peptidhormon reguliert im Zusammenspiel mit anderen Hormonen den Kalzium- und Phosphatstoffwechsel im Körper.
Parathormon hat folgende Wirkungen:
- Kalziumfreisetzung aus den Knochen,
- verminderte Kalziumausscheidung über die Niere bei gleichzeitig erhöhter Phosphatausscheidung,

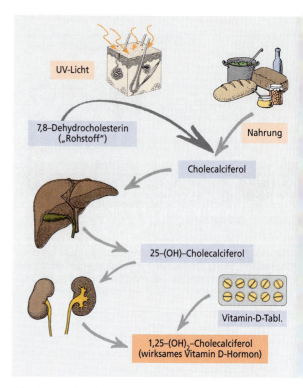

Abb. 13.15: Stoffwechsel des Vitamin-D-Hormons. Vitamin D, wie das Vitamin-D-Hormon oft kurz genannt wird, ist kein echtes Vitamin, weil es der Körper unter dem Einfluss von UV-Licht in der Haut aus Vorstufen selbst bilden kann. Diese Vorstufen leiten sich vom Cholesterin ab.
Durch chemische Umwandlungen der Vitamin-D-Vorstufen in der Leber und in der Niere entsteht letztlich die wirksame Form des Vitamin-D-Hormons, das 1,25-(OH)$_2$-Cholekalziferol. Dieses kann der Mensch auch über den Verdauungstrakt direkt aufnehmen. Vitamin-D-Hormon fördert die Kalziumaufnahme über den Darm und erhöht dadurch, wie das Parathormon, den Serumkalziumspiegel.

- indirekte Steigerung der Kalziumresorption im Darm durch Förderung der Umwandlung einer Vitamin-D-Vorstufe zu wirksamem Vitamin-D-Hormon.

Die Ausschüttung des Parathormons wird durch niedrige Serumkalziumspiegel gefördert. Hohe Spiegel hemmen die Parathormonausschüttung im Sinne einer negativen Rückkopplung.

Hyper- und Hypoparathyreoidismus

Bei einer Überfunktion der Nebenschilddrüsen (**Hyperparathyreoidismus**) kommt es aufgrund eines verstärkten Knochenumbaues zu Knochenschmerzen. Die erhöhten Serumkalziumspiegel führen zu Kalziumablagerungen in der Haut, der Hornhaut und in den Nieren. Folge ist oftmals die Bildung von Nierensteinen. Die gesteigerte Parathormonsekretion führt außerdem zu einer vermehrten Phosphatausscheidung über den Harn. Ursache eines Hyperparathyreoidismus ist oft ein gutartiger Tumor der Epithelkörperchen.

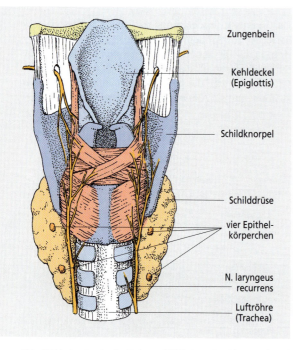

Abb. 13.14: Anatomie der Nebenschilddrüsen. Ansicht von dorsal auf Luftröhre und Schilddrüse.

Eine Unterfunktion der Nebenschilddrüse (**Hypoparathyreoidismus**) ist häufig Folge einer „zu gründlichen" Schilddrüsenoperation, wobei aus Versehen die Epithelkörperchen mitentfernt wurden. Klinisch kommt es als Folge des niedrigen Serumkalziumspiegels unter anderem zu einer Übererregbarkeit der Nerven und der Muskulatur, die sich in anfallsartigen Muskelkrämpfen äußert (*Tetanie*).

Vitamin-D-Hormon

Vitamin-D-Hormon (oft kurz *Vitamin D*, *Cholekalziferol*) fördert die Kalziumaufnahme über den Darm, steigert die Kalziumrückresorption in der Niere und erhöht so den Blutkalziumspiegel. Am Knochen stimuliert Vitamin-D-Hormon einerseits die Osteoblastentätigkeit (☞ 7.1.3), führt jedoch andererseits vor allem bei zu hohen Konzentrationen zu einem gesteigerten Knochenabbau. Außerdem hemmt Vitamin-D-Hormon die Sekretion von Parathormon.

Rachitis und Osteomalazie

> Durch fehlende Sonnenbestrahlung der Haut oder Mangelernährung kann ein *Vitamin-D-Hormon-Mangel* auftreten. Es kommt zu einer mangelhaften Kalziumaufnahme aus dem Darm und damit zu einem Kalziumdefizit im Blut. Um den Serumkalziumspiegel trotzdem konstant zu halten, schöpft der Körper unter dem Einfluss erhöhter Parathormonspiegel vermehrt die Kalziumspeicher in den Knochen aus.
> Bei Kindern resultiert hieraus die heute seltene **Rachitis** mit Erweichung und Verbiegung von Skelettteilen, die z.B. zu O-Beinen und Brustkorbdeformitäten führt. Das entsprechende Krankheitsbild beim Erwachsenen, die **Osteomalazie**, geht mit krankhaften Knochenverkrümmungen, Knochenschmerzen und Gangstörungen einher.

Kalzitonin

An der Regulation des Kalzium- und Phosphathaushaltes ist ferner **Kalzitonin** (*Thyreokalzitonin*) beteiligt. Kalzitonin wird in den C-Zellen der Schilddrüse gebildet (☞ auch 13.4).

Kalzitonin hemmt die Freisetzung von Kalzium und Phosphat aus dem Knochen und fördert gleichzeitig deren Einbau in die *Knochenmatrix* (☞ 5.6). Dadurch senkt es die Kalziumkonzentration im Blut.

An der Niere steigert Kalzitonin die Ausscheidung von Phosphat-, Kalzium-, Natrium-, Kalium- und Magnesiumionen.

13.6 Die Hormone der Nebennieren

Die **Nebennieren** (*Glandulae suprarenales*) sind paarig angelegte, zwergenhutförmige, jeweils ungefähr 5 g schwere Organe. Sie sitzen beidseits den oberen Nierenpolen auf. Man unterscheidet Nebennierenrinde und Nebennierenmark.

13.6.1 Die Nebennierenrinde

Volumenmäßig macht die **Nebennierenrinde** mehr als 3/4 der gesamten Nebenniere aus. Man kann histologisch drei Schichten unterscheiden, in denen jeweils verschiedene Hormone produziert werden:

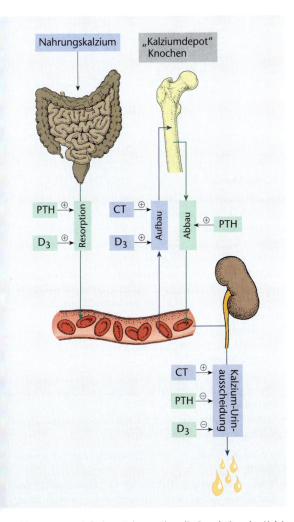

Abb. 13.16: Vereinfachtes Schema über die Regulation des Kalziumhaushalts
Grün sind diejenigen Hormonwirkungen und Stoffwechselvorgänge markiert, die den Blut-Kalzium-Spiegel erhöhen und blau diejenigen, die den Blut-Kalzium-Spiegel absenken.
PTH = Parathormon,
D_3 = Vitamin-D-Hormon,
CT = Kalzitonin.

Das Hormonsystem

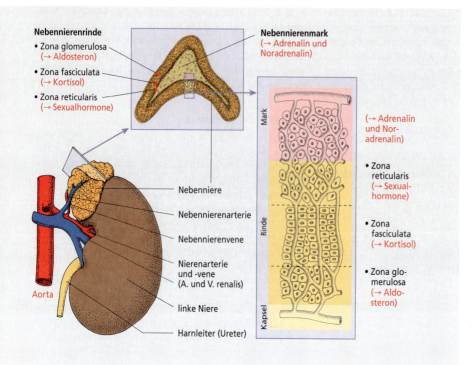

Abb. 13.17: Anatomie der Nebenniere. Die Schnittebene links oben ist rechts als „Glasscheibe" markiert.

- Mineralokortikoide (z.B. Aldosteron) in der äußeren *Zona glomerulosa*,
- Glukokortikoide (z.B. Kortisol) in der mittleren *Zona fasciculata*, und
- eine geringe Menge Sexualhormone, vorwiegend Androgene (männliche Sexualhormone), in der inneren *Zona reticularis*.

Alle Nebennierenrindenhormone sind Steroidhormone (☞ Tab. 13.4). Sie werden aus der Grundsubstanz Cholesterin (☞ 2.8.2) synthetisiert.

13.6.2 ACTH und Glukokortikoide

Die Ausschüttung der **Glukokortikoide** wird durch das **CRH** *(Corticotropin-Releasing-Hormon)* aus dem Hypothalamus und das **ACTH** aus der Hypophyse gesteuert. Dabei fördert CRH die ACTH-Sekretion, und ACTH stimuliert wiederum die Glukokortikoid-Ausschüttung.

Zwischen den Glukokortikoiden aus der Nebennierenrinde und den ACTH-produzierenden Drüsengebieten in der Hypophyse besteht eine negative Rückkopplung: Niedrige Glukokortikoidspiegel im Serum fördern und hohe Glukokortikoidspiegel hemmen die ACTH-Ausschüttung. Eine zweite negative Rückkopplung existiert zum Hypothalamus. So kommt es bei stark erhöhten Glukokortikoidspiegeln zu einer Herabsetzung der CRH-Freisetzung im Hypothalamus und damit indirekt zu einer Reduktion der ACTH-Sekretion (☞ Abb. 13.18).

Glukokortikoide

Das wirksamste Glukokortikoid ist das **Kortisol**. Die Nebennierenrinde stellt aber auch noch andere Glukokortikoide wie das **Kortison** und das **Kortikosteron** her. Gemeinsam mit anderen Hormonen steuern die Glukokortikoide viele Stoffwechselvorgänge im Sinne einer *Bereitstellung von Energieträgern* (Glukose und Fettsäuren). Sie helfen dadurch, Stresssituationen zu bewältigen, weshalb sie auch als „Stresshormone" bezeichnet werden.

Die „natürlichen Wirkungen" sind im einzelnen:
- Eiweißabbau in Muskulatur, Haut- und Fettgewebe *(kataboler Effekt)*.
- Steigerung der Gluconeogenese (☞ 2.8.1) aus Aminosäuren in der Leber; Erhöhung der Glukosekonzentration im Blut.
- Fettabbau *(Lipolyse)* in der Peripherie und damit Freisetzung von Fettsäuren ins Blut.

Bei höheren Blutkonzentrationen zeigen sich folgende Wirkungen:
- Nach Verletzungen Hemmung der Entzündung des Wundgebiets, der Wundheilung und Narbenbildung *(antientzündlicher Effekt)*.
- Hemmung der Abwehrzellen, insbesondere der Lymphozyten, und der Phagozytose *(immunsuppressiver Effekt)*.
- Hemmung der Entzündungsreaktionen im Gefolge (überschießender) Antigen-Antikörper-Reaktionen *(antiallergischer Effekt)*.
- Ausdünnung der Knochen *(osteoporotischer Effekt)*.

Das Hormonsystem

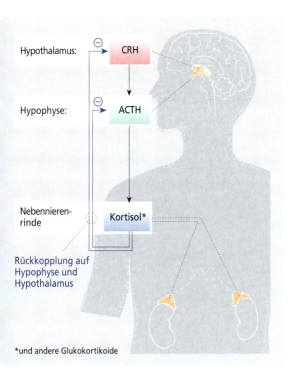

Abb. 13.18: Der Regelkreis der Glukokortikoid-Freisetzung.

Glukokortikoidtherapie

> Aufgrund ihrer hemmenden Wirkung auf das Immunsystem eignen sich Glukokortikoide zur Therapie von Allergien, chronischen Entzündungen (z.B. chronische Polyarthritis) und Autoimmunerkrankungen – überall dort also, wo eine Entzündungshemmung und/oder Immunsuppression (☞ 6.9) erwünscht ist.

13.6.3 Mineralokortikoide

Das wichtigste Mineralokortikoid ist das **Aldosteron**. Seine Ausschüttung wird durch das in der Niere gebildete Hormon Renin (☞ 19.3.1) stimuliert. Die Renin-Ausschüttung selbst wird durch niedrigen Serumnatriumspiegel, geringes Blutvolumen sowie niedrigen Blutdruck angeregt. Aldosteron wirkt vor allem auf die Niere und nimmt so an der Regulation des Elektrolyt- und Wasserhaushaltes, des Blutvolumens und des Blutdrucks teil. Aldosteron fördert die Natrium- und Wasserrückresorption in der Niere und erhöht gleichzeitig die Kaliumausscheidung über den Urin. Es *erhöht* also den *Serumnatriumspiegel* und senkt den *Serumkaliumspiegel*.

13.6.4 Sexualhormone

Androgene sind die männlichen Sexualhormone. Das wichtigste Androgen ist das *Testosteron*. Es wird bei Männern *und* Frauen in kleinen Mengen in der Nebennierenrinde produziert. Hauptbildungsort sind (beim Mann) die Leydig-Zwischenzellen im Hoden, weshalb dieses Hormon in Abschnitt 20.1.3 besprochen wird. Zu einem sehr geringen Anteil werden in der Nebennierenrinde auch andere Sexualhormone, vor allem Progesterone (☞ 20.2.5) gebildet.

13.6.5 Das Nebennierenmark

Im Gegensatz zur Nebennierenrinde ist das **Nebennierenmark** keine Hormondrüse im engeren Sinne. Vielmehr kann es als verlängerter Arm des vegetativen Nervensystems aufgefasst werden (☞ 11.10), da es entwicklungsgeschichtlich einem umgewandelten sympathischen Ganglion entspricht. Deshalb findet man dort hochspezialisierte Neurone des Sympathikus. Diese Zellen schütten – nach Stimulation durch vegetative Neurone des ZNS – **Adrenalin** und **Noradrenalin** ins Blut aus.

Adrenalin und Noradrenalin gehören (zusammen mit Dopamin) zu den **Katecholaminen** und sind Neurotransmitter des Nervensystems (☞ 10.4.3). Sie steigern als Hauptwirkung sehr rasch die Energiebereitstellung. Vom Nebennierenmark werden sie zwar ständig in einer niedrigen Rate sezerniert, charakteristisch sind aber die hochkonzentrierten Ausschüttungen in Stresssituationen.

13.6.6 Die Stressreaktion

Stressauslösende Ereignisse – dabei kann es sich um physische Stresssituationen wie Infektionen, Operationen oder Verletzungen, aber auch um psychische Belastungen wie Angst, Ärger, Leistungsdruck oder Freude handeln – setzen im ZNS (vor allem in Großhirnrinde und Limbischem System) zwei parallel verlaufende Reaktionsketten in Gang, die zusammen als **Stressreaktion** bezeichnet werden:

- In der ersten wird der Hypothalamus aktiviert, der **CRH** auszuschütten beginnt. Dies führt in der Hypophyse zur Freisetzung von **ACTH**, welches in der Nebennierenrinde die Ausschüttung von Glukokortikoiden stimuliert.
- In der zweiten Reaktionskette wird über den Sympathikus das Nebennierenmark aktiviert, was in Sekundenschnelle zur Ausschüttung eines Katecholamingemisches von etwa 80% **Adrenalin** und 20% **Noradrenalin** führt.

Kurzfristig dominiert die Wirkung der Katecholamine, das heißt, alle Organfunktionen, die sozusagen für das Überleben gebraucht werden, werden aktiviert: Herzschlagfrequenz und -kontraktionskraft nehmen zu, die Durchblutung von Haut und inneren Organen reduziert sich. Alle Organe, die kurzfristig zur Bewältigung der Stresssituation benötigt werden, werden hierdurch besser durchblutet. Dies sind Skelettmuskeln, Herzmuskel und Lunge. Auch die Bronchien weiten sich, damit für die Muskelarbeit mehr Sauerstoff bereitgestellt werden kann.

Über die Leber wird vermehrt Glukose ins Blut freigesetzt. Denkvorgänge dagegen werden zugunsten vorprogrammierter Reflexhandlungen blockiert. Dieser Mechanismus erklärt z.B. das Phänomen des Prüfungsblocks, dass nämlich in einer angstauslösenden Prüfungssituation gelerntes Wissen plötzlich wie „weggeblasen" ist.

Die kurzfristige Stresswirkung mag zwar unangenehm sein – etwa beim erwähnten Prüfungsblock – medizinisch „krankmachend" ist diese Stresswirkung jedoch nicht.
Gefährlich sind vielmehr die Effekte der langfristig oder immer wieder einwirkenden Stressoren („Dauerstress"): Hier dominieren die Effekte der Glukokortikoide, weshalb sie auch als die eigentlichen **Stresshormone** gelten:
- das Schlafverhalten wird durch die Glukokortikoide negativ beeinflusst,
- Infektionen treten durch die Schwächung des Immunsystems häufiger auf und werden nur langsam überwunden,
- die Lern- und Konzentrationsfähigkeit nimmt ab,
- Spannungskopfschmerzen treten gehäuft auf.

Stress gilt als wesentlicher Auslöser negativer Emotionen und psychischer wie physischer Erkrankungen. Andererseits führen erfolgreich bewältigte Stresssituationen (etwa eine bestandene Prüfung) zu positiven Emotionen, zum Gefühl, das Leben bewältigen zu können, und stärken sogar das Immunsystem. Die Theorie zur Stressentstehung und die Methoden zur Stressbewältigung haben deshalb große praktische Bedeutung erlangt.

Gesunde und krankmachende Stressoren

Ob Stress gesund- oder krankmachend wirkt, darüber entscheidet neben der schon erwähnten Dauer und Häufigkeit der Einwirkung von Stressoren in der Praxis offensichtlich auch die Art des Stressreizes und der Begleitsituation. Diese hängt von mehreren Faktoren ab:
- Von der *Intensität* des Reizes: mäßige Geräuschpegel können am Arbeitsplatz stimulieren, übermäßiger Lärm tötet jede Arbeitsmotivation.
- Von den *Vermeidungs-* und *Bewältigungsmöglichkeiten* gegenüber der Stressursache: Wer einem „stressigen" Patienten ausweichen kann (Oberarzt), wird weniger belastet als jemand, der mit ihm täglich konfrontiert ist (Schwester/Pfleger).
- Von den *Vorerfahrungen*: Das Gefühl, jede Prüfung bisher bestanden zu haben, kann die Prüfungsangst sogar in ein freudiges Prüfungserwarten umpolen. Wer häufig gescheitert ist, für den kann jede neue Prüfung eine Zitterpartie sein.
- Von der *Persönlichkeit*: Es gibt Personen, die nach einem ruhigen Tag auf der Notaufnahmestation genervt

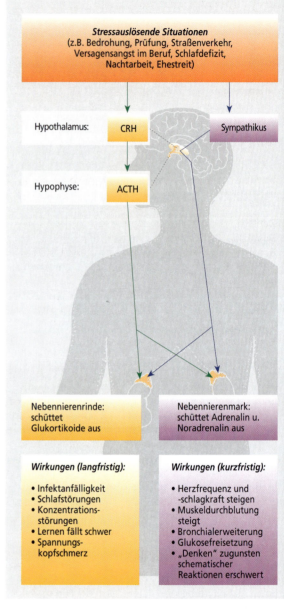

Abb. 13.19: Übersicht über die Reaktionsketten bei der Stressreaktion.

und gelangweilt nach Hause gehen; wenn sich die Patienten jedoch im Flur drängen, fühlen sie sich in ihrem Element. Andere dagegen bekommen schon beim Anblick von im Flur wartenden Patienten Magenschmerzen.
- Vom *Aktivierungszustand* beim Eintreffen des Stressreizes: Ein anstrengender Patient „stresst" nachts um drei Uhr wesentlich mehr als morgens um elf, selbst wenn er exakt das Gleiche erbittet.
- Von der *sozialen Unterstützung*: Können Stressoren „abgefangen" werden, wirken sie für den Einzelnen weniger belastend – geteiltes Leid ist halbes Leid.

13.7 Weitere endokrin aktive Organe

Die „klassischen" Hormondrüsen Hypothalamus, Hypophyse, Epiphyse, Schilddrüse, Nebenschilddrüsen und Nebennieren sowie Eierstöcke und Hoden (☞ Kap. 20) sind zwar die bekanntesten, aber nicht die einzigen Hormonproduzenten im menschlichen Körper. Tab. 13.21 gibt einen Überblick über weitere Hormone und endokrine Gewebe.

Hormone des Verdauungstrakts

Eine Vielzahl von Hormonen ist am Verdauungsprozess beteiligt. Sie stimmen die einzelnen Verdauungsschritte in Magen und Darm aufeinander ab (☞ Tab. 13.21 und Kap. 18).
Zentrale Bedeutung als Hormondrüse hat aber die **Bauchspeicheldrüse** (*Pankreas* ☞ auch 18.6): In der Bauchspeicheldrüse liegen verstreut kleine Inseln, **Langerhans-Inseln** genannt, die verschiedene Hormone bilden:

- Von den B-Zellen, die 60–80% der Inselzellen ausmachen, wird **Insulin** gebildet (Details ☞ 18.10.2),
- von den A-Zellen (15–20%) **Glukagon** und
- von den D-Zellen (5–15%) **Somatostatin**.

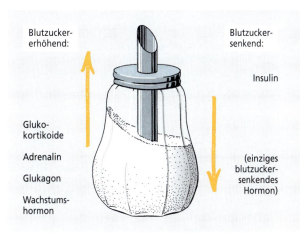

Abb. 13.20: Die beiden Hormone der Bauchspeicheldrüse, Insulin und Glukagon, sind wichtige Hormone für die Regelung des Blutzuckerspiegels. Dabei ist Insulin das einzige Hormon, das den Blutzuckerspiegel senken kann. Vier Hormone dagegen, neben dem Glukagon auch die Glukokortikoide, Adrenalin und Wachstumshormon, vermögen den Blutzuckerspiegel zu erhöhen.

Hormon (Details)	Bildungsort	Wirkung
Insulin (☞ 18.10.2)	B-Zellen der Bauchspeicheldrüse	• senkt den Blutzuckerspiegel • fördert den Fett- und Eiweißaufbau
Glukagon (☞ 18.6.1)	A-Zellen der Bauchspeicheldrüse	• erhöht den Blutzuckerspiegel • fördert den Fett- und Proteinabbau
Gastrin (☞ 18.4.3)	G-Zellen der Magenschleimhaut	• steigert Salzsäurebildung im Magen und Magenbeweglichkeit • steigert Gallen- und Bauchspeicheldrüsensekretion
Cholezystokinin-Pankreozymin (*CCK*, ☞ 18.6.5)	Dünndarmschleimhaut	• steigert Bauchspeicheldrüsensekretion • bewirkt Gallenblasenkontraktion • fördert Darm- und hemmt Magenbeweglichkeit
Sekretin (☞ 18.6.5)	Dünndarmschleimhaut	• fördert Bikarbonatbildung in der Bauchspeicheldrüse • steigert Gallenbildung • hemmt Magenbeweglichkeit und -sekretion
Vasoaktives intestinales Peptid (*VIP*)	Neurone in der Darmwand	• hemmt Magensekretion und Magen-Darm-Beweglichkeit • steigert Gallen- und Bauchspeicheldrüsensekretion
Somatostatin	D-Zellen (gesamter Verdauungstrakt, Bauchspeicheldrüse) Inhibiting-Hormon des Hypothalamus	• hemmt Magensekretion und Magen-Darm-Beweglichkeit • hemmt Bauchspeicheldrüsensekretion
Renin (☞ 19.3.1)	juxtaglomerulärer Apparat der Niere	• erhöht über eine Aktivierung des Renin-Angiotensin-Aldosteron-Mechanismus (☞ 19.3.1) den Blutdruck
Erythropoetin (*EPO* ☞ 19.3.2)	Niere	• fördert die Neubildung von roten Blutkörperchen

Tab. 13.21: Auswahl weiterer Hormone des menschlichen Körpers.

Hormon (Details)	Bildungsort	Wirkung
Atriales natriuretisches Hormon (*ANF*)	myoendokrine Zellen der Herzvorhöfe	• senkt über mehrere Mechanismen den Blutdruck
Histamin (☞ auch 6.1.3 und 6.7.1)	vor allem Mastzellen; ferner Neurotransmitter	• bewirkt über H_1-Rezeptoren z.B. Kontraktion der glatten Muskulatur der Bronchien, Erweiterung kleiner Blutgefäße, Steigerung der Kapillardurchlässigkeit, Juckreiz • stimuliert über H_2-Rezeptoren z.B. das Herz
Serotonin (☞ auch 10.4.3)	Darmschleimhaut, Thrombozyten, basophile Thrombozyten; ferner Neurotransmitter	• stimuliert das Herz • beeinflusst Blutgefäßweite und Tonus der glatten Muskulatur
Prostaglandine (☞ auch 16.3.6 und 21.6)	praktisch im ganzen Körper	• spielen eine wichtige Rolle bei der Entstehung von Entzündungen, Schmerzen und Fieber; ansonsten uneinheitliche Wirkungen auf fast alle Organe

Tab. 13.21 (Fortsetzung): Auswahl weiterer Hormone des menschlichen Körpers.

 Wiederholungsfragen

1. Welche Aufgaben haben die Hormone? (☞ 13.1)
2. Wie erkennt ein Hormonmolekül seine Zielzelle? (☞ 13.1.1)
3. In welche chemischen Klassen werden die Hormone eingeteilt? (☞ 13.1.3)
4. Wie werden die meisten Hormone im Blut zu den Zielzellen transportiert? (☞ 13.1.4)
5. Wie vermittelt der Zellmembranrezeptor die Hormonbotschaft an das Zellinnere? (☞ 13.1.5)
6. Wieso können die Steroidhormone die Funktion ihrer Zielzellen direkt, also ohne „second messenger" beeinflussen? (☞ 13.1.5)
7. Wie heißt das oberste Zentrum des Hormonsystems? (☞ 13.1.7)
8. Welche beiden Hormone werden im Hypophysenhinterlappen gespeichert? (☞ 13.2.1)
9. Wodurch wird die Freisetzung der Hypophysenvorderlappenhormone kontrolliert? (☞ 13.2.2)
10. Welche Wirkungen haben die Schilddrüsenhormone? (☞ 13.4)
11. Welche Symptome kennzeichnen die Schilddrüsenüberfunktion? (☞ 13.4.1)
12. Welche Wirkungen hat das Parathormon? (☞ 13.5)
13. Welches Hormon senkt den Blutkalziumspiegel?
14. Welche Hormone werden in der Nebennierenrinde produziert? (☞ 13.6.1)
15. Welche Wirkungen haben die Glukokortikoide wie z.B. das Kortison? (☞ 13.6.2)
16. Welche Substanzen werden vom Nebennierenmark ausgeschüttet? (☞ 13.6.5)
17. Welche Wirkungen haben die Katecholamine in einer Stressreaktion? (☞ 13.6.6)
18. Welche Hormone werden von den Langerhans-Inseln der Bauchspeicheldrüse gebildet? (☞ 13.7)

Das Blut- und Lymphsystem

📖 Lernzielübersicht

14.1 Das Blut: Zusammensetzung und Aufgaben

- Blut besteht aus Blutkörperchen und Plasma. Die Aufgaben des Blutes sind v.a. Transport, Abwehr und Wärmeregulation.
- Blutkörperchen sind die roten und weißen Blutzellen sowie die Thrombozyten. Sie werden im Knochenmark gebildet.
- Plasma besteht zu 90% aus Wasser, den Rest machen u.a. Proteine, Zucker, Hormone und Ionen aus.
- Zur Versorgung der Organe wird aus den Blutkapillaren Flüssigkeit ins Gewebe abgepresst – der größte Teil wird wieder resorbiert, der Rest gelangt ins Lymphsystem.
- Die Plasmaproteine erhalten den kolloidosmotischen Druck, transportieren Hormone und wirken bei der Abwehr mit.

14.2 Die Erythrozyten

- Erythrozyten sind die roten Blutkörperchen. Sie haben eine charakteristische eingedellte Form und besitzen keinen Zellkern.
- Ihr Hauptbestandteil ist der rote Blutfarbstoff Hämoglobin. Es bindet in der Lunge Sauerstoff und gibt ihn in den Geweben wieder ab.
- Erythrozyten haben eine Lebenszeit von ca. 120 Tagen, der Abbau erfolgt v.a. in der Milz.
- Bei einem Erythrozytenmangel (genauer: einem Mangel an Hämoglobin) spricht man von Anämie.
- Die Blutgruppen unterscheiden sich durch verschiedene Oberflächenmoleküle, das bekannteste Blutgruppensystem ist das AB0-System.
- Ein weiteres klinisch wichtiges Blutgruppensystem ist das Rhesus-System.
- Wird bei einer Bluttransfusion eine falsche Blutgruppe gegeben, kann es zu schweren Komplikationen bis hin zum Tod kommen.
- Um solche Transfusionsreaktionen zu verhüten, erhalten Patienten Blutprodukte nur nach mehrfacher Testung.

14.3 Die Leukozyten

- Leukozyten sind weiße Blutzellen. Es gibt verschiedene Gruppen:
- Die Granulozyten machen den größten Anteil aus – sie werden unterschieden in neutrophile, eosinophile und basophile Granulozyten und haben u.a. die Aufgabe, im Rahmen der unspezifischen Abwehr Bakterien zu vernichten.
- Monozyten befinden sich nur kurz im Blut, sie wandern in die Gewebe und wandeln sich dort zu Makrophagen um – auch sie können Krankheitserreger vernichten.
- Lymphozyten gehören zum spezifischen Abwehrsystem, man unterscheidet T-Zellen und die antikörperbildenden B-Zellen.
- Die einzelnen Leukozytengruppen liegen beim Gesunden in einer charakteristischen, relativ konstanten Konzentration im Blut vor, man spricht vom weißen Blutbild und vom Differentialblutbild – bei Infektionen treten typische Veränderungen auf.

14.4 Das lymphatische System

- Das lymphatische System besteht aus Lymphbahnen und lymphatischen Organen, die alle eine große Anzahl von Lymphozyten aufweisen.
- Die Lymphbahnen drainieren die Zwischenzellräume und führen die Flüssigkeit dem venösen System zu.
- In die Lymphbahnen sind Lymphknoten zwischengeschaltet, die als Filter dienen und z.B. Erreger abfangen können.
- Die Milz dient vor allem dem Abbau gealterter Erythrozyten.
- Der Thymus ist für die Reifung der T-Lymphozyten zuständig. Mit dem Erwachsenwerden bildet er sich fast vollständig zurück.

14.5 Das Gerinnungssystem

- Werden Blutgefäße verletzt, sorgt das Gerinnungssystem dafür, dass sich die Gefäßdefekte wieder verschließen.
- Eine wesentliche Rolle spielen hierbei die Thrombozyten, die sich an der Defektstelle zusammenlagern (aggregieren) und so eine schnelle Blutstillung bewirken.
- Das Gerinnungssystem besteht aus zahlreichen Gerinnungsfaktoren, die sich gegenseitig aktivieren (Gerinnungskaskade). Eine Aktivierung des Gerinnungssystems ist dabei über das exogene oder endogene System möglich.
- Im Endeffekt bildet sich ein Fibrinnetz, welches den Thrombozytenpfropf verfestigt.
- Zur Verhinderung einer überschießenden Fibrinbildung und zum Abbau alter Fibringerinnsel existieren Inhibitoren und Enzyme, die das Fibrin spalten.
- Verschließt ein Blutgerinnsel ein ganzes Gefäß, spricht man von Thrombose.
- Ein Thrombus kann sich lösen und als Embolus andere Gefäße verstopfen – Folge kann eine Lungenembolie sein.
- Heparin und Cumarine finden breite medizinische Anwendung, da sie die Blutgerinnungsfähigkeit herabsetzen. Dies ist zur Verhütung von Thrombosen, z.B. bei Bettlägerigkeit oder einer Operation, unerlässlich. Die Gerinnungsfunktion muss dann sorgfältig überwacht werden, um eine zu starke Gerinnungshemmung zu verhindern.

14.1 Das Blut: Zusammensetzung und Aufgaben

Dass Blut „ein besonderer Saft" sei, meinte schon der Mephisto in Goethes „Faust", und obwohl es mit bloßem Auge betrachtet wie eine homogene Flüssigkeit aussieht, ist Blut in Wirklichkeit ein kompliziertes Gemisch verschiedenster Bestandteile.

Zentrifugiert man Blut (schleudert es also mit hoher Geschwindigkeit), so trennt es sich in zwei Phasen auf:

- in die festen Bestandteile, **Blutkörperchen**, die ca. 40–45 % des Gesamtblutvolumens ausmachen; und
- in die flüssige Fraktion, **Blutplasma** („Blutwasser") genannt (☞ 3.4), mit ca. 55–60 % des Blutvolumens. Entfernt man das *Fibrinogen* (ein Gerinnungsfaktor ☞ 14.5.2) aus dem Blutplasma, erhält man das **(Blut)-Serum** (Merkhilfe: **Pl**asma = Serum **pl**us Fibrinogen). Das Serum entsteht auch als flüssiger Überstand, wenn man Blut in einem Röhrchen gerinnen lässt.

Beim Menschen beträgt die in Herz und Gefäßen zirkulierende Blutmenge etwa 8 % des Körpergewichtes. Das sind bei einem 70 kg schweren Erwachsenen also etwa 5–6 Liter.

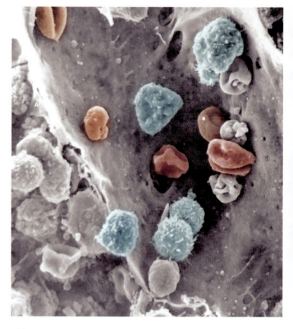

Abb. 14.2: Knochenmark im Rasterelektronenmikroskop. Die Hohlräume des Knochenmarks sind die Bildungsorte der Blutzellen. Die Hohlräume sind von porigen Wänden begrenzt. Fast alle Öffnungen sind von weißen (blau eingefärbt) oder roten (rot eingefärbt) Blutzellen ausgefüllt, die Richtung Gefäßsystem wandern. [C 160]

14.1.1 Aufgaben des Blutes

Durch das verzweigte Netz der Blutgefäße erreicht das Blut jeden Winkel des Körpers. Es hat viele Aufgaben:

- **Transportfunktionen**: Das Blut befördert Sauerstoff und Nährstoffe, aber z.B. auch Hormone, zu den Zellen und führt gleichzeitig Kohlendioxid und Stoffwechselabfallprodukte wieder ab.
- **Abwehrfunktionen**: Ein Teil der Blutkörperchen sind Abwehrzellen (☞ 6.2). Sie bekämpfen körperfremde Partikel und Krankheitserreger und erkennen entartete oder infizierte körpereigene Zellen.
- **Wärmeregulationsfunktion**: Durch die ständige Blutzirkulation erhält sich der Körper eine gleich bleibende Temperatur von etwa 36,5 °C.
- **Abdichtung** von Gefäßwanddefekten durch die Fähigkeit zur Gerinnung.

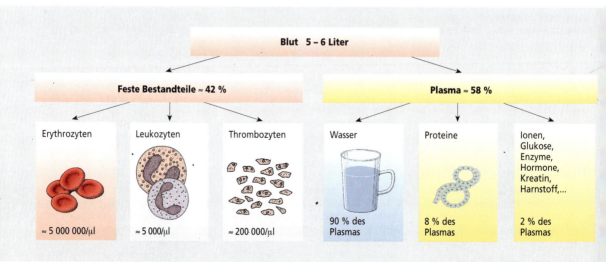

Abb. 14.1: Übersicht über die festen und flüssigen Bestandteile des Blutes.

Das Blut- und Lymphsystem

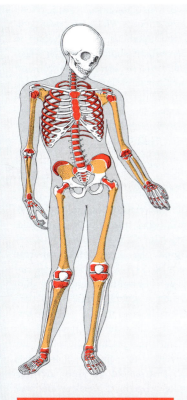

Orte der Blutbildung beim Erwachsenen

Zusätzliche Orte der Blutbildung beim Kind

Abb. 14.3: Rotes, blutbildendes Knochenmark findet sich beim Erwachsenen vor allem in den kurzen und flachen Knochen sowie an den Epiphysen der Röhrenknochen, beim Kind auch in den Knochenschäften der Röhrenknochen (orange markiert).

- **Pufferfunktion**: Durch die im Blut enthaltenen Puffersysteme (☞ 2.7.4) werden Schwankungen des pH-Wertes ausgeglichen.

Bei vielen Krankheiten ändert sich die Zusammensetzung des Blutes. Deshalb spielen in der modernen Medizin Blutuntersuchungen eine entscheidende Rolle. Aber Vorsicht – jeder direkte Kontakt mit Blut birgt die Gefahr der Infektionsübertragung, insbesondere von Hepatitis- und HI-Viren.

14.1.2 Die Blutkörperchen

Die **Blutkörperchen** lassen sich in drei große Gruppen unterteilen:
- Die **Erythrozyten** *(rote Blutkörperchen)*, die Sauerstoff und Kohlendioxid transportieren und mit 99% den größten Volumenanteil der Blutkörperchen stellen;
- die **Leukozyten** *(weiße Blutkörperchen)*, die der Abwehr von Krankheitserregern und sonstigen körperfremden Stoffen dienen und wieder in drei Gruppen aufgeteilt werden können, nämlich **Granulozyten**, **Lymphozyten** und **Monozyten**;
- die **Thrombozyten** *(Blutplättchen)*, die an der Blutgerinnung beteiligt sind.

14.1.3 Die Hämatopoese

Der Verbrauch an Blutzellen ist immens: Jede Sekunde müssen in den Hohlräumen der blutbildenden Knochen (☞ auch Abb. 7.2) über zwei Millionen Blutkörperchen im Prozess der **Hämatopoese** *(Blutbildung)* neu gebildet werden (☞ Abb. 14.4 und bei den einzelnen Blutzellen). Verfolgt man die einzelnen Entwicklungs- und Reifungsschritte der verschiedenen Blutzellen zurück, so lassen sie sich alle auf gemeinsame *pluripotente* (= vielkönnende, hier: mit vielen Entwicklungsmöglichkeiten) Stammzellen zurückführen. Diese bilden zum einen identische Tochterzellen, zum anderen bereits spezialisierte *Vorläuferzellen* mit

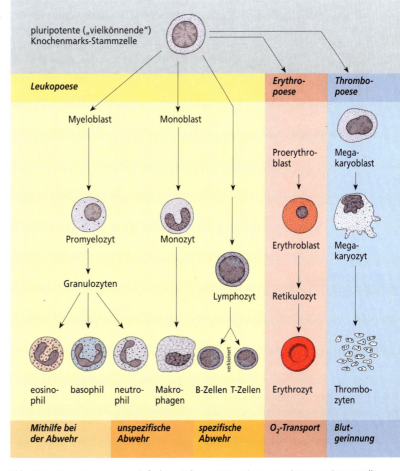

Abb. 14.4: Hämatopoese, vereinfachtes Schema. Von einer gemeinsamen Stammzelle ausgehend entwickeln sich die Blutkörperchen zu Granulozyten, Monozyten, Lymphozyten, Erythrozyten und Thrombozyten.

Das Blut- und Lymphsystem

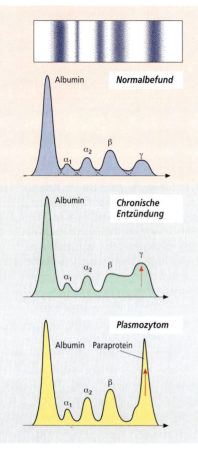

Abb. 14.5: Eiweißelektrophorese: Bei der chronischen Entzündung fällt die erhöhte γ-Globulinfraktion auf, die durch eine Vermehrung der Antikörper entstanden ist.

nur noch eingeschränkten Entwicklungsmöglichkeiten. Die Vorläuferzellen sind mikroskopisch nicht zu differenzieren, sie sind aber dadurch nachweisbar, dass aus ihnen unter Laborbedingungen reife Blutzellen hervorgehen, weshalb sie auch *Colony Forming Cells* (**CFCs**) heißen. Durch weitere Zellteilungen entstehen dann letztlich die „Endstufen" Erythrozyten, Granulozyten, Lymphozyten, Monozyten und Thrombozyten.

Teilung und Differenzierung der Stamm- und Vorläuferzellen werden durch **Wachstumsfaktoren** gesteuert, zu denen z.B. die *Interleukine* (☞ 6.3) und die verschiedenen **Hämopoetine** (etwa *Erythropoetin, koloniestimulierende Faktoren*, kurz **CSF**) zählen.

14.1.4 Das Plasma

Das Blutplasma ist eine klare, gelbliche Flüssigkeit. Es besteht aus etwa:
- 90% Wasser,
- 8% Proteinen: Albumin und Globulinen, sowie
- 2% weiteren Substanzen: Ionen, Glukose, Vitaminen, Hormonen, Enzymen, Harnstoff, Harnsäure, Kreatinin und anderen Stoffwechselprodukten.

Der Stoffaustausch zwischen Blutplasma und interstitieller Flüssigkeit

Das Blut fließt durch das arterielle Gefäßsystem in alle auch noch so entlegenen Körperregionen. Die Arterien verzweigen sich dabei immer weiter – bis zu den kleinsten Blutgefäßen, den *Kapillaren*. Die Kapillaren haben sehr dünne Wände mit ca. 8 nm großen Löchern *(Poren)*. Am Beginn der Kapillaren, im arteriellen Kapillarschenkel also, herrscht ein nach außen gerichteter *effektiver Filtrationsdruck*. Er ergibt sich aus der Differenz zwischen Blutdruck und kolloidosmotischem Druck (☞ 3.5.7) des Interstitiums einerseits (sie sind beide nach außen gerichtet) und dem kolloidosmotischen Druck in den Kapillaren andererseits (er zieht umgekehrt Flüssigkeit in die Kapillaren hinein). Dieser Druck presst ca. 0,5% des durch die Kapillaren fließenden Plasmavolumens in den interstitiellen Raum. Aus den Kapillaren werden so pro Tag 20 Liter Flüssigkeit *filtriert*. Zusammen mit dem Plasma treten, mit Ausnahme der großmolekularen Plasmaproteine, alle in ihm gelösten Stoffe in den interstitiellen Raum und versorgen so die Zellen.

Der niedrigere venöse Blutdruck und die relative Erhöhung der Plasmaproteinkonzentration innerhalb des Gefäßes durch die Filtration führen dazu, dass sich die Druckverhältnisse im venösen Kapillarschenkel umkehren: Es entsteht dort also ein *effektiver Reabsorptionsdruck*. Dieser „Sog" führt dazu, dass der Großteil der kurz zuvor ausgepressten Flüssigkeit ins Kapillargefäß zurückfließt. So werden ca. 90% des zuvor gefilterten Volumens, also ca. 18 Liter, in die venösen Kapillaren wieder aufgenommen *(reabsorbiert)*, um von dort aus über das venöse System zurück zum rechten Herzvorhof gepumpt zu werden. Die restlichen 2 Liter sammeln sich als **Lymphe** in einem weiteren Gefäßsystem, den Lymphwegen (☞ 14.4.1).

Die Plasmaproteine

Die Plasmaproteine sind ein Gemisch aus ungefähr 100 verschiedenen im Plasma gelösten Proteinen. Durch die **Eiweißelektrophorese** (☞ Abb. 14.5) ist es möglich, die einzelnen Eiweißbestandteile in fünf Gruppen aufzuschlüsseln. Es handelt sich dabei um ein Trennverfahren, bei dem die unterschiedlichen Wanderungsgeschwindigkeiten der Eiweiße in einem elektrischen Gleichstromfeld zu ihrer Auftrennung ausgenützt werden. Dadurch lassen sich folgende Eiweißfraktionen mengenmäßig bestimmen: **Albumin** (mengenmäßig mit 40 g pro Liter am bedeutendsten), α_1-**Globulin**, α_2-**Globulin**, β-**Globulin** und γ-**Globulin** (sprich: Alpha-, Beta- und Gamma-Globulin).

Die verschiedenen Plasmaproteine erfüllen folgende Funktionen:

- Aufrechterhaltung des *kolloidosmotischen Drucks* – hierfür ist vor allem das Albumin verantwortlich. Verringert sich der Albumingehalt des Plasmas, z.B. durch Unterernährung oder Eiweißverlust, so sinkt der kolloidosmotische Druck ab; infolgedessen wird nicht mehr so viel Wasser aus dem Interstitium in die Kapillaren zurückgezogen (Reabsorption vermindert), weshalb sich vermehrt Flüssigkeit im Gewebe ablagert: Es entstehen *Ödeme*.

- *Transportvehikel*: Viele kleinmolekulare Stoffe, z.B. Hormone und Bilirubin, müssen im Blut an Transport- oder Plasmaproteine gebunden werden (Beispiele ☞ 13.1.4).

Das Blut- und Lymphsystem

- *Pufferfunktion*: Eiweiße können H$^+$- und OH$^-$-Ionen abfangen und damit zur Konstanthaltung des pH-Wertes beitragen (☞ 19.9.1).
- *Blutgerinnung*: Zu den Plasmaeiweißen gehören auch die Gerinnungsfaktoren (☞ 14.5.2).
- *Abwehrfunktion*: In der γ-Globulinfraktion finden sich die Antikörper (☞ 6.4.3).
- *Proteinreservoir*: Im Plasmaraum eines Erwachsenen sind ungefähr 200 g Eiweiße gelöst, die eine schnell verfügbare Reserve darstellen.

14.2 Die Erythrozyten

14.2.1 Die Form der Erythrozyten

Die Erythrozyten – von denen jeder Erwachsene etwa 30 000 Milliarden besitzt – sind kernlose, in der Mitte eingedellte Scheiben mit einem Durchmesser von 7,5 µm, einer Randdicke von 2 µm und einer Zentraldicke von 1 µm. Die Zellmembran der Erythrozyten ist semipermeabel, das heißt, sie ist für einige Stoffe wie z.B. Wasser gut durchlässig, für andere, z.B. Kationen (positiv geladene Ionen ☞ 2.4.1) und große Moleküle, schwer durchgängig. Werden Erythrozyten in eine Kochsalzlösung gegeben, deren Konzentration an gelösten Teilchen größer ist als die des Plasmas (hypertone Lösung), so strömt Wasser aus den Erythrozyten hin zum Ort der höheren Konzentration. Der Erythrozyt schrumpft und nimmt eine so genannte *Stechapfelform* an. Ist die Kochsalzlösung hingegen hypoton – liegt ihre Ionenkonzentration also unter der des Plasmas – so strömt Wasser in den Erythrozyten hinein, sodass er langsam zu einer Kugel anschwillt und sogar platzen kann, eine Form der sog. **Hämolyse** (☞ auch 14.2.5).

14.2.2 Das Hämoglobin

Während ihrer Entwicklung im Knochenmark verlieren die Erythrozyten ihren Kern (☞ 14.1.3) und werden gleichzeitig mit dem Blutfarbstoff **Hämoglobin** vollgepackt, der ihnen ihre typische rote Farbe verleiht.

Hämoglobin macht ungefähr ein Drittel der Gesamtmasse der roten Blutkörperchen aus. Es ist ihr bedeutsamster Funktionsbestandteil, der sowohl am Sauerstoff- (Details ☞ 17.9.1) und Kohlendioxidtransport (☞ 17.9.2) als auch an der Pufferwirkung (☞ 19.9.1) des Blutes maßgeblich beteiligt ist. Hämoglobin ist ein Eiweißmolekül, das aus vier Polypeptidketten (☞ 2.8.3) zusammengesetzt ist, die jeweils eine eisenhaltige Farbstoffkomponente besitzen, das **Häm**. Es ist das Eisen dieser Hämgruppe, das in der Lunge den Sauerstoff locker anlagern und ihn leicht im Gewebe wieder abgeben kann.

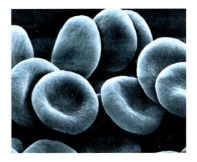

Abb. 14.7: Erythrozyten im Rasterelektronenmikroskop. [C 160]

14.2.3 Die Bildung der Erythrozyten (Erythropoese)

Die Bildung der roten Blutkörperchen wird als **Erythropoese** bezeichnet. Spezialisiert sich eine Stammzelle in Richtung der roten Blutkörperchen, entwickelt sie sich zunächst zu einem *Proerythroblasten*. Die etwas reiferen *Erythroblasten* beginnen bereits mit der Hämoglobinsynthese. Sie haben noch einen normal geformten Zellkern.

Bevor die rote Blutzelle als **Erythrozyt** das Knochenmark verlässt und ins Gefäßsystem eintritt, verliert sie diesen Zellkern – damit erlischt ihre Fähigkeit zur Zellteilung. Im jungen Erythrozyten erkennt man noch netzartige Strukturen anstelle des alten Zellkerns, die vermutlich DNA- und RNA-Resten entsprechen. Wegen dieser netzartigen Struktur (*Rete* = Netz) werden die jungen Erythrozyten **Retikulozyten** genannt. Nach einigen Tagen verliert sich die Netzstruktur; damit liegt der etwa 7,5 µm große „fertige" (reife) Erythrozyt vor.

Damit ausreichend Erythrozyten im Blutkreislauf zirkulieren, muss die Erythropoese ständig in angemessenem Umfang stimuliert werden. Ansonsten kommt es zu einem Mangel an roten Blutkörperchen – zur **Anämie** *(Blutarmut)*. Sauerstoffmangel im Gewebe, oft Folge eines Erythrozytenmangels, aber auch einer chronischen Lungenerkrankung, ist ein starker Reiz für die Erythropoese.

Ein solcher Sauerstoffmangel wird mit der Ausschüttung des in den Nie-

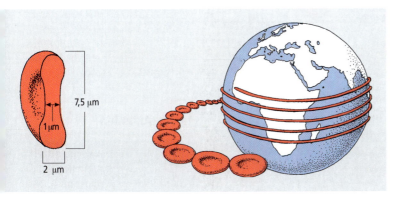

Abb. 14.6: Größenvergleich. Würde man die 30 000 Milliarden Erythrozyten eines Menschen hintereinander zu einem Band anordnen, würde dieses fünfmal um den Äquator der Erde reichen.

ren gebildeten Hormons **Erythropoetin** beantwortet, welches direkt das Knochenmark zur Bildung von Erythrozyten stimuliert.

14.2.4 Erythrozytenabbau

Die vom Knochenmark freigesetzten, ausgereiften Erythrozyten zirkulieren etwa 120 Tage im Blut.

Dabei werden sie regelmäßig in der Milz einer reinigenden *Blutmauserung* unterzogen: alte und funktionsuntüchtige Erythrozyten werden aus dem Blut entfernt und in Bruchstücke zerlegt.

Die Erythrozytenbruchstücke werden anschließend von zur Phagozytose befähigten Zellen in den Sinusräumen der Milz, aber auch in Leber und Knochenmark phagozytiert und abgebaut (☞ Abb. 14.8).

Das bei dieser physiologischen Hämolyse freiwerdende Hämoglobin wird dabei in *Häm* und *Globin* aufgespalten.

Anschließend wird das Eisen aus dem Häm-Molekül freigesetzt und sofort wieder von einem Transportprotein aufgenommen. Dies schützt das für den Körper wichtige kleine Eisenion vor der Ausscheidung durch die Niere.

Der nun eisenfreie Molekülrest des Häms wird zum einen Teil über mehrere Zwischenschritte zu *Bilirubin* abgebaut und schließlich über die

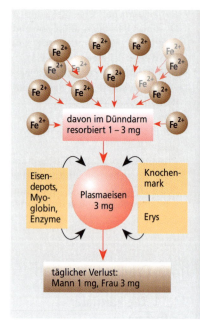

Abb. 14.9: Täglicher Eisenstoffwechsel in schematischer Darstellung (Durchschnittswerte).

Leber und Gallenwege ausgeschieden. Zum anderen Teil erfolgt der Abbau weiter zum wasserlöslichen *Urobilinogen*, das mit dem Urin ausgeschieden wird. Sowohl Bilirubin als auch Urobilinogen haben eine gelbe Farbe. Ist die Bilirubinausscheidung gestört, etwa weil die Leber erkrankt ist oder ein Überschuss an Bilirubin anfällt, kommt es durch seine Ablagerung in der Haut zur *Gelbsucht* (**Ikterus**).

> Jedes Missverhältnis zwischen Erythropoese und Erythrozytenabbau führt entweder zur **Anämie** (*Blutarmut* ☞ 14.2.5) oder zur **Polyglobulie** („Blutfülle" ☞ 14.2.6).

14.2.5 Anämien

> Bei einer **Anämie** *(Blutarmut)* sind Hämoglobinkonzentration, Hämatokrit (☞ unten) und meist auch Erythrozytenzahl erniedrigt. Patienten mit einer Anämie wirken blass

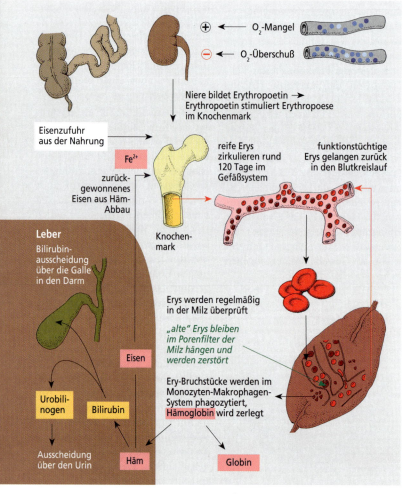

Abb. 14.8: Lebenszyklus der roten Blutkörperchen. Der Körper versucht, möglichst viel des wertvollen Eisens aus verbrauchten Erythrozyten wieder zurückzugewinnen („Recycling"), um es in neue rote Blutkörperchen „einbauen" zu können.

und sind müde. Ihr Herz schlägt schneller, und bei ausgeprägter Anämie leiden sie schon bei geringer körperlicher Belastung unter Atemnot, weil die Sauerstoffversorgung des Gewebes nicht mehr ausreichend ist. Da Anämien unbehandelt sogar zum Tode führen und sie manchmal das einzige Symptom einer Tumorerkrankung sein können, muss in jedem Fall die Ursache einer Anämie geklärt werden.

Anämien entstehen durch drei Gruppen von Grunderkrankungen:
- Am häufigsten liegt eine **Erythropoesestörung** vor; es werden also – oft durch Eisen-, Vitamin B_{12}- oder Folsäure-Mangel – nicht mehr genügend funktionsfähige Erythrozyten gebildet. Erythropoesestörungen findet man weiter bei einem Erythropoetinmangel wie auch bei chronischen Entzündungen und bei Tumorleiden. Bei den beiden letztgenannten Erkrankungen liegt eine Störung der *Eisenverwertung* im Knochenmark durch den Entzündungs- bzw. malignen Wachstumsprozess vor. In seltenen Fällen können auch Medikamente die Knochenmarksfunktionen durch allergische Reaktionen oder direkte Giftwirkung stören oder sogar ganz zum Erliegen bringen.
- Seltener sind Anämien durch übermäßigen Erythrozytenabbau verursacht; man spricht von **hämolytischen Anämien**. Die Ursachen sind weit gefächert und reichen von Erbkrankheiten (z.B. Sichelzellenanämie) über mechanische Irritationen, wie sie bei künstlichen Herzklappen vorkommen, bis zu allergischen Erkrankungen.
- Schließlich ist eine Anämie auch Folge eines jeden größeren Blutverlusts (**Blutungsanämie**).

14.2.6 Polyglobulie

Der Anteil der Erythrozyten am Gesamtblutvolumen hat einen großen Einfluß auf die Zähigkeit (Viskosität) und damit auf die Fließeigenschaften des Blutes. Dickt das Blut durch ein „Zuviel" an Erythrozyten *(Polyglobulie)* ein, was – wie erwähnt – durch mangelnde Lungenfunktion oft geschieht, so begünstigt dies Durchblutungsstörungen von Bein-, Gehirn- oder Herzkranzgefäßen durch Verstopfungen der kleinsten Gefäße. Dadurch kann z.B. ein Schlaganfall ausgelöst werden.

Unvermeidlich im Gebirge: Höhenglobulie

In größeren Höhen nimmt der Sauerstoffgehalt in der Luft für den Organismus spürbar ab.

Um das geringere Angebot an Sauerstoff ausnutzen zu können, benötigt der Körper ab 2000 Meter Höhe zusätzliche Sauerstoffträger, und das Knochenmark bildet vermehrt Erythrozyten.

Bei längeren Aufenthalt in großen Höhen im Gebirge kommt es so zu einer physiologischen Polyglobulie, der so genannten *Höhenpolyglobulie*. Insgesamt steigt der Hämatokrit (siehe nächster Absatz), das Blut wird dickflüssiger, und es besteht die Gefahr einer Thrombose (Blutgerinnselbildung).

Zur Vorbeugung ist bei einem längeren Gebirgsaufenthalt zu empfehlen, die Trinkmenge großzügig zu erhöhen.

Das rote Blutbild

Im täglichen Krankenhausalltag spielt die Blutbilduntersuchung eine wichtige Rolle. Hier eine Zusammenstellung der wichtigsten Laborgrößen:
- **Hämoglobinkonzentration im Blut** (*Hb*): Menge des roten Blutfarbstoffes in g pro Liter Blut.

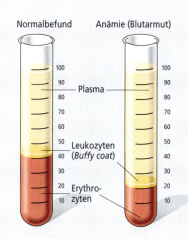

Abb. 14.10: Hämatokrit: Normalbefund und Befund bei Anämie. Durch Zentrifugieren haben sich die festen Bestandteile am Boden des Gläschens abgesetzt. Ihr Volumenanteil beträgt ca. 45%. Zwischen Plasma und Erythozyten liegen in einer schmalen Schicht die Leukozyten. Rechts: Befund bei schwerer Anämie.

Normalwert beim Mann
140–180 g/l (= 14–18 g/dl),
bei der Frau
120–160 g/l (= 12–16 g/dl).
- **Erythrozytenzahl** („*Erys*"): Beim Mann findet man durchschnittlich 5,1 Millionen Erythrozyten in einem Mikroliter Blut, bei der Frau 4,6 Millionen. Veränderungen der Erythrozytenzahl entsprechen meist denen des Hämoglobins.
- **Hämatokrit** (*Hk*): Durch Zentrifugieren kann man die festen Blutanteile von den flüssigen trennen. Der Volumenanteil der Blutkörperchen am Gesamtblutvolumen wird als Hämatokrit bezeichnet. Er beträgt im Mittel beim Mann 47% und bei der Frau 42%. Der Hämatokrit ist erhöht bei Polyglobulien und erniedrigt bei Anämien.

14.2.7 Die Blutgruppen

Mischt man Blut von verschiedenen Blutspendern, so kommt es oft zu einer **Agglutination** (*Verklumpung*). Offensichtlich gibt es verschiedene „Blutsorten", die sich teilweise nicht miteinander vertragen.

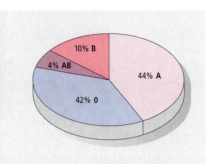

Abb. 14.11: Häufigkeitsverteilung der vier Blutgruppen (deutsche Bevölkerung).

Das AB0-System

Schon 1901 entdeckte *Karl Landsteiner* die Ursache für dieses Phänomen: Jeder Mensch besitzt eine der **vier Blutgruppen A**, **B**, **AB** und **0** (sprich: Null). Diese Blutgruppennamen bezeichnen jeweils bestimmte immunologische Eigenschaften (präziser: *Antigenmuster*) der Erythrozyten, die für das gesamte Leben bestehen bleiben und nach festen Regeln (☞ 4.2) vererbt werden. Die vier Blutgruppen finden sich in verschiedener Häufigkeit in der Bevölkerung, wie Abb. 14.11 zeigt. Inzwischen weiß man, dass es mindestens 300 verschiedene Blutgruppensysteme gibt. Die beiden wichtigsten sind das genannte AB0-System und das weiter unten besprochene Rhesus-System.

Wie kommt es zur Agglutination?

Im Blutplasma des Menschen mit den Blutgruppen A, B und 0 befinden sich Antikörper, hier **Agglutinine** genannt, gegen die Antigene auf den Erythrozytenoberflächen der jeweils *anderen* Blutgruppen. So enthält Plasma der Blutgruppe A Agglutinine gegen Erythrozyten der Blutgruppe B (kurz: Anti-B) und umgekehrt.
Plasma der Blutgruppe 0 enthält Agglutinine gegen Blutgruppe A und B sowie AB (also Anti-A und Anti-B). Nur Plasma der Blutgruppe AB ist frei von solchen Agglutininen. Mischt man also z.B. Erythrozyten der Blutgruppe A mit Anti-A-haltigem Plasma, so kommt es zu einer Agglutination. Diese Agglutinationsreaktion macht man sich laborchemisch zunutze:
Vermischt man Erythrozyten mit Anti-A- und Anti-B-Prüfserum, lässt sich so die AB0-Blutgruppe genau bestimmen (☞ Abb. 14.12).

Das Rhesus-System

Neben den AB0-Eigenschaften der Erythrozyten gibt es noch viele andere Blutgruppensysteme, also Antigenmuster auf Blutkörperchen, von denen vor allem das **Rhesus-System** klinisch bedeutsam ist. Es umfasst mehrere Blutgruppenantigene, von denen das **Antigen D** das wichtigste ist. 86% der Bevölkerung haben das D-Antigen auf ihrer Erythrozytenoberfläche – sie sind damit *Rhesus-positiv*. 14% besitzen dagegen kein D-Antigen – sie sind *Rhesus-negativ*. Im Gegensatz zu den Agglutininen des AB0-Systems, die ohne Vorkontakt mit den jeweiligen Antigenen schon bald nach Geburt vorhanden sind, werden die Antikörper des Rhesus-Systems erst nach Kontakt mit den Antigenen gebildet.

☑ Erhalten Rhesus-negative Patienten eine Bluttransfusion mit Rhesus-positivem Blut, so bilden sie so genannte **Anti-D-Antikörper**. Wird ihnen später im Leben erneut Rhesus-positives Blut transfundiert, kann es durch Antigen-Antikörperreaktionen zu Krankheitserscheinungen kommen, die denen bei AB0-Unverträglichkeit entsprechen (☞ 14.2.8), meist aber nicht so stark ausgeprägt sind. Während bei der Transfusion Rhesus-fremden Blutes erst die Zweitübertragung (lebens-) gefährlich ist, weil die Antikörper erst dann als Reaktion auf die erste Transfusion gebildet worden sind, ist bei der Transfusion AB0-fremden Blutes schon die fehlerhafte Erstübertragung lebensgefährlich, da die Antikörper (Agglutinine) schon bald nach der Geburt in hoher Konzentration vorliegen.

14.2.8 Blutprodukte und Bluttransfusionen

Viele, gerade auch lebensbedrohliche Krankheitszustände gehen mit einem Mangel an Blutbestandteilen einher. Die Gabe von **Blutprodukten** (labormedizinisch aufbereitete Blutbestandteile) ist deshalb häufig lebensrettend. Die wichtigsten Blutprodukte sind heute:
- **Erythrozytenkonzentrate** *(EKs)*: Durch Blutspende gewonnenes Vollblut, das mittels spezieller Maschinen (Separatoren) in seine Einzelbestandteile aufgetrennt und weiterverarbeitet wird. EKs sind in 250-ml-Beuteln erhältlich und bei 4 °C 5–7 Wochen lagerungsfähig.
Indikation: Routinetransfusion bei akutem Blutverlust, z.B. während oder nach größeren Operationen.
- **Thrombozytenkonzentrate** *(TKs)*: Meist aus einer Vollblutspende isolierte Thrombozyten eines einzelnen oder mehrerer Spender.
Indikation: schwerer Thrombozytenmangel.
- **Fresh Frozen Plasma** *(FFP)*: Beutel zu 250 ml mit Zitratplasma (☞ 14.5.2), bei –30 °C ein Jahr haltbar.
Indikation: bei Gerinnungsstörungen aufgrund eines komplexen Mangels an Gerinnungsfaktoren (z.B. bei Lebererkrankungen).
- **Humanalbumin**: Lösung aus menschlichem Albumin mit einem Eiweißanteil zwischen 5 und 66%.
Indikation: bei Eiweißverlusten, z.B. nach Verbrennungen.
- **Eigenbluttransfusion**: bei allen planbaren operativen Eingriffen mögliche Alternative zur üblichen Bluttransfusion ohne Infektionsrisiko. Werden z.B. zwei Erythrozytenkonzentrate benötigt, so spendet der Patient etwa 2 und 1 Wo-

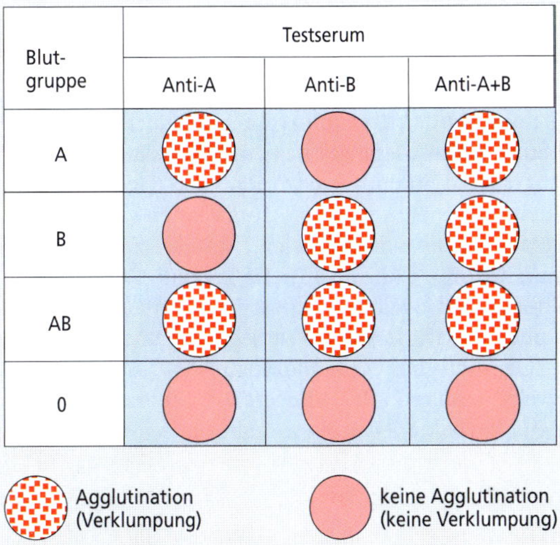

Das Blut- und Lymphsystem

Blut-gruppe	Testserum		
	Anti-A	Anti-B	Anti-A+B
A	Agglutination	keine	Agglutination
B	keine	Agglutination	Agglutination
AB	Agglutination	Agglutination	Agglutination
0	keine	keine	keine

Abb. 14.12 (links): Blutgruppenbestimmung mit Testseren – normales Reaktionsschema.

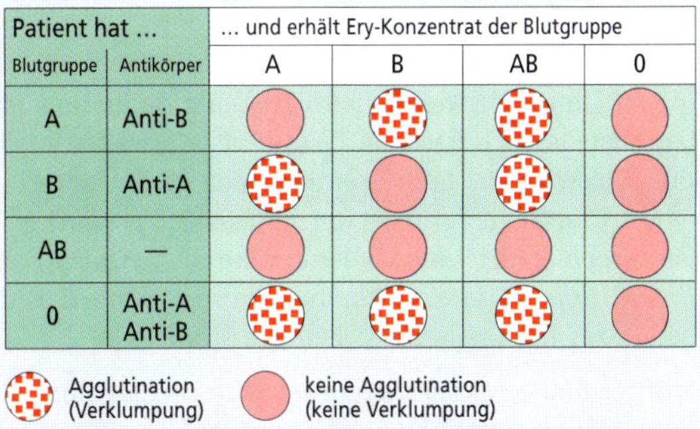

Patient hat ...		... und erhält Ery-Konzentrat der Blutgruppe			
Blutgruppe	Antikörper	A	B	AB	0
A	Anti-B	Agglutination	keine	Agglutination	keine
B	Anti-A	keine	Agglutination	Agglutination	keine
AB	—	keine	keine	keine	keine
0	Anti-A Anti-B	Agglutination	Agglutination	Agglutination	keine

Abb. 14.13: Majortest. Empfängerserum wird mit Spendererythrozyten vermischt. Beispiele: Empfängerserum der Blutgruppen A zeigt keine Agglutination mit Erythrozyten der Blutgruppe 0. Erythrozyten der Blutgruppe 0 tragen auf ihrer Oberfläche keine Antigene des AB-Systems (deshalb Gruppe 0) und vertragen sich mit den Seren aller anderen Blutgruppen.

che vor der geplanten Operation jeweils etwa 300 ml Blut, welches dann während der Operation für ihn zur Verfügung steht.

Kreuzproben und Bedside-Test

Um Agglutinationsreaktionen und andere Unverträglichkeiten auszuschließen, sind **Kreuzproben** (☞ Abb. 14.12) gesetzlich vorgeschrieben, die in der **Blutbank** – dem zentralen Krankenhausdepot für Blutprodukte – durchgeführt werden. Man unterscheidet den *Majortest* (☞ Abb. 14.13), bei dem die Verträglichkeit der Spendererythrozyten mit dem Empfängerserum überprüft wird, vom *Minortest*, der die Verträglichkeit der Empfängererythrozyten mit dem Spenderserum beurteilt.
Zur Vermeidung von Verwechslungen führt der Arzt noch unmittelbar vor der Transfusion zusätzlich den **Bedside-Test** durch. Man verwendet dazu handliche Prüfkärtchen, wie Abb. 14.14 zeigt.

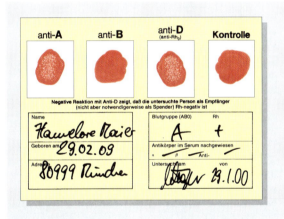

Abb. 14.14: Bedside-Test. Die vorbehandelten Prüfkärtchen enthalten in den einzelnen Feldern Anti-A, Anti-B und Anti-D. Nach dem Auftragen jeweils eines Tropfens Blut in die einzelnen Felder ist es in diesem Fall zu einer Agglutination bei Anti-A und Anti-D, nicht aber bei Anti-B gekommen, die Patientin hat also die Blutgruppe A und ist Rhesus-positiv.

Transfusionsreaktionen

Leichte Transfusionsreaktionen können sich beim Patienten durch Unruhe, Kopfschmerzen, Schwindel, Übelkeit, Erbrechen, Fieber, Schüttelfrost und Juckreiz manifestieren. Lebensbedrohliche, schwere Transfusionszwischenfälle, meist aufgrund einer Verwechslung der AB0-Gruppe, äußern sich zunächst durch Kreuzschmerzen und Hitzewallungen, Fieber, Schüttelfrost, Schock und Zeichen einer akuten Hämolyse mit nachfolgenden Herzrhythmusstörungen und Nierenversagen.

Nach der Bluttransfusion muss der leere Konservenbeutel samt Infusionsbesteck noch mindestens 24 Stunden im Kühlschrank aufbewahrt werden, damit im Falle von Unverträglichkeitsreaktionen Nachuntersuchungen des transfundierten Blutes angestellt werden können.

14.3 Die Leukozyten

Die *weißen Blutkörperchen* oder **Leukozyten** verdanken ihren Namen der weißlichen Farbe, die sie im ungefärbten Blutausstrich besitzen. Wie bereits erwähnt, stellen die Leukozyten keine einheitliche Zellgruppe dar (☞ 14.1.3). Gemeinsam ist ihnen, dass sie *kernhaltig* und *beweglich* sind, sowie allesamt an der *Abwehr von Fremdstoffen und Krankheitserregern* (☞ Tab. 6.5) und beim *Entzündungsprozess* beteiligt sind.

Die Gesamt-Leukozytenzahl im Blut beträgt normalerweise zwischen 4 und 9 pro Nanoliter (nl) bzw. 4000 und 9000 pro Mikroliter (µl). Allerdings steckt noch die vielfache Menge außerhalb des Blutgefäßsystems im Knochenmark und in den Geweben: Nur knapp 10% der im Körper vorhandenen Leukozyten zirkulieren im Blut. Das Blutgefäßsystem stellt für die Leukozyten nur einen Transportweg dar, um von den Bildungsstätten an ihren Einsatzort in den Geweben zu kommen, wo sie ihre Aufgaben im Rahmen der Immunabwehr erfüllen.

Von den drei Hauptgruppen der Leukozyten,
• den Granulozyten,
• den Lymphozyten und
• den Monozyten,
sind die Granulozyten im Blut zahlenmäßig mit etwa 60% am stärksten vertreten.

14.3.1 Die Granulozyten

Die **Granulozyten**, so genannt wegen der *Granula* (Körnchen), die sie im Mikroskop nach dem Anfärben in ihrem Zytoplasma zeigen, sind mit einem Zelldurchmesser von 10–17 µm deutlich größer als die Erythrozyten. Etwa 95% aller Granulozyten weisen nur schwach anfärbbare Granula auf – die *neutrophilen Granulozyten*. Einige wenige enthalten bläuliche Granula – die *basophilen Granulozyten*, andere rote Granula – die *eosinophilen Granulozyten* (☞ Abb. 14.4).

Neutrophile Granulozyten

Die **neutrophilen Granulozyten** halten sich nach ihrer Reifung im Knochenmark nur 6–8 Stunden im Blut auf, bevor sie zu ihren Einsatzorten, den Geweben und Schleimhäuten, auswandern. Dort können sie Bakterien im Rahmen der unspezifischen Abwehr phagozytieren („auffressen" ☞ Abb. 3.15). Haben die Granulozyten Bakterien und evtl. auch abgestorbene körpereigene Zellen phagozytiert, so sterben sie selbst ab, und es entsteht ein Gemisch aus Granulozytenresten und anderen Gewebstrümmern, der **Eiter** *(Pus)*. Eiter findet sich gehäuft bei bakteriellen Entzündungen.

Eosinophile Granulozyten

Rund 3% aller Granulozyten weisen eosinophile, d.h. durch den roten Farbstoff *Eosin* anfärbbare Granula im Zytoplasma auf. Eine Zunahme der **eosinophilen Granulozyten** findet man vor allem bei allergischen Reaktionen, bei Wurminfektionen und Autoimmunerkrankungen (☞ 6.8). Man spricht dann von einer *Eosinophilie*.

Basophile Granulozyten

Nur maximal 2% der Granulozyten zeigen im Zytoplasma basophile, d.h. blau anfärbbare Granula, die insbesondere Histaminverbindungen enthalten. **Basophile Granulozyten** verlassen die Blutbahn und erfüllen vergleichbare Aufgaben wie die ihnen sehr ähnlichen **Gewebs-Mastzellen**.

Im Blut wie auch im Gewebe vermitteln die basophilen Granulozyten zusammen mit den eosinophilen Granulozyten allergische Reaktionen vom Soforttyp, so auch den lebensgefährlichen *anaphylaktischen Schock* ☞ 16.3.5), wobei die in den Granula enthaltenen Stoffe freigesetzt werden.

Stabkernige, segmentkernige und übersegmentierte Granulozyten

Während junge Granulozyten eher einen stabförmigen Kern besitzen, wird dieser mit zunehmendem Alter mehr und mehr in kleine Abschnitte unterteilt *(segmentiert)*. Man spricht deshalb von *segmentkernigen Granulozyten* im Gegensatz zu den jungen *stabkernigen Granulozyten*. Findet man im Blutausstrich vermehrt stabkernige Granulozyten, so spricht man von einer *Linksverschiebung* (☞ Abb. 14.15). Sie weist auf eine akute Infektion hin, in deren Verlauf das Knochenmark kurzfristig vermehrt (junge) Granulozyten ins Blut ausschüttet, um die körpereigene Abwehr zu verstärken. Findet man dagegen ausschließlich segmentierte oder gar *übersegmentierte* (= überalterte) Granulozyten, deutet dies auf eine Störung der Leukopoese im Knochenmark hin.

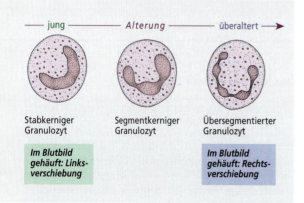

Abb. 14.15: Das Granulozytenalter lässt sich anhand der Kernform erkennen. Man unterscheidet zwischen jungen stabkernigen, älteren segmentkernigen und überalterten übersegmentierten Granulozyten.

14.3.2 Die Monozyten

Monozyten sind mit einem Durchmesser von 12 bis 20 µm die größten Zellen im Blut. Sie besitzen einen großen, meist hufeisenförmig gebuchteten oder gelappten Kern, der sich in einem bläulichen Zytoplasma befindet. Monozyten verweilen nur 1–2 Tage im Blutgefäßsystem und wandern danach in verschiedene Organe, wo sie sich in ortsständige **Makrophagen** umwandeln. Ihre Aufgabe ist die Phagozytose von Mikroorganismen; außerdem gehören sie zu den *Antigen-präsentierenden-Zellen* (☞ Tab. 6.5).

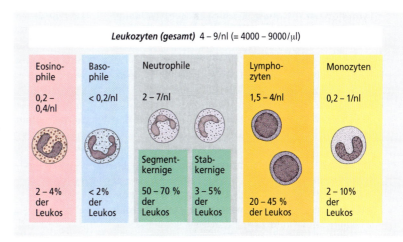

Abb. 14.16: Differenzierung der Leukozyten in die unterschiedlichen Zellarten.

14.3.3 Die Lymphozyten

Die **Lymphozyten**, die rund ein Drittel der Blutleukozyten ausmachen, sind kleine Zellen mit einem Durchmesser von 7–12 µm. Sie besitzen einen bläulich anfärbbaren, runden Kern. Lymphozyten stammen aus dem Knochenmark, reifen dort und im Thymus heran und wandern dann in die Lymphknoten und andere lymphatische Organe, wo sie sich weiterentwickeln und vermehren können. Nur etwa 4% der Lymphozyten befinden sich im Blut; dagegen findet man 70% in den Organen des lymphatischen Systems (☞ 14.4), 10% im Knochenmark und den Rest in anderen Organen. Ihre Lebensdauer ist sehr unterschiedlich von ca. acht bis zu mehreren hundert Tagen. Entsprechend dem Ort ihrer Prägung unterscheidet man **T-Lymphozyten** (Prägung im **T**hymus) und **B-Lymphozyten** (Prägung bei Vögeln in der *Bursa fabricii*, beim Menschen im Knochenmark, daher auch Merkhilfe *bone marrow*). B- und T-Lymphozyten haben Schlüsselfunktionen bei der spezifischen Abwehr; die Produktion spezialisierter (spezifischer) Antikörper erfolgt dabei in den **Plasmazellen** (☞ 6.4.2), die aus B-Lymphozyten hervorgehen.

Die T-Lymphozyten teilen sich nochmals in *Untergruppen* auf:

- **T-Helferzellen**, die die Ausreifung von B-Lymphozyten zu Plasmazellen stimulieren, werden in der Labordiagnostik nach ihrem charakteristischen Antigen CD4 als T_4-*Zellen* bezeichnet (☞ auch 6.4.1)
- **T-Suppressorzellen**, die überschießende Immunantworten verhindern, und
- **zytotoxische T-Zellen** (T_8-Zellen ☞ 6.4.1), welche v.a. virusbefallene Zellen und Tumorzellen zerstören und wie die T-Suppressorzellen den Oberflächenmarker CD8 tragen

14.3.4 Die Bildung der Leukozyten (Leukopoese)

Die Bildung der Leukozyten bezeichnet man als **Leukopoese**.
Sollen aus einer Stammzelle im Knochenmark Leukozyten entstehen, so differenziert sich diese zunächst zum *Monoblasten, Lymphoblasten* oder *Myeloblasten*, aus denen die Hauptzelllinien der weißen Blutkörperchen hervorgehen (☞ Abb. 14.4):

- Die Monoblasten entwickeln sich über mehrere Zellteilungsschritte zu Monozyten.
- Die Lymphoblasten differenzieren sich zu den verschiedenen Klassen der Lymphozyten. Dabei müssen sie noch ein Prägungsstadium in Thymus oder Knochenmark durchlaufen (☞ auch 6.4).
- Aus den Myeloblasten gehen die Granulozyten hervor. Hier ist erwähnenswert, dass sich der Stammbaum schon sehr viel früher als lichtmikroskopisch erkennbar in die drei Linien für neutrophile, basophile oder eosinophile Granulozyten teilt.

> **Leukämien** (umgangssprachlich „Blutkrebs") entstehen durch unkontrollierte, krebsartige Vermehrung von unreifen Zellen der Leukopoese. Unbehandelt führen sie nach unterschiedlich langer Zeit zum Tod. Die meisten Leukämieformen werden mit **Zytostatika** behandelt, das sind sehr nebenwirkungsreiche Medikamente, welche die Zellteilung hemmen.

14.3.5 Das weiße Blutbild

Die Konzentrationsbestimmung der einzelnen weißen Blutzellarten gibt oft entscheidende Hinweise auf Erkrankungen.
Basiswert des weißen Blutbilds ist die **Leukozytenzahl** („Leukos"), also die Gesamtzahl aller weißen Blutkörperchen. Normwert ist dabei 4–9/nl = 4000–9000/µl. Ist die Leukozytenzahl zu niedrig *(Leukopenie)* oder zu hoch *(Leukozytose)*, liefert das **Differentialblutbild** detaillierte Informationen über das zahlenmäßige Verhältnis der einzelnen Leukozytenarten:

- **Lymphozyten** – Normwert 1,5–4/nl = 20–45% der Leukos; erhöhte Zahl *(Lymphozytose)* z.B. bei Tuberkulose; erniedrigte Zahl *(Lymphopenie)* z.B. bei HIV-Infektion.
- **Neutrophile Granulozyten** – Normwert 2–7/nl; erhöhte Zahl z.B. bei allen bakteriellen Infektionen.
- **Eosinophile Granulozyten** – Normwert 0,2–0,4/nl = 2–4% der Leukozyten; erhöhte Zahl *(Eosinophilie)* bei allergischen und parasitären Erkrankungen.
- **Basophile Granulozyten** – Normwert < 0,2/nl = < 2% der Leukos; erhöhte Zahl bei vielen chronischen Erkrankungen.
- **Monozyten** – Normwert 0,2–1/nl = 2–10% der Leukos; erhöhte Zahl unter anderem bei vielen chronischen Infektionen und Entzündungen sowie bei akuten Infektionen in der Heilungsphase und bei verschiedenen Tumoren.

Das Differentialblutbild wird häufig durch weitere Bluttests ergänzt:
- **Blutkörperchensenkungsgeschwindigkeit** *(BSG* oder *BKS)*: In eine 2-ml-Spritze werden zunächst 0,4 ml einer 3,8%igen Natriumzitratlösung und anschließend 1,6 ml Blut aufgezogen; mit dem Gemisch wird eine senkrecht aufgestellte Spezialpipette befüllt. Nach einer Stunde wird abgelesen, um wieviele Millimeter sich die festen Blutbestandteile abgesetzt haben. Normalwert: Absenkung um 10–20 mm/Std. bei Frauen und 5–10 mm/Std. bei Männern. Eine beschleunigte BSG findet man bei Entzündungen, Tumoren und Veränderungen des Eiweißgehaltes im Blut.
- Das **CRP** *(C-reaktives Protein)* zeigt die gleichen Veränderungen an wie die BSG. Obwohl es nicht auf Station bestimmt werden kann, sondern nur im Labor, verdrängt es zunehmend die BSG, weil es weniger störanfällig und auch weniger träge als diese reagiert. Normwert 0,8–8 mg/l.

14.4 Das lymphatische System

Als **lymphatisches System** bezeichnet man die Gesamtheit aller Lymphbahnen sowie die **lymphatischen Organe** *Milz*, *Thymus*, den *lymphatischen Rachenring* mit Rachen-, Zungen- und Gaumenmandeln, *Lymphknoten* und das *lymphatische Gewebe* des Darms (z.B. die Peyer-Plaques des Dünndarms ☞ 18.5.3).

Alle lymphatischen Organe weisen einen hohen Gehalt an retikulärem Bindegewebe (☞ 5.3.1) und Lymphozyten auf.

> ✓ Anatomisch gesehen ist das lymphatische System weitgehend identisch mit den Organen des Immunsystems (☞ 6.1.1); es erfüllt aber außer der Mitarbeit bei der *Immunabwehr* noch zwei weitere wichtige Aufgaben:
> - Die *Drainage* des Interstitiums über die spezielle Flüssigkeit des lymphatischen Systems, die *Lymphe*, sowie
> - den *Transport* von Nahrungsfetten aus dem Darm (☞ 18.6.4).

14.4.1 Lymphe und Lymphbahnen

Wie in Abschnitt 14.1.4 erläutert wurde, werden im Körper täglich ungefähr 2 Liter *Lymphe* gebildet, etwa 10% der in den interstitiellen Raum filtrierten Blutplasmamenge. Ihre Zusammensetzung entspricht der des Blutplasmas mit dem Unterschied eines um zwei Drittel niedrigeren Eiweißgehaltes. Er beträgt durchschnittlich 20 g/l gegenüber 70–80 g/l im Blutplasma.

Die **Lymphe** wird von den Lymphkapillaren aufgenommen, die überall in den Geweben des Körpers blind beginnen. Sie verlaufen etwa parallel zu den venösen Gefäßen und vereinigen sich zu zunehmend größeren **Lymphbahnen**.

Die Lymphbahnen stellen neben dem venösen System ein zweites Abflusssystem dar, durch das interstitielle Flüssigkeit wieder in den Blutstrom zurückgeleitet wird. Während beim venösen Gefäßsystem die Transportfunk-

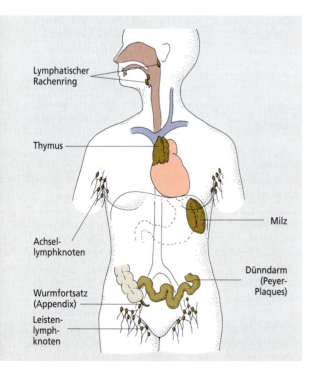

Abb. 14.17: Die lymphatischen Organe. Nach ihrer Bildung und Prägung wandern die Lymphozyten in die lymphatischen Organe aus, die über den ganzen Körper verstreut sind. Die Funktion einiger dieser Organe (z.B. des Wurmfortsatzes) ist immer noch unklar.

Das Blut- und Lymphsystem

> Werden bei einer Operation (z.B. bei Mammakarzinom = Brustkrebs) die Lymphknoten (z.B. in der Achsel) entfernt, ist der Abfluss der Lymphe im betroffenen Gebiet gestört. In dieser Region (z.B. im Arm) bildet sich nach der OP leicht ein **Lymphödem**, eine teigige Schwellung mit Spannungs- und Schweregefühl und Bewegungseinschränkung.
>
> Bestimmte Verhaltensregeln helfen, dies z.B. bei Brustoperationen zu vermindern: Sogleich nach der Operation die Extremität hochlagern, wobei darauf zu achten ist, dass die Hand höher als der Ellenbogen und dieser höher als die Schulter liegt, da die Lymphe sich nach dem Schwerkraftprinzip am tiefsten Punkt sammelt. Außerdem helfen gezielte Massagetechniken *(Lymphdrainage)*, Kompression der betroffenen Extremität, sorgfältige Hautpflege sowie das Meiden einengender Kleidung, schweren Tragens und starker Wärmeeinwirkung (z.B. Sauna).

14.4.2 Die Lymphknoten

In die Lymphbahnen sind als biologische Filterstationen gruppenweise die Lymphknoten eingeschaltet. Jeder Körperregion lässt sich dabei eine Gruppe **regionaler Lymphknoten** zuordnen. Die Aufgabe der Lymphknoten besteht darin, die Lymphe zu reinigen, Lymphozyten zu bilden und ausgereiften Abwehrzellen den Kontakt mit in der Lymphe befindlichen Antigenen zu ermöglichen und damit im Falle einer Infektion die spezifische Abwehr in Gang zu setzen.

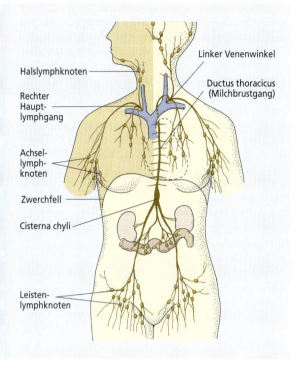

Abb. 14.18: Wichtige Lymphbahnen und Lymphknotenstationen. Der Ductus thoracicus übernimmt den größten Anteil des Lymphabflusses. Die Lymphe der rechten oberen Körperseite sammelt sich dagegen von der restlichen Lymphe getrennt im rechten Hauptlymphgang.

tion im Vordergrund steht, verweilt die Lymphe recht lange in den Lymphbahnen. Dadurch hat der Körper Zeit, dort ständig einen Teil seiner (interstitiellen) Flüssigkeit gründlich zu reinigen und von Fremdstoffen und infektiösen Erregern zu befreien.

In der Lymphe enthaltene Stoffwechselprodukte, Zelltrümmer, Lymphozyten und Fremdkörper (wie z.B. kleinste Staubteilchen, die etwa über die Atemluft in den Körper eingedrungen sind) werden entfernt. Der Hauptteil dieser Reinigungs- und Abwehrarbeit geschieht in den **Lymphknoten** (☞ 14.4.2).

Nach der Passage der Lymphknoten sammelt sich die Lymphe in den großen Lymphbahnen. Dabei vereinigen sich die großen Lymphbahnen der unteren Körperabschnitte in der **Cisterna chyli** und laufen als *Milchbrustgang* **(Ductus thoracicus)** durch das Zwerchfell ins hintere Mediastinum. Nach dem Zufluss der Hauptlymphbahnen des linken Armes und der linken Kopfhälfte mündet der Ductus thoracicus über den linken **Venenwinkel**, den Zusammenfluss von linker Kopf- und Armvene, ins Blut. Die Lymphe der rechten oberen Körperseite mündet dagegen als **rechter Hauptlymphgang** *(Ductus lymphaticus dexter)* direkt in den rechten Venenwinkel.

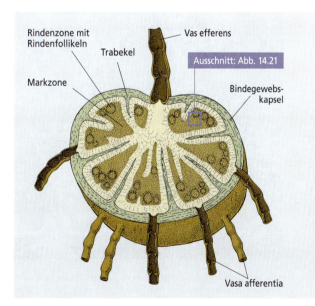

Abb. 14.19: Lymphknoten (schematisiert). Die Lymphe mehrerer zuführender Lymphgefäße (Vasa afferentia) wird im Lymphknoten gefiltert und durch ein größeres Lymphgefäß (Vas efferens) weitergeleitet.

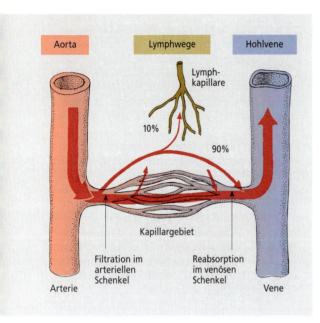

Abb. 14.20: Bildung der Lymphe im Kapillargebiet. Die Lymphkapillaren übernehmen ca. 10 % der ins Interstitium abgefilterten Flüssigkeit und leiten sie über die großen Lymphgefäße zurück ins venöse System.

Ein **Lymphknoten** *(Nodus lymphaticus)* ist ein mehrere Millimeter langes, bohnenförmiges Körperchen, das von einer Bindegewebskapsel umschlossen ist. Ins Innere strahlen zahlreiche bindegewebige Balken, die *Trabekel*, ein. Dazwischen befindet sich ein Netz von *Retikulumzellen*. Diese Zellen sind zur Phagozytose befähigt. Retikulumzellen findet man auch in anderen lymphatischen Organen wie z.B. der Milz, aber auch im Knochenmark als zelluläres Stützgerüst. In den Zwischenräumen zwischen den Retikulumzellen liegt das lymphatische Gewebe, wo die Vermehrung der Lymphozyten stattfindet. Man unterscheidet eine innere *Markzone* und eine äußere Rindenzone des Lymphknotens. In der *Rindenzone* liegen die Lymphozyten in kugelförmigen Verdichtungszentren, den *Rindenfollikeln*. Dort finden sich vor allem B-Lymphozyten; T-Lymphozyten dagegen weiter innen.

Die Lymphe erreicht über mehrere zuführende Lymphgefäße *(Vasa afferentia)* auf der konvexen Seite den Lymphknoten. Sie fließt dann langsam durch ein stark verzweigtes Hohlraumsystem *(Sinus)* in Richtung der konkaven Seite, wo sie in ein oder zwei ableitende Lymphgefäße *(Vasa efferentia)* eintritt.

> **Lymphknotenvergrößerungen** *(Lymphome)* treten bei Entzündungen, aber auch bei bösartigen Erkrankungen im Bereich ihres Zuflussgebietes auf.

14.4.3 Die Milz

Die **Milz** ist ein etwa 150 g schweres Organ und liegt im linken Oberbauch unter dem Zwerchfell.

Am *Milzhilus* tritt die Milzarterie *(A. lienalis)* als zuführendes Blutgefäß in die Milz ein, während die Milzvene *(V. lienalis)* sie hier verlässt.

Die Milz ist von einer mäßig derben Bindegewebskapsel umgeben, von der zahlreiche Gewebsbalken, die *Trabekel*, in das Organinnere einstrahlen. Das so entstandene dreidimensionale Balkenwerk umschließt Bereiche, die das eigentliche Milzgewebe enthalten. Es wird **Pulpa** genannt. Die Schnittfläche einer frischen Milz zeigt bei genauer Betrachtung ein ausgedehntes, dunkelrotes Gewebe, die **rote Pulpa**, in das viele stecknadelkopfgroße weiße Stippchen eingestreut sind. Diese werden als **weiße Pulpa** bezeichnet. Rote und weiße Pulpa stehen in einem Volumenverhältnis von ungefähr 3 : 1. Bei zahlreichen Erkrankungen ist das Mengenverhältnis verändert.

Die weiße Pulpa setzt sich aus lymphatischem Gewebe zusammen, das sich entlang der arteriellen Gefäße ausbreitet und als kugelförmige Lymphfollikel vorliegt.

Die rote Pulpa besteht dagegen aus großen Bluträumen, den **Sinus**, und einem feinen bindegewebigen Maschenwerk, in das viele rote und weiße Blutkörperchen eingelagert sind.

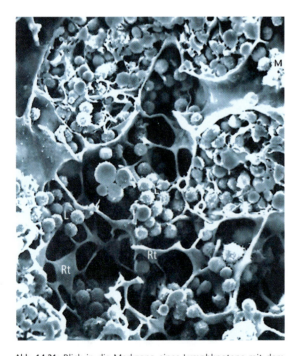

Abb. 14.21: Blick in die Markzone eines Lymphknotens mit dem Rasterelektronenmikroskop. Der Ausschnitt zeigt einen Markhohlraum (Sinus), der durch schlanke Fortsätze der Retikulumzellen (Rt) aufgespannt wird. Lymphozyten (L) und Makrophagen (M) haften in diesem Netz. Antigenhaltige Lymphe, die in den Lymphknoten eintritt und durch die Sinus strömt, tritt hier mit diesen Abwehrzellen in Kontakt. [C 160]

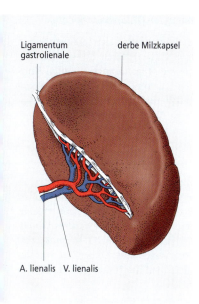

Abb. 14.22: Anatomie der Milz. Das Organ ist ca. 12 cm lang. Von der Milzkapsel geht ein Halteband (Ligamentum gastrolienale) aus, das zum Magen zieht.

Was leistet die Milz?

Gesicherte Funktionen der Milz sind:
- Identifizierung und Abbau von überalterten Blutzellen („Blutmauserung" ☞ 14.2.4).
- Thrombozytenspeicherung: Bei erhöhtem Verbrauch, z.B. durch Blutungen, können Thrombozyten ausgeschüttet werden.
- Abfangen und Abbau von Gerinnungsprodukten (kleinen Thromben).
- Vor der Geburt ist sie der Sitz der Hämatopoese (Blutbildung).

Für den Erwachsenen gehört die Milz nicht zu den lebenswichtigen Organen, weil ihre Funktionen offenbar von der Leber, vom Knochenmark und von anderen lymphatischen Organen übernommen werden können.

14.4.4 Der Thymus

Der **Thymus** *(Bries)* liegt im vorderen Mediastinum über dem Herzbeutel. Bei Kindern und Jugendlichen ist das Organ voll ausgebildet und erreicht ein Gewicht von maximal 40 g. Ab der Pubertät bildet er sich zurück *(Altersinvolution)*, sodass sich bei Erwachsenen nur noch narbige Thymusreste, eingebettet in den Thymusfettkörper, finden.

Bedeutung des Thymus

Im Thymus findet die Prägung der T-Lymphozyten statt (☞ 6.4.1). Daneben sezerniert der Thymus Hormone (z. B. *Thymosin* oder *Thymopoetin*), die die Reifung der Immunzellen in den Lymphknoten steuern. Ein Mangel dieser Hormone wird als Ursache für immunologische Störungen vermutet.

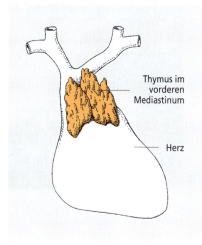

Abb. 14.24: Anatomie des kindlichen Thymus und seine Lagebeziehung zum Herzen.

14.5 Das Gerinnungssystem

Nicht nur bei äußerlich sichtbaren Verletzungen ist die Intaktheit unseres Gefäßsystems gefährdet – ständig werden im Körper kleinste Gefäße undicht, so etwa bei Wachstumsprozessen, bei Entzündungen oder beim Stoß eines Körperteils gegen einen harten Gegenstand. Da das arterielle Gefäßsystem unter Druck steht, kann der Körper auch aus kleineren Gefäßverletzungen verbluten.

Um dies wo immer möglich zu verhindern, werden undichte Gefäße durch das **Gerinnungssystem** *von innen heraus* abgedichtet.

Dabei greifen drei Reaktionsabläufe ineinander (☞ Abb. 14.26):
- *Gefäßreaktion*: Durch Verengung (*Vasokonstriktion*) des verletzten Blutgefäßes unmittelbar nach der Verletzung und Zusammenrollen des Gefäßendothels wird der Blutverlust eingeschränkt
- *Blutstillung*: kurzzeitiger Verschluss der Wunde durch einen Thrombozytenpfropf (Details ☞ 14.5.1)
- *Blutgerinnung*: langfristiger Verschluss der Wunde durch Bildung eines Fibrinfasernetzes (Details ☞ 14.5.2).

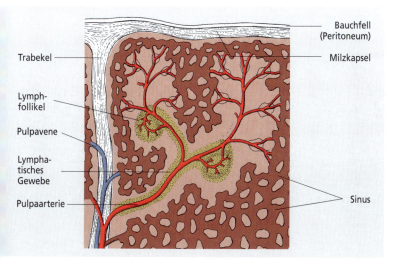

Abb. 14.23: Histologischer Feinbau der Milz (schematisiert).

14 Das Blut- und Lymphsystem

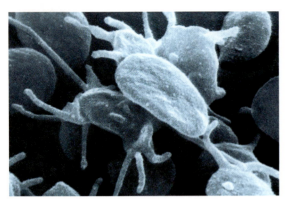

Abb. **14.25:** Thrombozyten (Blutplättchen) zu Beginn einer Gerinnungsreaktion. Die Thrombozyten stülpen mikrovilliartige (fingerförmige) Fortsätze aus, womit die Vernetzungsreaktion bis hin zur Bildung des Thrombus in Gang gesetzt wird. Im Hintergrund sind Erythrozyten zu sehen. [C 160]

14.5.1 Thrombozyten und Blutstillung

Die Thrombozyten

Die **Thrombozyten** *(Blutplättchen)* sind Scheibchen, die im Knochenmark gebildet und ein bis zwei Wochen später vor allem in Milz und Leber wieder abgebaut werden. Sie sind 1–4 μm groß, 0,5 μm dick und kernlos. Beim Gesunden findet man 150 bis 400 Thrombozyten pro Nanoliter Blut.

Die Bildung der Thrombozyten (Thrombozytopoese)

Manche Stammzellen differenzieren sich in einem ersten Schritt zu *Megakaryoblasten*. Hieraus entwickeln sich über Zwischenschritte die *Megakaryozyten*, auch Knochenmarksriesenzellen genannt. Sie sind mit einem Durchmesser zwischen 30 und 100 μm die größten Knochenmarkszellen. Durch Abschnürungen vom Zytoplasma der Megakaryozyten entstehen die Thrombozyten.

Die Blutstillung

Wird ein Gefäß verletzt, lagern sich die Thrombozyten an die Bindegewebsfasern der Wundränder an und ballen sich zusammen *(Thrombozytenaggregation)*. Es entsteht so ein **Thrombozytenpfropf** *(Thrombozytenthrombus)*, der die Wunde – ist sie nicht allzu groß – in normalerweise ein bis drei Minuten verschließt. Diese Zeit von der Verletzung bis zum Stillstand der Blutung wird als **Blutungszeit** bezeichnet.

Ein Thrombus, der sich in der oben beschriebenen Weise langsam an den Wundrändern abscheidet, wird *Abscheidungsthrombus* oder **weißer Thrombus** (wegen seiner Farbe) genannt. Im Gegensatz dazu bezeichnet man einen Thrombus, in den sich zusätzlich Erythrozyten einlagern, als **roten Thrombus**. Er entsteht nicht als Folge einer Gefäßwandverletzung, sondern wenn der Blutfluss in einem Gefäß plötzlich z.B. durch ein Blutgerinnsel (Embolus ☞ 14.5.3) unterbrochen wird und die Blutsäule „erstarrt".

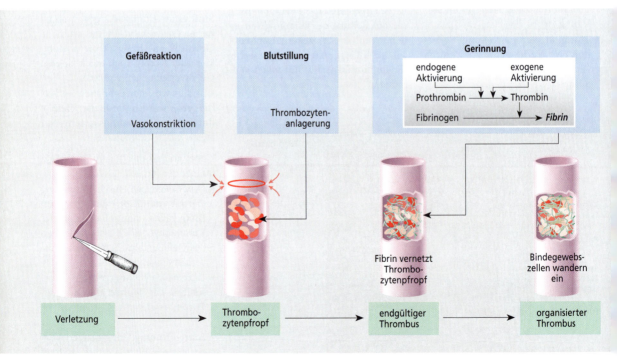

Abb. **14.26:** Schritt-für-Schritt-Übersicht über die Vorgänge bei der Blutstillung und -gerinnung. Im Gegensatz zu dem zuerst entstehenden weißen Thrombozytenpfropf enthält der endgültige Thrombus auch Erythrozyten.

Das Blut- und Lymphsystem

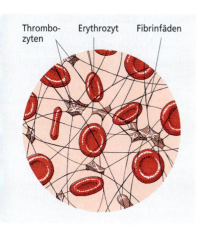

Abb. 14.27: Roter Thrombus mit dem Mikroskop betrachtet (schematische Darstellung). In dem weit verzweigten Fibrinnetz haben sich Erythrozyten angesammelt.

14.5.2 Die Blutgerinnung

Um den Thrombozytenpfropf herum spinnt sich ein faseriges Netz aus **Fibrin**: Der **endgültige Thrombus** entsteht, welcher durch den fibrinstabilisierenden **Faktor XIII** vor vorzeitiger Auflösung geschützt wird. Anschließend zieht sich das Fibrinnetz zusammen *(Retraktion)* und nähert dadurch die Wundränder einander an – die Wunde verkleinert sich.

In das stabile, netzförmige Fibrin können nun Fibroblasten (Bindegewebsgrundzellen) einwachsen, die den Thrombus bindegewebig umbauen (organisieren) und die Wunde endgültig verschließen.

Im strömenden Blut befindet sich kein festes Fibrin, da dieses ja lebenswichtige Gefäße sofort verschließen würde, sondern nur seine lösliche Vorstufe – das **Fibrinogen**. Das Fibrinogen wird erst an der Wundfläche durch das Enzym Thrombin in das aktive Fibrin umgewandelt. Aber auch **Thrombin** wird erst an der Wundfläche aktiviert. Im Blut findet sich nur die unwirksame Vorstufe, das **Prothrombin**. Die Umwandlung von Prothrombin in Thrombin erfolgt durch die Gerinnungsfaktoren V–XII sowie Kalzium.

Die Gerinnungskaskade im Detail

Damit es zur Fibrinbildung im Blut kommen kann, müssen sich zuvor viele **Gerinnungsfaktoren** einer nach dem anderen – im Sinne einer Kettenreaktion – aktivieren. Die Gerinnungsfaktoren sind Eiweißkörper im Blut, die, wenn sie aktiviert werden, wie Enzyme wirken, also bestimmte chemische Reaktionen beschleunigen. Traditionell bezeichnet man sie mit römischen Ziffern von I–XIII. Man bezeichnet diese Hintereinanderschaltung von Reaktionsschritten als **Gerinnungskaskade**.

Das **Gerinnungssystem** kann dabei über zwei verschiedene Wege aktiviert werden:

- Das **exogene System** (*Extrinsic System, extravaskulärer Weg*) wird bei größeren, äußeren Gewebsverletzungen aktiviert, bei denen es zur Einblutung in das umliegende Gewebe kommt.

- Ist der Gefäßschaden auf die Gefäßinnenhaut (Endothel) beschränkt, wird das exogene System nicht aktiviert. Hier startet die Gerinnung über das **endogene System** (*Intrinsic System, intravaskulärer Weg*). Die Gerinnungskaskade verläuft hier über mehr Schritte als beim exogenen Gerinnungssystem und benötigt deshalb mehr Zeit.

Endogenes und exogenes Gerinnungssystem münden auf der Stufe der Aktivierung des Faktors X zusammen. Faktor X führt zusammen mit Faktor V und Kalzium Prothrombin in aktives Thrombin über, das, wie erwähnt, Fibrinogen in Fibrin umgewandelt.

☑ Vergleicht man unser Gefäßsystem mit einem Wasserleitungsnetz, so ist das endogene System für die tropfenden Wasserhähne und das exogene System für die Rohrbrüche zuständig. Das endogene System repariert langsam, arbeitet aber schon bei kleinsten Endothelveränderungen, das exogene System ist schnell, benötigt aber einen kräftigen Reiz (Blutung). Beide haben eine gemeinsame Endstrecke.

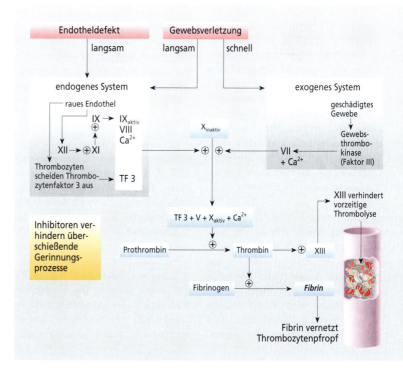

Abb. 14.28: Die Gerinnungskaskade.

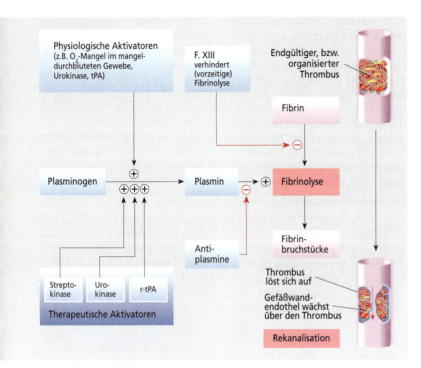

Abb. 14.29: Die Schritte der Fibrinolyse. Ins Blickfeld der modernen Medizin gerät immer mehr die therapeutische Aktivierung der Fibrinolyse, die die Chance zur Auflösung lebensbedrohlicher Gefäßverschlüsse (z.B. beim Herzinfarkt) eröffnet.

Diese Reaktionskette, die zur Auflösung von Fibrin und damit auch von Thromben führt, bezeichnet man als **Thrombolyse** (Lyse = auflösen). Eine detaillierte Übersicht gibt Abb. 14.29.

Synthese der Gerinnungsfaktoren

Fibrinogen, Prothrombin und die übrigen Gerinnungsfaktoren werden in der Leber synthetisiert. Deshalb können Lebererkrankungen zu einem Gerinnungsfaktormangel und folglich zu Gerinnungsstörungen führen.

> Eine erhöhte Blutungsneigung wird als **hämorrhagische Diathese** bezeichnet. In leichten Fällen haben die Patienten nur gehäufte blaue Flecke, in schweren Fällen kann es ohne erkennbaren Auslöser zu tödlichen Blutungen kommen. Entsprechend der Komplexität des Gerinnungssystems kann die Ursache in Thrombozytenstörungen, Störungen der Gerinnungsfaktoren oder Gefäßerkrankungen liegen.

14.5.3 Thrombose und Embolie

> Wenn sich innerhalb eines Gefäßes ein Blutgerinnsel bildet und das Gefäß verschließt, entsteht eine **Thrombose** *(Blutpfropfbildung)*.
> Eine Thrombose kann in Arterien auftreten, viel häufiger sind jedoch die Venen betroffen, insbesondere die tiefen Bein- und Beckenvenen. Man spricht von einer tiefen **Venenthrombose** (auch *Phlebothrombose* genannt).
> Schäden der Gefäßwand, eine erhöhte Gerinnungsneigung und ein verlangsamter Blutfluss begünstigen die Thrombosebildung.
> Löst sich der Thrombus oder ein Teil davon, so wandert er (dann als **Embolus** bezeichnet) mit

Die Schlüsselrolle des Kalziums

Kalzium nimmt nicht nur für die Thrombinbildung, sondern auch für mehrere andere Reaktionsschritte eine Schlüsselstellung ein. Man kann deshalb Blut ungerinnbar machen, indem man ihm die Kalziumionen entzieht – dies ist wichtig zum Beispiel für die Herstellung von Blutkonserven oder für die Konservierung von Proben vor Blutgerinnungstests, da ansonsten die Gerinnungsfaktoren durch die Spontangerinnung „im Röhrchen" vorzeitig unkontrolliert verbraucht würden.
Im Labor werden dann die Kalziumionen bei Durchführung der verschiedenen Gerinnungstests wieder zugesetzt, so dass die Gerinnungseigenschaften des Blutes gemessen werden können. Zur Entfernung der Kalziumionen wird *Natriumzitratlösung* verwendet, das man dem Blut sofort nach der Entnahme zugibt. Das Zitrat verbindet sich mit dem Kalzium, wodurch dem Blut die Kalziumionen entzogen werden.

Hemmstoffe der Gerinnungsfaktoren

Im Blut zirkulieren ständig Hemmstoffe der Gerinnungsfaktoren. Diese **Inhibitoren** sorgen dafür, dass z.B. von einer Verletzungsstelle in den Blutkreislauf gelangtes Fibrin sofort inaktiviert wird, so dass die Blutgerinnung nur dort erfolgt, wo es nötig ist, nämlich an der Verletzungsstelle.

Abschluss der Wundheilung

Es wäre nicht sinnvoll, wenn das verletzte Gefäß dauerhaft verschlossen bliebe. Tage bis Wochen nach erfolgter Wundheilung werden deshalb die Fibrinpfröpfe durch mehrere – zusammenfassend als **Fibrinolyse** bezeichnete – Reaktionsschritte oftmals wieder abgebaut und damit die verschlossenen Blutgefäße wieder geöffnet *(rekanalisiert)*. Die Fibrinolyse wird durch das Enzym **Plasmin** in Gang gesetzt. Plasmin selbst kommt im Blut nur in einer inaktiven Vorstufe vor, dem **Plasminogen**. Bei Bedarf wird Plasminogen über Aktivatoren in aktives Plasmin überführt.

dem Blutstrom und verursacht eine **Embolie** *(Thromboembolie)*, sobald er in einen engen Gefäßabschnitt gelangt, dort stecken bleibt und dieses Gefäß verstopft. Losgelöste Thromben aus den Becken- oder tiefen Beinvenen durchwandern häufig das rechte Herz und verlegen dann Abschnitte des Lungenkreislaufs. Sie sind die häufigste Ursache einer **Lungenembolie**, einer gefährlichen Komplikation nach Operationen und Entbindungen. Auch der **Herzinfarkt** (☞ Abb. 15.29) ist meist Folge eines thromboembolischen Verschlusses einer Herzkranzarterie oder -arterienastes auf dem Boden arteriosklerotischer Gefäßverengungen (☞ 16.1.2).

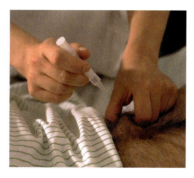
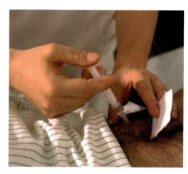

Abb. 14.30 und 14.31: Subkutane Heparinspritze zur Thromboseprophylaxe. Die Pflegefachkraft hebt mit Daumen und Zeigefinger eine Hautfalte ab (links). Im schrägen Winkel sticht sie dann zügig ein, umgreift die Hautfalte nochmals und injiziert dann (rechts). [K 183]

- Heparinisierung (☞ 14.5.4), d.h. medikamentöse Hemmung der Blutgerinnung und damit der Thrombenbildung.

Bei Bettlägerigkeit:
Thromboseprophylaxe

Besonders thrombosegefährdet sind beispielsweise ältere oder übergewichtige Patienten sowie alle Patienten, die weniger als sechs Stunden täglich außerhalb des Bettes verbringen. Bei diesen Patienten wird deshalb eine Thromboseprophylaxe durchgeführt, die auf folgenden Säulen fußt:
- Möglichst frühzeitige Mobilisation
- Lagerung: Leichte Beinhochlagerung zur Förderung des venösen Rückflusses (nicht bei arteriellen Durchblutungsstörungen)
- Ausstreichen der Venen
- Venenkompression durch Antithrombosestrümpfe (AT-Strümpfe) oder Kompressionsverbände. Beide komprimieren die oberflächlichen Venen und beschleunigen so den venösen Rückfluss
- Rückstromfördernde Gymnastik (z.B. Bettradfahren) mit Förderung des venösen Rückflusses durch Aktivierung der Muskelpumpe

14.5.4 Antikoagulation und Thrombolyse

Um eine Thrombose oder Embolie zu behandeln oder beim Risikopatienten zu verhindern, muss die Gerinnungsfähigkeit des Blutes medikamentös herabgesetzt werden. Man bezeichnet diese Therapie als **Antikoagulation**. Wird auch die Fibrinolyse durch therapeutische Aktivatoren (☞ Abb. 14.29) in Gang gesetzt, spricht man von **Thrombolyse** oder kurz *Lyse*.

Die beiden wichtigsten Medikamente zur Antikoagulation sind das **Heparin** und die **Cumarinderivate**. Für die Thrombolyse eignen sich die modernen Substanzen Streptokinase, Urokinase und r-tPA (☞ Abb. 14.29).

Heparin

Heparin (z.B. Liquemin®) hemmt die Bildung von Fibrin, hauptsächlich indem es mit Antithrombin III einen Komplex bildet und dadurch die Faktoren II und X hemmt.

Zur Verhütung von Thrombosen *(Thromboseprophylaxe)* verwendet man die **Low-dose-Heparinisierung** mit 2 x 7500 oder 3 x 5000 IE (internationalen Einheiten) subkutan gespritzt.

Die Vollheparinisierung (**High-dose-** oder **therapeutische Heparinisierung**) mit ca. 30 000 IE in 24 Stunden intravenös über Infusionspumpen dient zur Behandlung bereits entstandener Venenthrombosen oder Lungenembolien, ferner wird sie bei Herzinfarkt sowie arteriellen Gefäßverschlüssen eingesetzt. Heparin wirkt allerdings in der Regel nicht gerinnselauflösend *(thrombolytisch)*, lediglich neue lebensbedrohliche Thrombenbildungen werden vermieden.

Die Vollheparinisierung ist – im Gegensatz zur Marcumartherapie – sofort wirksam. Nachteilig ist die Notwendigkeit der intravenösen Gabe. Zur Langzeittherapie eignen sich deshalb nur Cumarine, die in Tablettenform einnehmbar sind.

Cumarinderivate

Cumarinderivate, z.B. Phenprocoumon = *Marcumar*®, greifen in die Bildung der Gerinnungsfaktoren in der Leber ein. Die Faktoren II, VII, IX und X werden nur unter dem Einfluss von Vitamin K gebildet. Cumarinderivate sind *Antagonisten* (Gegenspieler) des *Vitamin K* und hemmen somit dessen Bildung in der Leber.

Jede Marcumartablette wirkt sehr lange (über 7 Tage!) – die Behandlung ist deshalb schlecht steuerbar. Die Dosierung muss immer wieder über den *Quick-Test* (☞ 14.5.5) kontrolliert werden.

Wie lange eine Cumarinbehandlung erforderlich ist, hängt von der zugrunde liegenden Erkrankung ab.

Marcumar-Patienten müssen wegen der Blutungsgefahr darauf achten, sich nicht zu verletzen und einen entsprechenden *Marcumar-Pass* bei sich tragen. Ihnen dürfen (ebenso wie vollheparinisierten Patienten) *keinesfalls Spritzen intramuskulär injiziert werden*, da sonst Einblutungen ins Gewebe drohen.

 Patienten, die Marcumar einnehmen, müssen auch auf ihre Ernährung achten. Stark Vitamin-K-haltige Lebensmittel sollten nur in üblichen Mengen verzehrt werden, da sie die Wirkung des Marcumars herabsetzen. Große Mengen Vitamin K enthalten hauptsächlich grüne Gemüse wie Grünkohl und Spinat sowie Salat und Kohl.

14.5.5 Gerinnungsdiagnostik

Die wichtigsten Laborparameter zur Diagnose und zur Überwachung der Gerinnungsfunktion sind:

- **Quick** *(Thromboplastinzeit, Prothrombinzeit)*: Normalwert ist 70–120%. Bei Gerinnungsstörungen oder bei der therapeutisch gewollten Antikoagulation kann er bis auf Werte von 15% abfallen.
- **PTT** *(partielle Thromboplastinzeit)*: Die PTT ist u.a. wichtig für die Überwachung einer Vollheparinisierung und wird dabei etwa auf eine Verdopplung des Normalwertes (also ca. 60 – 80 Sek.) eingestellt.
- **TZ** *(Thrombinzeit)*: Sie ist eine alternative Methode zur Überwachung einer Vollheparinisierung. Die TZ wird dabei auf das 2 – 3fache des Normwertes, also 40 – 60 Sekunden statt 20 Sekunden eingestellt.
- **Thrombozytenzahl**: Normwert 150–400/nl = 150 000 – 400 000/µl.

Wiederholungsfragen

1. Welche Aufgaben hat das Blut? (☞ 14.1,1)
2. Wie werden die Blutkörperchen unterteilt? (☞ 14.1.2)
3. Wie heißen die fünf Gruppen der Plasmaproteine? (☞ 14.1.4)
4. Was versteht man unter Hämolyse? (☞ 14.2.1)
5. Welcher Teil des Hämoglobins lagert den Sauerstoff zum Transport an? (☞ 14.2.2)
6. Was ist ein Retikulozyt? (☞ 14.2.3)
7. Wo werden die alten Erythrozyten aus dem Blut herausgefiltert und zerlegt? (☞ 14.2.4)
8. Welche drei Hauptursachen führen zu Anämie? (☞ 14.2.5)
9. Welche Laborgrößen werden mit dem „roten Blutbild" bestimmt? (☞ 14.2.6)
10. Wie heißen die beiden wichtigsten Blutgruppensysteme? (☞ 4.2.7)
11. Wieso ist die Ersttransfusion AB0-fremden Blutes bereits lebensgefährlich? (☞ 14.2.7)
12. Welche sind die am häufigsten verwendeten Blutprodukte zur Übertragung von Blutbestandteilen? (☞ 14.2.8)
13. Welche Gemeinsamkeiten haben die verschiedenen Zellgruppen der Leukozyten? (☞ 14.3)
14. Welche Funktion haben die neutrophilen Granulozyten? (☞ 14.3.1)
15. Wann findet man eine Zunahme der eosinophilen Granulozyten? (☞ 14.3.1)
16. Worüber gibt das Differentialblutbild Auskunft? (☞ 14.3.5)
17. Welche Aufgaben hat das lymphatische System? (☞ 14.4)
18. Welche Aufgaben erfüllen die Lymphknoten? (☞ 14.4.2)
19. Worin unterscheiden sich roter und weißer Thrombus? (☞ 14.5.1)
20. Über welche beiden Wege kann das Gerinnungssystem aktiviert werden? (☞ 14.5.2)

15

Das Herz

📖 Lernzielübersicht

15.1 Einführung
- Das Herz liegt im Brustraum zwischen den Lungenflügeln. Es ist ein in zwei Hälften geteilter Hohlmuskel, der den Blutstrom antreibt.
- Dabei existieren zwei Teilkreisläufe: der Lungenkreislauf, der das Blut zur Sauerstoffaufsättigung durch die Lunge treibt, und der Körperkreislauf, der das Blut zu allen Organen des Körpers bringt.
- Blutgefäße und Herz bilden zusammen das Herz-Kreislauf-System.

15.2 Die Kammern und das Klappensystem des Herzens
- Durch die Herzscheidewand wird das Herz in eine linke und rechte Hälfte gegliedert. Jede Hälfte besteht aus einem Vorhof und einer Kammer. Diese sind durch Segelklappen voneinander getrennt.
- Das Blut strömt vom Vorhof in die Kammer und dann weiter, durch Taschenklappen getrennt, über die Pulmonalarterien durch die Lunge bzw. über die Aorta in den Körper.
- Das rechte Herz ist für den Lungenkreislauf zuständig, das linke erhält sauerstoffreiches Blut aus den Lungenvenen und pumpt es in den Körper(-kreislauf).

15.3 Der Aufbau der Herzwand
- Die innere Schicht der Herzwand ist das dünne Endokard.
- In der Mitte liegt das mächtige Myokard, der muskuläre Anteil. Er ermöglicht die Herzkontraktionen. Bei chronischen Belastungen kann sich das Myokard zur Anpassung daran vergrößern (Hypertrophie).
- Außen auf dem Myokard liegt wiederum eine dünne Schicht, das Epikard.
- Das Epikard und das noch weiter außen liegende Perikard, eine Bindegewebsschicht, bilden den Herzbeutel, der ein reibungsarmes Gleiten während der Kontraktionen ermöglicht.

15.4 Der Herzzyklus
- Das Herz kontrahiert sich durchschnittlich 70 mal in der Minute (Herzfrequenz).
- Die Kontraktionsphase wird Systole, die Erschlaffungsphase Diastole genannt.
- In der Diastole strömt Blut in die beiden Vorhöfe und weiter in die Kammern. Die Herzklappen verhindern ein Zurückfließen. Es folgt die Anspannungsphase, bei der das Myokard einen Druck auf die Blutflüssigkeit ausübt, gefolgt von der Austreibungsphase, in der die Taschenklappen aufgestoßen werden und das Blut durch die Aorta und die Lungenarterien gepumpt wird.
- (Mit dem Stethoskop) Hörbares Zeichen der Herztätigkeit sind die Herztöne – sie lassen auch Rückschlüsse auf Störungen der Klappenfunktionen zu.

15.5 Erregungsbildung und Erregungsleitung
- Das Herz ist zur Erregungsbildung fähig, führt also auch isoliert seine Schläge aus.
- Das übergeordnete Erregungsbildungszentrum ist der Sinusknoten – er ist der Schrittmacher aller Herzaktionen. Seine Erregung läuft über AV-Knoten, His-Bündel, Kammerschenkel und Purkinjefasern. Von da aus geht sie auf die Herzmuskulatur über und führt zur Kontraktion.
- Die elektrischen Spannungsveränderungen während der Herzaktion können abgeleitet und aufgezeichnet werden, dies ergibt das Elektrokardiogramm (EKG).
- Herzrhythmusstörungen können harmlos sein, aber auch z.B. als Kammerflimmern durch Kreislaufstillstand zum Tode führen.

15.6 Die Herzleistung und ihre Regulation
- Das Herz pumpt durchschnittlich 70 ml pro Herzschlag und damit 5 Liter Blut pro Minute durch den Körper. Dieses Herz-Minuten-Volumen kann bei extremen Belastungen auf bis zu 25 Liter ansteigen.
- Diese Anpassung wird durch Einflüsse von Sympathikus und Parasympathikus bewirkt – der Sympathikus steigert die Herzfrequenz, die Schlagkraft und die Erregungsleitungsgeschwindigkeit.
- Außerdem besitzt das Herz eine gewisse Fähigkeit zur Eigenregulation: wenn viel Blut in das Herz gelangt, wird es stärker gedehnt, wodurch es sich auch besser kontrahieren kann.
- Herzinsuffizienz ist die krankhaft herabgesetzte Leistungsfähigkeit des Herzens.

15.7 Die Blutversorgung des Herzens
- Durch seine hohe Leistung hat das Herz einen großen Sauerstoff- und Energiebedarf. Über die Herzkranzgefäße (Koronararterien) wird es mit Blut versorgt.
- Bei Verengungen in den Herzkranzgefäßen durch Arteriosklerose kann es zu einer chronischen Minderversorgung kommen, man spricht von koronarer Herzkrankheit.
- Beim Herzinfarkt (einer der häufigsten Todesursachen überhaupt) kommt es zum vollständigen Verschluss eines Koronararterienastes mit Untergang des nicht mehr versorgten Gewebes. Die Diagnose wird durch EKG und Blutuntersuchung gesichert, schnelle Behandlung ist oft lebensrettend.

15.1 Einführung

Das **Herz** (Cor) ist ein Hohlmuskel, der als zentrale Kreislaufpumpe die Transportvorgänge in allen Blutgefäßen antreibt.

Blutgefäße und Herz bilden zusammen das *Herz-Kreislauf-System* oder **kardiovaskuläre System**, das den ganzen Körper mit Sauerstoff und Nährstoffen versorgt und Stoffwechselendprodukte und Kohlendioxid (CO_2) wieder abtransportiert.

Zwei Kreisläufe

Die **Herzscheidewand** *(Septum cardiale)* teilt das Herz in zwei Teile:

- Die *rechte Herzhälfte* nimmt das sauerstoffarme Blut aus dem Venensystem des Körpers auf und pumpt es in den **Lungenkreislauf**, wo es mit Sauerstoff (O_2) angereichert wird.

- Aus der Lunge gelangt das Blut in die *linke Herzhälfte*, die es in die große Körperschlagader **(Aorta)** und damit zurück in den **Körperkreislauf** presst.

Körper- und Lungenkreislauf

> Die Abschnitte des Gefäßsystems, die von der rechten zur linken Herzhälfte ziehen, passieren die Lunge und gehören deshalb zum **Lungenkreislauf** (auch *kleiner Kreislauf* genannt).
>
> Die Gefäßabschnitte, die vom linken Herzen durch den gesamten Körper zum rechten Herzen ziehen, gehören zum **Körperkreislauf** (oder *großen Kreislauf*).

Pfortaderkreislauf ☞ 16.2.2

Größe und Gewicht

Das gesunde Herz ist so groß wie eine geschlossene Faust und wiegt ca. 300 g. Es sieht aus wie ein Kegel, der schräg im mittleren Brustraum zwischen den beiden Lungenflügeln (= **Mediastinum**) liegt: Zwei Drittel befinden sich in der linken Brustkorbhälfte, ein Drittel rechts.

Angrenzende Strukturen

Die das Herz begrenzenden Organe bzw. Strukturen sind:

- vorn die Rückseite des Brustbeins,
- seitlich rechter und linker Lungenflügel,
- hinten Speiseröhre und Aorta,
- oben die großen Gefäßstämme, sowie
- unten das Zwerchfell.

Herzspitze und Herzspitzenstoß

Die Längsachse des Herzens zeigt nach links unten und vorn, wodurch die **Herzspitze** sehr nahe an der Brustwand zu liegen kommt. Jeder Herzschlag überträgt sich als Stoß von der Herzspitze auf die Brustwand. Durch Betasten der Brustwand von außen lässt sich dieser *Herzspitzenstoß* ermitteln und damit in etwa die Lage der Herzspitze feststellen.

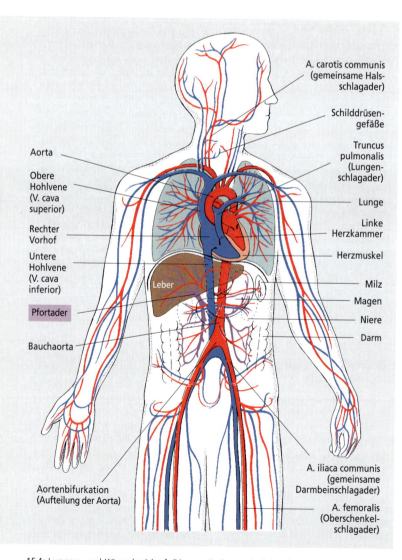

15.1: Lungen- und Körperkreislauf. Die rote Farbe symbolisiert das sauerstoffreiche Blut, das aus der Lunge zum linken Herzen und von dort in den Körperkreislauf fließt. Blau dargestellt ist das sauerstoffarme Blut des Körperkreislaufs, das über das Venensystem und das rechte Herz wieder die Lungen erreicht. Violett dargestellt ist der Pfortaderkreislauf (☞ 16.2.2).

15.2 Die Kammern und das Klappensystem des Herzens

15.2.1 Die vier Innenräume

Jede der beiden Herzhälften teilt sich wieder in zwei Innenräume:
- einen kleinen, muskelschwachen **Vorhof** *(Atrium)*, der das Blut aus Körper oder Lunge zunächst „einsammelt" und
- eine **Kammer** *(Ventrikel)*, die das Blut aus dem Vorhof aufnimmt und wieder in den Körper- bzw. Lungenkreislauf pumpt.

Auch die Herzscheidewand hat zwei Abschnitte: Das **Vorhofseptum** zwischen dem rechten und linken Vorhof und das **Kammerseptum**, das die rechte von der linken Kammer trennt.

15.2.2 Das Klappensystem

Die beiden Herzkammern haben je einen Eingang und einen Ausgang. Die Eingänge führen von den kleinen Vorhöfen in die größeren Herzkammern. Die Ausgänge leiten das Blut in die beiden größten Schlagadern des Körpers, die **Aorta** *(große Körperschlagader)*, und die **Lungenschlagader** *(Truncus pulmonalis)*. An diesen Stellen sitzen die Herzklappen. Jede Klappe lässt sich vom Blutstrom nur in eine Richtung aufdrücken. Kommt

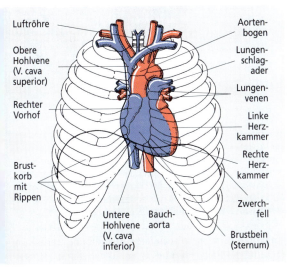

Abb. 15.2: Die Lage des Herzens im Mediastinum.

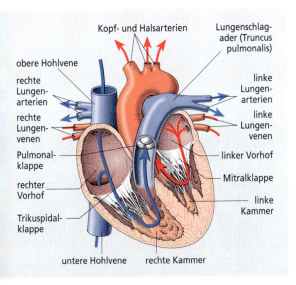

Abb. 15.3: Längsschnitt durch das Herz. Die Pfeile geben die Strömungsrichtung des Blutes an. Sauerstoffarmes Blut (blaue Pfeile) gelangt über die Hohlvenen in den rechten Vorhof und dann über die rechte Kammer in die Lunge. Nach Sauerstoffaufnahme strömt es als sauerstoffreiches Blut (rote Pfeile) über die Lungenvenen in den linken Vorhof; von dort aus gelangt es in die linke Kammer und dann über die Aorta in den Körperkreislauf.

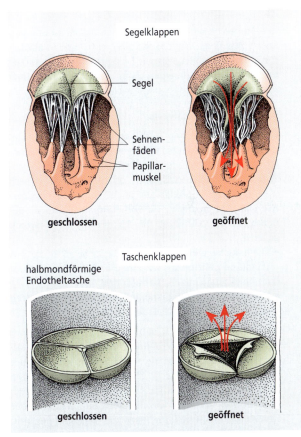

Abb. 15.4 (rechts): Segelklappen und Taschenklappen im Vergleich. Die Segelklappen schließen sich durch den Kammerdruck. Die Sehnenfäden, die an den Papillarmuskeln der Kammer ansetzen, verhindern ein Zurückschlagen der Segel in die Vorhöfe. Die Taschenklappen besitzen eine Napfform mit knopfförmigen Bindegewebsverdickungen in der Mitte. Sie schließen sich, wenn der Blutdruck in den Arterien den Kammerdruck übersteigt.

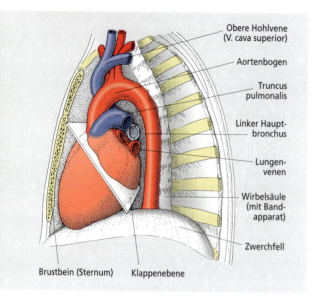

Abb. 15.5: Lage der Klappenebene in Bezug auf den Herzmuskel.

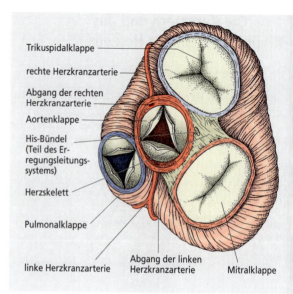

Abb. 15.6: Blick von oben auf die Klappenebene nach Abtrennung der Vorhöfe. Alle vier Klappen liegen in einer Ebene und werden von einem Bindegewebsgerüst zusammengehalten, dem Herzskelett. Man erkennt den Abgang der beiden Herzkranzgefäße (*Koronararterien*) oberhalb der Aortenklappe aus der Aorta. Außerdem ist das His-Bündel angeschnitten (☞ 15.5.3); es gehört zum Erregungsleitungssystem.

der Druck von der anderen Seite, schlägt sie zu und versperrt den Weg. Wie das simple Ventil eines Fahrradschlauchs die hineingepresste Luft zurückhält, so sorgen die gesunden Herzklappen dafür, dass das Blut immer nur in eine Richtung gepumpt wird.

Mitral- und Trikuspidalklappe

Die Klappen zwischen Vorhöfen und Kammern bestehen aus dünnem weißem Bindegewebe. Deshalb und aufgrund ihrer Form nennt man sie **Segelklappen**.

Wegen ihrer Lage zwischen Vorhöfen und Kammern werden diese Segelklappen auch *Atrio-Ventrikular-Klappen*, zu deutsch: *Vorhof-Kammer-Klappen*, genannt. In der Klinik ist die Abkürzung **AV-Klappen** geläufig.

- Die linke Segelklappe hat zwei dieser Segel. Mit etwas Phantasie sieht sie aus wie eine Bischofsmütze (Mitra) und heißt daher auch **Mitralklappe**.
- Die rechte Segelklappe heißt **Trikuspidalklappe**, weil sie drei Segel (= *tri cuspis*) besitzt.

Die Zipfel dieser Segel sind über feine Sehnenfäden mit den Kammerwänden verbunden. Durch diese Verankerung wird erreicht, dass die Segelklappen während der Kammeraktion (Systole ☞ 15.4) nicht in die Vorhöfe zurückschlagen können, dass also die Herzkammern gegenüber den Vorhöfen verschlossen sind. Während der Kammererschlaffung öffnen sich die Segelklappen und lassen das Blut aus den Vorhöfen einfließen.

Aorten- und Pulmonalklappe

Die Klappen zwischen den Kammern und den großen Schlagadern, **Taschenklappen** genannt, bestehen aus taschenartigen Mulden. Wird das Blut aus den Kammern ausgetrieben, so weichen diese Taschen auseinander. Beginnt das Blut nach beendeter Austreibung zurück in Richtung Kammern zu fließen, so füllen sich die Mulden mit Blut; ihre Ränder legen sich aneinander und verschließen die Öffnung.

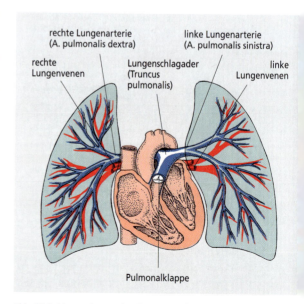

Abb. 15.7: Verzweigung des Truncus pulmonalis (blau) in linke und rechte Lungenarterie und kleinere Arterienäste. Sie folgen im Verlauf den Bronchien und verteilen das sauerstoffarme Blut in die Lungenkapillaren. Nach Sauerstoffaufnahme fließt das Blut über die Lungenvenen (rot) zum linken Herzvorhof.

- Die Taschenklappe zwischen linker Kammer und Aorta heißt **Aortenklappe**.
- Die Klappe zwischen rechter Kammer und Lungenschlagader heißt **Pulmonalklappe**.

Klappenebene

Alle vier Klappen sind an einem Bindegewebsgerüst, dem **Herzskelett**, aufgehängt und liegen an der Grenze zwischen Vorhöfen und Kammern bzw. zwischen Kammern und Schlagadern. Sie bilden dort eine Ebene, die **Klappenebene**. Weil die Klappen wie Ventile arbeiten, spricht man auch von der *Ventilebene*.

15.2.3 Die einzelnen Herzhöhlen

Der rechte Vorhof

Zwei große Venen führen sauerstoffarmes Blut zum **rechten Vorhof** *(Atrium dextrum)*. Beide münden dort ohne Klappen:

- Die **obere Hohlvene** *(Vena cava superior* ☞ Abb. 15.3) sammelt Blut aus der oberen Körperhälfte, also von Kopf, Hals, Armen sowie der Brustwand.
- Die **untere Hohlvene** *(Vena cava inferior)* transportiert das aus den Beinen, vom Rumpf und den Bauchorganen kommende Blut.

Auch das Blut, das das Herz selbst verbraucht, fließt in den rechten Vorhof: Das venöse Blut der Herzkranzgefäße (☞ 15.7) sammelt sich in einem größeren Gefäß, dem **Sinus coronarius** *(Kranzbucht)*, an der Rückseite des Herzens und strömt von dort direkt in den rechten Vorhof.

Der rechte Vorhof (wie auch der linke) besitzt eine äußerlich gut sichtbare, zipfelförmige Ausbuchtung, das **Herzohr**. Rechtes und linkes Herzohr füllen die Nischen zwischen dem Herzen und seinen großen Gefäßstämmen aus. Klinisch wichtig sind Gerinnselbildungen in den Herzohren.

> **Defekte Klappen**
> Eine Herzklappe hat also zwei Aufgaben: Zum einen muss sie sich öffnen, um den Blutfluss in die vorgegebene Richtung zu ermöglichen, zum anderen muss sie sich rasch wieder schließen, damit ein Rückfluss des Blutes *(Reflux)* verhindert wird. Durch krankhafte Veränderungen kann jede dieser Teilfunktionen gestört sein:
> Wenn sich die Segel bzw. die Taschen nicht weit genug öffnen, ist die Lichtung der Klappe zu eng. Man spricht dann von einer **Klappenstenose**. Bei einer Klappenstenose muss das Herz einen höheren Druck aufbringen, um das Blut durch die kleinere Öffnung zu pumpen *(Druckbelastung)*.
> Schließt eine Klappe nicht mehr dicht, so bezeichnet man dies als **Klappeninsuffizienz**. Bei jedem Herzschlag strömt Blut entgegen der normalen Flußrichtung zurück. Die Beförderung dieses hin- und herpendelnden Blutes bedeutet eine Mehrarbeit für das Herz *(Volumenbelastung)*.
> Sowohl Druck- als auch Volumenbelastung können die Leistungsfähigkeit des Herzens übersteigen, so dass eine Herzleistungsschwäche **(Herzinsuffizienz)** entsteht (☞ 15.6.4).

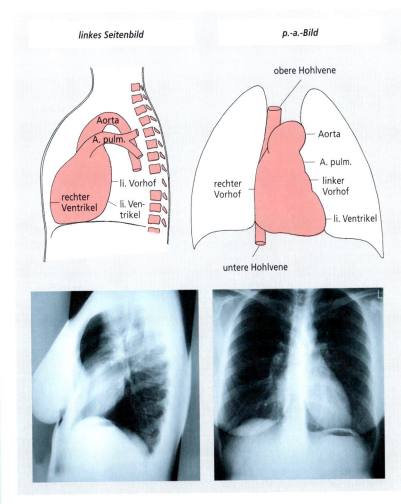

Abb. 15.8: Röntgenbild des Brustkorbs von der Seite und von vorn (der Kliniker sagt „p.-a.-Bild" = posterior-anterior). Die Herzform im Röntgenbild gibt Aufschluss über die Größe der einzelnen Herzabschnitte. Abweichungen von der Norm, z.B. Ausbuchtungen der Herzform, deuten auf eine Herzerkrankung hin (z.B. Herzinsuffizienz). [Foto: O 177]

Die rechte Kammer

Die **rechte Kammer** *(Ventriculus dexter)* hat in etwa die Form eines Halbmondes. Betrachtet man den Innenraum der Kammer, so sieht man viele vorspringende, dünne Muskelleisten **(Trabekel)**. Dazwischen fallen drei dickere Muskelwülste auf, die so genannten **Papillarmuskeln**. An ihnen ist die AV-Klappe des rechten Herzens, die schon erwähnte Trikuspidalklappe, über ihre Sehnenfäden aufgehängt.

Die **Lungenschlagader** *(Truncus pulmonalis)* stellt den „Ausgang" der rechten Kammer dar. Das Blut fließt aus der Kammer über diesen Gefäßstamm in die *rechte* und *linke* Lungenarterie *(A. pulmonalis dextra, A. pulmonalis sinistra)*. Von dort gelangt es in die beiden Lungenhälften. Dort, wo sich die rechte Kammer in die Lungenschlagader öffnet, befindet sich die Pulmonalklappe.

Der linke Vorhof

Das Blut aus der Lunge fließt über vier horizontal verlaufende Lungenvenen in den **linken Vorhof** *(Atrium sinistrum)*. Die Mitralklappe, welche die „Tür" zur linken Kammer bildet, besteht aus zwei Segeln. Sie sind wie die Segel der Trikuspidalklappe über Sehnenfäden mit Papillarmuskeln der Kammerwand verbunden.

Die linke Kammer

Die Muskulatur der **linken Kammer** *(Ventriculus sinister)* ist die dickste und stärkste des gesamten Herzens. Von hier aus wird das Blut in die *große Körperschlagader* **(Aorta)** gepumpt. Die Aortenklappe trennt die linke Kammer von der Aorta.

15.3 Der Aufbau der Herzwand

Die Herzwand besteht nicht nur aus Muskulatur, sondern gliedert sich von innen nach außen in drei Schichten:

- Die *Herzinnenhaut* oder das **Endokard** (weniger als 1 mm dick). Es kleidet den gesamten Innenraum des Herzens aus.
- Die *Herzmuskelschicht* oder das **Myokard** (im linken Ventrikel ca. 8–11 mm, im rechten Ventrikel ca. 2–4 mm und in den Vorhöfen weniger als 1 mm dick).
- Die *Herzaußenhaut* oder das **Epikard** (weniger als 1 mm dick).

Umschlossen wird das Herz vom **Perikard** (weniger als 1 mm dick).

15.3.1 Das Myokard

Das Myokard ist die arbeitende Schicht des Herzens. Durch das Zusammenziehen **(Kontraktion)** des Herzmuskels wird das Blut ausgeworfen. Dabei muss die Muskulatur der linken Kammer die größte Kraft aufbringen – von hier aus wird ja das Blut in den Körperkreislauf gepumpt, der eine größere Pumpkraft erfordert als der Lungenkreislauf. Deshalb ist in der linken Kammer die Muskulatur am dicksten. Die Vorhöfe haben nur eine dünne Muskelschicht: Sie unterstützen lediglich den Blutfluss vom Vorhof in die Kammer (Details ☞ 15.4.2).

Mikroskopisch besteht die Herzmuskulatur aus einem Netz quergestreifter, sich verzweigender Muskelfasern, die die Herzhöhle spiralförmig umwickeln.

Funktionell nehmen die Herzmuskelfasern eine Zwischenstellung zwischen glatter und quergestreifter Muskulatur ein:

- Einerseits besitzen sie Spontanaktivität, d.h. sie benötigen zum Schlagen keine Nerven- oder Stromimpulse von außen; insofern ähneln sie der glatten Muskulatur.
- Andererseits können sie sich so schnell wie die Skelettmuskulatur kontrahieren.

Mehr zum Vergleich von Skelett- und Herzmuskel ☞ 7.3.8

Herzmuskelhypertrophie

Der Herzmuskel kann sich an lang andauernde Belastungen anpassen, indem die einzelnen Muskelfasern länger und dicker werden. Man bezeichnet dies als **Hypertrophie** der Muskulatur. Die Hypertrophie ermöglicht es dem Herzen, eine größere Leistung zu erbringen.
Physiologisch ist eine (mäßige) Herzhypertrophie bei Sportlern, vor allem Ausdauersportlern. Sie haben häufig wesentlich größere Herzen als reine „Büromenschen".
Eine krankhafte Hypertrophie entsteht am häufigsten als Folge eines erhöhten Widerstandes im großen

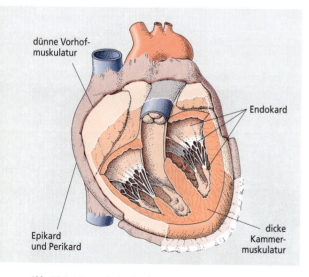

Abb. 15.9: Längsschnitt durch das Herz. Man erkennt den dreischichtigen Aufbau der Herzwand. Die Herzklappen bestehen aus einer doppelten Endokardschicht. Das Myokard ist in der linken Kammer (im Bild rechts) am dicksten, in den Vorhöfen am schwächsten ausgebildet. Das Perikard ist eine schmale, derbe Bindegewebsmembran.

Kreislauf, der meist durch *Bluthochdruck* (Hypertonie) und/oder ausgeprägte *Arteriosklerose* bedingt ist. Auch die Herzbelastung durch Klappenfehler (☞ 15.2.2) kann zur Hypertrophie führen. In fortgeschrittenen Stadien erweitern sich durch den größeren Herzinnendruck meist auch die Kammerhohlräume (*Dilatation* der Kammern).

Leider wachsen die Gefäße nicht mit, wenn die Herzmuskelfasern hypertrophieren. Die Blutversorgung ist deshalb ab einer bestimmten Dicke der Muskelfasern nicht mehr ausreichend. In der Regel geschieht dies bei einem Herzgewicht von über 500 g. Dieser Wert wird daher auch *kritisches Herzgewicht* genannt.

15.3.2 Der Herzbeutel

Der **Herzbeutel** bildet die bindegewebige Hülle des Herzens. Ähnlich der Pleura (☞ 17.7) besteht er aus zwei Blättern:
- Das **Epikard** liegt liegt dem Myokard dicht auf und bildet das *innere* Blatt des Herzbeutels.
- Das gesamte Herz ist zusätzlich vom **Perikard** umschlossen, das zum Herzinneren hin aus einer serösen Schicht und nach außen hin aus einer derben und reißfesten Bindegewebsschicht besteht. Das Perikard stellt das *äußere* Blatt des Herzbeutels dar. Außen ist das Perikard nach unten mit dem Zwerchfell und seitlich mit der Pleura verwachsen. Es fixiert dadurch das Herz im Mediastinum.

Im Bereich der Pforten für die großen Gefäße des Herzens geht das innere in das äußere Blatt (also Epikard ins Perikard) über.
Epikard und Perikard umschließen einen schmalen, abgeschlossenen Hohlraum, die *Herzbeutel-* oder **Perikardhöhle**. In diesen Spaltraum sondert das Epikard eine geringe Menge klarer Flüssigkeit ab: die *Herzbeutelflüssigkeit*. Sie dient als Gleitfilm während der Herzaktion und reduziert so die Reibung zwischen den Blättern des Herzbeutels auf ein Minimum. Der Herzbeutel erleichtert also die Bewegungen des Herzmuskels, indem er ein reibungsloses *Gleitlager* bildet.

15.4 Der Herzzyklus

Beim gesunden Erwachsenen schlägt das Herz in Ruhe etwa 70-mal pro Minute; die **Herzfrequenz** beträgt also ca. 70/Min. Mit jedem Schlag (**Kontraktion**) wird Blut aus den Kammern in den Lungen- und in den Körperkreislauf gepumpt. Die Kontraktion verkleinert dabei ruckartig den Innenraum der Herzhöhlen, so dass das Blut herausgeschleudert wird.
Anschließend erschlafft die Muskulatur – die Höhlen erweitern sich wieder und füllen sich erneut mit Blut.

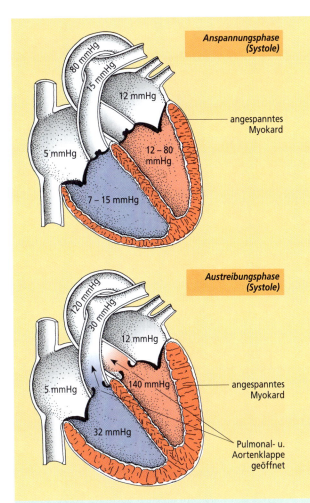

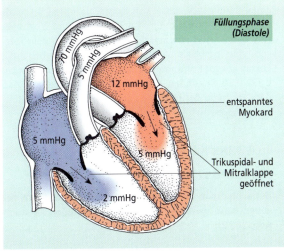

Abb. 15.10: Die Phasen des Herzzyklus mit korrespondierenden Drücken. Bei der Systole unterscheidet man die Anspannungsphase (in der die Taschenklappen noch geschlossen sind) von der Austreibungsphase.
In der Diastole strömt Blut über die Vorhöfe durch Trikuspidal- und Mitralklappe in die Kammern.

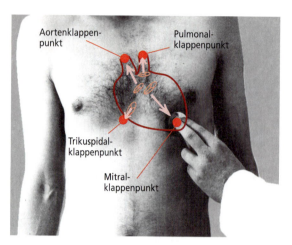

Abb. 15.11: Auskultation eines Patienten.
Aufgezeichnet sind die Projektion der vier Klappen auf die Herzwand und die besten Abhörstellen für die einzelnen Klappen. Die Pfeile markieren die Richtung des Blutstroms, der das Klappengeräusch fortleitet.

> ✓ Die Kontraktionsphase der Herzhöhlen nennt man **Systole**. Sie dauert ca. 0,25 Sekunden. Die Erschlaffungsphase heißt **Diastole**. Ihre Dauer ist stark frequenzabhängig und liegt bei einer Herzfrequenz von 70 Schlägen/Minute bei ungefähr 0,55 Sekunden.

15.4.1 Der Vorhofzyklus

Neben den Kammern arbeiten auch die Vorhöfe durch einen ständigen Wechsel von Kontraktion und Erschlaffung. Die Kontraktionen von Kammern und Vorhöfen sind dabei exakt aufeinander abgestimmt, um dem Herzen eine optimale Auswurfleistung zu ermöglichen. Genau gesagt, kontrahiert sich die Vorhofmuskulatur ca. 0,12–0,20 Sekunden vor der Kammermuskulatur, so dass am Ende der Diastole auch aktiv Blut in die Kammern gepresst wird.

15.4.2 Der Kammerzyklus

Die Phasen des Kammerzyklus

Betrachtet man die Vorgänge in den Herzkammern genauer, kann man sie in vier Phasen einteilen (☞ auch Abb. 15.12):

Die Kammersystole mit den Phasen:

- **Anspannungsphase.** Die Kammern sind mit Blut gefüllt, die Segelklappen schließen sich praktisch sofort. Durch Anspannung des Myokards wird Druck auf das Blut ausgeübt. Der Druck ist jedoch noch nicht hoch genug, um die Taschenklappen aufzustoßen.

- **Austreibungsphase.** Der Druck in den Kammern übersteigt schließlich den Druck in der Lungenschlagader bzw. der Aorta: Die Taschenklappen werden aufgestoßen und das Blut in die großen Arterien getrieben. Gegen Ende der Austreibungsphase schließen sich die Taschenklappen wieder, weil der Druck in der Arterie wieder höher ist als in der Kammer (☞ 15.2.2). Die Systole ist beendet, die Diastole beginnt.

Die Kammerdiastole mit den Phasen:

- **Entspannungsphase.** Aufgrund der Erschlaffung des Myokards sinken die Kammerdrücke, alle Klappen sind abermals geschlossen.
- **Füllungsphase.** Die Kammerdrücke sind nunmehr unter die Vorhofdrücke gesunken, die Segelklappen sind geöffnet, und Blut strömt aus den Vorhöfen in die Kammern. Dies erfolgt überwiegend passiv – die oben erwähnte Vorhofkontraktion trägt bei normaler Herzfrequenz nur etwa 10% zur Kammerfüllung bei. Die Füllungsphase endet mit dem Schließen der Segelklappen – die neue Systole beginnt.

> ✓ Aus jeder Kammer werden pro Herzschlag beim gesunden Menschen in Ruhe etwa 70 ml Blut ausgetrieben.

Das Herz als Saug-Druck-Pumpe

Während der Austreibungsphase verlagert sich die Klappenebene des Herzens (☞ Abb. 15.5) in Richtung Herzspitze, so dass die Vorhöfe gedehnt werden. Die Vorhofdrücke sinken, und aufgrund des dabei entstehenden Druckgefälles strömt Blut passiv aus den großen Venen in die Vorhöfe.
Umgekehrt bewegt sich die Klappenebene während der Diastole wieder zur Herzbasis hin, so dass sich nun die Kammern erweitern und ein Druckgefälle zwischen Kammern und Vorhöfen entsteht, welches das Blut überwiegend passiv in die Kammern gelangen lässt.
Anschaulich spricht man vom „Ansaugen" des Blutes in Vorhöfe bzw. Kammern und dem Herzen als „Saug-Druck-Pumpe".

Die Druckverhältnisse während des Herzzyklus

Während des Herzzyklus ändern sich die Druckverhältnisse im Herzen in typischer Weise. Einen Überblick gibt Abb. 15.10

> Bei allen ausgeprägten Herzerkrankungen (insbesondere bei Klappendefekten) kommt es zu erheblichen Störungen in dem fein abgestimmten Gleichgewicht der Herzdrücke. Ein Kardiologe kann die Abweichungen in speziellen *Herzkatheteruntersuchungen* messen (☞ Abb. 15.12).

15.4.3 Herztöne und Herzgeräusche

Das Herz arbeitet nicht lautlos. Die bei der ruckhaften Herztätigkeit erzeugten Schwingungen werden auf den Brustkorb übertragen, wo sie von außen mit einem Stethoskop zu hören sind. Diese Untersuchung bezeichnet man als **Auskultation** („Abhorchen") des Herzens.

Am gesunden Herzen lassen sich zwei **Herztöne** auskultieren:

- Den **ersten Herzton** hört man in der Anspannungsphase der Systole. Durch die ruckartige Muskelkontraktion gerät das Blut in den Kammern in Schwingungen. Der erste Herzton heißt daher auch *Anspannungston*.
- Der **zweite Herzton** kommt am Ende der Systole durch das „Zuschlagen" der Aorten- und der Pulmonalklappe zustande *(Klappenton)*.

Diese zwei **Herztöne** finden sich bei jedem gesunden Menschen. Vor allem bei Kindern kann oft auch noch während der Füllungsphase der Ventrikel ein dritter Herzton gehört werden.

Herzgeräusche

Alle anderen Schallerscheinungen bezeichnet man in der Regel als **Herzgeräusche**. Sie sind oft krankhaft und weisen auf einen gestörten Blutfluß hin:

> Bei einer Klappenstenose (☞ 15.2.2) „zwängt" sich das Blut durch eine zu enge Öffnung: Es bilden sich Wirbel, die Geräusche erzeugen – ähnlich wie an einer Flussenge.
> Schließt eine Klappe nicht dicht (ist sie also insuffizient), so ist ihre Ventilfunktion teilweise oder ganz aufgehoben: Es kommt zum Zurückschwappen *(Reflux)* von Blut. Auch dies erzeugt abnorme Herzgeräusche.
> Je nachdem, wann im Kammerzyklus ein Herzgeräusch auftritt, unterscheidet man Systolikum und Diastolikum:

- Hört man das Herzgeräusch während der Systole, so spricht man von einem **Systolikum**.
- Tritt es während der Diastole auf, so nennt man es **Diastolikum**.

Oft ergibt allein die Auskultation des Herzens den Verdacht auf eine Klappenstenose oder eine Klappeninsuffizienz. Der Arzt leitet in einem solchen Fall eine *kardiologische Diagnostik* ein: Sie umfasst mindestens das **EKG** (☞ 15.5.4), eine *Echokardiographie* (Herz-Ultraschall) und eine **Röntgenaufnahme** des Thorax (☞ Abb. 15.8).

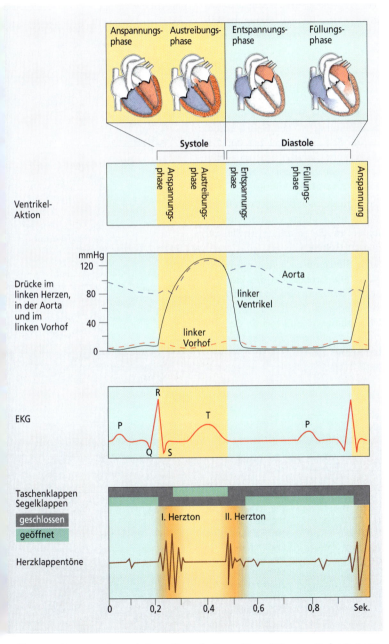

Abb. 15.12: Zusammenfassende Darstellung des Herzzyklus mit Druckverläufen in Aorta, linker Kammer und linkem Vorhof und der entsprechenden EKG-Ableitung (Details zum EKG ☞ 15.5.4).

15.5 Erregungsbildung und Erregungsleitung

15.5.1 Die Autonomie des Herzens

Wird das Herz aus dem Körper entfernt und in einer geeigneten Nährflüssigkeit aufbewahrt, so schlägt es weiter. Dieses Experiment, das z.B. bei Schlachttieren leicht durchführbar ist, zeigt deutlich, dass der Antrieb für die Herztätigkeit im Herzen selbst liegt – das Herz arbeitet *autonom* (unabhängig).

Jeder Muskel benötigt einen elektrischen Impuls, um sich zu kontrahieren (☞ 7.3.5). Doch während der Skelettmuskel durch einen Nerv erregt wird, erregt sich das Herz selbst. Natürlich erhält das Herz auch vom ZNS (über den Sympathikus und den N. vagus) Impulse – die zum Herzen ziehenden Nerven haben aber nur einen begrenzten regulierenden, keinen taktgebenden Einfluss (☞ 11.10.3). Sie beeinflussen vor allem die Herzfrequenz und die Herzschlagstärke, das heißt, sie sorgen für einen schnelleren oder langsameren Herzschlag und für eine unterschiedliche Kontraktionskraft. Das Herz würde aber auch ohne sie arbeiten.

Dies zeigt auch die Tatsache, dass bei hirntoten Patienten, bei denen also die ZNS-Funktionen größtenteils ausgefallen sind, das Herz trotzdem regelmäßig weiterschlägt.

Diese Selbständigkeit verdankt das Herz einem System spezialisierter Muskelzellen, die in der Lage sind, Erregungen zu bilden und diese schnell weiterzuleiten. Dieses System spezialisierter Muskelzellen nennt man daher **Erregungsbildungs-** und **Erregungsleitungssystem**.

15.5.2 Der Sinusknoten

Die wichtigste Struktur für die Erregungsbildung ist der **Sinusknoten**. Es handelt sich dabei um ein Geflecht spezialisierter Herzmuskelfasern – also *nicht* um Nervenzellen, wie man vermuten könnte.

Der Sinusknoten befindet sich in der Wand des rechten Vorhofes unmittelbar an der Mündungsstelle der oberen Hohlvene.

Vom Sinusknoten gehen normalerweise alle Erregungen des Herzens aus. Er bestimmt also im Regelfall die Herzfrequenz (Geschwindigkeit des Herzschlages) und wird deshalb auch als *Schrittmacher* des Herzens bezeichnet.

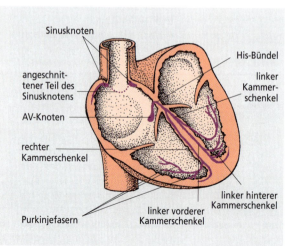

Abb. 15.13: Erregungsleitungssystem des Herzens mit schematischer Darstellung von Sinusknoten, AV-Knoten, Kammerschenkeln und Purkinjefasern. Das His-Bündel durchstößt die Klappenebene.

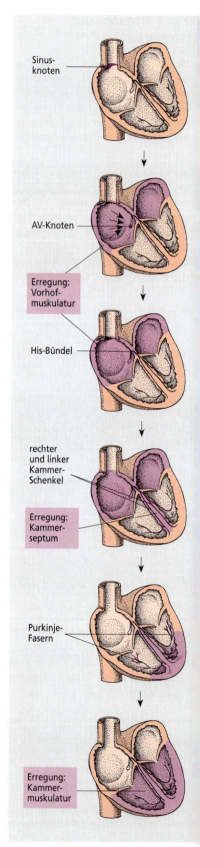

Abb. 15.14 (rechts): Die Erregungsausbreitung; die violetten Flächen kennzeichnen die erregten Herzmuskelabschnitte.
Zunächst kontrahiert sich die Vorhofmuskulatur. Danach greift die Erregung auf die Kammern über, wobei sich zuerst das Septum kontrahiert.

Vom Sinusknoten gelangt die Erregung über normale Vorhofmuskulatur zu einem weiteren Schrittmacherzentrum, dem AV-Knoten (☞ 15.5.3).

15.5.3 Nachgeordnete Erregungszentren

Den **AV-Knoten** findet man am Boden des rechten Vorhofes dicht an der Vorhofscheidewand. Er liegt also nahe der Grenze zwischen Vorhof und Kammer. Dieser Tatsache verdankt er auch seinen Namen (AV-Knoten = *Atrio-Ventrikular-Knoten*). Er nimmt die Erregungen von der Vorhofmuskulatur auf und leitet sie weiter zum His-Bündel.

Das **His-Bündel** ist sehr kurz und verläuft am Boden des rechten Vorhofes in Richtung Kammerscheidewand. Dort teilt es sich in einen rechten und einen linken Kammerschenkel (☞ Abb. 15.13).

Die **Kammerschenkel** (auch *Tawaraschenkel* genannt) ziehen an beiden Seiten der Kammerscheidewand herzspitzenwärts und zweigen sich dort weiter auf. Die Endabzweigungen der Kammerschenkel nennt man **Purkinjefasern**.

Die Erregungen gehen von den Purkinjefasern direkt auf die Kammermuskulatur über.

AV-Knoten, His-Bündel, Kammerschenkel und Purkinje-Fasern sind aber nicht nur in der Lage zur Erregungs*leitung*, sondern auch zur Erregungs*bildung*. Sie bilden jedoch physiologischerweise viel langsamer Erregungen als der Sinusknoten und kommen deshalb beim Gesunden in aller Regel nicht „zum Zuge". Deshalb werden die oben genannten Strukturen auch als **nachgeordnete** oder *sekundäre* **Erregungszentren** bezeichnet.

Was ist der Sinn einer derart komplizierten Erregungsleitung?

Da die Zellgrenzen kein Hindernis für die Fortleitung von Erregungen darstellen, könnten alle Myokardfasern nacheinander von der Sinusknoten-Erregung erfasst werden – nur leider recht langsam, so dass keine gemeinsame Kontraktion zustande käme.

Die Strukturen des Erregungsleitungssystems haben deshalb die Aufgabe, die Erregung mit hoher Geschwindigkeit über den ganzen Herzmuskel zu verteilen. Die Muskelzellen in den verschiedenen Herzregionen werden so fast gleichzeitig erregt. Denn erst durch die zeitgleiche Erregung der Muskelzellen wird eine effektive Kontraktion gewährleistet.

Lediglich im AV-Knoten erfährt die Erregungsleitung eine leichte Verzögerung. Diese Verzögerung sorgt dafür, dass sich erst der Vorhof und dann die Kammer zusammenzieht. Auf diese Weise wird die Kammer zunächst noch stärker mit Blut aus dem Vorhof gefüllt, bevor sie sich kontrahiert und Blut in den Kreislauf pumpt.

Die Verzögerung der Erregungsleitung im AV-Knoten mit der daraus resultierenden leicht versetzten Schlagfolge von Vorhöfen und Kammern ist also sinnvoll.

15.5.4 Das Elektrokardiogramm (EKG)

Die elektrische Erregung des Sinusknotens breitet sich also auf einem vorgegebenen Weg im Herzen aus. Es kommt dabei zu einem (wenn auch geringen) Stromfluss. Dieser Stromimpuls macht nicht an den äußeren Grenzen des Herzens halt, sondern breitet sich bis auf die Körperoberfläche aus. Daher lässt er sich auch an der Brustwand oder an Armen und Beinen messen. Um ein standardisiertes und damit vergleichbares Bild des Stromflusses zu erhalten, bringt man Elektroden an den in Abb. 15.16 dargestellten, genau definierten Körperstellen an.

> Die Stromflusskurve des Herzens heißt *Elektrokardiogramm* oder kurz **EKG**.

Beim Gesunden zeigt das EKG eine typische Abfolge regelmäßig wiederkehrender *Zacken, Wellen, Strecken* und *Komplexe*, die den einzelnen Phasen der Herzerregung

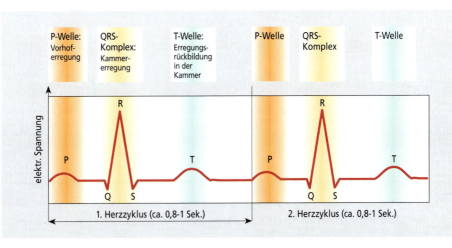

Abb. 15.15: Standard-EKG, das die Herzaktion des Gesunden in elektrischen Spannungsschwankungen widerspiegelt. Die P-Welle entspricht der Vorhof-Erregung, der QRS-Komplex der Kammererregung und die T-Welle der Erregungsrückbildung in der Kammer. Danach werden wieder die Vorhöfe erregt – im EKG erscheint eine neue P-Welle. Aus dem Abstand von einer P-Welle zur nächsten bzw. von einer R-Zacke zur nächsten berechnet man die Herzfrequenz.

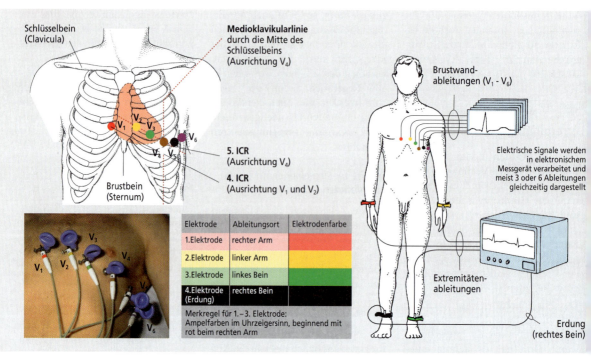

Abb. 15.16: Platzierung der EKG-Elektroden an der Brustwand und an den Extremitäten. Die Elektroden für die Brustwandableitungen werden an definierten Punkten angebracht: V_1 über den 4. ICR (Zwischenrippenraum) rechts neben dem Brustbein, V_2 über dem 4. ICR links neben dem Brustbein, V_4 im 5. ICR in der Medioklavikularlinie, V_3 auf der Mitte der roten Verbindungslinie zwischen V_2 und V_4, V_5 und V_6 auf gleicher Höhe wie V_4, jedoch einmal am Vorderrand und einmal unterhalb der Achselhöhle. [Foto: D 200]

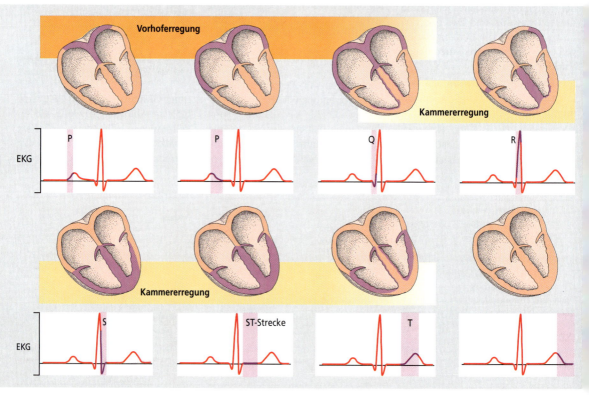

Abb. 15.17: Zeitliche Zuordnung der einzelnen Phasen der Herzerregung zu den entsprechenden EKG-Abschnitten. Die erregten Herzmuskelbereiche sind jeweils violett eingefärbt.

zeitlich zugeordnet werden können (☞ Abb. 15.15 und 15.17).

Durch das EKG kann man z.B. den Herzrhythmus beurteilen. Damit ist es ausgezeichnet geeignet, Herzrhythmusstörungen wie z.B. die im Folgeabschnitt besprochenen AV-Blockierungen aufzuzeichnen.

Das EKG gibt aber auch Auskunft über Veränderungen an der Arbeitsmuskulatur des Herzens: Stirbt z.B. ein Teil des Muskelgewebes ab (Herzinfarkt ☞ 15.7.3), so wird hier der Strom nicht mehr weitergeleitet. Das Gebiet ist elektrisch *stumm*. Da sich elektrisch stumme Gebiete oft in typischen Veränderungen des EKGs widerspiegeln (☞ Abb. 15.30), hat es auch in der Diagnostik des Herzinfarktes einen hohen Stellenwert.

15.5.5 AV-Blockierungen und Ersatzrhythmusgeber

> Im Rahmen von Herzerkrankungen kann die Erregungsüberleitung vom Vorhof zur Kammer krankhaft verzögert oder gar unterbrochen sein. Man spricht dann von einem *atrioventikulären Block* oder kurz **AV-Block**.

Der AV-Block wird in mehrere Grade eingeteilt (☞ Abb. 15.19):

- Beim **AV-Block I. Grades** ist die Überleitung lediglich verzögert.
- Beim **AV-Block II. Grades** wird ein Teil der Vorhofaktionen gar nicht zu den Kammern übergeleitet. Beim *Typ Wenckebach* wird die Überleitung immer langsamer, bis sie einmal ganz ausfällt. Beim *Typ Mobitz* werden die Vorhoferregungen in einem besimmten Rhythmus übergeleitet, z.B. jede zweite.
- Beim **AV-Block III. Grades** ist die Überleitung der Vorhoferregungen auf die Kammern vollständig blockiert.

Man könnte sich vorstellen, dass bei einem AV-Block III. Grades die Kammer überhaupt nicht mehr erregt wird und dann auch nicht mehr schlägt. In diesem Fall sind aber die oben erwähnten nachgeordneten Erregungszentren des Herzens in der Lage, ersatzweise selbst Erregungen zu bilden: In der Regel nimmt der AV-Knoten diese Aufgabe wahr, da er die höchste Eigenfrequenz (40–60 Erregungen/Min.) hat. Die Kammer schlägt dann also 40–60mal pro Minute. Dabei schlagen Vorhöfe und Kammern unabhängig voneinander **(AV-Dissoziation)**.

> **Künstliche Schrittmacher**. Nicht selten sind aber z.B. bei einem Ausfall des Sinusknotens oder einem AV-Block III. Grades die nachgeordneten Erregungszentren zu langsam, um eine genügend hohe Kammerfrequenz und damit eine ausreichende Durchblutung des Organismus sicherzustellen. Dann wird dem Patienten in der Regel ein (permanenter) **künstlicher Schrittmacher** eingepflanzt (☞ Abb. 15.23).

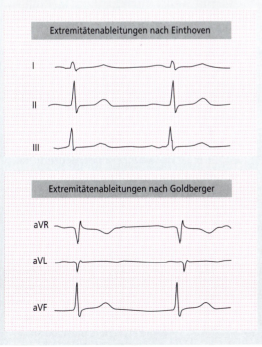
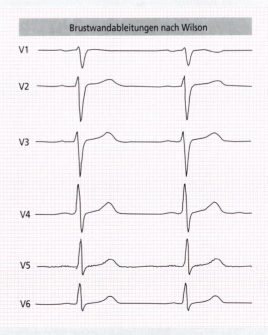

Abb. 15.18: Das Standard-EKG besteht aus den Standard-Ableitungen I, II, III, aVR, aVL, aVF und $V_1 - V_6$. Hier der Normalbefund einer 27-jährigen Frau. [A 300]

15.5.6 Extrasystolen

Ein außerhalb des regulären Grundrhythmus auftretender Herzschlag heißt **Extrasystole**. **Supraventrikuläre Extrasystolen** haben ihr Erregungszentrum oberhalb des His-Bündels, **ventrikuläre Extrasystolen** gehen vom His-Bündel oder vom Kammermyokard aus. Insbesondere ventrikuläre Extrasystolen können den Patienten bei häufigerem Auftreten (evtl. lebensbedrohlich) gefährden.

Nicht risikofrei: Antiarrhythmika

> Herzrhythmusstörungen, die mit zu schnellem Herzschlag und/oder Extrasystolen einhergehen, lassen sich oft durch Gabe von so genannten **Antiarrhythmika** bessern.
> Wegen erheblicher Nebenwirkungen ist ihr Einsatz jedoch relativ risikoreich, unter anderem können sie eine Herzinsuffizienz verschlimmern und paradoxerweise selbst Rhythmusstörungen auslösen.

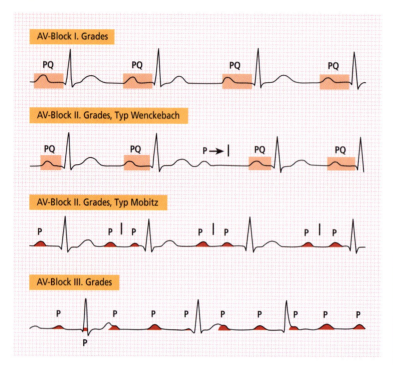

Abb. 15.19: EKG-Bild bei den verschiedenen AV-Blöcken. Beim AV-Block I. Grades ist die Vorhof-Kammer-Überleitung (= PQ-Zeit) verzögert, aber nicht aufgehoben. Beim AV-Block II. Grades gelangen einzelne Vorhofimpulse überhaupt nicht mehr in die Kammer, und beim AV-Block III. Grades werden überhaupt keine Vorhofaktionen mehr in die Kammer übergeleitet.

15.5.7 Vorhof- und Kammerflimmern

Vorhofflattern und -flimmern

> Meist im Rahmen organischer Herzerkrankungen kann es infolge von Störungen der Erregungsausbreitung zu so genannten kreisenden Erregungen kommen, bei der die Erregungswelle krankhafterweise zu ihrem Ausgangspunkt zurückkehren und gerade erregtes Myokard abermals erregen kann. Die Folge sind rasche, unkoordinierte Myokardzuckungen.
> Findet dies im Vorhofbereich statt, resultieren Vorhofflattern (Vorhoffrequenz von 250–350 Schlägen/Min., meist mit AV-Block II. Grades und daher niedrigerer Kammerfrequenz) oder ein Vorhofflimmern (Vorhoffre-

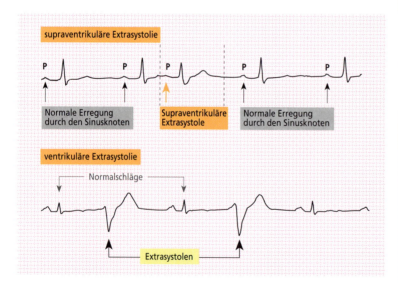

Abb. 15.20: Oben: EKG-Bild bei supraventrikulärer Extrasystolie, dies sind vom Vorhof ausgehende Zusatzerregungen. Jeder Kammererregung (QRS-Komplex) geht eine Vorhoferregung (P-Welle) voraus. Da die Erregungswelle der Extrasystole in den Vorhöfen einen anderen Weg nimmt als bei einer vom Sinusknoten ausgehenden Erregung, sieht die P-Welle der Extrasystole abnorm aus. Sie ist deformiert oder auch negativ.
Unten: EKG-Bild bei ventrikulärer Extrasystolie, also von der Kammer ausgehenden Zusatzerregungen. Typisch ist, dass dem verbreiterten und deformierten QRS-Komplex keine P-Welle vorangeht. In diesem Fall folgt jedem Normalschlag eine Extrasystole (Bigeminus). [B 152]

quenz über 350 Schläge/Min., Kammerfrequenz schwankend). Da die Vorhofaktion jedoch für die Herzleistung nicht sehr bedeutend ist, bereiten Vorhofflattern und -flimmern nicht selten keinerlei Beschwerden. Durch die ungünstigen Strömungsverhältnisse vor allem im linken Vorhof kann es aber dort zu einer Thrombenbildung mit der Gefahr einer nachfolgenden Embolie (☞ 14.5.3) kommen. Beim Vorhofflattern droht außerdem eine viel zu schnelle Kammerfrequenz (☞ unten), wenn ausnahmsweise alle Vorhoferregungen zu den Kammern übergeleitet werden.

Kammerflattern und -flimmern

Viel gefährlicher als das Vorhofflimmern ist die kurzschlußartige „Dauererregung" der *Kammer*muskulatur. Die daraus entstehenden Kammerkontraktionen sind zu schwach und zu wenig aufeinander abgestimmt, um genügend Blut aus den Herzkammern zu treiben. Obwohl das Herz „durchdreht", ist von außen kein Puls mehr tastbar. Es kommt funktionell zum **Herz-Kreislauf-Stillstand**. Dieses **Kammerflimmern** erfordert die sofortige kardiopulmonale Wiederbelebung (**Herzmassage** ☞ Abb. 15.22). Zusätzlich versucht der (Not-)Arzt, die gestörten Herzmuskelerregungen durch einen elektrischen Stromschlag (**Defibrillation**) zu koordinieren. Danach kann sich im günstigen Falle wieder eine geordnete Reizleitung einstellen. Beim **Kammerflattern** mit Kammerfrequenzen von 250–350/Min. ist die Erregung des Herzmuskels noch nicht so unkoordiniert wie beim Kammerflimmern. Dennoch ist die Auswurfleistung nur sehr gering, so dass es ohne

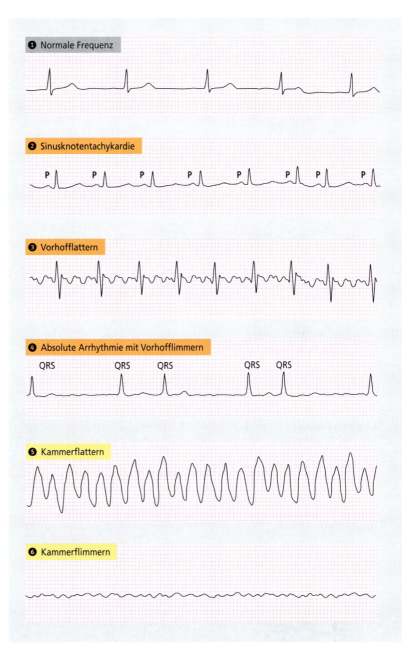

Abb. 15.21: EKG-Bilder bei verschiedenen Herzrhythmusstörungen:
❶ Normalzustand: Jedem P folgt ein normaler QRS-Komplex, die Herzfrequenz liegt im Normbereich.
❷ Sinusknotentachykardie: Der Sinusknoten löst zu häufig einen Herzschlag aus. Dies kann physiologisch oder krankhaft sein. Bei einer hochgradigen Sinusknotentachykardie sind die P-Wellen manchmal kaum noch zu erkennen.
❸ Vorhofflattern: Typisch ist das Auftreten von sägezahnförmigen Vorhofwellen anstelle der normalen P-Wellen.
❹ Absolute Arrhythmie bei Vorhofflimmern. Die völlig unkoordinierten Vorhofaktionen zeigen sich nur noch durch eine „unruhige" Null-Linie im EKG. Die Kammeraktionen sind unregelmäßig.
❺ EKG-Bild bei Kammerflattern mit einer Frequenz von ca. 200/Min. Die Kammerkomplexe sind haarnadelförmig deformiert.
❻ Kammerflimmern: Die einzelnen Kammerkomplexe können im EKG nicht mehr voneinander getrennt werden. [B 152, A 300]

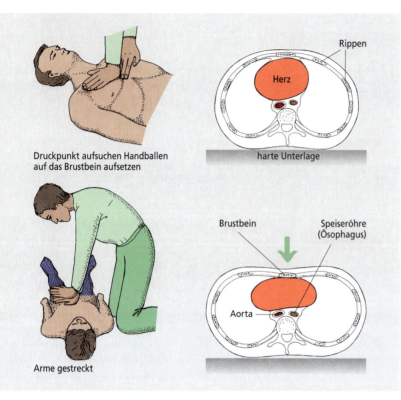

Abb. 15.22: Bei einem Herz-Kreislauf-Stillstand, etwa durch Kammerflimmern, verbleibt als letzte Hilfsmöglichkeit nur die Herzmassage. Die linken Abbildungen zeigen die Ausführung beim Erwachsenen, die rechten Abbildungen die Wirkung im Querschnitt durch den Brustkorb.
Der geeignete Druckpunkt liegt bei Erwachsenen im unteren Drittel des Brustbeins, bei Kindern in der Brustbeinmitte. Auf diesen Punkt setzt der Helfer den Handballen der einen Hand auf. Die Finger dieser Hand sind nach oben gestreckt. Der andere Handballen legt sich auf den Handrücken der ersten Hand. Die Finger dieser Hand sind ebenfalls nach oben gestreckt. Nur der Handballen überträgt den mit den gestreckten Armen ausgeübten Druck.

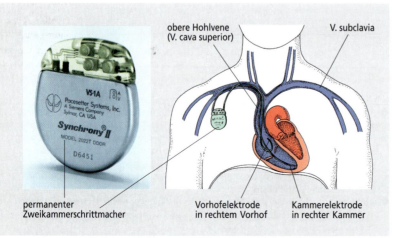

Abb.15.23: Permanenter Herzschrittmacher. Die Elektroden des Schrittmachers liegen hier in der rechten Herzkammer und im rechten Vorhof. Das Schrittmacheraggregat wird in Lokalanästhsie oder Vollnarkose subkutan implantiert. [Foto: V 137]

Therapie zum Schock kommt. Außerdem kann das Kammerflattern in ein Kammerflimmern übergehen.

15.5.8 Alles-oder-Nichts-Prinzip

Wird ein Muskel durch einen Stromstoß gereizt, so kommt es zu einer Kontraktion. Dies gilt für den Herzmuskel genauso wie für den Skelettmuskel.

Zwischen der Erregbarkeit eines Skelettmuskels und der des Herzmuskels gibt es jedoch wichtige Unterschiede:
- Hat der Stromstoß eine bestimmte Schwelle überschritten (überschwelliger Reiz), so kontrahiert sich der Skelettmuskel. Wird der Stromstoß (Reiz) verstärkt, können wir eine stärkere Kontraktion beobachten (☞ 7.3.5).
- Beim Herzmuskel verhält es sich anders: Entweder erzeugt der Reiz eine stets gleich starke oder überhaupt keine Kontraktion (**Alles- oder Nichts-Prinzip**). Es ist also nicht möglich, durch Steigerung der Reizintensität eine stärkere Kontraktion zu erzeugen.

15.5.9 Die Refraktärzeit

Unmittelbar nach einer Aktion ist der Herzmuskel für eine gewisse Zeit unerregbar. Wenn in dieser Zeit ein weiterer Reiz die Muskelzelle erreicht, antwortet sie nicht mit einer Kontraktion, sondern ist **refraktär** (unempfänglich).

Die Zeit, in der die Herzmuskelzelle vorübergehend nicht erregbar ist, wird **Refraktärzeit** genannt. Sie beträgt etwa 0,3 Sekunden. Die Refraktärzeit schützt das Herz vor einer zu schnellen Folge von Kontraktionen. Dieser Schutz ist sinnvoll, weil das Herz diese Ruhepause benötigt, um sich wieder mit Blut zu füllen.

Kurz vor Ende der Refraktärzeit befindet sich die Zelle jedoch in einer besonders empfindlichen *(vulnerablen)* Phase. Trifft ein Reiz genau dann die Muskelzelle, so kann sie in schneller Folge immer wieder erregt werden, so dass eine Tachykardie bis hin zum Kammerflimmern entsteht.

15.5.10 Die Elektrolyte und ihre Bedeutung für die Herzaktion

Für eine ungestörte Herztätigkeit ist es wichtig, dass die Elektrolyte (☞ 19.8) im Blut nicht zu niedrig und nicht zu hoch konzentriert vorliegen. Das gilt besonders für das Kalium- (K^+) und das Kalziumion (Ca^{2+}).

Schlüsselstellung: Kalzium

Für die Kontraktion der Muskelfasern nehmen die Ca^{2+}-Ionen eine Schlüsselstellung ein. Ein Aktionspotential (☞ 10.3.4) führt nur dann zu einer Aktion der Muskelzelle, wenn genug Ca^{2+} vorhanden ist. Ca^{2+} spielt also eine wichtige Rolle bei der Umsetzung der elektrischen Erregung in eine Muskelkontraktion – man spricht von **elektromechanischer Kopplung**.

Lebenswichtig: Kalium

Die K^+-Konzentration beeinflusst vor allem die Erregungsprozesse an den Muskelfasern. Ein niedriger K^+-Spiegel *(Hypokaliämie)* fördert die Erregungsbildung und beschleunigt die Erregungsausbreitung. Dadurch kann es zu Herzrhythmusstörungen mit Extrasystolen bis hin zum Kammerflimmern kommen.
Deutlich zu hohe Kaliumwerte im Blut *(Hyperkaliämie)* lähmen dagegen das Herz und erzeugen im Extremfall einen Herzstillstand.
Deshalb ist es bei herzkranken Patienten wichtig, regelmäßig die Elektrolytspiegel zu kontrollieren, zumal die „Herzmedikamente" dieser Patienten häufig als Nebenwirkung den Kaliumspiegel und (seltener) den Kalziumspiegel beeinflussen (☞ 19.8.3).

15.6 Die Herzleistung und ihre Regulation

15.6.1 Schlagvolumen und Minutenvolumen

In körperlicher Ruhe beträgt die *Herzfrequenz* des erwachsenen Menschen etwa 70 Schläge pro Minute (beim Neugeborenen schlägt das Herz mit 130 Schlägen pro Minute fast doppelt so schnell). Sowohl der rechte als auch der linke Ventrikel werfen bei jeder Aktion des erwachsenen Herzens ca. 70 ml Blut aus – das sog. **Schlagvolumen**.

Das Herz-Zeit-Volumen

Das **Herz-Zeit-Volumen** errechnet sich aus diesen beiden Werten:

Schlagvolumen · Schlagfrequenz
= Herz-Zeit-Volumen
z.B. 70 ml · 70/Min.
= 4900 ml pro Min.

Wird das Herz-Zeit-Volumen wie im Beispiel auf Minutenbasis errechnet, so wird es auch als **Herz-Minuten-Volumen** bezeichnet.
Unter Ruhebedingungen pumpt das Herz etwa 5 l Blut pro Minute in den Lungen- bzw. Körperkreislauf. Wissenschaftler haben errechnet, dass die dabei erbrachte Leistung in Ruhe bei ca. 1–1,5 Watt liegt. Das Herz-Zeit-Volumen ist eine wichtige Größe in Anästhesie und Intensivmedizin: Sinkt es plötzlich ab, so lässt dies auf eine lebensgefährliche Bedrohung schließen, die sofortiges Eingreifen erfordert.

Einflussfaktoren auf die Herzleistung

Insbesondere drei Einflussfaktoren auf die Herzleistung sind für das Verständnis der physiologischen und krankhaften Vorgänge am Herzen unabdingbar:
- Der Begriff **Vorlast** *(Preload)* beschreibt die Beziehung zwischen der Länge der Herzmuskelfaser vor der Kontraktion und ihrer Fähigkeit, aktiv Spannung zu entwickeln. Ähnlich wie sich ein vorgespanntes Gummi besser zusammenzieht als ein schlaffes, so kontrahiert sich auch eine etwas vorgedehnte Muskelfaser besser.
- Unter **Nachlast** *(Afterload)* versteht man den Auswurfswiderstand, den die Kammer überwinden muss, um das Blut in die Arterie zu pressen. Je höher die Nachlast (also der Druck in der Arterie am Ende der Diastole) ist, desto weniger Blut wird unter sonst gleichen Bedingungen ausgeworfen.
- **Kontraktilität** ☞ 15.6.2.

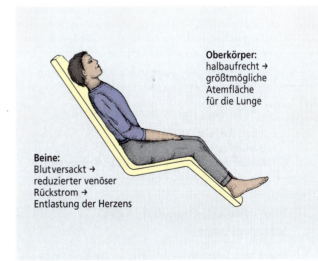

Abb. 15.24: Herzbettlage bei akuter Herzinsuffizienz. Diese Lagerung ist besonders gut bei einem speziellen Herzbett mit nach unten verstellbarem Fußteil möglich. [A 400-157]

Anpassung an Belastung

Unter Belastung steigert sich das Herz-Minuten-Volumen und damit die Herzleistung deutlich. Die Leistungssteigerung wird durch eine Zunahme von *Herzfrequenz* und *Schlagvolumen* erreicht. Im Extremfall kann das Herz bis zu 25 l Blut pro Minute fördern.

Die Anpassung der Herztätigkeit an den momentanen Bedarf des Gesamtorganismus wird vor allem von den *Herznerven* gesteuert:

15.6.2 Die Herznerven

Das vegetative Nervensystem wirkt mit seinen beiden Anteilen – dem Sympathikus und dem Parasympathikus – ständig auf das Herz ein. Die Herznerven sind von großer Bedeutung für die Anpassung an kurzdauernde Belastungen.

Effekte von Sympathikus und Parasympathikus

Der *Sympathikus* steigert die Herzleistung. Dagegen übt der zum *Parasympathikus* gehörende Nervus vagus (☞ Abb. 11.13), der nur mit dem rechten Vorhof verbunden ist, einen weniger ausgeprägten, hemmenden Einfluss aus. Im einzelnen werden drei Parameter beeinflusst:

- Die Herznerven wirken auf die Schlagfrequenz ein: Überwiegt der Einfluss des Nervus vagus, so schlägt das Herz langsamer *(negativ chronotrope Wirkung)*; überwiegt der Sympathikus-Einfluss, so schlägt es schneller *(positiv chronotrope Wirkung)*.
- Die Kontraktionskraft des Myokards wird ebenfalls durch die Herznerven beeinflusst. Der Sympathikus steigert die Kraft des Herzmuskels *(positiv inotrope Wirkung)*; der Nervus vagus verringert sie *(negativ inotrope Wirkung)*.
- Auch die Geschwindigkeit der Erregungsleitung wird durch die Herznerven verändert: Unter dem Einfluss des Sympathikus wird die Erregungsleitung beschleunigt *(positiv dromotrope Wirkung)*; unter dem Einfluss des Nervus vagus wird sie verlangsamt *(negativ dromotrope Wirkung)*.

☑ Die Herznerven regulieren bei Belastung:

- **Schlagfrequenz** *(Chronotropie)*
- **Schlagkraft** *(Inotropie)*
- **Erregungsleitungsgeschwindigkeit** *(Dromotropie)*.

15.6.3 Die Selbstregulation des Schlagvolumens

In gewissen Grenzen ist das Herz in der Lage, auch unabhängig von der Nervenversorgung das Schlagvolumen selbständig zu regulieren: Wenn beispielsweise in der Aorta ein erhöhter Druck besteht, hat es die linke Kammer schwerer, ihr Blut auszuwerfen. Das hat zur Folge, dass eine größere Menge Restblut in der linken Kammer zurückbleibt.

Dadurch wird die Ventrikelmuskulatur gedehnt, so dass die Muskelfasern unter größerer Spannung stehen. Dies wirkt sich bei gesundem Herzen und normalen Belastungen günstig aus: Die Muskelfasern können sich nun aufgrund der etwas erhöhten Vorlast (☞ 15.6.1) stärker zusammenziehen und das Blut mit höherer Kraft auswerfen, die Restblutmenge vermindert sich wieder. Dieses Prinzip wird als **Frank-Starling-Mechanismus** bezeichnet. Beim Lebenden spielt der Frank-Starling-Mechanismus vor allem bei der exakten Abstimmung der Herzzeitvolumina von rechter und linker Kammer eine wesentliche Rolle.

15.6.4 Herzinsuffizienz

Wenn das Herz die zur Versorgung des Körpers erforderliche Pumpleistung nicht mehr erbringen kann, kommt es zur **Herzinsuffizienz** (*Insuffizienz* = Unzulänglichkeit).

Am häufigsten stellt sich eine Herzinsuffizienz als Folge einer jahrelang erhöhten Druck- oder Volumenbelastung ein, z.B. bei Bluthochdruck oder bei Klappenfehlern. Oft besteht gleichzeitig eine koronare Herzkrankheit, die die Herzleistung zusätzlich limitiert. Die Herzinsuffizienz begrenzt zunehmend die körperliche Leistungsfähigkeit (typisch ist z.B. Atemnot beim Treppensteigen), führt zur – auch röntgenologisch nachweisbaren – Herzvergrößerung und zu Ödemen (Wasseransammlungen z.B. in Pleura – oder Bauchraum oder in der Knöchelregion).

Heute stehen mehrere wirksame Arzneimittelgruppen zur Behandlung der Herzinsuffizienz zur Verfügung, so die *ACE-Hemmer*, die *Digitalispräparate* (halbsynthetische Abkömmlinge der Fingerhutpflanze) sowie verschiedene *Diuretika* (harntreibende Mittel). Eine evtl. vorhandene Grunderkrankung wird wenn irgend möglich behandelt, z.B. ein Klappenfehler operativ korrigiert.

Sinnvoll bei fortgeschrittener Herzinsuffizienz: Lagerung mit erhöhtem Oberkörper

Viele Patienten mit fortgeschrittener Herzinsuffizienz leiden auch in Ruhe unter Atemnot. Eine Oberkörperhochlagerung bis hin zur Herzbettlage (☞ Abb. 15.24) lindert die quälenden Beschwerden: Durch das Absenken der Beine versackt Blut in den Beinvenen, die (zu hohe) Vorlast des geschädigten Herzens wird vermindert und das Herz so entlastet. Im Sitzen kann der Patient zudem die Atemhilfsmuskulatur (☞ 17.8.2) besser einsetzen, so dass die Sauerstoffversorgung verbessert wird.

15.7 Die Blutversorgung des Herzens

Wie jedes Organ muss auch das Herz *selbst* mit Blut versorgt werden. Dabei verbraucht das Herz immerhin 5% des gesamten gepumpten Blutes für die eigene Arbeit (ca. 300 ml/Min).

15.7.1 Die Koronararterien

Die Versorgung des Herzens geschieht über zwei kleine Gefäße, die von der Aorta abzweigen: Das eine zieht quer über die rechte, das andere quer über die linke Herzhälfte. Da beide Arterien mit ihren Verzweigungen das Herz wie ein Kranz umschließen, werden sie als **Koronararterien** *(Herzkranzarterien)* bezeichnet. Die **rechte Koronararterie** *(Arteria coronaria dextra = RCA)* versorgt bei den meisten Menschen den rechten Vorhof, die rechte Kammer, die Herzhinterwand und einen kleinen Teil der Kammerscheidewand mit Blut.

Die **linke Herzkranzarterie** *(Arteria coronaria sinistra)* teilt sich in zwei starke Äste *(Ramus circumflexus = RCX, Ramus interventricularis anterior = RIVA)*, die im Normalfall für die Durchblutung des linken Vorhofes, der linken Kammer und eines Großteils der Kammerscheidewand sorgen.

Die Venen des Herzens verlaufen etwa parallel zu den Arterien, vereinigen sich zu immer größeren Gefäßen und münden als *Sinus coronarius* in den rechten Vorhof (☞ 15.2.3).

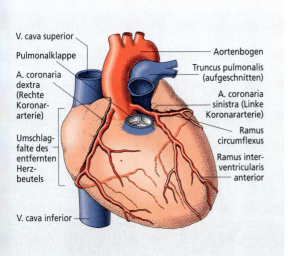

Abb. 15.25: Verlauf der Herzkranzarterien.
Die linke Koronararterie zieht hinter der Lungenschlagader hindurch zur Herzvorderseite, wo sie sich in einen vorderen Ast, den Ramus interventricularis anterior, und einen seitlichen Ast, den Ramus circumflexus, aufteilt.

15.7.2 Die koronare Herzkrankheit

Im Laufe des Lebens können sich die Koronararterien durch Ablagerungen an den Gefäßwänden (*Arteriosklerose* ☞ 16.1.2) verengen. Diese Herzkranzgefäßverengungen *(Koronarstenosen)* werden z.B. durch Blutfettstoffwechselstörungen und Rauchen stark gefördert. Es fließt dann weniger Blut durch die Koronararterien, und die Sauerstoffversorgung des Herzmuskels wird schlechter. Man spricht in solchen Fällen von der **koronaren Herzkrankheit** (abgekürzt: **KHK**). Sie ist eine außerordentlich häufige Erkrankung.

Angina pectoris

Bei deutlich herabgesetzter Durchblutung des Herzmuskels stellen sich unter körperlicher Belastung oder „Stress" anfallsartige Schmerzen in der Herzgegend ein: Der Patient empfindet einen Schmerz oder ein sehr unangenehmes Engegefühl in der Brust, das sich typischerweise in den linken Arm ausbreitet. Dieser durch Sauerstoffmangel des Herzmuskels verursachte Schmerz wird deshalb auch als **Angina pectoris** („Brustenge") bezeichnet.
Sind die Koronararterien so stark verengt *(stenosiert)*, dass Angina-pectoris-Anfälle schon bei leichter Belastung oder in Ruhe auftreten, so kann es leicht z.B. durch ein anhaftendes kleines Blutgerinnsel *(Thrombus)* zu einem vollständigen Verschluss einer Koronararterie kommen. Dann sinkt die Sauerstoffversorgung so weit ab, dass ein Teil der Herzmuskelfasern abstirbt. Den Tod *(Nekrose)* von Herzmuskelgewebe infolge von Sauerstoffmangel nennt man **Herz-** oder **Myokardinfarkt**.

Koronarangiographie

Um festzustellen, wie stark die Koronararterien bereits verengt sind, kann man unter Röntgendurchleuchtung

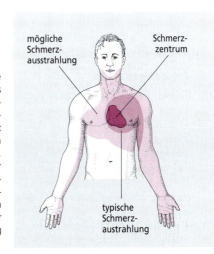

Abb. 15.26: Charakteristische Ausbreitung des Angina-pectoris-Schmerzes. Typischerweise strahlt der Herzschmerz in den linken Arm aus. Es gibt aber immer wieder ungewöhnliche Schmerzausbreitungen, z.B. in den Bauch oder aber in Richtung des Unterkiefers.

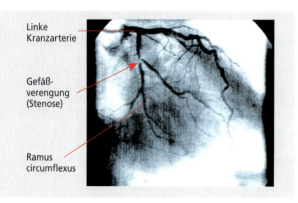

Abb. 15.27: Röntgengefäßdarstellung der Koronargefäße eines Patienten mit schwerer koronarer Herzerkrankung. Man erkennt einen fast vollständigen Verschluss des Ramus circumflexus der linken Kranzarterie. Es droht ein Herzinfarkt. [X 112]

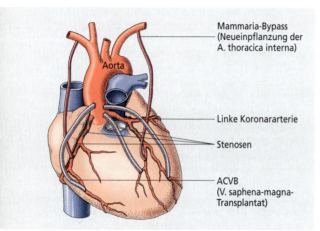

Abb. 15.28: Umgehung hochgradig verengter Kononararterien durch einen aorto-koronaren Venen-Bypass (ACVB) und durch Neueinpflanzung der A. thoracica interna.

über einen Herzkatheter Kontrastmittel in die Koronararterien spritzen (*Koronarangiographie* ☞ Abb. 15.27). Die kontrastmittelgefüllten Gefäße stellen sich im Bild dar, eventuell vorhandene Engstellen oder Verschlüsse werden als Kontrastmittelaussparungen sichtbar.

Behandlung der KHK

Die bei der medikamentösen Behandlung der KHK am häufigsten eingesetzte Substanzgruppe sind die **Nitrate** (z.B. Nitrolingual®), die das Herz entlasten und durch Weitstellung der Koronararterien die Durchblutung verbessern.
Bei weitgehenden Koronarstenosen wird – möglichst bevor es zum Herzinfarkt kommt – versucht, die Gefäßlichtung wieder zu erweitern. Folgende Verfahren stehen zur Verfügung:
- Bei der **PTCA** (***p**erkutane **t**ransluminale **k**oronare Angioplastie*, auch bekannt als *koronare Ballondila-

tation*) wird ein dünner Ballonkatheter in das verengte Gefäß vorgeschoben, der Ballon in der Engstelle aufgeblasen und dadurch die Stenose aufgedehnt.
- Bei einer Bypass-Operation, z.B. dem *aorto-koronaren Venen-Bypass* (**ACVB**), wird die Engstelle operativ durch Einpflanzen eines körpereigenen, ausreichend weiten Gefäßes umgangen.

Bei den meisten Patienten ist auch eine Änderung der bisherigen Lebensgewohnheiten und/oder eine Behandlung weiterer herzschädigender Erkrankungen (z.B. Einstellen des Rauchens, Senken eines Bluthochdrucks) erforderlich.

15.7.3 Der Herzinfarkt

Der **Herzinfarkt** ist eine der häufigsten Todesursachen in Deutschland: 13% aller Männer und 8% der Frauen sterben an ihm.
An einen Herzinfarkt sollte stets gedacht werden, wenn ein Patient ohne andere plausible Ursache starke Brustschmerzen verspürt, die oft in Richtung des linken Armes ausstrahlen. Gleichzeitig wird der Patient kaltschweißig, klagt über Atemnot und empfindet starke Angst. Zur Diagnosesicherung leitet der Arzt ein **EKG** ab, das typische Veränderungen zeigt. Da die Zellwände der abgestorbenen Herzmuskelzellen rasch zerfallen, gelangen sonst nur im Zellinneren befindliche **Herzmuskelenzyme** ins Blut und lassen sich bei einem Myokardinfarkt in der Regel nach spätestens sechs Stunden nachweisen.

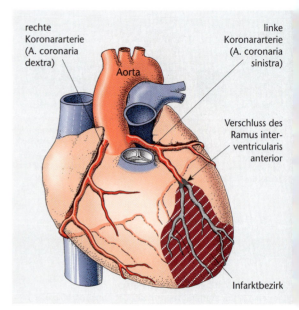

Abb. 15.29: Herzinfarkt. Durch Verschluss einer Herzkranzarterie stirbt das von ihr versorgte Herzmuskelgewebe ab.

Das Herz

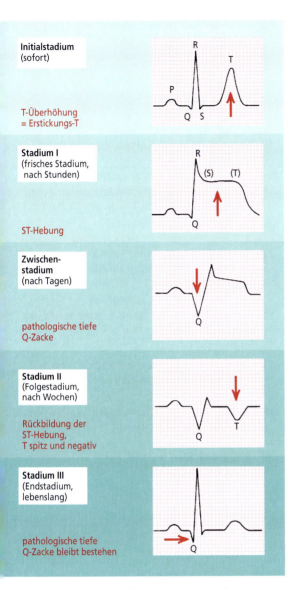

Abb. 15.30: Zeitlicher Verlauf typischer EKG-Veränderungen beim Herzinfarkt. Zunächst fallen im EKG eine hohe T-Welle und eine Erhöhung der ST-Strecke auf. Im Verlauf des Heilungsprozesses verändert sich das EKG in charakteristischer Weise. Auch noch nach Jahren kann man an der Q-Zacke erkennen, dass ein Herzinfarkt stattgefunden hat.

Behandlung des Herzinfarkts

Die Therapie des Herzinfarktes umfasst verschiedene Stufen:
- Lagerung des Patienten in halbsitzender Position, Sauerstoffgabe durch eine Nasensonde und beruhigende Betreuung.
- Kreislaufstabilisierung und Schmerzbekämpfung durch den Notarzt.
- Weiterversorgung auf der Intensivstation. Dort werden die schmerz- und angstbekämpfenden Maßnahmen fortgeführt und gerinnungshemmende Mittel (z.B. Heparin ☞ 14.5.4) gegeben, die einer weiteren Anlagerung von Blutgerinnseln in dem verengten Herzkranzgefäß entgegenwirken sollen. Auf der Intensivstation kann auch die medikamentöse Thrombusauflösung (Lyse ☞ 14.5.4) versucht werden.

Nach Überbrückung der gefährlichen, weil besonders komplikationsreichen ersten 2–3 Tage kann der Patient in der Regel auf eine „normale" internistische Station verlegt werden. Dort wird zunächst die Ruhigstellung stufenweise gelockert und der Infarktpatient Schritt für Schritt mobilisiert, wobei Krankenpflege und Krankengymnastik eng zusammenarbeiten.

> Ganz wichtig ist es, bei jedem Patienten mit Herzinfarktverdacht *sofort* den Notarzt anzufordern. Etwa die Hälfte der verstorbenen Herzinfarktpatienten sind innerhalb der ersten 15 Minuten nach dem Ereignis verstorben – diese Zeit ist also ganz wesentlich für die Überlebenschancen des Patienten.

Die häufig nachfolgende *Anschlussheilbehandlung* (AHB) verfolgt das Ziel, durch Änderung der Lebensführung (Rauchen, Ernährung, Stress im Beruf) das Risiko eines Zweitinfarktes zu senken.

Außerdem hat sich herausgestellt, dass einem Zweitinfarkt durch die regelmäßige Gabe bestimmter Medikamente entgegengewirkt werden kann; es handelt sich hier zum einen um die *Azetylsalizylsäure* (bekannt unter dem Handelsnamen Aspirin®), die eine Gerinnselbildung an den verengten Koronargefäßen verhindert, und zum anderen um die so genannten *Betablocker*, die den Sauerstoffbedarf des Herzens herabsetzen.

Wiederholungsfragen

1. Welche Herzhälfte pumpt das Blut in welchen Kreislauf? (☞ 15.1)

2. Wie heißen die Herzklappen zwischen Vorhöfen und Kammern? (☞ 15.2.2)

3. Welche Herzklappenveränderungen sind häufige Ursachen einer Herzinsuffizienz? (☞ 15.2.2)

4. Welche Gefäße münden in den rechten Vorhof? (☞ 15.2.3)

5. Wohin pumpt die rechte Herzkammer das Blut? (☞ 15.2.3)

6. Wie heißen die verschiedenen Schichten der Herzwand? (☞ 15.3)

7. Weshalb ist die Muskulatur der linken Herzkammer wesentlich dicker als die der rechten Kammer? (☞ 15.3.1)

8. Was geschieht bei der Systole, was bei der Diastole? (☞ 15.4)

9. Wie unterscheiden sich Herztöne und Herzgeräusche? (☞ 15.4.3)

10. Welche Aufgabe hat das Erregungsleitungssystem am Herzen? (☞ 15.5.1)

11. Von welchem natürlichen Schrittmacher gehen am gesunden Herzen die Erregungen für die Kontraktion aus? (☞ 15.5.2)

12. Welche Herzrhythmusstörungen sind besonders gefährlich und erfordern schnelles Eingreifen? (☞ 15.5.5)

13. Wie funktioniert der Frank-Starling-Mechanismus? (☞ 15.6.3)

14. Auf welche Aspekte der Herztätigkeit nimmt das vegetative Nervensystem Einfluss? (☞ 15.7.2)

15. Welche Gefäße sind für die Ernährung des Herzens zuständig? (☞ 15.7)

Das Kreislauf- und Gefäßsystem

Lernzielübersicht

16.1 Der Aufbau des Gefäßsystems

- Das Herz-Kreislauf-System besteht aus dem Herzen als Motor und den Blutgefäßen als Transportwegen. Die linke Herzkammer pumpt das Blut über Aorta, Arterien, Arteriolen und Kapillaren in den Körperkreislauf. Venen sammeln es wieder und führen es über obere und untere Hohlvene dem rechten Herzen zu, von wo aus es durch die Lunge gepumpt wird und wieder das linke Herz erreicht.
- Venen führen immer zum Herzen hin, Arterien von ihm weg.
- Der Aufbau von Arterien und Venen ist sehr ähnlich, allerdings haben die Arterien eine dickere Muskelschicht. Venen sind durch ihre Dehnbarkeit in der Lage, ein größeres Blutvolumen aufzunehmen.
- Zwischen Arterien und Venen liegen die Kapillaren, extrem dünnwandige Gefäßabschnitte, die den Stoffaustausch mit dem Gewebe ermöglichen.
- Im arteriellen Kapillarschenkel werden Wasser und kleine Moleküle ins Gewebe filtriert, im venösen Kapillarschenkel reabsorbiert.

16.2 Die Abschnitte des Kreislaufs

- Der Körperkreislauf beginnt mit dem aus der linken Kammer austretenden Aortenbogen. Dieser gibt Gefäße für Kopf, Hals und Arme ab. Im Bauchraum entspringen weitere große Gefäßstämme, die u.a. den Magen-Darm-Trakt, Leber und Niere versorgen. Schließlich teilt sich die Bauchaorta in zwei große Stämme, die in die Beine ziehen.
- In ähnlicher Weise, nur umgekehrt, verlaufen die Venen, die das Blut wieder zum Herzen befördern – sie münden als obere und untere Hohlvene in den rechten Herzvorhof.
- Eine Besonderheit ist der Pfortaderkreislauf: das Blut der Verdauungsorgane wird über einen Umweg zum Herzen geleitet, indem es zuerst die Leber passieren muss. Auf diese Weise kann die Leber aus dem Blut des Darms gleich Nähr- und Giftstoffe entnehmen.

16.3 Physiologische Eigenschaften des Gefäßsystems

- Innerhalb der Gefäße muss das Blut bei seiner Bewegung einen bestimmten Widerstand überwinden. Dieser Strömungswiderstand ist abhängig vom Gefäßdurchmesser, der Viskosität (Zähigkeit) des Blutes und der Länge der Gefäßabschnitte.
- Unter dem Blutdruck versteht man in der Klinik die Kraft, die das Blut auf die Gefäßwände der Arterien ausübt. Man unterscheidet einen systolischen und einen diastolischen Wert. Der Blutdruck beträgt im Durchschnitt 120 zu 80 mmHg.
- Die Blutdruckmessung erfolgt mit Stethoskop und Blutdruckmanschette nach der Methode von Riva-Rocci.
- Der Körper selbst hat besondere Rezeptoren zur Blutdruckmessung. Diese leiten ihre Informationen ins Gehirn, das durch Aktivierung oder Hemmung des Sympathikus einen zu hohen oder niedrigen Blutdruck wieder normalisiert.
- Blutdruck und Durchblutung werden auch durch die Hormone Adrenalin und Noradrenalin, das Renin-Angiotensin-Aldosteron-System und das Adiuretin beeinflusst.
- Bei extrem niedrigen Blutdruck kommt es durch Minderversorgung des Gehirns und anderer Organe zum Schock.
- Das Blutgefäßsystem spielt auch eine wichtige Rolle für den Wärmetransport im Körper.
- Fieber ist eine Erhöhung der Körpertemperatur auf über 38 °C infolge Erhöhung des Temperatursollwertes im ZNS. Fieber wird meist durch Pyrogene ausgelöst und findet sich oft bei Infektionskrankheiten.

16.1 Der Aufbau des Gefäßsystems

16.1.1 Das Herz-Kreislauf-System

Die Blutgefäße gehören zu den wichtigsten Transportwegen des menschlichen Körpers. Zusammen mit dem Herzen bilden sie das **Herz-Kreislauf-System** oder *kardiovaskuläre System*. Dieses versorgt alle Zellen des Körpers mit Sauerstoff und Nährstoffen und transportiert gleichzeitig Stoffwechsel-Endprodukte, beispielsweise Kohlendioxid oder harnpflichtige Substanzen, wieder ab.

Der menschliche Kreislauf besteht aus zwei großen Abschnitten: dem **Körperkreislauf** und dem **Lungenkreislauf** (Übersicht ☞ Abb. 15.1). Die linke Herzkammer presst das Blut in die **Aorta**, die größte Schlagader des Körpers. Diese teilt sich in andere große Schlagadern auf, die **Arterien**; sie führen das sauerstoffreiche, hellrote Blut vom Herzen fort in die verschiedenen Körperregionen.

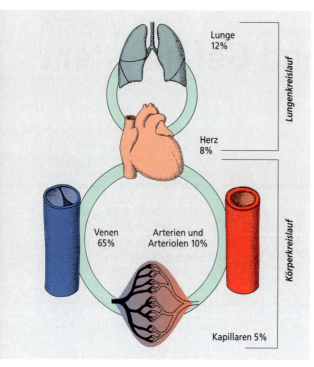

Abb. 16.1: Verteilung des Blutvolumens im Körper. 65 % des Blutvolumens befinden sich im venösen System.

Dabei verzweigen sie sich in immer kleinere Äste, die Gefäße heißen dann **Arteriolen**.
Die Arteriolen schließlich gehen in haardünne Gefäße über, die man **Kapillaren** nennt. Durch deren dünne, durchlässige Wand werden Sauerstoff, Nährstoffe und Stoffwechsel-Endprodukte zwischen Gewebe und Blut ausgetauscht. Die Kapillaren sind zugleich das Verbindungsglied zwischen Arterien und Venen: **Venolen** sammeln das jetzt sauerstoffarme, dunkelrote Blut aus den feinen Gefäßen und vereinigen sich zu immer größeren **Venen**. Die beiden größten Venen des Menschen, die *obere* und die *untere Hohlvene* (**Vena cava superior und inferior** ☞ Abb. 16.10), führen das Blut schließlich in den rechten Herzvorhof zurück.
Die rechte Herzkammer drückt das Blut in den **Lungenkreislauf**, der genauso wie der Körperkreislauf aufgebaut ist: Auch hier verästeln sich die Arterien wieder bis auf Kapillardicke.
Im Kapillarnetz der Lunge reichert sich das Blut mit Sauerstoff an und gibt gleichzeitig Kohlendioxid an die Luft ab, die anschließend ausgeatmet wird. Die Lungenvenen führen das Blut in den linken Vorhof zurück, wo der Kreislauf von vorn beginnt.

☑ **Arterien** sind Gefäße, in denen das Blut *vom Herzen weg* strömt. Im Körperkreislauf führen die Arterien hellrot gefärbtes, sauerstoffreiches Blut, im Lungenkreislauf hingegen fließt in ihnen sauerstoffarmes, dunkelrot gefärbtes Blut. Venen leiten das Blut *zum Herzen zurück* und enthalten im Körperkreislauf sauerstoffarmes, dunkelrot gefärbtes Blut, während sie im Lungenkreislauf sauerstoffreiches Blut transportieren. Somit sind die Lungenvenen die einzigen Venen des Körpers, in denen sauerstoffreiches Blut fließt, ebenso wie die Lungenarterien als einzige Arterien sauerstoffarmes Blut führen.

16.1.2 Arterien und Arteriolen

Wandaufbau

Die Arterien sind aus drei Wandschichten aufgebaut, die einen Hohlraum umgeben, das **Gefäßlumen** (*Lumen* bezeichnet die „lichte Weite" eines Hohlorgans).
Flache Zellen kleiden das Gefäßlumen aus und bilden das **Gefäßendothel**. Darunter liegen feine Bindegewebsfasern und eine elastische Membran, die zusammen mit dem Gefäßendothel die **Tunica interna** bilden.
In der mittleren und am kräftigsten entwickelten Schicht, der **Tunica media**, verlaufen glatte Muskelzellen und elastische Fasern.
Die äußere Schicht der Arterienwand, die **Tunica externa**, besteht aus Bindegewebe und elastischen Fasern. Bei den größeren Arterien verlaufen in ihr Gefäße, *Vasa vasorum* genannt, und Nerven zur Versorgung der Arterienwand.

Die Windkesselfunktion

Bei Schlagadern in der Nähe des Herzens, etwa der Aorta oder der Halsschlagader, überwiegen die elastischen Fasern – dies sind *Arterien vom elastischen Typ*. Sie leisten einen wichtigen Beitrag zur gleichmäßigen Funktion des Kreislaufs: Der vom Herzen während der Systole ruckartig ausgeworfene Blutstrom dehnt die Gefäßwand der Aorta und der herznahen Arterien kurz auf. Während der Herzmuskel sich in der Diastole entspannt, zieht sich die Gefäßwand wieder zusammen und schiebt so das in ihr gespeicherte Blut weiter. Auf diese Weise sorgen die herznahen, elastischen Gefäße für einen gleichmäßigen Blutstrom. Wäre die Aorta dagegen starr wie ein Wasserrohr, stünde nach Beendigung jeder Herzaktion der Blutstrom still. In Anlehnung an Ausgleichs- und Speicherbehälter hinter Kolbenpumpen heißt dieser Mechanismus **Windkesselfunktion**.

Die Widerstandsgefäße

Bei den Arterien in der Körperperipherie hingegen überwiegen die glatten Muskelzellen. Diese *Arterien vom muskulären Typ* können durch Kontraktion oder Entspannung die Weite ihres Lumens und damit die Durchblutung der von ihnen versorgten Organe beeinflussen.
Am Übergang zwischen Arterien und Kapillaren finden sich die Arteriolen. Die Wand dieser Arterien vom muskulären Typ besteht aus Endothel, einem Gitterfasernetz

Das Kreislauf- und Gefäßsystem

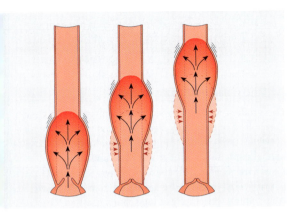

Abb. 16.2: Die Windkesselfunktion der arteriellen Gefäße. Während der Systole wird die Arterien gedehnt und Blut gespeichert. In der Diastole zieht sich die Gefäßwand wieder zusammen und drückt das Blut vorwärts; dieses dehnt die Wand des nächsten Gefäßabschnitts. So breitet sich die Pulswelle kontinuierlich über die elastischen Arterien aus.

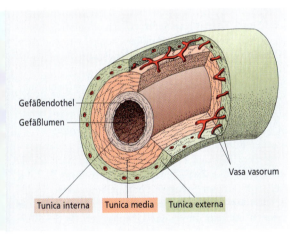

Abb. 16.3: Schichtaufbau einer Arterie.

und einer einschichtigen glatten Muskelzellschicht. Das Nervensystem steuert den Spannungszustand der glatten Muskulatur in diesem Gefäßabschnitt und kann dadurch die Stärke der Durchblutung beeinflussen. Ziehen sich die Muskeln zusammen (**Vasokonstriktion**), wird der Gefäßquerschnitt kleiner, und die Durchblutung in dem nachfolgenden Kapillargebiet sinkt. Erschlaffen sie (**Vasodilatation**), erweitert sich die Arteriole, und die Durchblutung nimmt zu.

Arteriosklerose

Gefahr Nummer 1 für ein gesundes Gefäßsystem ist die **Arteriosklerose**, vereinfacht schlicht „Gefäßverkalkung" genannt.
Sie ist durch fortschreitende Veränderungen der Arterienwände gekennzeichnet, wobei der Leitbefund der **arteriosklerotische Plaque** ist. Die Arterienwände verdicken und verhärten sich, verlieren ihre Elastizität und engen das Lumen der Arterie zunehmend ein. Dadurch verschließen sich immer mehr Gefäße, und Folgeerkrankungen wie Herzinfarkt oder -insuffizienz, Nierenversagen und Schlaganfälle drohen. Diese arteriosklerotisch bedingten Gefäßerkrankungen bilden die Haupttodesursachen in den Industrieländern.

16.1.3 Die Kapillaren

Diese mikroskopisch feinen Gefäße verbinden die Arterien mit den Venen. Im arteriellen Kapillarschenkel werden Wasser und kleine Moleküle ins Gewebe filtriert, im venösen Kapillarschenkel reabsorbiert. Die Kapillaren bilden ein im gesamten Körper ausgedehntes, unterschiedlich dicht geknüpftes Netz:

- Gewebe mit hohem Sauerstoffbedarf, beispielsweise die Muskeln oder die Nieren, besitzen viele Kapillaren.
- Sehnen und vergleichbare Gewebe mit niedriger Stoffwechselaktivität (bradytrophe Gewebe) hingegen haben nur wenig Kapillaren.
- An der Augenlinse und der Hornhaut sowie im Knorpel, an den Herzklappen und in der Hautoberfläche finden sich im gesunden Zustand überhaupt keine Kapillaren. Diese Strukturen werden in der Regel über Diffusionsvorgänge versorgt.

Alle diese feinen Gefäße zusammen haben den größten Gesamtquerschnitt im Körper, und der Blutstrom ist in ihnen besonders langsam (☞ Abb. 16.12) – ein Umstand, der den Stoffaustausch durch die Kapillarwand begünstigt. Denn im Gegensatz zu den Arterien, deren Wand für das Blut undurchdringlich ist, ist die dünne Kapillarwand porös und besteht nur noch aus der inneren, durchlässigen Zellschicht, dem Endothel, und einer dünnen Basalmembran.
Durch die Poren des Endothels tauscht der Körper Substanzen zwischen Gefäß und Gewebe aus. Anders ausgedrückt heißt das: Die Kapillarwände bilden eine *semipermeable* Membran (☞ 3.2.2), die den Stoffaustausch steuert. Mit Ausnahme der Blutkörperchen und der Riesenmoleküle der Plasmaeiweiße können alle Substanzen diese Poren frei passieren.

Die feinen Kapillaren sind sehr empfindlich gegenüber Druck von außen. Je nach Körperstelle reicht oft schon das aufliegende Körpergewicht, diese feinen Gefäße beim Liegen abzudrücken und den Stoffaustausch des Gewebes zu unterbrechen. Bleibt der Druck länger als zwei Stunden bestehen, werden die Zellen irreversibel geschädigt und beginnen abzusterben. Die Folge ist die Zerstörung der Hautschichten, ein *Dekubitus* bildet sich aus

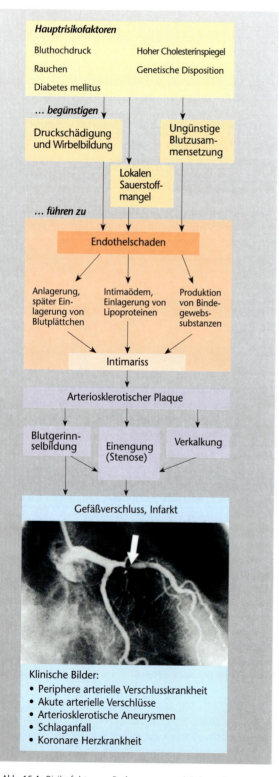

Abb. 16.4: Risikofaktoren, Pathogenese und Folgen der Arteriosklerose.
Die Koronarangiographie im unteren Abbildungsteil zeigt einen subtotalen (noch nicht vollständigen) Verschluss einer Herzkranzarterie (☞ Abb. 15.25, 15.7.2). [Foto: E 179-168]

(☞ 9.3.3). Verstärkende Faktoren sind mechanische Schädigung durch Scherkräfte, Feuchtigkeit und eine Minderdurchblutung der Haut.

Die Druckverhältnisse im Kapillargebiet

Den größten Anteil beim Stoffaustausch hat die Diffusion durch die Kapillarwand: Wasser, Ionen und andere kleine Moleküle passieren aufgrund physikalischer Gesetzmäßigkeiten die Poren der Kapillarwand.

Ganz entscheidend für diese Vorgänge sind die *Druckverhältnisse* zwischen Kapillarinnerem und Gewebe. Auch wenn diese physiologischerweise sehr variabel sind, kann folgendes Beispiel als Anhaltspunkt dienen:

Im arteriellen Kapillarschenkel übt das Blut einen *hydrostatischen* Druck von ca. 30 mmHg aus, der Wasser und kleine Moleküle ins Gewebe presst. In die gleiche Richtung wirkt der *kolloidosmotische* Druck (☞ 3.5.7) des Gewebes von ca. 5 mmHg. Diesen Auswärtskräften entgegengerichtet sind der vernachlässigbar geringe hydrostatische Druck des Gewebes und der kolloidosmotische Druck in den Kapillaren von ca. 25 mmHg. Somit ergibt sich im arteriellen Kapillarschenkel ein **effektiver Filtrationsdruck** von ca. 10 mmHg, es wird also Flüssigkeit ins Gewebe *filtriert*.

Am venösen Kapillarschenkel ist der hydrostatische Druck im Kapillarinneren auf ca. 10 mmHg abgesunken, nun überwiegen die nach innen gerichteten Kräfte, Flüssigkeit und kleine Moleküle werden *reabsorbiert*.

Aus den Kapillaren (ausgenommen denen der Niere) gelangen pro Tag rund 20 Liter Flüssigkeit durch die Kapillarwände in den Zwischenzellraum (**Filtration**). 18 Liter fließen im venösen Schenkel der Kapillaren wieder in das Gefäßsystem (**Reabsorption**). Die restlichen zwei Liter strömen indirekt durch das Lymphsystem in die Blutbahn zurück (☞ 14.4.1).

Ödeme

Stehen Filtration und Reabsorption nicht im Gleichgewicht zueinander, so bleibt vermehrt Flüssigkeit im Gewebe. Die Folge ist eine Wasseransammlung im Interstitium, ein Ödem. Häufige Ursache ist beispielsweise ein erhöhter hydrostatischer Druck bei Herzinsuffizienz (☞ 15.6.4).

16.1.4 Venolen und Venen

Nachdem das Blut die Kapillaren durchflossen hat, gelangt es in kleine Venen, die Venolen, die das Blut sammeln und es den größeren Venen zuleiten, die zum Herz zurückführen. In den Venen und den Venolen befinden sich mehr als zwei Drittel des gesamten Blutvolumens (☞ Abb. 16.1). Wegen dieses Blutreservoirs nennt man die Venen auch **Kapazitätsgefäße**. Bei Bedarf können

Das Kreislauf- und Gefäßsystem

aus diesem Reservoir größere Blutmengen in andere Teile des Körpers verschoben werden.

> Das hohe Blutvolumen im venösen System macht man sich z.B. bei der Lagerung eines Patienten mit Kreislaufkollaps zunutze: Durch Hochhalten der Beine fließt das in den Beinvenen „versackte" Blut wieder zum Herzen zurück, die Herzmuskelfasern werden etwas stärker vorgedehnt (höhere Vorlast ☞ 15.6.1), das Schlagvolumen des Herzens steigt an.

In den Venen herrscht ein niedrigerer Druck als in den Arterien, weshalb ihre Wand dünner als die der Arterien ist. Bis auf folgende Unterschiede entspricht der Schichtaufbau der Venenwand in etwa dem der Arterien: Die äußere Schicht ist dicker, die Muskulatur schwächer, und die innere Schicht bildet in den kleinen und mittelgroßen Venen **Taschenklappen**. Zwei oder drei dieser Endothelausstülpungen bilden zusammen eine Art Ventil, das den Blutstrom zum Herzen hin freigibt. Strömt das Blut jedoch in die andere Richtung, so entfalten sich die Taschenklappen und verhindern den Rückfluss.

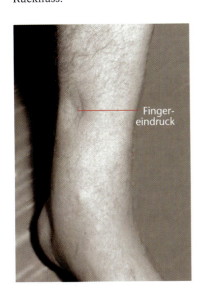

Abb. 16.5: Knöchelödem bei Herzinsuffizienz. [T 127]

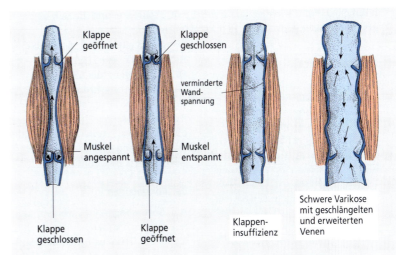

Abb. 16.6: Funktion der Venenklappen. In der ersten Abbildung wird das Blut durch die Kontraktion der anliegenden Muskeln durch die geöffnete Venenklappe nach oben in Herzrichtung gepresst. Gleichzeitig verhindert die untere geschlossene Klappe den Rückstrom. Bei Entspannung der Muskulatur kann Blut von unten durch die jetzt wieder geöffnete Klappe nachfließen.
Sind die Venen erweitert, schließen die Klappen nicht mehr vollständig. Folglich strömt Blut zurück in die Körperperipherie. Nach längerem Bestehen solch einer Klappeninsuffizienz erweitern sich die Venen zunehmend und schlängeln sich. Es entsteht eine Varikose (Krampfadererkrankung).

Unterstützt wird dieses Klappensystem durch die Skelettmuskulatur, die eine Vene umgibt. Kontrahiert sich die umgebende Muskulatur, so drückt sie die Vene zusammen und presst dadurch das Blut zum Herzen; der Rückfluss zum Herzen ist also am größten, während diese *Muskelpumpe* arbeitet.
Am Bein finden sich drei Arten von Venen, die über Klappen verfügen:
- **tiefe Venen**, die tief in der Muskulatur das Blut zum Herzen zurücktransportieren,
- **oberflächliche Venen**, die ein Netzwerk unter der Haut bilden,
- und schließlich die **Perforansvenen** (Perforation = Durchbruch), die oberflächliches und tiefes Venensystem verbinden.

Gesunde Perforansvenen sind Einbahnstraßen – in ihnen kann das Blut nur von den oberflächlichen in die tiefen Venen strömen.

Krampfadern

> Das Klappensystem der Venen funktioniert nur bei einem ausreichenden Tonus (Spannungszustand) der Venenwand. Reicht die Wandspannung nicht aus, so entfernen sich die Enden der Klappen voneinander, und die Venenklappen schließen nicht mehr vollständig; man spricht von einer **Venenklappeninsuffizienz**. Der Rückfluss dehnt die Venenwand zusätzlich auf, so dass schließlich eine **Varikose** (*Krampfaderleiden*) entsteht.

Venöse Thrombosen

> Wenn sich innerhalb einer Vene ein Blutgerinnsel bildet und das Gefäß verschließt, entsteht eine **Venenthrombose** (*Blutpfropfbildung* ☞ auch 14.5.3). Meist sind tiefer liegende Venen in den Beinen betroffen.

Tiefe Beinvenenthrombosen sind häufig Komplikationen von Bettlägerigkeit, Operation oder anderen medizinischen Eingriffen. Ihre Verhütung ist eine wichtige ärztliche und pflegerische Aufgabe (☞ 14.5.3).

Thrombophlebitis

> Von den tiefen Venenthrombosen abzugrenzen ist die **Thrombophlebitis**, eine Entzündung der *oberflächlichen* Venen. Sie tritt häufig nach Bagatelltraumen, z.B. auch nach einer Injektion, auf. Es bilden sich schmerzhafte, gerötete Stränge am Arm, Ober- oder Unterschenkel, die mit kühlenden Verbänden in der Regel nach einigen Tagen wieder verschwinden.

16.2 Die Abschnitte des Kreislaufs

16.2.1 Die Arterien des Körperkreislaufs

Der **Körperkreislauf** *(Großer Kreislauf)* beginnt in der linken Herzkammer, führt über die Aorta zu den Kapillargebieten und über das venöse System zurück zur oberen und unteren Hohlvene und in den rechten Vorhof.

Die **Aorta** gibt zunächst zwei kleine Äste ab, die den Herzmuskel mit Blut versorgen: die linke und die rechte **Koronararterie**. Danach steigt sie auf (*aufsteigende Aorta*, **Aorta ascendens**), verläuft im Bogen oberhalb des Truncus pulmonalis und zieht dann abwärts (*absteigende Aorta*, **Aorta descendens**).

Der Aortenbogen

Am **Aortenbogen** entspringen mehrere große Arterien: zunächst geht rechts der **Truncus brachiocephalicus** von der Aorta ab. Dieser Gefäßstamm teilt sich nach wenigen Zentimetern in die **A. subclavia dextra** *(rechte Schlüsselbeinschlagader)* und die **A. carotis communis dextra** *(rechte gemeinsame Halsschlagader)* auf. Als nächstes zweigen die **A. carotis communis sinistra** *(linke gemeinsame Halsschlagader)* und die **A. subclavia sinistra**, die *linke Schlüsselbeinschlagader*, aus der Aorta ab.

Die beiden Halsschlagadern (*Karotiden*) ziehen jeweils auf einer Seite kopfwärts. In der **Karotisgabelung** am oberen Kehlkopfrand teilen sie sich jeweils in die **A. carotis externa** und in die **A. carotis interna** auf. Die *äußere Halsschlagader* versorgt Kehlkopf, Mundhöhle, Schilddrüse, Kaumuskulatur und das Gesicht. Die *innere Halsschlagader* speist das Auge und den größten Teil des Gehirns.

> Ein Ast der A. carotis externa versorgt auch die Nase. *Akutes Nasenbluten* kann vermindert werden, wenn auf die Halsseiten und in den Nacken ein kaltes, feuchtes Tuch gelegt wird. Dies bewirkt eine Verengung der A. carotis externa, wodurch die Durchblutung der Nase sinkt. Zusätzlich sollte der Patient beim Nasenbluten aufrecht sitzen und den Kopf leicht nach vorne beugen, damit das Blut nach außen ablaufen kann und nicht den Rachen hinunterfließt.

Die Armarterien

Die Aa. subclaviae versorgen die Arme (☞ Abb. 16.8). Sie ziehen zunächst zur Achsel und geben dabei mehrere Äste ab. Dazu gehören die rechte und die linke *Wirbelschlagader* (**A. vertebralis**), die an der Halswirbelsäule zum Gehirn verlau-

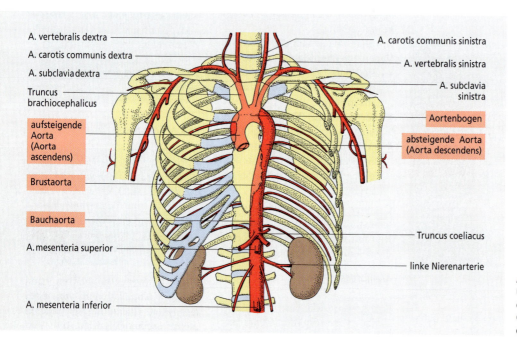

Abb. 16.7: Übersicht über die wichtigsten Gefäßabgänge der Aorta.

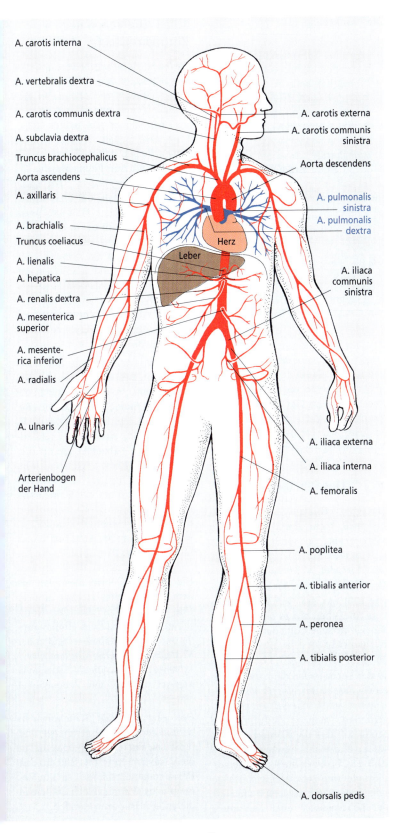

Abb. 16.8: Wichtige Arterien des Menschen.

fen, und mehrere Äste für die Brustwand sowie die Hals- und Nackenregion.

In der Achsel ändert die A. subclavia ihren Namen und heißt in diesem Bereich **A. axillaris** *(Achselarterie)*. Diese zieht weiter zum Oberarm und wird dort zur **A. brachialis** *(Armschlagader)*.

Diese teilt sich in der Ellbeuge auf in die **A. radialis** *(Speichenschlagader)* und die **A. ulnaris**, die *Ellenschlagader*. Die A. radialis verläuft entlang der Speiche in Richtung Hand. An ihr wird gewöhnlich der Puls gemessen. Die A. ulnaris zieht entsprechend an der Ellenseite weiter. Beide verzweigen sich und versorgen Unterarm und Hand.

Die Gefäße des Bauchraums

Die Aorta verläuft im absteigenden Teil als *Aorta descendens* dicht vor der Wirbelsäule und gibt im Brustraum die **Interkostalarterien** ab, die entlang der Rippen verlaufen. Danach passiert sie das Zwerchfell und tritt in das Retroperitoneum ein.

Hieß die Aorta bis zum Zwerchfell noch **Brustaorta**, so wird sie jetzt **Bauchaorta** genannt.

Im Bauchraum zweigt zunächst der **Truncus coeliacus** ab, ein kräftiger Arterienstamm, der sich nach wenigen Zentimetern in drei Äste für den Magen, die Leber und die Milz aufteilt (**A. gastrica sinistra, A. hepatica communis** und **A. lienalis**).

Weiter unten gibt die Aorta zwei große Arterien ab, die überwiegend den Darm versorgen, die **A. mesenterica superior** und **inferior** (*obere und untere Eingeweideschlagader*). Auf Höhe des oberen Mesenterialarterienabgangs zweigen seitlich die beiden *Nierenarterien* (**Aa. renales**) ab.

Vor dem 4. Lendenwirbel gabelt sich die Aorta in die linke und rechte **A. iliaca communis** (*gemeinsame Beckenarterie*), die sich wiederum in die *innere* und *äußere* Beckenarterie (**A. iliaca interna** und **externa**) teilt. Die A. iliaca interna versorgt die Beckenorgane.

Die A. iliaca externa tritt in die **Lacuna vasorum**, eine Lücke zwischen Schambein und Leistenband, ein. Während die Arterie abwärts zieht, wird sie zunächst am Oberschenkel zur **A. femoralis** (Oberschenkelarterie), um dann als **A. poplitea** (Kniekehlenschlagader) durch die Kniekehle zu laufen.

Unterhalb der Kniekehle teilt sie sich in drei Äste: die **A. peronea** (Wadenbeinschlagader), die **A. tibialis anterior** (vordere Schienbeinschlagader) und die **A. tibialis posterior** (hintere Schienbeinschlagader). Diese drei Arterien verzweigen sich und versorgen den Unterschenkel und den Fuß.

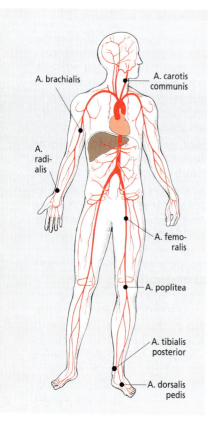

Abb. 16.9: Geeignete Tastpunkte zur Pulsmessung finden sich meist dort, wo größere Arterien dicht unterhalb der Hautoberfläche oder über harten Strukturen wie Knochen verlaufen, gegen die man sie tasten kann.
Kann ein Puls nicht getastet werden, so liegt möglicherweise eine Durchblutungsstörung vor.

Die Pulsmessung

Die **Pulsmessung** ist eine wichtige und einfache Untersuchungsmethode, mit der man oft entscheidende Hinweise auf die Kreislaufsituation eines Patienten gewinnen kann. So erfährt man beispielsweise, ob eine **Tachykardie** (zu schneller Puls) oder eine **Bradykardie** (zu langsamer Puls) vorliegt. Am häufigsten wird der Puls an der A. radialis in der Nähe des Handgelenks gemessen. Andere Stellen, an denen sich auch bei schlechter Kreislaufsituation noch der Puls messen lässt (beispielsweise im Schock), sind die A. carotis am Hals und die A. femoralis in der Leistenbeuge.

Zur üblichen klinischen Untersuchung gehört außerdem die Untersuchung der Pulse in der Leistenbeuge, in der Kniekehle und an Fußknöchel und Fußrücken. Der Untersucher erkennt so möglicherweise Gefäßverschlüsse, wie sie beispielsweise bei Rauchern häufig auftreten.

16.2.2 Das Pfortadersystem

Das venöse Blut aus den Bauchorganen fließt nicht direkt zum rechten Herzen zurück, sondern vereinigt sich zunächst in einer großen Vene, der **Pfortader** (V. portae).
Die Pfortader führt das nährstoffreiche Blut aus den Verdauungsorganen zur Leber, wo es sich mit dem sauerstoffreichen Blut der Leberarterie vermischt (☞ Abb. 18.5 und Abb. 15.1).
In der Leber laufen dann zahlreiche biochemische Prozesse ab. Die Leber entgiftet gefährliche Substanzen und verändert manche aufgenommen Stoffe so, dass die Körperzellen sie weiterverarbeiten können (☞ auch Abb. 18.27). Dazu fließt das Blut von Pfortader und Leberarterie in das kapillare Netzwerk der Leber, um nach der Leberpassage über die untere Hohlvene in die rechte Herzkammer zu gelangen.

16.2.3 Die Venen des Körperkreislaufs

Aus den Kapillargebieten und der Körperperipherie sammeln die Venen das Blut wieder ein. Der Verlauf der Venen entspricht meist dem der Arterien, es gibt jedoch insgesamt mehr Venen als Arterien. Alle Venen fließen entweder zur oberen oder zur unteren Hohlvene. Die (**V. cava superior**) *obere Hohlvene* sammelt das Blut aus den Armen, dem Kopf sowie aus Hals und Brust. Die (**V. cava inferior**) *untere Hohlvene* nimmt das Blut aus dem Bauchraum, der Bauchwand, den Beckenorganen und den Beinen auf. Das venöse Blut aus dem Herzmuskel fließt über mehrere kleinere Venen in den **Sinus coronarius**, eine große Sammelvene, die in den rechten Herzvorhof mündet.

An jedem Arm finden sich zwei *Ellen-* und zwei *Speichenvenen* (**Vv. ulnares** und **Vv. radiales**), die in die **Vena brachialis**, die *Oberarmvene*, einmünden. Diese geht über in die **V. axillaris** (Achselvene) und schließlich in die **V. subclavia**, die *Schlüsselbeinvene*. Diese vereinigt sich im linken bzw. rechten **Venenwinkel** (☞ Abb. 14.18) mit der **V. jugularis interna** (innere Drosselvene) und dem rechten Hauptlymphgang bzw. Milchbrustgang (☞ Abb. 14.18) und führt in die V. cava superior. In der V. jugularis interna fließt venöses Blut aus dem Gehirn, aber auch aus dem Gesicht zum Herzen zurück. Das venöse Blut aus der Kopfschwarte, der Haut des Hinterhauptes und dem Mundboden fließt in der **V. jugularis externa** (äußere Drosselvene), die in die V. subclavia mündet oder in den Venenwinkel eintritt.

Das Blut aus den Bauchorganen wird in der Pfortader gesammelt und fließt erst nach der Leberpassage in die V. cava inferior. Das Blut aus den Beckenorganen sammelt sich in **Venenplexus** (Venengeflechten), die in die untere Hohlvene münden.

Am Bein fließt das venöse Blut zum großen Teil über das **tiefe Venensys-**

Das Kreislauf- und Gefäßsystem

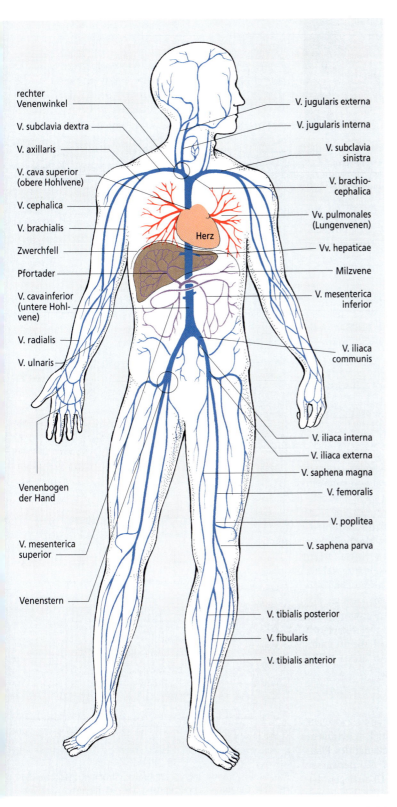

Abb. 16.10: Die wichtigen Venen in der Übersicht. Das Pfortadersystem (violett eingefärbt) stellt einen Sonderfall des venösen Gefäßnetzes dar, da sich die Pfortader nicht direkt ins Herz ergießt, sondern in der Leber in ein Kapillarnetz mündet.

tem und sammelt sich zunächst in der **V. poplitea** *(Kniekehlenvene)*. In der **V. femoralis** *(Oberschenkelvene)* durchströmt das Blut dann den Oberschenkel, um in die **V. iliaca externa** *(äußere Beckenvene)* und schließlich in die **V. iliaca communis** *(gemeinsame Beckenvene)* zu gelangen.

Ein kleiner Anteil des venösen Blutes gelangt über das **oberflächliche Beinvenensystem** in die **V. saphena magna**, die im **Venenstern** in die aus der Tiefe des Oberschenkels kommende V. femoralis mündet.

16.2.4 Der Lungenkreislauf

Der Lungenkreislauf beginnt in der rechten Herzkammer und endet im linken Vorhof. Aus dem **Truncus pulmonalis**, der großen Lungenschlagader, gehen zwei große Arterien hervor, die **linke** und **rechte A. pulmonalis**.

Diese teilen sich in immer feinere Äste auf, die das sauerstoffarme Blut an die Lungenbläschen heranführen, aus denen Sauerstoff aufgenommen und an die Kohlendioxid abgegeben wird. Venolen und Venen vereinigen sich zu vier großen **Vv. pulmonales** *(Lungenvenen)*, die das jetzt mit Sauerstoff angereicherte Blut zum linken Herzvorhof leiten.

16.3 Physiologische Eigenschaften des Gefäßsystems

16.3.1 Die Blutströmung

Die **Blutströmung** entsteht durch die Druckdifferenzen im Kreislaufsystem. Aus zentralen Regionen mit hohem Druck fließt das Blut in periphere Gefäßabschnitte mit niedrigerem Druck. Die Fließgeschwindigkeit hängt dabei vor allem vom *Blutdruck* und dem *Strömungswiderstand* ab. Steigt z.B. der Blutdruck, so erhöht sich die Strömungsgeschwindigkeit.

16 Das Kreislauf- und Gefäßsystem

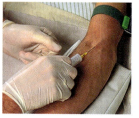
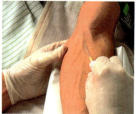

Abb. 16.11: Um ein „Wegrollen" und/oder Durchstechen der Ellenbeugenvene zu vermeiden, bevorzugen viele Pflegende und Ärzte die indirekte Venenpunktion, bei der neben der Vene in die Haut eingestochen und erst dann die Vene punktiert wird. [K 183]

In den großen Arterien beträgt die durchschnittliche Fließgeschwindigkeit 20 cm/s, in den Kapillaren nur 0,05 cm/s und in den Venen 12 cm/s.

16.3.2 Der Strömungswiderstand

Die Gefäße setzen dem Blutstrom einen Widerstand entgegen, den **Strömungswiderstand**. Die Größe dieses Widerstandes wird bestimmt durch:
- den *Durchmesser* eines Blutgefäßes,
- die *Viskosität* des Blutes (Zähigkeit bzw. „innere Reibung" einer Flüssigkeit) und
- die *Länge* des Gefäßabschnitts (ist nicht veränderbar).

Der Gefäßdurchmesser

Verkleinert sich der Durchmesser eines Gefäßes, so steigt der Widerstand an. Das Zusammenziehen von Gefäßen heißt **Vasokonstriktion**. Dieser Vorgang spielt eine zentrale Rolle bei der Regulation des Blutdrucks. Im Normalzustand sind über 80% der Arteriolen kontrahiert, wobei die einzelnen Arteriolen sich im rhythmischen Wechsel öffnen und schließen. Besteht in einem Organ vermehrter Sauerstoffbedarf, z.B. beim Skelettmuskel bei körperlicher Arbeit, erweitern sich die vorgeschalteten Arteriolen; die lokale Durchblutung nimmt stark zu, der Strömungswiderstand nimmt ab. Dafür werden andere Organe, die in diesem Moment nicht viel Sauerstoff benötigen, weniger durchblutet, indem sich die dort vorgeschalteten Arteriolen kontrahieren. An dieser Stelle nimmt der Strömungswiderstand lokal zu.

Die Blutviskosität

Die **Blutviskosität** hängt von dem Verhältnis zwischen festen und flüssigen Blutbestandteilen und in geringem Maße auch von der Eiweißzusammensetzung des Plasmas ab. Dehydratation (Verlust von Körperwasser ☞ 19.7) beispielsweise führt durch das Überwiegen der festen Blutbestandteile zu einer erhöhten Zähigkeit und erhöht so den Strömungswiderstand. Gehen hingegen feste Bestandteile verloren, beispielsweise durch Blutverlust, kommt es kompensatorisch zu vermehrtem Flüssig-

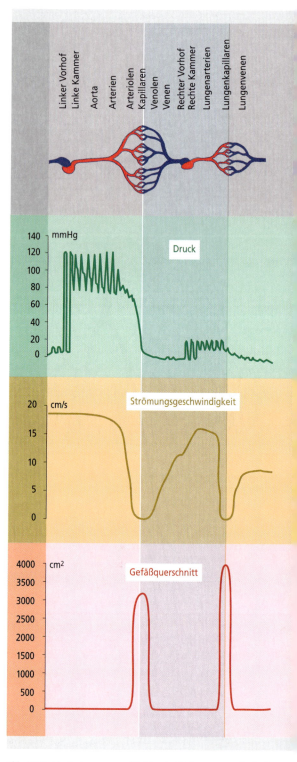

Abb. 16.12: Veränderung von Blutdruck, Strömungsgeschwindigkeit und Gefäßquerschnitt entlang der verschiedenen Gefäßabschnitte des Körper- und Lungenkreislaufs. Im Kapillargebiet kommt es durch die starke Zunahme des Gefäßquerschnittes zu einem Blutdruckabfall. Dadurch nimmt die Strömungsgeschwindigkeit ab (ein breiter Fluss fließt langsam).

keitseinstrom in die Gefäße, die Viskosität nimmt dadurch ab, der Strömungswiderstand sinkt.

Peripherer Gesamtwiderstand

Addiert man die Widerstände der hintereinandergeschalteten Gefäßabschnitte, so ergibt sich der *totale periphere Widerstand*. Zusammen mit dem Herz-Zeit-Volumen (☞ 15.6.1) und dem Blutvolumen bestimmt dieser Widerstand den Blutdruck. Nimmt der totale periphere Widerstand zu (bei konstantem Herz-Zeit-Volumen und Blutvolumen), so steigt der arterielle Blutdruck.

16.3.3 Blutverteilung und ihre lokale Regulation

Die Blutströmung und damit die Organdurchblutung wird unter variablen Schwerkraftverhältnissen aufrechterhalten und an den wechselnden Sauerstoff- und Nährstoffbedarf angepasst. Auch angesichts der gegebenen Beschränkung der Blutmenge (durchschnittlich 5–6 l beim Erwachsenen) ist eine Steuerung der Blutverteilung unerlässlich: Wären alle Arteriolen gleichzeitig geöffnet, so wäre ein ausreichender Blutdruck nur mit einem Blutvolumen von 20 l zu erreichen.

Lokale Durchblutungsregulation

Die Anforderungen der verschiedenen Organe an die Durchblutung in Ruhe und unter Belastung sind sehr unterschiedlich. Manche Organe, etwa Gehirn oder Nieren, müssen immer gut durchblutet sein, andere hingegen, beispielsweise die Skelettmuskulatur, benötigen in Ruhe wenig, unter Belastung jedoch sehr viel mehr Blut. Die daher notwendige **lokale Durchblutungsregulation** erfolgt vor allem über eine Änderung der Gefäßweite im Bereich der Widerstandsgefäße. Diese Änderung wird durch verschiedene Mechanismen bewirkt:
- Durch den Tonus der Gefäßmuskulatur *(myogene Durchblutungsregulation)*. Bei erhöhtem Blutfluss verengt sich die Gefäßmuskulatur, bei vermindertem Durchfluss erweitert sie sich hingegen. Man nennt diesen Mechanismus auch *Selbstregulation* oder **Autoregulation** der Gefäße. Organe mit ausgeprägter Autoregulation sind Niere und Gehirn.
- *Durch Stoffwechselendprodukte*. Praktisch alle Arteriolen reagieren auf direkte Stoffwechselreize. So führen z.B. Sauerstoffmangel, Milchsäure und H$^+$-Ionen im Körperkreislauf zur Gefäßerweiterung und damit zur Steigerung der Durchblutung. Dadurch verbessert sich nicht nur die Sauerstoffversorgung, sondern wird auch der Abtransport von Stoffwechselendprodukten beschleunigt.
- *Durch Hormone*. Hier sind etwa *Histamin* und *Bradikinin* als gefäßerweiternde Substanzen zu nennen.
- *Durch Nervenimpulse*. Eine ganz entscheidende Rolle spielt dabei der Sympathikus (☞ 11.10.1). So wirkt eine Sympathikusaktivierung in den meisten Gebieten gefäßverengend, in der Skelettmuskulatur jedoch gefäßerweiternd – es kommt zu einer Umverteilung des Blutes im Sinne einer muskulären Leistungssteigerung („flight or fight" ☞ auch Abb. 11.22).

> ✓ Vorrangiges Ziel aller dieser Regulationsmechanismen ist die Sicherstellung einer ausreichenden Durchblutung der lebenswichtigen Organe (Gehirn, Herz, Lunge, Nieren) unter den verschiedensten Lebensumständen.

16.3.4 Blutdruck und Blutdruckregulation

Der Blutdruck

Der **Blutdruck** ist die Kraft, die das Blut auf die Gefäßwände ausübt. Diese Kraft wirkt sowohl in Arterien als auch in Venen. Im klinischen Sprachgebrauch ist jedoch mit dem Begriff Blutdruck stets der Druck in den größeren Arterien gemeint. Die Höhe des Blutdrucks hängt vom *Herz-Zeit-Volumen*, dem *Blutvolumen* und dem *peripheren Widerstand* ab.

Das Herz-Zeit-Volumen ist die Menge Blut, die das Herz pro Minute in den Kreislauf pumpt – sinkt das Herz-Zeit-Volumen, so sinkt in der Regel auch der Blutdruck. In Ruhe beträgt das Herz-Zeit-Volumen rund 5 l/min. Der Blutdruck ist aber auch vom Blutvolumen abhängig. Ein erniedrigtes Blutvolumen – etwa infolge einer schweren Blutung – geht meist mit einem niedrigeren Blutdruck einher.

Der **arterielle Mitteldruck** (d.h. der über die Zeit gemittelte arterielle Blutdruck) in der Aorta beträgt 100 mmHg. Pumpt das Herz während der Kammerkontraktion (Systole) Blut in die Aorta, so steigt der Druck beim ruhenden gesunden jungen Erwachsenen bis auf 120 mmHg an. Dies ist der **systolische Blutdruckwert**. Der **diastolische Wert** von rund 80 mmHg entsteht, wenn das Herz in der Diastole erschlafft und der Druck in der Aorta dadurch abfällt (☞ Abb. 15.25).

Der Druck variiert innerhalb des Herz-Kreislauf-Systems nicht nur periodisch mit der Herzaktion, sondern er ist aufgrund der unterschiedlichen Strömungswiderstände und der unterschiedlichen hydrostatischen Druckverhältnisse in den einzelnen Gefäßabschnitten unterschiedlich ausgeprägt. So findet man in den Beinarterien, auf denen der höchste hydrostatische Druck aufliegt, im Stehen regelmäßig systolische Blutdruckwerte über 200 mmHg.

Der durchschnittliche systolische Druck in der linken Herzkammer beträgt etwa 120 mmHg, der diastolische Druck nur rund 10 mmHg. In Arterien wie der A. brachialis herrscht ein systolischer Druck von circa 100 bis 145 mmHg, der in der Diastole auf 60 bis 80 mmHg abfällt.

Die Arteriolen weisen durchschnittliche Werte von 70–30 mmHg auf und die Kapillaren rund 20 mmHg. In herznahen Venen herrscht nur noch ein Druck von 2–4 mmHg. Im Lungenkreislauf lässt sich ein systolischer Wert von 20 mmHg und ein diastolischer Wert von 10 mmHg messen.

Die Blutdruckmessung

Bei der am meisten verbreiteten *indirekten Blutdruckmessung nach Riva-Rocci* (sprich: „Riwa-Rotschi", kurz **RR**) setzt der Untersucher sein Stethoskop in die Ellenbeuge – etwa dort, wo die A. brachialis verläuft – und pumpt eine wenig darüber angebrachte Blutdruckmanschette auf, bis im Stethoskop keine Pulsgeräusche mehr zu hören sind oder der Puls an der A. radialis nicht mehr zu fühlen ist. Dann wird der Druck abgelassen. Distal der Blutdruckmanschette sind nach kurzer Zeit pulssynchrone Strömungsgeräusche zu hören, die **Korotkow-Töne**. Der erste dieser Töne zeigt den systolischen Blutdruck an. Bei weiter nachlassendem Druck werden die Töne auf einmal deutlich leiser – diese Schwelle gibt den *diastolischen Blutdruck* an.
Um vergleichbare Werte zu erhalten, sollte der Blutdruck stets in körperlicher Ruhe gemessen werden.

Psychische Einflüsse können den Blutdruck bei der Untersuchung um bis zu 40 mmHg ansteigen lassen. Diese gelegentlich ironisch auch als Weißkittel-Hochdruck bezeichnete Druckerhöhung kann besonders häufig bei der ersten Untersuchung durch einen Arzt beobachtet werden.
Außerdem ist auf eine zum Armumfang passende Manschettenbreite zu achten. Ist diese – etwa bei einem fettleibigen Patienten – zu schmal, ergeben sich falsch hohe Werte.
Der Blutdruck wird in der Einheit *Millimeter Quecksilbersäule* (**mmHg**) angegeben, die neue Maßeinheit *Pascal* hat sich bisher nicht durchgesetzt (Umrechnung ☞ Tab 1.9).
Ein Wert von *140/80* mmHg beispielsweise gibt einen systolischen Druck von 140 mmHg und einen diastolischen von 80 mmHg an.

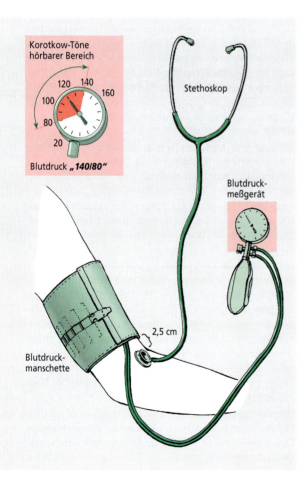

Abb. 16.13: Blutdruckmessung nach Riva-Rocci.

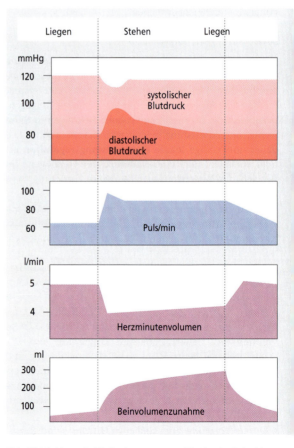

Abb. 16.14: Normale Veränderungen von Blutdruck, Puls, Herzzeit- und Beinvolumen beim Aufrechtstehenden und beim Liegenden.

Einen einheitlichen und normalen Blutdruckwert gibt es nicht, da individuell und in jedem Lebensalter Schwankungen auftreten. Zur Beurteilung des Blutdrucks wurden folgende Erfahrungswerte als Normwerte festgelegt:

Normwerte für den Blutdruck

Folgende Blutdruckwerte gelten als physiologisch:
- Kinder (altersabhängig): bis ca. 100/70 mmHg
- Erwachsene: bis 140/90 mmHg

Die Regulation des Blutdrucks

Der Blutdruck muss sich in geregelten Bahnen bewegen, denn sowohl ein zu hoher als auch ein zu niedriger Blutdruck schädigen den Organismus. Gleichzeitig muss der Blutdruck aber auch wechselnden Belastungen (anstrengender Dauerlauf – Ruhe) angepasst werden.

Grundvoraussetzung jeder Blutdrucksteuerung ist, dass der Körper den Blutdruck in den Gefäßen selbst messen kann. In Aorta, Halsschlagadern sowie anderen großen Arterien in Brustkorb und Hals messen druckempfindliche Sinneszellen, die **Pressorezeptoren**, die Dehnung der Arterienwand (☞ Abb. 16.15). Dehnt ein höherer Druck die Wand, so senden die Pressorezeptoren verstärkt Impulse an das verlängerte Mark im Gehirn aus, bei zu niedrigen Werten nimmt die Zahl der Impulse hingegen ab.

Die kurzfristige Blutdruckregulation

Die Mechanismen der **kurzfristigen Blutdruckregulation** greifen innerhalb von Sekunden, z.B. bei einem Lagewechsel vom Liegen zum Stehen (☞ Abb. 16.14).
Wichtigster Mechanismus dabei ist der **Pressorezeptorenreflex**. Blutdruckabfall führt reflektorisch über die entsprechenden Kreislaufzentren im verlängerten Mark (☞ 11.4.3) zur Reizung des sympathischen Nervensystems. Dadurch wird das vom Herzen ausgeworfene Blutvolumen gesteigert, zusätzlich kommt es evtl. zur Gefäßverengung in Haut, Nieren und Magen-Darm-Trakt. Dehnt ein erhöhter Blutdruck die Gefäßwand, so wird umgekehrt die Sympathikusaktivität gehemmt.

In den Herzvorhöfen befinden sich Dehnungsrezeptoren, die auf vergleichbare Weise reagieren.

Beim Übergang vom Liegen zum Stehen versackt ein Teil des Blutes im venösen System, wodurch weniger Blut zum Herzen zurückfließt. Dadurch sinken das Herzschlag- und Herz-Zeit-Volumen. Um dennoch einen ausreichenden Blutdruck aufrechtzuerhalten, werden reflektorisch der totale periphere Widerstand erhöht und das Herz zu einer erhöhten Schlagfrequenz stimuliert. Dabei nimmt der diastolische Blutdruck zu und der systolische leicht ab, so dass die Blutdruckamplitude sinkt (☞ Abb. 16.14).

Die mittelfristige Blutdruckregulation

Bei den Mechanismen der **mittelfristigen Blutdruckregulation** ist insbesondere das *Renin-Angiotensin-Aldosteron-System* zu nennen (☞ auch 19.3.1). Sinkt die Nierendurchblutung ab, beispielsweise durch einen generalisierten Blutdruckabfall, aber auch lokal infolge einer Nierenarterienverengung, führt dies zu erhöhter Reninfreisetzung in der Niere und damit letztlich zu einer Konzentrationserhöhung des stark gefäßverengenden *Angiotensin II*.

Die langfristige Blutdruckregulation

Die **langfristige Blutdruckregulation** läuft über die Regulation des Blutvolumens (je höher das Blutvolumen, desto höher auch der Blutdruck) und damit über die Niere:

- Bei steigendem arteriellen Mitteldruck nimmt die Flüssigkeitsausscheidung durch die Nieren zu, bei sinkendem arteriellen Mitteldruck vermindert sie sich (*Druckdiurese*).
- Eine Volumenzunahme in den Gefäßen führt zu einer verminderten *Adiuretinsekretion* im Hypothalamus (☞ 13.2.1, 19.7) und damit zu einer Steigerung der Flüssigkeitsausscheidung (und umgekehrt).
- Bei einem Blutdruckabfall wird, wie oben erwähnt, auch das *Renin-Angiotensin-Aldosteron-System* aktiviert – die Natrium- und Flüssigkeitsreabsorption in der Niere steigt, die Flüssigkeitsausscheidung sinkt.
- Bei einer Blutvolumenzunahme wird zudem in den Herzvorhöfen der *atriale natriuretische Faktor* freigesetzt und steigert die Flüssigkeitsausscheidung.

Bluthochdruck (Hypertonie)

Pathologisch überhöhte Blutdruckwerte teilt der Arzt ein in:

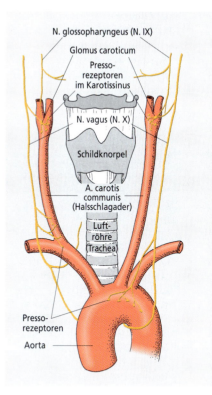

Abb. 16.15: Pressorezeptoren im Aortenbogen, entlang der A. carotis communis und insbesondere im Bereich ihrer Aufgabelung (Karotissinus) messen den Blutdruck und übermitteln den Wert durch den N. vagus (X. Hirnnerv) und den N. glossopharyngeus (IX. Hirnnerv) an das vasomotorische Zentrum im Gehirn. Das Glomus caroticum dient als Chemorezeptor für die Atemregulation.

- *die Grenzwert-Hypertonie:* bis 160/95 mmHg
- *die manifeste Hypertonie:* über 160/95 mmHg
- *die maligne Hypertonie:* >120 mmHg diastolisch.

Schätzungsweise 12–14 Millionen Menschen in Deutschland haben einen *erhöhten arteriellen Blutdruck* (**Hypertonie**) viele davon ohne Beschwerden und ohne es zu wissen. Doch Bluthochdruck ist eine Zeitbombe: Der Bluthochdruck gehört neben der *Hypercholesterinämie* (einer Blutfettstoffwechselstörung ☞ 18.10.4) und dem Rauchen zu den Hauptrisikofaktoren für eine Arteriosklerose (☞ 16.1.2) und damit für Schlaganfall und Herzinfarkt. Bei der *malignen Hypertonie*, der schwersten Form der Erkrankung, versterben sogar 95% der unbehandelten Patienten innerhalb von 5 Jahren an ihren Bluthochdruckfolgen.

Bei den meisten Patienten ist keine Ursache für den Bluthochdruck feststellbar. Dann muss der Patient – meist lebenslang – blutdrucksenkende Medikamente einnehmen und sollte seinen Lebensstil ändern (Übergewicht abbauen, Rauchen einstellen, Blutfettstoffwechselstörungen behandeln lassen). Nur bei ca. 10% der Betroffenen ist eine Ursache festellbar (z.B. eine Nierenarterienverengung), die evtl. beseitigt werden kann.

16.3.5 Der Schock

Ein Versagen der Kreislaufregulation mit gefährlicher Durchblutungsverminderung lebenswichtiger Organe nennt man **Schock**. Die Zellen können nicht mehr ausreichend mit Nährstoffen versorgt und ebensowenig die schädlichen Stoffwechselendprodukte abtransportiert werden.

✓ Leitbefund beim Schock ist der gefährlich *niedrige systolische Blutdruck*, der 80 mmHg unterschreitet und in lebensbedrohlichen Fällen oft gar nicht mehr messbar ist.

Ursachen des Schocks

Verschiedenste Ereignisse können zu einer lebensgefährlichen Durchblutungsverminderung lebenswichtiger Organe führen:
- Beim **Volumenmangelschock**, z.B. nach einem schweren Verkehrsunfall mit inneren Blutungen, kommt es durch Blutverluste zu einer Vermin-

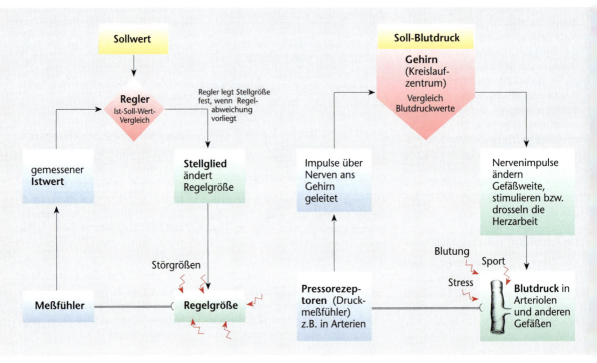

Abb. 16.16: Viele Vorgänge im menschlichen Körper lassen sich als Regelkreis interpretieren: links ein allgemeiner Regelkreis, rechts als Beispiel die Blutdruckregulation. Die Regelgröße ist die Größe, die konstant gehalten werden soll. Messfühler (Rezeptoren) messen den Ist-Wert dieser Größe und melden ihn an den Regler weiter, der den Ist-Wert mit dem Sollwert vergleicht und bei Abweichungen durch Änderungen an den Stellgliedern Korrekturen einleitet.

Das Kreislauf- und Gefäßsystem

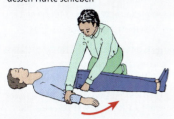

Einen Arm des Patienten unter dessen Hüfte schieben

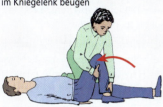

Bein auf derselben Seite im Kniegelenk beugen

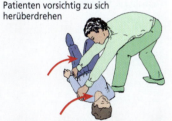

Schulter und Hüfte auf der Gegenseite fassen und den Patienten vorsichtig zu sich herüberdrehen

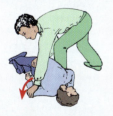

Den unteren Arm behutsam am Ellenbogen etwas nach hinten ziehen; damit liegt der Patient nicht mehr auf dem Oberarm, sondern auf der Schulter

Kopf an Kinn und Stirn fassen und nackenwärts beugen, dann Gesicht Richtung Boden wenden. Finger der gesichtsseitigen Hand unter die Wange schieben damit die Kopflage stabilisiert wird

Abb. 16.17: Bewusstlose Schockpatienten werden in die stabile Seitenlage gebracht.

derung des venösen Rückstroms. In der Folge steht im großen Kreislauf nicht mehr genug Blut zur Verfügung.
- Beim **kardiogenen Schock** versagt das Herz als lebenswichtige Pumpe. Ursache ist oft ein akuter Herzinfarkt.
- Allergische Reaktionen auf Medikamente oder Insektenstiche können einen **anaphylaktischen Schock** zur Folge haben (Näheres ☞ 6.7.1). Große Mengen von *Histamin* und anderen gefäßaktiven Substanzen verursachen eine starke *generalisierte* (alle Gefäße betreffende) Vasodilatation, die zum Blutdruckverlust führt.
- Beim **septischen Schock** bewirken Gifte von im Blut zirkulierenden Mikroorganismen im Rahmen einer Sepsis (Blutvergiftung) eine starke Vasodilatation.

Kompensationsmechanismen des Körpers

Um den Blutdruck zu steigern und die Durchblutung vor allem des Gehirns zu sichern, schüttet der Körper im Schock hohe Dosen des Stresshormons Adrenalin sowie Aldosteron und ADH (☞ 13.2.1) aus. Hierdurch werden die Durchblutung peripherer Gefäßgebiete wie Haut und Muskulatur sowie die Blutversorgung des Magen-Darm-Traktes zugunsten der Hirn- und Herzdurchblutung eingeschränkt.

Dieser Vorgang heißt **Kreislaufzentralisation** und ist der wesentliche Kompensationsmechanismus des Körpers.

Maßnahmen beim Schock

Schockpatienten mit erhaltenem Bewusstsein (außer solche mit kardiogenem Schock) werden in der **Schocklage** gelagert. Diese besteht in einer flachen Rückenlagerung mit Anheben der Beine schräg nach oben. Hierdurch fließt das in den Beinvenen gespeicherte Blut in den Körperkreislauf und hilft, den Blutdruck aufrechtzuerhalten. Diese Lagerung darf bei Knochenbrüchen im Bereich der Beine, des Beckens oder der Wirbelsäule sowie bei Schädelverletzungen nicht angewendet werden.

Der bewusstlose Patient ist in die stabile Seitenlagerung zu bringen (☞ Abb. 16.17), wobei die Beine wenn möglich ebenfalls höher gelagert werden sollten.

Bei Schockpatienten sollte immer sobald wie möglich ein venöser Zugang (z.B. Braunüle®) zur parenteralen Gabe von Infusionen (z.B. bei Volumenmangelschock) und Medikamenten gelegt werden.

16.3.6 Temperaturregulation

Eine wichtige Rolle spielt das Gefäßsystem auch bei der Regulation der Körpertemperatur. Es trägt zusammen mit anderen Regelmechanismen wesentlich dazu bei, dass der Körper trotz Schwankungen der Außentemperatur eine konstante Temperatur von rund 37 °C hält.

Der Organismus erlangt durch seine Temperatur-Regelsysteme eine weitgehende Unabhängigkeit von der Außentemperatur. Dies ist notwendig für den Menschen, alle anderen Säugetiere und alle Warmblüter, da
- bei Temperaturen unter 35 °C viele lebenswichtige Enzymreaktionen kaum noch funktionieren,
- bei Temperaturen über 41,5 °C die Enzymproteine zerstört werden.

Konstante Temperatur im Körperkern

Die inneren Organe brauchen deshalb eine gleichmäßige Temperatur für ihre Stoffwechselleistung. Dazu zählen beispielsweise Leber, Milz, Nieren, Herz, Rückenmark und Gehirn.

Diese **Körperkern**-Temperatur beträgt beim Gesunden ca. 37 °C.

Den Körperkern umgibt die **Körperschale**. Hierzu zählen vor allem die Haut und die Extremitäten, die deutlich stärker an den Schwankungen der Umgebungstemperatur teilnehmen: Bei einer Raumtemperatur von 20 °C und einer Körperkerntemperatur von 37 °C weisen Füße und Hände im Durchschnitt Normalwerte von nur 28 °C auf. An heißen Tagen oder beim Schwitzen können sie sich aber auch über die Körperkerntemperatur hinaus erwärmen.

Auch die Hoden sind kälter als der Körperkern. Wären sie wärmer, wie es beispielsweise bei Hoden der Fall ist, die im Leistenkanal bleiben (☞ 20.1.2), so droht Unfruchtbarkeit. Die Körpertemperatur schwankt im Tagesverlauf nur um etwa ± 0,5 °C. Das Minimum erreicht der Körper dabei morgens gegen drei Uhr, das Maximum am frühen Abend gegen 18 Uhr.

Am konstantesten ist dabei die Temperatur nach dem Aufwachen (vor dem Aufstehen) am Morgen: Diese so genannte **Basaltemperatur** dient als besonders zuverlässiger Vergleichswert. Bei Frauen unterliegt die Basaltemperatur auch den Einflüssen des Monatszyklus (☞ Abb. 20.11). Sie nimmt bei Frauen nach dem Eisprung um zirka 0,3 bis 0,5 °C zu.

Körpereigene Messung der Temperatur

Temperaturempfindliche Messfühler, die **Thermorezeptoren**, messen ununterbrochen die Temperatur im Körperkern (z.B. ZNS) und in der Körperschale (Haut). Es lassen sich dabei zwei Arten von Rezeptoren für „warm" und „kalt" unterscheiden. Ihre Werte melden die Thermorezeptoren über die Nervenbahnen an das **thermoregulatorische Zentrum** im Hypothalamus.

Von dort aus werden ggf. notwendige Anpassungsvorgänge eingeleitet (☞ Abb. 16.19).

Wärmeproduktion

Körperwärme wird vor allem produziert durch den Stoffwechsel innerer Organe sowie durch willkürliche oder unwillkürliche Muskelarbeit (körperliche Anstrengungen bzw. Kältezittern).

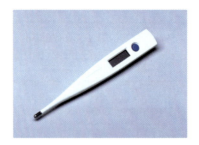

Abb. 16.18: Digitalthermometer haben die Quecksilberthermometer in den letzten Jahren fast vollständig abgelöst (Vorteil: präziser, keine giftigen Quecksilberdämpfe beim Zerbrechen). In Kliniken setzen sich nun vermehrt Elektronikthermometer durch. Sie haben eine noch kürzere Messzeit und erlauben dem Pflegepersonal, parallel dazu den Puls zu messen. [K 183]

Wärmeabgabe

Physikalisch betrachtet, kommen bei der Wärmeabgabe vier Mechanismen des Wärmetransports zum Tragen:

- die **Konvektion** (Wärmeströmung, Wärmetransport durch ein bewegtes Medium), beispielsweise der Wärmeabtransport durch die bewegte Luft an der Hautoberfläche.
- die **Wärmeleitung** (Wärmetransport durch ruhende Stoffe). Die verschiedenen Körpergewebe tauschen so Wärme aus.
- die **Wärmestrahlung** (elektromagnetische Strahlung). Ähnlich wie ein Heizungsradiator gibt der Körper Wärme als Wärmestrahlung ab.
- die **Wärmeabgabe durch Verdunstung**. Über die Verdunstung von Schweiß kann der Körper eine beträchtliche Wärmemenge abgeben.

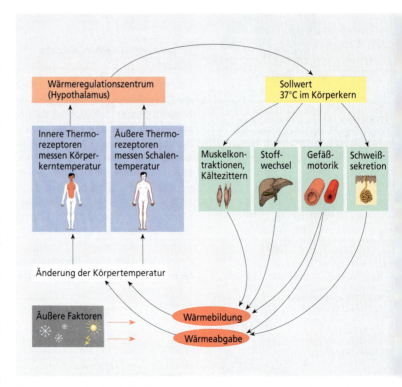

Abb. 16.19: Regelkreislauf der Körpertemperatur. Rezeptoren in der Haut und im Körperkern messen die Körpertemperatur und übermitteln sie an das Gehirn, wo der Istwert mit dem Sollwert verglichen wird. Von dort wird über Wärmebildung, Veränderung der Durchblutung, Schweißsekretion und sinnvolles Verhalten (z.B. Anziehen eines Mantels) die notwendige Temperaturanpassung eingeleitet. Nicht abgebildet ist die Wärmebildung durch braunes Fettgewebe, da sie nur bei Neugeborenen eine Rolle spielt.

Anpassung an Wärme und Kälte

Die Anpassung an (kurzzeitige) Wärme erfolgt in erster Linie über eine Erhöhung der Wärmeabgabe: Durch Gefäßweitstellung steigt die Hautdurchblutung und als Folge die Wärmeabgabe an die Umgebung – die Haut rötet sich. Zusätzlich wird die Schweißdrüsentätigkeit über das vegetative Nervensystem (☞ 11.10) erheblich gesteigert.

Umgekehrt drosselt der Körper bei niedrigen Temperaturen die Wärmeabgabe über die Haut durch Gefäßengstellung. Außerdem wird die Wärmeproduktion durch willkürliche und unwillkürliche Muskelarbeit gesteigert – das „auf-der-Stelle-treten" und Kältezittern frierender Menschen an der Bushaltestelle sind Beispiele hierfür.

Messung der Körpertemperatur

Die Körpertemperatur wird üblicherweise im After, im Mund unter der Zunge, in der Achselhöhle oder neuerdings im Ohr gemessen.

Die Temperatur liegt dabei in der Achselhöhle meist um etwa 0,5 °C niedriger als an den anderen Messpunkten, die die Temperatur des Körperkerns wesentlich genauer wiedergeben.

Da außerdem bei der Messung in der Achselhöhle eine Reihe weiterer Fehler auftreten können, wie beispielsweise durch eine ungenaue Plazierung des Thermometers oder die erforderliche längere Messzeit, werden in der Regel die orale, die rektale oder die Messung im Ohr bevorzugt.

Hitzschlag und Hyperthermie

Reichen die oben genannten Mechanismen der Wärmeabgabe nicht aus (z.B. bei tropischen Außentemperaturen und unzureichender Schweißbildung), staut sich die Wärme im Körper. Dies löst bei besonders hohen Temperaturen einen **Hitzschlag** aus. Der Betroffene hat starke Kopfschmerzen, Schwindel, einen schnellen Pulsschlag und eine beschleunigte Atmung. Unbehandelt drohen Bewusstlosigkeit und schließlich der Tod durch Überwärmung des Körpers. Eine solche Körpertemperaturerhöhung bei *normalem* Sollwert im ZNS bezeichnet man auch als **Hyperthermie**.

Fieber

Fieber bezeichnet den Anstieg der Körperkerntemperatur auf über 38 °C infolge *Erhöhung* des Temperatursollwertes im ZNS. Meist kommt sie durch die Einwirkung von **Pyrogenen** zustande. Dies sind fiebererzeugende Stoffe, die von Bakterien, Viren und Pilzen produziert werden und, sobald sie in die Blutbahn gelangen, die Körpertemperatur ansteigen lassen. Aber auch körpereigene Aktivatoren wie Prostaglandine, die bei Entzündungsreaktionen freigesetzt werden, können Fieber auslösen.

Die Fieberentstehung lässt sich mit den Mechanismen eines Regelkreises veranschaulichen: die Pyrogene führen zu einer Erhöhung des Sollwertes im thermoregulatorischen Zentrum. Als Folge liegt die Körperkerntemperatur unter dem Sollwert. Der Körper regelt die Temperatur nach, indem er die Hautgefäße verengt und Kältezittern auslöst. Fieber ist also eine vom Körper selbst eingeleitete Temperaturerhöhung, die nicht von der Außentemperatur abhängt und sich somit grundlegend von der Hyperthermie unterscheidet.

Für den Erkrankten heißt dies, dass er im Fieberanstieg zunächst einmal friert. Das Muskelzittern (*Schüttelfrost*) erhöht die Wärmeproduktion. In dieser Phase ist es wichtig, durch warme Decken, heiße Getränke und andere Maßnahmen den Anstieg der Temperatur zu unterstützen. Wenn keine Pyrogene mehr im Blut kursieren, fällt die Temperatur wieder ab. Dabei erweitern sich die Gefäße, Schweiß bricht aus und die Kranken fühlen sich heiß („Gesundschwitzen").

Fieber ist bei Entzündungsreaktionen ein sinnvoller Mechanismus. Die erhöhte Temperatur ist notwendig, um die Entzündungs- und Abwehrvorgänge schneller in Gang zu bringen und ihren Ablauf zu beschleunigen.

Hitzetod

Bei sehr hohem Fieber, etwa ab 41,5 °C, beginnen allerdings die Körpereiweiße zu denaturieren. Dies führt zum *Hitzetod*, wenn keine Gegenmaßnahmen (z.B. Gabe von fiebersenkenden Medikamenten, Wadenwickel) ergriffen werden.

In der Regel steigert der Körper bei Fieber die Hautdurchblutung, um die Wärmeabgabe über die Haut zu erhöhen. Diese Tatsache machen sich die Pflegenden beim Anlegen von **Wadenwickeln** zunutze, wenn bei hohem Fieber fiebersenkende Maßnahmen angeordnet werden. Die feuchtkalten Wickel erzeugen Verdunstungskälte und entziehen dem sehr gut durchbluteten Hautgewebe dadurch viel Wärme.

Vor dem Anlegen ist darauf zu achten, dass die Füße warm und gut durchblutet sind und die Temperatur des Wickels nur knapp unter der des Patienten liegt. Ansonsten führen die kalten Wickel zu einer Engstellung der Gefäße, und die Wärmeabgabe ist unmöglich. Wadenwickel sollten nur mit dünnen Tüchern angelegt sein, und nicht – im schlimmsten Fall gar mit Plastikfolie – umschlossen werden. Dies verhindert den Effekt der Verdunstung und führt eher zum Wärmestau. Gewechselt werden Wadenwickel alle 10 Minuten

über eine Stunde, spätestens jedoch, wenn sich der Wickel warm anfühlt. Anschließend wird die Temperatur des Patienten kontrolliert, die nicht mehr als 1–2 Grad pro Stunde gesenkt werden sollte.
Die Pflegenden sollten bei fiebernden Patienten auch den erhöhten Flüssigkeitsverlust berücksichtigen, der durch das verstärkte Schwitzen verursacht ist. Geeigneter Flüssigkeitsersatz sind Kräutertees (z.B. Pfefferminztee), Früchtetee oder verdünnte Säfte. Kaffee oder Schwarztee sind als Flüssigkeitsersatz nicht geeignet (☞ Pflegetext Abschnitt 13.2.1).

Unterkühlung

Sinkt die Körperkerntemperatur unter 35 °C, spricht man von **Unterkühlung**. Dies geschieht besonders leicht bei Bewusstlosigkeit, unter Alkoholeinfluss und bei alten Menschen. Der Betroffene zittert, klagt über Schmerzen und hat eine blasse, kalte Haut. Unter 30 °C verschwindet das Zittern. Der Unterkühlte verliert das Bewusstsein, die Reflexe bis hin zum Atemreflex erlöschen. Atemstillstand und Kammerflimmern (☞ 15.5.6.) sind die Folge.

 Wiederholungsfragen

1. Welchen Weg nimmt das Blut von der linken zur rechten Herzkammer? (☞ 16.1.1)

2. Was versteht man unter der Windkesselfunktion der Arterien? (☞ 16.1.2)

3. Welche Funktion haben die Arteriolen? (☞ 16.1.2)

4. Welche Eigenschaften kennzeichnen die Kapillaren? (☞ 16.1.3)

5. Wie verhindern die Venen, dass das Blut in den Beinen „versackt"? (☞ 16.1.4)

6. Wovon hängt die Geschwindigkeit des Blutflusses ab? (☞ 16.3.1)

7. Über welche Faktoren kann die Gefäßweite reguliert werden? (☞ 16.3.3)

8. Wie kommen systolischer und diastolischer Blutdruck zustande? (☞ 16.3.4)

9. Was geschieht mit dem Blutdruck beim Übergang vom Liegen zum Stehen? (☞ 16.3.4)

10. Welche Organe sollen durch die Regulation von Blutverteilung und Blutdruck vorrangig geschützt werden? (☞ 16.3.5)

11. Wie wird die Körpertemperatur reguliert? (☞ 16.3.6)

17 Das Atmungssystem

📖 Lernzielübersicht

17.1 Die Nase
- Die Funktionen der Nase sind Erwärmung, Anfeuchtung und Reinigung der Atemluft – außerdem dient sie als Riechorgan und Resonanzraum.
- Die knöchernen Nasennebenhöhlen münden über Verbindungsgänge in die Nase.

17.2 Der Rachen
- Der Rachen reicht vom hinteren Nasenraum bis zum Kehlkopf. Er wird in den Nasen-, den Mund- und den Kehlkopfrachen untergliedert. Im Rachen findet sich reichlich lymphatisches Gewebe, das der Infektabwehr dient.

17.3 Der Kehlkopf
- Der Kehlkopf besteht aus mehreren knorpeligen Anteilen und geht direkt in die Luftröhre über. Durch den Kehldeckel kann die Luftröhre beim Schlucken verschlossen werden.
- Der Kehlkopf dient vor allem der Stimmerzeugung mit Hilfe der Stimmbänder. Diese werden bei der Stimmbildung durch einen Luftstrom in Schwingungen versetzt.

17.4 Die Luftröhre
- Die Luftröhre setzt sich direkt aus dem Kehlkopf fort. Sie ist ein langer schleimhautausgekleideter Schlauch, der durch zahlreiche Knorpelspangen offen gehalten wird.

17.5 Die Bronchien
- Die Bronchien sind die weiteren Aufteilungen der Luftröhre, die in die Lunge ziehen. Bei dieser Aufzweigung werden ihre Kaliber immer geringer. Die kleinsten Bronchien gehen in die Lungenbläschen über, in denen der Gasaustausch stattfindet.
- Die Bronchien sind häufig von Erkrankungen betroffen (Bronchitis, Bronchialkarzinom).

17.6 Die Lungen
- Die Lunge besteht aus den beiden Lungenflügeln. Die linke Lunge besteht aus zwei, die rechte aus drei Lungenlappen – die weiter in Segmente unterteilt werden.
- Die Pneumonie (Lungenentzündung) ist eine Infektion, bei der es zu charakteristischen stadienhaften Veränderungen der Lunge und z.T. schweren Atemstörungen kommt.

17.7 Die Pleura
- Die Lungen sind vom Lungenfell überzogen, auf der Rippenseite liegt das Rippenfell. Zwischen diesen beiden Häuten ist ein flüssigkeitsgefüllter Spaltraum, der ein Gleiten der sich ausdehnenden und zusammenziehenden Lunge ermöglicht.
- Gelangt Luft in diesen Spaltraum, kommt es zum Pneumothorax mit Schrumpfung und Funktionsausfall der Lunge.

17.8 Die Atemmechanik
- Die Einatmung wird vor allem durch das Zwerchfell bewirkt. Wenn es sich spannt, wird die Lunge nach unten gezogen – sie erweitert sich und saugt Luft an. Daneben wird die Einatmung noch durch die äußeren Zwischenrippenmuskeln unterstützt.
- Die Ausatmung erfolgt zum größten Teil passiv durch das elastische Zusammenziehen der Lunge beim Entspannen des Zwerchfells.

17.9 Der Gasaustausch
- Der Gasaustausch findet passiv durch Diffusion in den Lungenbläschen statt. Diese werden von Kapillaren umsponnen, die Sauerstoff aufnehmen und Kohlendioxid abgeben.
- Sauerstoff wird im Blut überwiegend an Hämoglobin gebunden transportiert, während Kohlendioxid sowohl direkt als auch in Form von Bikarbonat im Blut gelöst transportiert sowie an Hämoglobin gebunden wird.

17.10 Lungen- und Atemvolumina
- Der Funktionszustand der Lunge kann durch die verschiedenen Lungen- und Atemvolumina beschrieben werden. Im Durchschnitt werden in einer Minute 15 Atemzüge gemacht und dabei 7,5 Liter Luft ein- und ausgeatmet.

17.11 Die Steuerung der Atmung
- Die Atemtätigkeit wird durch das Atemzentrum im verlängerten Mark des Gehirns gesteuert. Es erhält Informationen von Dehnungs- und Chemorezeptoren und nimmt über die Stimulierung oder Hemmung der Atemmuskulatur notwendige Anpassungen des Sauerstoffangebots vor.

Mit Hilfe des **Atmungssystems** *(respiratorischen Systems)* ist der Körper in der Lage zu atmen, d.h. Gase mit der Umgebung auszutauschen. Diesen Gasaustausch zwischen Blut und Umgebung nennt man auch **äußere Atmung**. Die Lunge als zentrales Organ der äußeren Atmung hat dabei die Funktion, den für alle Lebensvorgänge erforderlichen Sauerstoff aus der Atemluft aufzunehmen und Kohlendioxid als wichtiges Endprodukt des Körperstoffwechsels abzutransportieren.

Unter **innerer Atmung** versteht man hingegen die in der Zelle ablaufende Verbrennung von Nährstoffen zur Gewinnung von Energie (ATP; ☞ 2.8.5); hierbei wird Sauerstoff verbraucht.

Die äußere Atmung ist Voraussetzung für die innere Atmung.

Die Atemwege werden unterteilt in:
- die **oberen Luftwege** (*oberer Respirationstrakt*): Nase, Nasennebenhöhlen und Rachenraum und
- die **unteren Luftwege** (*unterer Respirationstrakt*): Kehlkopf, Luftröhre, Bronchien sowie die Lunge.

17.1 Die Nase

17.1.1 Aufbau

Zu den sichtbaren äußeren Teilen der Nase gehören die **Nasenlöcher**, die **Nasenflügel**, die **Nasenspitze**, der **Nasenrücken** und die **Nasenwurzel**. Die äußere Form der Nase wird dabei vor allem von mehreren kleinen *Nasenknorpeln* geprägt (*knöchernes Nasenskelett* ☞ Abb. 8.7.)

Wesentlich größer ist der innere Anteil der Nase, die **Nasenhöhle** (☞ Abb. 17.1). Nach unten wird diese vom harten Gaumen (☞ Abb. 17.1), nach oben von dem Siebbein der Schädelbasis begrenzt (☞ Abb. 17.2); die Seitenwände werden von den Oberkieferknochen gebildet. So stellt die Nasenhöhle einen annähernd dreieckigen Hohlraum dar, der durch die **Nasenscheidewand** in eine rechte und linke Hälfte aufgeteilt wird. Der hintere Ausgang der Nasenhöhle zum Rachenraum wird von den beiden **hinteren Nasenöffnungen** gebildet. Am vorderen Naseneingang verhindern mehr oder weniger lange, starre Haare das Eindringen größerer Fremdkörper.

Die Oberfläche der Seitenwände der Nasenhöhle wird durch drei dünne Knochenlamellen, die **untere**, **mittlere** und **obere Nasenmuschel** (*Conchae nasales*) vergrößert. Unter diesen wulstartigen Vorwölbungen liegen links und rechts jeweils entsprechend ein **unterer**, **mittlerer** und **oberer Nasengang**.

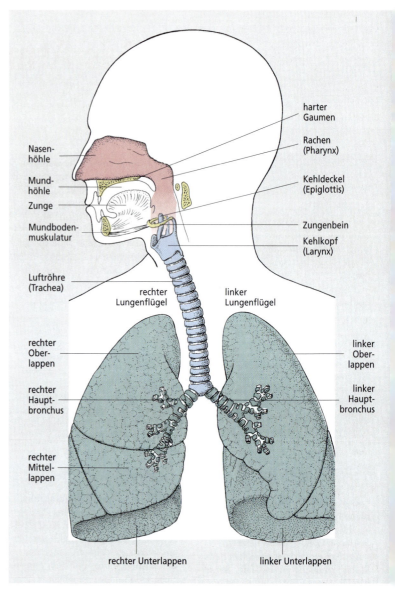

Abb. 17.1: Das Atmungssystem – Übersicht.

17.1.2 Funktionen der Nase

Die Nasenhöhle hat im wesentlichen drei Funktionen:
- Erwärmung, Vorreinigung und Anfeuchtung der Atemluft,
- Beherbergung des Riechorgans (☞ 12.5),
- Resonanzraum für die Stimme.

Erwärmung, Vorreinigung und Anfeuchtung der Atemluft

Zur Erfüllung dieser Funktionen ist die Wand der Nasenhöhle von einer Schleimhaut überzogen, an deren Oberfläche sich ein *mehrreihiges Flimmerepithel* befindet (☞ Abb. 5.2). Die Flimmerhärchen bewegen sich rhythmisch, wobei ihre Bewegungsrichtung zum Rachen hinführt. Im Rachen angekommen werden die auf den Schleimhäuten abgefangenen Fremdkörper verschluckt. Zwischen den Flimmerepithelzellen sind schleimproduzierende Becherzellen eingelagert. Somit bewirkt das Flimmerepithel eine *Reinigung* und *Anfeuchtung* der Atemluft.

17 Das Atmungssystem

Die *Vorwärmung* erfolgt durch ein dichtes Geflecht feiner Blutgefäße an der Nasenschleimhaut. Je kälter die Einatemluft ist, desto stärker wird die Schleimhaut durchblutet und damit die Atemluft stärker erwärmt. Durch kleine Verletzungen, aber auch durch Entzündungen und Infektionen können einige dieser Blutgefäße platzen – es kommt zum **Nasenbluten** *(Epistaxis)*.

Sauerstoffgabe über Nasensonden

Bei Patienten mit Luftnot wird die Atemluft oft über eine Sonde mit Sauerstoff angereichert. Sauerstoff ist als medizinisches Gas jedoch nicht – wie es physiologisch wäre – vorgewärmt und befeuchtet verfügbar, sonder nur als kaltes Gas ohne Wasseranteil. Über die Sonde verabreicht kann die Nase den Sauerstoff nicht ausreichend vorwärmen und anfeuchten. Die Folge ist die Austrocknung und Schädigung der Nasenschleimhaut und der tiefergelegenen Atemwege, die damit für eine bakterielle Besiedelung anfälliger werden. Um dies zu verhindern, wird der Sauerstoff durch ein Wasserbad geleitet, wodurch er erwärmt und befeuchtet wird.

Die Riechfunktion

Unter dem von der Siebbeinplatte gebildeten Dach der Nasenhöhle liegt die **Riechschleimhaut** mit den Riechzellen (☞ Abb. 12.4). Diese Riechzellen sind die Zellkörper des Riechnerven (*N. olfactorius* = I. Hirnnerv ☞ 11.5), der mit vielen feinen Fasern durch die Siebbeinplatte in die vordere Schädelgrube aufsteigt und Geruchsänderungen der Einatemluft an das *Riechhirn* weitermeldet.

17.1.3 Nasennebenhöhlen

In die Nasenhöhle münden die klinisch bedeutsamen paarig angeordneten **Nasennebenhöhlen**; im einzelnen sind dies:

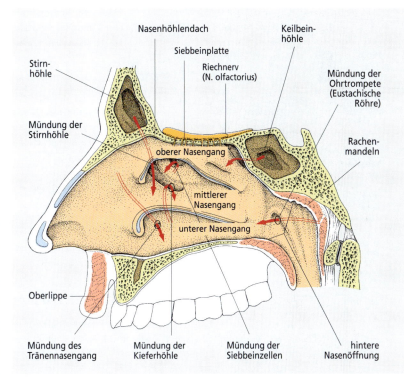

Abb. 17.2: Schnitt durch die Nasenhöhle. Die Nasenhöhle hat über Gangsysteme Verbindung zu verschiedenen Höhlen. In den oberen Nasengang mündet der Keilbeinhöhlengang, der mittlere Nasengang hat Verbindung zur Stirnhöhle, den Siebbeinzellen und der Kieferhöhle. In den unteren Nasengang mündet der Tränennasengang. Am hinteren Ende des Nasengangs liegt die Mündung der Ohrtrompete (Eustachische Röhre); diese verbindet Nase und Mittelohr, wo sie für einen Druckausgleich sorgt.

- die **Stirnhöhlen** *(Sinus frontales)*,
- die **Kieferhöhlen** *(Sinus maxillares)*,
- die **Siebbeinzellen** *(Cellulae ethmoidales)* und
- die **Keilbeinhöhlen** *(Sinus sphenoidales)*.

Die Nasennebenhöhlen vermindern das Gewicht des knöchernen Schädels und stellen zudem einen Resonanzraum für die Stimme dar.
Infekte der Nasenhöhle werden nicht selten in die Nasennebenhöhlen fortgeleitet, wo es dann zu einer Schwellung der Schleimhaut und einem Sekretstau kommen kann (**Nasennebenhöhlenentzündung**, *Sinusitis*).

17.1.4 Der Tränennasengang

In den unteren Nasengang mündet der **Tränennasengang**, über den die Tränenflüssigkeit aus dem inneren Augenwinkel in die Nasenhöhle abfließt (☞ Abb. 12.14). Deshalb muss man sich beim Weinen, d.h. bei gesteigerter Sekretion von Tränenflüssigkeit, die Nase putzen.

17.2 Der Rachen

Der **Rachen** *(Pharynx)* ist ein Muskelschlauch, der sich von der Schädelbasis bis zur Speiseröhre erstreckt. Er liegt vor der Wirbelsäule und hinter der Nasen- und Mundhöhle. Im Rachen kreuzen sich Luft- und Speiseweg und teilen sich am unteren Ende des Rachens auf, und zwar

- in die vorne gelegenen weiterführenden Luftwege (Kehlkopf und Luftröhre) und
- in die hinten gelegene, vor der Halswirbelsäule verlaufende Speiseröhre.

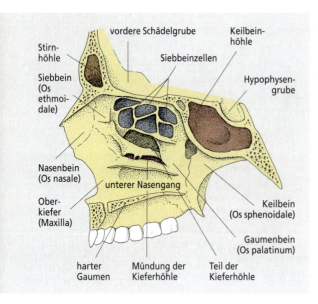

Abb. 17.3: Nasennebenhöhlen (Sagittalschnitt).

Als Schaltstelle dieser „Kreuzung" zwischen Luft- und Speiseweg dient der **Kehldeckel** *(Epiglottis, Kehlkopfdeckel)*. Beim Ein- und Ausatmen steht der Kehldeckel gestreckt nach oben – die Atemluft kann aus den hinteren Nasenöffnungen nach unten in den Kehlkopf gelangen. Beim Schlucken aber verschließt sich der Kehlkopf, indem sich der Kehldeckel wie ein schützendes Dach über den Kehlkopfeingang legt (Schluckakt ☞ 18.2.7). Dadurch gelangt der Speisebrei vom Rachen in die Speiseröhre. Beim *Verschlucken* gelangt durch einen gestörten Schluckvorgang Speise in den Kehlkopf und weiter in die Luftröhre.

Der Nasopharynx

Das obere Drittel des Rachenraums wird **Nasopharynx** *(Nasenrachen)* genannt. In ihn münden die hinteren Nasenöffnungen und die Ohrtrompeten (☞ 12.7.2).

Im Nasenrachen liegt auch die **Rachenmandel** *(Tonsilla pharyngea)*, die der Infektabwehr im Nasen-Rachen-Raum dient.

Der Oropharynx

Der **Oropharynx** *(Mundrachen)* ist der mittlere Abschnitt des Rachenraumes und hat eine weite Öffnung zum Mundraum. Er dient als gemeinsamer Passageabschnitt für Luft sowie für flüssige und feste Nahrung.

Im Mundrachen liegen seitlich die beiden **Gaumenmandeln** *(Tonsillae palatinae)*. Diese „Mandeln" gehören – zusammen mit der Rachenmandel und den am Zungengrund gelegenen *Zungenbälgen* – zum lymphatischen System und dienen der Immunabwehr. In den Tiefen dieser Einbuchtungen können sich leicht Keime, insbesondere *Streptokokken*, ansammeln und dort Entzündungen hervorrufen; eine solche Entzündung der Gaumenmandeln wird als **Angina tonsillaris** (kurz *Angina*, auch *Mandelentzündung*) bezeichnet.

Der Laryngopharynx

Der untere Abschnitt des Rachenraums heißt **Laryngopharynx** *(Kehlkopfrachen,* auch *Hypopharynx)* und reicht vom Zungenbein bis zur Speiseröhre bzw. zum Kehlkopf. Hier findet der eigentliche Schluckakt statt.

17.3 Der Kehlkopf

Der **Kehlkopf** *(Larynx)* hat zwei Funktionen:
- Zum einen verschließt er die unteren Luftwege und regelt so ihre Belüftung,
- zum anderen ist er das Hauptorgan der Stimmbildung.

17.3.1 Der Aufbau des Kehlkopfes

Der Kehlkopf ist ein röhrenförmiges Knorpelgerüst, das sich vom Zungengrund bis hin zur Luftröhre erstreckt. Seine wichtigsten Strukturen sind die **Stimmbänder**

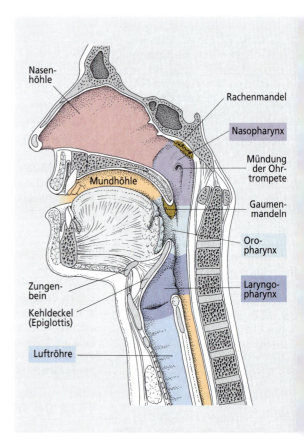

Abb. 17.4: Schnitt durch den Rachen mit seinen drei Etagen: Naso-, Oro- und Laryngopharynx.

Das Atmungssystem

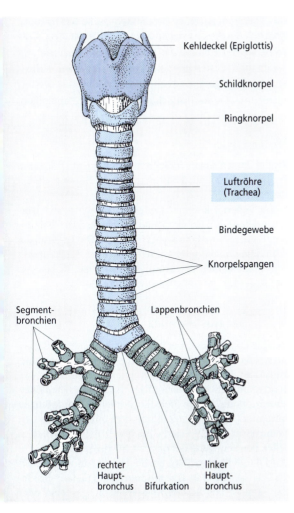

Abb. 17.5: Kehlkopf, Luftröhre und große Bronchien. Man erkennt die beiden Schildknorpelplatten, den Ringknorpel und die Knorpelspangen der Luftröhre. Die Verzweigung der Luftröhre in die beiden Hauptbronchien ist ebenfalls dargestellt.

Schleimhaut ähnlich der Nasenschleimhaut bedeckt. Dadurch wird die Atemluft im Kehlkopfbereich weiter befeuchtet, von feinsten Staubteilchen befreit und angewärmt.

17.3.2 Die Stimmbänder und die Stimme

Die Kehlkopfschleimhaut bildet zwei waagerecht übereinander liegende Faltenpaare: die unten gelegenen **Stimmfalten** und die darüber gelegenen **Taschenfalten**. Die freien, oberen Ränder der Stimmfalten in der Mitte des Kehlkopfinneren werden als **Stimmbänder** *(Ligamenta vocalia, Stimmlippen)* bezeichnet (☞ Abb. 17.8). Sie verlaufen von der Innenfläche des Schildknorpels nach hinten zu den beiden Stellknorpeln. An den Stellknorpeln setzen mehrere feine Muskeln an, die die Stimmbänder indirekt über eine Drehung der Stellknorpel bewegen können. Die Öffnung zwischen den beiden Stimmbändern wird als **Stimmritze** bezeichnet; die Weite dieser Öffnung kann über die Kehlkopfmuskeln verändert werden. Fast alle die Stimmbänder bewegenden Kehlkopfmuskeln werden vom **N. recurrens** innerviert, einem Ast des N. vagus (☞ Abb. 11.13).

Die Stimmbildung

Bei der **Stimmbildung** *(Phonation)* werden die Stimmbänder durch einen Luftstrom in regelmäßige Schwingungen versetzt. Ihre Frequenz und damit die Höhe des Grundtones kann durch eine Spannungsänderung der Stimmbänder reguliert werden; die Lautstärke dagegen hängt von der Stärke des Luftstroms ab.

(☞ 17.3.2). Seine Festigkeit erhält er durch Knorpelstücke, die durch Bänder und Muskeln verbunden sind.
Der größte Knorpel ist der **Schildknorpel**, dessen scharfkantiger Vorsprung den **Adamsapfel** markiert und dem Kehlkopf seine dreieckige Form gibt.
Auf dem Oberrand des Schildknorpels sitzt der **Kehldeckel** *(Epiglottis)*, der wie erwähnt beim Schluckakt eine große Rolle spielt.
Unterhalb des Schildknorpels liegt der siegelringförmige **Ringknorpel**, dessen Verdickung (das „Siegel") nach hinten gerichtet ist. Schildknorpel und Ringknorpel sind durch Gelenke miteinander verbunden. Das Siegel des Ringknorpels bildet außerdem die Basis für zwei kleine **Stellknorpel**, die für die Stellung und Spannung der Stimmbänder verantwortlich sind.
Der gesamte Kehlkopf, mit Ausnahme des Kehldeckels und der Stimmbänder, ist von einer gefäßreichen

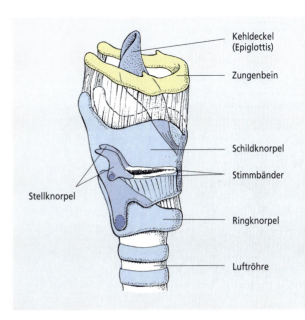

Abb. 17.6: Zungenbein. Dargestellt sind auch der Kehldeckel in Mittelstellung sowie der knorpelige Aufbau des Kehlkopfes.

Die Fülle der Stimme wird schließlich durch den Resonanzraum von Rachen, Mund- und Nasenhöhle erzeugt, der auch die Klangfarbe bestimmt.

Die Tonhöhe

Wie gesagt, hängt die Tonhöhe von der Schwingungsfrequenz der Stimmbänder ab:
- Soll ein hoher Ton erzeugt werden, so werden die Stimmbänder durch Kontraktion von Kehlkopfmuskeln stärker gespannt (vergleichbar mit dem Höherstimmen einer Gitarrensaite durch das Nachspannen).
- Soll die Stimme tiefer klingen, so können die Stimmbänder durch entsprechende Bewegungen der Kehlkopfmuskeln entspannt werden. Weite, langsamere Schwingungen erzeugen dann tiefere Töne.

> Die **Stimme** gibt mitunter wichtige Hinweise auf den Zustand des Flüssigkeitshaushaltes des Patienten: Hat der Patient eine tiefe raue Stimme, kann dies auf eine unzureichende Trinkmenge oder Infusionsmenge hindeuten. Gerade ältere Patienten „vergessen", ausreichend zu trinken.

Die Lautbildung

Für die **Lautbildung** oder *Artikulation* muss sich der aus Mund-, Nasen- und Rachenhöhle bestehende **Resonanzraum** (auch *Ansatzrohr* genannt) in seiner Form ändern können. Dadurch bekommt die Luftsäule unterschiedliche Eigenfrequenzen und charakteristische Resonanzen, wodurch die verschiedenen Klangbilder entstehen.

So ist bei der Bildung der Konsonanten *(Mitlaute)* das Ansatzrohr stärker verengt als bei den Vokalen *(Selbstlauten)*. Die einzelnen Konsonanten werden dagegen vor allem durch unterschiedliche Stellungen der Zahnreihen, der Lippen und Zunge sowie des Gaumens gebildet.

Der Stimmbruch

Kinder haben einen kleineren Kehlkopf mit kürzeren Stimmbändern und damit eine höhere Stimme als Erwachsene.

In der Pubertät kommt es zu einer Gewichts- und Längenzunahme von Kehlkopf und Stimmbändern – bei Jungen in stärkerem Maße als bei Mädchen. Die Folge ist der **Stimmbruch**. Hierunter versteht man den Wechsel von der Kinderstimme zur Erwachsenenstimme, wobei sich die Jungenstimme um etwa eine Oktave senkt.

17.3.3 Der Hustenreflex

Gelangt ein Fremdkörper in den Kehlkopf oder in die tieferen Atemwege, so legen sich die Stimmbänder sofort unter starker Muskelanspannung aneinander. Anschließend kommt es zu einem reflektorisch ausgelösten **Hustenreiz**, wodurch der Fremdkörper mit einem kräftigen Ausatmungsstoß, der die Stimmritze aufsprengt, in den Mund zurückgeschleudert wird. Somit dient der **Hustenreflex** der Reinigung der unteren Atemwege.

Wird durch Husten Sekret in die oberen Luftwege befördert, so spricht man von **produktivem Husten**; das Sekret wird oft als *Auswurf* (**Sputum**) ausgespuckt oder verschluckt. Andererseits kann ein Husten den Menschen auch ohne nennenswerten Sekrettransport plagen; man spricht dann von einem **Reizhusten**.

Aspiration

> Der Kehlkopf mit seinem Kehldeckel sowie der Hustenreflex übernehmen beim Essen und Schlucken eine lebenswichtige Funktion: Sie schützen die Lunge vor dem Eindringen größerer Partikel. Bei folgenden Patienten sind diese Funktionen oft gestört, und sie sind durch *Aspiration* („Einatmen" von Fremdkörpern in die Lunge) gefährdet:
> - Frisch operierte Patienten, die Narkosemittel erhalten haben oder intubiert waren
> - Patienten auf der Intensivstation, die lange beatmet waren
> - Patienten nach einem Schlaganfall. Hier ist oft der eigentliche Schluckakt gestört oder/und die nervale Versorgung des Kehlkopfes ausgefallen
> - Patienten mit schweren neurologischen Erkrankungen.

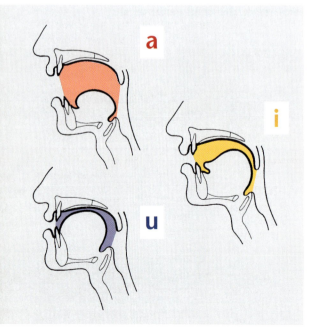

Abb. 17.7: Stellung der für die Lautbildung verantwortlichen Organe. Zunge, Lippen und Mund beim Sprechen der Vokale (Selbstlaute) A, I und U.

17.4 Die Luftröhre

Unterhalb des Ringknorpels beginnt die **Luftröhre** *(Trachea)*. Sie ist ein durchschnittlich 11 cm langer, muskulöser Schlauch, dessen Öffnung durch 16–20 C-förmige Knorpelspangen offen gehalten wird. Dies verhindert, dass sich die Luftröhre bei Unterdruck – welcher regelmäßig bei der Einatmung entsteht – verschließt.

Zwischen den einzelnen Knorpelspangen liegt elastisches Bindegewebe, welches die Luftröhre auch in Längsrichtung elastisch macht. Diese Elastizität im Längsverlauf ist z.B. beim Schluckakt wichtig, bei dem die Luftröhre mit dem nach oben steigenden Kehlkopf in der Länge gedehnt wird.

Wie der übrige Atemtrakt ist auch die Luftröhre von einer Schleimhaut mit Flimmerepithel und schleimbildenden Becherzellen überzogen. Durch den Flimmerschlag werden Fremdkörper zurück zum Rachen und Mund befördert.
An ihrer Hinterwand hat die Luftröhre Kontakt zur Speiseröhre.

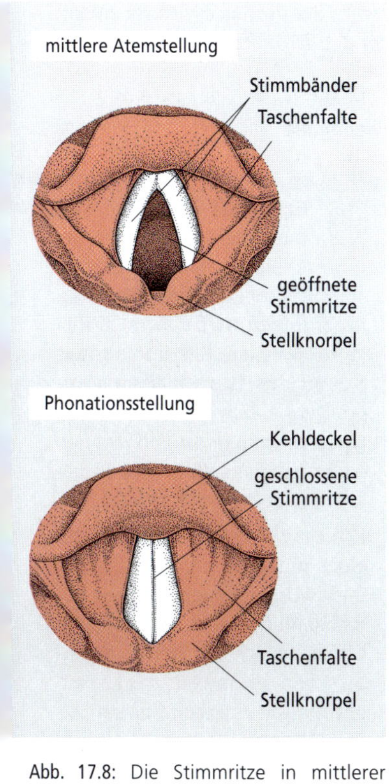

17.5 Die Bronchien

An ihrem unteren Ende, der **Luftröhrenbifurkation** *(Bifurcatio tracheae)*, teilt sich die Luftröhre in die beiden **Hauptbronchien**. Die Wand der Hauptbronchien ist ähnlich aufgebaut wie die der Luftröhre und besteht aus Knorpelspangen und Schleimhaut mit Flimmerepithel.
Nach wenigen Zentimetern teilt sich jeder Hauptbronchus in kleinere **Bronchien** auf:
* Der rechte Hauptbronchus teilt sich in *drei* Hauptäste für die drei Lappen der rechten Lunge.
* Der linke Hauptbronchus teilt sich in *zwei* Hauptäste für die zwei Lappen der linken Lunge.

Diese fünf Hauptäste, die **Lappenbronchien**, teilen sich dann wie das Geäst eines Baumes weiter in **Segmentbronchien** auf, die sich wiederum in immer kleinere Äste verzweigen. Durch mehr als zwanzig Teilungsschritte entsteht so das weit verzweigte System des **Bronchialbaumes**.
Je kleiner die Bronchien werden, desto einfacher und dünnwandiger wird ihr innerer Aufbau. So weisen die Lappenbronchien anstatt großer Knorpelspangen nur noch kleine unregelmäßige Knorpelplättchen auf.
In den kleinsten Verzweigungen der Bronchien, den **Bronchiolen** mit einem Innendurchmesser von weniger als 1 mm, fehlen die Knorpeleinlagerungen völlig. Dafür sind sie reichlich mit glatten Muskelfaserzügen (☞ 5.7.1) versehen, die den Zu- und Abstrom der Atemluft aktiv regulieren.
Die Bronchiolen verzweigen sich noch einmal und gehen in das eigentlich atmende Lungengewebe, die traubenförmig angeordneten **Lungenbläschen** *(Alveolen)* über.
In den Lungenbläschen sind Blut und Luft nur durch die so genannte *Blut-Luft-Schranke* voneinander getrennt (☞ 17.9): Durch diese dünne Schicht aus Alveolar- und Kapillarendothel kann der Sauerstoff aus der Alveolarluft rasch ins Kapillarblut übertreten, während das Kohlendioxid den umgekehrten Weg nimmt.

Damit die Lungenbläschen trotz der ständig bei der Atmung auftretenden Druckschwankungen nicht zusammenfallen oder platzen, ist ihre Innenfläche von einem **Surfactant** *(Oberflächenfaktor)* überzogen. Zusammen mit den elastischen Fasern, die die Lungenbläschen netzartig umgeben, ist der Oberflächenfaktor die wichtigste Einflussgröße für die *Dehnbarkeit* **(Compliance)** der Lunge. Bei frühgeborenen Säuglingen kann es durch Surfactant-Mangel zu lebensbedrohlichen Lungenfunktionsstörungen kommen (☞ 22.2.1).

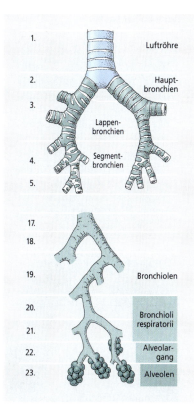

Abb. 17.9: Das Geäst des Bronchialbaums. Von der Luftröhre bis zu den Lungenbläschen zählt man durchschnittlich 23 Aufteilungen.

Abb. 17.8: Die Stimmritze in mittlerer Atemstellung und in Phonationsstellung.

Bronchialkarzinom

🩺 Das **Bronchialkarzinom** (oft fälschlich „Lungenkrebs" genannt) ist der häufigste bösartige Tumor des Mannes, tritt aber auch bei Frauen immer öfter auf. Das Zigarettenrauchen spielt bei diesem Tumor für die Entstehung eine entscheidende Rolle. Nach 20-jährigem Rauchen von 20 Zigaretten täglich ist das Risiko im Vergleich zu einem Nichtraucher auf ungefähr das Zehnfache erhöht.

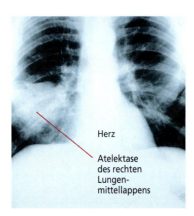

Abb. 17.10: Bronchialkarzinom bei einem 57-jährigen Raucher. Deutlich ist ein Kollaps (Atelektase) des rechten Mittellappens zu erkennen, der zu einer Verdichtung (im Röntgenbild Aufhellung) des entsprechenden Lungenareals führte. Die Atelektase ist Folge des tumorbedingten Verschlusses des dazugehörenden Bronchus. [U 136]

Asthma bronchiale

🩺 Beim **Asthma (bronchiale)** kommt es durch eine Verengung der Luftwege zu Atemnotanfällen, bei denen insbesondere die Ausatmung erschwert ist. Ursächlich sind eine Verkrampfung der Bronchialmuskulatur, eine Schwellung der Bronchialschleimhaut und eine übermäßige Schleimbildung. Anfallsauslöser können z.B. allergische Reaktionen, Infektionen, psychische Erregung und körperliche Anstrengung sein.

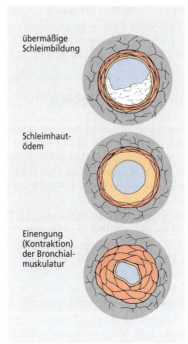

Abb. 17.11: Einengung der Bronchien bei Asthma bronchiale. Kontraktion der Bronchialmuskulatur, starke Schwellung der Bronchialschleimhaut (Ödem) und übermäßige Schleimbildung sind die Gründe, weshalb ein Asthmatiker keine Luft mehr bekommt.

17.6 Die Lungen

Die beiden **Lungenflügel** liegen in der Brusthöhle und umgeben jeweils seitlich das **Mediastinum** *(Mittelfellraum)*. Nach außen werden sie von den Rippen, nach unten vom Zwerchfell begrenzt; nach oben hin ragen sie mit ihren Spitzen geringfügig über das Schlüsselbein hinaus. Zwischen dem linken und dem rechten Lungenflügel liegt das Herz.

Der Teil der Lunge, der dem Zwerchfell aufliegt, wird als **Lungenbasis** bezeichnet, der obere Teil als **Lungenspitze** *(Apex)*. Die Lungenbasis tritt bei der Einatmung um ca. 3 bis 4 cm tiefer, um bei der Ausatmung wieder nach oben zu steigen. Die Hauptbronchien und die Lungengefäße treten über die an der medialen Seite gelegene **Lungenwurzel** *(Lungenhilus)* in die Lungen ein.

Durch die nach links verschobene Position des Herzens ist der linke Lungenflügel kleiner als der rechte. Die linke Lunge wird durch eine gut erkennbare, schräg verlaufende Spalte in einen oberen und unteren **Lungenlappen** geteilt, während die rechte Lunge durch zwei Spalten in drei Lappen aufgeteilt ist: Ober-, Mittel- und Unterlappen.

Die Lungenlappen werden wiederum in kleinere **Lungensegmente** unterteilt: rechts sind es zehn, links neun Segmente. Im Gegensatz zu den Lappengrenzen sind die Segmentgrenzen jedoch äußerlich nicht sichtbar. Sie sind als so genannte *broncho-arterielle Einheiten* angelegt; d.h. jedes Segment wird jeweils von einem Segmentbronchus und einem Ast der Lungenarterie versorgt.

Die Lungen werden zum einen von den Blutgefäßen des *Lungenkreislaufs* (☞ 16.2.4) durchzogen. Diese Blutgefäße dienen dem Gasaustausch. Die Eigenversorgung der Lunge mit Blut erfolgt hingegen aus Ästen des Körperkreislaufs, und zwar über die aus der Aorta entspringenden *Bronchialarterien*.

Pneumonie

🩺 Bei einer Infektion des Lungengewebes durch die unterschiedlichsten Erreger spricht man von einer **Pneumonie** *(Lungenentzündung)*. Dabei kann sich die Entzündung auf das an den Bronchialbaum angrenzende Gewebe beschränken *(Bronchopneumonie)* oder auch einen ganzen Lungenlappen befallen *(Lobärpneumonie)*.

Die Lungenentzündung führt zu einer zunehmenden Verdichtung und Wassereinlagerung des betroffenen Gewebes, wodurch der Gasaustausch an den Lungenbläschen erschwert wird. Aufgrund der eingeschränkten Atmung kann eine Lungenentzündung auch heute noch tödlich verlaufen.

Bettpneumonie und ihre Prophylaxe

Bei bettlägerigen Patienten stellen die Alveolen der Unterlappen ideale Nährböden für Bakterien dar. Da diese durch die Horizontallage wenig durchblutet und durch die körperliche Inaktivität auch wenig belüftet werden, gelangen Abwehrzellen nur schlecht in diese Gebiete, so dass sich Erreger rasch ausbreiten können und eine sog. **Bettpneumonie** auslösen können.

Um dies zu verhindern, muss deshalb vorbeugend *(prophylaktisch)* jeder bettlägerige Patient regelmäßig **Atemgymnastik** betreiben: Wenn irgendwie möglich, soll sich der Patient dabei aufrichten, um durch den Lagewechsel die unteren Lungenpartien besser zu belüften. Gut geeignet zur Atemgymnastik sind z.B. spezielle Atemtrainer (☞ Abb. 17.13), aber auch das tiefe Durchatmen ist eine Form der Atemgymnastik.

Durch Abklopfen mit der Hand oder Vibrationsmassage (manuell oder mit speziellen Geräten) kann außerdem festsitzendes Sekret gelöst und der Selbstreinigungsmechanismus der Atemwege angeregt werden.

Ein weiterer wichtiger Faktor für die erfolgreiche Pneumonieprophylaxe ist eine ausreichende *Trinkmenge*. Nur wenn der Organismus genügend Flüssigkeit hat, kann der Schleim in den Bronchien verflüssigt und abgehustet werden. Außerdem ist zu bedenken, dass der Patient bei der Sekretlösung so gelagert ist, dass das Sekret aus den Lungenabschnitten in die größeren Bronchien abfließen kann. Bei einer sitzenden Position etwa kann Sekret aus den unteren Lungenabschnitten nicht in die Bronchien gelangen, um von dort abgehustet zu werden. Für den Abfluss des Sekretes muss der Patient z.B. in Kopftieflage gelagert werden.

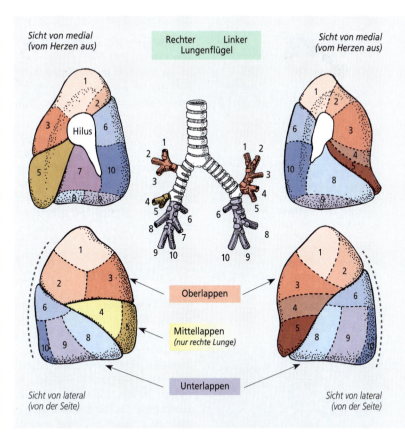

Abb. 17.12: Aufteilung der Lunge in Lappen und Segmente. Die oberen beiden Abbildungen zeigen die Ansicht von medial, die unteren Abbildungen von lateral. Beim rechten Lungenflügel wird der Oberlappen in 3, der Mittellappen in 2 und der Unterlappen in 5 (gelegentlich 6) Segmente unterteilt. Der linke Lungenflügel besteht aus einem Oberlappen mit 5 und einem Unterlappen mit 4 (gelegentlich 5) Segmenten. Die gestrichelte Linie deutet den Rücken an.

Postoperative Pneumonieprophylaxe

Aufgrund der engen Beziehung von Bauchraum und Atmung können auch Blähungen Ursache einer unzureichenden Atmung sein. Dies tritt häufig nach Operationen im Bauchraum durch die sog. **postoperative Darmatonie** auf: Als Reaktion auf den Eingriff und durch die Narkosemittel verlangsamt der Darm seine Tätigkeit vorübergehend.

Dies lässt sich vermeiden: Durch frühzeitige Mobilisation und gezielte Abführmaßnahmen wird der Darm aktiviert, und die Gase finden ihren physiologischen Weg.

Zusätzlich besteht nach Oberbaucheingriffen wegen der Schmerzen meist eine sog. **Schonatmung**, wodurch die Gefahr einer postoperativen Pneumonie steigt. Deshalb gehören regelmäßige Schmerzmittelgaben, gezielte Atemübungen in korrekter Lagerung mit Anleitung zum Abhusten sowie eine ausreichende Trinkmenge zu den Bausteinen der erfolgreichen postoperativen **Pneumonieprophylaxe**.

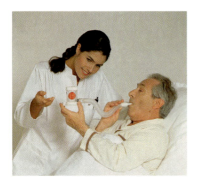

Abb. 17.13: Atemgymnastik mit einem sog. Atemtrainer (im Bild Mediflow®). Der Patient wird angehalten, beim Einatmen den roten Ball möglichst weit nach oben zu saugen. Dadurch wird die Belüftung insbesondere der basalen Lungenabschnitte verbessert und einer Pneumonie vorgebeugt. [U 182]

Tuberkulose

Bei der **Tuberkulose** handelt es sich um eine Infektion durch das Bakterium *Mycobacterium tuberculosis*, wobei die Ansteckung in aller Regel durch Tröpfcheninfektion erfolgt und zu einem primären Erkrankungsherd in der Lunge führt. Die Erkrankung verläuft schleichend über mehrere Monate und Jahre hinweg und führt zu einer zunehmenden Gewebezerstörung. Ohne wirksame Therapie kann es im Verlauf der Erkrankung zu einer Streuung der Tuberkelbakterien in andere Körperorgane (z.B. Niere, Darm, Gehirn) kommen.

Die Lungenwurzel

Die Lungen werden wie jedes Organ von Lymphgefäßen durchzogen, die im Bereich der **Lungenwurzel** *(Lungenhilus)* zusammen mit den Hauptbronchien und den Blutgefäßen in die Lunge eintreten.

In den Lymphgefäßen wandern weiße Blutkörperchen und ein spezieller Typ von **Alveolarzellen** zu den Lymphknoten im Lungenhilusbereich. Aufgabe dieser Alveolarzellen ist es, Fremdkörper oder Gifte abzutransportieren.

17.7 Die Pleura

Beide Lungenflügel sind von einer hauchdünnen, mit Gefäßen versorgten Hülle, dem **Lungenfell** *(Pleura visceralis)* überzogen.

Das Lungenfell grenzt, nur durch einen flüssigkeitsgefüllten Spalt getrennt, an das **Rippenfell** *(Pleura parietalis)*, das die Brustwand, das Zwerchfell und das Mediastinum auskleidet und sensible, schmerzleitende Nerven enthält. Beide Pleurablätter werden zusammen als **Pleura** oder *Brustfell* bezeichnet. Am Lungenhilus (☞ 17.6) gehen die beiden Pleurablätter ineinander über und bilden so einen geschlossenen Spaltraum **(Pleuraspalt)**. Im Pleuraspalt besteht ein leichter Unterdruck im Vergleich zur Außenwelt.

Damit die Lungenflügel bei der Atmung reibungsfrei im Brustraum gleiten können, sind beide Pleurablätter von einer Schicht flacher Deckzellen überzogen, die als Gleitmittel eine wässrige Flüssigkeit in den Pleuraspalt absondern.

Die dünne Flüssigkeitsschicht und der im Pleuraspalt herrschende Unterdruck führen außerdem dazu, dass die Lungenoberfläche der Innenwand des Brustkorbs anhaftet und alle Brustkorbbewegungen auf die Lungen übertragen werden. So führt die Erweiterung des Brustkorbs bei der Einatmung zwangsläufig zu einer Ausdehnung des Lungengewebes und umgekehrt die Brustkorbverengung bei der Ausatmung zur Verkleinerung des Lungengewebes.

Pneumothorax und Pleuraerguss

Gelangt, etwa durch eine äußere Verletzung, Luft in den Pleuraspalt, so wird der Unterdruck im Pleuraspalt mit einem Schlag aufgehoben, die Lunge schrumpft infolge ihrer Elastizität zusammen **(Pneumothorax)** und nimmt nicht mehr am Gasaustausch teil. Als Folge kann Atemnot auftreten.

Liegt eine Entzündung oder ein Tumor der Lunge oder der Pleurablätter vor, kann es zu einer erhöhten Flüssigkeitsabsonderung in den Pleuraspalt kommen; man spricht von einem **Pleuraerguss**. Je nachdem, wieviele Liter dieser Erguss umfasst, kann die Lunge sich nicht mehr ausreichend entfalten, und Atemnot tritt auf.

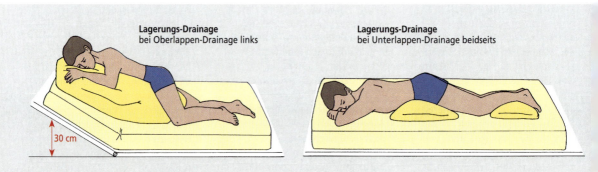

Abb. 17.14: Durch eine den Abflusswegen von Sekreten angepasste Lagerung des Patienten kann der Sekretfluss aus den Bronchien und damit der Heilungsverlauf beschleunigt werden. [A400–215]

17.8 Die Atemmechanik

Die Atmung dient dem Gasaustausch zwischen Körper und äußerer Umgebung.

Bei der **Einatmung** *(Inspiration)* dehnt sich die Lunge aus, und von außen gelangt frische, sauerstoffreiche Atemluft in die Lungenbläschen. Bei der **Ausatmung** *(Exspiration)* hingegen zieht sich die Lunge wieder zusammen, und kohlendioxidreiche, sauerstoffarme Luft wird wieder nach außen abgegeben.

Da die Lunge elastisch und selbst nicht aktiv beweglich ist, folgt sie bei den Atembewegungen der Erweiterung und Verengung des Brustkorbs. Die Weite des Brustraums wird durch die Rippenstellung und durch den Stand des Zwerchfells bestimmt.

17.8.1 Das Zwerchfell

Das **Zwerchfell** ist eine breite, gewölbte Muskelplatte, die kuppelartig gegen die Brusthöhle gerichtet ist (☞ Abb. 8.23) und Brust- und Bauchhöhle voneinander trennt. Zu beiden Seiten des Herzens, das über den Herzbeutel fest mit dem Zwerchfell verbunden ist, liegen die Lungenflügel mit ihrer Basis dem Zwerchfell auf. In der Mitte hat das Zwerchfell eine sehnige Platte, die den Zwerchfellmuskeln als Ansatz dient. Diese entspringen hinten an der Lendenwirbelsäule, vorne am Schwertfortsatz des Brustbeins und an den sechs unteren Rippen.

17.8.2 Die Einatmung

Spannt sich das Zwerchfell an, so senkt sich die Zwerchfellkuppel und dehnt die Lungenflügel, indem sie diese nach unten zieht.

Unterstützend ziehen sich bei der Einatmung auch die zwischen den Rippen verspannten **äußeren Zwischenrippenmuskeln** *(Mm. intercostales externi)* zusammen und erweitern den Brustkorb nach vorne und in geringerem Umfang auch zur Seite.

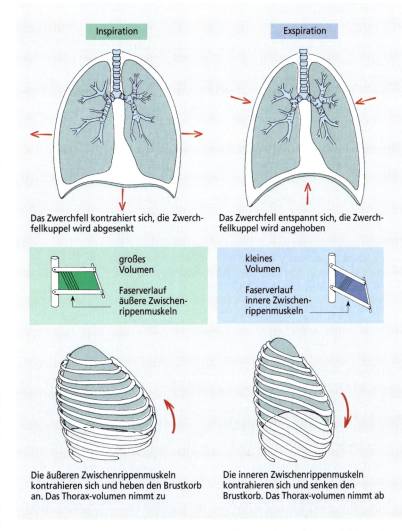

Abb. 17.15: Mechanik der In- und Exspiration. Durch Kontraktion des Zwerchfells und gleichzeitiges Anheben des Brustkorbes vergrößert sich das Brustkorbvolumen: die Lunge wird gedehnt. Durch den entstehenden Sog gelangt frische sauerstoffreiche Luft in die Lungen.

Die Atemhilfsmuskulatur

Bei vertiefter Atmung, z.B. bei Atemnot, wird der oben geschilderte Mechanismus durch die so genannte **Atemhilfsmuskulatur** ergänzt. Diese Muskeln haben normalerweise andere Funktionen und liefern nur im Bedarfsfall zusätzliche Muskelkraft für die Atmung. Als „Hilfseinatmer" dienen dabei:

- *großer* und *kleiner Brustmuskel* (**M. pectoralis major** und **minor** ☞ Abb. 8.25),
- *hinterer*, *oberer* und *unterer Sägezahnmuskel* (**Mm. serrati posterior**, **superior** und **inferior** ☞ Abb. 8.25),
- die **Treppenmuskeln** an der Brustwand (**Mm. scaleni** ☞ Abb. 8.14) und
- der *Kopfwender* (**M. sternocleidomastoideus** ☞ Abb. 8.13).

Damit diese Atemhilfsmuskeln optimal wirken können, muss eine besondere Körperstellung eingenommen werden: typischerweise stützen sich Patienten mit Atemnot mit den Armen auf einer Unterlage ab und beugen sich weit nach vorne („Kutschersitz" ☞ Abb. 8.24).

17.8.3 Die Ausatmung

Während die Einatmung aktiv erfolgt, geschieht die Ausatmung überwiegend passiv. Die Ausatmung beginnt zunächst mit der Erschlaffung der äußeren Zwischenrippenmuskeln und des Zwerchfells, so dass es bereits aufgrund der Eigenelastizität von Lungengewebe und Brustkorb zu einer Verengung des Brustkorbs kommt. Unterstützend können sich bei der Ausatmung die **inneren Zwischenrippenmuskeln** *(Mm. intercostales interni)* zusammenziehen. Durch ihren Faserverlauf wird die jeweils obere Rippe der darunter liegenden angenähert und der Brustkorb abgesenkt.

Als Hilfsausatmungsmuskulatur können bei angestrengter Atmung, aber auch beim Husten und Niesen, die Bauchmuskeln eingesetzt werden. Diese ziehen die Rippen herab und drängen als *Bauchpresse* die Eingeweide mit dem Zwerchfell nach oben. Die Bauchpresse spielt zudem eine wichtige Rolle bei der Stuhlentleerung und bei den Presswehen unter der Geburt.

Brust- oder Bauchatmung

Je nachdem, ob die Einatmung überwiegend durch Senkung des Zwerchfells mit Vorwölbung des Bauches oder durch Hebung der Rippen zustande kommt, spricht man vom *Bauchatmungstyp* oder *Brustatmungstyp*. Säuglinge und Kleinkinder sind typische „Bauchatmer".

17.9 Der Gasaustausch

Wie erwähnt, findet in den **Lungenbläschen** *(Alveolen)* der Gasaustausch statt. Diese werden außen von netzförmig angeordneten, kleinsten Blutgefäßen umsponnen, den Kapillaren des Lungenkreislaufs. Der zuführende Schenkel dieser Kapillaren enthält kohlendioxidreiches, sauerstoffarmes Blut, das aus der rechten Herzkammer über die Lungenschlagader in den Lungenkreislauf gepumpt wird (☞ 15.2.3). Während seiner Passage durch die Lungenkapillaren muss sich dieses Blut in einer sehr kurzen Kontaktzeit mit den im Lungenbläschen in höherer Konzentration vorliegenden Sauerstoffmolekülen beladen. Der Sauerstoff diffundiert dazu durch die Wand des Lungenbläschens und der Kapillare, die beide zusammen die **Blut-Luft-Schranke** bilden.

Gleichzeitig diffundiert in entgegengesetzter Richtung aus den Kapillaren Kohlendioxid (CO_2) in die Lungenbläschen, welches anschließend abgeatmet werden kann. Dieser Austausch von Kohlendioxid mit Sauerstoff wird als **Gasaustausch** bezeichnet. Nach der CO_2-Abgabe und der **O_2-Aufsättigung** an den Lungenbläschen enthält der ableitende Schenkel der Lungenkapillaren dann sauerstoffreiches, kohlendioxidarmes Blut. Dieser Anteil des Blutes mündet nach seinem Transport durch die Lunge über die Lungenvenen in den linken Vorhof des Herzens und wird dann von der linken Herzkammer in den Körperkreislauf gepumpt.

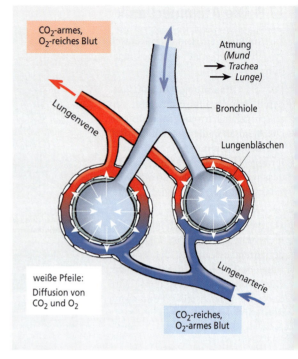

Abb. 17.16: Gasaustausch in den Lungenbläschen. Kohlendioxidreiches, sauerstoffarmes Kapillarblut umströmt die Lungenbläschen. Nach dem Gasaustausch enthält der ableitende Kapillarschenkel sauerstoffreiches, kohlendioxidarmes Blut.

Der Übertritt von Sauerstoff aus dem Lungenbläschen in die Kapillare und umgekehrt von Kohlendioxid aus der Kapillare ins Lungenbläschen geschieht passiv durch **Diffusion** (d.h. ohne Energieverbrauch ☞ 3.5.4).

Die Partialdrücke

Bei der Atemluft hängt – wie bei allen Gasgemischen – das Ausmaß des Gaswechsels von den Konzentrationen oder *Drücken* der einzelnen Gase ab, die in der Atemluft enthalten sind **(Partialdrücke)**. Der Gasaustausch folgt hierbei stets einem Konzentrationsgefälle, und zwar von Orten hoher Konzentration (bzw. mit einem hohen Partialdruck) zu Orten niedriger Konzentration (bzw. Partialdruck). Die Blut-Luft-Schranke stellt dabei beim Gesunden kein nennenswertes Diffusionshindernis dar. Ist diese Diffusionsstrecke zwischen Lungenbläschen und Blutkapillare jedoch verlängert – wie z.B. bei der Pneumonie aufgrund der abgesonderten Sekrete – ist der Gasaustausch erschwert, und eine Atemnot kann auftreten.

Die Eigenversorgung der Lunge mit Blut

Außer den Gefäßen des Lungenkreislaufs, welche ausschließlich zur Sättigung des O_2-Bedarfs des Körperkreislaufs dienen, besitzen die Lungen für ihren Eigenbedarf an Sauerstoff eigene **Bronchialarterien**, die von Ästen der Aorta abzweigen.

Das Atmungssystem

Die Reservealveolen

Die volle Kapazität der Lunge wird nur bei maximaler körperlicher Leistung beansprucht. Bei körperlicher Ruhe hingegen ist ein erheblicher Teil der Lungenbläschen nicht belüftet. Durch einen Reflexmechanismus *(Euler-Liljestrand-Reflex)* werden diese in Reserve stehenden Alveolargruppen auch weniger durchblutet. Erst bei körperlicher Belastung oder bei hohem Fieber öffnen sich die Zugänge zu den Reservealveolen, und die Gasaustauschkapazität der Lunge wird größer.

17.9.1 Der Sauerstofftransport im Blut

Der über die Lunge ins Blut aufgenommene Sauerstoff diffundiert zum größten Teil sofort in die roten Blutkörperchen und lagert sich an das Eisen des Hämoglobins an (roter Blutfarbstoff ☞ 14.2.2). Normalerweise sind im arteriellen Blut etwa 97% des zur Verfügung stehenden Hämoglobins mit Sauerstoff gesättigt. Steht nur wenig Hämoglobin zur Verfügung, etwa bei der Blutarmut *(Anämie* ☞ 14.2.5*)*, kann auch nur wenig Sauerstoff transportiert werden: Es treten Leistungsschwäche, Müdigkeit und Kurzatmigkeit auf.

Die Sauerstoffabgabe an das Gewebe erfolgt wiederum durch Diffusion. Hierfür sorgt der Konzentrationsunterschied zwischen dem sauerstoffreichen Blut und dem sauerstoffarmen Gewebe. Nach der Sauerstoffabgabe ist das Blut deutlich sauerstoffärmer. Diese **Sauerstoffausschöpfung** ist je nach Organ sehr unterschiedlich.

> Ist z.B. infolge einer Atemstörung der O_2-Gehalt des Blutes vermindert, so kann eine **Zyanose** auftreten, bei der Haut und/oder Schleimhäute bläulich-rot verfärbt sind. Patienten mit einer Zyanose leiden oft gleichzeitig unter Atemnot.

17.9.2 Der Kohlendioxidtransport im Blut

Ähnlich wie in einer Mineralwasserflasche sind auch im Blut immerhin 10% des abzutransportierenden Kohlendioxids (CO_2) physikalisch gelöst.

Ca. 80% des Kohlendioxids werden direkt nach seiner Aufnahme ins Blut nach einer chemischen Umwandlungsreaktion in Form von **Bikarbonat** (HCO_3^-) transportiert. Im Plasma verläuft diese Reaktion nur sehr langsam, in den Erythrozyten hingegen wird sie durch das dort vorhandene Enzym **Carboanhydrase** erheblich beschleunigt. Ein Teil des so gebildeten Bikarbonats befindet sich im Plasma, der Rest in den Erythrozyten.

Weitere 10% des Kohlendioxids werden direkt an das Hämoglobin-Molekül angelagert und in dieser Form von den Erythrozyten zur Lunge transportiert.

Alle beschriebenen Reaktionen der Kohlendioxidbindung im Blut, also
- physikalische Lösung im Plasma,
- Anlagerung an das Hämoglobin und
- Bindung als Bikarbonat im Erythrozyten und im Plasma

laufen bei der Kohlendioxidabgabe in der Lunge wieder in umgekehrter Form ab.

Bei der Lungenpassage werden jedoch lange nicht alle Kohlendioxid- bzw. Bikarbonatmoleküle aus dem Blut abgegeben, weil ein gewisser Kohlendioxidgehalt im Blut z.B. zur Aufrechterhaltung des physiologischen Blut-pH-Wertes (☞ 19.9.1) und für die Steuerung der Atmung (☞ 17.11) erforderlich ist.

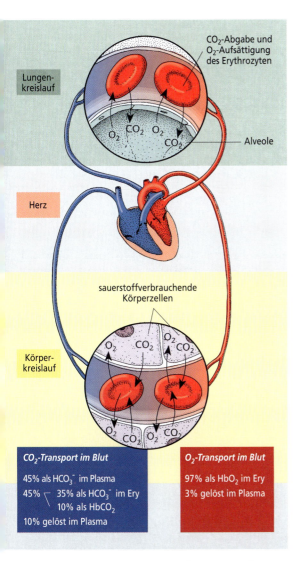

Abb. 17.17: Sauerstoff- und Kohlendioxidtransport im Blut. 97% des Sauerstoffs werden in der Lunge an Hämoglobin gebunden und so zu den Zellen transportiert. Die restlichen 3% sind im Blutplasma gelöst. Das Kohlendioxid wird zu 45% im Erythrozyten als Bikarbonat (HCO_3^-) bzw. als an Hämoglobin gebundenes CO_2 ($HbCO_2$), zu 45% im Plasma als Bikarbonat und zu 10% als freies CO_2 zur Lunge zurücktransportiert.

17.10 Lungen- und Atemvolumina

Bei jedem Atemzug treten in Abhängigkeit von Körpergröße und Körperbau etwa 500 ml Luft in den Respirationstrakt ein (**Atemzugvolumen**). Davon gelangen jedoch nur $^2/_3$ in die Lungenbläschen. Der Rest verbleibt in den größeren, dickwandigen Atemwegen wie Kehlkopf, Luftröhre und Bronchien. Die Luft in diesem so genannten **Totraum** kann somit nicht am Gasaustausch teilnehmen.

Bei 14–16 Atemzügen pro Minute atmet ein gesunder Erwachsener pro Minute etwa 7,5 l Luft ein und wieder aus (= **Atemminutenvolumen** oder *Atemzeitvolumen*).

Durch verstärkte Einatmung (*nach der normalen Einatmung*) kann man zusätzlich noch weitere 2 bis 3 l Luft einatmen; dieses Volumen wird als **inspiratorisches Reservevolumen** bezeichnet.

Durch verstärkte Ausatmung (*nach der normalen Ausatmung*) kann eine weitere Luftmenge von ca. 1 l ausgeatmet werden (**exspiratorisches Reservevolumen**). Addiert man zu ihr das Atemzugvolumen und das inspiratorische Reservevolumen, so erhält man die **Vitalkapazität**, die dem maximal ein- und ausatembaren Luftvolumen entspricht.

Aber auch nach stärkster Ausatmung bleibt noch Luft in den Lungen zurück. Diese Restluft wird **Residualvolumen** genannt.

Die Summe aus Vitalkapazität und Residualvolumen ergibt die **Totalkapazität**. Sie ist das maximal mögliche Luftvolumen, das die Lunge aufnehmen kann.

Lungenfunktionsprüfung

> Bei vielen Erkrankungen von Herz und Lungen ist die genaue Kenntnis der ein- und ausatembaren Volumina und ihr Fluss wichtig. Mit Hilfe der **Spirometrie** kann die Lungenfunktion überprüft werden. Hierzu bläst der Patient über einen Schlauch in ein **Spirometer**, welches die Atmungskurve des Patienten aufzeichnet.

17.11 Die Steuerung der Atmung

Während das Herz weitgehend autonom arbeitet und Impulse aus dem ZNS lediglich regulierend eingreifen (☞ 15.5.1), ist die ebenfalls rhythmisch verlaufende Atemtätigkeit nur durch Taktgeber im ZNS möglich. Das

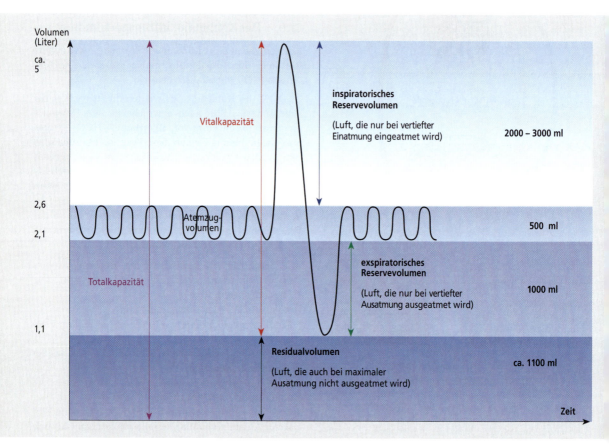

Abb. 17.18: Atemvolumina bei Ruheatmung und bei vertiefter Ein- und Ausatmung (Werte für den jüngeren Erwachsenen).

Das Atmungssystem

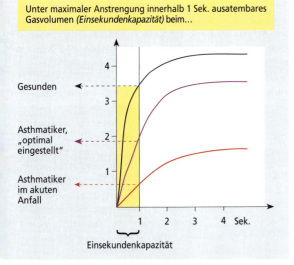

Abb. 17.19: Spirometerkurven. Durch die Verengung der Luftwege bei Asthmatikern und bei Patienten mit chronisch-obstruktiver Lungenerkrankung ist besonders die Ausatmung behindert. Die Einsekundenkapazität gibt einen Hinweis darauf, wie stark diese Verengung ist. Je flacher die Kurve, desto größer ist der Strömungswiderstand in den Atemwegen.

Steuersystem für die Atmung liegt im **verlängerten Mark**, also unmittelbar oberhalb des Halsrückenmarks (☞ 11.4.3).
Dieses **Atemzentrum** steuert die gesamte Atemmuskulatur, indem es Impulse aussendet, die über Halsmark und periphere Nerven die Atemmuskeln und Hilfsmuskeln zur Kontraktion veranlassen.

Mechanisch-reflektorische Atemkontrolle

Dehnungsrezeptoren in den Lungenbläschen senden bei starker Dehnung bzw. Verkleinerung Reize aus, die dazu führen, dass jeweils die Gegenbewegung (bei Dehnung erfolgt Ausatmung, bei Verkleinerung erfolgt Einatmung) ausgelöst wird. Eine Feineinstellung der Atmung erfolgt über Dehnungsrezeptoren in den Zwischenrippenmuskeln.

Atmungskontrolle über die Blutgase

Eine zusätzliche Atemtätigkeit kann ausgelöst werden durch einen erniedrigten pH-Wert (Azidose ☞ 19.9.2) sowie einen erhöhten Kohlendioxidgehalt bzw. eine erniedrigte Sauerstoffsättigung im Blut. Durch die gesteigerte Atemtätigkeit wird vermehrt CO_2 durch die Lungen abgegeben, so dass der pH-Wert wieder ansteigt und die Konstanz des inneren Milieus wiederhergestellt wird.

O_2- und CO_2-Partialdruck sowie pH-Wert werden über **Chemorezeptoren** gemessen und die Werte an das Atemzentrum übermittelt. Diese chemischen Fühler befinden sich in kleinen Geflechten der peripheren Nervennetze des Parasympathikus, die aus dem IX. und X. Hirnnerven hervorgehen, z.B. an der Teilungsstelle der A. carotis communis sowie zwischen Lungenarterie und Aortenbogen (*periphere Chemorezeptoren*). Im verlängerten Mark befinden sich ebenfalls Chemorezeptoren (*zentrale Chemorezeptoren*).

Bei Patienten mit einer chronischen Atemwegserkrankung finden sich ständig erhöhte CO_2-Konzentrationen im Blut. Dadurch gewöhnen sich die Chemorezeptoren an diesen Zustand und reagieren nicht mehr auf einen Anstieg des CO_2-Partialdruckes: der Atemantrieb erfolgt nun hauptsächlich aufgrund eines erniedrigten O_2-Partialdrucks. Wird solchen Patienten konzentrierter Sauerstoff z.B. über eine Nasensonde gegeben, so fällt auch noch der letzte Atemantrieb (ein niedriger O_2-Partialdruck) weg: es kann zum **Atemstillstand** (*Asphyxie*) kommen.

Die Blutgasanalyse

Mit Hilfe der **Blutgasanalyse** (*BGA*) können Sauerstoff- und Kohlendioxid-Partialdruck sowie der Blut-pH schnell und zuverlässig bestimmt werden. Hierzu wird meist arterialisiertes *Kapillarblut* aus Fingerbeere oder Ohrläppchen verwendet,

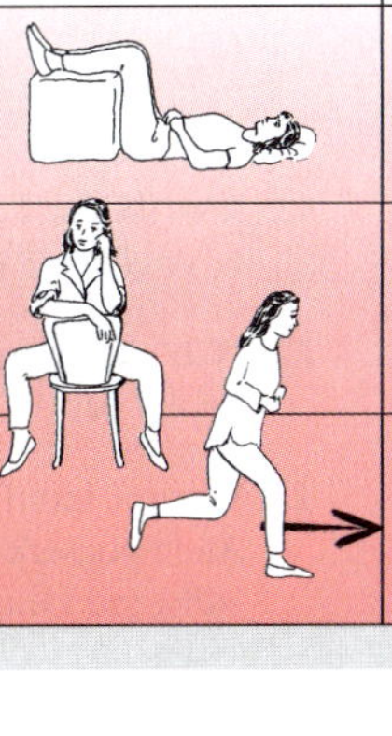

Abb. 17.20: Anpassung der Atmung an unterschiedlichen Sauerstoffbedarf. Das Atemminutenvolumen kann sich von 4 l in völliger Entspannung bis zu 50 l bei Höchstleistung erhöhen. Sowohl Atemzugvolumen als auch die Atemfrequenz nehmen dabei zu. Auch das Herz passt sich einer erhöhten körperlichen Belastung und damit einem erhöhten Durchblutungsbedarf an. Herzschlagvolumen und Herzfrequenz nehmen zu und erhöhen so das Herzminutenvolumen auf mehr als das 4fache.

	Atemzugvolumen	Atemfrequenz	Atemminutenvolumen	Herzschlagvolumen	Herzfrequenz	Herzminutenvolumen
	350 ml	12/min	4 l	60 ml	60/min	3,6 l
	500 ml	16/min	8 l	80 ml	70/min	5,6 l
	2000 ml	25/min	50 l	100 ml	140/min	14 l

17 Das Atmungssystem

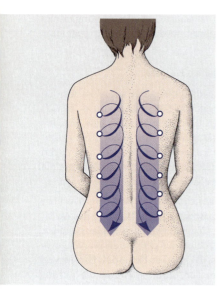

Abb: 17.21: Atemstimulierende Einreibung.

Atmungsantrieb und körperliche Arbeit

Während körperlicher Arbeit wird die Zunahme des Atemzeitvolumens nicht nur durch eine Erregung der zentralen und peripheren Chemorezeptoren erzeugt. Vielmehr wird unmittelbar bei Aufnahme der körperlichen Belastung das Atemzentrum auch durch die motorischen Rindenfelder (☞ 11.2.2) miterregt.

So kann die Atmung einem erhöhten Sauerstoffbedarf angepasst werden, und das Atemminutenvolumen von 4 l bei Ruhe kann bei höchster körperlicher Belastung auf bis zu 50 l gesteigert werden. Sowohl das Atemzugvolumen als auch die Atemfrequenz nehmen dabei zu. Gleichzeitig mit der Atmung muss sich natürlich auch das Herz dem erhöhten Durchblutungsbedarf bei vermehrter körperlicher Belastung anpassen, indem Herzfrequenz und Herzschlagvolumen ansteigen.

Auch *Schmerz*- und *Temperaturreize* beeinflussen die Atemtätigkeit. So reduzieren starke Kältereize den Atemanreiz. Deshalb sollen Freibadbesucher nie aus der Sommerhitze heraus ins kalte Badewasser springen: Im ungünstigen Fall kann dadurch die Atmung angehalten und ein Herz-Kreislauf-Stillstand provoziert werden.

17.11.1 Atmung und Psyche

Dass einem vor Schreck die Luft wegbleiben kann, zeigt die starke Beeinflussbarkeit des Atemzentrums durch psychische Faktoren. Auch Zorn, Furcht, Freude und Stress können den Atemantrieb entweder steigern oder unterdrücken.
Die Atmung gibt den Pflegenden auch Hinweise auf den seelischen Zustand eines Patienten. Schnelles Atmen kann auf Unsicherheit und Angst des Patienten hindeuten, welche z.B. eine schlechte Voraussetzung für die erfolgreiche Mobilisation darstellen. In diesem Fall kann die Pflegende den Kranken zu einem ruhigeren und effektiveren Atemrhythmus anleiten. Besonders bewährt hat sich dazu die **atemstimulierende Einreibung**: Durch langsame, kreisförmige Streichungen am Rücken entlang der Lungenflügel zunächst im Atemrhythmus des Patienten, dabei jedoch immer langsamer werdend, wird die Atmung des Patienten ruhiger und der Gasaustausch effektiver. Gleichzeitig gibt dies dem Patienten das Gefühl der Zuwendung, und Unsicherheit und Angst werden vermindert.

das durch Auftragen gefäßerweiternder Salben (z.B. Finalgon®) arterialisiert (bezüglich der Sauerstoffsättigung maximal arteriellen Werten angepasst) wird. Da die Blutgase und der pH-Wert von der Lungenfunktion und vom Säure-Basen-Haushalt (☞ 19.9) abhängen, wird die BGA vor allem bei Lungenerkrankungen, bei der Beatmung von Patienten und bei Störungen im Säure-Basen-Haushalt (z.B. Stoffwechselstörungen, diabetisches Koma, Schock) eingesetzt.

 Wiederholungsfragen

1. Was versteht man unter „innerer Atmung"? (☞ Einführung Kap. 17)
2. Welche Funktionen hat die Nase? (☞ 17.1.2)
3. Welche Höhlen gehören zu den Nasennebenhöhlen? (☞ 17.1.3)
4. Welche Funktionen hat der Kehlkopf? (☞ 17.3)
5. Wie nehmen wir Einfluss auf die Stimmbildung? Wie entstehen hohe und tiefe Töne? (☞ 17.3.2)
6. Welchen Weg nimmt die Luft vom Kehlkopf bis zu den Lungenbläschen? (☞ 17.5)
7. Warum ist der linke Lungenflügel kleiner als der rechte? (☞ 17.6)
8. Wie kommt es zur Einatmung, und welche Muskeln helfen dabei? (☞ 17.8.2)
9. Wie funktioniert der Gasaustausch in der Lunge? (☞ 17.9)
10. Wie wird Kohlendioxid in Blut transportiert? (☞ 17.9.2)
11. Was ist der Totraum der Lunge, und wie groß ist er ungefähr? (☞ 17.10)
12. Wie überprüft man die Lungenfunktionen? (☞ 17.10)
13. Warum kann es bei Patienten mit chronischen Atemwegserkrankungen bei O_2-Gabe zum Atemstillstand kommen? (☞ 17.11)

18

Verdauungssystem, Ernährung und Stoffwechsel

📖 Lernzielübersicht

18.1 Übersicht
- Bevor der Mensch aus der Nahrung Energie gewinnen kann, muss die Nahrung im Verdauungstrakt mechanisch und chemisch zerlegt und müssen die daraus entstandenen Nährstoffmoleküle resorbiert werden.
- Im Bauchraum umschließt das Bauchfell die Bauchhöhle. Viele Verdauungsorgane liegen innerhalb der Bauchhöhle oder grenzen mit ihrer Vorderseite an das Bauchfell.

18.2 Mundhöhle und Rachenraum
- Der Mensch hat 20 Milchzähne und 32 bleibende Zähne.
- Das Sekret der Speicheldrüsen macht den Nahrungsbissen gleitfähig und enthält Enzyme, die die chemische Verdauung der Kohlenhydrate einleiten.
- Beim Schlucken gelangt die Nahrung in den Rachenraum und weiter in die Speiseröhre, wobei die Luftröhre durch den Kehldeckel verschlossen gehalten wird.

18.3 Die Speiseröhre
- Die Speiseröhre verbindet den Rachen mit dem Magen. Peristaltische Bewegungen transportieren den Nahrungsbissen magenwärts.

18.4 Der Magen
- Der Magen wird in verschiedene Abschnitte unterteilt: die Kardia, den kuppelförmigen Fundus, den Korpus, das Antrum und den Pylorus, der den Übergang zum Duodenum markiert.
- In der Magenschleimhaut liegen besondere Zellen, die Enzyme, Salzsäure und Schleim produzieren.
- Im Magen werden u.a. Mikroorganismen abgetötet und Proteine in kleinere Einheiten gespalten.

18.5 Der Dünndarm
- Im Dünndarm werden die Nahrungsbestandteile weiter verdaut und schließlich resorbiert – sie werden dabei durch aktive Bewegungen weitertransportiert.
- Die einzelnen Abschnitte sind Duodenum, Jejunum und Ileum.
- Im Bereich des Duodenums münden die Gallenblase und die Bauchspeicheldrüse – hier geben sie ihre Sekrete und Enzyme in den Darm ab.
- Typisch für die Dünndarmschleimhaut ist eine enorme Vergrößerung durch Falten und Vertiefungen sowie viel lymphatisches Gewebe.

18.6 Pankreas, Gallenwege und Gallenblase
- Das Pankreas produziert den Pankreassaft, eine alkalische Flüssigkeit mit zahlreichen Verdauungsenzymen.
- Außerdem besitzt das Pankreas einen endokrinen Anteil, der die Hormone Insulin und Glukagon produziert.
- Die Galle wird in der Leber produziert und gelangt über die Gallenwege in die Gallenblase zur Speicherung – Galle enthält v.a. die für die Fettverdauung nötigen Gallensäuren.

18.8 Dickdarm und Rektum
- Im Dickdarm werden vor allem Wasser und Elektrolyte (rück-)resorbiert. Dadurch wird der Darminhalt eingedickt und kann schließlich als Stuhl über den After ausgeschieden werden.
- Der erste Abschnitt des Dickdarms ist der Blinddarm mit Wurmfortsatz. Daran schließt sich das Kolon an.
- Den letzten Darmabschnitt bildet das Rektum, das am After endet. Dort sichern zwei Schließmuskeln die Kontinenz.

18.9 Die Leber
- Die Leber bildet die Galle und hat wichtige Aufgaben im Stoffwechsel und bei der Entgiftung. Das Blut für die Leber stammt aus der Pfortader und der Leberarterie.
- Die mikroskopische Baueinheit der Leber ist das Leberläppchen mit einer charakteristischen Anordnung von Blutgefäßen und Gallengängen.

18.10 Physiologie der Ernährung
- Der tägliche Energiebedarf beträgt rund 2500 Kilokalorien.
- Bei Insulinmangel kommt es zum Diabetes mellitus, wobei neben dem Kohlenhydratstoffwechsel auch der Fettstoffwechsel gestört ist. Der Diabetes mellitus ist eine sehr häufige Erkrankung und vor allem durch seine Folgeschäden medizinisch und sozial bedeutsam.
- Vitamine haben wichtige Funktionen im Stoffwechsel, sie können nicht vom Körper gebildet werden und müssen daher von außen in ausreichender Menge zugeführt werden.
- Ebenfalls von außen zugeführt werden müssen die Mineralstoffe.
- Ballaststoffe sind kein Ballast, sondern für die Darmperistaltik und Nährstofftransport im Darm sowie zur Stuhlregulierung bedeutsam.

18 Verdauungssystem, Ernährung und Stoffwechsel

18.1 Übersicht

18.1.1 Mechanische und chemische Verdauung

Der Mensch ist auf die ständige Zufuhr des *Energierohstoffs* Nahrung angewiesen. Um aus Nahrungsmitteln Energie zu gewinnen, muss die Nahrung *mechanisch* zerkleinert und durch Einwirkung von Verdauungsenzymen *chemisch* zerlegt werden. Man spricht deshalb von einer **mechanischen** und einer **chemischen Verdauung**.

Nach Abschluss der Verdauung können die Nährstoffmoleküle die Wand der Schleimhäute des Verdauungstraktes passieren und über kleine Blut- und Lymphgefäße in den Blutkreislauf gelangen (**Resorption**).

18.1.2 Der Verdauungskanal vom Mund zum After

Der **Verdauungstrakt** *(Gastrointestinaltrakt, Magen-Darm-Trakt)* ist ein durchgehendes Rohr, das mit dem Mund beginnt und mit dem After (Anus) endet.

Das Zusammenziehen der Muskulatur in der Wand des Verdauungstraktes fördert die mechanische Zerkleinerung und die ständige intensive Durchmischung des Nahrungsbreies. Da diese Muskelzusammenziehung oft wellenförmig wandert (**Peristaltik**), sorgt sie außerdem für den Transport des Magen-Darm-Inhaltes.

Von verschiedenen Organen entlang des Verdauungskanals werden enzymreiche Sekrete abgegeben. Sie bewirken die chemische Verdauung.

18.1.3 Der Flüssigkeitsumsatz

Pro Tag nimmt der Mensch *von außen* etwa 2 Liter Flüssigkeit (Getränke bzw. Wassergehalt fester Nahrung ☞ Abb. 19.15) auf. Dies ist jedoch nur der kleinere Teil der insgesamt etwa 9 Liter Flüssigkeit, die täglich im Verdauungstrakt umgesetzt werden. Der mit etwa 7 Litern weitaus größere Teil stammt aus den Sekreten von Speicheldrüsen, Magen, Leber, Pankreas (Bauchspeicheldrüse) und Dünndarm.
Von der zugeführten Flüssigkeit werden über 95% hauptsächlich im Dünndarm wieder in den Körperkreislauf aufgenommen (rückresorbiert). Der Rest, etwa 150 ml, gelangt mit dem Stuhl zur Ausscheidung.

18.1.4 Der Feinbau des Verdauungskanals

Die Wand des Verdauungstraktes besteht grundsätzlich aus vier wie Zwiebelschalen übereinanderliegenden Geweben, die allerdings an verschiedenen Abschnitten unterschiedlich aufgebaut sind.

Von innen nach außen sind dies:
- Die **Mukosa**, eine Schleimhaut, bildet die innere Wandschicht des Magen-Darm-Kanals.
- Die **Submukosa**, eine schmale Bindegewebsschicht zwischen Schleimhaut und Muskelschicht.
- Die **Muskularis**, eine Muskelschicht, besteht im Mund, Rachen und im oberen Teil der Speiseröhre aus *quergestreiften Muskelfasern*, die beim Schlucken willkürlich angespannt werden können. Im übrigen Teil des Verdauungskanals besteht sie aus *glatter Muskulatur*, die unwillkürlich angespannt wird. Die Muskelfasern sind sowohl ringförmig als auch längs angeordnet, damit sich der Verdauungskanal sowohl längs als auch quer zusammenziehen kann.
- Die **Serosa** bildet die äußerste Gewebsschicht des Magen-Darm-Trakts. Sie ist eine sehr dünne Membran, welche eine wässrige

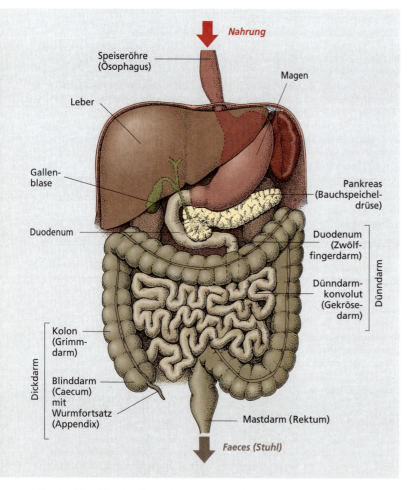

Abb. 18.1: Übersicht über die Verdauungsorgane

Verdauungssystem, Ernährung und Stoffwechsel

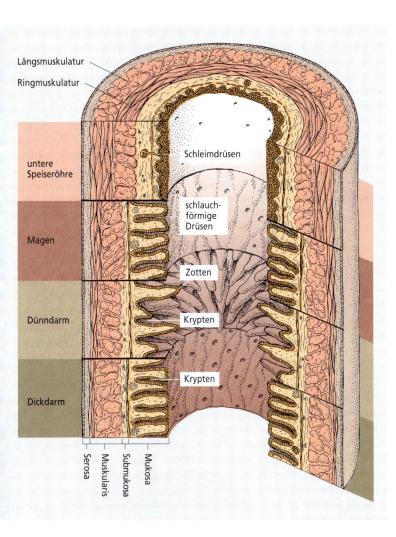

Abb. 18.2: Aufbau der Wandschichten in verschiedenen Abschnitten des Verdauungstraktes. Vom untersten Abschnitt der Speiseröhre bis zum Dickdarm findet man den gleichen Wandaufbau mit Mukosa, Submukosa, Muskularis und Serosa. Die Auffaltung der Mukosa mit dem Ziel der Oberflächenvergrößerung ist vor allem im Dünndarm stark ausgeprägt, wo die Nährstoffresorption im Vordergrund steht.

Flüssigkeit absondert und damit das leichte Übereinandergleiten mit anderen Organen ermöglicht. Sie kommt aber nur bei *in* der Bauchhöhle gelegenen Organen vor. Die Serosa der Bauchhöhle wird auch als *Peritoneum*, ihr dem Organ aufliegender Anteil als *Peritoneum viszerale* bezeichnet. Im Bereich von Mundhöhle, Rachen und (oberer) Speiseröhre stellt lockeres Bindegewebe (**Adventitia**) die Verbindung zu den Nachbargeweben her.

18.1.5 Das Peritoneum

Die meisten Verdauungsorgane (Magen bis Dickdarm) liegen im **Bauchraum**. Dieser wird ringsum von der Muskulatur der Bauchwand und des Rückens, oben vom Zwerchfell und unten von der Beckenbodenmuskulatur begrenzt. Der ganze Bauchraum ist von einer spiegelglatten Haut, dem *Bauchfell* oder **Peritoneum**, ausgekleidet. Das Peritoneum umschließt die so gebildete **Bauchhöhle**. Der Raum, der *hinter* der Bauchhöhle liegt, heißt **Retroperitonealraum** (*retro* = dahinter).
Der Verdauungstrakt bildet in der frühen Embryonalzeit einen geraden Schlauch in der Mitte des Körpers, der breitflächig mit der rückseitigen Bauchwand in Verbindung steht und größtenteils von Peritoneum überzogen wird – man spricht von einer **intraperitonealen Lage** (*im* Peritoneum). Im Verlaufe der Entwicklung verschmälert sich die Verbindung zur rückseitigen Bauchwand immer mehr – das **Mesenterium** (im weiteren Sinne) entsteht. Zur endgültigen Lage der Bauchorgane und ihrer Beziehung zum Peritoneum tragen

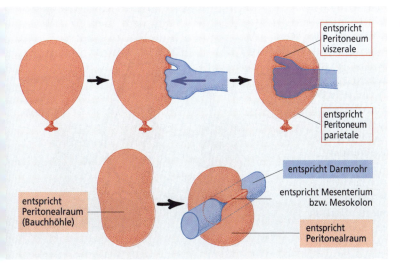

Abb. 18.3: Modell für die Beziehung zwischen Bauchorganen und Bauchfell. Die Bauchorgane liegen so in der Bauchhöhle vor wie ein Gegenstand, der in einen aufgeblasenen Luftballon hineingeschoben worden ist.

18 Verdauungssystem, Ernährung und Stoffwechsel

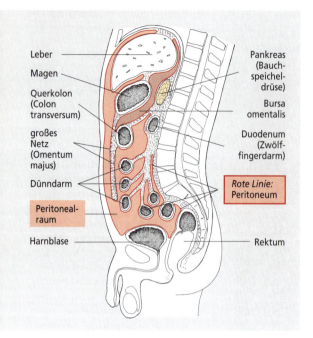

Abb. 18.4: Längsschnitt durch den Bauchraum. Das Peritoneum überzieht Leber, Magen und den größten Anteil des Darms. Harnblase, Zwölffingerdarm und Bauchspeicheldrüse z.B. sind vom Peritoneum nur teilweise bedeckt, sie liegen retroperitoneal. Zwischen Magen und Bauchspeicheldrüse liegt ein Hohlraum (Bursa omentalis), der Verbindung zur Bauchhöhle hat. Seine Wände verkleben zum großen Netz (Omentum majus), das sich über die Dünndarmschlingen legt.

schließlich auch ein ungleiches Längenwachstum, komplizierte Drehungen und Verschmelzung von Gewebeschichten während der weiteren Entwicklung mit bei.

Modellhaft lassen sich die Lagebeziehungen gut mit einem aufgeblasenen Luftballon (entspricht der Bauchhöhle mit dem umgebenden Bauchfell) veranschaulichen, in den ein Gegenstand vorgeschoben wird. Die Haut des Ballons legt sich um den Gegenstand (entspricht den Bauchorganen). An der Stelle, dort wo sich alle Schichten des Luftballons wieder berühren, entsteht eine Duplikatur. Mit der hinteren Bauchwand steht das Organ über dieses gedoppelte Peritoneum in Verbindung. Die beiden Peritonealschichten, verstärkt durch Bindegewebe, bilden ein elastisches Aufhängeband. Über dieses Aufhängeband, beim Dünndarm **Mesenterium** (im engeren Sinne), beim Dickdarm **Mesokolon** genannt, werden die intraperitoneal gelegenen Organe mit Lymph- und Blutgefäßen sowie Nerven versorgt (☞ 18.1.6).

Ein **retroperitoneal** gelegenes Organ ist nur *zum Teil* (an der Vorderseite) von Bauchfell überzogen. Retroperitoneal gelegene Organe haben kein Mesenterium bzw. Mesokolon, sondern sind fest mit der rückseitigen Bauchwand verwachsen. Solche Organe sind z.B. das Pankreas, der Zwölffingerdarm (Duodenum), die Nieren, die Bauchaorta und die untere Hohlvene.

Liegt ein Organ **extraperitoneal**, so besteht keinerlei Kontakt zu dem die Bauchhöhle auskleidenden Peritoneum, das Organ hat also auch keinen Peritonealüberzug. Dies ist beispielsweise beim *Rektum*, dem letzten Darmabschnitt, der Fall. Es verlässt beim Durchtritt in das kleine Becken die Bauchhöhle und verliert daher auch seinen Bauchfellüberzug.

18.1.6 Die Gefäßversorgung des Bauchraums

Die Arterien des Bauchraums

Die Verdauungsorgane des Bauchraums werden über drei große, bauchwärts aus der Aorta abzweigende Arterienstämme versorgt (☞ auch 16.2.1).

Die erste Abzweigung der Bauchaorta, unmittelbar nach deren Zwerchfelldurchtritt, ist der **Truncus coeliacus** mit den drei Abzweigungen *A. gastrica sinistra, A. hepatica communis* und *A. lienalis*. Diese versorgen Leber, Gallenblase und Magen *ganz* sowie *teilweise* Pankreas und Zwölffingerdarm (Duodenum).

Unmittelbar unterhalb des Truncus coeliacus entspringt die **A. mesenterica superior** *(obere Eingeweideschlagader)*. Von ihr gehen Äste zum Zwölffingerdarm, Magen und zur Bauchspeicheldrüse ab. Anschließend zweigt sie sich bogenförmig auf und versorgt den übrigen Dünndarm sowie etwa die Hälfte des Dickdarms mit sauerstoffreichem Blut.

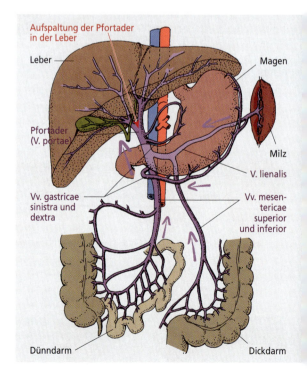

Abb. 18.5: Die Pfortader nimmt das venöse Blut aus dem Magen, der Milz, dem Pankreas, dem Dünndarm und dem größten Anteil des Dickdarms auf und leitet es zur Leber, wo es sich in einem Kapillarsystem verteilt.

Verdauungssystem, Ernährung und Stoffwechsel

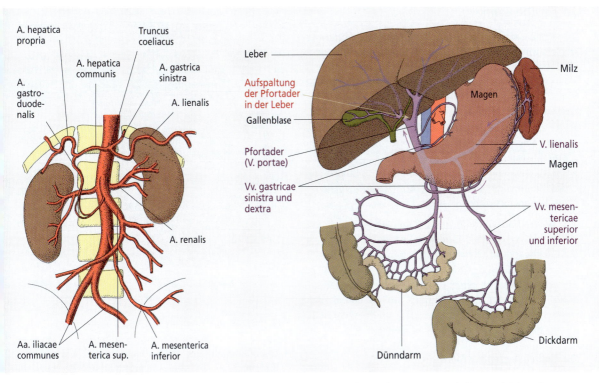

Abb. 18.6: Die arterielle Versorgung der Bauchorgane. Rechts im so genannten „Situs", also zusammen mit den zugehörigen Organen; links dagegen sind alle Organe bis auf die Nieren entfernt, um die Gefäßverläufe besser wiedergeben zu können.

Einige Zentimeter unterhalb der A. mesenterica superior entspringt die **A. mesenterica inferior** *(untere Eingeweideschlagader)*. Auch sie zweigt sich bogenförmig auf und versorgt die untere Hälfte des Dickdarms und den größten Teil des Mastdarms (Rektum).

Die Venen des Bauchraumes

Die Bauchorgane sammeln ihr venöses Blut in einem gemeinsamen System, aus dem die **Pfortader** *(Vena portae)* hervorgeht. Diese bringt das Blut direkt zur Leber, wo es erneut in ein Kapillarsystem einmündet und von ihr gereinigt und entgiftet wird.

Lymphgefäße und Lymphknoten

Die **Lymphgefäße** des Bauchraums halten sich im wesentlichen an den Verlauf der Arterien. Die Lymphe fließt schließlich, nachdem sie die verstreut liegenden **Lymphknoten** passiert hat, in ein vor dem 1. und 2. Lendenwirbel hinter dem oberen Teil der Bauchaorta gelegenes Sammelbecken, die *Cisterna chyli*. Von dieser geht der **Milchbrustgang** *(Ductus thoracicus)* ab (☞ Abb. 18.27). Der Milchbrustgang endet im linken Venenwinkel (☞ Abb. 14.18), so dass sich die Darmlymphe schließlich in den venösen Teil des Blutkreislaufs entleert. Auf diese Weise wird sie im Körper verteilt und zu den Organen transportiert, die für die weitere Verwertung und Ausscheidung zuständig sind.

18.2 Mundhöhle und Rachenraum

18.2.1 Die Mundhöhle

Die **Mundhöhle** ist der Anfangsteil des Verdauungsrohres. Ihre Aufgabe ist die Aufnahme und Vorbereitung der Nahrung für die weitere Verdauung im Magen-Darm-Trakt.
Die Mundhöhle besteht aus dem *Mundhöhlenvorhof*, das ist der Raum zwischen Wangen, Lippen und Zähnen, sowie der *Mundhöhle im engeren Sinne*, dem Raum innerhalb der Zähne.
Letztere hat folgende Begrenzungen:
• Oben: *Harter* und *weicher Gaumen*.
• Unten: Unterseite der Zunge und *Mundbodenmuskulatur* (Muskulatur zwischen den Unterkieferästen).
• Seitlich: Zahnreihen von Ober- und Unterkiefer.
• Hinten: *Rachen*.
• Vorn: *Schneide-* und *Eckzähne*.

Die Mundhöhle ist mit Schleimhaut ausgekleidet, deren Oberfläche aus mehrschichtigem Plattenepithel besteht und in die zahlreiche schleimabsondernde Drüsen eingelassen sind.
An den Zahnfortsätzen von Ober- und Unterkiefer ist die Mundschleimhaut fest mit der Knochenhaut verwachsen. Sie heißt dort **Zahnfleisch**.

18.2.2 Die Zähne

Die Zähne sorgen für die *mechanische Zerkleinerung* der Nahrung. Jeder **Zahn** besteht aus der **Krone**, dem **Zahnhals** und einer oder mehreren **Zahnwurzeln**.

- Die Zahnkrone ist der sichtbare Teil des Zahnes, der aus dem Zahnfleisch herausragt. Er ist vom *Zahnschmelz* überzogen.
- Der Zahnhals ist der Übergang vom Schmelz der Krone zum Zement der Zahnwurzel. Er wird vom Zahnfleisch umschlossen.
- Die Zahnwurzel ist der von außen nicht sichtbare Teil des Zahnes, der im **Zahnfortsatz** *(Alveolarfortsatz)* des Kiefers fest verankert ist.

Die **Wurzelhaut** umschließt die Zahnwurzel und hängt sie durch ihre straffen Bindegewebsfasern elastisch im Zahnfortsatz des Kiefers auf.

Am unteren Ende der Zahnwurzel *(Wurzelspitze)* liegt eine kleine Öffnung, die in das Innere der Zahnes führt. Über sie wird der Zahn mit Blut- und Lymphgefäßen sowie mit Nerven versorgt. Das gefäß- und nervenreiche Bindegewebe der Zahnhöhle heißt **Pulpa**.

Die Hartsubstanzen der Zähne

Jeder Zahn ist aus drei sehr harten Baustoffen aufgebaut: **Zahnbein**, **Zahnschmelz** und **Zahnzement**.

- Das **Zahnbein** *(Dentin)* bildet die Hauptmasse des Zahns. Es ist vom Aufbau her dem Knochengewebe sehr ähnlich, jedoch härter als Knochen.

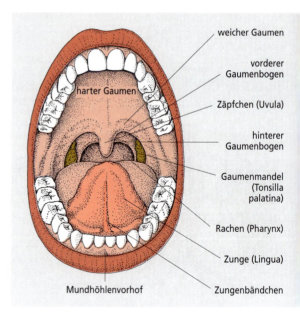

Abb. 18.8: Blick in die Mundhöhle.

- Der **Zahnschmelz** ist der festeste und widerstandsfähigste Stoff des menschlichen Körpers. Er überzieht den Zahn. Am dicksten ist er an der Kaufläche, zum Zahnhals hin nimmt seine Dicke ab. Er enthält weder Zellen noch Blutgefäße und Nerven. Schmelzverluste durch Karies oder Abnutzung können vom Körper *nicht* ersetzt werden.
- Der **Zahnzement** überzieht den Zahn an seiner Wurzel mit einer dünnen Schicht. Er ist ähnlich aufgebaut wie Knochengewebe.

Das Gebiss des Erwachsenen

Das Erwachsenengebiss besteht aus insgesamt 32 Zähnen, je 16 Zähnen im Ober- und Unterkiefer. In der Mitte liegen pro Kiefer vier scharfkantige **Schneidezähne** zum Abbeißen der Nahrung. An diese schließt sich rechts und links je ein **Eckzahn** an.

Es folgen auf beiden Seiten je zwei **Backenzähne** und drei **Mahlzähne** zum Kauen und Zermalmen der Nahrung. Die hintersten Mahlzähne heißen **Weisheitszähne**, weil sie in der Regel erst nach dem 17. Lebensjahr auswachsen.

Die **Kaufläche** der Backenzähne besteht aus zwei Höckern. Backenzähne haben im Unterkiefer stets eine, im Oberkiefer manchmal zwei Wurzeln. Die Kaufläche der Mahlzähne besteht meist aus vier oder fünf Höckern. Sie haben im Oberkiefer drei Wurzeln, im Unterkiefer zwei.

Um den Zahnärzten und ihrem Assistenzpersonal die Dokumentation von Zahnbehandlungen zu erleichtern, wird durch die **Zahnformel** jedem Zahn eine bestimmte Nummer zugeordnet. Dazu werden die Zähne einer *Kieferhälfte* beginnend mit dem vordersten Schneidezahn bis zum Weisheitszahn mit 1 bis

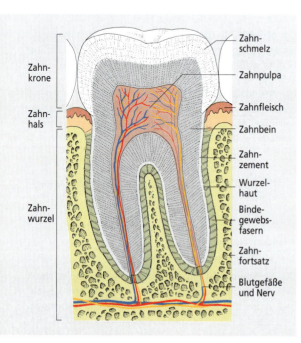

Abb. 18.7: Längsschnitt durch einen Backenzahn. Jede Wurzel durchziehen Blutgefäße, Nerven und Lymphgefäße.

Verdauungssystem, Ernährung und Stoffwechsel

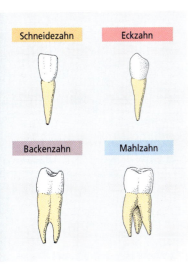

Abb. 18.9: Verschiedene Zahnformen.

8 durchnummeriert. Zusätzlich stellt man den Zähnen des rechten Oberkiefers eine **1**, denen des linken Oberkiefers eine **2**, denen des linken Unterkiefers eine **3** und denen des rechten Unterkiefers eine **4** voran.

Milchgebiss und Zahnwechsel

Die ersten Zähne werden auch **Milchzähne** genannt. Sie brechen zwischen dem 6. Lebensmonat und dem 2. Lebensjahr durch. Das Milchgebiss hat im Gegensatz zum Erwachsenengebiss nur 20 Zähne. Etwa im 6. Lebensjahr beginnt der sog. **Zahnwechsel**: die Milchzähne fallen aus, in die entstandenen Lücken rücken die bereits vollständig vorgebildeten bleibenden Zähne nach.

Parodontose

> Hierunter fasst man Erkrankungen des **Zahnhalteapparates** zusammen, die zum Zahnfleischschwund und zur Lockerung des Zahnes aus seiner festen Verankerung im Kieferknochen führen. Schlimmstenfalls kann diese Lockerung so weit fortschreiten, dass der Zahn ausfällt. Die Ursachen der **Parodontose** sind unbekannt.

Karies

> **Karies** *(Zahnfäule)* ist eine Erweichung v.a. des Zahnschmelzes durch Entkalkung. Sie geht meist mit einer Braunfärbung des Zahnes einher. Hierbei spielen die Bakterien im Zahnbelag und der Zucker aus der Nahrung eine entscheidende Rolle. Die Bakterien bauen den Zucker ab, es entstehen Säuren, die den Zahnschmelz angreifen. Erreicht der Zahnzerfall die Pulpahöhle im Inneren des Zahnes (hier liegen die Nerven!), kommt es zu heftigen Zahnschmerzen. Wird der Zahnarzt nicht rechtzeitig aufgesucht, droht eine Entzündung der Pulpahöhle. Der Zahn muss dann entweder gezogen oder der Nerv abgetötet werden.

> **Kariesvorsorge**
> Karies lässt sich durch regelmäßige Zahnpflege und richtige Ernährung weitgehend vermeiden. Die Maßnahmen zur Kariesvorsorge umfassen:

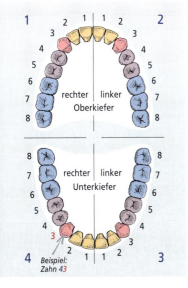

Abb. 18.10: Die Zahnformel. Der Zahn 43 im Beispiel ist der Eckzahn (3. Zahn von der Mittellinie aus) im rechten Unterkiefer (4).

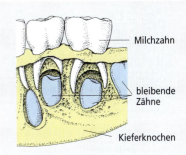

Abb. 18.11: Milchgebiss vor dem Zahnwechsel. Unter den Milchzähnen sind die bleibenden Zähne schon angelegt.

- Zähne gut pflegen – mindestens zweimal täglich Zähneputzen.
- Wenig Zucker und Süßigkeiten essen.
- Regelmäßig alle sechs Monate zum Zahnarzt gehen.
- Auf ausreichende Fluoridzufuhr achten (Fluor ☞ Tab. 2.2). **Fluoride** machen die Zahnhartsubstanzen widerstandsfähiger gegen die von den Mundbakterien gebildeten Säuren. Bei Säuglingen und Kleinkindern werden sie in Kombination mit Vitamin D oral gegeben, später lokal z.B. durch Zahnpasten oder Fluoridlacke aufgebracht.

Der Kauvorgang

Bei den Kauvorgängen kommen sowohl Schneidebewegungen als auch Mahlbewegungen vor. Bei der **Schneidebewegung** wird der Unterkiefer gegen den Oberkiefer bewegt. Die Muskeln die dabei aktiv sind, sind der **M. masseter** *(Kaumuskel)* und der **M. temporalis** *(Schläfenmuskel)*. Bei der **Mahlbewegung** wird der Unterkiefer nach vorne bzw. hinten gezogen. Unterstützt werden diese Bewegungen durch die Wangenmuskulatur und die Zunge, wodurch sichergestellt wird, dass die Nahrung immer wieder zwischen die Zahnreihen gelangt und weiter zerkleinert werden kann.

> Der Gaumen hat die Tendenz, sich zu verformen. Deshalb sollten Patienten, die eine Zahnprothese tragen, diese auch dann einsetzen, wenn sie vorübergehend nicht essen dürfen. Der Gaumen schrumpft schon innerhalb von 3–8 Tagen so stark, dass die Prothese nicht mehr richtig passt und der Patient Schwierigkeiten beim Kauen hat.

18.2.3 Die Zunge

Die **Zunge** ist ein mit Schleimhaut überzogener Muskelkörper. Die Zunge
- hilft bei Kau- und Saugbewegungen,
- formt einen schluckbaren Bissen und beginnt die Schluckbewegung,
- dient dem Geschmacks- und Tastempfinden und
- ist maßgeblich an der Lautbildung beim Sprechen beteiligt.

Der hintere Anteil der Zunge heißt **Zungenwurzel**; sie ist fest mit dem Mundboden verwachsen. Die restliche Zunge ist frei beweglich und besteht aus dem **Zungenkörper** und aus der **Zungenspitze**. In der Mitte der Zungenunterseite liegt das **Zungenbändchen**, das die Zunge am Mundboden festhält. Am Übergang des Zungenbändchens zum Mundboden liegen rechts und links die Ausführungsgänge der beiden Unterkieferspeicheldrüsen.
Die Oberfläche der Zunge wird, wie auch die der übrigen Mundhöhle, von einer Schleimhaut gebildet, die an ihrer Oberfläche ein mehrschichtiges Plattenepithel trägt. Zusätzlich finden sich am Zungenrücken und an den Zungenrändern zahlreiche warzenförmige Erhebungen in der Schleimhaut, die die raue Oberfläche der Zunge bewirken. Diese heißen **Papillen**.
Nach ihrer Form unterscheidet man *fadenförmige, pilzförmige, warzenförmige* und *blattförmige* Papillen.
Die fadenförmigen Papillen dienen der *Tastempfindung,* die übrigen Papillen enthalten **Geschmacksknospen** (☞ 12.5.2) zum Schmecken der Speisen.
Die Schleimhaut der Zungenwurzel enthält viele lymphatische Zellen, die der Infektabwehr dienen.

18.2.4 Die Speicheldrüsen

Für die Speichelbildung sorgen neben den vielen winzigen Drüsen der Mundschleimhaut drei große, paarige **Speicheldrüsen**. Sie liegen außerhalb des Mundraums und geben ihr Sekret über Ausführungsgänge in den Mundraum ab.
Die **Ohrspeicheldrüse** (Glandula parotis) liegt etwas vor- und unterhalb des Ohres zwischen der Haut und dem Kaumuskel. Ihr Ausführungsgang endet gegenüber dem zweiten oberen Mahlzahn im Mundhöhlenvorhof.
Die **Unterkieferspeicheldrüse** liegt unterhalb der Mundbodenmuskulatur an der Innenseite des Unterkiefers, ein

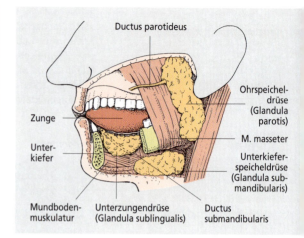

Abb. 18.12: Die großen Speicheldrüsen und ihre Ausführungsgänge.

hakenförmiger Drüsenausläufer zieht um den Hinterrand des Mundbodenmuskels auf dessen Oberseite. Der Ausführungsgang mündet unter der Zunge an einer kleinen Erhebung nahe dem Zungenbändchen.
Die **Unterzungendrüse** liegt direkt auf der Mundbodenmuskulatur. Sie hat mehrere kurze Ausführungsgänge beidseits der Zunge und einen größeren Ausführungsgang, der gemeinsam mit dem der Unterkieferspeicheldrüse am Zungenbändchen endet.

Zusammensetzung des Speichels

Der **Mundspeichel** besteht aus den Absonderungen der verschiedenen Speicheldrüsen. Er besteht zu etwa 99,5 % aus Wasser. Die übrigen 0,5 % sind gelöste Anteile, vor allem Elektrolyte, Enzyme, antimikrobiell wirksame Substanzen (z.B. Immunglobulin A ☞ auch 6.4.3) und Schleimstoffe.

> Ein verminderter Speichelfluss tritt sowohl bei einem Flüssigkeitsmangel als auch bei mangelnder Kautätigkeit auf. Die Mundschleimhaut trocknet aus, ist leichter verletzbar und wird anfällig für Infektionen. Bei Patienten, die nicht essen oder trinken dürfen, ist deshalb eine regelmäßige und gewissenhafte Mundpflege unabdingbar. Zusätzlich sollte der Speichelfluss durch Reize wie Apfelscheiben, Kaugummi oder einer gezielten Massage entlang der Speicheldrüsen angeregt werden.

18.2.5 Der Gaumen

Der **Gaumen** ist gleichzeitig das Dach der Mundhöhle und der Boden der Nasenhöhle. Der Gaumen
- trennt Mund- und Nasenhöhle,
- bildet das Widerlager der Zunge beim Sprechen,
- verschließt den oberen Rachenraum beim Schlucken,

- ermöglicht korrektes Sprechen (die Laute i, k, ch können ohne normalen Gaumenschluss nicht gesprochen werden).

Der Gaumen besteht aus zwei Teilen, dem vorderen **harten Gaumen** und dem hinteren **weichen Gaumen**, der auch *Gaumensegel* heißt (☞ Abb. 18.13). Der harte Gaumen besteht aus den Gaumenfortsätzen des Oberkieferknochens und den dahinter liegenden Gaumenbeinen.

Der sich anschließende weiche Gaumen ist eine Sehnen-Muskelplatte, die am Knochen des harten Gaumens und an der Schädelbasis befestigt ist und im Bogen zum Zungengrund verläuft. In der Mitte des weichen Gaumens liegt das **Zäpfchen**. Zieht sich die Muskulatur des weichen Gaumens zusammen, so wird das Gaumensegel nach oben gezogen und der Nasen-Rachenraum gegen die Mundhöhle verschlossen. Dies wird als *Gaumenschluss* bezeichnet.

Die seitlichen Ränder des Gaumensegels bilden zwei Schleimhautfalten, die zum Zungengrund und zur seitlichen Rachenwand führen. Sie heißen **vorderer** bzw. **hinterer Gaumenbogen**. Dazwischen liegen rechts und links die **Gaumenmandeln** (☞ Abb. 18.8).

18.2.6 Der Rachen

Der **Rachen** (☞ auch 17.2) ist ein Schleimhautmuskelschlauch, dessen oberes Ende an der Schädelbasis befestigt ist. Am unteren Ende geht er in die Speiseröhre über. Er verbindet Mundhöhle und Speiseröhre, aber auch Nase und Luftröhre. In seinem mittleren Teil kreuzen sich Atem- und Speiseweg, wobei insbesondere beim Schlucken verhindert werden muss, dass Nahrung oder Flüssigkeit in Nase oder Luftröhre gelangt.

18.2.7 Das Schlucken

Ist die Nahrung genügend gekaut und mit Speichel vermischt, so formt die Zunge daraus einen schluckfähigen **Bissen**.

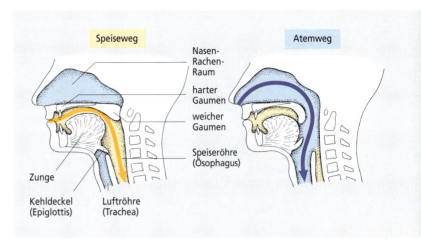

Abb. 18.13: Kreuzung von Atem- und Speiseweg im Rachen.
Beim Schlucken wird der Nasen-Rachenraum durch Anheben des Gaumensegels und Anspannung der Rachenwand abgedichtet. Durch eine Aufwärtsbewegung des Kehlkopfs legt sich der Kehldeckel automatisch über den Kehlkopfeingang und verschließt so den Luftweg.

Es folgt der höchst komplizierte, teils willkürliche, teils unwillkürliche Schluckvorgang:

Die Zunge schiebt den Bissen nach hinten in den Rachen. Sodann läuft der folgende Reflex ab: Das Gaumensegel hebt sich, die Rachenmuskulatur zieht sich zusammen. Dadurch wird der Nasen-Rachenraum abgedichtet. Jetzt zieht sich die Mundbodenmuskulatur zusammen. Dadurch schiebt sich der Kehlkopfeingang nach oben und verschließt sich, so dass keine Nahrung in die Luftröhre gelangen kann. Gleichzeitig zieht sich die Rachenmuskulatur wellenförmig zusammen und schiebt den Bissen in die Speiseröhre.

> Beim Legen einer **Magensonde** kann der Schluckreflex ausgenutzt werden, weil er durch die ausgelösten Muskelkontraktionswellen die Sonde Richtung Magen transportiert. Voraussetzung dafür ist, dass der Patient gezielt und gleichzeitig geduldig, zur Mitarbeit angeleitet wird. Ungeduldiges Vorgehen führt hier nur dazu, dass der Patient bei Berührung des empfindlichen Gaumenbogens würgt und die Gefahr von Verletzungen steigt.

18.3 Die Speiseröhre

Die **Speiseröhre** *(Ösophagus)* ist ein etwa 25 cm langer Muskelschlauch, der den Rachen mit dem Magen verbindet. Sie transportiert die Speisen vom Mund in den Magen.

Der Verlauf der Speiseröhre

Die Speiseröhre beginnt hinter dem Ringknorpel des Kehlkopfs in Höhe des 6. Halswirbels. Sie läuft dann hinter der Luftröhre abwärts. In Höhe der Luftröhrengabelung wird die Speiseröhre zwischen der Luftröhre und der Hauptschlagader (Aorta) etwas eingeengt. Nach dem Durchtritt durch das Zwerchfell geht sie nach kurzem Verlauf im Bauchraum in den Magen über.

Die Speiseröhre ist ein sehr dehnbarer, elastischer Schlauch. An drei Stellen ist sie jedoch mit der Umgebung verwachsen und daher weniger dehnbar. Diese werden deshalb als die drei *natürlichen Engstellen* der Speiseröhre bezeichnet:
- die *Ringknorpelenge*,
- die *Aorten-* und
- die *Zwerchfellenge*.

Zu große oder zu wenig gekaute Bissen bleiben an diesen Engstellen, besonders in der Ringknorpelenge,

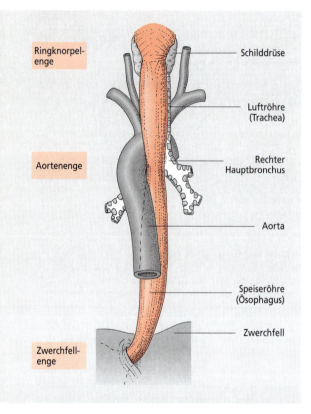

Abb. 18.14: Verlauf der Speiseröhre und ihre drei natürlichen Engstellen.

stecken. Auch Entzündungen oder Tumoren entwickeln sich bevorzugt in diesen Abschnitten.

Durchtritt des geschluckten Bissens durch die Speiseröhre

Normalerweise ist die Speiseröhre an ihrem Beginn und am Ende verschlossen. Dies kommt durch den erhöhten Spannungszustand der Muskulatur in diesen Abschnitten zustande. Man nennt diese Stellen auch den **oberen** und **unteren Ösophagussphinkter**.

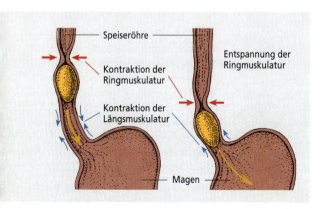

Abb. 18.15: Die Peristaltik der Speiseröhre.

Nach Beginn des Schluckvorganges erschlafft der *obere* Ösophagussphinkter, der Bissen kann vom Rachen in die Speiseröhre übertreten. Jetzt wird der Bissen in Richtung Magen weiterbefördert. Die längs verlaufenden und die quer verlaufenden Muskelfasern der Speiseröhre ziehen sich abwechselnd zusammen. Hierdurch entsteht eine wellenförmige Bewegung, auch **Peristaltik** genannt. Kommt diese peristaltische Wellenbewegung am unteren Speiseröhrenende an, so wird unwillkürlich der *untere* Ösophagussphinkter geöffnet, und der Bissen kann in den Magen eintreten.

18.4 Der Magen

An die Speiseröhre schließt sich als sackartige Erweiterung des Verdauungskanals der **Magen** an. In ihm wird die bereits in der Mundhöhle begonnene Verdauung der Nahrung fortgesetzt.

Das *Fassungsvermögen* des Magens beträgt etwa 1,5 l. In seiner Position in der Bauchhöhle wird der Magen hauptsächlich durch die ihn umgebenden Bänder, die zu Leber und Milz verlaufen, gehalten. Trotzdem variiert die Form des Magens ständig, je nach seinem Füllungszustand und der Körperlage.

18.4.1 Die Abschnitte des Magens

Den Mageneingang, also den Übergang von der Speiseröhre zum Magen, bezeichnet man als **Kardia** *(Magenmund)*.

Seitlich der Kardia, unmittelbar unter dem Zwerchfell, liegt die kuppelförmige Erweiterung des Magens, der **Fundus** *(Magengrund)*. Dies ist beim stehenden Menschen die am höchsten liegende Region des Magens, in der sich die beim Essen zwangsläufig mitgeschluckte Luft ansammelt.

An den Fundus schließt sich der größte Teil des Magens, der **Korpus** *(Magenkörper)*, an. Dieser geht in den *Vorraum des Pförtners (Antrum pyloricum)*, meist kurz als **Antrum** bezeichnet, über.

Den Abschluss des Magens bzw. den Übergang zum Dünndarm stellt der *Pförtner* (**Pylorus**) her.

Der grobe Aufbau der Magenwand wurde bereits in Abb. 18.2 gezeigt. Die Magenwand zeigt jedoch Besonderheiten, die im folgenden dargestellt werden.

18.4.2 Die Muskelschicht der Magenwand

Die Muskelschicht der Magenwand (Muskularis) besteht in Abweichung zum übrigen Verdauungskanal aus *drei* übereinandergelagerten Schichten von Muskelfasern, die von außen nach innen längs, ringförmig und schräg verlaufen.

Diese Anordnung erlaubt dem Magen, sich auf vielfältige Weise zusammenzuziehen und dadurch die Magengröße der jeweiligen Füllung anzupassen, den Nahrungsbrei mit dem Magensaft zu mischen und den Nahrungsbrei zum Magenausgang weiterzuleiten.

Dies erfolgt durch **peristaltische Wellen**, die über den ganzen Magen in Richtung Pylorus verlaufen. Diese ständige Durchmischung dient insbesondere der mechanischen Zerkleinerung der Nahrung.

18.4.3 Die Magenschleimhaut

Die rötlich-graue Magenschleimhaut ist beim entleerten Magen in ausgedehnte Längsfalten gelegt, welche am Pförtner zusammenlaufen. Die „Täler" zwischen den Falten heißen auch *Magenstraßen*.

Feingeweblicher Aufbau. Die Oberfläche der Magenschleimhaut besteht aus einem einreihigen Zylinderepithel. Dieses Epithel ist in tiefe Falten gelegt, wodurch unzählige schlauchförmige Drüsen entstehen, die den verdauenden Magensaft produzieren. Man findet diese Drüsen zwar im ganzen Magen, der verdauende Magensaft wird jedoch nur im Magengrund (Fundus) und Magenkörper (Korpus) produziert.

Die Fundus- und Korpusdrüsen enthalten drei unterschiedliche Zellarten:

- Die **Belegzellen** – sie liegen überwiegend im mittleren Abschnitt der Drüsenschläuche. Ihre Hauptaufgaben sind die Herstellung von *Salzsäure* und *Intrinsic factor* (☞ 18.4.4 und 18.10.5).
- Die **Hauptzellen** – in der Tiefe der Drüsenschläuche liegend sind sie auf die Bildung der eiweißspaltenden Enzyme (*Pepsinogene* bzw. in der aktiven Form *Pepsine*) spezialisiert.
- Die **Nebenzellen** – sie bilden wie die zylinderförmigen Oberflächenzellen des Magens den *muzinhaltigen Magenschleim*, der die innere Oberfläche des Magens vor der aggressiven Salzsäure schützen soll.

In den übrigen Regionen des Magens wird kein Magensaft gebildet, sondern ausschließlich der schützende Magenschleim abgesondert.

Im Antrum und vor allem auch im Schleimhautabschnitt des Pförtners findet man noch eine vierte Zellart, die so genannten **G-Zellen**. Diese bilden das Hormon **Gastrin**, das auf dem Blutweg die Magenbeweglichkeit steigert sowie die Haupt- und Belegzellen von Fundus und Korpus anregt, Salzsäure und Verdauungsenzyme zu bilden.

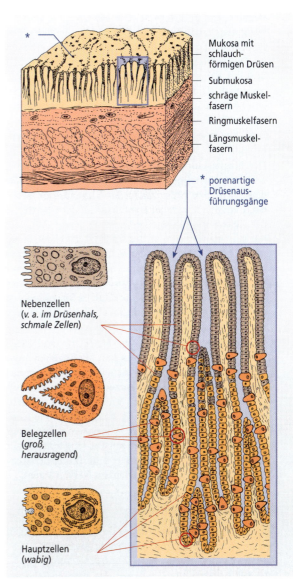

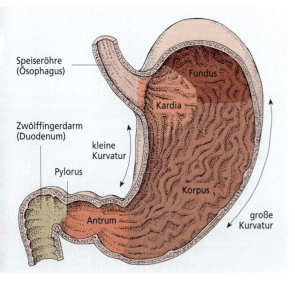

Abb. 18.16: Der Magen im Längsschnitt. Man erkennt die Abschnitte Kardia, Fundus, Korpus, Antrum und Pylorus. Außerdem unterscheidet man zwischen der großen und kleinen Krümmung (Kurvatur) des Magens.

Abb. 18.17: Der Aufbau der Magenschleimhaut. Die schlauchförmigen Drüsen bestehen aus Haupt-, Beleg- und Nebenzellen.

18.4.4 Der Magensaft

Bestandteile des Magensafts

Alle Drüsen des Fundus- und Korpusbereichs bilden, in Abhängigkeit von der Nahrungsaufnahme, durchschnittlich 2 l Magensaft pro Tag. Seine Bestandteile sind:
- Die **Salzsäure** *(HCl)*. Die HCl-Sekretion findet, wie erwähnt, in den Belegzellen statt. Der pH-Wert (☞ 2.7.3) des Magensaftes erreicht nach Nahrungsaufnahme einen Wert von 1–2 und greift allein durch seinen Säuregrad alle Eiweiße an. Weiterhin wirkt die Salzsäure als Desinfektionsmittel gegen die mit der Nahrung aufgenommenen Bakterien und Viren. Nach der Passage des Magens ist der Speisebrei gewöhnlich frei von vermehrungsfähigen Mikroorganismen.
- **Pepsinogene und Pepsine**. Die *Pepsinogene* werden, wie bereits erwähnt, in den Hauptzellen gebildet. Die Fähigkeit zur Spaltung von Eiweißmolekülen erhalten die Pepsinogene jedoch erst im Magensaft. Sie werden dort durch die Magensäure in die aktiven *Pepsine* umgewandelt. Diese Pepsine führen aber noch nicht zu einer gänzlichen Spaltung der mit der Nahrung aufgenommenen Eiweiße, sondern lassen lediglich gröbere Bruchstücke entstehen (Polypeptide mit 10–100 Aminosäuren).
- Der **Magenschleim**. Der muzinhaltige Magenschleim wird von allen Oberflächenzellen der Magenschleimhaut sowie den Nebenzellen der Magendrüsen gebildet. Das zähe Muzin haftet intensiv auf der Oberfläche der Zellen und bildet einen geschlossenen Film, der den gesamten Innenraum des Magens auskleidet. Seine wesentliche Aufgabe ist der Schutz der Schleimhaut vor dem Angriff der Salzsäure und des Pepsin, somit die Verhinderung der Selbstverdauung. Ein gestörtes Gleichgewicht zwischen schützendem Magenschleim und aggressiver Säure ist Mitursache für die Entstehung eines **Magengeschwürs** *(Ulcus ventriculi)*.
- Der **Intrinsic factor**. Der *Intrinsic factor* wird ebenfalls von den säurebildenden Belegzellen der Magenschleimhaut gebildet. Er wird benötigt, um das Vitamin B_{12} im Dünndarm aufzunehmen (☞ 18.10.5). Die ausreichende Zufuhr von Vitamin B_{12} ist für mehrere Gewebe, insbesonders für das blutbildende Knochenmark, aber auch das Nervensystem sowie Haut und Schleimhäute unverzichtbar. Bei längerdauernder Unterversorgung resultieren u.a. eine Blutarmut *(perniziöse Anämie)* sowie Schäden am Nervensystem.

Steuerung der Magensaftbildung

Magensaft wird gebildet, wenn sich Nahrung im Magen befindet oder der Magen mit Nahrung „rechnet":
- In der vom Gehirn gesteuerten **nervalen Phase** bei erwarteter Magenfüllung steigern z.B. Geruchsreize reflektorisch über das vegetative Nervensystem die Säure- und Gastrinbildung.
- Die sich anschließende **Magenphase** wird ausgelöst, sobald sich Nahrung im Magen befindet.
- In der **intestinalen Phase** der Magenentleerung Richtung Zwölffingerdarm wird die Magensekretion zunächst noch angeregt, dann aber durch das Hormon Sekretin (☞ 18.6.5) gehemmt.

18.4.5 Die Entleerung des Magens

Der Mageninhalt wird nicht als ganzes, sondern in kleinen Portionen an den sich anschließenden Zwölffingerdarm weitergegeben. Vom Antrum gehen starke peristaltische Kontraktionswellen aus, der Pylorus öffnet sich kurzzeitig, und ein kleiner Anteil des Speisebreies kann in den Zwölffingerdarm übertreten. Die Geschwindigkeit, mit der sich der Magen insgesamt entleert, hängt stark von der Zusammensetzung der Nahrung ab, so dass die **Magenverweilzeit** zwischen 2 und 7 Stunden schwankt. Kohlenhydratreiche Speisen (das Frühstücksbrötchen) verweilen am kürzesten im Magen, während fettreiche Speisen (die Weihnachtsgans) am langsamsten den Magen passieren.

Magen- und Speiseröhrenkarzinom

Etwa jeder fünfte bösartige Tumor entfällt auf ein **Magenkarzinom**. Als Risikofaktoren spielen chemische Nahrungsfremdstoffe wie die beim Räuchern entstehenden *Nitrosamine* und die sich beim Grillen bildenden *polyzyklischen aromatischen Kohlenwasserstoffe* (*PAK*) die größte Rolle. Die Symptome sind uncharakteristisch („empfindlicher Magen"), weshalb das Magenkarzinom in der Regel erst zu spät entdeckt wird. Die Prognose ist insgesamt schlecht, da der Tumor sehr früh sowohl über die Lymphwege als auch über die Blutwege in Leber und Lunge *metastasiert* (Tochtergeschwülste bildet). Das früher seltene **Ösophaguskarzinom**, ein maligner Tumor meist des Plattenepithels der Speiseröhre, tritt zunehmend häufiger auf. Seine Entstehung wird insbesondere durch Rauchen und Dauergenuss konzentrierter alkoholischer Getränke begünstigt.

Die Ulkuskrankheit

Ein **Ulkus** *(Geschwür)* ist ein Defekt der Magen- oder Zwölffingerdarmschleimhaut, der die Eigenmuskelschicht der Schleimhaut *(Lamina muscularis mucosae)* überwunden hat. Die Ursache liegt in einem gestörten Gleichgewicht zwischen dem aggressiven Magensaft (Salzsäure und Pepsin) und den Schutzmechanismen der Schleimhaut. Als wichtiger Faktor hat sich dabei eine Besiedlung der Magenschleimhaut mit dem Bakterium *Helicobacter pylori* erwiesen.

Das **Ulcus ventriculi** *(Magengeschwür)* ist typischerweise eine Erkrankung des höheren Lebensalters. Als typisches Symptom gilt der Sofortschmerz nach Nahrungsaufnahme. Das **Ulcus duodeni** *(Zwölffingerdarmgeschwür)* kommt häufiger vor als das Magengeschwür und betrifft meist jüngere Männer. Zu seinen typischen Beschwerden zählt der Spätschmerz etwa zwei Stunden nach Nahrungsaufnahme. Zu beiden Ulkusformen gehören ferner krampfartige Oberbauchschmerzen, Druck- und Völlegefühl. Treten Ulzera über längere Zeit hinweg immer wieder auf, spricht man von der **Ulkuskrankheit**.
Gefährliche Komplikationen von Ulzera sind Blutungen aus dem Geschwür sowie ein Magendurchbruch (**Perforation**), bei dem das Geschwür die Magen- bzw. Dünndarmwand durchbricht und Speisebrei bzw. Luft in die Bauchhöhle gelangt. Die entstehende Peritonitis ist lebensgefährlich und erfordert eine Notoperation mit Übernähung des Defektes.

Auch **Stress** steigert die Säureproduktion des Magens. Schon jeder „normale" Klinikaufenthalt, erst recht aber Operationen oder Aufenthalte auf einer Intensivstation sind erhebliche Stressfaktoren. Solche Patienten sind sehr anfällig für sog. *Stressulzera*. Als Prophylaxe erhalten sie deshalb häufig Medikamente, die die Säureproduktion hemmen oder die Schleimhaut durch Filmbildung vor der aggressiven Magensäure schützen. Stressminimierend wirken auch eine ruhige Umgebung (z.B. durch ruhiges Arbeiten) und die normale enterale Nahrungsaufnahme. Deshalb sollten Patienten postoperativ so bald wie möglich wieder essen. Der genaue Zeitpunkt des *postoperativen Kostaufbaus* wird mit dem Arzt abgesprochen.

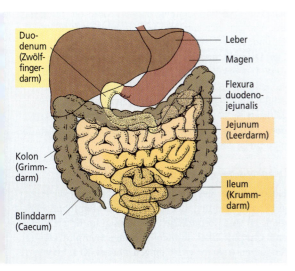

Abb. 18.18: Die verschiedenen Dünndarmabschnitte.

18.5 Der Dünndarm

Der **Dünndarm** ist der auf den Magen folgende Abschnitt des Verdauungsrohres. Hauptaufgabe des Dünndarms ist es, den im Mund und Magen vorverdauten Speisebrei *(Chymus)* zu Ende zu verdauen und die dabei entstehenden Bruchstücke, die dann nur noch aus kleinen Molekülen bestehen, über das Epithel der Dünndarmschleimhaut in den Kreislauf aufzunehmen. Zudem werden ungefähr 7 l Verdauungssäfte (Speichel, Magensaft, Galle, Bauchspeicheldrüsensekret, Dünndarmsekret), die im Verlauf eines Tages ins Verdauungsrohr gelangen, im Dünndarm größtenteils wieder über das Epithel der Schleimhaut ins Blut rückresorbiert. Diese gewaltige Resorptionsaufgabe des Dünndarms erfordert eine riesige innere Oberfläche. Daher ist die Dünndarmschleimhaut im Vergleich zu anderen Abschnitten des Verdauungsrohres am stärksten aufgefaltet (☞ Abb. 18.2).

18.5.1 Die Abschnitte des Dünndarms

Der Dünndarm besteht aus drei Abschnitten, die ohne scharfe Grenze ineinander übergehen:
- der *Zwölffingerdarm* (**Duodenum**),
- der *Leerdarm* (**Jejunum**) und
- der *Krummdarm* (**Ileum**).

Unmittelbar auf den Magen folgt als erster Abschnitt des Dünndarms der etwa 25 cm lange, C-förmige **Zwölffingerdarm**. Das C umschließt den Kopf der Bauchspeicheldrüse, deren Ausführungsgang in der Regel gemeinsam mit dem Gallengang etwa in der Mitte des absteigenden Teils an einer kleinen warzenförmigen Erhebung *(Papilla Vateri)* ins Innere des Zwölffingerdarmes einmündet (☞ Abb. 18.26). An seinem Ende geht der Zwölffingerdarm mit einem scharfen Knick *(Flexura duodenojejunalis)* in das **Jejunum** über. Das Jejunum ist wesentlich länger als der Zwölffingerdarm und geht seinerseits ohne scharfe Begrenzung in das **Ileum** über.

18.5.2 Der Aufbau der Dünndarmwand

Der allgemeine Aufbau der Dünndarmwand entspricht dem des übrigen Verdauungsrohres, zeigt jedoch folgende Besonderheiten:
- In der *Submukosa* liegt ein Teil des Dünndarm-Nervensystems, der **Plexus submucosus** *(Meissner-Plexus)*, der die Schleimhaut innerviert.
- Die *Muskularis* aus glatter Muskulatur ist in Form einer inneren Ring- und äußeren Längsmuskelschicht angeordnet. Zwischen diesen beiden Muskelschichten liegt ein weiteres Geflecht von Nervenzellen, das als **Plexus myentericus** *(Auerbach-Plexus)* bezeichnet wird. Dieser innerviert die beiden Schichten der Muskulatur.

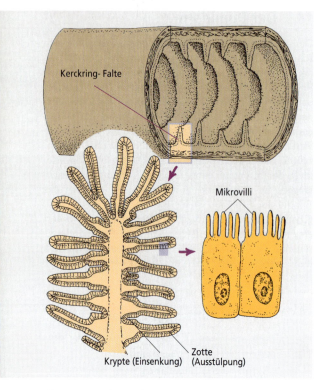

Abb. 18.19: Kerckring-Falten, Zotten, Krypten und Mikrovilli vergrößern die Resorptionsfläche des Dünndarms.

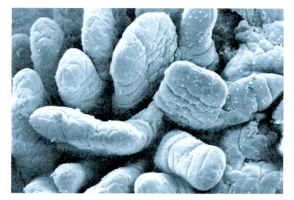

Abb. 18.20: Zotten im Zwölffingerdarm des Menschen (rasterelektronenmikroskopische Aufnahme). In der Aufsicht hat man einen Einblick in die zwischen den Zotten liegenden Krypten. [C 160]

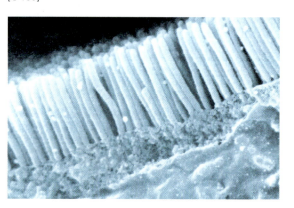

Abb. 18.21: Mikrovilli des resorbierenden Zwölffingerdarmepithels. Sie sind etwa 100 nm dick und 2 µm lang. [C 160]

18.5.3 Die Dünndarmschleimhaut

Die Schleimhaut des Dünndarms ist so aufgebaut, dass eine starke Oberflächenvergrößerung erzielt wird. Diese Oberflächenvergrößerung auf insgesamt 200 Quadratmeter entsteht zum einen durch hohe, ringförmig verlaufende Falten der Schleimhaut, die **Kerckring-Falten**. Auf diesen Falten finden sich finger- bis fadenförmige, ungefähr 1 mm hohe *Aus*stülpungen, die als **Zotten** bezeichnet werden, sowie etwas kürzere *Ein*stülpungen, die **Krypten** heißen. Dadurch wird die durch die Schleimhautfalten schon vergrößerte Oberfläche noch weiter vergrößert. Zum dritten tragen die Schleimhautzellen selbst zur Oberflächenvergrößerung dicht beieinander stehende Fortsätze des Zytoplasmas, die **Mikrovilli**, die durch ihre große Zahl einen *Bürstensaum* bilden.

Im Zentrum der etwa 4 Millionen Zotten findet sich jeweils ein *Lymphgefäß*, durch das die Darmlymphe *(Chylus)* transportiert wird. Während des Verdauungsvorgangs sind die Zotten in ständiger Bewegung, tauchen in den Speisebrei und saugen Moleküle auf, die dann über die Kapillaren oder das zentrale Lymphgefäß abtransportiert werden.

Zwischen den Zotten senken sich die schlauchförmigen Krypten in die Tiefe und bilden die **Lieberkühn-Drüsen**. Hier entsteht ein Teil des Safts, der vom Dünndarm selbst gebildet und dem Speisebrei zugemischt wird.

Ausschließlich im Duodenum findet man die **Brunner-Drüsen** *(Glandulae duodenales)*. Sie sind tief in der Darmwand, meistens in der Submukosa, gelegen und reich an schleimbildenden Becherzellen. Sie bilden zusammen mit den anderen schleimbildenden Zellen des Dünndarms eine Schutzschicht für die Oberfläche.

Der **Dünndarmsaft** ist das Sekret, das von allen Brunner-, Lieberkühn- und Schleimdrüsen des Dünndarms gemeinsam gebildet wird und ins Darminnere gelangt. Er erfüllt die Aufgabe, den Kontakt zwischen den im Darm gelösten Substanzen und den resorbierenden Mikrovilli der *Enterozyten*, der Hauptzellart des Dünndarmepithels, zu verbessern.

Lymphatisches Gewebe des Dünndarms

Gegen Ende des Ileum nimmt die oberflächenvergrößernde Faltung der Dünndarmschleimhaut immer mehr ab. Als Besonderheit findet man im Ileum zahlreiche Lymphfollikel, knötchenförmige Lymphozytenhaufen, deren Aufgabe es ist, eingedrungene Krankheitserreger unschädlich zu machen. Diese zahlreichen Lymphfollikel werden auch als **Peyer-Plaques** bezeichnet.

18.5.4 Dünndarm-Bewegungen

Folgende Dünndarm-Bewegungen können unterschieden werden:
- Die **Eigenbeweglichkeit der Zotten** durch Anspannung der Eigenmuskelschicht der Schleimhaut. Sie wird vom Plexus submucosus (Meissner-Plexus) der Submukosa gesteuert und verbessert den Kontakt zwischen Epithel und Speisebrei.
- **Mischbewegungen** durch rhythmische Einschnürungen der Ringmuskulatur sowie Pendelbewegungen, die von der Längsmuskulatur bewirkt werden. Ausgelöst werden die Mischbewegungen durch örtliche Dehnungen der Dünndarmwand.
- **Peristaltische Wellen** (☞ 18.4.2) zur Fortbewegung des Darminhalts in Richtung Dickdarm.
  Diese Bewegungen sind von einer äußeren Innervation durch das vegetative Nervensystem unabhängig. Man spricht von einer *Autonomie der Darmbewegungen*.

18.5.5 Ileus

Wenn die Transportfunktion des Darmes ausfällt, liegt ein **Ileus** vor. Dieser kann durch eine Verlegung des Darmlumens mechanisch bedingt sein (**mechanischer Ileus**) oder seine Ursache in einer Darmlähmung haben (**paralytischer Ileus**). Ein mechanischer Ileus ist z.B. Folge tumorbedingter Darmverengungen, einer Darmverschlingung oder einer Hernie („Bruch").

18.6 Pankreas, Gallenwege und Gallenblase

Zur abschließenden Verdauung des Speisebreies werden Galle- und Pankreassaft benötigt, die im Zwölffingerdarm dem Darminhalt beigemischt werden. Gebildet werden sie in der **Leber**, die später ausführlich beschrieben wird (☞ 18.9), und dem **Pankreas** *(Bauchspeicheldrüse)*.

18.6.1 Das Pankreas

Das **Pankreas** *(Bauchspeicheldrüse)* ist eine der wichtigsten Drüsen des menschlichen Körpers:
- Es bildet als Drüse mit *äußerer* Sekretion (exokrine Drüse ☞ 5.2.2) den *Pankreassaft*, der in den Dünndarm abgegeben wird.
- Als Drüse mit *innerer* Sekretion (endokrine Drüse) bildet das Pankreas in den *Langerhans-Inseln* die Hormone für den Kohlenhydratstoffwechsel.

An ihrer Vorderseite ist das Pankreas von Bauchfell überzogen, liegt also retroperitoneal. Man unterscheidet beim Pankreas einen Kopf-, Körper- und Schwanzteil. Der vom C-förmigen Abschnitt des Zwölffingerdarms eingeschlossene *Pankreaskopf* ist der breiteste Anteil des Organs. An den Kopf schließt sich der *Pankreaskörper* an; diesem folgt der *Pankreasschwanz*, welcher am *Milzhilus* (☞ 14.4.3) endet.

Das Innere des Organs wird von kleinen serösen Drüsenläppchen gebildet, deren Ausführungsgänge alle in den großen Hauptausführungsgang des Pankreas, den **Ductus pancreaticus**, münden. Dieser durchzieht das gesamte Organ vom Schwanz- bis zum Kopfbereich und mündet gemeinsam mit dem Gallengang an der *Papilla duodeni major* in den Zwölffingerdarm (Duodenum). Manchmal findet man einen Seitenast des Ductus pancreaticus (**Ductus pancreaticus accessorius**), der dann eine eigene Mündungsstelle in den Zwölffingerdarm besitzt (Papilla duodeni minor ☞ Abb. 18.26).

Die Langerhans-Inseln

Neben den exokrinen Drüsen, die den Pankreassaft bilden und die zusammen die Hauptmasse des Pankreas ausmachen, existieren im selben Organ verstreut liegende Zellverbände, die wie *kleine Inseln* (nach ihrem Entdecker **Langerhans-Inseln** genannt) im ganzen Organ vorkommen.

Man kann in den „Inseln" drei Arten von Zellen unterscheiden, die unterschiedliche Hormone bilden:
- *B-Zellen*: Sie stellen die Hauptmasse der Inselzellen dar und bilden **Insulin**. Insulin ist ein Eiweißhormon und hat vielfältige biologische Wirkungen, die alle gleichsinnig den Blutzuckerspiegel senken (mehr über Insulinwirkungen ☞ 18.10.2). Ein Mangel an Insulin führt zu einer weit verbreiteten Stoffwechselerkrankung, dem *Diabetes mellitus*.
- *A-Zellen*: Sie bilden das Hormon **Glukagon**, den Gegenspieler des Insulins. Glukagon ist, wie Insulin, ein Eiweißhormon. Als Gegenspieler des Insulins fördert es den *Glykogenabbau* sowie die Glukoseneubildung *(Glukoneogenese)* aus Milchsäure (Laktat) oder anderen Stoffwechselabbauprodukten (☞ 2.8.1).
- Ferner auch so genannte *D-Zellen*, die im gesamten Verdauungstrakt verstreut vorkommen. Die D-Zellen

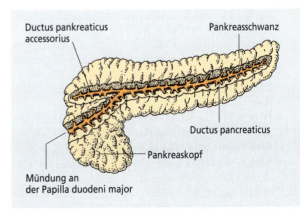

Abb. 18.22: Das Pankreas (Bauchspeicheldrüse) mit freigelegten Pankreasgängen.

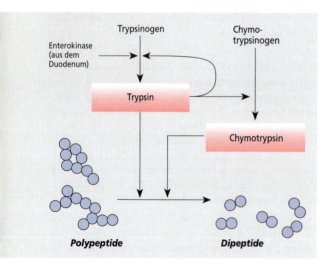

Abb. 18.23: Eiweißspaltung durch Enzyme des Pankreas.

bilden **Somatostatin** (☞ Tabelle 13.21), ein viele Verdauungsfunktionen hemmendes Hormon.

18.6.2 Der Pankreassaft

Pro Tag werden vom Pankreas etwa 1,5 l Sekret gebildet und dem Dünndarminhalt beigemischt.

Der aus dem Magen kommende Speisebrei ist nach seiner Durchmischung mit dem Magensaft stark sauer und muss im Dünndarm wieder neutralisiert werden, weil die Enzyme des Pankreassaftes bei saurem pH-Wert ihre Spaltfunktion nicht erfüllen können. Dazu trägt der *bikarbonatreiche* Pankreassaft zusammen mit den alkalischen Sekreten der Leber und des Darmsaftes maßgeblich bei. Der Pankreassaft enthält zudem zahlreiche Enzyme, die für die endgültige Spaltung der Eiweiße, Kohlenhydrate und Fette notwendig sind:

- **Trypsin** und **Chymotrypsin** sind als eiweißspaltende Enzyme so aggressiv, dass sie als inaktive Vorstufen *(Trypsinogen und Chymotrypsinogen)* abgesondert werden müssen, da sie sonst das Pankreasgewebe selbst angreifen und verdauen würden. Erst im Dünndarm werden die inaktiven Vorstufen in die aktiven Enzyme Trypsin und Chymotrypsin überführt. Diese Enzyme spalten Peptidbindungen *innerhalb* des Eiweißmoleküls auf, wodurch wiederum kleinere Peptide entstehen.
- Die **Carboxypeptidase** (Peptidase = Peptide spaltendes Enzym) spaltet einzelne Aminosäuren vom *Ende* der Eiweißmoleküle ab, die dann resorptionsfähig sind.
- **Alpha-Amylase** spaltet pflanzliche Stärke bis zum Zweifachzucker Maltose und trägt so zur Kohlenhydratverdauung bei.
- Das wichtigste vom Pankreas produzierte Enzym zur Fettverdauung ist die **Lipase**, die Fettsäuren von den Neutralfetten (Triglyzeriden) abspaltet.

18.6.3 Die Galle

Pro Tag werden von der Leber kontinuierlich etwa 0,5 l einer gelbbraunen Flüssigkeit, der **Galle**, gebildet, die über den Gallengang in den Zwölffingerdarm abgegeben wird. Wird keine Galle zur Verdauung benötigt, so ist der Schließmuskel an der Mündungsstelle in den Zwölffingerdarm *(M. sphincter Oddi)* verschlossen. Dadurch staut sich die Galle zurück und gelangt über einen Verbindungsgang zur Gallenblase (☞ Abb. 18.26). Hier wird sie durch Wasserrückresorption auf eine Menge von etwa 50–80 ml *(Blasengalle)* eingedickt und bei Bedarf durch Anspannen der Muskelwand der Gallenblase portionsweise in den Zwölffingerdarm abgegeben.

Die Zusammensetzung der Galle

Die Galle besteht – neben Wasser und Elektrolyten – aus Bilirubin, Gallensäuren, Cholesterin, Lezithin und anderen auszuscheidenden fettlöslichen Substanzen (auch Medikamenten). Darüber hinaus werden über die Galle auch Zwischen- und Endprodukte des Stoffwechsels und etliche Hormone ausgeschieden.

Der Gallenfarbstoff Bilirubin

Ein wesentlicher Gallenbestandteil ist das **Bilirubin**, das zum überwiegenden Teil aus dem Abbau der roten Blutkörperchen (Erythrozyten ☞ Abb. 14.7) stammt. Genauer gesagt ist es das Abbauprodukt des **Häms**, der sauerstoffbindenden Komponente des Hämoglobins. Der Abbau findet in den Zellen des Monozyten-Makrophagen-Systems von Milz, Knochenmark und Leber statt und führt über das grünliche Zwischenprodukt **Biliverdin** schließlich zum Endprodukt des Hämabbaus, dem gelblichen Bilirubin. Bilirubin ist wasserunlöslich und wird daher im Blut größtenteils an den Eiweißkörper Albumin gebunden transportiert. In dieser Form (**indirektes Bilirubin** genannt) erreicht es die Leber, wo es, abgetrennt von der Eiweißkomponente, in die Leberzellen aufgenommen wird. Die Leberzellen koppeln dann das Bilirubin an eine bestimmte Säure, die Glucuronsäure, wodurch es besser wasserlöslich wird. Anschließend wird es mit der Galle in den Darm ausgeschieden. Diese „gekoppelte" Form des Bilirubins wird als **direktes Bilirubin** bezeichnet.

Im Darm unterliegt das Bilirubin schließlich durch die einwirkenden Dickdarmbakterien weiteren Umbauvorgängen. Dadurch wird das Bilirubin zu den beiden folgenden Stoffen umgewandelt:

- **Sterkobilin**. Dieser Stoff wird mit dem Stuhl ausgeschieden und verleiht ihm seine charakteristische bräunliche Farbe
- **Urobilinogen**. Dieses ebenfalls im Darm entstehende Zwischenprodukt wird teilweise rückresorbiert und danach teils in der Leber weiter abgebaut, teils (insbesondere bei hohen Konzentrationen) mit dem Urin ausgeschieden.

18.6.4 Die Funktion der Galle bei der Fettverdauung

Für die Fettverdauung und -resorption sind folgende Inhaltsstoffe der Galle von großer Bedeutung:
- Die **Gallensäuren**,
- Lezithin und andere Phospholipide.

Die Gallensäuren werden in der Leber aus **Cholesterin** gebildet. Sie setzen die Oberflächenspannung zwischen Fetten und Wasser herab und ermöglichen damit eine sehr feine Verteilung der Fette im Dünndarminhalt.
Im Dünndarm ballen sich die Fettpartikel mit den Gallensäuren spontan zu kleinsten Partikeln, den **Mizellen**, zusammen. Sie bieten den fettspaltenden Lipasen eine gute Angriffsmöglichkeit zur Spaltung. Außerdem stellen diese Mizellen den notwendigen Kontakt zur Darmschleimhaut her, so dass die in ihnen gelösten Fettbestandteile von der Dünndarmschleimhaut aufgenommen werden können.

Der enterohepatische Kreislauf

Im letzten Abschnitt des Dünndarms werden die Gallensäuren zu etwa 90% rückresorbiert, gelangen mit dem Pfortaderblut wieder zur Leber und werden dort erneut in die Galle abgegeben. Dieser *Kreislauf der Gallensäuren* zwischen Leber und Darm wird als **enterohepatischer Kreislauf** bezeichnet. Er entlastet die Leber, die durch dieses beständige „Recycling" nur wenige Gallensäuren neu herstellen muss.

18.6.5 Regulation der Funktionen von Galle und Pankreassaft

Die Regulation dieser Funktionen untersteht zum einen dem vegetativen Nervensystem, zum anderen wird sie durch zwei Hormone gesteuert, die von der Schleimhaut des Zwölffingerdarms freigesetzt werden, sobald saurer bzw. fettreicher Speisebrei vom Magen in den Zwölffingerdarm gelangt:
- Das Hormon **Sekretin** führt an der Bauchspeicheldrüse zu einer starken Anreicherung des gebildeten Saftes mit Bikarbonat und trägt somit maßgeblich zur Neutralisierung des sauren Speisebreis bei. Ferner steigert Sekretin die Gallenbildung in der Leber.
- **Cholezystokinin-Pankreozymin** (CCK-PKZ ☞ auch Tabelle 13.21) erhöht den Enzymgehalt des Pankreassafts und bewirkt ein Zusammenziehen der Gallenblase. Gleichzeitig erschlafft der Schließmuskel des Gallenganges (M. sphincter Oddi), so dass die Galle in den Zwölffingerdarm abgegeben werden kann.

18.6.6 Die Gallenwege

Die aus der Leber kommenden **Ductus hepaticus dexter** und **sinister** vereinigen sich an der Leberpforte zu einem gemeinsamen Gang, dem **Ductus hepaticus communis**. Aus diesem geht nach kurzer Strecke und in spitzem Winkel der *Gallenblasengang* (**Ductus cysticus**) ab, der die Verbindung zur Gallenblase herstellt. Nach dem Abgang des Gallenblasengangs wird der eigentliche Gallengang nun als **Ductus choledochus** bezeichnet. Dieser 6–8 cm lange Gang steigt hinter dem Zwölffingerdarm ab, durchquert den Kopf der Bauchspeicheldrüse und mündet in der Regel gemeinsam mit dem Ausführungsgang der Bauchspeicheldrüse (Ductus pancreaticus) in die **Papille** *(Papilla duodeni major)* des Zwölffingerdarms. Der Schließmuskel *(M. sphincter Oddi)* an der Papille sorgt dafür, dass die Galle, wenn sie nicht zur Verdauung benötigt wird, über den Gallengang und den Gallenblasengang in die Gallenblase zurückgestaut wird.

18.6.7 Die Gallenblase

Die birnenförmige **Gallenblase** *(Vesica fellea)* liegt an der Eingeweidefläche („Unterseite") der Leber und ist dort mit deren bindegewebiger Kapsel verwachsen.

Die innenliegende Schleimhaut der Gallenblase besteht aus einem hohen Zylinderepithel, dessen ins Innere der Gallenblase gerichtete Zellen kleine Ausstülpungen (*Mikrovilli*) besitzen. Diese Mikrovilli resorbieren Wasser aus der Galle, wodurch die in der Gallenblase befindliche Galle stark eingedickt (konzentriert) wird. Unter dem Zylinderepithel der Gallenblase liegt eine Schicht dehnbarer, glatter Muskulatur. Wird Galle im Dünndarm

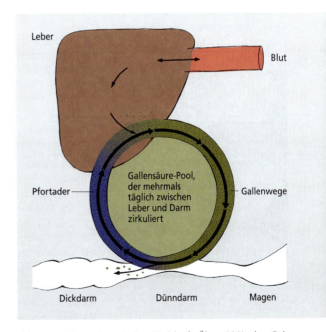

Abb. 18.24: Enterohepatischer Kreislauf. Über 90% der Gallensäuren, die täglich über die Gallenwege in den Darm gelangen, werden zurückgewonnen und der Leber wieder zugeführt. Nur etwa 10% werden über den Stuhl ausgeschieden.

benötigt, so spannt sich die Muskelschicht an, und die Galle wird über den Ductus cysticus und Ductus choledochus in den Zwölffingerdarm abgegeben, wobei der Schließmuskel an der Mündungsstelle (M. sphincter Oddi) reflektorisch erschlafft.

Ärger durch Gallensteine

Bei manchen Menschen entstehen aus den in der Galle gelösten Salze Steine, manchmal klein wie Brillantsplitter, manchmal so groß wie Murmeln. Besonders häufig entstehen Gallensteine bei Überernährung, Diabetes mellitus oder erhöhten Blutfettwerten. Das **Gallensteinleiden** (*Cholelithiasis*) ist die bei weitem häufigste Erkrankung des rechten Oberbauchs. Zwei Drittel der Betroffenen haben aber kaum Beschwerden, allenfalls nach Aufnahme fettreicher und blähender Nahrungsmittel. Es droht jedoch die Einklemmung eines Steines mit sehr starken, krampfartigen Oberbauchschmerzen (**Gallenkolik**). Bleibt der Stein trotz der verstärkten, den heftigen Schmerz verursachenden Gallenblasenkontraktionen im Ductus choledochus hängen, so führt die Galleabflussstörung zur **Gelbsucht** (*Ikterus*).

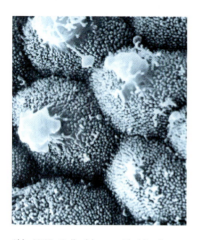

Abb. 18.25: Gallenblasenepithel im Rasterelektronenmikroskop. Die Zellen des Gallenblasenepithels sind neben der Resorption auch zur Sekretion befähigt. Man erkennt einzelne, mit Mikrovilli überzogene Epithelzellen, die zähen, die Oberfläche schützenden Schleim abgeben. [C 160]

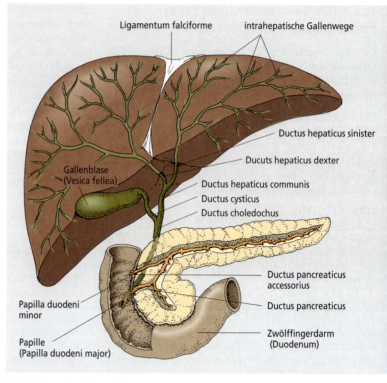

Abb. 18.26: Verlauf der Gallenwege und des Pankreasgangs. Meist mündet der Gallengang zusammen mit dem Ausführungsgang der Bauchspeicheldrüse in den Zwölffingerdarm. Bei manchen Menschen existiert ein zweiter Ausführungsgang (Ductus pancreaticus accessorius) mit eigenem Abfluss ins Duodenum.

18.7 Die Resorption

Nach der Zumischung von Galle und Pankreassaft zum Speisebrei im Zwölffingerdarm und unterstützt durch den vom Dünndarm selbst gebildeten Verdauungssaft erfolgt die abschließende Zerlegung der Nahrungsbestandteile und deren Aufnahme in den Organismus (*Resorption*).

Diese Vorgänge beginnen im Zwölffingerdarm und sind in der Regel nach Passage des Jejunums abgelaufen. Im Folgenden werden anhand der drei Grundnährstoffe Eiweiße, Fett und Kohlenhydrate die gesamten Verdauungsvorgänge noch einmal zusammengefasst:

18.7.1 Zusammenfassung: Verdauung und Resorption der Eiweiße

Die im Magen unter dem Einfluss der Pepsine und der Salzsäure begonnene Eiweißverdauung stoppt im Dünndarm wieder, da der hier herrschende, annähernd neutrale pH-Wert die Pepsine *inaktiviert*. Dafür gelangen mit dem Pankreassaft die eiweißspaltenden Enzymvorstufen Trypsinogen und Chymotrypsinogen in den Dünndarm und werden dort, wie in Abb. 18.23 dargestellt, aktiviert.

Neben Trypsin und Chymotrypsin beteiligen sich an der weiteren Eiweißverdauung die Carboxypeptidasen, die ebenfalls aus der Bauchspeicheldrüse stammen, sowie vom Dünndarm gebildete Aminopeptidasen, welche beide von den Enden der Eiweiße jeweils einzelne Aminosäuren abspalten. Durch diese Vorgänge entstehen kleinere Peptide aus bis zu acht Aminosäuren. Diese werden von Peptidasen des Bürstensaums in Aminosäuren, Di- und Tripeptide zerlegt, welche dann durch verschiedene Mechanismen resorbiert werden.

18.7.2 Zusammenfassung: **Verdauung und Resorption der Kohlenhydrate**

Den größten Teil der Nahrungskohlenhydrate nimmt der Mensch in Form von Vielfachzuckern *(Polysacchariden)* wie z.B. Stärke (etwa in Kartoffeln und Reis) auf. Die enzymatische Aufschließung dieser Vielfachzucker beginnt bereits im Mund durch die *Alpha-Amylase* der Speicheldrüsen, das **Ptyalin**. Dabei entstehen zunächst größere Bruchstücke (Dextrine). Diese begonnene Kohlenhydratverdauung stoppt im Magen wieder, da das Ptyalin durch den sauren Magensaft inaktiviert wird.

Im Dünndarm werden erneut **Alpha-Amylasen** aus der Bauchspeicheldrüse zugegeben. Zusammen mit den **Glukosidasen** aus der Dünndarmschleimhaut setzen sie den Abbau fort, wobei die Bruchstücke Maltose, Isomaltose und Glukose resultieren.

Maltose und *Isomaltose* werden sodann durch **Maltasen** und **Isomaltasen**, Enzyme der Dünndarmschleimhaut, ebenfalls in Glukose gespalten und zur Leber abtransportiert.

Den kleineren Teil der Kohlenhydrate nimmt der Mensch in Form der Zweierzucker *Saccharose* (Rohrzucker, Rübenzucker) und *Laktose* (Milchzucker) auf. Diese werden von **Saccharasen** und **Laktasen** in die Einfachzucker Galaktose und Glukose (Spaltprodukte des Milchzuckers) bzw. Fruktose und Glukose (Spaltprodukte des Rohrzuckers) zerlegt.

18.7.3 Zusammenfassung: **Verdauung und Resorption der Fette**

Fette werden vom Menschen z.B. in Wurst, Eiern, Milch, Nüssen, Butter und Öl aufgenommen. Mit etwa 90% bilden die *Triglyzeride* (Neutralfette) den Hauptanteil dieser Fette (☞ 2.8.2). Die übrigen 10% sind Phospholipide, Cholesterin und die fettlöslichen Vitamine (A, D, E und K ☞ 18.10.5).

Die Spaltung der Triglyzeride beginnt bereits im sauren Milieu des Magens unter dem Einfluss der **Zungengrundlipasen**. Der größte und abschließende Teil der Fettverdauung findet im Dünndarm statt, nachdem Galle und Pankreassaft dem Speisebrei zugemischt wurden. Unter dem Einfluss der **Pankreaslipase** werden die Triglyzeride in Monoglyzeride und freie Fettsäuren gespalten. Ferner erfolgt eine teilweise Aufschließung der Cholesterin-Fettsäure-Verbindungen und der Phospholipide durch Enzyme der Bauchspeicheldrüse.

Monoglyzeride, Fettsäuren, Cholesterin, Phospholipide und fettlösliche Vitamine lagern sich dann unter dem Einfluss der Gallensäuren zu winzigen Gebilden, den **Mizellen**, zusammen. Erst diese Mizellen können den idealen Kontakt zur Dünndarmschleimhaut herstellen, indem sie sich zwischen die Mikrovilli legen.

Die Resorption der Fette und ihrer gespaltenen Bausteine erfolgt überwiegend im Duodenum und im beginnenden Jejunum. Die kurz- und mittelkettigen Fettsäuren gelangen über Diffusionsvorgänge in die Kapillaren der Darmzotten und von dort über das Pfortadersystem zur Leber. Die größeren Fettmoleküle werden in der Epithelzelle von einer Proteinhülle umgeben. Diese Fett-Eiweiß-Tröpfchen heißen **Chylomikronen**. Die Lymphgefäße der Darmzotten leiten die Chylomikronen über größere Lymphgefäße und den **Milchbrustgang** (*Ductus thoracicus* ☞ Abb. 14.18 und Abb. 18.27) an der Leber vorbei in den Blutkreislauf.

18.7.4 **Die Resorption der Vitamine**

Die *fettlöslichen* Vitamine A, D, E und K werden gemeinsam mit fetthaltigen Lebensmitteln aufgenommen, weil sie nur über die Mizellenbildung in Gegenwart anderer Fette resorbierbar sind (☞ 18.10.5).

Die meisten *wasserlöslichen* Vitamine wie beispielsweise die B-Vitamine und das Vitamin C werden über passive Diffusionsvorgänge resorbiert. Das Vitamin B_{12} kann allerdings wie erwähnt ohne den vom Magen produzierten *Intrinsic factor*, mit dem es sich verbindet, nicht im Ileum aufgenommen werden (☞ 18.4.4).

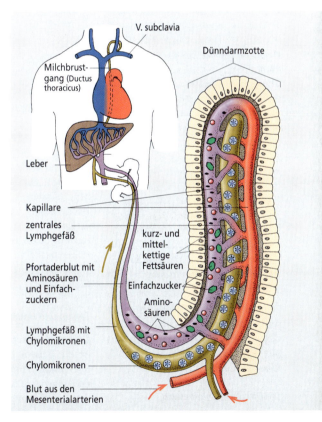

Abb. 18.27: Resorption der Nährstoffe in den Dünndarmzotten und deren Abtransport über das Pfortadersystem und die Lymphbahnen (Ductus thoracicus). Zucker, Aminosäuren und kurz- bzw. mittelkettige Fettsäuren gelangen über das Kapillarnetz zur Pfortader und dann in die Leber. Langkettige Fettsäuren, Cholesterinester und Phospholipide werden dagegen als Chylomikronen über das Lymphsystem abtransportiert.

18.8 Dickdarm und Rektum

Der **Dickdarm** und das sich anschließende **Rektum** *(Mastdarm)* bilden den letzten Abschnitt des Verdauungsrohres. Da Verdauung und Resorption der Nährstoffe im Dünndarm bereits abgeschlossen sind, muss der Dickdarm vor allem noch Wasser und Elektrolyte rückresorbieren. Hierdurch wird der Darminhalt eingedickt und nach Speicherung im Mastdarm als halbfester **Stuhl** *(Kot, Faeces)* schließlich über den After ausgeschieden.

Der Dickdarm ist im Unterschied zum Dünndarm reichlich mit Bakterien besiedelt, die alle für den Menschen unverdaulichen Nahrungsreste durch Gärungs- und Fäulnisvorgänge weiter abbauen. Der Dickdarm besitzt mit einer durchschnittlichen Weite von 7 cm einen wesentlich größeren Durchmesser als der Dünndarm.

Man unterscheidet folgende Abschnitte, die ohne deutliche Begrenzung ineinander übergehen:

- Der **Blinddarm** *(Caecum)* mit dem **Wurmfortsatz** *(Appendix vermiformis)*.
- Das **Kolon** *(Grimmdarm)* mit seinen vier Abschnitten **Colon ascendens** *(aufsteigender Grimmdarm)*, **Colon transversum** *(querverlaufender Grimmdarm)*, **Colon descendens** *(absteigender Grimmdarm)* und **Colon sigmoideum** *(S-förmiger Grimmdarm, kurz Sigma)*.

Der Aufbau der Dickdarmwand mit seinen vier Schichten entspricht dem des übrigen Verdauungstraktes (☞ Abb. 18.2), zeigt aber folgende Besonderheiten:

Die Dickdarmschleimhaut

An der Dickdarmschleimhaut findet man keine Zotten mehr, sondern ausschließlich besonders tiefe Einstülpungen, die *Dickdarmkrypten*. Das einschichtige Kryptenepithel besteht vorwiegend aus *schleimbildenden Becherzellen*, deren abgesonderter Schleim die Dickdarmschleimhaut gegenüber dem sich zunehmend verfestigenden Stuhl gleitfähig hält. An den Kryptenübergängen finden sich neben den Becherzellen zusätzlich resorbierende Epithelzellen, die zum Darminneren hin einen Bürstensaum (Mikrovilli) besitzen. Hier erfolgt die Rückresorption von Wasser und Elektrolyten.

Tänien und Haustren

Charakteristisch für den Dickdarm ist die äußere Längsmuskelschicht: Sie verläuft nicht gleichmäßig um den ganzen Darm, sondern ist zu drei bandförmigen Streifen zusammengebündelt, den **Tänien**.

Durch Kontraktionen der Ringmuskelschicht entstehen im Abstand von einigen Zentimetern peristaltische Einschnürungen, zwischen denen dann **Haustren** als Ausbuchtungen deutlich hervortreten. Die Haustren sind keine starren Gebilde, sondern verändern entsprechend der ablaufenden Peristaltik dauernd ihre Form.

Der Peritonealüberzug des Dickdarms

Blinddarm, Colon transversum und Sigma sind vollständig von Serosa überzogen und nur über ein dünnes Aufhängeband, das **Mesokolon** *(Dickdarmgekröse)*, elastisch mit der hinteren Bauchwand verbunden. Über dieses Mesokolon wird der Dickdarm mit Blut- und Lymphgefäßen sowie Nerven versorgt. Diese Abschnitte liegen *intraperitoneal* und sind somit gut beweglich (☞ 18.1.5).

Im Gegensatz dazu sind die „außen" liegenden Abschnitte Colon ascendens und Colon descendens nur an ihrer Vorderseite von Peritoneum (Bauchfell) überzogen und an ihrer Hinterseite fest mit der hinteren bzw. seitlichen Leibeswand verwachsen. Sie liegen somit *retroperitoneal*.

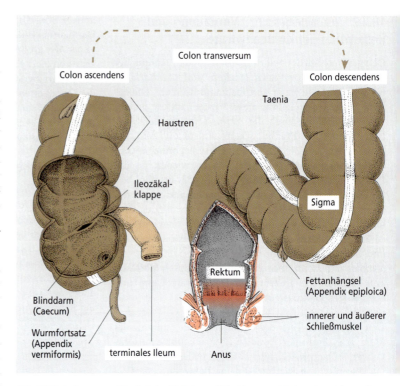

Abb. 18.28: Anfangs- und Endteil des Dickdarms (Blinddarm und Colon sigmoideum, kurz Sigma) sowie Rektum in der Vorderansicht (Übersichtsdarstellung ☞ Abb. 18.1). Man erkennt eine der drei Taenien, die durch Bündelung der Längsmuskulatur entstanden sind. Außerdem sieht man Haustren, die Ausbuchtungen zwischen Einschnürungen der Ringmuskulatur darstellen.

18.8.1 Blinddarm und Appendix

Der erste, vor der rechten Darmbeinschaufel gelegene Abschnitt des Dickdarms ist der **Blinddarm** *(Caecum)*. Er stellt mit nur 6–8 cm Länge den kürzesten Dickdarmabschnitt dar. In den Blinddarm stülpt sich von links her in einem nahezu rechten Winkel das Dünndarmende, das *terminale Ileum*, ein. An der Einmündungsstelle entstehen zwei Schleimhautfalten, die als **Ileozäkalklappe** *(Valva ileocaecalis)* bezeichnet werden. Diese Klappe lässt in periodischen Abständen Dünndarminhalt in den Dickdarm übertreten. Ein Rückfluss ist normalerweise ausgeschlossen, da die Ileozäkalklappe als Ventil wirkt. Am unteren Ende des Blinddarms hängt als wurmförmiges Anhangsgebilde der **Wurmfortsatz** *(Appendix vermiformis)*. Seine Schleimhaut ist ähnlich aufgebaut wie die des Dickdarms, in die Wand sind jedoch zahlreiche Lymphfollikel eingelagert, die vor allem im Kindesalter der Infektabwehr dienen.

Bei der insbesondere bei Kindern und Jugendlichen häufigen **Appendizitis** *(Blinddarmentzündung)* kommt es zu einer akuten Entzündung des Wurmfortsatzes. Dadurch dass der Wurmfortsatz eine Sackgasse für den Speisebrei bildet, können sich hier Keime, die in diesem Darmabschnitt im Speisebrei zu finden sind, leicht ausbreiten. Die Therapie besteht in der Regel in einer frühzeitigen operativen Entfernung des Wurmfortsatzes, der **Appendektomie**.

18.8.2 Das Kolon

An den Blinddarm schließt sich als nächster Dickdarmabschnitt das **Colon ascendens** *(aufsteigender Grimmdarm)* an. Es verläuft der rechten Bauchwand anliegend nach oben bis zur Leber. Hier macht es eine scharfe Biegung *(Flexura coli dextra)* und verläuft dann als **Colon transversum** *(querverlaufender Grimmdarm)* zum linken Oberbauch in die Nähe der Milz. Hier macht das Kolon wieder einen scharfen Knick *(Flexura coli sinistra)* und verläuft als **Colon descendens** *(absteigender Grimmdarm)* an der seitlichen Bauchwand abwärts. In Höhe der linken Darmbeinschaufel löst sich das Kolon von der seitlichen Bauchwand und geht in einer S-förmigen Krümmung in den letzten Kolonabschnitt, das **Sigma** *(Colon sigmoideum)* über. Das Sigma verlässt den Bauchraum, tritt ins kleine Becken ein und geht in das **Rektum** *(Mastdarm)* über.

18.8.3 Das Rektum

Das **Rektum** *(Mastdarm)* bildet den letzten Darmabschnitt. Er liegt im kleinen Becken außerhalb der Bauchhöhle und ist somit nicht mehr von Peritoneum überzogen. Im Gegensatz zu den beschriebenen Dickdarmabschnitten sind die charakteristischen Dickdarmzeichen, Tänien und Haustren, am Rektum nicht mehr vorhanden. Das Rektum hat wie das Sigma eine S-Form: In seinem oberen Teil folgt es der Ausbuchtung des Kreuzbeins, biegt dann in Höhe des Steißbeins nach hinten um und endet im After *(Anus)*.

Die oberste „Etage" des Rektums bildet die *Ampulla recti*, die auch kurz **Ampulle** genannt wird. Sie ist der Sammelbehälter, in dem der Stuhl vor der Ausscheidung über Stunden gespeichert wird.

Der **Anus** *(After)* ist schließlich die Öffnung, durch den der Darm an die Körperoberfläche mündet. Er wird durch zwei unterschiedliche Muskeln verschlossen:

- Den **inneren Schließmuskel** *(M. sphincter ani internus)*, der die abschließende Verstärkung der inneren Ringmuskelschicht des Darmes darstellt und nicht willkürlich beeinflusst werden kann (glatte Muskulatur).
- Den **äußeren Schließmuskel** *(M. sphincter ani externus)*. Er gehört der quergestreiften Beckenbodenmuskulatur an und kann willkürlich zusammengezogen werden.

Die Schleimhaut entspricht im oberen Abschnitt noch der Dickdarmschleimhaut, geht aber dann zunehmend in die äußere Haut des Anus (mit Haaren und Talg- bzw. Schweißdrüsen) über. In der *Hämorrhoidalzone* (☞ Abb. 18.29) liegt unter der Schleimhaut des Rektums ein Venengeflecht, das mit der *oberen Mastdarmarterie* (**A. rectalis superior**) in Verbindung steht. Dieser *arteriovenöse Schwellkörper* trägt neben den beiden beschriebenen Muskeln maßgeblich zum Verschluss des Anus bei. Knotige Erweiterungen in diesem Bereich werden als **Hämorrhoiden** bezeichnet.

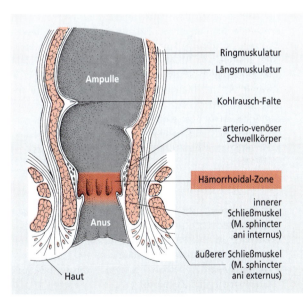

Abb. 18.29: Das Rektum im Längsschnitt mit Schließmuskeln. Zwischen der Ampulle und dem Anus liegt die Hämorrhoidalzone. Dort findet sich unter der Schleimhaut ein arterio-venöser Schwellkörper. Dieser neigt zu knotenartigen Erweiterungen (= Hämorrhoiden), die vor allem bei hartem Stuhl leicht einreißen sowie heftige Schmerzen beim Stuhlgang auslösen.

Kolon-Rektumkarzinom

> Bösartige Tumoren von Kolon und Rektum bilden die zweithäufigsten bösartigen Tumoren (beim Mann nach dem Bronchialkarzinom, bei der Frau nach dem Mammakarzinom) mit weiter steigender Tendenz.
> Das **Kolon-Rektumkarzinom** entwickelt sich meist aus Wucherungen der Schleimhaut. Als Risikofaktor wird ungünstige Ernährung, insbesondere ballaststoffarme Kost (☞ 18.10.7), genannt.
> Die beiden wichtigsten Alarmsymptome sind Blut im Stuhl sowie plötzliche Änderungen der Stuhlgewohnheiten (z.B. anhaltende Verstopfung oder unwillkürlicher Stuhlabgang).
> Therapeutisch kann der Tumor in 70% der Fälle operativ entfernt und eine Verbindung *(Anastomose)* der verbliebenen Darmenden hergestellt werden. Die Stuhlkontinenz (Fähigkeit den Stuhlgang zurückzuhalten) bleibt in der Regel erhalten.

18.8.4 Die Stuhlentleerung

Die **Stuhlentleerung** *(Defäkation)* ist ein reflexartig ablaufender Vorgang, der jedoch willentlich beeinflusst werden kann. Bei ausreichender Füllung der Ampulle werden dort Dehnungsrezeptoren erregt. Diese senden über afferente Nervenbahnen Impulse zum *Defäkationszentrum* im Sakralmark, außerdem wird im Großhirn die Empfindung „Stuhldrang" ausgelöst. Vom Defäkationszentrum werden dann parasympathische Nervenfasern erregt, die den inneren Schließmuskel erschlaffen lassen und zugleich zur Anspannung der äußeren Längsmuskulatur des Rektums führen. Dadurch wird der Stuhl nach außen getrieben. Eine anhaltende Anspannung von Zwerchfell und Bauchmuskeln, die *Bauchpresse* (☞ 17.8.3), unterstützt den Vorgang. Ein Hinauszögern der Stuhlentleerung über eine gewisse Zeit ist möglich, weil der äußere Schließmuskel willentlich angespannt werden kann und damit die Stuhlentleerung verhindert wird.

18.8.5 Der Stuhl

Der **Stuhl** *(Kot, Faeces)* ist der eingedickte und durch Bakterien zersetzte, unverdauliche Rest des Nahrungsbreis. Der Stuhl besteht zu 75% aus Wasser, der Rest setzt sich folgendermaßen zusammen:
- Unverdauliche, teilweise zersetzte Nahrungsbestandteile (vorwiegend Zellulose),
- Abgestoßene Epithelzellen der Darmschleimhaut,
- Schleim,
- *Bakterien* (pro Gramm Stuhl etwa 10 Milliarden),
- *Sterkobilin*, das im Darm durch Umwandlung des Gallenfarbstoffs Bilirubin gebildet wird und dem Stuhl seine eigentümliche, bräunliche Farbe verleiht,

- *Gärungs-* und *Fäulnisprodukte*, die bei den bakteriellen Zersetzungsvorgängen im Dickdarm entstehen und für den unangenehmen Geruch des Stuhls verantwortlich sind,
- *Entgiftungsprodukte*: Medikamente, Giftstoffe und deren Abbauprodukte sowie andere von der Leber über die Galle in den Darm abgegebene Stoffwechselprodukte.

Obstipation

> Häufiges Pflegeproblem gerade im Krankenhaus ist die **Obstipation** *(Verstopfung)*. Von Obstipation spricht man aber erst, wenn der Patient seltener als dreimal die Woche Stuhlgang hat *und* die Darmentleerung erschwert ist. Eher selten ist die Obstipation Warnsymptom einer ernsten Grunderkrankung. Meist ist sie Folge von Flüssigkeitsmangel, ballaststoffarmer Ernährung oder Bewegungsmangel. Entsprechend bestehen die pflegerischen Maßnahmen vor allem in einer ausreichenden Flüssigkeitszufuhr (Wasserflasche ans Bett), ballaststoffreicher Kost (reichlich Obst und Vollkornprodukte, evtl. Zugabe von Leinsamen oder Weizenkleie) und frühzeitiger Mobilisation. *Abführmittel* sollten nur kurzzeitig auf Arztanordnung eingesetzt werden.

18.9 Die Leber

Die rötlich-braune **Leber** *(Hepar)* ist die größte Anhangsdrüse des Darmes. Ihr komplizierter Aufbau wird verständlich, wenn man die umfangreichen Aufgaben der Leber bedenkt, insbesondere:
- Die Bildung der Galle (ihre Bedeutung für die Fettverdauung und Fettresorption wurde bereits im Abschnitt 18.7.3 ausführlich erläutert),
- vielfältige Aufgaben im Eiweiß-, Kohlenhydrat- und Fettstoffwechsel,
- Entgiftungsfunktionen, z.B. für Alkohol und viele Medikamente.

18.9.1 Lage und makroskopischer Aufbau der Leber

Die Leber wird von außen in zwei unterschiedlich große Lappen, den größeren **rechten** und den kleineren **linken Leberlappen** unterteilt. Die Hauptmasse der Leber liegt unter der rechten Zwerchfellkuppel und ist an deren Form angepasst. Der linke Leberlappen reicht weit über die Mittellinie hinaus in den linken Oberbauch.
Betrachtet man die Oberfläche der Leber, so kann man die obere, konvexe *Zwerchfellseite* von der unteren, leicht konkaven *Eingeweideseite* unterscheiden.
Von vorne erkennt man das an der Unterseite des Zwerchfells befestigte sichelförmige *Ligamentum falciforme*,

das den größeren rechten vom kleineren linken Leberlappen abgrenzt. Betrachtet man die Leber von der Eingeweidefläche her, so erkennt man noch zwei kleinere Lappen: den **Lobus quadratus** *(quadratischer Lappen)* und den **Lobus caudatus** *(geschwänzter Lappen)*. Zwischen diesen beiden kleineren Lappen befindet sich eine quergestellte Nische, die **Leberpforte** *(Porta hepatis)*. An der Leberpforte treten die **Leberarterie** *(A. hepatica)* und die **Pfortader** *(V. portae)* als zuführende Blutgefäße in die Leber ein, während der **Ductus hepaticus dexter** und **sinister**, von den Leberlappen kommend, die Leber hier verlassen.

Die Leber ist an ihrer Außenseite von einer derben *Bindegewebskapsel* sowie fast gänzlich von Bauchfell überzogen. Leber und die an ihr befestigte Gallenblase liegen intraperitoneal. Bindegewebskapsel und Bauchfellschicht werden vom Nervensystem sensibel innerviert, sind also *schmerzempfindlich*.

Blutversorgung

Ca. 25% des zur Leber gelangenden Blutes ist sauerstoffreich und stammt aus der Leberarterie (*A. hepatica*, auch *A. hepatica propria* genannt). Diese geht aus der *A. hepatica communis* (☞ Abb. 18.6) hervor. 75% ihres Blutes erhält die Leber durch die *Pfortader* (über 1 l pro Minute). Sie sammelt das *venöse* Blut der Bauchorgane und spaltet sich unmittelbar nach Eintritt in die Leber in viele Äste auf.

Das Blut der Pfortader enthält unter anderem die im Dünndarm resorbierten Nährstoffe, Abbauprodukte aus der Milz, Hormone der Bauchspeicheldrüse und auch Stoffe, die teilweise schon von der Magenschleimhaut resorbiert wurden (wie z.B. Alkohol).

18.9.2 Der Feinbau der Leber

Die Leber ist aus einer riesigen Zahl von **Leberläppchen** *(Lobuli hepatici)* aufgebaut. Auf Schnittpräparaten

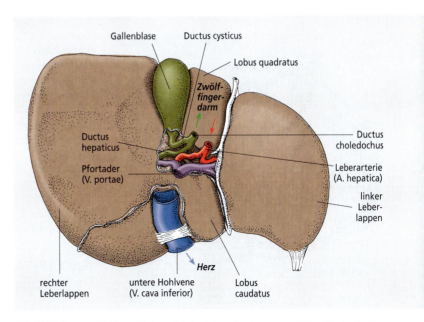

Abb. 18.30: Eingeweidefläche (Unterseite) der Leber. An der quergestellten Nische der Leberpforte treten Pfortader und Leberarterie in die Leber ein, der Ductus hepaticus verlässt die Leber.

erscheinen diese Leberläppchen wie sechseckige Bienenwaben angeordnet. An den Eckpunkten dieser „Waben" stoßen jeweils drei verschiedene Leberläppchen aneinander. Hier befinden sich die **Periportalfelder**, in denen jeweils ein feiner Ast der Pfortader, ein Ast der Leberarterie und ein kleiner Gallengang verlaufen. Dieses auch als *Glisson-Trias* bezeichnete Versorgungssystem bringt somit zu jeweils drei Leberläppchen Pfortaderblut und sauerstoffreiches arterielles Blut und enthält andererseits feine Abflüsse von Gallenkapillaren aus jeweils drei Leberläppchen.

Das Leberläppchen selbst wird aus zahlreichen, radiär verlaufenden Zellsträngen gebildet, die ein dreidimensionales Plattensystem aufbauen. Jede dieser Platten besteht gewöhnlich aus ein bis zwei Zellagen. Dazwischen liegen die **Lebersinusoide** (☞ Abb. 18.32). In diesen Lebersinusoiden mischt sich das arterielle Blut mit dem Blut aus der Pfortader und fließt nun durch die Sinusoide, die die „Austauschstrecke" des Blutes mit den Leberzellen darstellen, zentralwärts. In der Mitte des Leberläppchens finden die Sinusoide Anschluss an die **Zentralvene**, über die das Blut schließlich aus dem Leberläppchen abfließt. Die abfließenden Zentralvenen aller Leberläppchen sammeln das Blut in immer größer werdenden Venen. Über die drei **großen Lebervenen** *(Vv. hepaticae)* fließt dieses Blut schließlich dicht unter dem Zwerchfell in die untere Hohlvene (V. cava inferior) ab.

Die Lebersinusoide sind von einem löchrigen Endothel ausgekleidet, durch dessen Poren alle Plasmabestandteile ungehindert in den **Dissé-Raum** (☞ Abb. 18.32) gelangen können, einen schmalen Spaltraum zwischen den Endothelzellen und den Leberzellen. Erst hier treten die Leberzellen mit den Plasmabestandteilen in Kontakt, wobei fingerförmige Ausläufer der Leberzellen (Mikrovilli) in den Dissé-Raum hineinragen. Die Hepatozyten nehmen Nähr- und Abfallstoffe aus dem Plasma auf, bauen diese um oder speichern sie und geben Stoffwechselprodukte ab. Im Endothelverband der Lebersinusoide liegen ferner noch die **Kupffer-Sternzellen**, die dem Monozyten-Makrophagen-System (☞ 6.1.3) angehören und Bakterien, Fremdstoffe und Zelltrümmer phagozytieren.

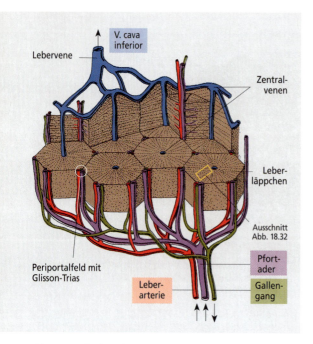

Abb. 18.31: Leberläppchen. In jedes Leberläppchen fließt Leberarterien- und Pfortaderblut. Gleichzeitig wird Gallenflüssigkeit und Lebervenenblut abgeleitet.

Die Gallengänge innerhalb der Leber

Neben dem System der Lebersinusoide existiert in der Leber ein zweites Kapillarsystem mit **Gallenkapillaren**, das räumlich völlig getrennt von den Lebersinusoiden verläuft. Diese Gallenkapillaren werden durch rinnenartige Spalträume gebildet, die zwischen zwei benachbarten Leberzellen ausgespart bleiben und deren Wände von den Zellmembranen der Leberzellen selbst gebildet werden. Die Flussrichtung in den Gallenkapillaren ist der Lebersinusoide entgegengesetzt: Sie beginnen im Zentrum der Leberläppchen und münden in den Periportalfeldern in größere Sammelgänge *(interlobuläre Gallengänge)*.

In ihrem weiteren Verlauf vereinigen sich diese Sammelgänge immer mehr, bis schließlich an der Leberpforte nur noch ein Hauptast aus dem rechten und dem linken Leberlappen austritt. Dies sind der **Ductus hepaticus dexter** und **sinister**, die sich außerhalb der Leber zum *Ductus hepaticus communis* vereinigen und nach Abgang des *Ductus cysticus* zur Gallenblase als *Ductus choledochus* (☞ Abb. 18.26) weiterziehen. Der Ductus choledochus mündet in der Regel gemeinsam mit dem *Ductus pancreaticus* der Bauchspeicheldrüse in die *Papille* des Zwölffingerdarms.

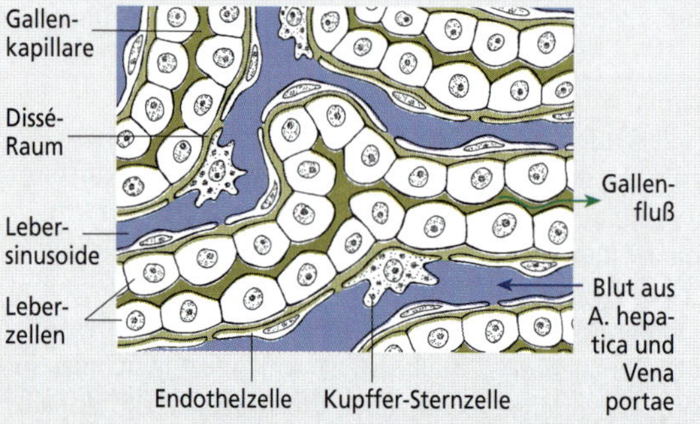

18.9.3 Die Leber als Entgiftungs- und Ausscheidungsorgan

Die Leber ist unser wichtigstes *Entgiftungsorgan*. Dazu verfügt die Leber über zahlreiche *Enzyme*, die den Abbau bzw. die Entgiftung über zwei grundsätzlich unterschiedliche Wege bewerkstelligen:

- **Ausscheidung über die Niere**. *Gut wasserlösliche* Abbauprodukte werden von den Leberzellen in die Lebersinusoide abgegeben. Von dort gelangen sie über den Blutkreislauf zur Niere und verlassen schließlich mit dem Urin den Organismus.
- **Ausscheidung über die Galle**. *Schlecht wasserlösliche* und damit auch im Blut schlecht lösliche Abbauprodukte werden auf der den Lebersinusoiden gegenüberliegenden Seite der Leberzellen in die Gallenkapillaren abgegeben. Durch die emulgierende Wirkung der Gallensäuren können sie in der Galle in Lösung gehalten werden und gelangen mit dieser in den Darm. Von dort aus werden sie mit dem Stuhl ausgeschieden.

Der First-pass-Effekt

Eine besondere Rolle fällt der Leber durch ihre Einbindung in den Pfortaderkreislauf zu: Sie wirkt wie ein Filter für alle Stoffe, die im Magen-Darm-Trakt resorbiert werden und vor dem Erreichen des großen Kreislaufs die Leber passieren müssen. Dieser Filterwirkung fallen auch Arzneistoffe „zum Opfer", die dem Organismus oral zugeführt werden, weil diese bei der Passage der Leber zu einem erheblichen Teil inaktiviert werden (**First-pass-Effekt**). Diesen Wirkungsverlust kann man vermeiden, wenn man das Medikament am Verdauungskanal vorbei als Spritze *intravenös* (in die Vene), *intramuskulär* (in den Skelettmuskel) oder *subkutan* (unter die Haut) gibt (☞ Abb. 9.3). Auch bei der *rektalen* Gabe als Zäpfchen wird die Leberpassage zumindest zum Teil vermieden.

Abb. 18.32: Leberzellen mit Blut- und Gallenkapillaren. Die Lebersinusoide sind das Kapillarnetz der Leber. Dort vermischt sich das Blut der Leberarterie mit dem Pfortaderblut und fließt Richtung Zentralvene. Zwischen der Gefäßwand der Lebersinusoide und der Leberzelloberfläche liegt der Dissé-Raum.

Gelbsucht

> Steigt die Bilirubinkonzentration im Blut an, färben sich zunächst die Augenbindehäute und bei weiterem Anstieg auch die Haut gelb – es kommt zur **Gelbsucht** *(Ikterus)*. Ursache können sein:
> - ein erhöhter Untergang roter Blutzellen (*Hämolyse*, **prähepatischer Ikterus**),
> - eine schwere Schädigung der Leberzellen, z.B. im Rahmen einer Virusleberentzündung (*Hepatitis*, **intrahepatischer Ikterus**) oder
> - eine Verlegung der Gallenwege, z.B. durch Gallensteine oder Tumoren (*Verschlussikterus*, **posthepatischer Ikterus**).

Gefährliches Ammoniak

Bei der im Dickdarm stattfindenden bakteriellen Zersetzung des unverdaulichen Darminhalts fallen Giftstoffe an, insbesondere eine erhebliche Menge von **Ammoniak**. Dieses wird beim Gesunden ebenso wie aus dem Darm resorbiertes Ammoniak von der Leber entgiftet, bevor es den großen Kreislauf erreichen und als Nervengift das Gehirn schädigen kann.

> Bei schweren Leberschäden mit unzureichender Entgiftungsfunktion der Leber drohen demzufolge neurologische und psychische Auffälligkeiten durch ZNS-Schädigung – man spricht von einer **hepatischen Enzephalopathie**. Ihre Schwerstform, das **Leberkoma**, verläuft auch heute noch häufig tödlich.

18.9.4 Die Leber als Verarbeitungs- und Verteilungszentrale

Über das Pfortaderblut wird der Großteil der Nährstoffmoleküle und sonstigen Stoffe (z.B. Vitamine) an die Leber herangeführt. In den Lebersinusoiden bzw. dem Dissé-Raum tritt die Leber großflächig mit diesem nährstoffreichen Blut in Kontakt, wobei ein Großteil der gelösten Stoffe nun von den Leberzellen aufgenommen wird.

Je nach Nahrungsaufnahme sind manche Stoffe jedoch plötzlich im Überschuss vorhanden, andere werden je nach der Zusammensetzung der Nahrung vielleicht überhaupt nicht zugeführt, obwohl sie von den Körperzellen benötigt würden. Hier kommen die Aufgaben, die die Leber erfüllen muss, deutlich zum Vorschein:
- Sie muss zum einen Stoffe, die im Blut im Überschuss vorhanden sind, in eine Speicherform überführen können, und
- sie muss zum anderen bei Mangel von bestimmten Stoffen im Blut diese wieder aus ihrer Speicherform freisetzen und an das Blut abgeben können, um die Zellen gleichmäßig mit Nähr- und anderen Stoffen zu versorgen.

Neben diesen Aufgaben vollbringt die Leber noch weitere Stoffwechselleistungen, die im Folgenden anhand der einzelnen Stoffklassen abgehandelt werden.

Der Kohlenhydratstoffwechsel der Leber

Die Leber ist in der Lage, überschüssigen Blutzucker in die Speicherform *Glykogen* (☞ 2.8.1) zu überführen und zu speichern – die Leber dient also als *Kohlenhydratspeicher*. Bei Bedarf wird dieses gespeicherte Glykogen wieder zu Glukose (Traubenzucker) abgebaut und an das Blut abgegeben.

Da schon nach einer kurzen Fastenperiode von 24 Stunden die Glykogenvorräte der Leber vollständig erschöpft sind, existiert in den Leberzellen noch ein weiterer Stoffwechselweg, der die Leberzellen in die Lage versetzt, Glukose neu zu bilden. Für diese Zuckerneubildung *(Glukoneogenese)* sind als Ausgangsstoff z.B. verschiedene Aminosäuren geeignet (Details ☞ 2.8.1).

Der Eiweißstoffwechsel der Leber

Auch im Stoffwechsel der Eiweiße und Aminosäuren nimmt die Leber eine zentrale Stellung ein. Die Leber stellt z.B. die meisten der im Blut benötigten Eiweißkörper her, deren wichtigste sind:
- *Albumine* und viele andere Eiweiße des Blutes *(Globuline)* und
- die *Blutgerinnungsfaktoren* (☞ 14.5.2).

Bei Funktionsstörungen der Leber kommt es dementsprechend zu einem Mangel an Albumin, Globulin und Gerinnungsfaktoren. Bauchwassersucht *(Aszites)* infolge des Albuminmangels, erhöhte Infektanfälligkeit infolge des Globulinmangels sowie unter Umständen unstillbare Blutungen sind die lebensbedrohlichen Folgen.

Außerdem findet in der Leber ein ständiger Um- und Abbau von Eiweißen und deren Bausteinen, den Aminosäuren, statt. Aus der großen Menge Stickstoff, die bei diesen Um- und Abbauvorgängen anfällt, bildet die Leber **Harnstoff**. Dieser wird ins Blut abgegeben und über den Urin ausgeschieden.

Der Fettstoffwechsel der Leber

Auch Fette können in der Leber in einer Reserveform, den Neutralfetten (Triglyzeriden) gespeichert oder im Bedarfsfall wieder abgebaut werden, wobei dann wieder freie Fettsäuren (☞ 2.8.2) entstehen.

Im Hungerzustand oder beim Diabetes mellitus kann es aufgrund eines starken „Brennstoffmangels" zum überstürzten Einschmelzen der Fettreserven kommen, wobei dann massiv **Ketonkörper** anfallen. Diese können zu einem starken Abfall des Blut-pH-Werts (☞ 2.7.3) und damit zu einem lebensbedrohlichen Zustand führen. Diese Gefahr besteht auch bei längeren extremen Fastenkuren, insbesondere bei der deshalb gefährlichen *Null-Diät*.

18.10 Physiologie der Ernährung

18.10.1 Wie viel Energie braucht der Mensch?

Energieliefernde Stoffwechselprozesse *(Katabolismus)* sind für den Organismus lebenswichtig. Nur mit ihrer Hilfe kann er in ausreichendem Umfang die Struktur seiner Zellen aufbauen und aufrechterhalten *(Anabolismus)*. Auch für körperliche Arbeit und zur Konstanthaltung des Inneren Milieus wird Energie benötigt.

Die für den Katabolismus benötigten Substanzen führt sich der Mensch in Form der **Nahrungsmittel** zu, deren Energiegehalt in den chemischen Bindungen der Nährstoffe **Fett, Eiweiß** und **Kohlenhydrate** gespeichert ist.

Der Energiegehalt von Nahrungsmitteln wird in der Einheit (Kilo-) **Kalorie** ausgedrückt. 1 Kilokalorie (kcal) entspricht der Energie, die man braucht, um 1 Liter Wasser von 14 auf 15 °C zu erwärmen. Als neuere Einheit ist das (Kilo-) **Joule** eingeführt worden, wobei gilt: 1 kcal = 4,17 kJ.

Der Energiebedarf

Als allgemeine Faustregel gilt, dass für den nicht schwer körperlich arbeitenden Menschen eine Zufuhr von **2500 kcal** (Kilokalorien) **pro Tag** ausreichend ist, um das Energiegleichgewicht zu halten. Bei ganztägiger Schwerstarbeit oder Sportarten mit sehr hohem Kraftaufwand können jedoch über 4000 kcal pro Tag benötigt werden.

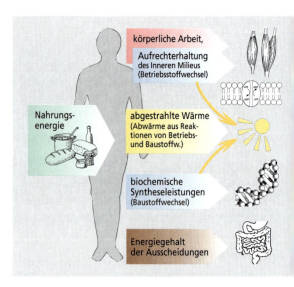

Abb. 18.34: Die Energie der Nahrung wird für körperliche Arbeit, zur Aufrechterhaltung der Inneren Milieus und für biochemische Syntheseleistungen eingesetzt. Der Teil der Nahrungsenergie, den wir Menschen nicht ausnutzen können, wird als energiereiche Ausscheidungen im Rahmen des Ökokreislaufs z.B. von den Bakterien in Kläranlagen und Flüssen weiter abgebaut.

Richtwerte für den Energiebedarf werden in **Kalorientabellen** angegeben. Diese sollten neben dem Körpergewicht das Lebensalter, Geschlecht und besondere Lebensumstände wie Schwangerschaft, Stillperiode und den Grad der körperlichen Arbeit berücksichtigen. Ein einfaches Beispiel gibt Tabelle 18.35.

Der Energiegehalt der Nährstoffe

Aus Fett, Eiweiß und Kohlenhydraten werden unterschiedliche Mengen an Energie gewonnen: Pro aufgenommenes Gramm Kohlenhydrate und Eiweiß sind dies 4,1 kcal, pro Gramm Fett 9,3 kcal.

Bei einer kalorisch ausreichenden Ernährung sollte zwischen Kalorienzufuhr- und verbrauch ein *Gleichgewicht* bestehen. Aber auch das Verhältnis der Nährstoffe zueinander ist von Bedeutung.

Besonders günstig ist eine Ernährung, die ca. 55–60% der Kalorien als Kohlenhydrate, 30% in Form von Fetten und 10–15% als Eiweiße enthält. Tatsächlich aber nimmt der „Durchschnittsdeutsche" vor allem zu viel Fett auf (130 g statt 70–80 g täglich).

Die genauen Anteile der Nährstoffe an den einzelnen Nahrungsmitteln können speziellen Tabellen entnommen werden, die in großer Zahl im Handel erhältlich sind. Während der Stoffwechselgesunde, der eine abwechslungsreiche Mischkost zu sich nimmt, die Berechnung der einzelnen Nährstoffanteile getrost vernachlässigen kann, ist sie für Diabetiker (☞ 18.10.3) oder Patienten mit Fettstoffwechselstörungen (☞ 18.10.4) zur Diätplanung unerlässlich.

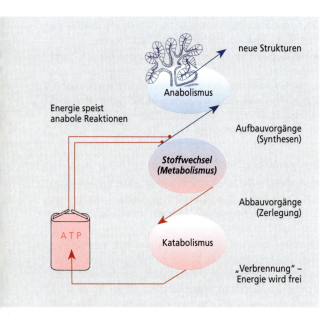

Abb. 18.33: Die wichtigsten Begriffe des Stoffwechsels (Metabolismus): Schaffung neuer Organstrukturen heißt Anabolismus, Zerlegung und Verbrennung von Nahrungsbestandteilen Katabolismus.

Energetische Bedeutung des Alkohols

Viele Diätanläufe scheitern, weil alkoholische Getränke in den aufgestellten Kostplänen nicht berücksichtigt werden. 1 g Alkohol (= 1,27 ml) liefert 7,1 kcal Energie.

> Diese Menge wird meist unterschätzt: Trinkt man beispielsweise zu einer ansonsten ausgewogenen Ernährung jeden Abend zusätzlich eine Flasche Bier (0,5 l, Alkoholgehalt 5%), so ergibt sich am Jahresende eine Erhöhung des Körpergewichts von rund 9 kg. Der Ausdruck „Bierbauch" für das typisch männliche Fettpolster trifft also meist den Kern des Problems.

Tätigkeit	Mann (70 kg) kcal/Tag [kJ/Tag]	Frau (60 kg) kcal/Tag [kJ/Tag]
Leichte Tätigkeiten (Büro)	2500 [10 400]	2100 [8800]
Mittelschwere Tätigkeiten (Krankenschwester)	3000 [12 500]	2600 [10 800]
Schwerarbeit (Bauarbeiter)	3600 [15 000]	3600 [15 000]
Schwerstarbeit (Ausdauer-Leistungssport)	Bis weit über 4000 [17 000]	Bis weit über 4000 [17 000]
Letztes Drittel der **Schwangerschaft** (bei leichter Tätigkeit)	–	2500 [10 400]
Stillen (bei leichter Tätigkeit)	–	2800 [11 700]

Tab. 18.35: Energiebedarf von Mann und Frau unter verschiedenen Bedingungen. Allerdings kommt es beim Überschreiten dieser Werte nicht automatisch zur Gewichtszunahme. Hier spielen noch viele andere Faktoren eine Rolle, z.B. Bewegung oder psychische Unruhe. Beim älteren Menschen ist der Energiebedarf geringer, wobei allerdings der Bedarf an Eiweiß nicht zurückgeht, wohl aber weniger Fett und Kohlenhydrate aufgenommen werden sollten.

18.10.2 Stoffwechsel der Kohlenhydrate – Insulin und Insulinmangel

Wiederholung: Glukose als Schlüssel-Energieträger

> Alle mit der Nahrung aufgenommenen Kohlenhydrate werden im Verdauungstrakt bis zu Zweifach- und Einfachzuckern gespalten. Hierbei fällt hauptsächlich **Glukose** = *Traubenzucker* an. Die übrigen Einfachzucker, z.B. *Fruktose* und *Galaktose*, werden ebenfalls überwiegend zu Glukose umgewandelt.
>
> Die Glukose ist also das *zentrale Molekül* des Kohlenhydrat-Stoffwechsels und damit auch das wichtigste energieliefernde Molekül des Menschen.

Aufbau und biologische Bedeutung des Insulins

Das von den B-Zellen des Pankreas *(Bauchspeicheldrüse)* gebildete **Insulin** ist chemisch gesehen ein Protein, das aus zwei *Aminosäureketten* (☞ Abb. 2.23) besteht, die durch zwei *kovalente Bindungen* (☞ 2.4.2) miteinander verbunden sind.

Insulin hat vielfältige biologische Wirkungen, die jedoch alle zu einer entscheidenden Konsequenz, nämlich der Senkung des Blutzuckerspiegels, führen.

Die wichtigsten sind:

- Steigerung der Durchlässigkeit der Zellmembranen für Glukose, wodurch diese vermehrt aus dem Blut in die Zellen (vor allem Muskelzellen) einströmen kann.
- Gesteigerte Verbrennung der Glukose zur Energieerzeugung, sowie vermehrte Überführung der Glukose in die Speicherform *Glykogen* (vor allem in Leber- und Muskelzellen).
- Auch der Fettstoffwechsel wird durch Insulin maßgeblich beeinflusst, indem die Durchlässigkeit der Zellmembranen für freie Fettsäuren deutlich gesteigert wird. In den Zellen (Leber- und Fettgewebe) werden diese Fettsäuren dann vermehrt in Depotfett (Triglyzeride) überführt und gespeichert.

100 g enthalten	g Eiweiß	g Fett	g Kohlenhydrate	% Wasser	Energiegehalt in kcal
Hühnerfleisch	20	12	Spuren	68	200
Milch	3,4	3,4	4,7	88	65
Vollkornbrot	7,8	1,1	46	42	231
Nudeln	14	2,4	69	13	362
Äpfel	0,4	–	14	84	59
Blumenkohl	2,5	–	4	91	27
Sojabohnen	37	24	32	7	435
Schokolade	7	22	65	2	500
Bier	0,5	–	4,8	90	45

Tab. 18.36: Nährstoff-, Wasser- und Energiegehalt typischer Nahrungsmittel.

18 Verdauungssystem, Ernährung und Stoffwechsel

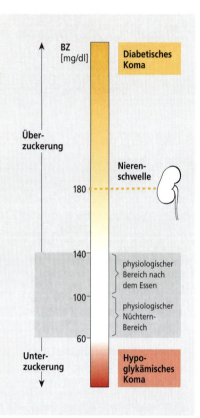

Abb. 18.37: Blutzuckerspiegel (BZ). Unterhalb eines Blutzuckerspiegels von 60 mg/dl liegt eine Unterzuckerung (Hypoglykämie) vor, oberhalb von 140 mg/dl spricht man von Überzuckerung (Hyperglykämie).
Ab einer Blutzuckerkonzentration von 180 mg/dl ist die Nierenschwelle überschritten; das heißt die Niere schafft es nicht mehr, die frei filtrierte Glukose zu resorbieren und ins Blut zurückzuführen. Folglich findet man Glukose im Urin (Glukosurie). Durch einfache Streifentests kann die Glukosurie nachgewiesen werden.

Da neben der vermehrten Glykogen- und Triglyzeridbildung durch die Wirkung des Insulins auch verstärkt Eiweiße gebildet werden, kann man das Insulin auch als klassisches *anaboles Hormon* bezeichnen.

Die medizinische Bedeutung des Insulins liegt jedoch im Kohlenhydratstoffwechsel, da es das *einzige* Hormon ist, das den Blutzuckerspiegel senken kann. Ein Mangel an Insulin führt zur häufigsten Stoffwechselerkrankung, dem *Diabetes mellitus*.

Einziger Blutzuckersenker

Insulin ist das einzige Hormon, das einen nach der Resorption von Nährstoffen erhöhten Blutzuckerspiegel wieder zu senken vermag, indem es die Aufnahme der Glukose aus dem Plasmaraum bzw. dem Interstitium in das Innere der Zellen fördert. Erst durch Insulin wird also Glukose als wichtigster Ausgangsstoff für die Energieerzeugung im Mitochondrium verfügbar. Fehlt Insulin, so kommt es zum Energiemangel in der Zelle, wobei gleichzeitig ein zu hoher Glukosespiegel im Blut besteht.

18.10.3 Die Zuckerkrankheit – 4 Millionen Diabetiker in Deutschland

Nahezu 5% der deutschen Bevölkerung leiden an der *Zuckerkrankheit* (**Diabetes mellitus**, kurz **Diabetes**). Man unterscheidet zwei Diabetes-Typen, Typ I und II.

Die Bereitschaft zum Diabetes kann vererbt werden, wobei mehrere Gene sowie Umweltfaktoren an der Ausprägung der Erkrankung beteiligt sind. Bei einer familiären Belastung ist daher die Wahrscheinlichkeit, an einem Diabetes zu erkranken, deutlich höher als normal.

Klinische Leitsymptome

Folgende Symptome und Befunde sind dringend verdächtig auf einen Diabetes mellitus:
- *Polyurie* (häufiges Wasserlassen)
- *Polydipsie* (übermäßiger Durst)
- Körperliche Schwäche mit Leistungsknick
- **Hyperglykämie**, das heißt ein Nüchtern-Blutzuckerspiegel über 120 mg/dl (Milligramm pro Deziliter = 0,1 l) oder ein Blutzuckerwert über 200 mg/dl zwei Stunden nach Kohlenhydratgabe.
- **Glukosurie**, also ein Glukosenachweis im Urin (☞ 19.4.2).

Typ-I-Diabetes

Der **Typ-I-Diabetes** betrifft fast nur Kinder, Jugendliche und junge Erwachsene *(juveniler Diabetes mellitus)*. Hier liegt ein **absoluter Insulinmangel** vor, das heißt die Zellen der Bauchspeicheldrüse produzieren effektiv zu wenig Insulin. Diese Form wird heute überwiegend dem For-

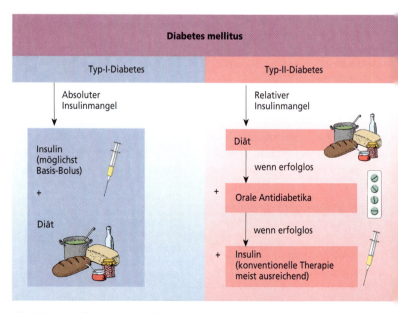

Abb. 18.38: Grundbausteine der Diabetestherapie. Sowohl beim Typ-I- als auch beim Typ-II-Diabetes spielt die Diabetikerdiät eine entscheidende Rolle.

menkreis der Autoimmunerkrankungen (☞ 6.7.2) zugerechnet; man vermutet eine Antikörperbildung gegen die B-Zellen des Pankreas. Vermutlich wird die Krankheit durch Virusinfekte in der Kindheit ausgelöst. Da der Insulinmangel therapeutisch nur durch die Gabe von Insulin zu beheben ist, wird der Typ-I-Diabetes auch **insulinabhängiger Diabetes** *(IDDM = insulin dependent diabetes mellitus)* genannt.

Typ-II-Diabetes

Der mit 90 % aller Fälle viel häufigere **Typ-II-Diabetes** betrifft vor allem ältere, übergewichtige Menschen („Altersdiabetes"). Hier liegt ein **relativer Insulinmangel** vor: Durch Überernährung steigt der Insulinbedarf ständig an. Bei entsprechend *erblich disponierten* Patienten kommt es zunächst zu einer zunehmenden Unempfindlichkeit der Zielzellen gegenüber dem zirkulierenden Insulin, das Pankreas muss zum Ausgleich immer mehr Insulin produzieren, bis die B-Zellen nach Jahren bis Jahrzehnten erschöpft sind und sich der Diabetes mellitus manifestiert.

Die Disposition bzw. Vererbungswahrscheinlichkeit ist bei diesem Typ mit 50% deutlich höher als beim Typ I. Da beim Typ-II-Diabetes noch Insulin gebildet wird und sich diese Krankheit oft durch Gewichtsreduktion und Diät behandeln lässt, wird dieser Typ auch **insulinunabhängiger Diabetes** *(NIDDM = non-insulin dependent diabetes mellitus)* genannt.

Die Diabetes-Behandlung

Grundsäule *jeder* Diabetesbehandlung ist die Diät. Sie entspricht im wesentlichen einer gesunden Vollwertkost mit besonderer Berücksichtigung von Kohlenhydratmenge und -art in der Nahrung, da vor allem Kohlenhydrate den Blutzuckerspiegel erhöhen.

Konsequente Diät und Gewichtsreduktion führen bei vielen Typ-II-Diabetikern schon zum gewünschten Erfolg. Bei Erfolglosigkeit der Diät werden **orale Antidiabetika** („Zuckertabletten") eingesetzt, bei auch hierunter unbefriedigender Stoffwechsellage (zusätzlich) Insulin. Meist reichen 1–2 Injektionen täglich aus *(konventionelle Insulintherapie)*.

Typ-I-Diabetiker müssen grundsätzlich zu ihrer Diät zusätzlich Insulin spritzen.

Höchstmögliche Flexibilität im Tagesablauf ermöglicht dann die *Basis-Bolus-Therapie* mit 3–5 Insulininjektionen täglich, die der Patient nach entsprechender Schulung individuell selbst berechnen kann.

> Insulin muss – abgesehen von der intravenösen Injektion durch den Arzt – immer *subkutan* gespritzt werden. Mögliche Injektionsorte für die subkutane Injektion zeigt Abb. 18.40. Dabei sind die Infektionsstellen systematisch zu wechseln, um Veränderungen des Unterhautfettgewebes zu verhindern. Diese sind nicht nur kosmetisch störend, sondern verändern auch die Insulinresorption. Eine Hautdesinfektion vor der Injektion ist nur im Krankenhaus, nicht aber zu Hause nötig. Ob eine Insulinspritze oder eine Injektionshilfe, ein sog. *Pen*, benutzt wird, ist Geschmackssache.

Ständige Gefahren für den Diabetiker: Überzuckerung und Unterzuckerung

Das Leben eines Diabetikers ist oft ein ständiges Lavieren zwischen Unter- und Überzuckerung.

Ist der Patient extrem überzuckert, so kann er etwa ab 400 mg/dl ins **diabetische Koma** *(Coma diabeticum)* fallen. Warnsymptome sind zunehmender Durst und Polyurie, Exsikkose (z.B. trockene Haut), Übelkeit und Schwäche.

Unterzuckerte klagen über Schweißausbruch, Unruhe und Heißhunger. In dieser Situation sollte schnell ein Stück Traubenzucker zur Hand sein, um eine schwere Hypoglykämie abzuwenden. Richtig gefährlich wird es, wenn der Zuckerspiegel unter

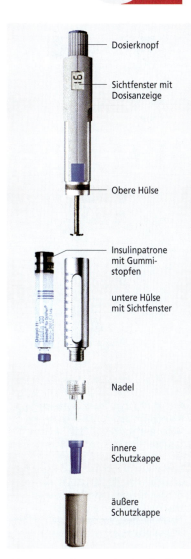

Abb. 18.39: Insulinpen, zerlegt in seine Einzelteile. Der Pen erlaubt eine exakte und schnelle Insulingabe, bei der das Aufziehen der Spritze nicht mehr nötig ist. Im Pen liegt eine Insulinpatrone, die je nach Modell 100–300 Einheiten Insulin enthält. Man stellt die gewünschte Insulinmenge in Einheiten ein. Durch Knopfdruck wird die vorgegebene Insulinmenge gespritzt. Die Nadel kann bedenkenlos mehrfach genutzt werden. [U 135]

etwa 40 mg/dl absinkt. Der Betroffene wird dann ohnmächtig. Er gerät in den **hypoglykämischen Schock**. Dieser ist am häufigsten Folge von

- ungewöhnlicher körperlicher Belastung,
- Alkoholgenuss oder
- Insulingabe ohne nachfolgende Mahlzeit.

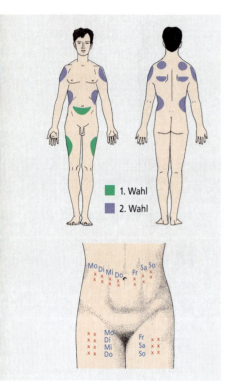

Abb. 18.40: Oben: Injektionsstellen für die Insulingabe. Bevorzugte Bereiche sind das Unterhautfettgewebe des Bauches und des Oberschenkels, weil der Patient sie bei der Selbstinjektion gut erreicht.
Unten: Wichtig ist auch das regelmäßige Wechseln des Injektionsortes, um Schädigungen der Subcutis (Unterhaut) zu vermeiden. Die Abbildung. zeigt einen sinnvollen Wochen-Wechselmodus. [A 400-215, A 400-157]

Sowohl diabetisches Koma als auch hypoglykämischer Schock sind lebensgefährliche Notfälle, die stationär behandelt werden müssen.

Diabetische Spätschäden

> Der hohe Blutzuckerspiegel schädigt auf Dauer praktisch alle Gefäße des Körpers. Deshalb entwickelt sich oft ein **diabetisches Spätsyndrom**.

Ist der Diabetes schlecht eingestellt (liegt der Blutzucker also oft über 160 mg/dl), so bilden sich die Spätkomplikationen schon nach 5–10 Jahren aus.

Aber auch bei optimaler Therapie leiden viele Diabetiker nach ca. 15 Jahren unter den gravierenden Langzeitfolgen ihrer Krankheit.

Am häufigsten sind die folgenden Spätschäden (☞ Abb. 18.41):

- Die **Makroangiopathie** (Erkrankung der großen arteriellen Blutgefäße) äußert sich in einer ausgeprägten *Arteriosklerose*, die alle großen Arterien betreffen kann. Folgen sind eine früh einsetzende koronare Herzkrankheit mit der Gefahr eines Herzinfarktes (☞ 15.7.3), Schlaganfall sowie periphere arterielle Durchblutungsstörungen v.a. im Bereich der Beine (ähnlich dem „Raucherbein").
- Die Mikroangiopathie (Erkrankung der kleinen arteriellen Blutgefäße) führt ebenfalls zu zahlreichen Organerkrankungen. Besonders schwer wiegend ist die diabetische Retinopathie, eine der häufigsten Erblindungsursachen.

Sind die kleinen Nierengefäße geschädigt, kommt es zur diabetischen Nephropathie, wobei die Nierenfunktion bis zur Dialysepflichtigkeit eingeschränkt werden kann.

- Die **diabetische Polyneuropathie** entwickelt sich durch Schädigung der die peripheren Nerven versorgenden Gefäße. Sie äußert sich z.B. in Sensibilitätsstörungen und/oder Schmerzen an den Extremitäten sowie einem aufgehobenen Vibrationsempfinden.
- Besonders schwierig zu behandeln ist der **diabetische Fuß**. Durch Schädigung der kleinen Hautgefäße, insbesondere im Bereich der Zehen, Ferse oder an anderen Druckstellen (Mikroangiopathie), kommt es zur *diabetischen Gangrän* (Gangrän = Gewebsuntergang infolge Minderdurchblutung) und zu oft sehr tiefen, lochförmigen Hautgeschwüren *(Mal perforans)*. Wichtig ist hier die Fußentlastung (Bettruhe, optimale Schuhversorgung). Oft bleiben kleine Verletzungen aufgrund der Polyneuropathie (Sensibilitätsstörung) unbemerkt.

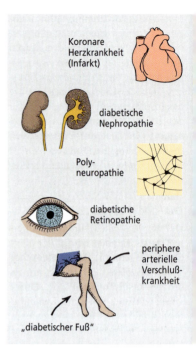

Abb.18.41: Diabetische Spätschäden. Todesursache eines Diabetikers ist in 50% ein Herzinfarkt bei koronarer Herzkrankheit, in 30% ein Schlaganfall und in 12% Nierenversagen durch diabetische Nephropathie.

- Die **diabetische Fettleber** ist Folge der Beeinträchtigung des Fettstoffwechsels durch den Insulinmangel. Es kommt zu einer vermehrten Lipolyse und Neusynthese von Triglyzeriden in den Leberzellen. Dies führt zur Leberverfettung.

> Zur Vorbeugung des diabetischen Fußes sollte bei der Pflege des Diabetespatienten beachtet werden:
> - Fußnägel nicht schneiden, nur feilen (Verletzungsgefahr).
> - Füße nach dem Waschen gut abtrocknen (Gefahr der Pilzinfektion).
> - Immer gut sitzende Strümpfe anziehen, da Falten Druckstellen begünstigen.
> - Füße jeden Tag, eventuell mit Hilfe eines Spiegels, auf Verletzungen untersuchen (unzureichend durchblutetes Gewebe wird bläulich).
> - Haut sorgfältig pflegen.

18.10.4 Der Stoffwechsel der Fette

Wiederholung: Der Fettstoffwechsel beim Gesunden

Der Mensch nimmt Fette sowohl aus pflanzlicher als auch aus tierischer Nahrung auf. Die weit überwiegende Menge dieser natürlichen Fette sind **Triglyzeride** oder *Neutralfette* (☞ 2.8.2). Sie werden im Darm zu Fettsäuren und Glyzerin gespalten. Die Fettsäuren können von den Zellen ebenso wie die Glukose zur Energieerzeugung herangezogen werden. Bei geringem Bedarf oder Überernährung baut der Organismus Fettsäuren und Glyzerin wieder zu Neutralfetten zusammen und speichert diese hauptsächlich im Fettgewebe und in der Leber.

Auch aus überschüssigen Glukosemolekülen kann der Organismus Triglyzeridmoleküle bilden. Dies erklärt den Umstand, dass ein Mensch, der sich zwar fettarm ernährt, stattdessen aber reichlich Süßigkeiten zu sich nimmt, ebenfalls dick wird.

Erstaunlicherweise können aber manche Organe (z.B. das Gehirn), die normalerweise ihre Energie aus der Verstoffwechselung der Glukose ziehen, im Notfall auch Fettsäuren (präziser: die aus Fettsäuren gebildeten Ketonkörper ☞ 19.4.2) verbrennen. Allerdings braucht diese Umstellung Zeit und funktioniert nicht von einer Sekunde zur nächsten, so dass es bei einer akuten Unterzuckerung trotzdem zur Funktionsstörung des Gehirns (*hypoglykämischer Schock* ☞ 8.10.3) kommt. Die Energiespeicher Glukose und Fettsäuren können sich also mit besagten Einschränkungen in gewissem Umfang wechselseitig vertreten.

Hunger und Diät

Hungert der Mensch, werden zunächst die Glykogenspeicher geleert. Anschließend wird der wesentlich größere Fettspeicher angegangen. Von der Einschmelzung eines Kilogramms Fettgewebe (Energiegehalt 9300 kcal) kann der Mensch immerhin rund vier Tage zehren.

> **„Diätwunder"**: Daraus folgt leider auch, dass allen Wunderdiäten und wöchentlich am Kiosk verbreiteten Versprechen zum Trotz niemand mehr als **rund 2 kg pro Woche** abnehmen kann, es sei denn, er verbindet seine Diät täglich mit 10–20 km Langlauf. Lediglich am Anfang einer Fastenkur scheint der Körper mehr abzunehmen: dies ist aber nur eine Wasserausschwemmung, die mit der Leerung der Glykogen- und Eiweißspeicher einhergeht und nach Schluss der Fastenkur rasch wieder ausgeglichen wird.

Fettstoffwechselstörungen

Ist die Serumkonzentration einzelner oder mehrerer Blutfettarten bei aufeinander folgenden Untersuchungen erhöht, so bezeichnet man dies als *Hyperlipidämie* oder **Hyperlipoproteinämie**: Fette (Lipide) kommen im Blut als große Komplexe zusammen mit Proteinen vor *(Lipoproteine)*; die Proteine dienen v.a. dem Transport der Fette, da sie die wasserunlöslichen Fette in Lösung halten. Lässt man das aus einer Blutprobe entnommene Gemisch der im Blut zirkulierenden Lipoproteine im elektrischen Feld wandern, so kann genau ermittelt werden, welche Anteile *(Fraktionen)* der Lipoproteine krankhaft vermehrt sind.

Allgemein kann man *primäre*, oft genetisch bedingte, von *sekundären*, das heißt im Rahmen anderer Erkrankungen auftretenden Hyperlipoproteinämien, unterscheiden. Sekundäre Hyperlipoproteinämien sind z.B. Folge eines Diabetes mellitus, oder eines Alkoholmissbrauchs.

Risikofaktor Cholesterin

Von den verschiedenen Fetten besitzt das Cholesterin (☞ 2.8.2) die größte Bedeutung als Risikofaktor der Arteriosklerose. Umfangreiche Studien haben gezeigt, dass allerdings weniger die Gesamtmenge an Cholesterin für die Schädigungen der Gefäße und die Arteriosklerose verantwortlich ist, sondern vielmehr seine Verteilung auf die oben erwähnten Lipoproteinfraktionen. Für das Arteriosklerose-Risiko ist vornehmlich der Cholesterinanteil in der **LDL**-Fraktion (LDL = low density lipoproteins) maßgeblich, während dem in der **HDL**-Fraktion (HDL = high density lipoproteins) enthaltenen Cholesterin sogar eine Schutzwirkung gegen die Arteriosklerose zugeschrieben wird.

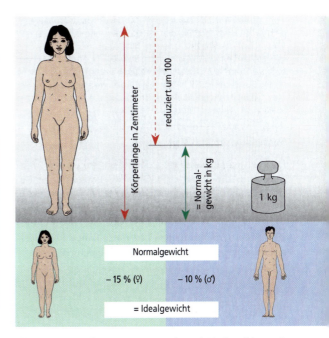

Abb. 18.42: Berechnung von Normal- und Idealgewicht nach Broca. Beispiel: Die Patientin hat eine Körperlänge von 165 cm. Ihr Normalgewicht beträgt (165 – 100 =) 65 kg. Ihr Idealgewicht beträgt 65 kg – 15 % (= 9,75 kg) = 55,25 kg.

18 Verdauungssystem, Ernährung und Stoffwechsel

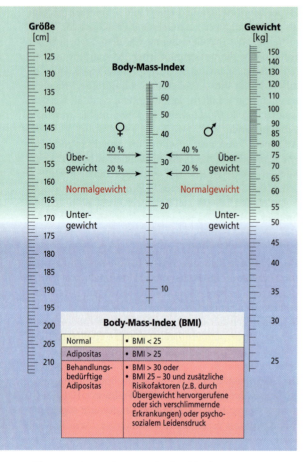

Abb. 18.43: Der Body-Mass-Index (BMI) ist der Quotient aus Körpergewicht und dem Quadrat der Körpergröße (kg/m2). Die in Abb. 18.42 erwähnte Patientin mit einer Körpergröße von 165 cm und einem Gewicht von 65 kg hat also einen BMI von 65 kg/1,65^{2}m^2 = 23,8 kg/m^2. Das Normogramm ermöglicht eine rasche Bestimmung: Zieht man eine Linie zwischen Körpergröße und Gewicht, so ergibt der Schnittpunkt dieser Linie mit der Skala in der Mitte den Body-Mass-Index.

Normalgewicht und Übergewicht

Die meisten Fettstoffwechselstörungen gehen mit *Übergewicht* (**Adipositas**) einher. In der Praxis ist die Berechnung des **Normalgewichts nach Broca** (☞ Abb. 18.42) eine erste Grundlage für die Definition der Adipositas. Dabei gilt als übergewichtig *(adipös)*, wer mehr als 10% über dem **Normalgewicht nach Broca** liegt, welches sich nach der einfachen Formel berechnet:

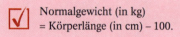

Normalgewicht (in kg) = Körperlänge (in cm) – 100.

Optimal gesund leben sollten nach bisheriger Einschätzung diejenigen, die noch 10% (Männer) bzw. 15% (Frauen) unter ihrem Normalgewicht liegen *(Idealgewicht)*. Studien zeigen aber, dass das Broca-*Normalge-* wicht die höhere Lebenserwartung verspricht. Natürlich sind dies alles Durchschnittswerte, und tatsächlich haben die Menschen einen unterschiedlichen Knochenbau, der ihr Sollgewicht um bis zu 4 kg nach oben oder unten verändert.

Präziser ist die Berechnung des **Body-Mass-Index** (BMI), der eng mit der Fettmasse korreliert (☞ Abb. 18.43). Bei Adipösen liegt der BMI über 25 kg/m^2.

Für das Risiko von Folgeerkrankungen ebenso wichtig wie die absolute Kilogrammzahl auf der Waage ist der **Fettverteilungstyp** (☞ Abb. 18.44).

Die kritische Grenze

Bei einer Adipositas von mehr als 20% über dem Normalgewicht nach Broca bzw. einem BMI von mehr als 30 kg/m^2 (☞ Abb. 18.43) nimmt die Gefahr von Herzkreislauferkrankungen wie etwa Schlaganfall und Herzinfarkt stark zu. Entscheidend für dieses Risiko ist die stark beschleunigte Arteriosklerose.

Auch der Bewegungsapparat wird chronisch überbeansprucht (mit den Folgen einer Gelenksarthrose), so dass die Lebenserwartung und die Lebensqualität der Betroffenen deutlich abnehmen. Der Normalisierung des Gewichts kommt deshalb große Bedeutung zu.

Abspecken allein reicht nicht

Das Gewicht soll *langfristig* und *langsam* reduziert werden. Viele Ärzte empfehlen eine mehrmonatige „Abspeckphase", in der z.B. mit einer Diät von 1000 kcal täglich das Körpergewicht um ca. 1 kg pro Woche absinkt. Anschließend muss durch inzwischen eingeübte *bessere Ernährungsgewohnheiten* dieses Gewicht beibehalten werden.

Nur durch eine langfristige Normalisierung des Körpergewichts können die Gefäßschäden gestoppt werden, kurzfristige „Gewaltkuren" schaden dagegen mehr als sie nützen. Wie die Praxis zeigt, muss dabei der „innere Schweinehund" täglich neu besiegt werden: Wer zum Übergewicht neigt, wird diese Disposition (Veranlagung) sein ganzes Leben beibehalten – er muss also jeden Tag beim Essen aufpassen, egal, auf welchem Gewichtsniveau er sich gerade befindet.

Sonderdiäten

Nach derzeitigem Wissensstand sind Sonderdiäten zur Normalisierung des Körpergewichts nicht erforderlich und auch nicht sinnvoll. Sonderdiäten wie etwa die *Trennkost* nach Hay, *Milch-Semmeldiät* nach Mayr, „Managerdiät" (fleisch- und salatreich) und viele andere schränken die Zahl der Nahrungsmittel stark ein. Diese Diäten sind wissenschaftlich fragwürdig und insbesondere bei Patienten mit Vorerkrankungen ohne entsprechende medizinische „Begleitung" möglicherweise auch schädlich. Auch von periodischen Fastenkuren *(Heilfasten)* über Perioden von 5–30 Tagen, die sich zweifellos

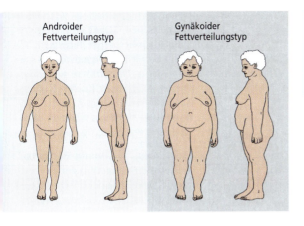

Abb. 18.44: Einteilung nach Fettverteilungstyp. Dazu muss das Verhältnis zwischen Taillen- und Hüftumfang errechnet werden. Beim androiden Fettverteilungstyp (männlicher Typ, „Apfelform") befindet sich die Hauptfettansammlung am Körperstamm des Patienten. Das Verhältnis Taillen- zu Hüftumfang beträgt mehr als 0,85 bei Frauen und mehr als 1,0 bei Männern. Das Risiko ist erhöht, Folgeerkrankungen zu entwickeln. Ein deutlich geringeres Risiko besteht beim gynäkoiden Typ (weiblicher Typ, „Birnenform"). Das Fett findet sich dabei mehr an Hüfte und Oberschenkel. Der Quotient liegt unter 0,8 bzw. 1,0.

auf viele andere Krankheitsbilder positiv auswirken, wird nach neuen Studien abgeraten: Es ist im Hinblick auf Lebenserwartung und Krankheitsrisiko besser, konstant übergewichtig zu sein, als nur für wenige Monate das Normalgewicht zu halten und dann wieder „anzusetzen". Statt rabiater Fastenkuren sollte *langfristig* eine gute Figur angestrebt werden. Die wichtigsten Bausteine sind:

- Regelmäßiger Ausdauersport und eine vielseitige Lebensweise,
- bewusstes Essen (wer schlingt, isst mehr und bleibt unbefriedigt)
- deutlich weniger Fett und ebenfalls weniger Eiweiß als die traditionelle deutsche Küche vorsieht (Völker mit fettarmer Küche wie die Japaner haben die höchste Lebenserwartung),
- weniger „hochverfeinerte" Nahrungsmittel, die oft stark salz- oder zuckerhaltig sowie „konzentriert" (hoher Kaloriengehalt pro Gewichtseinheit) sind und
- mehr naturbelassene Nahrungsmittel mit ausreichenden Vitamin- und Ballaststoffanteilen.

Diese Anforderungen werden beispielsweise sehr gut von der (kalorienreduzierten) *Vollwertkost* erfüllt.

18.10.5 Vitamine

> ✓ Vitamine sind lebensnotwendige, organische Verbindungen, die der Körper nicht oder nur in unzureichender Menge selbst herstellen kann. Vitamine müssen daher dem Organismus mit der Nahrung zugeführt werden. Einige Vitamine bezieht der Körper allerdings nicht (nur) aus der Nahrung, sondern von Darmbakterien, die z.B. Vitamin K und Folsäure im Rahmen ihres Stoffwechsels in das Darmlumen abgeben

Fett- und wasserlösliche Vitamine

Aufgrund ihrer verschiedenen Löslichkeit werden die Vitamine in eine *fettlösliche* und eine *wasserlösliche* Gruppe unterteilt. Zu den fettlöslichen Vitaminen gehören die Vitamine A, D, E und K (Merkwort: EDeKA), die anderen sind wasserlöslich. Fettlösliche Vitamine können nur dann resorbiert werden, wenn genügend Galle sezerniert wird und die Fettresorptionsmechanismen intakt sind (☞ 18.7.3).

Vitamin A

Zur **Vitamin-A-Gruppe** gehören eine Reihe fettlöslicher, lichtempfindlicher Wirkstoffe, die aus den mit der Nahrung zugeführten Provitaminen *(Karotinoide)* gebildet und in der Leber gespeichert werden.

Das für die Vitamin-A-Synthese wichtigste Provitamin *β-Carotin* ist ein Pflanzenfarbstoff, der besonders reichlich in Kohlarten, im Spinat und in Karotten vorkommt. Nennenswerte Mengen an Vitamin A findet man auch in Leber, Butter, Milch, Eiern und Fischtran. Vitamin A ist für das Wachstum der Epithelien notwendig, es verbessert die Infektionsabwehr an den Schleimhäuten und ist als Bestandteil des Sehpurpurs für den Sehvorgang unentbehrlich. Schließlich ist es auch am Skelettwachstum beteiligt.

Vitamin-D-Hormon

Die Gruppe der *Vitamin-D-Substanzen* ist nach neuerem Verständnis nicht den Vitaminen, sondern den Hormonen zuzurechnen (neuer Name *Vitamin-D-Hormon*). Ihre Bildung und die Effekte auf den Kalzium- und Knochenstoffwechsel sind deshalb schon im Hormonkapitel besprochen worden (☞ 13.5).

Vitamin E

Die fettlöslichen **E-Vitamine** kommt vor allem in Getreidekeimen, Pflanzenölen und Blattgemüsen vor.

Die biologische Bedeutung von Vitamin E ist noch nicht völlig geklärt, es scheint jedoch als Oxidationsschutz bei verschiedenen Stoffwechselvorgängen zu wirken, insbesondere beim Abbau ungesättigter Fettsäuren. In diesem Zusammenhang wird diskutiert, ob das Vitamin vielleicht auch den Alterungsprozess positiv beeinflussen (verlangsamen) kann.

Vitamin K

Vitamin K steigert in der Leber die Biosynthese der Gerinnungsfaktoren II, VII, IX und X.

Vitamin	Funktion	Hauptvorkommen*	Tagesbedarf
Vitamin A	Einfluss auf den Sehvorgang, Eiweißstoffwechsel	Gemüse (Karotten!)	1,0–1,5 mg
Vit.-D-Hormon	Knochenbildung, Aufnahme von Kalzium und Phosphaten	☞ 13.5, **	0,05 mg
Vitamin E	Schutz der Nahrungs- und Körperfette	Fette, Öle	15 mg (geschätzt)
Vitamin K	Förderung der Blutgerinnung	Gemüse, **	1 mg
Vitamin B_1	Einfluss auf Abbau der Kohlenhydrate, Herzfunktion und Nerventätigkeit	Getreide, Fleisch	1–2 mg
Vitamin B_2	Einfluss auf den gesamten Stoffwechsel und die Hormonproduktion	Getreide, Milchprodukte	1,5–2 mg
Folsäure	Aufbau von Nukleinsäure und roten Blutkörperchen	Gemüse, Obst, **	0,3 mg (geschätzt)
Vitamin B_6	Einfluss auf den Stoffwechsel	Getreide, Gemüse, Innereien	2 mg
Vitamin B_{12}	Bildung der roten Blutkörperchen, Einfluss auf den Eiweißstoffwechsel	Fleisch, Innereien	5–10 µg
Niazin	Zentrale Stellung im Stoffwechsel, Leberfunktion	Nüsse, Innereien, Milchprodukte, **	15–20 mg
Pantothensäure	Zentrale Stellung im Stoffwechsel	tierische Lebensmittel	10 mg
Biotin	Beteiligung am Stoffwechsel	Getreide, tierische Lebensmittel	2 mg
Vitamin C	Beteiligung am Aufbau von Bindegewebe, Hormonen und Wundheilung	Obst, Kartoffeln, Gemüse	75 mg

* orientierende Information, Details ☞ Lehrbuchtext
** erhebliche Anteile werden im Körper selbst gebildet

Tab. 18.45: Kleine Vitaminkunde.
Die fettlöslichen Vitamine sind gelb unterlegt; die wasserlöslichen Vitamine rosa.

Substanzen der fettlöslichen Vitamin-K-Gruppe werden sowohl von Pflanzen als auch von Bakterien hergestellt; man vermutet, dass die in der menschlichen Darmflora vorkommenden E.-coli-Bakterien wesentlich zu unserer Vitamin-K-Versorgung beitragen.

Ein Vitamin-K-Mangel ist selten, solange die Leber gesund ist und die Resorption im Darm normal funktioniert. Tritt jedoch eine schwer wiegende Störung auf, kommt es zu einem Mangel an Gerinnungsfaktoren und in der Folge zu verstärkter Blutungsneigung.

Vitamin B_1 (Thiamin)

Das wasserlösliche **Vitamin B_1** kommt in den Keimanlagen von Getreiden (also im Vollkornmehl, nicht aber im „Weißmehl"), ferner in Hefe, Gemüse und Kartoffeln vor. Auch alle tierischen Organe enthalten Vitamin B_1, insbesondere Innereien. Vitamin B_1 wird im Organismus umgewandelt in *Thiaminpyrophosphat*. Dieses Coenzym ist für den Kohlenhydratstoffwechsel und für die Synthese des Neurotransmitters Azetylcholin (☞ 10.4.3) von Bedeutung.

Ein reiner **Vitamin-B_1-Mangel** äußert sich in verminderter Leistungsfähigkeit, Appetitlosigkeit, Gewichtsverlust und Muskelschwund.

Vitamin B_2 (Riboflavin)

Vitamin B_2 kommt in allen tierischen und pflanzlichen Zellen vor. Den höchsten B_2-Gehalt besitzen Hefe, Getreidekeime sowie Leber, Milch und Käse. Auch Darmbakterien tragen zur Bereitstellung von Vitamin B_2 bei. Aus Vitamin B_2 werden zwei Coenzyme gebildet, die für die Wasserstoffübertragung in der Atmungskette unentbehrlich sind.

Vitamin-B_2-Mangelerscheinungen treten nur selten auf. Beobachtet worden sind Blutarmut (Anämien) und Entzündungen von Haut (Dermatitis), Schleimhäuten und der Hornhaut (Keratitis).

Vitamin B_6 (Pyridoxin)

Vitamin B_6 kommt in allen lebenden Zellen, besonders reichlich in Hefe, Körnerfrüchten, grünem Gemüse sowie Innereien und Milchprodukten vor. Vitamin B_6 wird im zellulären Stoffwechsel zu einem Coenzym umgebaut, das für den Aminosäurestoffwechsel wesentlich ist. Ein Vitamin-B_6-Mangel ist selten. Beobachtet wurden epileptische Krämpfe und Nervenentzündungen.

Vitamin B_{12} (Cobalamin)

Vitamin B_{12} wird nur von Mikroorganismen synthetisiert. Da es aber im tierischen Organismus gespeichert werden kann, sind tierische Nahrungsmittel für den Menschen die Hauptquelle von Vitamin B_{12}. Vitamin B_{12} ist beteiligt an der Biosyn-

these von Erbsubstanz und bei der Bildung der Myelinscheiden im Nervensystem.
Ein Vitamin-B$_{12}$-Mangel äußert sich vor allem in einer gestörten Blutbildung und ist relativ häufig, da zur Resorption des Vitamins der in der Magenschleimhaut gebildeter *Intrinsic factor* (☞ 18.4.4) erforderlich ist. Der Intrinsic factor kann z.B. nach ausgedehntem Magenschleimhautschwund nicht mehr ausreichend hergestellt werden.

Niazin (Nikotinamid)

Niazin kommt reichlich in Hefe, Nüssen, Innereien und Milchprodukten vor und ist ein Baustein für ein lebenswichtiges, wasserstoffübertragendes Coenzym der Atmungskette, nämlich das NAD$^+$ (☞ 2.9).
Es ist insofern ein besonderes Vitamin, als es von Darmbakterien aus der Aminosäure Tryptophan gebildet werden kann, also bei ausreichendem Tryptophangehalt der Nahrung nicht von außen zugeführt werden muss.
Die typische Niazinmangelerscheinung ist die **Pellagra** mit Hautentzündung, Verdauungsstörungen und geistiger Degeneration. Sie tritt vor allem in Entwicklungsländern durch Tryptophanmangel infolge einseitiger Maisernährung auf.

Folsäure

Auch **Folsäure** wird von Darmbakterien im Dickdarm synthetisiert. Trotzdem sind Folsäuremangelzustände recht häufig.
Im Organismus wird Folsäure unter Beteiligung von Vitamin C zu *Tetrahydrofolsäure* reduziert, die im Stoffwechsel der kleinen Kohlenstoffmoleküle sowie zum Aufbau neuer Erbsubstanz, d.h. bei allen Zellteilungen, benötigt wird. Deshalb äußert sich ein Folsäuremangel am ehesten am stoffwechselaktivsten Gewebe, dem Knochenmark: Es kommt wie beim Vitamin-B$_{12}$-Mangel zu einer Blutbildungsstörung (☞ 14.2.5).

Pantothensäure

Pantothensäure findet sich in den meisten tierischen Lebensmitteln, aber auch in Hefe, grünem Gemüse und Getreide.
Pantothensäure ist Bestandteil des so genannten *Coenzym A*, eine durch seine hohe Bindungsenergie zentrale Substanz für den gesamten Stoffwechsel.

Biotin (Vitamin H)

Biotin oder *Vitamin H* kommt in allen Zellen, besonders in Hefe, Innereien und Eigelb vor. Biotin ist eine wichtige Molekülgruppe von Enzymen, die Kohlensäurereste (Carboxylgruppen) übertragen.

Vitamin C (Ascorbinsäure)

Vitamin C oder *Ascorbinsäure* ist als wohl bekanntestes Vitamin reichlich in frischen Früchten und Kartoffeln enthalten.
Vitamin C gilt, wie das Vitamin E, als Oxidationsschutzmittel im zellulären Stoffwechsel. Es ist an der Synthese oder am Umbau von Hormonen und Coenzymen genauso beteiligt wie am Stoffwechsel der Aminosäuren und des Kollagens oder an der Abdichtung von Kapillaren.

Element	Körperbestand	Mangelerscheinung	Tagesbedarf*
Eisen	4,0–5,0 g	Hypochrome Anämie (Blutarmut)	5–30 mg
Zink	ca. 2 g	Wachstumsstörungen, Haarausfall, verzögerte Wundheilung	0,4–6 mg
Kupfer	ca. 0,1 g	Anämie (Blutarmut), Wachstumsstörungen	1,0–2,5 mg
Mangan	ca. 0,02 g	Unfruchtbarkeit, Knochenmissbildung	2,0–5,0 mg
Molybdän	ca. 0,02 g	Beim Menschen keine bekannt	ca. 0,4 mg
Jod	0,01–0,02 g	Struma (Kropf, sehr häufig) Schilddrüsenunterfunktion (Hypothyreose, seltener)	0,1–0,2 mg
Kobalt	ca. 0,01 g	Makrozytäre Anämie (Blutarmut)	< 1,0 mg
Selen	0,02–0,1 g	Störungen des Immunsystems** (Abwehrschwäche)	ca. 0,05 mg
Chrom	< 0,006 g	Beim Menschen keine bekannt	< 0,005 mg
Fluor	nicht genau bekannt	Gehäuft Karies	ca. 1,0 mg

* abhängig von Alter, Geschlecht und Funktionszustand des Organismus (Schwangerschaft usw.)
** nicht gesichert, Wirkung evtl. als „Oxidationsschutz"

Tab. 18.46: Essentielle Spurenelemente und ihr Tagesbedarf.

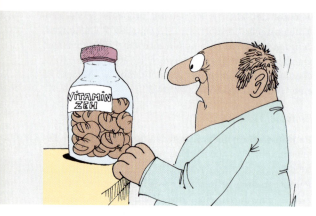

Abb. 18.47: Zum Thema Vitamin-C-Zufuhr. [B 215]

Auch bei der Gerinnung spielt es eine wichtige Rolle. Aufgrund seiner Reduktions-Oxidations-Eigenschaften wird dem Vitamin C schließlich eine Schutzfunktion bei der Abwehr von entarteten, malignen Zellen zugesprochen.

Die klassische Vitamin-C-Mangelkrankheit, der **Skorbut**, tritt in Deutschland nicht mehr auf. Sie war früher unter den Seeleuten aufgrund der einseitigen Schiffskost ohne Obst und Gemüse verbreitet.

Leichtere Vitamin-C-Mangelerscheinungen können sich gelegentlich durch abnorme Müdigkeit, Infektanfälligkeit und Blutungsneigung aufgrund erhöhter Kapillarbrüchigkeit äußern.

Welche Patienten brauchen Vitamine?

> Die durchschnittlich zusammengesetzte Nahrung, wie sie in den Industriestaaten heute normalerweise verzehrt wird, enthält trotz individueller Unterschiede in der Ernährung von allen Vitaminen ausreichende Mengen. Zusätzliche Vitamingaben sind nur dann erforderlich, wenn:
> - die *Vitaminzufuhr* ungenügend ist, z.B. bei einseitiger oder nicht ausreichender Ernährung (etwa bei Alkoholikern oder längerfristiger parenteraler Ernährung),
> - der *Vitaminbedarf* erhöht ist, wie z.B. im Säuglingsalter oder während Schwangerschaft und Stillzeit oder
> - die *Vitaminresorption* vermindert ist (z.B. bei fehlendem Intrinsic factor ☞ 18.4.4, oder *Malassimilationssyndromen*).

Zuviele Vitamine können sogar schaden, da die fettlöslichen Vitamine nur begrenzt ausgeschieden werden und dadurch z.B. die Leber geschädigt werden kann. Ein Überangebot an wasserlöslichen Vitaminen kann der Körper dagegen in der Regel durch Ausscheidung mit dem Urin beseitigen.

18.10.6 Mineralstoffe (Mengenelemente und Spurenelemente)

Neben ausreichend Kalorien, genügend Vitaminen und einer ausreichenden Wasserzufuhr sind die **Mineralstoffe** *(Salze, Elektrolyte)* für die Gesundheit unerlässlich. Man unterscheidet:
- die **Mengenelemente** *(Mineralstoffe* im engeren Sinn), die in vergleichsweise großen Mengen benötigt werden; das sind die Ionen der sieben Elemente Kalium, Natrium, Kalzium, Chlor, Phosphor, Schwefel und Magnesium sowie
- die **Spurenelemente**, die nur in Spuren in Körper und Nahrung vorkommen.

Die Mengenelemente

In Tabelle 2.2 wurde bereits eine ausführliche Übersicht über die biologische Funktion der sieben Mengenelemente gegeben.

Bei normaler Ernährung (auch vegetarischer) besteht bei sechs der sieben Mengenelemente keine Gefahr der Mangelzufuhr. Lediglich bei **Kalzium** (Ca^{2+}) kann eine Unterversorgung auftreten, wenn entweder der Bedarf erhöht ist (Schwangerschaft, Stillzeit, Säuglingsalter) und/oder wenn kalziumreiche Lebensmittel wie Milchprodukte, Fisch, Blatt- und Wurzelgemüse gemieden werden. Kalziummangel tritt ferner bei reichhaltigem Verzehr „kalziumbindender" Nahrungsmittel mit hohem Oxalsäuregehalt auf, z.B. Spinat oder Rhabarber. Die empfohlene Zufuhr soll 800 mg, bei erhöhtem Bedarf und zur Vorbeugung der Osteoporose (☞ 7.1.3) mindestens 1000 mg Ca^{2+} täglich betragen.

Bei **Natrium** und **Chlor** besteht eine Überversorgung durch die in unserer Kultur übliche reichliche Speisesalzaufnahme von 10–15 g NaCl täglich. Benötigt werden aber nur 3 g NaCl. Durch die erhöhte Natriumaufnahme sind zumindest Risikopatienten vermehrt bluthochdruckgefährdet (☞ 16.3.4).

Für alle Mengenelemente bestehen individuelle Ausscheidungsmöglichkeiten, so dass keine Anreicherung im Körper zu befürchten ist.

> ✓ Für die heutige Ernährung in den „reichen" Industrieländern sind bezüglich der Mengenelemente zwei Empfehlungen bedeutsam:
> - viel Kalzium,
> - wenig Kochsalz.

Die Spurenelemente

Spurenelemente kommen nur in äußerst geringen Mengen – eben in „Spuren" – in der Nahrung und im Organismus vor.

Bei den Spurenelementen sind nicht alle lebensnotwendig *(essentiell)*. Manche sind höchstwahrscheinlich entbehrlich, andere sogar giftig *(toxisch)*.

Verdauungssystem, Ernährung und Stoffwechsel

 Zu den essentiellen (lebensnotwendigen) Spurenelementen gehören:
- **Eisen** als Baustein des Blutfarbstoffes Hämoglobin
- **Kobalt** als Bestandteil von Vitamin B_{12}
- **Chrom, Kupfer, Mangan, Molybdän, Selen** und **Zink**, die in intrazellulären Enzymen enthalten sind
- **Jod**, das für den Aufbau der Schilddrüsenhormone benötigt wird (bei Jodmangel droht eine *Jodmangelstruma*) und
- **Fluor**, das für einen harten, gegenüber Bakterien widerstandsfähigen Zahnschmelz (☞ 18.2.2) von Bedeutung ist.

Die Tabelle 18.46 informiert über den Körperbestand und den Tagesbedarf sowie Mangelerscheinungen bei den essentiellen Spurenelementen.

Eisen- und Selenmangel

Aufgrund des geringen Tagesbedarfs macht sich Mangel an einem Spurenelement erst allmählich und mit zum Teil uncharakteristischen Symptomen bemerkbar. Ein Beispiel ist die Leistungsschwäche bei eisenmangelbedingter Anämie ☞ 14.2.5, dem mit Abstand häufigsten Spurenelementmangel. Er tritt z.B. bei Frauen in der Pubertät (einsetzende menstruelle Blutverluste) und Schwangerschaft (Eisenentzug durch den Foetus) auf. Aber auch ein *Selenmangel* wird neuerdings bei jedem fünften Erwachsenen vermutet und z.B. für eine Schwächung des Immunsystems verantwortlich gemacht.

Überflüssige und schädliche Spurenelemente

Nicht lebensnotwendige Spurenelemente sind *Aluminium, Brom, Gold* und *Silber*.
Eindeutig toxische (giftige) Wirkungen entfalten die Elemente *Antimon, Arsen, Blei, Cadmium, Quecksilber* und *Thallium*. Vor allem die **Schwermetalle** Blei, Cadmium und Quecksilber sind in der heutigen Umwelt allgegenwärtig und besitzen als gewerbliche Gifte sowie als Umweltschadstoffe medizinische Bedeutung. Neuerdings finden sich auch Berichte über mögliche Schädigungen durch eine zivilisatorisch erhöhte Aluminiumzufuhr.

Die Dosis macht das Gift

Allerdings kann es auch bei den essentiellen Spurenelementen zu Vergiftungserscheinungen kommen. Nur für wenige Spurenelemente existieren *Ausscheidungsmechanismen*, so dass sich überschüssige Substanzen in verschiedenen Geweben des Körpers ablagern können. So führt z.B. eine erhebliche Überlastung mit Fluor zur Anreicherung von Fluoriden im Zahnschmelz und damit zu hässlichen Dunkelfärbungen der Zähne.

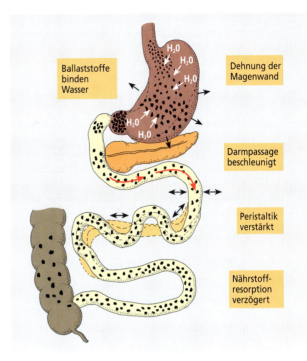

Abb. 18.48: Unverdauliche pflanzliche Fasern enthalten Kohlenhydrate, die vom menschlichen Darm nicht gespalten werden können (Ballaststoffe). Sie lassen den Nahrungsbrei aufquellen und regen dadurch die Darmperistaltik an. Damit eignen sie sich zur Vorbeugung einer Verstopfung (Obstipation).

18.10.7 Ballaststoffe

Der Name **Ballaststoffe** *(Schlacken)* stammt aus dem 19. Jahrhundert, als man meinte, die *unverdaulichen*, meist pflanzlichen Verbindungen seien für den menschlichen Körper unnütz – eben Ballast. Zu diesen Ballaststoffen gehören *Zellulose, Pektin* und *Lignin*.

Obwohl die Ballaststoffe nicht zur Energieversorgung beitragen, da sie für den Menschen unverdaulich sind, kommt ihnen doch für die normale Magen-Darm-Passage eine erhebliche Bedeutung zu. Durch ihr Volumen regen sie die Darmperistaltik an und fördern den Transport des Nahrungsbreis. Werden sie nur in geringer Menge zugeführt, so neigen die meisten Menschen zu *Darmverstopfung* (**Obstipation** ☞ 18.8.5). Die Stühle werden seltener und hart; die Stuhlentleerung wird schmerzhaft.

Ballaststoffe senken das Erkrankungsrisiko

Das Dickdarmkarzinomrisiko ist bei Personen mit ausreichender Ballaststoffzufuhr evtl. niedriger, da Gifte im Nahrungsbrei weniger lange auf die Darmschleimhaut einwirken können; und auch Diabetes mellitus, Fettstoffwechselstörungen und Gallensteinleiden treten unter ballaststoffreicher Kost wahrscheinlich seltener auf.

Als Mindestmenge an Ballaststoffen werden 30 g täglich in Form von Vollkornprodukten, Kartoffeln, Gemüse oder Obst empfohlen.

18.10.8 Gewürzstoffe

Zu den **Gewürzstoffen** zählen die Duft- und Aromastoffe, die den Speisen zum Teil ihren Geruch und Geschmack verleihen. Sie sind wohl nicht lebensnotwendig. Dennoch wirken sie anregend auf die Sekretion von Verdauungssäften, machen die zugeführten Nahrungsmittel teilweise bekömmlicher und tragen damit zur Gesundheit bei.

Bei sehr starkem Konsum von scharfen Gewürzen, wie er z.B. in einigen asiatischen Regionen üblich ist, treten jedoch im Mund- und Rachenraum gehäuft Karzinome auf.

18.10.9 Künstliche Ernährung

Viele Kranke sind nicht mehr in der Lage, sich selbst über den Verdauungstrakt (*enteral*) ausreichend mit Nährstoffen zu versorgen. So z.B.
- Patienten im Koma oder im eingetrübten Zustand,
- Patienten mindestens 6 Stunden vor und 12–48 Stunden nach Operationen – hier *darf* nichts gegessen werden, um Komplikationen wie etwa das *Aspirieren* von erbrochenem Speisebrei zu verhindern,
- Patienten ohne ausreichenden Willen, von sich aus genug zu essen; beispielsweise Magersüchtige oder manche depressive Patienten.

Solche Patienten müssen **künstlich** ernährt werden. Zwei Hauptformen der künstlichen Ernährung werden unterschieden:

- Bei der **künstlichen enteralen Ernährung** erhalten die Patienten *Sondenkost* über eine im Magen oder oberen Dünndarm liegende *Ernährungssonde*. Sie ist beispielsweise bei Kau- und Schluckstörungen oder schweren psychosomatischen Essstörungen angezeigt.
- Bei der **parenteralen Ernährung** wird der Verdauungstrakt völlig umgangen (*parenteral* = am Darm vorbei). Flüssigkeit und Nährstoffe werden hier intravenös zugeführt. Eine parenterale Ernährung ist z.B. postoperativ erforderlich.

Wiederholungsfragen

1. Wie sind die Wandschichten des Verdauungstraktes aufgebaut? (☞ 18.1.4)
2. Welche Organe des Bauchraum liegen retroperitoneal? (☞ 18.1.5)
3. Wie heißen die drei großen Arterien, die die Bauchorgane versorgen? (☞ 18.1.6)
4. Wie werden die Zähne entsprechend der Zahnformel durchnummeriert? (☞ 18.2.2)
5. Wie heißen die verschiedenen Magenabschnitte? (☞ 18.4.1)
6. Welche Substanzen werden von den Zellen der Magenschleimhaut produziert? (☞ 18.4.4)
7. Aus welchen Abschnitten besteht der Dünndarm? (☞ 18.5.1)
8. Welche Besonderheiten tragen zur Oberflächenvergrößerung der Dünndarmschleimhaut bei? (☞ 18.5.3)
9. Welche Hormone werden von den Langerhans-Inseln des Pankreas gebildet? (☞ 18.6.1)
10. Was ist Bilirubin? (☞ 18.6.3)
11. Welche Funktion haben die Gallensäuren? (☞ 18.6.4)
12. Wie funktioniert der „enterohepatische" Kreislauf? (☞ 18.6.4)
13. Wie werden Fette von der Dünndarmschleimhaut aufgenommen? (☞ 18.7.3)
14. Wie heißen die einzelnen Abschnitte des Dickdarms? (☞ 18.8)
15. Welche Aufgaben hat die Leber? (☞ 18.9)
16. Über welche beiden Gefäße gelangt Blut in die Leber? (☞ 18.9.1)
17. Wie sollte eine vernünftige Ernährung zusammengesetzt sein? (☞ 18.10)
18. Welche Wirkungen hat das Insulin? (☞ 18.10.2)
19. Was sind die Hauptsäulen der Diabetes-Behandlung? (☞ 18.10.2)
20. Wie wird das Normalgewicht errechnet? (☞ 18.10.4)
21. Was sind Vitamine? (☞ 18.10.5)
22. Wie unterscheiden sich „Mengenelemente" und „Spurenelemente"? (☞ 18.10.6)
23. Was sind „Ballaststoffe"? (☞ 18.10.7)

19 Harnsystem, Wasser- und Elektrolythaushalt

📘 Lernzielübersicht

19.1 Die Nieren
- Die beiden Nieren liegen unter dem Zwerchfell dem Rücken an. Im Inneren unterscheidet man die Rinde, das Mark und das Nierenbecken.
- Die funktionelle Einheit der Niere ist das Nephron, ein Komplex aus Nierenkörperchen und Tubulusapparat.
- Im Nierenkörperchen wird der Primärharn durch Abpressen eines Blutfiltrats hergestellt.

19.2 So funktioniert die Niere
- Damit aus den Gefäßschlingen des Nierenkörperchens Flüssigkeit abgepresst werden kann, muss ein bestimmter Druck herrschen, den die Niere selbständig reguliert.
- Pro Minute werden etwa 120 ml Flüssigkeit abgepresst, also 180 Liter am Tag. Letztendlich werden aber nur etwa 1,5 Liter Harn abgegeben – der größte Teil wird im Bereich der Tubuli und Sammelrohre rückresorbiert und wieder dem Kreislauf zugeführt.
- Das Ausmaß dieser Rückresorption wird durch die Hormone Aldosteron und Adiuretin bestimmt.

19.3 Die Niere als endokrines Organ
- Die Niere erfüllt nicht nur Ausscheidungsfunktionen, sondern bildet auch die Hormone Renin und Erythropoetin.
- Renin führt über die Bildung des Hormons Angiotensin II zu einem Blutdruckanstieg.
- Erythropoetin fördert die Neubildung von Erythrozyten im Knochenmark.

19.4 Die Urin-Zusammensetzung
- Urin besteht zu 95% aus Wasser, daneben v.a. aus Harnstoff, Harnsäure und Kreatinin.
- Die gelbliche Färbung des Urins stammt vor allem von den Urochromen.
- Durch Untersuchung des Urins oder Urinsediments sind Rückschlüsse auf Krankheiten möglich. Verdächtige Bestandteile sind: Proteine, Glukose, Blutzellen, kristalline Bildungen und sog. Zylinder.

19.5 Die ableitenden Harnwege
- Der Urin wird zuerst im Nierenbecken gesammelt, von dort gelangt er über die Harnleiter in die Harnblase.
- Die Entleerung der Harnblase (Miktion) erfolgt durch die willentliche Aktivierung eines Reflexbogens.
- Außerhalb der Miktion wird die Harnröhre durch den Tonus der Schließmuskeln verschlossen gehalten (= Kontinenz).
- Eine sehr belastende Störung vor allem älterer Menschen ist die Harninkontinenz.

19.6 Niereninsuffizienz
- Wenn die Niere nicht ausreichend durchblutet wird oder aus anderen Gründen nicht genügend Filtrat gebildet wird, kommt es zum Nierenversagen. Im Blut zeigt sich dies durch die starke Anreicherung von Kreatinin und Harnstoff.

19.7 Der Wasserhaushalt
- Wasseraufnahme und -abgabe müssen in engen Grenzen konstant gehalten sein, damit der Organismus keinen Schaden nimmt. Hierbei wirkt v.a. das Hormon Adiuretin mit, das die Rückresorption verstärkt. Insgesamt werden pro Tag etwa 2,5 Liter Wasser aufgenommen und wieder abgegeben.
- Eine Überwässerung (Hyperhydratation) kann sich bei einer Herzinsuffizienz ausbilden. In deren Gefolge entstehen leicht Wasseransammlungen im Gewebe (Ödeme).
- Eine Unterwässerung (Dehydratation) kann z.B. nach starkem Schwitzen auftreten und ist von Durstgefühl begleitet.

19.8 Der Elektrolythaushalt
- Die Mineralstoffe oder Elektrolyte haben vielfache Funktionen im Körper; sie sind vor allem an Erregungsvorgängen der Zellen beteiligt.
- Natriummangel- oder -überschuss gehen häufig mit Störungen des Wasserhaushaltes einher. Am häufigsten ist Natriummangel, z.B. durch hohe Natriumverluste oder (relativ) bei Ödemerkrankungen.
- Ein Kaliummangel kann durch langdauernde Einnahme von entwässernden oder abführenden Mitteln entstehen und zu Herzrhythmusstörungen führen.
- Ein Kaliumüberschuss ist meist durch eine Nierenfunktionsstörung bedingt und kann ebenfalls Herzrhythmusstörungen bewirken.
- Erniedrigte Kalziumkonzentrationen können Folge von übermäßigem Atmen (Hyperventilation) oder Hormonstörungen sein.
- Durch Magnesiummangel kann es zu Krämpfen kommen.

19.9 Der Säure-Basen-Haushalt
- Der normale Blut-pH-Wert liegt bei etwa 7,4.
- Ein pH-Abfall heißt Azidose, ein pH-Anstieg Alkalose. Sie treten auf, wenn das bluteigene Puffersystem überfordert ist.
- Eine Azidose kann durch Anhäufung saurer Stoffwechselprodukte, z.B. beim Diabetes mellitus, entstehen. Durch eine verstärkte Atmung kann hier gegenreguliert werden, da mit der Atemluft Kohlensäure abgegeben wird.
- Bei starkem Erbrechen wie auch bei einer seelisch bedingten übermäßigen Atmung (Hyperventilation) kommt es durch Säureverlust zu einer Alkalose.

19 Harnsystem, Wasser- und Elektrolythaushalt

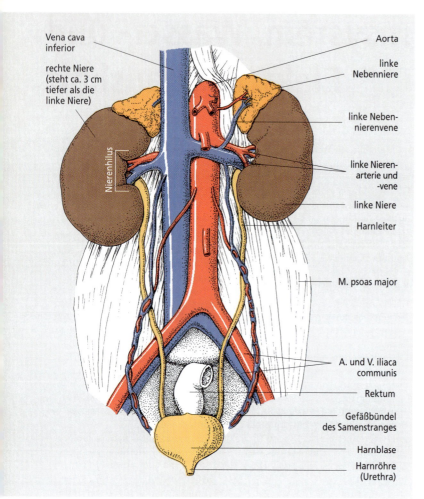

Abb. 19.1: Das Harnsystem besteht aus linker und rechter Niere, den beiden Harnleitern, der Harnblase und der Harnröhre.

19.1 Die Nieren

19.1.1 Äußere Gestalt

Die beiden **Nieren** liegen links und rechts der Wirbelsäule dicht unter dem Zwerchfell. Die rotbraunfarbenen Organe sind im Durchschnitt 11 cm lang, 6 cm breit, 2,5 cm dick und 150 g schwer. Ihre äußere Form erinnert an eine große Bohne. Die linke Niere nimmt den Raum vom 11. Brustwirbel bis zum 2. Lendenwirbel ein, die rechte liegt wegen der darüber liegenden Leber um etwa einen Wirbelkörper tiefer.

Die Nieren liegen hinter der Bauchhöhle im *Retroperitonealraum* (☞ 18.1.5). Dort zwischen der Hinterwand des Peritoneums und der Rückenmuskulatur befinden sich außer den Nieren auch die Nebennieren (☞ Abb. 13.17) und die Harnleiter.

Nierenhilus und Nierenkapsel

Im zur Mitte hin gelegenen Nierenrand liegt eine nischenförmige Vertiefung, der **Nierenhilus**. Dort befin-

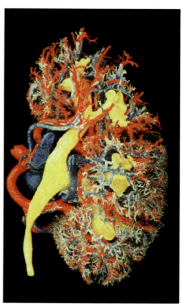

Abb. 19.2: Ausgusspräparat einer Niere. Die arteriellen Nierengefäße wurden mit einem roten, die venösen Gefäße mit einem blauen und das Urinsystem mit einem gelben Kunststoff ausgegossen. [C 156]

Übersicht über das Harnsystem

Mit **Harnproduktion** und **Harnausscheidung** erfüllt das Harnsystem, und hier vor allem die Nieren, mehrere für die Aufrechterhaltung des Inneren Milieus entscheidende Regulationsaufgaben.

Die wichtigsten Aufgaben der Nieren sind im Überblick:

- Ausscheidung von Stoffwechselendprodukten (v.a. der **harnpflichtigen Substanzen** ☞ 19.6), insbesondere des Eiweiß-Stoffwechsels,
- Ausscheidung von Fremdsubstanzen wie Medikamenten und Umweltgiften, die z.B. mit der Nahrung aufgenommen werden **(Entgiftungsfunktion)**,
- Regulation der Elektrolytkonzentrationen, insbesondere der Salze Natrium, Kalium, Kalzium und Phosphat,
- Konstanthaltung des Wassergehaltes und des osmotischen Drucks (☞ 3.5.5),
- Aufrechterhaltung des Säure-Basen-Gleichgewichtes (vor allem des pH-Wertes),
- Bildung der Hormone Renin (beeinflusst Elektrolythaushalt und Blutdruck ☞ 19.3.1) und Erythropoetin (stimuliert bei Sauerstoffmangel die Blutbildung ☞ 19.3.2 und Abb. 14.6),
- Umwandlung von Vitamin-D-Hormon in seine wirksame Form (☞ Abb. 13.15).

det sich das *Nierenbecken*, das den aus dem Nierenparenchym kommenden Urin sammelt. Ferner treten hier Nierenarterie, Nierenvene, Nerven und Lymphgefäße ein bzw. aus.

Jede Niere ist von einer derben **Nierenkapsel** überzogen, einer transparenten Bindegewebshülle. Um die Nierenkapsel herum liegt eine kräftige Schicht Fettgewebe, die von einer weiteren dünneren Bindegewebshülle umgeben ist. Durch Fett- und Bindegewebskapsel wird die Niere an der hinteren Bauchwand verankert und vor Stoßverletzungen geschützt.

19.1.2 Der innere Aufbau der Nieren

Schneidet man eine Niere der Länge nach auf, so erkennt man drei Zonen (☞ Abb. 19.3): Im Inneren liegt das **Nierenbecken**, an welches sich nach außen das fein gestreifte **Nierenmark** *(Medulla renalis)* anschließt. Ganz außen liegt die **Nierenrinde** *(Cortex renalis)*, welche heller wirkt als die Markschicht.

Ausläufer der Rinde **(Columnae renales)** reichen hinunter bis zum Nierenbecken und unterteilen so die Markschicht in 8 bis 16 kegelförmige **Markpyramiden**, deren Spitzen zum Nierenhilus zeigen. Umgekehrt setzt sich das Nierenmark in den **Markstrahlen** in die Nierenrinde fort. Die Spitzen der kegelförmigen Markpyramiden werden **Nierenpapillen** genannt. Jede der Nierenpapillen besitzt mikroskopisch kleine Öffnungen. Diese münden in einen kleinen Hohlraum, den **Nierenkelch**. In den Nierenkelchen wird der fertige Urin aufgefangen und in das Nierenbecken weitergeleitet, welches den Urin sammelt.

19.1.3 Die Blutversorgung der Nieren

Wie eingangs erwähnt, entfernt die Niere Stoffwechselendprodukte („Schlacken") aus dem Blut und reguliert den Elektrolyt- und Wasserhaushalt. Um diese Aufgaben erfül-

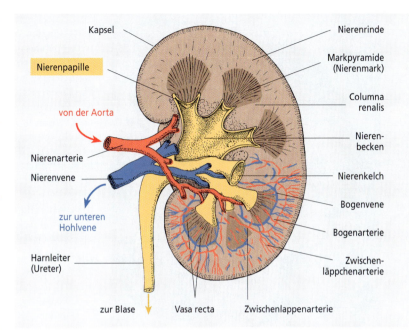

Abb. 19.3: Längsschnitt durch eine Niere mit zu- und ableitenden Gefäßen und dem System der Harnsammelwege von den Nierenkelchen bis hin zum Harnleiter. Im Bereich der oberen Nierenkelche sind Markpyramiden und Nierenpapillen zu sehen. Im unteren Abschnitt ist die Blutversorgung des Nierengewebes dargestellt.

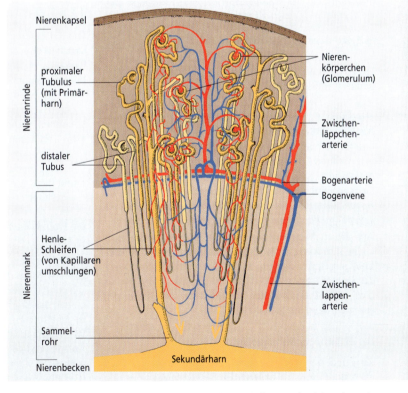

Abb. 19.4: Feinbau von Nierenrinde und Nierenmark. Die Rinde erstreckt sich säulenartig in die Marksubstanz hinein. Es wird deutlich, dass die Nierenrinde hauptsächlich aus Nierenkörperchen und gewundenen Tubulusabschnitten und das Nierenmark vor allem aus strahlenförmig verlaufenden Gefäßen und Tubulusabschnitten besteht.

Harnsystem, Wasser- und Elektrolythaushalt

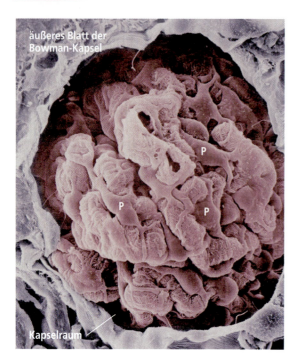

Abb. 19.5: Nierenkörperchen im Rasterelektronenmikroskop. Die Bowman-Kapsel ist geöffnet. Man blickt auf die schleifenförmig gewundenen Blutkapillaren. Ihre Außenseite ist von Podozyten (P) bedeckt, die ihre wie Farnblätter geformten Ausläufer über die Kapillaren ausbreiten. Sie entsprechen dem inneren Blatt der Bowman-Kapsel. Wie ein Sieb verhindern sie die Filtration größerer Teilchen wie z.B. Bluteiweißen. [C 160]

len zu können, besitzt die Niere ein kompliziert aufgebautes Gefäßsystem.

Jede Niere erhält ihr Blut über die linke bzw. rechte **Nierenarterie** *(A. renalis)*, die direkt der Aorta entspringt. Nach ihrem Eintritt am Nierenhilus verzweigen sich linke und rechte Nierenarterie in *Zwischenlappenarterien*, die in den Säulen zwischen den Markpyramiden in Richtung Nierenrinde aufsteigen. In Höhe der Pyramidenbasis geben die Zwischenlappenarterien fächerförmig die *Bogenarterien* ab, die sich weiter verzweigen und als *Zwischenläppchenarterie* zur Nierenkapsel ziehen.

Aus diesen Verzweigungen entspringen mikroskopisch kleine Arteriolen, die jedes **Nierenkörperchen** *(Glomerulum)* mit Blut versorgen. In den Nierenkörperchen wird der *Primärharn* (☞ 19.1.4) abgefiltert. Jede Niere besitzt etwa eine Million solcher Nierenkörperchen, die in der gesamten Rindenregion verteilt sind.

Das Geflecht der Nierengefäße

Zu jedem Nierenkörperchen zieht eine Arteriole, auch als **Vas afferens** (= zuleitendes Gefäß) bezeichnet, die von einer Zwischenläppchenarterie abzweigt und sich zu einem knäuelartigen Kapillarschlingengeflecht, den **Glomerulumschlingen** *(Glomerulum* = kleines Knäuel), aufzweigt. Das Blut aus der zuleitenden Arteriole fließt durch das Knäuel hindurch und in unmittelbarer Nachbarschaft zum Vas afferens, also am selben Ende des Nierenkörperchens, über ein ableitendes Gefäß (**Vas efferens**) wieder ab (☞ Abb. 19.8). Bei diesem Vas efferens handelt es sich erneut um eine Arteriole.

Das ableitende Gefäß zweigt sich unweit der Nierenkörperchen erneut in Kapillaren auf. Dieses zweite Kapillarnetz umgibt in Nierenrinde und äußerer Markzone den **Tubulusapparat**, einen Komplex aus mikroskopisch kleinen Röhren, die das im Nierenkörperchen gebildete **Glomerulumfiltrat** *(Primärharn)* ableiten. Weitere Kapillaren dienen der Sauer- und Nährstoffversorgung des Nierenparenchyms. Sie gehen – genauso wie die Kapillaren des zweiten Kapillarnetzes – in venöse Gefäße über.

Die Blutversorgung des Nierenmarks

Die innere Zone der Niere wird von lang gestreckten Gefäßen *(Vasa recta)* versorgt, die ebenfalls aus den Bogenarterien, aber auch aus den ableitenden Gefäßen derjenigen Nierenkörperchen entspringen, die der Markpyramide am nächsten liegen. Das venöse Blut jeder Niere fließt durch ein von der Nierenrinde zum Nierenhilus zusammenfließendes Venensystem in die **Nierenvene** *(V. renalis)*. Diese mündet wiederum in die untere Hohlvene (V. cava inferior).

19.1.4 Das Nephron

Die Urinbildung erfolgt im **Nephron**. Jedes Nephron besteht aus dem Nierenkörperchen und den dazugehörigen kleinsten Harnkanälchen, dem *Tubulusapparat*. Beide bilden zusammen eine funktionelle Einheit:

- Im Nierenkörperchen wird der *Primärharn* oder das **Glomerulumfiltrat** durch Filtrierung des Blutes gewonnen, während dieses durch das Gefäßknäuel fließt.
- Im Tubulusapparat wird der Primärharn durch Reabsorptionsvorgänge stark konzentriert, durch Sekretionsvorgänge mit Stoffwechselprodukten „angereichert" und dann als **Sekundärharn** (= definitiver Harn) weitergeleitet.

Die Produktion des Glomerulumfiltrats

Im Nierenkörperchen beginnt die Harnproduktion damit, dass aus dem Blut, das durch die Kapillarschlingen des Nierenkörperchens fließt, ein wässriges Filtrat „abtropft" – das Glomerulumfiltrat. Als Filtermembran dienen das Kapillarendothel, die Basalmembran und das so genannte *innere Blatt* der **Bowman-Kapsel**.

Die Bowman-Kapsel besteht aus zwei Blättern, deren Äußeres das gesamte Nierenkörperchen kapselartig umschließt. An der Ein- bzw. Austrittspforte der Kapillaren (**Gefäßpol** des Nierenkörperchens) geht das *äußere* in das innere Blatt über. Letzteres umhüllt das Kapillarendothel und ist aus *Podozyten* zusammengesetzt, einer Lage von dünnen Zellen mit füßchenförmigen Ausläufern (☞ Abb. 19.5).

Durch die Porenöffnungen von Basalmembran und Bowman-Kapsel können nur Wasser und kleinste Plasmabestandteile hindurchtreten, rote und weiße Blutkörperchen, Blutplättchen sowie große Plasmamoleküle werden dagegen in den Kapillarschlingen zurückgehalten. Die meisten Eiweiße des Blutes können aufgrund ihrer Molekülgröße nicht durch den Filter des Nierenkörperchens hindurch.

Das in den Kapselraum, den Raum zwischen äußerem und innerem Blatt der Bowman-Kapsel, hineingepresste Glomerulumfiltrat ist daher ein nahezu eiweißfreies **Ultrafiltrat**. Ionen und kleine Moleküle befinden sich im Glomerulumfiltrat in der gleichen Konzentration, wie sie auch im Blutplasma vorkommen (mehr zum Glomerulumfiltrat ☞ 19.2.1 und 19.2.2).

Die Funktion des Nierenkörperchens in einem Modell

Die Funktion des Nierenkörperchens kann man sich anhand eines Modells veranschaulichen:

> ☑ Man stelle sich ein Weinfäßchen vor, dessen Deckel aufgemacht wird (☞ Abb. 19.6). In das Fäßchen hängt man einige Infusionsschläuche, die mit vielen winzig kleinen Löchern durchbohrt sind. Hängt man nun an die Infusionsschläuche eine Infusionsflasche, so tropft ständig ein Teil der durch die Schläuche fließenden Infusionslösung auf den Boden des Weinfäßchens – das Glomerulumfiltrat ist entstanden.

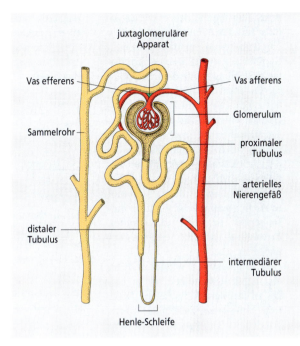

Abb. 19.7: Nierenkörperchen und Tubulusapparat sowie zu- und ableitende Nierengefäße in schematischer Darstellung. Die geraden Teile von proximalem und distalem Tubulus sowie der dünne intermediäre Tubulus ragen in das Nierenmark hinein. Sie werden unter dem Begriff der Henle-Schleife zusammengefasst.

Dem Weinfäßchen entspricht das *äußere Blatt* der Bowman-Kapsel, dem Hohlraum des Fäßchens der Kapselraum des Nierenkörperchens, den Infusionsschläuchen die Glomerulumschlingen, also das Kapillarknäuel im Nierenkörperchen. Die Infusionsflasche stellt das Herz dar, welches arterielles Blut in die Kapillarschlingen leitet, und die Schlauchwand mit den Löchern im Modell steht für die Filtermembran, bestehend aus Kapillarendothel, Basalmembran und innerem Blatt der Bowman-Kapsel.

Gefäß- und Harnpol des Nierenkörperchens

Zuleitendes und ableitendes Blutgefäß – also Anfang und Ende des Kapillarknäuels – liegen dicht zusammen am **Gefäßpol** des Nierenkörperchens, der in Richtung Nierenrinde zeigt. Am gegenüberliegenden – also Richtung Nierenmark weisenden – Ende liegt der **Harnpol**.

Am Harnpol geht der Kapselraum in den **proximalen Tubulus** über, den ersten Abschnitt der Harnkanälchen.

Der Bau des Tubulusapparates

Das System der Harnkanälchen, der **Tubulusapparat**, beginnt mit dem **proximalen Tubulus**, welcher in seinem Anfangsteil stark gewunden verläuft. An dem gewundenen Teil, noch im Rindenbereich gelegen, schließt sich ein gerade verlaufender Teil an, der bis in den Nieren-

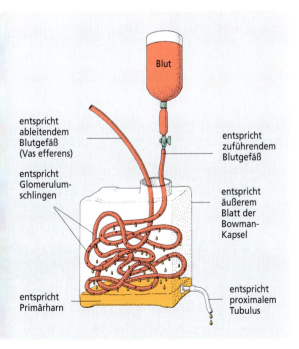

Abb. 19.6: Funktion des Nierenkörperchens im Modell.

markraum hinunterzieht. Dieser gerade Teil des Tubulus wird intensiv von dem bereits erwähnten zweiten Kapillarnetz der efferenten Arteriolen umschlungen; mit diesen Kapillaren findet ein intensiver Flüssigkeitsaustausch statt (☞ 19.2.3).

Im Anschluss an das gerade Stück, das mit kubischem Epithel ausgekleidet ist, verengt sich der Tubulus zu dem sehr dünnen **intermediären Tubulus** mit platten Epithelzellen. Dieser macht einen Bogen (**Henle-Schleife** genannt) und zieht im aufsteigenden Schenkel des **distalen Tubulus** zurück in die Nähe des Glomerulum.

Dort angekommen, windet sich der distale Tubulus und berührt den Gefäßpol des Nierenkörperchens. Diese sich berührenden Abschnitte von Arteriole und Tubulus bilden zusammen mit spezialisierten Nierenzellen den *juxtaglomerulären Apparat*.

19.1.5 Der juxtaglomeruläre Apparat

Zum **juxtaglomerulären Apparat** zählen:

- Spezialisierte Epithelzellen des distalen Tubulus in unmittelbarer Nähe der zuführenden Arteriole. Die Tubuluszellen sind hier schmaler und höher, und ihre Kerne liegen dicht beieinander. Aufgrund ihrer lichtmikroskopischen Erscheinung wird diese Struktur als **Macula densa** bezeichnet. Sie wirkt wahrscheinlich als *osmotischer Rezeptor* (☞ auch 11.3.2) und spielt unter anderem eine Rolle bei der Autoregulation der Nierendurchblutung (☞ 19.2.2) und der Blutdruckregulation.
- **Epitheloidzellen**, das sind umgewandelte glatte Muskelzellen insbesondere um die zuführende Arteriole, die das Hormon *Renin* (☞ 19.3) bilden.
- **Mesangiumzellen** zwischen den Zellen des distalen Tubulus und dem zuführenden Gefäß (☞ Abb. 19.8). Ihnen werden mehrere Funktionen zugeschrieben, unter anderem haben sie die Fähigkeit zur Phagozytose, sind kontraktil,

reagieren auf Hormonreize mit einer Änderung der glomerulären Filtrationsrate (☞ 19.2.1 und 19.2.2) und haben selbst endokrine Funktion.

19.1.6 Die Sammelrohre

Der gewundene Teil des distalen Tubulus geht schließlich in ein **Sammelrohr** über und vereinigt sich dabei mit den Tubuli anderer Nephrone.

Über die Sammelrohre erreicht der Sekundärharn das Nierenbecken. Von dort wird er schließlich über den Harnleiter (☞ 19.5.2) und die Harnblase (☞ 19.5.3) abgeleitet.

Außerdem sind die Sammelrohre Wirkort des Hormons Adiuretin (☞ 13.2.1), das die Wasserrückresorption in den distalen Tubuli und den Sammelrohren steigert und den Harn dadurch konzentriert.

19.2 So funktioniert die Niere

19.2.1 Der glomeruläre Filtrationsdruck

Bei einem starken Blutdruckabfall, etwa im Schock (☞ 16.3.5), kommt die Urinproduktion zum Erliegen, was das Leben des Patienten akut gefährdet. Um diesen Prozess des *akuten Nierenversagens* (☞ auch 19.6) zu verstehen, muss man neben den Eigenschaften der Filtermembran

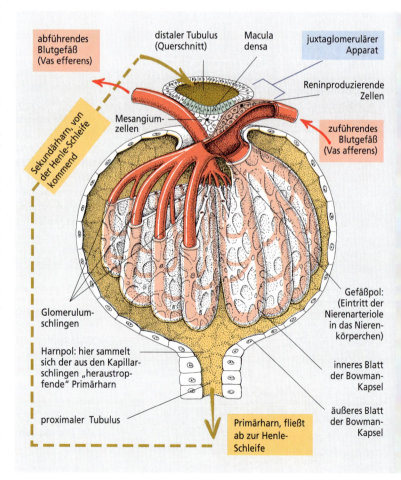

Abb. 19.8: Feinbau eines Nierenkörperchens. Der juxtaglomeruläre Apparat ist die Kontaktzone zwischen zuführender Arteriole und dicht anliegendem distalem Tubulusabschnitt. Dort wird das Hormon Renin gebildet.

den glomerulären Filtrationsdruck betrachten:

In den Glomerulumschlingen herrscht ein Blutdruck von etwa 50 mmHg. Dieser **glomeruläre Blutdruck** ist jedoch nicht identisch mit dem **glomerulären Filtrationsdruck** – also dem eigentlich wirkenden Filterdruck, mit dem der Primärharn abgepresst wird –, da dem glomerulären Blutdruck zwei Kräfte entgegenwirken:

- zum einen der kolloidosmotische Druck des Blutes (etwa 25 mmHg ☞ 3.5.7),
- zum anderen der hydrostatische Druck in der Bowman-Kapsel (etwa 17 mmHg).

Um diese beiden Gegendrücke zu erläutern, kann man nochmals das Modell des Weinfäßchens zu Hilfe nehmen:

> ☑ Würde das Weinfäßchen, durch das die Infusionsschläuche ziehen, selbst mit Wasser gefüllt, so wäre die dann aus den Poren der Infusionsschläuche in das umgebende Wasser „abtropfende" Flüssigkeitsmenge geringer als bei einem leeren Weinfäßchen. Stellt man sich nun noch vor, dass in den Infusionsschläuchen kleinste saugfähige Schwämmchen mitfließen, so würde der durch die Schwämmchen aufgebaute kolloidosmotische Druck die effektive Filtration noch weiter vermindern.

Um den Filtrationsdruck in den Glomerulumschlingen zu berechnen, muss man also vom glomerulären Blutdruck den kolloidosmotischen Druck im Blutplasma und den hydrostatischen Druck in der Bowman-Kapsel abziehen. Es ergibt sich ein Wert von etwa 8 mmHg.

Die glomeruläre Filtrationsrate

Die Glomerulumfiltratmenge, die sämtliche Nierenkörperchen beider Nieren pro Zeiteinheit erzeugen, bezeichnet man als **glomeruläre Filtrationsrate**. Sie beträgt beim jungen Erwachsenen ca. 120 ml pro Minute. Dies entspricht einer Filtrationsmenge von 180 l Glomerulumfiltrat täglich. Somit wird also das gesamte Blutplasmavolumen (ca. 3 l) täglich etwa 60 mal in den Nieren filtriert.

19.2.2 Die Autoregulation von Nierendurchblutung und glomerulärer Filtration

Die Durchblutung beider Nieren beträgt etwa 20% des Herz-Zeit-Volumens (☞ 15.6.1), das sind rund 1 Liter pro Minute oder 1500 l täglich. Diese starke Durchblutung der Nieren und der Blutdruck in den Glomerulumschlingen müssen weitgehend konstant gehalten werden. Ein zu geringer glomerulärer Filtrationsdruck bringt die Urinproduktion rasch zum Erliegen, während ein zu hoher glomerulärer Filtrationsdruck zu einem ungenügend konzentrierten Urin führt.

Die Konstanthaltung der Nierendurchblutung und des Drucks in den Glomerulumschlingen geschieht im wesentlichen über die glatte Muskulatur der zu- und ableitenden Gefäße der Nierenkörperchen. Die glatten Muskelfasern der zu- und abführenden Gefäße regulieren selbsttätig ihre Gefäßweite gerade so, dass sich der glomeruläre Blutdruck auf etwa 50 mmHg einstellt.

In noch nicht genau geklärtem Maße beteiligen sich auch hormonelle (Renin-Angiotensin ☞ 19.3.1) und neurale Faktoren an der Regulation der Nierendurchblutung.

Diese **Autoregulation** („Selbst-Konstanthaltung") der Nierendurchblutung funktioniert jedoch nur bei einem arteriellen Blutdruckbereich zwischen 80 und 190 mmHg.

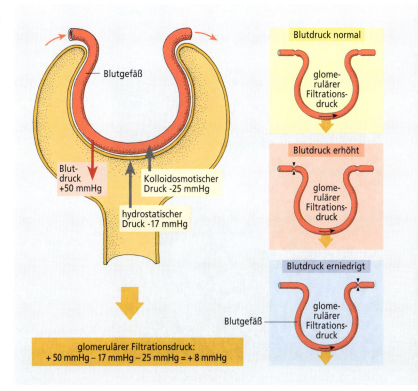

Abb. 19.9: Linker Bildabschnitt: Der glomeruläre Filtrationsdruck berechnet sich aus Blutdruck, hydrostatischem Druck und kolloidosmotischem Druck. Er beträgt ca. + 8 mmHg. Rechter Bildabschnitt: Die Konstanthaltung des Drucks in der Glomerumschlinge erfolgt v.a über die glatte Muskulatur am Anfang und am Ende der Schlinge. Sie wirkt aber nur in einem Blutdruckbereich von 80 bis 190 mmHg.

Sinkt der arterielle Blutdruck unter 80 mmHg, so kommt es zum **Nierenversagen** (☞ 19.6). Der glomeruläre Blutdruck und damit auch der Filtrationsdruck fallen so stark ab, dass die Urinproduktion abnimmt **(Oligurie)** oder völlig zusammenbricht **(Anurie)**.

19.2.3 Die Funktionen des Tubulussystems

Wie bereits beschrieben, gelangt das Glomerulumfiltrat aus dem Kapselraum des Nierenkörperchens in das Tubulussystem und wird dort in seiner Zusammensetzung entscheidend verändert und stark **konzentriert**:
- Der größte Teil der darin gelösten Stoffe wird wieder in den Blutkreislauf zurückgeführt *(rückresorbiert)*.
- Chlor, Bikarbonat, Natrium, Kalzium und Kalium werden im proximalen und distalen Tubulus aktiv rückresorbiert. Kalium kann dabei je nach der Kaliumkonzentration im Blutplasma vom distalen Tubulus nicht nur aufgenommen, sondern auch abgegeben *(sezerniert)* werden. Die Elektrolyte werden teils aktiv, teils passiv rückresorbiert. Dabei verlaufen Elektrolyt- und Wassertransportvorgänge meist miteinander kombiniert und beeinflussen sich gegenseitig.
- Neben Elektrolyten werden im proximalen Tubulus auch Aminosäuren und Glukose aktiv ins Blut zurückresorbiert. Dadurch bleiben dem Organismus diese lebenswichtigen Nährstoffe erhalten. Der Rückresorptionsmechanismus kann nur bestimmte Konzen-

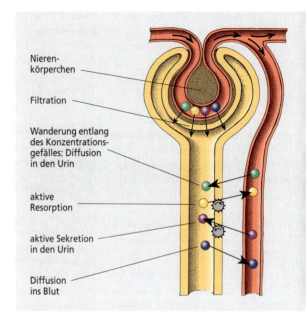

Abb. 19.11: Transportvorgänge im Tubulussystem. Es gibt vier verschiedene Möglichkeiten des Stofftransportes zwischen dem Tubulus- und dem Blutgefäßsystem. Filtrierte Substanzen aus dem Primärharn können aktiv aus dem Tubulus wieder entfernt werden (z.B. Aminosäuren). Andere filtrierte Stoffe wandern entlang eines Konzentrationsgefälles durch Diffusion aus dem Tubulus hinaus (z.B. Harnstoff). In umgekehrter Richtung werden andere Substanzen aktiv in den Tubulus sezerniert (z.B. Harnsäure), andere diffundieren passiv in den Tubulus hinein (z.B. Ammoniak).

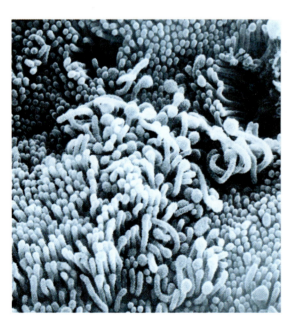

Abb. 19.10: Bürstensaumartige Oberflächenauffaltung durch Mikrovilli im Epithel des proximalen Tubulus (rasterelektronenmikroskopische Aufnahme). Die vielfältigen Resorptions- und Sekretionsvorgänge im Nierentubulus werden durch eine Oberflächenvergrößerung erleichtert, die durch die stark ausgeprägten Zelloberflächenausstülpungen (Mikrovilli) erreicht wird. [C 160]

trationen dieser Nährstoffe bewältigen. Wird ein Schwellenwert überschritten, so scheidet der Körper den „Überschuss" mit dem Harn aus.
- 99% des Wasseranteils des Glomerulumfiltrats fließen passiv, sozusagen „im Schlepptau" dieser Stofftransporte mit. Die Wasserrückresorption findet vor allem im distalen Tubulus und in den Sammelrohren statt, und sie wird durch die Hormone *Adiuretin* (☞ 13.2.1) und *Aldosteron* (☞ 13.6.3) reguliert.
- Aus dem Tubulussystem werden nicht nur Stoffe rückresorbiert (also ins Blutsystem aufgenommen), sondern es werden auch Substanzen in umgekehrter Richtung in den Tubulus abgegeben (sezerniert, *tubuläre Sekretion*). Dadurch beschleunigt der Körper vor allem die Ausschleusung von körperfremden Substanzen wie z.B. Penicillin und vielen anderen Arzneimitteln, aber auch körpereigener Abbauprodukte, z.B. der Harnsäure.

Steigt der arterielle Blutdruck auf über 190 mmHg, so erhöht sich auch die glomeruläre Filtrationsrate. Pro Zeiteinheit wird ein größeres Volumen Glomerulumfiltrat durch das Tubulussystem geleitet. Dadurch werden die vielfältigen Resorptions- und Sekretionsvorgänge gestört. Folge ist, dass eine Übermenge an wenig konzentriertem Harn ausgeschieden wird und die Gefahr einer inneren Austrocknung *(Dehydratation)* besteht.

Die Glukosurie des Diabetikers

Die Resorptionsmechanismen im Tubulus können die Ausscheidung eines zu resorbierenden Stoffes nur so lange verhindern, wie die Konzentration dieses Stoffes im Glomerulumfiltrat einen bestimmten Wert nicht übersteigt.

Beim Diabetiker beispielsweise liegt die Glukose-Blutkonzentration oft über diesem *Schwellenwert,* der für Glukose bei ca. 180 mg/dl liegt. Übersteigt die Konzentration der Glukose im Blut und damit auch im Glomerulumfiltrat diesen Wert, so kommt es durch die „Überforderung" der Resorptionsmechanismen zur Glukoseausscheidung mit dem Urin *(Glukosurie).*

> Da die Glukoseausscheidung aus osmotischen Gründen nur zusammen mit Wasser möglich ist, müssen Diabetiker häufig (und viel) Wasser lassen und haben kompensatorisch großen Durst. Außerdem begünstigt der glukosehaltige Harn das Bakterienwachstum und in der Folge Harnwegsinfekte.

19.3 Die Niere als endokrines Organ

Die Niere hat nicht nur Ausscheidungsfunktion, sondern ist gleichzeitig ein endokrines Organ. Sie bildet die zwei „renalen Hormone" Renin und Erythropoetin.

19.3.1 Renin

Das Hormon **Renin** wird in den Zellen des juxtaglomerulären Apparates der Niere (☞ 19.1.5) gebildet.
Bei einer Minderdurchblutung der Niere (durch generalisierten Blutdruckabfall oder Nierenarterienstenose), Natriummangel oder Sympathikusaktivierung wird vermehrt Renin ausgeschüttet. Hohe Natriumkonzentrationen, aber auch Angiotensin II, hingegen hemmen die Reninsekretion.

Der Renin-Angiotensin-Aldosteron-Mechanismus

Der **Renin-Angiotensin-Aldosteron-Mechanismus** ist ein komplexes Regulationssystem zur Konstanthaltung von Blutdruck, Nierendurchblutung und Natriumhaushalt.

Ist beispielsweise der Natriumgehalt im Serum oder der Blutdruck zu niedrig, so wird Renin ins Blut sezerniert. Dort spaltet es vom ebenfalls im Blutserum befindlichen Eiweißkörper **Angiotensinogen** ein Stück ab, das **Angiotensin I**. Aus diesem entsteht nun nach Abspaltung von zwei weiteren Aminosäuren das hochwirksame **Angiotensin II**, ein Peptidhormon aus acht Aminosäuren.

Angiotensin II bewirkt in der Nebennierenrinde die Freisetzung von **Aldosteron** (☞ 13.6.3), das über eine gesteigerte Rückresorption von Natrium und Wasser in der Niere die Natriumkonzentration im Blut sowie das Blutvolumen und damit den Blutdruck erhöht. Daneben fördert es die Kaliumausscheidung, was zum Kaliumverlust führen kann. Außerdem hat Angiotensin II starke gefäßverengende (vasokonstriktorische) Wirkungen, was den Blutdruck ebenfalls ansteigen lässt.

19.3.2 Erythropoetin

Erythropoetin (kurz *EPO*) ist ein Eiweißhormon, das bei Sauerstoffmangel (präziser: zu niedrigem *Sauerstoffpartialdruck* im arteriellen Blut ☞ 17.9) vermehrt ausgeschüttet wird.

Erythropoetin bewirkt eine Steigerung der *Erythropoese*, der Neubildung von roten Blutkörperchen im Knochenmark (☞ 14.2.3), wodurch vermehrt Sauerstoff transportiert werden kann. Dieser Regulationsmechanismus wird z.B. bei der **Höhenanpassung** an die Hochgebirgsluft mit erniedrigtem Sauerstoffpartialdruck aktiviert.

19.4 Die Urin-Zusammensetzung

19.4.1 Die Bestandteile des Urins

Der Endharn besteht zu 95% aus Wasser. Der mit täglich 25 g Ausscheidungsmenge wichtigste in Wasser gelöste Bestandteil des Urins ist der **Harnstoff**, der in der Leber gebildet wird und ein Stoffwechselendprodukt des Eiweißstoffwechsels ist (☞ 2.8.3). In größerer Menge werden

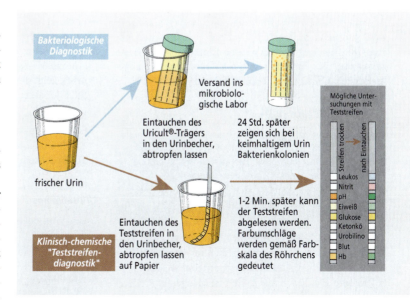

Abb 19.12: Einfache Urinuntersuchungen im Klinikalltag und in der Praxis.

Harnsystem, Wasser- und Elektrolythaushalt

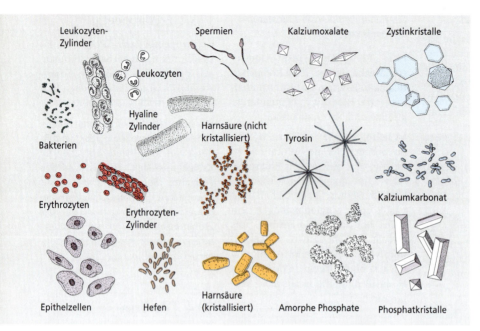

Abb. 19.13: Physiologische und pathologische Bestandteile im (mikroskopierten) Urinsediment. Die verschiedenen Kristalle sind an sich ohne Krankheitswert, können aber auf eine (beginnende) Nierenerkrankung oder Stoffwechselstörung hinweisen. Zylinder sind – von einer kleinen Anzahl hyaliner Zylinder abgesehen – fast immer Signal einer Nierenerkrankung, ebenso wie Bakterien oder Hefen fast immer auf eine entsprechende Infektion hinweisen.

außerdem die erwähnte, schwer wasserlösliche **Harnsäure** sowie das aus dem Muskelstoffwechsel und dem Fleisch der Nahrung stammende **Kreatinin** mit dem Urin aus dem Organismus entfernt. Außerdem enthält der Urin Salze, insbesondere das Kochsalz (NaCl). Schließlich erscheinen im Urin noch Phosphate und Säuren wie *Zitronensäure* oder *Oxalsäure*.

Die Färbung des Urins

Für die gelbliche Färbung des Urins sind vor allem die **Urochrome**, stickstoffhaltige gelbe Farbstoffe aus dem Hämoglobinabbau, verantwortlich.
Ein schmutzig-brauner oder rötlicher Urin weist auf eine Nieren- bzw. Harnwegsblutung (Hämaturie), ein trüber oder gar weißlich-cremiger Urin auf eine Infektion mit massiver Beimengung von weißen Blutkörperchen (Leukozyturie) hin. Eine Trübung oder Flockung bei abgestandenem Urin kann allerdings normal sein.

19.4.2 Urindiagnostik

> Schon seit langer Zeit wird der Urin als Hilfsmittel zur Erkennung von Krankheiten benutzt. So erhielt die Zuckerkrankheit (Diabetes mellitus) ihren Namen durch den angeblich honigsüßen Beigeschmack des Urins der Zuckerkranken.

Durch die moderne Diagnostik können rasch und kostengünstig mit trockenchemischen „Streifentests" folgende pathologische Urinbestandteile erkannt werden:
- **Proteine**. Sie dürfen nur in kleinen Mengen im Urin erscheinen (bis 150 mg pro Tag). Eine erhöhte Ausscheidung der Eiweiße (**Proteinurie**) ist oft Zeichen einer Schädigung der glomerulären Kapillarwände, z.B. im Rahmen einer Entzündung der Nierenkörperchen (**Glomerulonephritis**).
- **Glukose**. Wie erwähnt, scheiden Diabetiker Glukose mit dem Urin aus, sobald ihr Blutglukosewert 180 mg/dl übersteigt.
- **Erythrozyten**. Rote Blutkörperchen im Urin (**Hämaturie**, *Erythrozyturie*) weisen auf eine Erkrankung der Niere (beispielsweise Nierenkarzinom), eine Erkrankung oder Verletzung von Harnblase oder Harnwegen, Nierensteine, oder auf eine erhöhte Blutungsneigung hin.
- **Leukozyten**. Der Urin des Gesunden enthält nur einige aus den ableitenden Harnwegen abgeschilferte Zellen sowie sehr wenige weiße Blutkörperchen. Findet man größere Mengen weißer Blutzellen im Urin (**Leukozyturie**), zeigt dies in der Regel eine Infektion der Nieren oder der ableitenden Harnwege an.
- **Ketonkörper**. Ketonkörper sind die Endprodukte eines Stoffwechselweges beim Fettabbau. Ketonkörper treten z.B. beim Fasten oder beim Diabetiker mit ungünstiger Stoffwechselführung im Urin auf.

Urinsediment

> Wird Urin zentrifugiert, reichern sich die festen Bestandteile im so genannten **Urinsediment** (*Harnsediment*) an. In der mikroskopischen Untersuchung des Urinsediments können z.B. verschiedene Kristalle entdeckt werden (☞ Abb. 19.13), ferner Bakterien oder Zylinder.

Zylinder sind rollenförmige Zusammenballungen von Erythrozyten, Leukozyten, Eiweißen *(hyaline Zylinder)* oder Epithelzellen *(Epithelzylinder)*, die aus der Niere stammen und als „Ausgussmodell" eines Tubulus ihre typische Form erhalten. Von einer geringen Zahl hyaliner Zylinder abgesehen ist ihr Auftreten immer pathologisch und weist auf die Niere als Erkrankungsort hin. Manchmal finden sich im Urinsediment auch Hefen oder bei Männern einzelne Spermien.

> Urinproben sollten möglichst – falls der Arzt keinen Katheterurin angeordnet hat – als *Mittelstrahlurin* abgenommen werden, damit nicht Zellen oder Keime aus dem äußeren Harnröhrenbereich in die Probe gelangen und so das Ergebnis der Urinuntersuchung verfälschen. Hierzu wird die erste Urinportion in die Toilette entleert, dann eine Urinprobe in einem geeigneten Gefäß aufgefangen und der restliche Urin wiederum verworfen. Ebenso sollte die Urinprobe so bald als möglich ins Labor zur Untersuchung gebracht werden.

19.5 Die ableitenden Harnwege

19.5.1 Das Nierenbecken

Die ableitenden Harnwege beginnen mit den Sammelrohren, die sich zu den *Papillengängen* vereinigen, welche auf den *Nierenpapillen* – also den Spitzen der kegelförmigen Markpyramiden – münden. Hier fließt der Urin in einen der acht bis zehn *Nierenkelche* (☞ Abb. 19.3), die sich am Nierenhilus zum **Nierenbecken** vereinigen.
Das Nierenbecken kann anschaulich beschrieben werden als Bindegewebssäckchen, das wie der gesamte Harntrakt von einem **Übergangsepithel** ausgekleidet ist. In der Wand des Nierenbeckens liegen auch glatte Muskelfasern, die den Abtransport des Urins in die Harnleiter fördern.

19.5.2 Der Harnleiter

Das Nierenbecken verengt sich nach unten zum Harnleiter. Die beiden **Harnleiter** *(Ureteren)* sind etwa 2,5 mm dicke und 30 cm lange Schläuche, die retroperitoneal – also hinter dem Bauchfell – in das kleine Becken ziehen und dort in die Harnblase einmünden. Die Einmündungsstelle ist dabei so in die Blasenwand eingewebt, dass sie als Ventil wirkt: Der Urin kann zwar von den Harnleitern in die Blase fließen, nicht jedoch umgekehrt. Ist dieser Ventilmechanismus nicht intakt (z.B. bei Fehlbildungen), so kommt es beim Wasserlassen zum Rückfluss von Blasenurin in den Harnleiter und das Nierenbecken. Hierdurch können Krankheitserreger in die Niere verschleppt werden.

19.5.3 Die Harnblase

Die **Harnblase** ist ein aus *glatter Muskulatur* gebildetes Hohlorgan. Sie liegt vorne im kleinen Becken direkt hinter der Symphyse und den Schambeinen. Das Dach der Harnblase wird von Peritoneum (Bauchfell) bedeckt, der hintere Teil der Blase grenzt bei der Frau an die Scheide und die Gebärmutter, beim Mann an das Rektum.

Die Blasenschleimhaut ist deutlich gefaltet; nur in einem kleinen dreieckigen Feld am hinteren, unteren Blasenanteil ist sie völlig glatt. Dieses **Blasendreieck** *(Trigonum vesicae)* wird in seinen oberen hinteren Eckpunkten durch die Mündungsstellen der beiden Harnleiter und vorne unten durch die Austrittsstelle der **Harnröhre** *(Urethra)* markiert.

Die Muskelschichten der glatten Blasenwandmuskulatur sind wenig von-

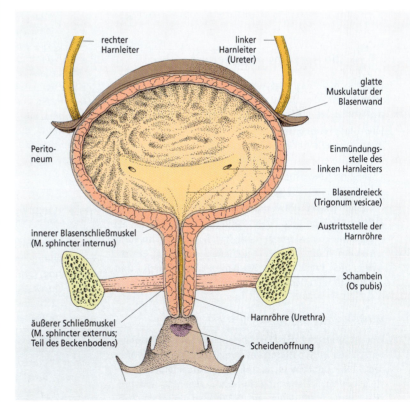

Abb. 19.14 : Harnblase der Frau im Frontalschnitt (von vorn). Deutlich zu erkennen ist das Blasendreieck, dessen beide oberen hinteren Eckpunkte von den Mündungsstellen der Harnleiter gebildet werden.

einander abgrenzbar und bilden ein stark durchflochtenes Gewebe, das **Detrusor vesicae** oder *M. detrusor* genannt wird.

Am Beginn der Harnröhre – also am vorderen Eckpunkt des Blasendreieckes – verdicken sich die Muskelfasern der Harnblase zum *inneren Schließmuskel* **(M. sphincter internus)**. Zusätzlich wird die Harnröhre durch den *äußeren Schließmuskel* **(M. sphincter externus)** verschlossen, der aus quergestreiften Muskelfasern des Beckenbodens gebildet wird.

> Das **Legen eines Blasenkatheters** bedeutet ein hohes Infektionsrisiko für Harnwege und Nieren, da über den Katheter pathogene Keime von der Harnröhrenmündung in die Blase und weiter bis zum Nierenbecken „wandern" können.
> Frauen sind dabei besonders gefährdet, da ihre Harnröhre wesentlich kürzer ist als die der Männer.
> Zur pflegerischen Prophylaxe gehören:
> - Genaues Abwägen, ob ein Blasenkatheter wirklich notwendig ist,
> - absolut steriles Arbeiten beim Legen des Katheters und bei der täglichen Intimpflege sowie
> - ausreichende Spülung der Blase durch erhöhte Flüssigkeitszufuhr (Trink- oder Infusionsmenge) des Patienten.

19.5.4 Die Harnblasenentleerung

Das maximale Fassungsvermögen der Harnblase beträgt etwa 800 ml, der Drang zur Blasenentleerung **(Miktion)** tritt aber bereits bei einer Blasenfüllung von 350 ml auf.
Die Blasenentleerung ist ein willkürlich ausgelöster, dann aber reflektorisch ablaufender Prozess:
- Zuerst spannt sich die glatte Muskulatur der Blasenwand an (Detrusor vesicae ☞ 19.5.3).
- Dadurch erweitert sich die Harnröhre im Bereich des inneren Blasenschließmuskels (M. sphincter internus).
- Die Erschlaffung des äußeren Schließmuskels (M. sphincter externus) schließt sich an: Der Urin kann nun durch die Harnröhre abfließen, wobei die Entleerung der Blase durch Anspannen der Bauch- und Beckenbodenmuskulatur unterstützt wird.

Der Reflexbogen der Blasenentleerung

Der Füllungsgrad der Harnblase wird durch Dehnungsrezeptoren in der Blasenwand registriert und über afferente Nervenfasern in den Hirnstamm gemeldet. Übersteigt die Muskeldehnung ein bestimmtes Maß (entsprechend einer Harnmenge von 350 ml), so nimmt die Zahl der von den Dehnungsrezeptoren an das Gehirn geleiteten Impulse zu, wodurch im Großhirn ein Gefühl des *Harndranges* ausgelöst wird.

Über efferente Nervenfasern kommt es dann von einem Reflexzentrum in der Brücke zur Aktivierung vegetativ-motorischer Nervenzellen im *Sakralmark*, also dem untersten Teil des Rückenmarkes (☞ Abb. 11.23). Die Impulse dieser Zellen werden über parasympathische Anteile des *N. pelvicus* zum Detrusor vesicae fortgeleitet, der sich dadurch anspannt. Gleichzeitig erschlafft über einen anderen Nerv, den *N. pudendus*, der äußere Schließmuskel der Harnblase.

Harninkontinenz

Patienten, die an einer **Harninkontinenz** *(Blaseninkontinenz)* leiden, sind nur eingeschränkt oder auch gar nicht in der Lage, ihre Blase kontrolliert zu entleeren bzw. unwillkürliche Blasenentleerung zu verhindern. Die Harninkontinenz ist gerade bei älteren Menschen sehr häufig und für die Betroffenen äußerst belastend.

> Bei manchen Inkontinenzformen hilft ein **Toilettentraining** *(Kontinenztraining, Blasentraining)*. Ziel ist es, die Blase so zu trainieren, dass sie sich zu festgelegten Zeiten entleert.
> Voraussetzung dafür ist ein Miktionsprotokoll, auf dem der Betroffene vermerkt, wann er die Blase willkürlich und unwillkürlich entleert und wann er wie viel getrunken hat.
> Die Zeiten für die Toilettengänge entsprechen anfangs den Entleerungszeiten auf dem Miktionsprotokoll, das während des Toilettentrainings fortgeführt wird. Kann der Patient zur festgelegten Zeit kein Wasser lassen, versucht er es eine halbe Stunde später noch einmal. Gelingt dem Patienten das Wasserlassen zu den festgelegten Zeiten und fließt über einen Zeitraum von zehn Tagen kein Urin mehr unwillkürlich ab, werden die Zeitabstände zwischen den Toilettengängen alle vier Tage um ca. 15 Minuten verlängert.

19.6 Niereninsuffizienz

Für die Gesamtfunktion der Niere ist die kontinuierliche Bereitstellung von Glomerulumfiltrat die wichtigste Voraussetzung. Ohne ausreichendes Filtrat und ohne genügende Durchströmung der einzelnen Tubulusabschnitte werden z.B. auch die sekretorischen und rückresorbierenden Aufgaben der Niere nicht mehr erfüllt.

> Eine kritische Reduktion des Glomerulumfiltrates kann *plötzlich* erfolgen (**akutes Nierenversagen,** *akute Niereninsuffizienz*) oder sich im Verlauf einer langdauernden (Nieren-) Erkrankung *allmählich* entwickeln (**chronische Niereninsuffizienz**). Beide Formen des Nierenversagens können zahlreiche Ursachen mit unterschiedlichen Schädi-

gungsmechanismen zugrunde liegen. Sowohl akutes als auch chronisches Nierenversagen führen letztlich zur **Urämie** *(Harnvergiftung)*, einem lebensbedrohlichen Krankheitsbild mit Beteiligung praktisch aller Organsysteme. Helfen kann dann nur eine *Dialysebehandlung*, evtl. auch eine *Nierentransplantation*.

Für die Diagnostik haben sich insbesondere die **harnpflichtigen Substanzen Harnstoff** und **Kreatinin** bewährt. Harnpflichtige Substanzen sind solche Stoffwechselprodukte, die *obligatorisch* über die Nieren ausgeschieden werden und sich bei einer Niereninsuffizienz im Blut messbar anreichern. Ihre Bestimmung im Blut eignet sich als Suchtest für eine (beginnende) Niereninsuffizienz; als Verlaufsuntersuchung informieren sie über Erfolg oder Mißerfolg einer Therapie.

19.7 Der Wasserhaushalt

Der Organismus ist auf eine ausgeglichene Wasserbilanz angewiesen. Nur so kann er seine Körperleistungen und Geistesfunktionen aufrechterhalten. Er sorgt deshalb durch eine beständige Regulation seines **Wasserhaushaltes** dafür, dass er weder austrocknet noch überwässert wird.

Die Rückresorption des Wassers aus dem Glomerulumfiltrat im Tubulussystem muss genau reguliert und den Bedürfnissen des Organismus angepasst werden, die je nach Außentemperatur, körperlicher Belastung oder Ernährung stark schwanken: Im Bereich des distalen Tubulus und in geringerem Maße der Sammelrohre wird die Wasserrückresorption durch das Hormon *Adiuretin* gesteuert (☞ 13.2.1). Adiuretin erhöht dort die Durchlässigkeit der Zellmembran für Wasser; eine hohe Adiuretin-Konzentration führt daher zu einer starken Wasserrückresorption und verringert die Harnmenge. Bei niedrigem Adiuretin-Spiegel wird dagegen die Wasserrückresorption eingeschränkt und eine große Harnmenge ausgeschieden.

Wasserein- und -ausfuhr

Wasser wird dem Körper auf direktem Weg (Getränke, Atmung, im Krankenhaus Infusionen) und auch indirekt über wasserhaltige feste Nahrungsmittel zugeführt. Im Schnitt nimmt ein nicht körperlich arbeitender Gesunder 1500 ml täglich durch Getränke und 600 ml durch feste Nahrung zu sich. Zu diesen 2,1 l treten noch 400 ml **Oxidationswasser**, die bei jeder Nahrungsverstoffwechselung frei werden: Aus dem chemischen Abbau von je einem Gramm Kohlenhydraten entstehen 0,6 ml, von Fett 1 ml und von Eiweiß 0,4 ml Wasser.

Demgegenüber steht die Wasserausscheidung: der Gesunde scheidet täglich mit dem Urin etwa 1,5 l, über den Stuhl 200 ml, über die Haut *(Schwitzen)* 300 ml und über die befeuchtete (Aus-)Atemluft 500 ml Wasser aus.

Flüssigkeitsbilanzierung

Bei vielen Patienten muss die Flüssigkeitsein- und -ausfuhr von Tag zu Tag protokolliert und bilanziert werden. Bei dieser **Flüssigkeitsbilanzierung** werden die täglichen Trink- und/oder Infusionsmengen und Wasseranteile von Nahrungsmitteln (Suppen, Breikost) auf der Einfuhrseite der täglichen Urinmenge sowie Schätzwerten für den Wasserverlust über die Atemluft und die Haut gegenübergestellt (bei nicht fiebernden Patienten z.B. mit 800 ml täglich pauschal veranschlagt). Die Differenz zwischen den beiden Größen ergibt dann jeweils eine *ausgeglichene* (Einfuhr entspricht Ausscheidung), *positive* (zu viel Einfuhr) oder *negative* (zu viel Ausscheidung) *Flüssigkeitsbilanz*.

Eine starke negative oder positive Flüssigkeitsbilanz erfordert Änderungen des medizinischen Therapieplans (etwa eine Reduzierung oder Erhöhung der täglichen Infusionsmenge), da ansonsten lebensgefährliche Störungen des Inneren Milieus drohen.

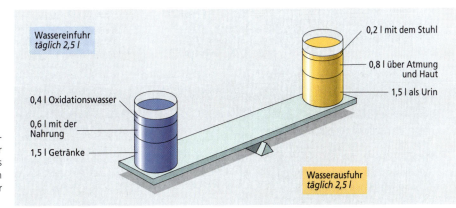

Abb. 19.15: Tägliche Wassereinfuhr und -ausfuhr. Einfuhr und Ausfuhr betragen jeweils ca. 2500 ml und müssen im Gleichgewicht zueinander stehen.

Überwässerung

Eine *Überwässerung* (**Hyperhydratation**, oft auch *Volumenüberlastung* genannt) des Körpers entwickelt sich in der Klinik häufig durch übermäßige Infusionsbehandlung. Insbesondere beim älteren und an Herzinsuffizienz („Herzschwäche") leidenden Patienten (☞ 15.6.4) staut sich dann Blut vor dem überlasteten Herzen zurück. Wegen des ansteigenden Blutdruckes vor dem Herzen wird Wasser in das umliegende Gewebe „abgepresst", und es entstehen Wasseransammlungen (Ödeme).

Eine vorübergehende Überwässerung entsteht übrigens auch beim exzessiven Trinken. Nach Genuss von 2 Liter Bier etwa wird es nicht lange dauern, bis die Gegenregulation einsetzt und der Körper die nicht benötigte Flüssigkeit wieder ausscheidet. An dieser Gegenregulation sind Volumen- und Osmorezeptoren in den Gefäßwänden beteiligt, die das Überangebot an Flüssigkeit dem Gehirn melden und damit die Freisetzung von Adiuretin bremsen; die Nieren scheiden daraufhin vermehrt Wasser in Form von Urin aus. Auch führt die Zunahme der Flüssigkeitsmenge in den Gefäßen zur Steigerung der Nierendurchblutung, wodurch ebenfalls die Urinmenge steigt.

Unterwässerung

Eine *Unterwässerung* (**Dehydratation**), im Klinikjargon oft *Volumendefizit* genannt, entsteht durch ein vermindertes Flüssigkeitsangebot (etwa ein Defizit an Infusionslösungen). Starkes Durstgefühl entsteht bei einem Wasserdefizit von etwa 2 Litern.

Bei älteren Menschen ist das Durstgefühl leider oft nur wenig ausgeprägt. Ein Volumendefizit lässt sich aber auch durch andere Zeichen erkennen, beispielsweise durch trockene Schleimhäute (rissige Zunge) und stehende Hautfalten.

Für die Behandlung einer Unterwässerung ist bedeutsam, in welchem Maße der Wasserverlust von einem Elektrolyt- (Mineralstoff-) Verlust begleitet ist. Da Wasser ja das Lösungsmittel der Elektrolyte darstellt, wird jede Änderung des Wasservolumens eine Änderung der in ihm gelösten Elektrolytkonzentrationen nach sich ziehen. Insbesondere das Natrium spielt hier eine Schlüsselrolle (siehe übernächster Abschnitt).

19.8 Der Elektrolythaushalt

Tabelle 19.16 gibt einen Überblick über die Bedeutung der sechs klinisch bedeutsamen *Mineralstoffe* (**Elektrolyte**) im Körper, die in höheren Konzentrationen vorliegen (*Mengenelemente* ☞ 2.1). *Spurenelemente* (im Körper in geringer Konzentration vorkommende Elektrolyte) ☞ 2.1 und 18.10.6.

19.8.1 Störungen im Natrium- und Wasserhaushalt

Störungen im Natriumhaushalt sind häufig mit Störungen des Wasserhaushaltes vergesellschaftet, und eine fachgerechte Behandlung von Störungen des Natriumhaushaltes ist nur bei gleichzeitiger Betrachtung des Wasserhaushaltes möglich.

Wenn im Folgenden von einem Mangel oder Überschuss an Elektrolyten die Rede ist, so bezieht sich dies stets auf den Elektrolytspiegel im *Blut*. Bezogen auf den *Ganzkörperbestand* kann die Bilanz ganz anders aussehen!

Natriummangel

Hohe Natriumverluste, etwa durch starkes Erbrechen oder Durchfälle sowie bestimmte Nierenerkrankungen

Elektrolyt (Serumnormalbereich)	Bedeutung für den Organismus
Natrium (Na$^+$) (135–145 mmol/l)	• häufigstes Kation im Extrazellulärraum • entscheidendes Kation (☞ 2.4.1) für den osmotischen Druck im Extrazellulärraum
Kalium (K$^+$) (3,6–4,8 mmol/l)	• häufigstes Ion *in* den Zellen (Intrazellulärraum) • wichtige Rolle bei der Entstehung des Aktionspotentials und der Erregungsübertragung im Nervensystem und am Herzen • hilft beim Insulintransport in die Zelle
Kalzium (Ca^{2+}) (2,3–2,6 mmol/l)	• am Aufbau von Knochen und Zähnen beteiligt • entscheidende Rolle bei der neuromuskulären Erregungsübertragung und bei der Muskelanspannung
Magnesium (Mg^{2+}) (0,7–1,1 mmol/l)	• Mitbeteiligung bei der Kontraktionsauslösung an den Muskeln
Chlorid (Cl$^-$) (97–108 mmol/l)	• häufigstes Anion im Extrazellulärraum • entscheidendes Anion für den osmotischen Druck im Extrazellulärraum
Phosphat (PO$_4^{3-}$) (0,84–1,45 mmol/l)	• Baustein von ATP (☞ 2.8.5), Zellmembran und Knochenmineral (☞ 7.1.6) • hilft als Puffersystem des Blutes, den pH-Wert im Blut konstant zu halten

Tab. 19.16: Physiologische Konzentrationsbereiche und Aufgabe der wichtigsten Elektrolyte (Mineralien) im Serum. Der siebte Elektrolyt, der im Körper in höheren Konzentrationen vorkommt, der Schwefel, ist nicht aufgeführt, da er medizinisch keine Bedeutung hat.

Harnsystem, Wasser- und Elektrolythaushalt

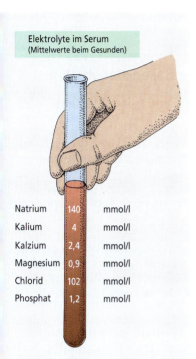

Abb. 19.17: Physiologische Mittelwerte der sechs wichtigsten Elektrolyte. Natrium, Kalium und Kalzium werden im Rahmen z.B. der intensivmedizinischen Routineüberwachung engmaschig, d.h. bis 4mal täglich kontrolliert.

(Salzverlustniere), aber auch zu energische Gabe von Entwässerungsmedikamenten (Diuretika), führen zu einem **Natriummangel** *(Hyponatriämie)* mit gleichzeitig vermindertem Wasserbestand des Organismus, wobei dem Körper relativ mehr Natrium als Wasser fehlt. Man spricht auch von **hypotoner Dehydratation** („hypoton" deshalb, weil mit dem Natriumspiegel auch der osmotische Druck sinkt ☞ auch 3.5.5).
Hingegen kommt es beispielsweise bei Herzinsuffizienz mit Ödemen oder bei hochgradiger Niereninsuffizienz zu einem Natriummangel (im Blut) bei gleichzeitigem Wasserüberschuss **(hypotone Hyperhydratation)** – es wird relativ mehr Wasser als Natrium im Körper zurückgehalten.

Natriumüberschuss

Ein **Natriumüberschuss** wird als *Hypernatriämie* bezeichnet. Er ist insgesamt seltener als Natriummangel. Auch hier sind, je nachdem, ob und in welcher Art der Wasserhaushalt beeinträchtigt ist, verschiedene Formen zu unterscheiden: Beispielsweise scheidet der Körper beim *Diabetes insipidus*, einem Krankheitsbild mit ungenügender ADH-Produktion oder fehlendem Ansprechen der Niere auf das ADH, große Mengen eines stark verdünnten Urins aus. Der Körper verliert viel Wasser, aber wenig Natrium, die Natriumkonzentration im Blut steigt an, es liegt also eine **hypertone Dehy-**dratation vor. Auch bei Fieber oder Schwitzen geht vor allem Wasser verloren.
Ein Natriumüberschuss mit gleichzeitigem Wasserüberschuss **(hypertone Hyperhydratation)** ist eher selten und meist Folge übermäßiger Natriumzufuhr, etwa durch nicht genau berechnete Infusionen oder das Trinken von Meerwasser.

19.8.2 Störungen im Kaliumhaushalt

Sowohl Kaliumüberschuss als auch Kaliummangel führen zu Störungen der neuromuskulären Erregungsleitung, wodurch es zu gefährlichen Herzrhythmusstörungen kommen kann.

Bei langdauernder Einnahme von entwässernden Medikamenten (Diuretika) und von bestimmten Abführmitteln (Laxantien) wird vermehrt Kalium ausgeschieden; die Folge ist ein **Kaliummangel** *(Hypokaliämie)* mit Muskelschwäche und Herzrhythmusstörungen. Ferner sind Hypokaliämien Folgen von wiederholtem Erbrechen oder Durchfällen sowie verschiedener Hormonstörungen.
Ein **Kaliumüberschuss** *(Hyperkaliämie)* ist meist Folge einer akuten oder chronischen Störung der Nierenfunktion. Aber auch bei Azidosen (☞ 19.9.1), postoperativ, nach Verletzungen oder bei überhöhter Kaliumzufuhr steigt der Serumkaliumspiegel. Die Patienten leiden unter Kribbelgefühlen der Haut, Lähmungen sowie schweren Herzrhythmusstörungen bis zum Herzstillstand.

19.8.3 Störungen im Kalzium- und Phosphathaushalt

Die Kalzium- und Phosphatausscheidung

Die Rückresorption von Kalzium wie auch von Phosphat in den proximalen Tubuli der Niere wird hormonell reguliert. Das in den Epithelkörperchen der Nebenschilddrüse gebildete *Parathormon* (☞ 13.5) hemmt dabei die Rückresorption von Phosphat in der Niere und fördert dadurch dessen Ausscheidung – der Serumphosphatspiegel sinkt. Gleichzeitig intensiviert Parathormon die Kalziumrückresorption, wodurch der Serumkalziumspiegel ansteigt. In geringem Maße reguliert auch das in der Nebenschilddrüse gebildete *Kalzitonin* (☞ 13.5) die Kalziumrückresorption in der Niere.

Störungen im Kalziumhaushalt

Ein **Kalziummangel** *(Hypokalzämie)* kann durch hormonelle Störungen (z.B. Vitamin-D-Hormonmangel, Parathormonmangel oder hormonaktive Tumoren) oder Diuretika (entwässernde Medikamente) bedingt sein. Eine weitere Ursache besteht in psychisch bedingtem übermäßigem Atmen *(Hyperventilation)*; hierbei kommt es infolge des übermäßigen Atmens zu einer Löslichkeitsabnahme des Kalziums im Blut, es liegt also kein eigentlicher Kalziummangel vor. Folgen sind Erregungsübertragungsstörungen in den Nerven und Muskeln; der Betroffene bekommt typische Muskelkrämpfe **(Hyperventilationstetanie)**.

Ein **Kalziumüberschuss** *(Hyperkalzämie)* wird bei einer Überfunktion der Nebenschilddrüsen *(Hyperparathyreoidismus)* und bei manchen Krebsleiden gefunden.

Störungen im Phosphathaushalt

Phosphatmangelzustände *(Hypophosphatämien)* kommen im Rahmen von Nierenerkrankungen (so genannter *Phosphatdiabetes*), noch häufiger jedoch bei fehlernährten Alkoholikern vor.

Phosphatüberschuss *(Hyperphosphatämie)* tritt begleitend bei einer Niereninsuffizienz sowie bei verschiedenen Hormonstörungen auf.

19.8.4 Störungen im Magnesiumhaushalt

Sinkt die Magnesiumkonzentration im Blut, so steigert sich die neuromuskuläre Erregbarkeit bis hin zu Krämpfen und Herzrhythmusstörungen. **Magnesiummangel** *(Hypomagnesiämie)* tritt bei Mangelernährung auf. Außerdem kann der Körper z.B. in der Schwangerschaft, in der besonders viel Magnesium (wie auch Kalzium) für das Wachstum des Foeten gebraucht wird, in eine Mangelsituation geraten. Hypomagnesiämien sind zudem häufig mit Hypokalzämien vergesellschaftet.

Ein **Magnesiumüberschuss** *(Hypermagnesiämie)* tritt bei fehlender Ausscheidungsleistung auf, also bei akuter und chronischer Niereninsuffizienz.

19.8.5 Störungen im Chloridhaushalt

Eine wichtige Ursache für einen **Chloridmangel** im Blut stellen Chloridverluste bei massivem Erbrechen von Magensäure dar. Bei schweren Verlusten muss deshalb Chlorid (zusammen mit anderen Elektrolyten) durch Infusionen wieder ersetzt werden.

19.9 Der Säure-Basen-Haushalt

19.9.1 Der Blut-pH und seine Konstanthaltung

Der Blut-pH liegt mit einem Wert von **7,40** beim Gesunden im leicht alkalischen Bereich. Alle Stoffwechselreaktionen sind pH-abhängig, d.h. sie laufen nur in einem bestimmten pH-Bereich optimal ab. Der Organismus muss daher den Blut-pH in dem engen Bereich von 7,35 bis 7,45 konstant halten.

> Ein pH < 7,35 bedeutet eine **Azidose**, ein pH > 7,45 eine **Alkalose** des Blutes. Für die Konstanthaltung des pH sorgen die Puffersysteme des Blutes, die Atmung und die Nieren.

Im Blut können pH-Schwankungen z.B. durch die laufend anfallenden sauren Stoffwechselprodukte durch verschiedene Puffersysteme abgefangen werden: den **Bikarbonat-** und den **Proteinpuffer** sowie das **Hämoglobin** als Puffersystem.

Von den drei Puffersystemen ist das Bikarbonat-System (☞ 2.7.4) das wirkungsvollste. Es bewältigt 75% der anfallenden „Pufferarbeit". Die „sauren" Wasserstoffionen (H^+, Protonen) werden von den Bikarbonationen abgefangen, d.h. die Wasserstoffionen verbinden sich mit den Pufferionen zu Kohlensäure, diese zerfällt in „neutrales" Wasser und Kohlendioxid, welches über die Lunge abgeatmet werden kann.

Je mehr saure Stoffwechselprodukte im Körper anfallen, z.B. bei der diabetischen Ketoazidose (☞ 19.9.2) oder bei Vergiftungen, desto mehr Wasserstoff muss gebunden werden, und desto so mehr Kohlendioxid wird abgeatmet: Der Patient atmet tief und schnell (so genannte *Kussmaul-Atmung*). Dieser kurzfristigen Gegenregulation durch die Atmung steht die langsamere und längerfristige durch die Nieren zur Seite: Die Nieren können saure Stoffwechselprodukte z.B. beseitigen, indem sie die Wasserstoffionen (H^+) im Tausch gegen Natriumionen oder gegen Bikarbonationen ausscheiden.

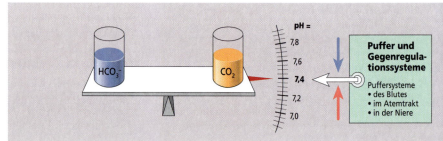

Abb. 19.18: Das pH-Gleichgewicht im Blut. Die Puffersysteme im Körper halten den pH-Wert in einem engen Rahmen um den Wert 7,4 konstant. Durch Überlastung der Puffersysteme kann es zu Azidosen und Alkalosen kommen. Sie haben entweder metabolische oder respiratorische Ursachen.

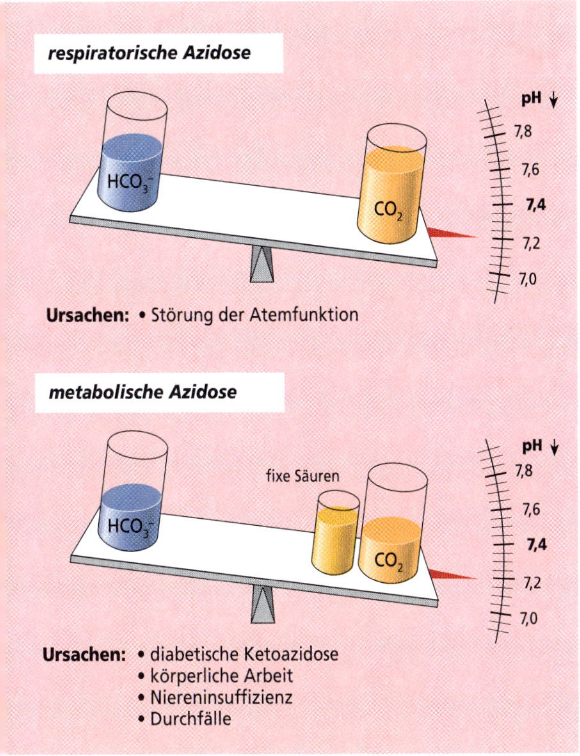

19.9.2 Metabolische Azidose

Ein Überschuss an Wasserstoffionen oder ein Basenverlust führt zur **metabolischen Azidose** – *metabolisch* deshalb, weil die Ursache nicht in der Atmung (siehe unten), sondern im Stoffwechsel (Metabolismus) begründet liegt. Die häufigste metabolische Azidose ist die *diabetische Ketoazidose*: Der Diabetiker gewinnt bei Insulinmangel, da er keine Glukose verwerten kann, Energie durch verstärkte Verbrennung von Fettsäuren. Bei diesem verstärkten Fettabbau entstehen saure Ketonkörper, die zur Übersäuerung des Blutes führen.

Gegenregulation

Mit Hilfe der aufgeführten Puffersysteme, der Nieren und der Lunge versucht der Körper, einer lebensbedrohlichen Übersäuerung mit Elektrolytentgleisung zu entgehen. Im Blut puffern die Protonenabfangsysteme, insbesondere der Bikarbonatpuffer; die Nieren scheiden Protonen aus, bilden Ammoniak und Phosphate; die Lungen geben durch verstärkte Atmung vermehrt Kohlendioxid ab.

Gelingt die Kompensation, spricht man von *kompensierter* metabolischer Azidose; der pH-Wert steigt in diesem Fall wieder über den Wert von 7,35. Gelingt sie nicht, so spricht man von *dekompensierter* metabolischer Azidose. Hier besteht Lebensgefahr, und das massiv gestörte Innere Milieu muss unter intensivmedizinischen Bedingungen wieder ins Gleichgewicht gebracht werden.

19.9.3 Metabolische Alkalose

Bei Erbrechen oder Magendrainage kann es durch den Verlust von Wasserstoff- und Chloridionen der Magensäure zu einer **metabolischen Alkalose** kommen. Therapeutisch steht die Korrektur der in der Regel massiven Elektrolytstörung im Vordergrund.

19.9.4 Respiratorische Azidose

Eine **respiratorische Azidose** tritt immer dann auf, wenn die Abatmung von Kohlendioxid gestört ist und sich damit Kohlendioxid bzw. Bikarbonat und Wasserstoffionen im Körper ansammeln; so bei Lungenfunktionsstörungen oder bei medikamentös verursachtem vermindertem Atemantrieb (*Atemdepression*).

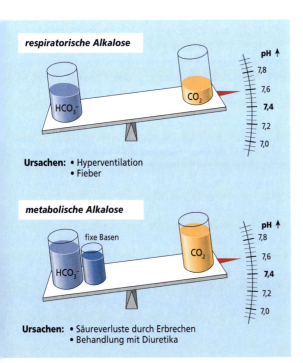

Abb. 19.19: Häufige Ursachen respiratorischer und metabolischer Azidosen.

Abb. 19.20: Häufige Ursachen respiratorischer und metabolischer Alkalosen.

In ausgeprägten Fällen ist der Patient zyanotisch („blaue Lippen"), benommen und hat Atemnot. Durch den „Stau" des sauren Kohlendioxids kommt es zur Azidose; kompensatorisch reagieren die Nieren mit vermehrter Wasserstoffausscheidung. Therapeutisch muss die Atmung gestützt werden. Sinkt der pH unter 7,2, muss der Patient beatmet werden.

19.9.5 Respiratorische Alkalose

Bei jeder Überreizung des Atemzentrums wird zu viel ein- und ausgeatmet und damit zu viel Kohlendioxid abgeatmet. Die dadurch entstehende respiratorische Alkalose ist am häufigsten *psychosomatisch*, z.B. durch Prüfungsstress, verursacht *(psychogene Hyperventilation)*. Aber auch Fieber, Schädel-Hirntraumen, Hirnhautentzündungen, Blutvergiftung und Leberversagen können eine Hyperventilation und damit eine respiratorische Alkalose auslösen.

In chronischen Fällen versuchen die Nieren eine Gegenregulation, indem sie die Ausscheidung von Wasserstoffionen im Nierentubulussystem vermindern und die Bikarbonatausscheidung verstärken.

 Wiederholungsfragen

1. Welche Aufgaben hat die Niere? (☞ Übersicht Kapitelanfang)
2. Welche Strukturen erkennt man, wenn man eine aufgeschnittene Niere betrachtet? (☞ Abb. 19.3)
3. Was ist ein Nephron? (☞ 19.1.4)
4. Welche Funktion hat der juxtaglomeruläre Apparat der Niere? (☞ 19.1.5)
5. Wie viel Flüssigkeit wird täglich in den Nierenkörperchen filtriert? (☞ 19.2.1)
6. Welche Funktionen hat das Tubulussystem? (☞ 19.2.3)
7. Welche Aufgaben haben die zwei von der Niere produzierten Hormone? (☞ Abb. 19.3)
8. Welche Urinbestandteile kann man bei Betrachtung des Urinsediments unter dem Mikroskop erkennen? (☞ 19.4.2)
9. Welche Organstrukturen gehören zu den ableitenden Harnwegen? (☞ 19.5)
10. Wie kommt es zur Harnblasenentleerung? (☞ 19.5.4)
11. Welche Substanzen eignen sich zur Einschätzung der Nierenfunktion? (☞ 19.6)
12. Welches Hormon steuert die Wasserrückresorption im distalen Tubulus? (☞ 19.7)
13. Warum ist es so wichtig, dass der Blut-pH konstant bei etwa 7,4 gehalten wird? (☞ 19.9.1)
14. Wie kann es durch Stress zu einer respiratorischen Alkalose kommen? (☞ 19.9.5)

20 Geschlechtsorgane

📖 Lernzielübersicht

- Sowohl beim Mann als auch bei der Frau werden innere und äußere Geschlechtsorgane unterschieden.
- Das Geschlecht eines Menschen kommt in den primären, sekundären und tertiären Geschlechtsmerkmalen zum Ausdruck.

20.1 Die Geschlechtsorgane des Mannes

- Die paarigen im Hodensack gelegenen Hoden produzieren Samenzellen (Spermien) und Hormone.
- Zur Steuerung der Spermatogenese (Samenreifung) setzt die Hypophyse übergeordnete Hormone frei: das FSH, welches die Spermienreifung fördert, und das LH, das die Testosteronproduktion im Hoden anregt.
- Testosteron hat vielfältige Funktionen für die Ausbildung und Erhaltung der Geschlechtsorgane sowie den Sexualtrieb.
- Das Sperma oder Ejakulat enthält die Samenzellen (Spermien), außerdem die Sekrete von Nebenhoden, Samenblasen, Prostata und Cowper-Drüsen, welche die Fortbewegung der Spermien gewährleisten.
- Die ableitenden Samenwege bestehen aus dem Nebenhoden und dem Samenleiter, der schließlich in die Harnröhre mündet.
- Geschlechtsdrüsen wie die Prostata produzieren Sekrete, die die Fortbewegung der Spermien gewährleisten.
- Äußere Geschlechtsorgane sind der Hodensack und der Penis. Die Erektion kommt durch Blutfüllung der venösen Penisschwellkörper zustande.

20.2 Die Geschlechtsorgane der Frau

- Die beiden Eierstöcke bilden Eizellen und als Haupthormon Östrogen, gesteuert durch den Einfluß der hypophysären Hormone FSH und LH.
- Die Eizellbildung ist ein äußerst komplizierter Vorgang, der bereits vor der Geburt beginnt.
- Beim Eisprung wird die reife Eizelle freigesetzt, aus dem Restgebilde formt sich der Gelbkörper, dessen Aufgabe die Produktion des Hormons Progesteron ist.
- In den Eileitern findet die Befruchtung statt, in der Gebärmutter nistet sich das befruchtete Ei ein und wächst heran.
- Wenn kein Ei befruchtet wird, kommt es zur Abstoßung eines Teils der Gebärmutterschleimhaut, dies ist die monatliche Regelblutung (Menstruation).
- Die Aufgaben des Östrogens sind u.a. der Aufbau der Gebärmutterschleimhaut und die Ausprägung der weiblichen Geschlechtsmerkmale.
- Progesteron bereitet die Gebärmutterschleimhaut auf ein befruchtetes Ei vor und unterhält sie gegebenenfalls für diese Aufgabe.
- Der hormonell gesteuerte Menstruationszyklus beginnt mit etwa 12 Jahren und endet um das 50. Lebensjahr.
- Seine Länge beträgt ca. 28 Tage. Er wird unterteilt in Menstruation, Proliferationsphase, Sekretionsphase und Ischämiephase.
- Das äußere Genitalorgan der Frau umfasst die großen und kleinen Schamlippen, den Scheidenvorhof und die Klitoris. Es ist über die Scheide (Vagina) mit dem inneren Genitale verbunden.
- Die weibliche Brust zählt zu den sekundären Geschlechtsmerkmalen.
- Ihre Milchproduktion und -abgabe wird durch die Hypophysenhormone Prolaktin und Oxytocin gesteuert.
- Der Krebs der weiblichen Brust (Mammakarzinom) ist die häufigste bösartige Tumorerkrankung der Frau.

20.3 Die Entwicklung der Geschlechtsorgane

- Die Anlagen für die Geschlechtsorgane sind bereits früh in der Embryonalentwicklung vorhanden.
- Durch die weiblichen bzw. männlichen Sexualhormone erfahren sie ihre endgültige Ausprägung.

20.4 Der sexuelle Reaktionszyklus

Der sexuelle Reaktionszyklus des Geschlechtsakts verläuft typischerweise in vier Phasen:

- Die Erregungsphase ist der Zustand der beginnenden sexuellen Erregung. Sie wird besonders durch Reizung der erogenen Zonen in Gang gesetzt.
- Die Plateauphase führt nach unterschiedlich langer Zeit zur kurzen …
- … Orgasmusphase. Hierbei kommt es bei höchster Erregung zu Scheidenkontraktionen der Frau und zum Samenerguß des Mannes.
- Darauf folgt die Rückbildungsphase.

Geschlechtsorgane

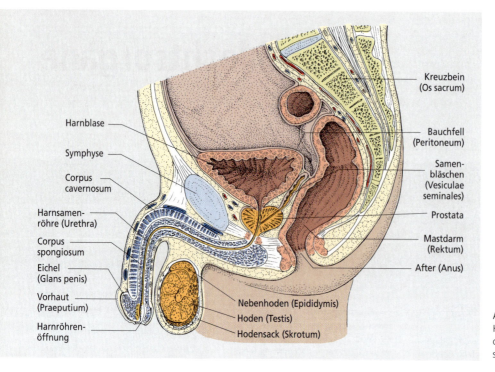

Abb. 20.1: Männliche Harn- und Geschlechtsorgane im Sagittalschnitt.

Aufgaben der Geschlechtsorgane

Sowohl beim Mann als auch bei der Frau unterscheidet man innere und äußere Geschlechtsorgane.

Die *inneren Geschlechtsorgane*:
- produzieren die *Keimzellen (Geschlechtszellen)*, also Eizellen bei der Frau, Samenzellen beim Mann.
- produzieren *Sexualhormone*, die die Differenzierung, Reifung und Funktion der Keimzellen ermöglichen.
- bilden *Sekrete*, die der Gleitfähigkeit der Geschlechtsorgane beim Geschlechtsakt dienen und optimale Umgebungsbedingungen für Transport und Vereinigung der Keimzellen schaffen.

Die *äußeren Geschlechtsorgane* dienen der geschlechtlichen Vereinigung (**Geschlechtsakt**, *Kohabitation*, *Koitus* oder *Beischlaf*).

Die Geschlechtsmerkmale

Das Geschlecht drückt sich äußerlich in Geschlechtmerkmalen aus.
- **Primäre Geschlechtsmerkmale**: dies sind die unmittelbar zur Fortpflanzung notwendigen **Geschlechtsorgane** Penis, Hoden, Nebenhoden, Samenwege bzw. Eierstöcke, Eileiter, Gebärmutter und Scheide. Sie sind von Geburt an vorhanden.
- Die **sekundären Geschlechtsmerkmale** entwickeln sich erst während der Pubertät (z.B. tiefe Stimme und Bartwuchs beim Mann; Brüste und weibliche Körperfettverteilung bei der Frau).
- Unter den **tertiären Geschlechtsmerkmalen** fasst man schließlich z.B. den männlichen und weiblichen Körperbau sowie im weiteren Sinne die angeborenen und anerzogenen geschlechtstypischen Verhaltensweisen zusammen.

20.1 Die Geschlechtsorgane des Mannes

20.1.1 Inneres und äußeres Genitale

Die *inneren Geschlechtsorgane* (das *innere Genitale*) des Mannes umfassen:
- **Hoden** *(Testis)*,
- **Nebenhoden** *(Epididymis)*,
- **Samenleiter** *(Ductus deferens)*, der in den **Samenstrang** *(Funiculus spermaticus)* eingebettet ist, und
- **Geschlechtsdrüsen** mit **Prostata** *(Vorsteherdrüse)*, **Samenbläschen** *(Vesiculae seminales)* und **Cowper-Drüsen** *(Glandulae bulbourethrales)*.

Äußere Geschlechtsorgane (das *äußere Genitale*) sind:
- *männliches Glied* (**Penis**), in dem Harn- und Samenwege gemeinsam verlaufen, und
- **Hodensack** *(Skrotum)*.

20.1.2 Hoden und Hodensack

Die eiförmigen **Hoden** sind paarig angelegt und im **Hodensack** elastisch aufgehängt. Während die Hoden eine pralle Konsistenz haben, ist der Hodensack von lockerem Bindegewebe durchzogen. Am obersten Rand liegt dem Hoden der **Nebenhoden** auf.

Der Hoden ist von einer derben Bindegewebskapsel umgeben und wird durch mehrere bindegewebige Scheidewände (Septen) in kleine Läppchen unterteilt. Diese **Hodenläppchen** enthalten vielfach gewundene **Hodenkanälchen** *(Tubuli seminiferi)*, die schließlich in ein verzweigtes System von Ausführungsgängen münden, das **Hodennetz** *(Rete testis)*.

In den Hodenkanälchen befindet sich das **Keimepithel**, welches aus den **Keimzellen** und den **Sertoli-Stützzellen** besteht. Aus den Keimzellvorstufen entstehen über mehrere Zwischenstufen im Rahmen der Spermienreifung (☞ 20.1.4) die *Samenzellen* (**Spermien**). Die Sertoli-Stützzellen hingegen sorgen für das notwendige hormonelle Milieu während der Spermienreifung und tragen zur Ernährung der Keimzellen bei. Zwischen Hodenkanälchen und den dazugehörenden Blutgefäßen liegen die gruppenweise angeordneten **Leydig-Zwischenzellen**, die das männliche Sexualhormon Testosteron produzieren.

Descensus testis

Beim Embryo entwickelt sich der Hoden zunächst an der hinteren Leibeswand auf Höhe der letzten Lendenwirbel. Vom Beginn des 3. Schwangerschaftsmonats an wird der Hoden nach unten verlagert, dann „wandert" er durch den *Leistenkanal* (☞ 8.3.8) in den sich entwickelnden Hodensack (**Descensus testis**). Dabei nimmt der Hoden die ihn versorgenden Gefäße und Nerven mit. Diese bilden den **Samenstrang** *(Funiculus spermaticus)*.

Dieser im Detail äußerst komplizierte Vorgang hat einen wichtigen Grund: Im Skrotum sind die Hoden sozusagen „ausgelagert" und der Körperwärme des inneren Bauchraumes entzogen – im Hodensack ist es immerhin 2–5 °C kühler als im Körperkern. Bei Körperkerntemperatur könnte keine Samenreifung stattfinden.

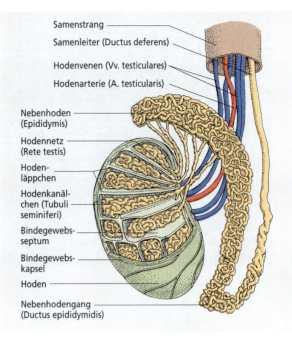

Abb. 20.2: Hoden, Nebenhoden und Anfangsteil des Samenleiters. Oben ist auch das distale Ende des Samenstranges nach seinem Austritt aus dem Leistenkanal mit allen zum Hoden ziehenden Gefäßen dargestellt.

> Beim Lagern und Umlagern männlicher Patienten dürfen die schmerzempfindlichen Hoden nicht zwischen den Oberschenkeln eingeklemmt werden.
> Nach Operationen im Urogenitalbereich oder nach Beckenverletzungen kann es zu einem Ödem (Einla-

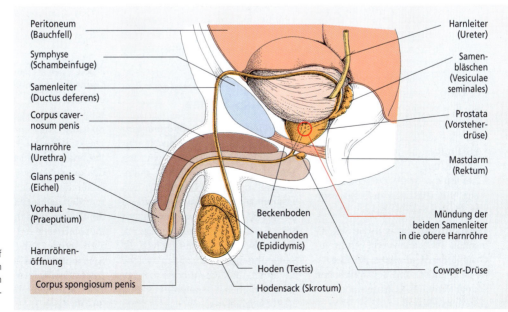

Abb. 20.3: Verlauf der ableitenden Samenwege in der Seitenansicht.

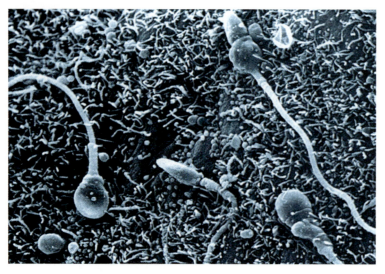

Abb. 20.4: Spermien im verzweigten Netz von Ausführungsgängen des Hodennetzes (Rete testis). [C 160]

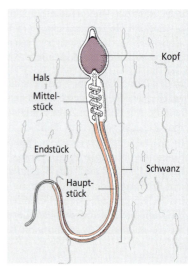

Abb. 20.5: Spermium (Schemazeichnung)

gerung von Gewebsflüssigkeit ☞ 16.1.3) oder Einblutungen in den Hodensack kommen, die für den Patienten sehr schmerzhaft sind. Vorbeugend sollte der Hoden deshalb auf einem kleinen Kissen oder einem so genannten *Hodenbänkchen* gelagert werden, um Schwellung und Schmerzen zu vermindern.

20.1.3 Die männlichen Sexualhormone

Mit dem Anbruch der Pubertät findet beim Jungen eine tief greifende hormonelle Umstellung statt: Der Hypophysenvorderlappen beginnt mit der Ausschüttung von FSH und LH. Diese plötzliche Sekretion wird vom Releasinghormon Gn-RH eingeleitet (☞ 13.2.1) und hält beim Mann das ganze Leben über an.
- **FSH** fördert beim Mann die Spermienreifung.
- **LH** regt die Leydig-Zwischenzellen zur Ausschüttung von Testosteron an.

Testosteron ist das typische Sexualhormon des Mannes und gehört zur Gruppe der *Androgene* (☞ 13.6.4). Es ist chemisch mit den weiblichen Sexualhormonen Östrogen und Progesteron verwandt.

Androgene besitzen vor allem folgende Wirkungen:
- Anregung von Hoden- und Peniswachstum während der Pubertät.
- Ausbildung der sekundären männlichen Geschlechtsmerkmale in der Pubertät (z.B. Stimmbruch, Bartwuchs, Körperbehaarung, Knochen- und Muskelwachstum).
- Zusammen mit FSH Förderung der Spermienreifung.
- Stimulation des Geschlechtstriebs (*Libido*) und in gewissem Umfang einer „männlichen Aggressionsbereitschaft".
- Förderung von Eiweißaufbau und Blutbildung.
- Im höheren Alter Mitbeteiligung an der Glatzenbildung.

20.1.4 Das Sperma

Die *Samenflüssigkeit* (**Sperma,** *Ejakulat*) des geschlechtsreifen Mannes setzt sich aus Spermien sowie den Sekreten aus Nebenhoden, Samenblasen, Prostata und Cowper-Drüsen zusammen. Es ist schwach alkalisch (☞ 2.7.3) und neutralisiert damit beim Geschlechtsverkehr den sauren pH der Scheide. Ferner enthält die Samenflüssigkeit Enzyme, welche die noch im Nebenhoden nahezu unbeweglichen Spermien aktivieren und beweglich machen.

Sperma wird durch vegetativ ausgelöste *Samenergüsse* (**Ejakulationen**) abgegeben. Das Ejakulat enthält in 2–6 ml Flüssigkeit ca. 70 bis über 600 Millionen Spermien.

Die **Spermien** bestehen aus:
- *Kopf* (enthält den haploiden einfachen Chromosomensatz ☞ 3.7.3),
- *Hals* (verbindet Kopf- und Mittelstück),
- *Mittelstück* (enthält zahlreiche Mitochondrien zur Energieversorgung für die Bewegung)
- *Hauptstück* und
- *Endstück*.

Hals, Mittel-, Haupt- und Endstück bilden den *Schwanz* des Spermiums.

Spermienbildung

Unter **Spermienbildung** (*Spermatogenese*) versteht man die Entwicklung reifer, befruchtungsfähiger Spermien aus unreifen Vorstufen. Dieser Prozess setzt mit Beginn der Pubertät ein und findet in den Hodenkanälchen statt. Hierbei durchlaufen die unreifen Keimzellen mehrere Reifeteilungen (☞ Abb. 3.24), in denen der zunächst diploide Chromosomensatz auf die Hälfte reduziert wird. Die so entstandenen **Spermatiden** reifen dann zu befruchtungsfähigen Spermien heran. Die Spermienbildung dauert ca. 80–90 Tage.

20.1.5 Die ableitenden Samenwege

Die ableitenden Samenwege bestehen aus Nebenhoden und Samenleitern und dienen als Speicher und als Ausführungsgänge für den Samen.

Der Nebenhoden

Im Gangsystem des **Nebenhodens** *(Epididymis)* erfolgen die abschließende Reifung und die Speicherung des Samens. Er liegt der Rückseite des Hodens an und nimmt aus dem Hodennetz (☞ Abb. 20.2) mehrere stark gewundene Ausführungsgänge auf, die sich dann zu dem ebenfalls stark gewundenen **Nebenhodengang** *(Ductus epididymidis)* vereinigen.

In ihm wird die Hauptmenge des produzierten Samens gespeichert und mit einem Sekret angereichert, das die Bewegung der Spermien hemmt. Dadurch wird verhindert, dass die in den Spermien gespeicherte Energie vorzeitig verbraucht wird. Nicht voll funktionsfähige Spermien werden phagozytiert.

Der Samenleiter

Der Nebenhodengang geht ohne scharfe Grenze in den **Samenleiter** *(Ductus deferens)* über. Dieser zieht gemeinsam mit Gefäßen und Nerven im **Samenstrang** durch den Leistenkanal in den Bauchraum. Bevor die Samenleiter schließlich in die **Harnsamenröhre** *(Urethra)* einmünden, durchlaufen sie die unpaarige **Prostata** *(Vorsteherdrüse)*.

Die Wand des Samenleiters enthält eine starke Schicht aus glatter Muskulatur, die während der Ejakulation den Samen durch Kontraktionen in die Harnsamenröhre schleudert.

20.1.6 Geschlechtsdrüsen

Neben den kleineren **Samenbläschen** *(Vesiculae seminales)* und den **Cowper-Drüsen** gehört die **Prostata** *(Vorsteherdrüse)* zu den Geschlechtsdrüsen des Mannes.

Die etwa kastaniengroße Prostata liegt zwischen der Unterfläche der Harnblase und der Beckenbodenmuskulatur und umschließt die Harnsamenröhre.

Die Prostata besteht aus mehreren einzelnen Drüsen, die ein trübes, dünnflüssiges Sekret produzieren, das die Hauptmenge der Samenflüssigkeit ausmacht.

> Ausgelöst durch Veränderungen im Hormonhaushalt, kommt es bei ca. 60% der Männer im Alter zu einer gutartigen, knotigen Vergrößerung der Prostata (**Prostataadenom**). Das Prostataadenom kann zu einer Verengung der Harnsamenröhre führen, so dass die Harnblase nur schwer, unvollständig oder gar nicht mehr entleert werden kann. Die Restharnbildung begünstigt zudem Harnwegsinfekte.
> Frühe Stadien werden meist mit pflanzlichen Präparaten (z.B. Prostagutt®) behandelt. Eine angepasste Lebensführung (keine „Trinkexzesse", kein Nicht-auf-die-Toilette-gehen bei Harndrang, keine kalten Getränke) fördert den Harnfluss.
> Bei fortgeschrittenen Beschwerden muss die Prostata – in der Regel endoskopisch – entfernt werden.

20.1.7 Äußeres männliches Genitale und Harnsamenröhre

Am sichtbaren Anteil des **Penis** *(männliches Glied)* unterscheidet man **Penisschaft** und **Eichel** *(Glans penis)*.

Der Penis ist von einer dehnbaren Haut überzogen, die in Form einer Verdopplung (**Vorhaut** oder *Praeputium*) die Eichel bedeckt.

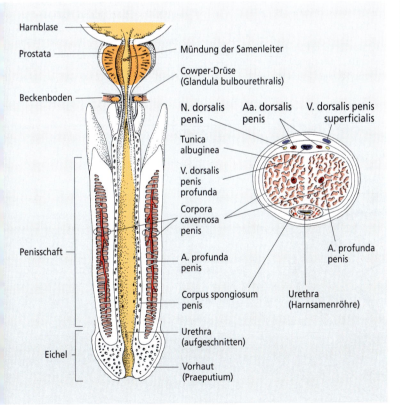

Abb. 20.6: Der Penis im Längs- und Querschnitt. Die Corpora cavernosa sind von schwammartigen Hohlräumen durchsetzt, die sich bei sexueller Erregung mit Blut aus den Aa. profundae penis füllen.

Unter der Vorhaut sammeln sich häufig Sekret und zelluläre Abschilferungen an, die einen idealen Nährboden für Bakterien darstellen. Bei der Intimpflege muss deshalb die Vorhaut zurückgeschoben, das Sekret entfernt und anschließend der Bereich gut abgetrocknet werden. Danach wird die Vorhaut wieder vorgezogen, um eine Schnürringbildung hinter der Eichel zu vermeiden.

Schwellkörper zur Erektionsauslösung

Der Penisschaft enthält zwei Arten von *Penis-Schwellkörpern*, die jeweils von einer derben Bindegewebskapsel umschlossen sind. Dies sind:

- Der paarige **Penisschwellkörper** *(Corpus cavernosum penis)*. Er ermöglicht die *Erektion* (Aufrichtung des Gliedes), indem sich schwammartige Hohlräume durch parasympathisch gesteuerte Erweiterung der Arteriolen prall mit Blut füllen und gleichzeitig der venöse Rückstrom durch die Penisvenen gedrosselt wird.

- Den an der Unterseite befestigten **Harnröhrenschwellkörper** *(Corpus spongiosum penis)*, der mit der **Eichel** *(Glans penis)* endet. Er führt die **Harnsamenröhre** *(Harnröhre, Urethra)*, die im Anfangsbereich noch von Übergangsepithel ausgekleidet ist.

20.2 Die Geschlechtsorgane der Frau

20.2.1 Inneres und äußeres Genitale

Analog zum männlichen Genitale unterscheidet man auch bei der Frau innere und äußere Geschlechtsorgane. Alle *inneren Geschlechtsorgane* **(inneres Genitale)** liegen geschützt im kleinen Becken der Frau.
Zu ihnen gehören:
- Eierstöcke,
- Eileiter,
- Gebärmutter und
- Scheide.

Eierstöcke und Eileiter mit dem umgebenden Bindegewebe heißen zusammengefasst auch *Adnexe*.

Zu den *äußeren Geschlechtsorganen* **(äußeres Genitale)** zählen die großen und kleinen Schamlippen, Klitoris und der Scheidenvorhof mit seinen Drüsen.

20.2.2 Die Eierstöcke

Die **Eierstöcke** *(Ovarien)* der Frau sind paarig angelegt und am seitlichen Rand des kleinen Beckens aufgehängt. Aufgabe der Eierstöcke ist neben der Bildung der weiblichen Sexualhormone **Östrogen** und **Progesteron** die Bereitstellung von befruchtungsfähigen Eizellen.

Die **Eizellbildung** *(Oogenese)* ist sehr kompliziert (☞ Abb. 3.25) und verläuft in folgenden Schritten:
- Schon vor der Geburt teilen sich die aus den Urkeimzellen entstandenen **Oogonien** eines weiblichen Foeten durch Mitosen.
- Ein Teil dieser Oogonien vergößert sich, tritt in die Prophase der *1. Reifeteilung* ein und wird nun als **Oozyte I. Ordnung** *(primäre Oozyte)* bezeichnet. Mindestens bis zur Pubertät und höchstens bis zur Menopause (☞ unten) verharren die Oozyten I. Ordnung in der begonnenen 1. Reifeteilung. Die Oozyten I. Ordnung sind während dieser Zeit von **Follikelepithel** umgeben und werden mit dieser

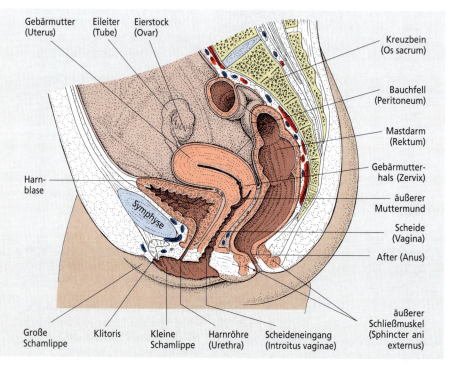

Abb. 20.7: Die weiblichen Geschlechtsorgane im Sagittalschnitt.

Geschlechtsorgane

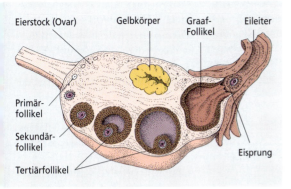

Abb. 20.8: Eisprung und Gelbkörperbildung. Beim Eisprung platzt der Graaf-Follikel, wobei das Ei den Eierstock verlässt. Der Eileiter nimmt es auf und transportiert es zur Gebärmutter. Der leere Graaf-Follikel wandelt sich zum Gelbkörper um und produziert Progesteron.

Hülle als **Primärfollikel** (Eibläschen) bezeichnet. Zum Zeitpunkt der Geburt enthält jedes Ovar etwa 400 000 solcher Primärfollikel.

- Hormonell bedingt differenzieren sich einige Primärfollikel jeden Monat zu **Sekundärfollikeln**. Die sich daraus entwickelnden **Tertiärfollikel** sind bis zu 1 cm groß. Sekundär- und Tertiärfollikel produzieren vor allem **Östrogen**, was die Gebärmutterschleimhaut zum Wachstum anregt.
- Der Tertiärfollikel kann entweder entweder zugrunde gehen oder sich zum sprungreifen **Graaf-Follikel** umwandeln (☞ Abb. 20.8). Kurz vor dem Eisprung vollendet die Oozyte I. Ordnung die 1. Reifeteilung und teilt sich in eine **Oozyte II. Ordnung** (sekundäre Oozyte), die das gesamte Zytoplasma der Mutterzelle enthält, und ein kleineres **Polkörperchen**, das abgestoßen wird. Noch im Follikel tritt die Oozyte II. Ordnung in die *2. Reifeteilung* ein, die jedoch wie schon die 1. Reifeteilung zunächst nicht vollendet wird.
- In der Mitte eines Monatszyklus der geschlechtsreifen Frau „springt" jeweils eine Oozyte aus ihrem Graaf-Follikel (**Ovulation** oder *Eisprung*). Die Ovulation wird dabei durch einen kurzfristigen Konzentrationsanstieg des Hypophysenvorderlappenhormons **LH** (*Luteinisierendes Hormon* ☞ Abb. 20.11) ausgelöst. Nach der Ovulation tritt die Oozyte in die Wanderung durch den Eileiter an, wo sie innerhalb eines Zeitraumes von nur wenigen Stunden auf Samenzellen treffen muss – andernfalls stirbt sie ab.
- Erst unmittelbar nach einer Befruchtung wird die 2. Reifeteilung (☞ 3.7.3) abgeschlossen, aus der die *reife Eizelle* (**Ovum**), und ein weiteres Polkörperchen hervorgehen.
- Der „entleerte" Graafsche Follikel stirbt nicht ab, sondern bildet sich zum **Gelbkörper** (*Corpus luteum*) um. Im Gelbkörper wird bis zum Eintritt der Menstruation vor allem Progesteron gebildet. Im Falle der Befruchtung des Eies bildet der Gelbkörper bis zum 3. Schwangerschaftsmonat Progesteron.

Nach dem 45. Lebensjahr stellen die Eierstöcke ihre Tätigkeit allmählich ein – die Regelblutungen werden immer seltener und setzen schließlich endgültig aus. Der Zeitpunkt der letzten Regelblutung wird als **Menopause** bezeichnet. Danach beginnt die **Postmenopause**. Viele Frauen erleben diese so genannten **Wechseljahre** (*Klimakterium*) zwischen Geschlechtsreife und Alter besonders einschneidend.

20.2.3 Die Eileiter

Die paarig angelegten **Eileiter** *(Tuben)* dienen der Aufnahme des Eies nach dem Eisprung. Außerdem finden hier die Befruchtung der Eizelle und ihr Transport zur Gebärmutter statt.

Die Wand der Eileiter besteht aus einer stark gefälteten Schleimhaut und einer dünnen Muskelschicht, die das Ei aktiv durch wellenförmige Bewegungen in Richtung Gebärmutter transportiert.

20.2.4 Die Gebärmutter

Die **Gebärmutter** *(Uterus)* hat zwei Abschnitte:

- Der obere, breitere Anteil, der **Gebärmutterkörper** *(Corpus uteri)*, besteht aus kräftiger Muskulatur. Die **Gebärmutterhöhle** *(Cavum uteri)* ist von der **Gebärmutterschleimhaut** *(Endometrium)* ausgekleidet. Während der Schwangerschaft dient der Gebärmutterkörper als „Fruchthalter" und beteiligt sich am Aufbau des *Mutter-*

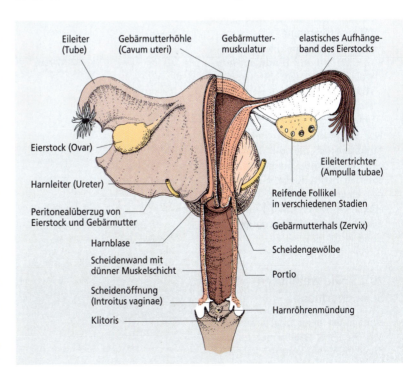

Abb. 20.9: Innere weibliche Geschlechtsorgane im Frontalschnitt (Ansicht von hinten).

kuchens (**Plazenta** ☞ Abb. 21.4), der das Ungeborene ernährt.
- Der untere, schmalere Anteil der Gebärmutter ist der **Gebärmutterhals** *(Zervix uteri)*. Dieser besteht aus straffem Bindegewebe und glatter Muskulatur, welche den **Zervikalkanal** umgeben. Die Drüsen der Zervixschleimhaut bilden einen zähen Schleim, der die Gebärmutterhöhle wie einen Pfropf verschließt und vor Keimen aus der Scheide schützt. Nur während der fruchtbaren Tage und bei der Regelblutung verdünnt sich der Schleim, und der Kanal öffnet sich um wenige Millimeter. Der in die **Scheide** *(Vagina)* hineinragende Teil der Zervix heißt **Portio**. Nach unten schließt der Gebärmutterhals mit dem **äußeren Muttermund** ab.

Der Wandaufbau des Uterus

Am Wandaufbau des Uterus sind drei Schichten beteiligt:
- Auf der Außenseite das **Peritoneum** (an dieser Stelle *Perimetrium* genannt),
- in der Mitte die erwähnte dicke Schicht aus glatter Muskulatur (**Myometrium**) und
- auf der Innenseite die *Gebärmutterschleimhaut* (**Endometrium**), wobei eine tiefere *Basalschicht* (**Basalis**) und eine oberflächliche *Funktionsschicht* (**Funktionalis**) unterschieden werden.

Das Endometrium bereitet sich im Monatszyklus auf die Einnistung einer Frucht vor. Kommt es nicht zu einer Befruchtung, so wird ein Teil des Endometriums regelmäßig ca. einmal im Monat unter Kontraktionen abgestoßen (**Menstruation**, „Periode" ☞ 20.2.6).

20.2.5 Die weiblichen Sexualhormone

Ähnlich wie beim Jungen setzt beim Mädchen mit Beginn der Pubertät durch die Vermittlung des Releasinghormones **Gn-RH** (☞ 13.2.1) die Sekretion von FSH und LH ein:

- **FSH** *(Follikelstimulierendes Hormon)*, welches vor allem in der ersten Zyklushälfte vom Hypophysenvorderlappen ausgeschüttet wird, bewirkt die Follikelreifung zum Graaf-Follikel und die Ausschüttung von Östrogen aus den Ovarien.
- **LH** *(Luteinisierendes Hormon)* wird vor allem in der Zyklusmitte ausgeschüttet. Es bewirkt zusammen mit FSH den Eisprung und die Umwandlung des Graaf-Follikels in den **Gelbkörper** *(Corpus luteum)*. Der Gelbkörper produziert vorwiegend das Gelbkörperhormon **Progesteron**.

Wirkungen von Östrogenen und Progesteron

Die eigentlichen weiblichen Sexualhormone, die Östrogene und das Progesteron, entfalten vielfältige Wirkungen im Organismus.

Östrogene, welche schwerpunktmäßig in der ersten Zyklushälfte sezerniert werden (☞ Abb. 20.11):
- verursachen den Wiederaufbau der Gebärmutterschleimhaut nach der Menstruation,
- haben eiweißaufbauende Effekte – aber schwächer ausgeprägt als beim Testosteron,
- begünstigen eine vermehrte Wassereinlagerung in das Gewebe,
- bewirken einen vermehrten Einbau von Kalzium in den Knochen,
- fördern in der Pubertät die Ausprägung der primären und sekundären Geschlechtsmerkmale (z.B. Brustentwicklung) und
- wirken auf das ZNS und beeinflussen so die Stimmung und das Verhalten.

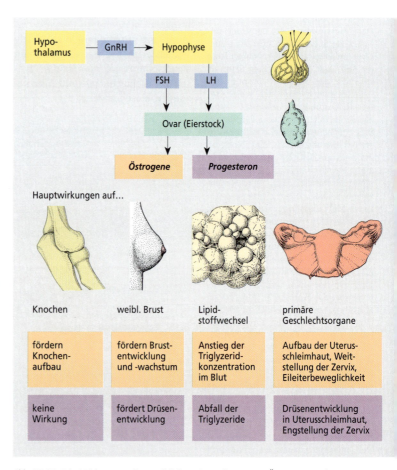

Abb. 20.10: Die Wirkungen der weiblichen Sexualhormone Östrogen und Progesteron (Östrogene: orange Felder, Progesteron: violette Felder).

Progesteron, welches größtenteils vom Gelbkörper in der zweiten Zyklushälfte sezerniert wird (☞ Abb. 20.11):
- bewirkt die Vorbereitung der Gebärmutterschleimhaut für die Aufnahme der Frucht (siehe unten),
- führt zu einer leichten Erhöhung der Körpertemperatur,
- lässt den Zervixschleim zäher werden,
- bereitet die Milchbildung in den Brüsten vor und
- unterstützt in der Frühschwangerschaft die Einnistung und das Wachstum des Embryos.

Prolaktin und Oxytocin

Hierbei handelt es sich um zwei weitere weibliche Sexualhormone.

Prolaktin wird vom Hypophysenvorderlappen ausgeschüttet. Es stimuliert das Brustdrüsenwachstum und setzt nach der Geburt die **Milchproduktion** in der Brustdrüse in Gang. Seine Ausschüttung wird durch das Saugen an der Brustwarze angeregt.

Oxytocin wird vom Hypophysenhinterlappen ausgeschüttet, jedoch im Rahmen der Neurosekretion vom Hypothalamus synthetisiert (☞ Abb. 11.10). Es stimuliert während der Geburt die Gebärmuttermuskulatur zu rhythmischen Kontraktionen (Wehen ☞ 21.6). Als weitere Wirkung führt Oxytocin zur Kontraktion der Milchausführungsgänge in der Brustdrüse und damit zur **Milchentleerung**.

20.2.6 Der Menstruationszyklus

In dem Intervall zwischen dem Beginn der monatlichen Blutungen *(Menarche)* mit 11–13 Jahren und

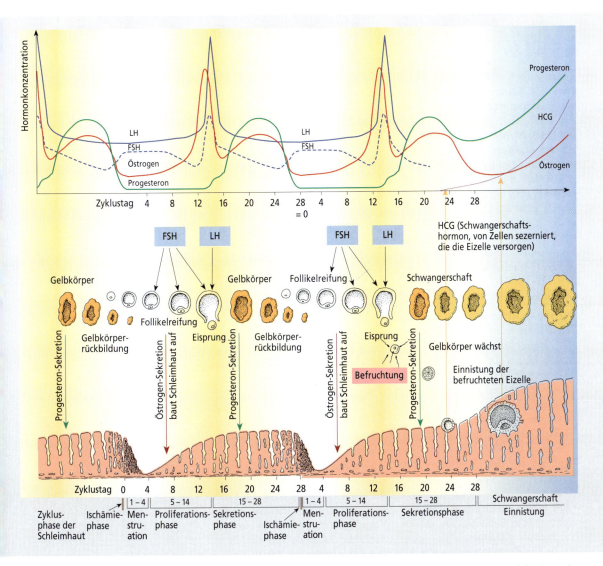

Abb. 20.11: Schema der wichtigsten hormonellen Veränderungen und deren Effekte auf die Gebärmutterschleimhaut und die Eierstöcke beim Menstruationszyklus und in der Schwangerschaft.

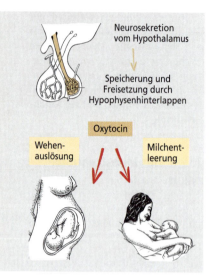

Abb. 20.12: Die Wirkungen von Oxytocin auf die Gebärmutter und die Brust.

ihrem Aufhören *(Menopause)* mit etwa 45–50 Jahren treten (außerhalb von Schwangerschaft und einem Teil der Stillzeit) in der Gebärmutterschleimhaut periodische Veränderungen auf. Diese werden hormonell gesteuert und sollen in regelmäßigen Abständen optimale Bedingungen für die Einnistung einer befruchteten Eizelle schaffen. Parallel dazu wird in der Mitte dieser 25–35 Tage dauernden Periode – **Menstruationszyklus** genannt – eine befruchtungsfähige Eizelle bereitgestellt.

Die Phasen des Menstruationszyklus

Der Menstruationszyklus wird in vier Phasen unterteilt (☞ Abb. 20.11):
- Die *Regelblutung* **(Menstruation)**, während der die Funktionalis der Gebärmutterschleimhaut abgestoßen wird. Gegen Ende der Regelblutung kommt es durch östrogenbedingte Aufbauvorgänge innerhalb der Funktionalis zum Sistieren der Blutung und zur Regeneration der Endstrombahn durch Aussprossen neuer Kapillaren.
- Die **Proliferationsphase** *(Aufbauphase)* vom 5. bis 14. Tag, in der sich unter Östrogeneinfluss eine neue Schleimhautschicht aufbaut.
- Um den 14. Zyklustag herum erfolgt der Eisprung.
- Die **Sekretionsphase** vom 15. Zyklustag bis kurz vor der nächsten Menstruation. In dieser Phase wachsen die Drüsen der Gebärmutterschleimhaut stark, bilden reichlich Sekret, und Glykogen wird eingelagert, um die Gebärmutterschleimhaut auf die Aufnahme einer befruchteten Eizelle vorzubereiten.
- Die **Ischämiephase.** Kommt es nach einem Eisprung nicht zur Befruchtung der Eizelle, bildet sich der Gelbkörper (☞ 20.2.2) zurück und stellt seine Progesteronproduktion ein. Dadurch sinkt die Durchblutung der Funktionalis stark ab, was schließlich zu ihrem Absterben führt. Diese oft nur wenige Stunden dauernde Ischämiephase leitet die Regelblutung ein.

20.2.7 Die Scheide

Die **Scheide** *(Vagina)* ist ein 8–12 cm langer elastischer, überwiegend bindegewebiger Muskelschlauch, der die Verbindung zwischen Gebärmutter und äußerem Genitale herstellt. Im Kindesalter ist die **Scheidenöffnung** durch eine halbmondförmige, elastische Hautfalte, das **Jungfernhäutchen** *(Hymen)* weitgehend verschlossen.
Die Scheide enthält ein Sekret, welches sich aus dem Sekret der Zervixdrüsen, aus abgestoßenen vaginalen Epithelzellen und aus durch die Scheidenschleimhaut hindurchgetretener Flüssigkeit (Transsudat) zusammensetzt. Aus dem Glykogen der abgeschilferten Zellen entsteht mit Hilfe von Milchsäurebakterien Milchsäure (Laktat). Dadurch entsteht ein saures Milieu innerhalb der Scheide (pH = 4,0), welches vor aufsteigenden Krankheitskeimen schützt.
Während des sexuellen Reaktionszyklus (☞ 20.4) passen sich die Geschlechtsorgane der Frau den Erfordernissen einer Empfängnis an: Das Vaginalsekret wird pH-neutral, durch die Sekretion von dünnflüssigem Schleim aus der Zervix wird die Fortbewegung der Samenfäden erleichtert.

20.2.8 Das äußere weibliche Genitale

Die Schamlippen

Die behaarten **großen Schamlippen** *(Labia majora pudendi)* begrenzen die **Schamspalte**. Sie enthalten Talg-, Schweiß- und Duftdrüsen. Die **kleinen Schamlippen** *(Labia minora pudendi)* werden meist erst beim Spreizen der großen Schamlippen sichtbar. Sie sind haarlose Hautfalten mit zahlreichen Talgdrüsen. Zwischen den kleinen Schamlippen liegt der Scheidenvorhof, vor ihnen die Klitoris.

Der Scheidenvorhof

In den von den kleinen Schamlippen begrenzten **Scheidenvorhof** *(Vestibulum vaginae)* mündet vorne die bei der Frau etwa 4 cm lange **Harnröhre** *(Urethra)* und etwas weiter hinten der **Scheideneingang** *(Introitus vaginae)*.

> In diesem Bereich sammelt sich physiologischerweise Sekret an, welches einen Nährboden für Bakterien darstellt. Insbesondere ältere Frau-

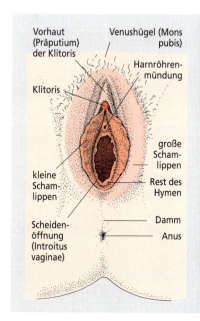

Abb. 20.13: Äußeres weibliches Genitale (Vulva).

Geschlechtsorgane

en haben aufgrund von Bewegungseinschränkungen Schwierigkeiten bei der Intimpflege. Es ist Aufgabe der Pflegenden, mit der Patientin offen, aber gleichzeitig mit der nötigen Distanz, das Thema anzusprechen und sie, falls erforderlich, bei der Intimpflege zu unterstützen.

Die Klitoris

Die **Klitoris** *(Kitzler)* ist ein bis zu 3 cm langer Schwellkörper, dessen Schleimhaut reichlich mit sensiblen Nervenendigungen versorgt ist. Sie ist *erektil*, das heißt bei sexueller Stimulation schwillt sie an und richtet sich bis zu einem gewissen Grad auf.

Die Vulva

In der Klinik werden häufig der **Schamberg** *(Mons pubis, Venushügel)*, die **Schambehaarung** *(Pubes)*, die **großen** und **kleinen Schamlippen**, die **Klitoris**, der **Scheidenvorhof** einschließlich seiner Drüsen und die **weibliche Harnröhre** *(Urethra femina)* unter dem Begriff **Vulva** zusammengefaßt.

20.2.9 Die weibliche Brust

Die **Brüste** *(Mammae)* der Frau zählen zu den sekundären Geschlechtsmerkmalen: Dies bedeutet, dass die Drüsenkörper zwar bereits bei Geburt angelegt sind, diese zunächst flachen Anlagen sich aber erst unter dem Einfluß der weiblichen Geschlechtshormone innerhalb von 1–3 Jahren während der Pubertät zur weiblichen Brustdrüse ausbilden.

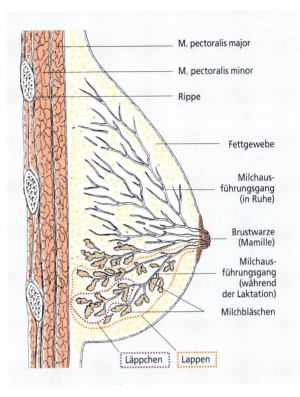

Abb. 20.14: Feinbau der weiblichen Brust (Sagittalschnitt).

Die Brust ist aus mehreren Drüsenlappen aufgebaut, die durch Binde- und Fettgewebe voneinander getrennt sind. Die Lappen der Brustdrüse setzen sich aus kleineren Läppchen und diese wieder aus **Milchbläschen** *(Alveolen)* zusammen. Jeder Lappen mündet mit einem **Milch-**

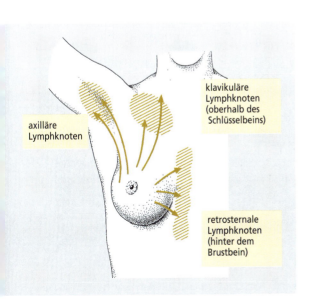

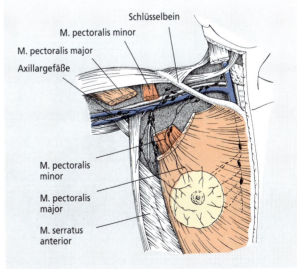

Abb. 20.15 und Abb. 20.16: Lymphabflusswege der Brustdrüse. Die Lymphbahnen des oberen äußeren Quadranten ziehen hauptsächlich zu den axillären Lymphknoten. Bei Verdacht auf ein Mammakarzinom sind diese Lymphknoten sorgfältig abzutasten.

ausführungsgang auf der **Brustwarze** *(Mamille)*. Die Brustwarze enthält reichlich sensible Nervenendigungen, wodurch ihre Berührungsempfindlichkeit bedingt ist und der Milcheinschuß und erotische Empfindungen ausgelöst werden können.

Die Entwicklung der Milchbläschen ist mit dem Ende der Pubertät noch nicht abgeschlossen. Erst in der ersten Schwangerschaft werden die Milchbläschen voll entwickelt, und beim **Milcheinschuß** (☞ Abb. 21.15) zum Beginn der Stillperiode erreicht die Brust ihre maximale Größe.

> Das **Mammakarzinom** *(Brustkrebs)* ist der häufigste bösartige Tumor der Frau und betrifft oft auch jüngere Frauen. Hinweise können sein:
> - (Schmerzlose) Knoten,
> - Absonderungen aus der Brustwarze,
> - Verlust der Verschieblichkeit des Drüsengewebes auf dem Brustmuskel,
> - (neu aufgetretene) Asymmetrien der Brüste,
> - Hautveränderungen der Brust, z.B. „Orangenhaut" oder Hauteinziehungen.
>
> Grundlage der Behandlung ist die teilweise oder gesamte Entfernung der betroffenen Brustdrüse einschließlich der axillären Lymphknoten. Außerdem ist oft eine Strahlen-, Chemo- oder Hormontherapie notwendig. Dennoch ist die Prognose zweifelhaft, weil Tochtergeschwülste (Metastasen) schon früh vorhanden sein und sich noch 10 und mehr Jahre nach der Tumordiagnose zeigen können. Da eine frühzeitige Tumorerkennung die Prognose verbessert, empfehlen alle Frauenärzte die regelmäßige Selbstuntersuchung der Brüste (☞ Abb. 20.17).

Die Brustdrüsen des Mannes

Männer besitzen ebenfalls Brustdrüsen. Im Vergleich zur Frau entwickeln sich diese durch den anderen Hormonhaushalt jedoch kaum, und sie weisen auch weniger sensible Nervenendigungen auf. Demzufolge sind sie meist auch nur wenig berührungsempfindlich.

20.3 Die Entwicklung der Geschlechtsorgane

Die vorgeburtliche Entwicklung

Bis etwa zur 7. Entwicklungswoche unterscheiden sich ein weiblicher und ein männlicher Embryo nicht bezüglich ihrer Körperform oder Organstruktur (**Indifferenzstadium**).

In der Folgezeit entwickeln sich zunächst die Keimdrüsenanlagen zum Hoden bzw. Eierstock, dann die weiteren inneren Geschlechtsorgane und die äußeren Geschlechtsorgane.

Die nachgeburtliche Entwicklung

Bis zur Pubertät erfahren die Geschlechtsorgane keine entscheidenden Veränderungen; im Vergleich zum übrigen Körper wachsen die äußeren Geschlechtsorgane nur sehr langsam. Im Alter von circa 9 Jahren bei Mädchen und 11 Jahren bei Jungen kommt es dann zu einem Anstieg der Geschlechtshormonspiegel im Blut.

Der **pubertäre** Wachstumsschub setzt ein, und ausgelöst durch die hormonellen Veränderungen während der Pubertät, tritt im Alter von 11–13 Jahren bei den Mädchen

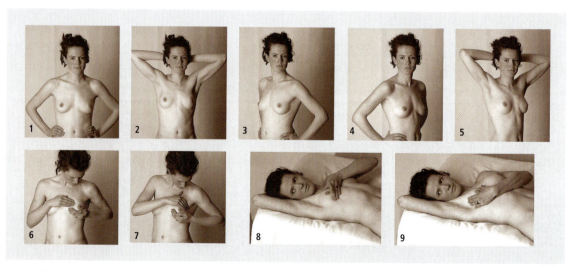

Abb. 20.17: Selbstuntersuchung der Brust. Jede Frau sollte zur monatlichen Selbstuntersuchung der Brust motiviert und darin unterrichtet werden. Die Untersuchung wird am besten kurz nach der Menstruation vorgenommen. Sie umfasst das Betrachten der Brust vor dem Spiegel mit abgestützten und erhobenen Armen sowie das Abtasten im Stehen und Liegen einschließlich der Achselregion. [K 225]

Geschlechtsorgane

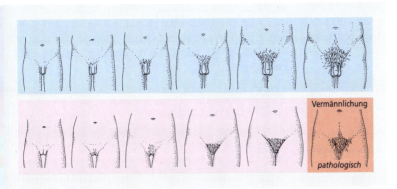

Abb. 20.18: Ausbildung der Schambehaarung beim Jungen und beim Mädchen. Eine zum Nabel ansteigende Schambehaarung bei Mädchen mit Übergreifen auf die Oberschenkel weist auf eine vermännlichende Hormonstörung hin.

die erste **Menstruationsblutung** *(Menarche)* auf; bei den Jungen kommt es im Alter zwischen 13 und 15 Jahren zum ersten, meist unwillkürlich ausgelösten *Samenerguss*.

Die Fortpflanzungsfähigkeit wird bei beiden Geschlechtern jedoch erst ein bis zwei Jahre nach dem Einsetzen der Regelblutung bzw. der Samenergüsse erreicht.

Mit den körperlichen Veränderungen während der Pubertät (☞ auch Abb. 20.18) gehen seelische Veränderungen einher, die erhebliche soziale und innere Spannungen hervorrufen.

Im Zentrum dieses Umbruches steht neben der (inneren) Ablösung vom Elternhaus die Orientierung zum anderen Geschlecht.

20.4 Der sexuelle Reaktionszyklus

Üblicherweise wird eine **Befruchtung** *(Empfängnis, Konzeption)* durch den **Geschlechtsakt** *(Koitus)* herbeigeführt, während dessen der erigierte Penis in die Scheide eingeführt wird (die moderne Reproduktionsmedizin ermöglicht außerdem andere Wege der *künstlichen* Befruchtung).

Um eine Befruchtung möglichst wahrscheinlich zu machen, sind die Genitalorgane beider Geschlechter in ihrer Funktion im **sexuellen Reaktionszyklus** während des Geschlechtsaktes optimal aufeinander abgestimmt. Dieser Reaktionszyklus läuft beim weiblichen und männlichen Geschlecht prinzipiell gleich ab und wird vom vegetativen Nervensystem vermittelt (☞ auch Tab. 11.24).

Nach den amerikanischen Sexualwissenschaftlern *Masters* und *Johnson* lassen sich vier Phasen unterscheiden:

- die **Erregungsphase**,
- die **Plateauphase**,
- die **Orgasmusphase** und
- die **Rückbildungsphase**.

Die Erregungsphase

Die unterschiedlichsten Reize können erotische Empfindungen auslösen. Besonders aber führt die Berührung bestimmter Körperregionen, der **erogenen Zonen**, zu sexueller Erregung. Zu den erogenen Zonen gehören beim Mann die Eichel, bei der Frau die Klitoris, die kleinen Schamlippen und die Brüste (besonders die Brustwarzen), die Hautbezirke um Mund und After und die Innenseiten der Oberschenkel. Sexuelle Erregung äußert sich neben einem Gefühl des Wohlbefindens in einem Anstieg von Puls- und Atemfrequenz sowie einer Erhöhung von Blutdruck und Muskelspannung und einer vermehrten Hautdurchblutung. Bei der Frau wird während der **Erregungsphase** von der Scheidenwand und den Drüsen am Scheidenvorhof ein schleimiges Sekret abgesondert, wodurch die Scheide angefeuchtet und ein Eindringen des

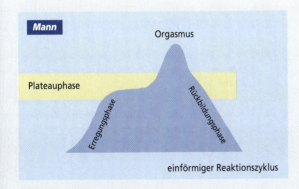
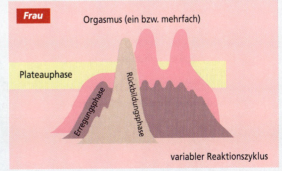

Abb. 20.19: Der sexuelle Reaktionszyklus bei Mann und Frau. Im männlichen Reaktionszyklus ist nur ein Orgasmus möglich mit anschließender absoluter Refraktärphase. Bei Frauen (rechts) ist die Variabilität der Verläufe größer; u.U. können mehrere Orgasmen erfolgen. Drei mögliche Verläufe sind abgebildet.

erigierten Penis erleichtert wird. Schamlippen und Klitoris schwellen an, die Brustwarzen stellen sich auf, beim Mann kommt es zur Anschwellung und Aufrichtung des Penis *(Erektion)*.

Die Plateauphase

Die Merkmale der Erregungsphase prägen sich in der **Plateauphase** weiter aus. Indem sich die glatte Uterus- und Vaginalmuskulatur zusammenzieht, bildet sich im hinteren Scheidengewölbe der Frau ein Samendepotraum.

Die Orgasmusphase

Der Höhepunkt sexueller Erregung ist der **Orgasmus**, der als intensivster körperlicher Genuß empfunden wird. Während dieser nur wenige Sekunden andauernden Phase kommt es bei der Frau zur Verengung des unteren Scheidendrittels mit rhythmischen Kontraktionen der Beckenbodenmuskulatur und der Gebärmutter. Beim geschlechtsreifen Mann wird die Samenflüssigkeit durch rhythmische, unwillkürliche Kontraktionen der Samengänge, der Harnröhre, der Muskeln an der Peniswurzel und schließlich des Penis selber in das hintere Scheidengewölbe geschleudert (*Samenerguss* oder **Ejakulation**).

Die Rückbildungsphase

In der **Rückbildungsphase** kehren alle Organe in ihren ursprünglichen nicht-erregten Zustand zurück. Die Dauer dieser Phase ist in etwa proportional zur Erregungs- und Plateauphase. Beim Mann verläuft das Nachlassen der Erektion in zwei Stadien:
- Der hauptsächliche Rückgang findet unmittelbar nach der Ejakulation statt, im folgenden kommt es zu einem mehr oder weniger raschen Abklingen.
- Anschließend kommt es beim Mann – manchmal auch bei der Frau, obwohl viele Frauen mehrere Orgasmen direkt hintereinander haben können – zur sexuellen Reizunempfindlichkeit (**Refraktärphase**), während der es nicht erneut zu Erektion und Orgasmus kommen kann.

Wiederholungsfragen

1. Welche Aufgaben haben die Geschlechtsorgane? (☞ Übersicht Kapitel 20)

2. Welche Organe gehören zu den inneren Geschlechtsorganen des Mannes? (☞ 20.1.1)

3. Welche Wirkungen besitzt das Testosteron? (☞ 20.1.3)

4. Welche Strukturen ziehen beim Mann durch den Leistenkanal? (☞ 20.1.5)

5. Wie kommt es beim Mann zur Erektion? (☞ 20.1.7)

6. Welche Aufgaben haben die Eierstöcke? (☞ 20.2.2)

7. Wie ist die Gebärmutterwand aufgebaut? (☞ 20.2.4)

8. Welche Wirkungen haben die Östrogene? (☞ 20.2.5)

9. In welche Phasen wird der Menstruationszyklus unterteilt? (☞ 20.2.6)

10. Wodurch wird die Menstruationsblutung ausgelöst? (☞ 20.2.6)

11. Welche Strukturen bilden die Vulva der Frau? (☞ 20.2.8)

12. Wie ist die Brustdrüse aufgebaut? (☞ 20.2.9)

13. Welche klinischen Zeichen können auf einen bösartigen Tumor der weiblichen Brust hindeuten? (☞ 20.2.9)

14. In welche vier Phasen kann der sexuelle Reaktionszyklus eingeteilt werden? (☞ 20.4)

Entwicklung, Schwangerschaft und Geburt

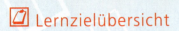 Lernzielübersicht

21.1 Von der Befruchtung bis zur Einnistung

- Bei der Befruchtung vereinigen sich ein Spermium und eine Eizelle zur Zygote, die daraufhin mit Zellteilungen beginnt.
- Die entstehende Zellkugel (Morula) differenziert sich zu einer Hohlkugel (Blastozyste), die sich etwa 5 Tage nach der Befruchtung in die Gebärmutterschleimhaut einnistet.
- Die Blastozyste enthält eine Verdickung mit dem Embryoblasten, der eigentlichen Keimanlage.
- Es kommt zur Produktion des Hormons Choriongonadotropin (HCG), dessen Nachweis als Schwangerschaftstest eingesetzt wird.

21.2 Die Entwicklung des Embryos

- Der Embryoblast beginnt etwa am 10. Tag mit der Bildung der drei Keimblätter Ektoderm, Mesoderm und Entoderm, aus denen die verschiedenen Organanlagen des Embryos hervorgehen.
- Der Embryo liegt von mehreren Häuten umgeben geschützt in der fruchtwassergefüllten Amnionhöhle.
- Die Ernährung erfolgt durch die Plazenta, die aus einem mütterlichen und einem kindlichen Teil besteht.
- In der Plazenta, mit der das Kind durch die Gefäße der Nabelschnur verbunden ist, kommt es durch Diffusion zur Anreicherung mit Nährstoffen und Sauerstoff – kindliches und mütterliches Blut mischen sich dabei nicht.

21.3 Die Entwicklung des Foetus

- Ab der 11. Schwangerschaftswoche wird der Embryo, der nun alle Organe angelegt hat, Foetus genannt. Er wächst bis zur Geburt um die 40. Schwangerschaftswoche auf etwa 3500 g heran.
- Der foetale Blutkreislauf weist einige Besonderheiten auf: Die Versorgung erfolgt durch die von der Plazenta kommende Nabel*vene* – ihr Blut gelangt unter weitgehender Umgebung der Leber in den rechten Herzvorhof und von dort nicht in die Lungen, sondern durch eine Öffnung in der Vorhofscheidewand direkt in den linken Herzvorhof und damit in den Körperkreislauf. Auch ein zweiter Kurzschluss zwischen Truncus pulmonalis und Aorta dient der Umgehung der Lungenpassage. Über die Nabel*arterien* wird das Blut wieder der Plazenta zugeleitet.

21.4 Entwicklungsstörungen

- Durch viele Faktoren, z.B. Medikamente, Infektionen und Genußgifte, kann es zu Fehlbildungen und anderen Entwicklungsstörungen des Ungeborenen kommen. Man spricht von Embryo- bzw. Fetopathien.

21.5 Die Schwangerschaft

- Die Schwangerschaft wird in drei Abschnitte zu je 3 Monaten gegliedert: Das erste Trimenon wird oft von Übelkeit und Stimmungsschwankungen begleitet. Im zweiten Trimenon besteht meist Wohlbefinden, es kommt zu einer deutlichen Zunahme des Bauchumfangs und der Brustgröße. Das dritte Trimenon wird als mühsam und anstrengend erlebt.

21.6 Geburt und Wochenbett

- Die Einleitung der Geburt erfolgt u.a. durch das wehenauslösende Hormon Oxytocin und durch Prostaglandine.
- Die Geburt beginnt mit der Eröffnungsphase, an deren Ende es zum Blasensprung kommt.
- Es folgt die etwa eine Stunde dauernde Austreibungsphase, bei der das Kind – meist mit dem Kopf voran – austritt. Wichtig ist hierbei der Dammschutz.
- Durch den ersten Schrei des Neugeborenen treten die Lungen in Funktion, was von verschiedenen physiologisch-anatomischen Veränderungen begleitet wird.
- Als Nachgeburt wird die Plazenta ausgestoßen.
- Im Wochenbett kommt es zur Rückbildung des Uterus und zum Wochenfluss. Viele Frauen erleben in dieser Zeit eine depressive Phase.

Entwicklung, Schwangerschaft und Geburt

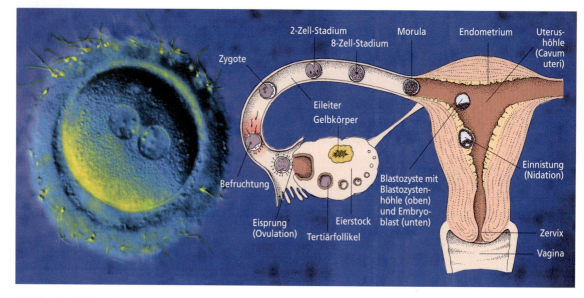

Abb. 21.1: Entwicklung des Keimes von der Zygote über das Zweizellenstadium bis zur Blastozyste. [J 520–233]

Die Entwicklung eines Menschen aus einer einzigen befruchteten Zelle ist ein komplizierter Vorgang, der nicht mit der Geburt, sondern eigentlich erst mit dem Tod abgeschlossen ist. Man unterscheidet dabei zwischen der **pränatalen** (vor der Geburt) und der **postnatalen** (nach der Geburt) Entwicklung.

Die pränatale Entwicklung lässt sich grob in drei Abschnitte unterteilen:

- Stadium der ersten Zellteilungen, gelegentlich **Keimphase** genannt: dauert von der Befruchtung bis zur Einnistung der befruchteten Eizelle; endet etwa am 10. Tag nach der Befruchtung.
- Das **Embryonalstadium**: dauert von der 2. bis zur 8. Woche nach der Befruchtung. In dieser Phase werden fast alle Organe angelegt. Anmerkung: Die 8. Woche nach der Befruchtung entspricht rechnerisch der 10. *Schwangerschaftswoche* **(SSW)**, da die Wochen nach der letzten Regelblutung gezählt werden.
- Das **Foetalstadium**: dauert von der 11. SSW bis zur Geburt. In dieser Phase nimmt die Frucht erheblich an Gewicht zu und erlangt die Geburtsreife.

21.1 Von der Befruchtung bis zur Einnistung

Die Befruchtung

Etwa alle 4 Wochen findet bei der geschlechtsreifen Frau ein Eisprung statt, bei dem eine reife Eizelle vom Eierstock in den Eileiter gelangt. Trifft die Eizelle bei ihrer Wanderung zur Gebärmutter auf befruchtungsfähige Spermien, die nach dem Samenerguss des Mannes von der Scheide bis in die Eileiter hinaufwandern, kann es zur Verschmelzung beider Keimzellen und damit zur **Befruchtung** *(Konzeption, Empfängnis)* kommen.

In der Eizelle bleibt der Spermienkopf – nur ein einziges Spermium kann in die Eizelle eindringen – in der Nähe des weiblichen Kernes liegen; der Schwanz wird abgestoßen. Nun verschmelzen die Zellkerne der Eizelle und des Spermiums miteinander, und eine neue Zelle, die **Zygote**, entsteht. Diese enthält wie jede normale Körperzelle alle 23 Chromosomen (☞ 4.1) in doppelter (diploider) Ausführung: je 23 vom Vater (bzw. dem Spermium) und 23 von der Mutter (bzw. der Eizelle).

Die ersten Zellteilungen (Furchung)

Wenige Stunden nach der Vereinigung von Ei- und Samenzelle zur Zygote beginnen die ersten Zellteilungen, die *Furchungsteilungen*.

Aus der Zygote werden zunächst zwei Zellen, dann vier, acht, sechzehn usw., bis sich eine Zellkugel bildet, die mikroskopisch gesehen einer Beere (**Morula**) gleicht.

Die Morula wandert durch den Eileiter und erreicht nach drei Tagen die Gebärmutter. Bis zu diesem Zeitpunkt hat sie sich in einen hohlen Zellball verwandelt, die **Blastozyste** *(Keimblase)*. Die Aushöhlung heißt **Blastozystenhöhle**.

Wie Abb. 21.1 zeigt, hat die Blastozyste eine Verdickung, die die eigentliche Fruchtanlage enthält und **Embryoblast** genannt wird. Die Zellwand der umgebenden Blase, der **Trophoblast**, dient nach der Einnistung zusammen mit mütterlichem Gewebe der Ernährung des Embryos.

Kurz darauf bildet sich zwischen Embryoblast und Trophoblast ein weiterer Hohlraum, die **Amnionhöhle** (☞ Abb. 21.2 a), die sich später mit Fruchtwasser füllt und dadurch zur Fruchtblase wird.

Die Einnistung (Nidation)

Am 5. – 6. Tag nach der Befruchtung lagert sich die Blastozyste an die Gebärmutterschleimhaut an. Zu diesem Zeitpunkt produzieren die Trophoblastzellen Enzyme, die es ihnen ermöglichen, in die Schleimhaut „einzudringen". Außerdem wird nun vom Trophoblasten das Schwangerschaftshormon *Choriongonadotropin* (**HCG**) gebildet, das in den ersten Wochen der Schwangerschaft notwendig ist, um die Funktion des Gelbkörpers aufrechtzuerhalten. Ansonsten würde das Endometrium abgestoßen, ein **Frühabort** *(frühe Fehlgeburt)* wäre die Folge. Der Nachweis von HCG wird als Schwangerschaftstest eingesetzt.

21.2 Die Entwicklung des Embryos

21.2.1 Die drei Keimblätter

Etwa 8–10 Tage nach der Befruchtung differenziert sich der Embryoblast in drei verschiedene Schichten, die als **Keimblätter** bezeichnet werden:
- Aus der äußeren Schicht (**Ektoderm**) entwickeln sich v.a. das Nervensystem, die Sinnesorgane und die Haut.
- Aus der mittleren Schicht (**Mesoderm**) bilden sich in erster Linie das Herz und andere Muskeln, die meisten Binde- und Stützgewebe (☞ 5.3), die Geschlechtsorgane, die Blutkörperchen, die Niere, die lymphatischen Organe und die Unterhaut.
- Aus der inneren Schicht (**Entoderm**) entstehen hauptsächlich die Epithelien der Atmungs- und Verdauungsorgane, die ableitenden Harnwege sowie Schilddrüse, Leber und Pankreas.

21.2.2 Die Ernährung des Embryos

Der Trophoblast

Während die Blastozyste zunächst noch von Sekreten aus der Uteruswand ernährt wird, ist dies ab der zweiten Lebenswoche des Embryos nicht mehr möglich. Die Ernährung des Embryos übernimmt nun der **Trophoblast**, der sich dazu in zwei Schichten aufteilt:
- Den **Zytotrophoblast**, der den Embryoblast weiterhin umgibt und ständig neue Zellen bildet.
- Den **Synzytiotrophoblast**, dessen Zellen weit in das Endometrium hineinwachsen (☞ Abb. 21.2 a).

Die Plazentaentwicklung

Im Synzytiotrophoblast entsteht ein ausgedehntes Lakunennetz, das mit mütterlichem Blut und Sekreten aus den Uterusdrüsen gefüllt ist (☞ Abb. 21.2 b und c) und der Versorgung des Embryos dient. Aus dem Zytotrophoblast wachsen ab dem 13. Tag zottenförmige Fortsätze in den Synzytiotrophoblasten hinein. Der Trophoblast wird zum **Chorion** *(Zottenhaut)*, das den Keim vollkommen umgibt (☞ Abb. 21.2 d).

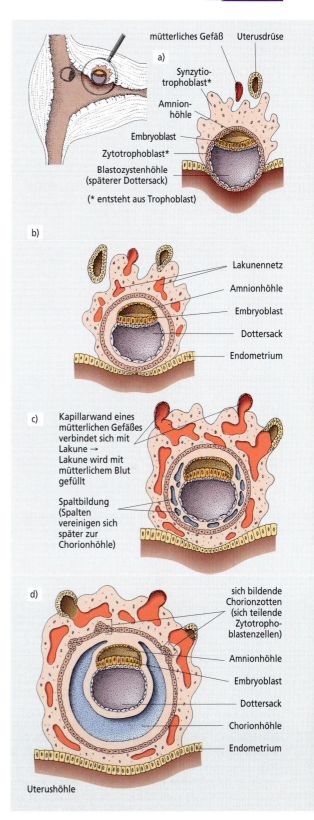

Abb. 21.2 a – d: Einnistung der Blastozyste und Ausbildung des Dottersacks.

21 Entwicklung, Schwangerschaft und Geburt

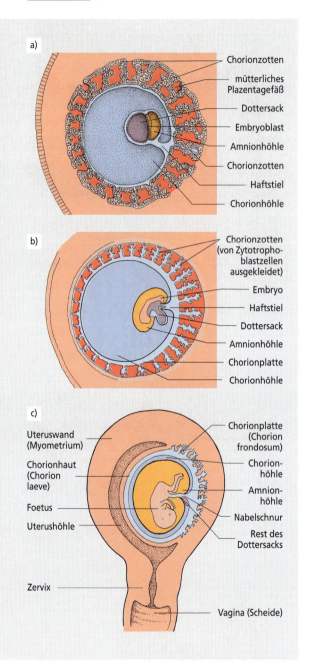

Abb. 21.3 a – c: Entwicklungsstufen des Embryos bzw. Foetus.

Wegen der besseren Ernährungsbedingungen auf der dem Endometrium zugewandten Seite wachsen die Zotten auf dieser Seite weiter (☞ Abb. 21.3 a – c jeweils rechts), während sich die Zotten auf der Seite der Uterushöhle zurückbilden (jeweils links im Bild) und ein zottenloses Chorion zurückbleibt: Dadurch teilt sich das Chorion in eine zottenreiche **Chorionplatte** und eine zottenlose **Chorionhaut** an der gegenüberliegenden Seite. Die Chorionplatte stellt den kindlichen Teil der **Plazenta** *(Mutterkuchen)* dar, wobei jede Zotte kindliche Kapillargefäße enthält. Die Plazenta ermöglicht den Stoffaustausch zwischen kindlichem und mütterlichem Organismus. Der mütterliche Anteil der Plazenta entsteht aus Endometriumzellen, die sich zu einer bindegewebigen **Basalplatte** *(Decidua basalis)* umbilden.

Die Blutversorgung des Kindes

Das für die Versorgung des Embryos benötigte Blut der Mutter kommt aus spiralförmigen Arterien der Gebärmutter, fließt in die **Zwischenzottenräume** und umspült so die Zotten. Durch Diffusion gelangen Sauerstoff und Nährstoffe aus dem Blut der Mutter in die Zottenbäumchen.

Das sauerstoff- und nährstoffreiche kindliche Blut sammelt sich sodann in kleineren Venen, die in der Chorionplatte verlaufen, und fließt dann über die **Nabelvene** *(V. umbilicalis)* zum Foetus. Das sauerstoffarme kindliche Blut wird vom embryonalen bzw. foetalen Herzen über zwei **Nabelarterien** *(Aa. umbilicales)* in die Blutgefäße der Zottenbäumchen zurückgepumpt. Dort werden Stoffwechsel„abfall"produkte des Kindes wieder gegen „frische" Nährstoffe der Mutter ausgetauscht.

Die Plazentaschranke

Zwischen dem mütterlichen Blut in den Zwischenzottenräumen und dem kindlichen Blut in den Kapillaren der Zotten liegt eine trennende Gewebeschicht. Sie wird **Plazentaschranke** genannt und stellt die immunologische Barriere zwischen kindlichem und mütterlichem Organismus dar. Über die Plazentaschranke erfolgt nicht nur der Gasaustausch (das heißt Sauerstoffaufnahme und Kohlendioxidabgabe des foetalen Blutes), sondern auch die Passage von Nährstoffen, Elektrolyten, Antikörpern der Klasse IgG (☞ 6.4.3) und Medikamenten. Ferner können auch Mikroorganismen, insbesondere Viren (z.B. Rötelnviren), die Plazentaschranke passieren.

Die reife Plazenta

Zum Zeitpunkt der Geburt ist die Plazenta ein scheibenförmiges Organ von ca. 18 cm Durchmesser, 2 cm Dicke und etwa 500 g Gewicht. Sie wird *nach* der Geburt des Kindes als Nachgeburt ausgestoßen (☞ 21.6.1).

21.2.3 Fruchtblasen und Eihäute

Wie bereits erwähnt, entstehen bis zum 8. Tag der Entwicklung zwei geschlossene Hohlräume:
- Die **Blastozystenhöhle**, die sich zunächst zum **Dottersack** vergrößert (☞ Abb. 21.2 c und d), aber bis zur 11. SSW ganz verkümmert (☞ Abb. 21.3 c).
- Die **Amnionhöhle**, der zweite und zunächst kleinere Hohlraum.

Eine dritte Höhle entsteht später, indem der Trophoblast Spalten bildet (☞ Abb. 21.2 c) und sich diese Spalten zur

Chorionhöhle (☞ Abb. 21.2 d) vereinigen. Die Chorionhöhle umschließt den ganzen Embryo einschließlich der noch kleinen Amnionhöhle bis auf eine kleine „Brücke", den **Haftstiel** (☞ Abb. 21.3 a und b).

Am 8. Tag beginnt das Amnionepithel, Flüssigkeit (**Amnionflüssigkeit**) in die Höhle hinein abzugeben. Dadurch wird die Amnionhöhle zur **Fruchtblase**, die den Embryo schließlich vollständig umgibt und diesen wie eine Art Wasserkissen gegen Stöße und vor Austrocknung schützt. Die Amnionhöhle verdrängt durch Wachstum Zug um Zug die Chorionhöhle, bis diese schließlich verschwindet (☞ Abb. 21.3 b und c). Die **Amnionhaut** (oft kurz *Amnion* genannt) als äußere Begrenzung der Amnionhöhle stößt dadurch an die **Chorionhaut** (kurz *Chorion*) und bildet so die **Chorion-Amnionhaut**. Amnion- und Chorionhaut zusammen werden als **Eihäute** im engeren Sinne bezeichnet.

Die Amnionflüssigkeit, in der späteren Schwangerschaft auch **Fruchtwasser** genannt, wird normalerweise innerhalb von drei Stunden vollständig ausgetauscht. Den Austausch übernimmt der wachsende Foetus in zunehmendem Maße selbst. Das Fruchtwasser wird von den foetalen Nieren produziert, als foetaler Urin in die Fruchtblase abgegeben und von der Plazenta mit Nährstoffen angereichert. Ein Teil davon wird wieder geschluckt, manche Bestandteile gelangen auch über die Eihäute in den mütterlichen Kreislauf zurück.

21.2.4 Die Nabelschnur

Im Chorion entstehen Gefäße; einige von ihnen sprießen in die Chorionzotten ein, andere ziehen über den Haftstiel zum sich entwickelnden Embryo, wo sie sich mit den vom Embryo gebildeten Gefäßanlagen vereinigen. Diese Gefäße dienen dem Transport von Blutgasen und Nährstoffen von der Mutter zum Kind und wieder zurück. Der Haftstiel verlängert sich im Verlauf der Schwangerschaft, windet sich stark und wird zur **Nabelschnur**, die das Kind mit der Plazenta verbindet. Sie enthält zwei Arterien, in denen Blut vom Kind zur Plazenta fließt, und eine Vene, die Blut von der Plazenta zum Kind leitet.

21.3 Die Entwicklung des Foetus

Etwa in der 10. Schwangerschaftswoche sind alle Organsysteme angelegt. Ab der 11. SSW wird der Embryo **Foetus** *(Fetus)* genannt.

Der foetale Blutkreislauf

Weil die Aufgaben der Lungen und der Leber bis zur Geburt durch die Plazenta wahrgenommen werden, muss der Blutkreislauf des Foetus anders als der des geborenen Kindes gestaltet sein (☞ Abb. 21.5):

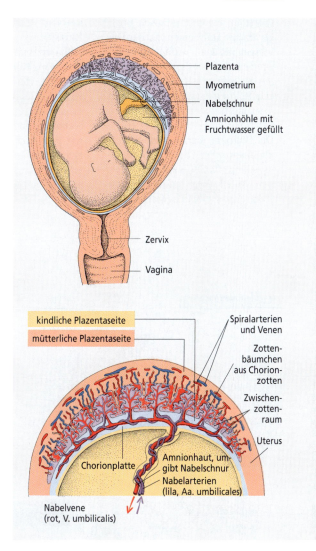

Abb. 21.4: Aufbau der Plazenta.
Oben: Übersicht über ihre Lage im Uterus.
Unten: Detail der Plazenta mit Darstellung der kindlichen Gefäße, die von unten in die Plazenta eintreten und sich verzweigen. Die mütterlichen Gefäße münden (von oben kommend) in den Zwischenzottenraum.

- Das sauerstoffreiche Blut des Foeten, das über die **Nabelvene** aus der Plazenta kommt, fließt zum größten Teil unter Umgehung der Leber über den **Ductus venosus Arantii** direkt in die untere Hohlvene und von dort in den rechten Herzvorhof.
- In der Vorhofscheidewand befindet sich beim Foeten ein ovales Loch (**Foramen ovale** ☞ Abb. 21.5). Das relativ sauerstoffreiche Blut aus der unteren Hohlvene fließt fast vollständig durch das Foramen ovale vom rechten in den *linken* Vorhof und damit wieder in den Körperkreislauf und gibt dort als erstes die Kopfarterien ab (Gehirnversorgung!). Dieser „Kurzschluss" ist sinnvoll, weil die Lunge des Foeten ihre eigentliche

Funktion, den Gasaustausch, noch gar nicht aufnehmen kann. Die Lungenpassage wäre nur ein Umweg. Das sauerstoffarme Blut aus der oberen Hohlvene hingegen gelangt vorwiegend in den *rechten* Ventrikel und den Truncus pulmonalis.

- Das Blut, das über die rechte Herzkammer in den Truncus pulmonalis gelangt, fließt bis auf einen kleinen Anteil über einen weiteren Kurzschluss wieder in den Körperkreislauf zurück. Dieser zweite Kurzschluss zwischen Truncus pulmonalis und Aorta wird **Ductus arteriosus Botalli** genannt.
- Am Ende der Aa. iliacae communes (☞ auch Abb. 16.8) zweigen zwei kräftige Arterien ab, die als **Nabelarterien** *(Aa. umbilicales)* mit „verbrauchtem" Blut die Plazenta erreichen, das dort mit „frischem" Sauerstoff und Nährstoffen angereichert wird.

Die Leistungen der foetalen Organe

In der **Foetalperiode** nehmen Länge und Gewicht der Leibesfrucht schnell zu, die Organe werden ausgeformt und beginnen, ihre Funktion aufzunehmen. Mit Ablauf der 28. SSW ist die Frucht etwa 35 cm lang und 1000–1500 g schwer; da jetzt die Lungen und das Zentralnervensystem genügend ausgebildet sind, ist der Foetus als Frühgeburt lebensfähig.

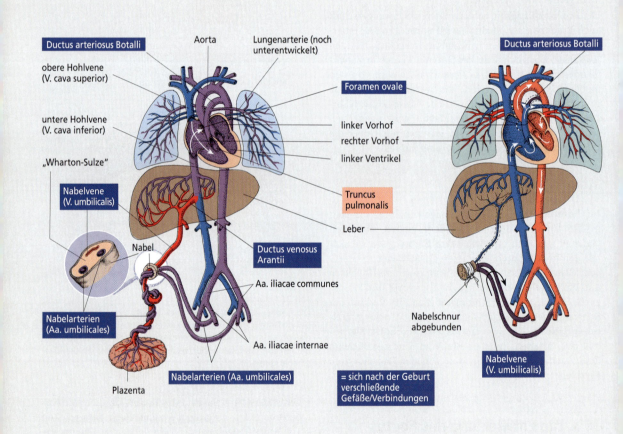

Abb. 21.5: Links: Schematische Darstellung des foetalen Blutkreislaufs. Nährstoff- und sauerstoffreiches Blut fließt über die Nabelvene zum rechten Vorhof des Kindes. Der größte Anteil gelangt durch das Foramen ovale in den linken Vorhof, von dort in die linke Kammer und in den Körperkreislauf. Ein kleiner Teil erreicht über die rechte Kammer den Truncus pulmonalis. Da das Lungengewebe noch kaum durchblutet wird, fließt das Blut vom Truncus pulmonalis hauptsächlich über den Ductus arteriosus Botalli in die Aorta.

Rechts: Umstellung des Blutkreislaufs nach der Geburt (Nabelschnur abgebunden). Mit dem ersten Atemzug füllt sich die Lunge mit Luft. Die veränderten Druckverhältnisse schließen das Foramen ovale und den Ductus arteriosus Botalli. Die Nabelschnurgefäße ziehen sich zusammen und thrombosieren, der Ductus venosus arantii wird zu einem bindegewebigen Strang, dem Ligamentum venosum der Leber. Die genannten Verschlüsse sind zunächst nur funktionell. Erst nach Wochen bis Monaten verschließen sich die Umgehungen auch anatomisch.

21.4 Entwicklungsstörungen

Vor der Geburt ist der Organismus aufgrund der zahlreichen Differenzierungs- und Wachstumsprozesse am störanfälligsten.
Es gibt viele verschiedene Ursachen, die während der Schwangerschaft auf die wachsende Leibesfrucht einwirken und **Fehlbildungen** *(Missbildungen)* oder andere Störungen hervorrufen können.
Je nach Zeitpunkt des Auftretens des schädigenden Einflusses spricht man von **Embryo**- oder **Fetopathien**. Einige Schädigungsursachen sind:
- genetische Faktoren wie etwa strukturelle oder numerische Chromosomenaberrationen (☞ 4.5.1)
- viele Medikamente (am bekanntesten Contergan®, das 1960 – 1963 Ursache für Tausende von Arm-Bein-Fehlbildungen war)
- Alkohol und Nikotin (führen zu Minderwuchs und geistiger Behinderung)
- Röntgen- und ionisierende Strahlen und
- Infektionen (z.B. Röteln- oder Zytomegalie-Virus).

Schwangerschaftswoche	Größe in cm	Gewicht in g	Besonderes
Ende 12.	9	10–45	• Organentwicklung (weitgehend) abgeschlossen • Gesicht wird menschenähnlicher
Ende 16.	16	60–200	• Plazenta produziert jetzt genügend Progesteron, um Schwangerschaft zu erhalten
Ende 20.	25	250–450	• Kindsbewegungen werden von der Mutter deutlich wahrgenommen • Lanugohaare, Haupthaare und Augenbrauen sind sichtbar
Ende 24.	30	500–820	• Haut rötlich gefärbt • Haut noch runzelig, da noch ohne Unterhautfettgewebe
Ende 28.	35	1000–1500	• Als Frühgeburt lebensfähig, da Lungen und Zentralnervensystem jetzt genügend ausgebildet sind, um koordiniert zusammenwirken zu können
Ende 32.	40	1500–2100	• Kind wächst und nimmt zu
Ende 36.	45	2200–2900	• Kind wächst und nimmt zu
Ende 40.	50	3000–3800	• Auch die Geschlechtsmerkmale sind voll ausgebildet • Hoden sind in der Regel im Skrotum (☞ 20.1.1) • Kind ist geburtsreif (38.–42. SSW)

Tab. 21.6: Tabellarische Darstellung der Entwicklungsschritte während der Foetalperiode.

21.5 Die Schwangerschaft

Die Schwangerschaft wird in drei Abschnitte zu je drei Monaten bzw. 13 SSW aufgeteilt:
- die ersten drei Monate (= **Trimenon**) der *Frühschwangerschaft;*
- vom 4.– 6. Monat das vergleichsweise „stabile" zweite Trimenon und
- die *Spätschwangerschaft* (= letztes Trimenon) vom 7. Monat bis zur Geburt.

Zur medizinischen Schwangerschaftsüberwachung werden in regelmäßigen Abständen Vorsorgeuntersuchungen durchgeführt. Sie sollen dazu dienen, mögliche Gefahren für Mutter oder Kind frühzeitig festzustellen, um rechtzeitig Gegenmaßnahmen ergreifen zu können.

21.5.1 Das erste Trimenon

Schon die Frühschwangerschaft führt zu zahlreichen Veränderungen im Körper der Frau. In den ersten Wochen kann es möglicherweise infolge der *starken Hormonausschüttungen* zu Müdigkeit und Übelkeit sowie zu depressiven Verstimmungen kommen. Erbrechen führt oft zu einem anfänglichen Gewichtsverlust.

Zwillinge

Zum frühesten Zeitpunkt der Schwangerschaft kann es zu einer vollständigen Trennung der ersten Tochterzellen der Zygote kommen, so dass sich unabhängig voneinander zwei genetisch identische Individuen entwickeln: **eineiige Zwillinge**.

Etwa doppelt so häufig sind jedoch **zweieiige Zwillinge**, die entstehen können, wenn zwei Graaf-Follikel in den Ovarien gleichzeitig heranreifen und springen. Zweieiige Zwillinge sind sich äußerlich nicht ähnlicher als Geschwister unterschiedlichen Alters.

21.5.2 Das zweite Trimenon

In den folgenden Monaten geht es der Schwangeren meist viel besser. Die körperlichen Veränderungen sind jetzt auch äußerlich erkennbar: Die Brüste werden voller, der Bauch wächst.

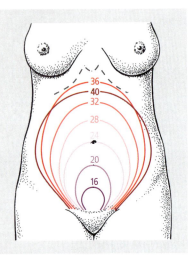

Abb. 21.7: Gebärmutterwachstum. Höhe der Gebärmutter entsprechend der angegebenen Schwangerschaftswoche. Nach der 36. SSW senkt sich die Gebärmutter wieder etwas ab.

Der Kreislauf muss mehr Blut transportieren, das Herz vergrößert sich im Laufe der Schwangerschaft, um die größere Pumpleistung aufzubringen. Ein verminderter Tonus der glatten Muskulatur im Magen-Darm-Trakt, den Gefäßen und Harnwegen durch die Hormonumstellung machen die Schwangere anfällig für Krampfadern der Beine, Harnwegsinfekte, Verstopfung und Sodbrennen.

Eine Gewichtszunahme von 1,5 kg pro Monat ist normal, wobei die gesamte Gewichtszunahme bis zum Ende der Schwangerschaft 8–12,5 kg beträgt.

Gebärmutterwachstum

Im 3. Schwangerschaftsmonat ist die Gebärmutter etwa faustgroß und gerade am oberen Rand der Symphyse tastbar. Wie Abb. 21.7 zeigt, erreicht die Gebärmutter am Ende des 6. Schwangerschaftsmonats die Höhe des Nabels und reicht gegen Ende des 9. Schwangerschaftsmonats bis an den Rippenbogen. Die letzten vier Wochen der Schwangerschaft senkt sich die Gebärmutter wieder, weil der vorangehende Kindsteil (meist der Kopf) in das kleine Becken der Mutter eintritt.

21.5.3 Das dritte Trimenon

Die letzten Monate der Schwangerschaft erleben die meisten Frauen aufgrund des erhöhten Leibesumfanges als anstrengend und mühsam. Der Gesetzgeber lässt deshalb den **Mutterschutz** sechs Wochen vor dem errechneten Geburtstermin beginnen. Während des Mutterschutzes ist die Schwangere völlig von der Erwerbstätigkeit befreit.

21.5.4 Pränatale Diagnostik

Viele Fehlbildungen lassen sich schon während der Schwangerschaft durch Untersuchung kindlicher Zellen diagnostizieren. Hierzu bedient man sich zweier Verfahren:

> Die **Amniozentese** ist eine Fruchtwasseruntersuchung, die etwa in der 16. oder 17. Schwangerschaftswoche durchgeführt wird. Die im Fruchtwasser schwimmenden foetalen Zellen geben Aufschluss über biochemische und chromosomale Störungen. In 0,5 bis 1% der Untersuchungen wird jedoch durch die Punktion der Fruchtblase durch die Bauchwand hindurch eine Fehlgeburt ausgelöst.
> Bei der **Chorionzottenbiopsie** wird durch den Zervikalkanal Chorionzotten-Gewebe entnommen. Diese Untersuchung kann bereits in der 8.–11. SSW durchgeführt werden. Das Risiko einer Fehlgeburt ist allerdings etwas höher als nach einer Amniozentese.

Chorionzottenbiopsie und Amniozentese sind nur dann sinnvoll, wenn die Frau im Falle einer festgestellten Fehlbildung des Kindes zum Schwangerschaftsabbruch bereit wäre.

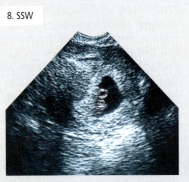
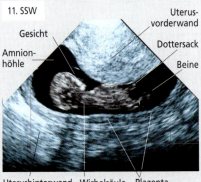
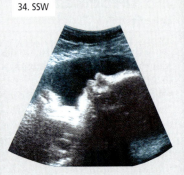

Abb. 21.8 a – c: Links: Sonographiebild des Embryos im Uterus in der achten Schwangerschaftswoche. [O 144]
Mitte: Sonographiebild des Feten im Uterus in der elften Schwangerschaftswoche. [O 177]
Rechts: Sonographiebild des Feten (Kopf und Oberkörper) in der 34. Schwangerschaftswoche. [O 145]

21.6 Geburt und Wochenbett

Schon während der Schwangerschaft bereiten die hohen Östrogenspiegel im mütterlichen Blut die Gebärmutter auf die Wirkung von *Oxytocin*, dem wehenauslösenden Hormon aus dem Hypophysenhinterlappen (☞ 13.2.1), vor. Durch *Prostaglandine*, die im letzten Drittel der Schwangerschaft vermehrt produziert werden, wird der Muttermund aufgeweicht und kann sich nun unter den Wehen öffnen.

Durch verschiedene Faktoren kommt es im Regelfall 252–283 Tage nach der Befruchtung (= in der 38.–42. SSW) zu *regelmäßigen Kontraktionen* (**Wehen**) der Gebärmutter. Schon während der letzten Schwangerschaftsmonate treten vereinzelt Wehen auf, die jedoch noch nicht geburtswirksam sind. Als *vorzeitige Wehen* bezeichnet man demgegenüber *geburtswirksame* Wehen, die vor der 36. SSW einsetzen und dann meist zur Frühgeburt oder sogar zur Totgeburt führen.

21.6.1 Die normale Geburt

Die Eröffnungsphase

Mit dem Einsetzen der regelmäßigen Wehen beginnt die **Eröffnungsphase** der Geburt. Die Eröffnungswehen erweitern den unteren Teil der Gebärmutter und dehnen den Muttermund.

Die Eröffnungsphase dauert bei der *Erstgebärenden* durchschnittlich 10 bis 12 Stunden, bei der *Zweit-* oder *Mehrgebärenden* meist weniger als 5 Stunden und endet mit der vollständigen Öffnung des Muttermundes. Am Ende der Eröffnungsphase, oft aber auch schon vorher, zerreißt die Fruchtblase (**Blasensprung**), und das Fruchtwasser fließt nach außen ab.

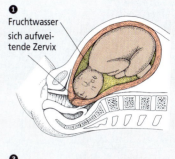
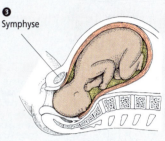

Abb. 21.10: Oben: Aufdehnung des Gebärmutterhalses während der Eröffnungsperiode. Das Fortschreiten der Geburt erkennt man am Weiterwerden des Muttermundes. Unten: Das Kind tritt mit dem Kopf in den Geburtskanal ein.

❹ Kind steht mit dem Hinterkopf auf dem Beckenboden

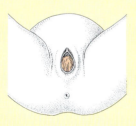

❺ Kopf führt eine bogenförmige Bewegung um die Symphyse durch

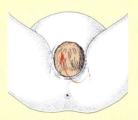

❻ Geburt des Kopfes, Dammschutz durch die Hebamme ist wichtig

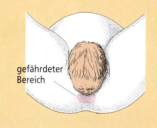

❼ Schultergürtel tritt schraubenförmig in das Becken ein; die Drehung überträgt sich auf den Kopf, so daß dieser sich ebenfalls dreht

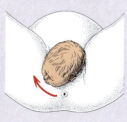

❾ Geburt der vorderen Schulter unterstützt durch Herunterziehen des Kopfes durch die Hebamme

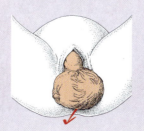

❿ Geburt der hinteren Schulter durch Heben des Kopfes durch die Hebamme

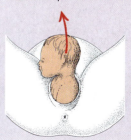

Abb. 21.9: Die sechs Stadien der normal verlaufenden Austreibungsphase. Die Nummerierung korrespondiert in den Abb. 21.09, 21.10 und 21.11, d.h. gleiche Nummern bezeichnen jeweils die gleiche Phase. Ist also eine Phase des Geburtsablaufes in einer Abbildung nicht dargestellt, fehlt auch die entsprechende Nummer.

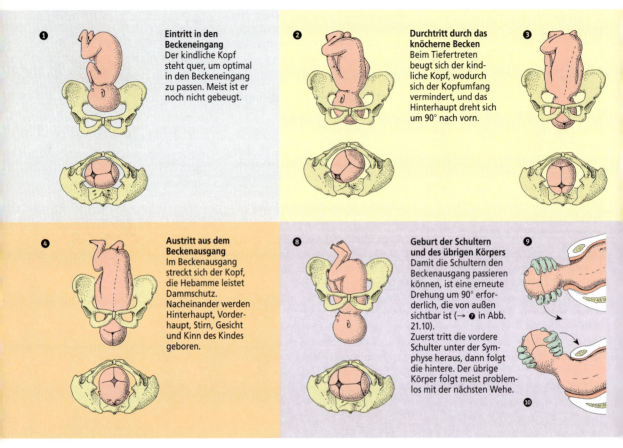

Abb. 21.11: Eintritt des Kindes in der Eröffnungphase und Durchtritt des Kindes durch den Geburtskankal in der Austreibungsphase bei der vorderen Hinterhauptslage.

Die Austreibungsphase

Die **Austreibungsphase** beginnt mit der vollständigen Öffnung des Muttermundes und endet mit der Geburt des Kindes. Sie dauert etwa 30 bis 60 Minuten, bei Erstgebärenden bis zu drei Stunden. Während der Austreibungsphase nehmen sowohl die Stärke als auch die Häufigkeit der Wehen stark zu.

Wenn der vorangehende Teil des Kindes – in der Regel der Kopf – den Beckenboden erreicht hat, soll die Gebärende die Austreibung des Kindes durch aktives Pressen unterstützen. Diese **Pressphase** dauert etwa 20–30 Minuten. Während dieser Phase sind unterstützende Maßnahmen der Hebamme besonders wichtig: z.B. Korrektur der Haltung der Gebärenden, denn ein Hohlkreuz führt zu einer starken Krümmung des Geburtsweges; *Dammschutz*, um zu verhindern, dass der Kopf zu schnell durchtritt und dabei der **Damm** der Mutter reißt. Nach der Geburt des Kopfes und der Schulter wird der Rest des Körpers oft in einer einzigen Wehe ohne weitere Anstrengungen geboren.

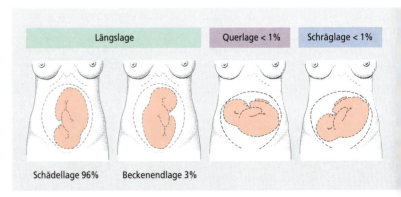

Abb. 21.12: Entscheidend für den Geburtsvorgang ist die Lage des Kindes im Uterus. Glücklicherweise treten die zwingend zum Kaiserschnitt führenden Quer- und Schräglagen nur recht selten auf, und auch die zwar prinzipiell geburtsfähige, aber komplikationsträchtige Beckenendlage findet sich nur in 3% der Fälle.

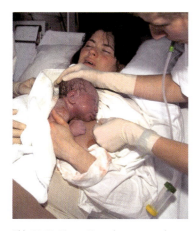

Abb. 21.13: Dieses Neugeborene wurde unmittelbar nach der Geburt in ein Tuch gepackt und der Mutter auf den Bauch gelegt. Die Hebamme saugt mit einem speziellem Absaugset Schleim und Fruchtwasserreste aus Mund, Rachen und Nase. Anschließend erfolgt die Abnabelung. [K 206]

Geburtskomplikationen

Bei jeder sechsten Schwangeren machen allerdings **Geburtskomplikationen** wie z.B. **Lageanomalien** (☞ Abb. 21.12) oder ein **Geburtsstillstand** eine „natürliche" vaginale Entbindung unmöglich, so dass ein **Kaiserschnitt** (*Sectio caesarea*) erforderlich wird.

Postpartale Adaptation des Neugeborenen

Sofort nach der Geburt des Körpers beginnt die *postpartale Adaptation* (nachgeburtliche Anpassung) des Säuglings, was zu den ersten Atemzügen führt (Näheres ☞ 22.2.1). Ausgelöst durch die zunehmende Sauerstoffsättigung und die Abkühlung des Blutes in der Nabelschnur ziehen sich dabei die Nabelschnurgefäße zusammen und thrombosieren (☞ 14.5). Die jetzt funktionslos gewordene Nabelschnur kann durchgeschnitten werden. Das Neugeborene wird *abgenabelt*.

Die Nachgeburtsphase

Wenige Minuten nach der Geburt des Kindes setzen die **Nachgeburts**wehen ein, die zur Ablösung und Ausstoßung der Plazenta und der Eihäute führen. Die große Plazenta-Haftfläche, aus der es kurz zuvor noch heftig geblutet hat, wird durch Gerinnungsvorgänge abgedichtet. Unterstützend zieht sich die Gebärmutter zusammen, wodurch sich die Wundfläche verkleinert.

21.6.2 Das Wochenbett

Unterstützt durch weitere, oft schmerzhafte Kontraktionen (Nachwehen) bildet sich die Gebärmutter nach der Geburt rasch zurück. Die Mutter kann die Rückbildung durch häufiges Anlegen des Kindes erleichtern, weil sich die Gebärmutter durch die beim Stillen ausgelösten Hormonausschüttungen ebenfalls zusammenzieht (☞ 20.2.5).

Der Wochenfluss

Durch den Gewebsabbau entsteht der **Wochenfluss** (Lochien), zunächst blutige, dann zunehmend blassfarbene Sekrete, die nach ca. 4–6 Wochen versiegen. So lange enthalten sie jedoch verschiedene Bakterien und dürfen z.B. keinesfalls mit den hochempfindlichen Brüsten in Berührung kommen. Dort könnten sie eine *Brustdrüsenentzündung* (☞ Kasten nächste Seite) auslösen.

Nicht selten: psychische Probleme im Wochenbett

Hervorgerufen durch die hormonelle Umstellung des Körpers nach der Geburt, treten bei manchen Frauen so genannte **Wochenbettdepressionen** auf. Während dieser Zeit empfinden die Frauen Ängste und Zweifel, inwieweit sie selbst der Verantwortung gegenüber dem Neugeborenen gerecht werden können. Verstärkend wirkt die körperliche Erschöpfung nach der Geburt. Eine verständnisvolle Pflege kann dazu beitragen, dass dieser depressive Zustand rasch wieder vorübergeht.

21.6.3 Milcheinschuss und Stillvorgang

Während der Schwangerschaft nimmt das Brustdrüsengewebe und damit die Brust an Größe zu, ohne dass eine nennenswerte Milchabsonderung stattfindet.

Nach der Geburt sinken die sehr hohen *Progesteron-* und *Östrogenspiegel* (☞ 20.2.5) im mütterlichen Blut rasch ab, da mit dem Abstoßen der Plazenta eine wichtige Produktionsstätte dieser Hormone wegfällt. Nach etwa drei Tagen, wenn sich kaum noch Plazentahormone im Blut befinden, kann sich dann die Wirkung des Hormons **Prolaktin** (☞ 20.2.5) entfalten.

Prolaktin setzt nun in den Brustdrüsen die **Milchsynthese** in Gang und führt zum **Milcheinschuss** (ca. am 3. Tag). Das Stillen führt zu einer weiteren Prolaktinfreisetzung, wodurch die Milchproduktion aufrechterhalten wird.

Die *Milchentleerung* wird von einem anderen Hormon, dem **Oxytocin**, vermittelt: Durch das Saugen an der stark mit sensiblen Nervenendigungen versehenen Brustwarze wird *Oxytocin* aus dem Hypophysenhinterlappen (☞ Abb. 20.12) in das Blut abgegeben und gelangt so zu den Brustdrüsen. Dort bewirkt es eine Kontraktion der glatten Muskulatur der Drüsenschläuche, so dass die **Milchentleerung** (*Milchejektion*) beginnt.

Mehr zum Stillen ☞ 22.25

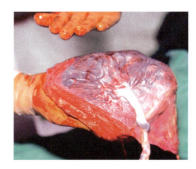

Abb. 21.14: Die Plazenta wird sowohl von der kindlichen Seite (hier im Bild) als auch von der mütterlichen Seite genau auf Vollständigkeit geprüft. [K 206]

Mastitis

Infolge der mechanischen Belastung von Brustwarze und Warzenvorhof beim Stillen kommt es nicht selten zu kleinsten Hauteinrissen *(Rhagaden)*. Über diese kleinen Wunden können dann Bakterien z.B. aus dem Nasenrachenraum des Kindes oder von den Händen der Mutter eindringen und nachfolgend zu einer *Brustdrüsenentzündung* **(Mastitis)** führen. Meist handelt es sich dabei um *Staphylokokken*. Begünstigend wirkt sich ein **Milchstau** aus, der vor allem bei Erstgebärenden zu Beginn der Stillzeit häufig ist.

Vorbeugend weisen die Pflegenden die junge Mutter deshalb immer wieder auf die einschlägigen Hygieneregeln hin (z.B. darf der Wochenfluss auf keinen Fall mit der Brust in Berührung kommen) und zeigen ihr, wie man das Kind richtig anlegt und wie die Brust gepflegt wird. Rhagaden der Brustwarzen werden sofort z.B. mit Bepanthen®-Salbe behandelt.

Ist es dennoch zu einem Milchstau oder gar einer Mastitis gekommen, helfen in frühen Stadien gute Brustentleerung durch häufiges Anlegen des Kindes und ggf. Abpumpen der Milch. Kühlung durch Quark- oder Alkoholumschläge oder Eisbeutel sowie ruhig stellen der Brust z.B. durch einen festen BH wirken zusätzlich lindernd.

Schreitet die Mastitis dennoch fort, müssen Medikamente gegeben und ggf. abgestillt werden. Bei einer Abszessbildung wird eine chirurgische Abszessdrainage erforderlich.

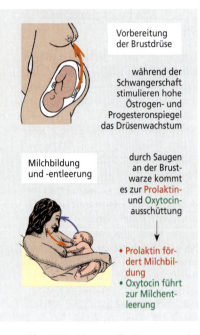

Abb. 21.15: Hormonelle Steuerung der Brustdrüsenentwicklung, der Milchbildung und der Milchentleerung.

Wiederholungsfragen

1. Wie heißt die Zelle, die aus der Verschmelzung von Samen- und Eizellkern entsteht? (☞ 21.1)
2. Wie ist die Blastozyste aufgebaut? (☞ 21.1)
3. Wie heißen die drei Keimblätter, aus denen sich die kindlichen Organe entwickeln? (☞ 21.2.1)
4. Welche Substanzen können die Plazentaschranke passieren? (☞ 21.2.2)
5. Wie wird der Embryo mit Blut versorgt? (☞ 21.2.2)
6. Über welche beiden „Abkürzungen" umgeht der foetale Kreislauf die Lunge? (☞ 21.3)
7. Was geschieht in den einzelnen Schwangerschaftsabschnitten bei der Frau? (☞ 21.5)
8. Wie verläuft eine normale Geburt? (☞ 21.6.1)
9. Welche Aufgaben übernimmt dabei die Hebamme? (☞ 21.6.1)
10. Welche Veränderungen vollziehen sich im kindlichen Körper unmittelbar nach der Geburt? (☞ 21.6.1)
11. Welche Probleme ergeben sich häufig im Wochenbett? (☞ 21.6.2 und 21.6.3)

22

Kinder

Lernzielübersicht

22.2 Neugeborenenperiode
- Die riskantesten Zeiträume in der kindlichen Entwicklung sind die ersten Minuten, Stunden und Tage nach der Geburt.
- Insbesondere die Parameter Tragezeit und Geburtsgewicht ermöglichen die Risikoeinschätzung von Neugeborenen; besonders gefährdet sind stark untergewichtige und sehr frühgeborene Babys.
- Zur Ernährung ist die ausschließliche Muttermilchgabe für ca. 4–8 Monate die ideale Ernährungsform.
- Künstliche Säuglingsnahrungen sind heute bei sachgerechter Auswahl und Zubereitung praktisch gefahrlos.

22.3 Wachstum und Entwicklung
- Körperliche, psychische und soziale Reifungsprozesse verlaufen während der gesamten Kindheit nicht synchron, sondern in weitgehend eigenen Bahnen. Sie sind zudem von vielfältigen Einflüssen überlagert.
- Um den Entwicklungsstand bei Babys und Kleinkindern einzuschätzen, hat sich die Überprüfung der so genannten „Meilensteine" der motorisch-neurophysiologischen Entwicklung bewährt.
- Im Schulkindalter und in der Pubertät stehen weniger medizinisch-körperliche als vielmehr psychische und soziale Risiken im Vordergrund.

22.1 Einführung

Im Vergleich zu anderen Säugetieren entwickelt sich der Mensch eher langsam. Kein Wesen braucht so lange wie der *Homo sapiens*, um erwachsen zu werden. Dies hängt damit zusammen, dass der vernunftbegabte Mensch seine vielfältigen Anlagen und Talente, seine „menschlichen Möglichkeiten", nur in vielen Reifungsschritten entfalten kann. Das Pferd, das trotz seiner imposanten Dimensionen den Weg von der Zeugung bis zu seiner Endgröße in nur vier Jahren zurücklegt, hat nun einmal nicht so viele Entwicklungsschleifen zu ziehen wie die Artgenossen Mozarts, Einsteins und Martin Luther Kings.

Der Mensch – ein sich entwickelndes Wesen

Das große Thema des Menschen ist deshalb: Entwicklung. Der Entwicklungsmarathon beginnt bereits im Mutterleib. In hohem Tempo werden vom Embryo Tausende von Entwicklungsschritten durchlaufen, bis nach langen 9 Monaten ein Wesen zur Welt kommt, das noch nicht einmal krabbeln kann – wenn man ein Fohlen anschaut, das schon ein paar Minuten nach der Geburt auf seinen vier staksigen Beinen steht, ein geradezu enttäuschendes Ergebnis.
Die wichtigsten Altersabschnitte der menschlichen Entwicklung sind:
- **Neugeborenenperiode** *(Neonatalperiode)*: 1.–28. Lebenstag
- **Säuglingsalter**: 1. Lebensjahr
- **Kleinkindalter**: 2.–6. Lebensjahr
- **Schulkindalter**: 7. Lebensjahr bis Pubertätsbeginn (ca. 12. Lebensjahr)
- **Pubertät** und **Adoleszenz** (*Reifungs-* und *Jugendlichenalter*): Periode von der Entwicklung der sekundären Geschlechtsmerkmale bis zum Abschluss des Körperwachstums, also bis etwa zum 17. Lebensjahr.

Doch mit der Pubertät ist das Thema Entwicklung längst nicht abgeschlossen: viele Anlagen und Fähigkeiten kommen erst in den „reiferen Jahren" zur Entfaltung, und tatsächlich entwickelt sich der Mensch bis zu seinem Tode in vielen Bereichen weiter.

Die Kehrseite der Entwicklung: Abhängigkeit

Eine Kehrseite der langen Kindheit ist die Tatsache, dass der Mensch einen großen Teil seines Lebens abhängig ist.
In einer Gesellschaft, in der persönliche Entfaltung, Macht und Leistung als höchste Werte angesehen werden und in der Konflikte oft verdrängt oder gewaltsam gelöst werden, ist dies ein gefährlicher Schwebezustand: hilflos und hilfsbedürftig wie er ist, wird ein solcher junger Mensch schnell als „Störfall" angesehen – und abgeschoben.

> Man schätzt, dass jedes 5. Kind körperlich, psychisch und/oder sexuell missbraucht wird. In amerikanischen Innenstädten gehört die **Kindesmisshandlung** zu den häufigsten Diagnosen des Kinderarztes.

Immer mehr Forscher beschäftigen sich heute mit einer seltsamen, stets als Epidemie auftretenden Krankheit: **Kindheit**. Auch wenn sich die Forschung noch nicht im einzelnen über alle Symptome der Krankheit im klaren ist, so gehören mit Sicherheit außer dem Zwergwuchs folgende Kern-Merkmale dazu:
- Emotionale Labilität und Unreife
- Wissensrückstand
- Gemüse-Anorexie (insbesondere Abneigung gegen Broccoli, Blumenkohl und Sellerie).

Über die **Ursache** der Erkrankung gibt es nur Spekulationen:
- **gesellschaftliche Ursachen:** die überwältigende Mehrheit der Erkrankten ist zum einen arbeitslos und gehört zum anderen der bildungsschwachen sozialen Schicht an. Weniger als 20 % der Erkrankten haben eine vierte Klasse besucht!
- **biologische Ursachen:** Prof. E. Nuresis stellt dagegen die Beobachtung in den Vordergrund, dass die Erkrankung praktisch immer angeboren ist. Könnten in diesem Zusammenhang nicht Erbfaktoren die entscheidende Rolle spielen?
- PD Dr. Ted. I. Bär, leitender Oberarzt an der Landespsychiatrischen Anstalt in Bettringen, widerspricht dem vehement: Kindheit ist in seinen Augen eine „erfundene Krankheit", mit dem diskriminierenden Begriff würden all jene belegt, die wir als störrisch oder als „zu schwierig" empfinden.

Die Behandlung der Kindheit

Behandlungsversuche sind so alt wie die Erkrankung selbst. Erst in letzter Zeit, da weltweit immer mehr Menschen unter Kindheit leiden, wurden systematische Behandlungspläne eingeführt. Schon im 19. Jahrhundert wurde als erster Schritt ein Aktionsprogramm „Schule" eingeführt. Die am schwersten Erkrankten wurden in einem sog. „Kindergarten" behandelt, einer Art Intensivpflegeeinheit mit Mal-, Tanz- und Musiktherapie.

Leider war die „Schule"-Behandlung nicht sehr effektiv: sie verursachte extrem hohe Behandlungskosten, auch stieg die Zahl der Neuerkrankungen trotz aller Schul-Behandlungen weiter an. In einem „Gemüse-Appetit-Test" (GAT), der 1994 an 10 000 zufällig ausgewählten Personen durchgeführt wurde, zeigte sich eine ähnliche Krankheitshäufigkeit in der Bevölkerung wie sie bereits 1968 von S. Pargel, Mailand, erhoben wurde. In mehreren Langzeitstudien zeigte sich jedoch, dass die Krankheit eine gewisse Tendenz zur Spontanheilung zeigt: Fast 50 % wurden nach jahrelanger Behandlung mehr oder weniger symptomfrei.

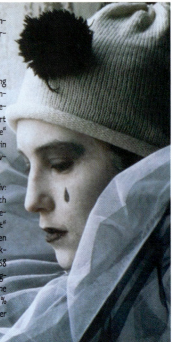

Abb. 22.1: Ursache und Behandlung der Kindheit (nach: Jordan W. Smoller, University of Pennsylvania). [V 225]

22.2 Die Neugeborenenperiode

„Wie neu geboren", so fühlt sich ein Mensch vielleicht mehrmals in seinem Leben, ein Neugeborenes ist er jedoch nur 28 Tage von seiner Geburt an. Dieser willkürlich festgesetzte Zeitraum wird von den Medizinern als **Neugeborenenperiode** *(Neonatalperiode)* bezeichnet.

22.2.1 Anpassung an das nachgeburtliche Leben

Die Geburt und die ersten Stunden danach sind die risikoreichste Zeit des menschlichen Lebens. Der Übergang von der Fremdversorgung durch die mütterliche Plazenta auf die Eigenversorgung des Neugeborenen mit allen lebensnotwendigen Stoffen erfordert eine tief greifende Umstellung des Organismus (*postpartale Adaptation*; Adaptation = Anpassung).

- *Umstellung der Atmung*: Schon während der Geburt wird beim Durchtritt des Kindes durch das kleine Becken ein Großteil des „eingeatmeten" Fruchtwassers aus der Lunge gepresst. Der erste Atemzug wird dann durch viele verschiedene Reize ausgelöst: Kälte, Berühren des Kindes, der Anstieg der Kohlendioxidkonzentration und das Absinken der Sauerstoffkonzentration im Blut stimulieren das Atemzentrum im Stammhirn (☞ 11.4). Mit dem ersten Atemzug füllt sich ein Großteil der Lunge mit Luft, der erste Schrei dient der weiteren Entfaltung der Lungenbläschen. Ein Zusammenfallen der frisch entfalteten Lungenbläschen wird u.a. durch einen dünnen Film von Lipoproteinen verhindert, der die Alveolen auskleidet und die Oberflächenspannung reduziert. Dieser Stoff wird als *Surfactant (Surface active agent)* bezeichnet (☞ 17.5).

- *Umstellung des Kreislaufs*: Mit dem ersten Atemzug und der Entfaltung der Lunge sinkt der Druck im Lungenstromgebiet plötzlich ab; der Weg des geringsten Widerstandes für das Blut im rechten Herzen führt jetzt über die Lungenarterien zu den Lungen. Das nun nicht mehr benutzte *Foramen ovale* in der Herzscheidewand wird durch den gleichzeitig ansteigenden Druck im linken Herzen zugepresst; später verschließt sich auch die zweite Kurzschlussverbindung, der *Ductus arteriosus Botalli* (☞ Abb. 21.5): Der Lungenkreislauf und der Körperkreislauf sind getrennt.

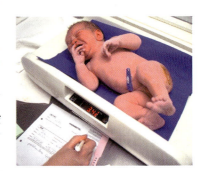

Abb. 22.2: Das frisch gebadete Neugeborene wird gemessen und gewogen. Die braunen Flecken an der linken Pobacke sind Reste des sehr klebrigen Mekoniums (Kindspech). [K 206]

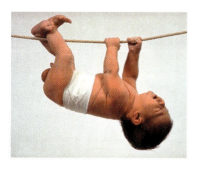

Abb. 22.3: Das Neugeborene zeigt noch ein ausgeprägtes Instrumentarium von archaischen Greifreflexen. [K 304]

- Unter dem Einfluss der Abkühlung und der zunehmenden Sauerstoffsättigung des Blutes ziehen sich die Nabelschnurgefäße zusammen und *thrombosieren*. Die Hebamme schneidet die jetzt funktionslos gewordene Nabelschnur durch. Das Neugeborene wird abgenabelt.
- *Energiestoffwechsel*: Mit der Abnabelung wird die Energiezufuhr von der Mutter unterbrochen. Das Neugeborene greift nun auf seine eigenen Reserven, nämlich das *Glykogen* (☞ 2.8.1) in der Leber und das braune Fett, einer nur während der Neugeborenenzeit vorhandenen Fettart, zurück. Der hohe Glukoseverbrauch der ersten Lebensstunden kann damit allerdings nicht ausgeglichen werden, so dass der Glukosespiegel des Neugeborenen rasch auf relativ niedrige Werte absinkt. Schon geringe Störungen wie z.B. ein später Fütterungsbeginn, aber auch Infektionen können zu einer bedrohlich niedrigen Glukosekonzentration führen.
- *Ausscheidungen*: Urin wird bereits seit mehreren Monaten im Mutterleib abgegeben; spätestens 24 Stunden nach der Geburt erfolgt beim normal entwickelten Neugeborenen dann auch der erste Stuhlgang, das **Mekonium** *(Kindspech)*: eine zähe grünschwarze Masse, die u.a. aus abgeschilferten Deckzellen des Darms, verschluckten Körperhärchen und eingedickter Galle besteht. Wird das Mekonium bereits intrauterin abgegeben (das Fruchtwasser ist dann grün), so deutet dies auf einen erheblichen Sauerstoffmangel des Feten hin.
- *Leber:* Die entgiftenden Enzyme in der Leber sind zunächst noch nicht voll ausgebildet. Auch beim gesunden Neugeborenen kann es deshalb durch den erhöhten Erythrozytenabbau mit hoher Bilirubinfreisetzung in den ersten Lebenstagen zu einer *milden Gelbsucht* (☞ 18.9.3) kommen, dem **physiologischen Neugeborenen-Ikterus**. Er wird häufiger bei gestillten Kindern beobachtet. Bei stärkerer Ausprägung hilft eine **Phototherapie** (☞ Abb. 22.4) unter Blaulicht-Lampen, das angereicherte Bilirubin wieder abzubauen.

Wieder einsetzen des Wachstums

Nach einer Übergangsphase von 3–10 Tagen, in der das Kind bis zu 15% seines Körpergewichts – also bis zu 500 g! – verliert und die Bereitstellung der Muttermilch – durch häufiges Anlegen unterstützt – allmählich in Gang kommt, haben sich die Verdauungsorgane, Leber und Niere den neuen Bedingungen angepasst. Das Kind nimmt jetzt wieder zu und wächst.

22.2.2 Beurteilung der Reife

Der Mutterleib ist für den sich entwickelnden Menschen für durchschnittlich 282 Tage, das heißt etwa 40 Schwangerschaftswochen das optimale Milieu – nicht wesentlich länger oder kürzer. Der Geburtshelfer kann davon ausgehen, dass nach dieser **Tragezeit** geborene Kinder in der Regel reif sind, das heißt, dass alle Lebensfunktionen optimal entwickelt sind. Die folgenden äußeren Zeichen zeigen eine abgeschlossene intrauterine Entwicklung an (**Reifezeichen**):
- rosige bis krebsrote Haut (bei hoher Blutkörperchenkonzentration im Blut auch leicht bläulich),
- tastbare Ohr- und Nasenknorpel,
- Hoden sind im Hodensack (abgeschlossener *Descensus testis* ☞ Abb. 20.2) bzw. große Schamlippen bedecken die kleinen Schamlippen,
- Fingernägel überragen die Fingerkuppen,
- Lanugobehaarung (feiner dunkler Haarflaum, der nach wenigen Wochen wieder ausgefallen ist) nur an Schultergürtel und Oberarmen,
- Fußsohlenfalten verlaufen über die ganze Sohle (☞ Abb. 22.5),
- fette, grauweiße Schmiere auf der Haut *(Käseschmiere,* **Vernix caseosa***).*

Neben der Schwangerschaftsdauer ist das Geburtsgewicht das wichtigste Maß für die Reife eines Neugeborenen (Normalgewicht 2500 bis 4200 g, im Mittel 3510 g). Untergewichtige Neugeborene (unter 2500 g) und übergewichtige Neugeborene (über 4200 g) haben im Vergleich zu normalgewichtigen Kindern ein höheres Erkrankungsrisiko.

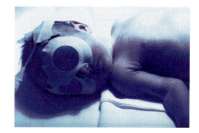

Abb. 22.4: Ist der Ikterus (Gelbsucht) des Neugeborenen stärker ausgeprägt, kann der Abbau überschüssigen Bilirubins durch Blaulicht beschleunigt werden. Dies geschieht durch eine mehrtägige sog. Phototherapie. Um Augenschäden beim Säugling vorzubeugen, werden die Augen sorgfältig abgedeckt. [J 500-202]

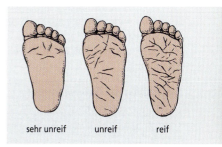

Abb. 22.5: Zu den Reifezeichen des Neugeborenen gehört auch das Vorhandensein von Furchen in den Fußsohlen. [A 300-190]

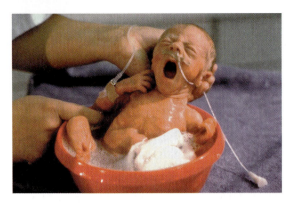

Abb. 22.6: Frühgeborenes beim Baden: Ganz entscheidend für das Ausmaß der Anpassungsstörungen ist die Tragezeit des Frühgeborenen. Ab der 35. Schwangerschaftswoche kommen die meisten Organfunktionen in der Regel ohne größere Probleme in Gang. Extrem unreife Kinder vor der 32. Schwangerschaftswoche dagegen haben ein erhebliches Risiko sowohl für akute Komplikationen als auch für Langzeitprobleme. [J 680-001]

22.2.3 Frühgeborene

Etwa 5% der Neugeborenen, das sind in Deutschland mehr als 50 000 Kinder pro Jahr, unterschreiten die normale Schwangerschaftsdauer um mehr als drei Wochen. Man spricht von **Frühgeborenen** (Geburt vor der vollendeten 37. Schwangerschaftswoche).

Überleben können Frühgeborene derzeit ab etwa 600 g; dieses Gewicht wird etwa in der 24. Schwangerschaftswoche erreicht.

Bei Frühgeborenen sind alle wichtigen Organe mehr oder weniger unreif, insbesondere Lunge, Gefäßsystem und ZNS. Ihnen drohen deshalb eine Vielzahl von nachgeburtlichen Erkrankungen, z.B.
- Atemstörungen, oft treten diese in Form von plötzlichen Atempausen *(Apnoen)* auf,
- Surfactant-Mangel-Syndrom (Surfactant ☞ 17.5 und 22.2.1) mit resultierender schwerer Funktionsstörung der Lungen,
- Hirnblutungen oder Sauerstoffmangel des Gehirns.

Eine weitere gefürchtete Komplikation wird durch die oft unvermeidliche Beatmung mit Sauerstoff ausgelöst: Der Sauerstoff wirkt nämlich auf die kleinen unreifen Gefäße der Netzhaut toxisch – es kommt zur *Schädigung der Netzhaut* mit nachfolgender Sehschwäche bis hin zur Erblindung.

Spätschäden von Frühgeborenen

> Spätschäden des Frühgeborenen betreffen vor allem das *Gehirn* als das gegenüber Sauerstoffmangel empfindlichste Organ. Die Folgen sind:
> - Störungen der motorischen und geistigen Entwicklung; solche Kinder sind als Säuglinge oft auffallend schlaff *(hypoton)* und leiden später an Konzentrations- und Lernstörungen.
> - Chronische Lungenerkrankungen.
> - Sehstörungen infolge der therapiebedingten Netzhautschädigung (☞ oben).
> - Darüber hinaus: Ernährungsschwierigkeiten und Wachstumsverzögerungen sowie Krampfanfälle und Hörstörungen.

22.2.4 Übertragene Neugeborene

Aber auch die Überschreitung des Geburtstermins um mehr als zwei Wochen bringt gesundheitliche Risiken mit sich:

Übertragene Neugeborene sind gefährdet, da die Plazenta nach der 40. Schwangerschaftswoche rasch altert, verkalkt und nicht mehr genügend Sauerstoff und Nährstoffe bereitstellen kann. Die Kinder fallen durch eine grob abschuppende Haut und die fehlende Käseschmiere auf. Sie neigen zu Atem- und Kreislaufproblemen, Unterzuckerung und Infektionen.

Um solchen Komplikationen vorzubeugen, wird deshalb in der Regel bei Überschreitung der 42. SSW der Geburtsvorgang durch Medikamente (Prostaglandin- oder Wehenhormongabe) und evtl. auch Sprengung der Fruchtblase eingeleitet.

22.2.5 Die Ernährung des Säuglings

Mediziner empfehlen folgende Säuglingsernährung:
- Die ausschließliche Ernährung mit Muttermilch ist nach wie vor die optimale Ernährungsform für die ersten 6–8 Lebensmonate.
- Als Ersatz, z.B. bei Stillhindernissen, und als Anschlussnahrung nach dem Stillen steht industriell auf Kuhmilch- oder Sojaproteinbasis hergestellte Säuglingsmilch zur Verfügung (= künstliche Ernährung).

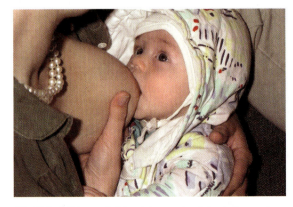

Abb. 22.7: Stillen ermöglicht nicht nur den intensivsten und zugleich natürlichsten Kontakt zwischen Mutter und Kind. Es ist auch die praktischste Art der Ernährung (z.B. auf Reisen) und hat handfeste medizinische Vorteile (☞ Text). [O 177]

Kinder

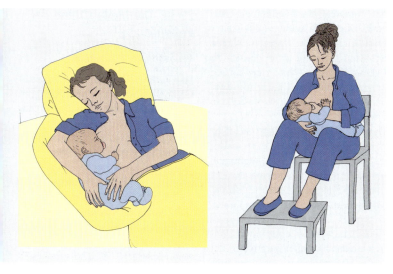

Abb. 22.8: Die günstigste Haltung beim Stillen im Liegen und Sitzen. Der Ellenbogen der Mutter sollte stets entspannt aufliegen, damit es nicht zu Verspannungen im Nacken-Schulterbereich kommt. Kind und Mutter sind einander zugewandt, damit das Kind die Brust erreichen kann, ohne den Kopf drehen zu müssen. Im Sitzen kann die Mutter ihre Füße auf einem Fußschemel abstellen. [A 400-215]

Vormilch und reife Muttermilch

Die normale Tagesproduktion beider Brustdrüsen kurz nach der Geburt beträgt etwa 50–100 g täglich. Diese erste Milch wird als **Vormilch** *(Kolostrum)* bezeichnet; sie ist gelblich und enthält viele mütterliche Antikörper, die den Säugling vor Infektionen schützen.

Nach und nach geht die Vormilch in die **reife Muttermilch** über, die einen höheren Eiweiß- und Fettgehalt hat. Die gebildete Milchmenge steigt zusammen mit dem ebenfalls wachsenden Nährstoffbedarf des Säuglings auf bis zu 1000 g täglich an.

Stillen und „Flaschenkost" im Vergleich

Die Muttermilch besteht zu 87 % aus Wasser und enthält verschiedene Eiweißarten (einschließlich Kasein und Antikörpern), Fett, Milchzucker, Elektrolyte, Vitamine und Enzyme. Muttermilch ist im Vergleich zur Kuhmilch eiweißärmer und kohlenhydratreicher.

Will man Kuhmilch zur Säuglingsernährung verwenden, muss sie deshalb *adaptiert*, das heißt, in ihrer Zusammensetzung geändert werden.

Vorteile des Stillens

Obwohl die Muttermilch in ihrer Zusammensetzung nahezu perfekt durch industriell adaptierte Kuhmilchprodukte imitiert wird und eine weitaus höhere Schadstoffbelastung als adaptierte Kuhmilch aufweist, wird die Muttermilch als die bessere Form der Säuglingsernährung angesehen:

- Zum einen enthält die Muttermilch mütterliche Abwehrstoffe (vor allem IgA-Antikörper), die den Säugling weniger anfällig für Infektionen machen.
- Weiter treten *Milchallergien* bei frühzeitigem Kontakt mit Kuhmilchprodukten gehäuft auf. Sie können die späteren Ernährungsmöglichkeiten des heranwachsenden Kindes empfindlich einschränken.
- Das Stillen ermöglicht den intensivsten und natürlichsten Kontakt zwischen Mutter und Kind.
- Stillen ist die hygienischste und praktischste Art der Ernährung (z.B. auf Reisen) – und die preisgünstigste.

Hormonelle Steuerung von Milchbildung und -ejektion ☞ 21.6.3

Wann abstillen?

☑ Mütter aus Naturvölkern stillen in der Regel 2–4 Jahre bzw. bis zur nächsten Geburt. Dies wird jedoch in den westlichen Ländern zumeist abgelehnt; zum einen wegen der hohen Schadstoffbelastung der Muttermilch, zum anderen, weil eine lange Stillperiode dem Selbständigkeitsbedürfnis der europäischen Mutter im Wege steht. Schließlich wird auch ein deutlicher Vitamin- und Spurenelementmangel ins Feld geführt. Es wird deshalb meist empfohlen, nach etwa 6–8 Monaten schrittweise abzustillen.

Das stufenweise Abstillen

Mit dem schrittweisen Abstillen ab dem 6.–8. Monat wird zusätzlich zu den Milchmahlzeiten **Beikost** eingeführt, die den steigenden Bedarf nach Energie, Spurenelementen und Vitaminen deckt. Ein bestimmter

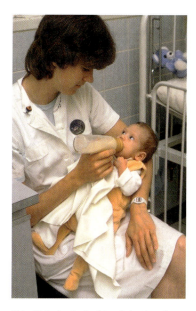

Abb. 22.9: Auch die künstliche Säuglingsernährung bietet vielfältige Möglichkeiten der sozialen Interaktion zwischen Kind und Bezugsperson. Wichtig aber nicht nur im Krankenhaus: kein „Abfüttern" unter Zeitdruck und eine gute Haltung des Babys. [J 500-202]

„Milchsockel" wird jedoch beibehalten, da der Kalziumbedarf des wachsenden Organismus sonst nicht gedeckt werden kann.

Säuglinge mit Allergieproblemen (z.B. Neurodermitis) sollten dagegen wenn irgend möglich 12 Monate voll oder überwiegend gestillt werden, um das Immunsystem zu stabilisieren.

Stillprobleme der Mutter ☞ 21.6.3

22.2.6 Plötzlicher Kindstod

> Der **plötzliche Kindstod**, zunehmend auch mit der englischen Abkürzung **SIDS** (*sudden infant death syndrome*) bezeichnet, ist die häufigste Todesursache bei Säuglingen im Alter zwischen einer Woche und zwölf Monaten. Meist trifft dieser Kindstod ansonsten gesunde Säuglinge. In allen Fällen ist es ein plötzlicher und stiller Tod, meist in der Schlafphase – es gibt keinerlei Warnzeichen, mit dem das Kind Angehörige warnen würde, selbst in Kinderkrankenhäusern tritt das SIDS auf.
>
> Die genaue Ursache ist bis heute nicht bekannt. Da der plötzliche Kindstod weitaus häufiger bei in Bauchlage gelagerten Kindern auftritt, werden Säuglinge zum Schlafen möglichst nicht in Bauchlage gelegt.

22.3 Wachstum und Entwicklung

22.3.1 Die körperliche Entwicklung

In der Anfangszeit des Lebens imponiert schon allein die Zunahme der Masse: Im Alter von 5 Monaten hat der Mensch sein Geburtsgewicht verdoppelt, mit 1 Jahr verdreifacht, mit 2 1/2 Jahren vervierfacht, mit 6 Jahren versechsfacht und mit 10 Jahren verzehnfacht.

Nicht minder rasant verläuft die Längenzunahme. In keinem Lebensalter (nicht einmal in der Pubertät) wächst das Kind schneller als in den ersten Lebensmonaten. Mit vier Jahren haben die meisten Kinder die Körperlänge verdoppelt, also die 100 cm überschritten.

Danach verlangsamt sich das Körperwachstum, um sich erst wieder mit der Pubertät zu beschleunigen, und zwar beim Mädchen mit etwa 11 und beim Jungen mit etwa 13 Jahren. Mit diesem zeitlich versetzten Pubertätsbeginn ist zu erklären, warum viele Mädchen für eine kurze Periode um das 13. Lebensjahr oft größer und kräftiger wirken als gleichaltrige Jungen.

Die endgültige Größe haben Mädchen etwa mit 16 Jahren, Jungen mit 19 Jahren erreicht. Vor allem die verlängerte pubertäre Wachstumsphase bei Jungen ist der Grund, weshalb Männer im Durchschnitt 10 cm größer sind als Frauen.

22.3.2 Die Meilensteine der Entwicklung

Neugeborenes (Saug-Kind)

Das *Verhalten* ist stark von reflektorischen Abläufen bestimmt. Ganz im Vordergrund der Wach-Aktivität steht das Saugen. Der Körperstamm kann praktisch nicht bewegt werden – wohl aber Arme und Beine. Der Kopf kann zwar von der einen Seite zur anderen gedreht, jedoch nicht länger „gehalten" werden.

Im *Sozialverhalten* zeigt es Interesse am menschlichen Gesicht und beruhigt sich durch An-den-Körper-Nehmen. Ab der 6. Woche entwickelt sich das Lächeln als Antwort auf Zuwendung (*soziales Lächeln*), das die Eltern-Kind-Beziehung vertieft.

3 Monate (Schau-Kind)

Kopf und Schultern können gehoben und für längere Zeit gehalten werden, der Säugling stützt sich dabei

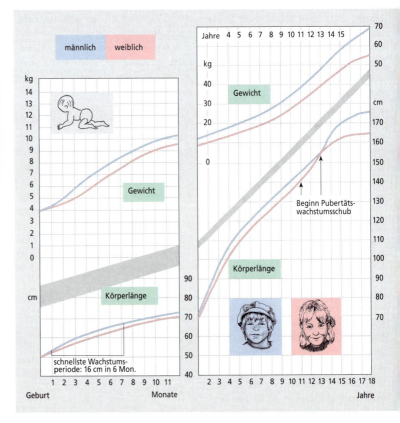

Abb. 22.10: Längenwachstum und Gewichtszunahme bei Jungen und Mädchen. [A 300]

Kinder

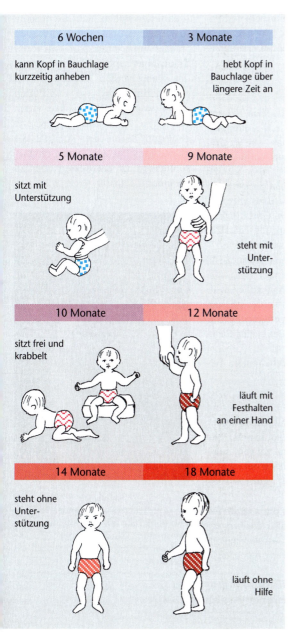

Abb. 22.11: Die Entwicklung der Motorik vom 2. bis zum 18. Lebensmonat. Die Zahlen geben den spätesten Zeitpunkt der Normalentwicklung an.

auf die Unterarme. Zu der zentralen Bedeutung des Mundes gesellt sich die Erforschung der Umwelt durch die Augen. Das Kind beobachtet die eigenen Hände, folgt bewegten Objekten von einer Seite zur anderen.

6 Monate (Greif-Kind)

Der Säugling dreht sich schon ohne Hilfe in die Rückenlage (... und fällt dabei leicht vom Wickeltisch). Sitzen beginnt, das Kind stützt sich dabei zunächst noch mit den Armen ab. Der Kopf kann jetzt in allen Positionen voll gehalten werden *(Kopfkontrolle)*. Die Umwelt wird mit dem Tastsinn erforscht und auf Essbarkeit überprüft; alles verschwindet im Mund.

Hören und Sehen sind weitgehend ausgereift; selbst das räumliche Sehen ist größtenteils entwickelt. *Soziales:* Nach einer Phase des äußerst freundlichen Verhaltens gegenüber *Fremden* kann nun bereits das Fremdeln beginnen.

Die Erfahrungen dieser Phase tragen ganz entscheidend zum Aufbau des **Urvertrauens** oder aber **Urmisstrauens** bei. Die Kontakte zwischen Eigenwelt und Außenwelt laufen in dieser Phase sehr stark über den Mund; über den Mund nimmt der Säugling nicht nur die lebenswichtige Nahrung auf, er erfährt auch Lust und Beruhigung (entspanntes, freudiges Nuckeln) und erforscht die Umwelt.

9 Monate (Krabbel-Kind)

Das Baby kann sich aus der Bauchlage alleine aufsetzen, sitzt frei. Es steht mit Festhalten, kann sich aber nicht alleine wieder hinsetzen. Es beginnt zu krabbeln. *Soziales:* Der Säugling wirft Spielzeug auf den Boden; winkt; kennt seinen Namen; versteht „nein" und fremdelt. Er kann sich zunehmend selbst beschäftigen.

12 Monate (Geh-Kind)

Das Kind krabbelt viel (häufig mit gestreckten Knien), läuft mit Festhalten an einer Erwachsenenhand und macht evtl. erste freie Gehversuche. *Soziales:* Es isst Fingermahlzeiten selbständig, liebt Gib-und-Nimm-Spiele und genießt es ausgesprochen, im Mittelpunkt zu stehen.

2 Jahre (Trotz-Kind)

Die „lebenspraktischen" Fähigkeiten werden rasant entwickelt: Das Kind steigt Treppen (2 Füße pro Stufe), kann rennen, isst „gut" mit dem Löffel und trinkt aus dem Becher. Im *Sozialbereich* folgt es einfachen Instruktionen.

3 Jahre (Ich-Kind)

Das 3jährige kann sekundenlang auf einem Fuß stehen und Dreirad fahren. *Soziales:* Das Kind kennt einige Kinderlieder und kann evtl. bis 10 zählen. Es ist sauber und trocken bei Tag und oft auch bei Nacht. Es kann unter Aufsicht Hände waschen und abtrocknen und beginnt, selbständig mit anderen Kindern zu spielen. Es fragt ständig: warum?

6–10 Jahre (Bewegungs-Kind)

Der Schulalltag prägt das Sozialleben. Der Beginn des Schulkindalters bringt zunächst wieder eine Labilitätsperiode, das Kind ermüdet leicht, zeigt wenig Ausdauer und ist Stimmungen unterworfen.

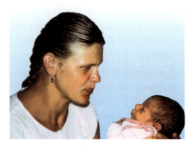

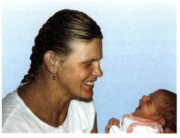

Abb. 22.12: „Soziales Lächeln" – ein psychobiologisch verankertes Signal, das zur Vertiefung der Mutter-Kind-Beziehung führt. [M 135]

Abstraktionsfähigkeit und schlussfolgerndes Denken machen große Fortschritte, obschon das Kind noch vorwiegend anschaulich denkt. Das Kind sammelt, experimentiert und stellt praktisch verwendbare, funktionsreife Dinge her.
Typisch ist die klare Abgrenzung zum anderen Geschlecht, es spielt häufig nur mit gleichgeschlechtlichen Freunden und freut sich an Bewegung und Sport.
In den Jahren vor und zu Beginn der Pubertät löst sich das Kind mehr und mehr aus der unmittelbaren elterlichen Pflege, beginnt Einsicht in die sozialen Aufgaben innerhalb von Familie und Gruppe zu gewinnen und vermag seine Fähigkeiten planmäßig einzusetzen.

Die Pubertät

Die Pubertät zwischen dem 13. und 18. Lebensjahr ist ein Lebensabschnitt des Übergangs – zu Beginn imponiert ein letzter körperlicher Wachstumsschub (☞ Abb. 22.10), der Körper wird schlaksig, bevor sich mit Stimmbruch bzw. Brustentwicklung die *sekundären Geschlechtsmerkmale* (☞ Einführung Kap. 20) des Erwachsenen einstellen.
Bedingt durch die neue „hormonelle Interessenslage" wendet sich die Aufmerksamkeit des Jugendlichen ab von den gleichgeschlechtlichen Gruppen hin zu gegengeschlechtlichen Partnern, woraus in der Regel zwischen dem 15. und 17. Lebensjahr die ersten längerhaltenden Beziehungen entstehen.
Im Mittel mit dem 19. (Frauen) bzw. 22.–24. (Männer) Lebensjahr sind die körperlichen Wachstumsvorgänge vollständig abgeschlossen. Die Fähigkeit, Kinder zu zeugen, wird sogar viel früher, nämlich mit im Mittel 14 bis 16 Jahren (Frauen bzw. Männer) erlangt.
Dem gegenüber wird das *soziale Erwachsenendasein*, also die finanzielle und berufliche Selbständigkeit, in den Industrieländern immer später erlangt.
Die Pubertät wird von den Erwachsenen oft negativ bewertet: Familie – darunter stellen sich die meisten Erwachsenen das Leben mit den „niedlichen Kleinen" vor – nicht mit draufgängerischen Heranwachsenden. Dabei ist diese Zeit eine wichtige Experimentierphase – und prägt das Erwachsenenleben wie kaum eine Phase zuvor: Entwicklungspsychologen sehen die Pubertät als zweite und oft letzte Chance, die Persönlichkeit zu entwickeln oder zu verändern.

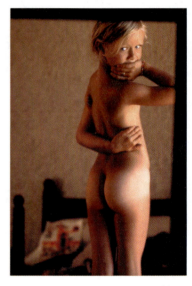

Abb. 22.13: Am Anfang der Pubertät steht für Mädchen die erwachende Weiblichkeit: Im Schnitt ein Jahr vor der ersten Menstruationsblutung entdecken die Mädchen die ersten Veränderungen am eigenen Körper – oft eher mit Erschrecken als mit Stolz. Ein ausgeprägtes Schamgefühl ist für eine gewisse Zeit die Folge. [K 304]

Wiederholungsfragen

1. Welches sind die wichtigen Anpassungsvorgänge, die unmittelbar nach der Geburt stattfinden? (☞ 22.2.1)

2. Wie kommt es zum Neugeborenen-Ikterus? (☞ 22.2.1)

3. Wie viel wiegt ein gesundes Neugeborenes? (☞ 22.2.2)

4. Wie unterscheiden sich Vormilch und reife Muttermilch? (☞ 22.2.5)

5. Wie verläuft in groben Zügen das körperliche Wachstum zwischne Geburt und Erwachsenen periode? (☞ 22.3.1)

6. Welche Meilensteine ermöglichen eine Beurteilung des kindlichen Entwicklungsfortschrittes im Zeitraum zwischen 1 und 18 Monaten? (☞ 22.3.2)

Der ältere Mensch

Lernzielübersicht

23.1 Was ist Altern?
- Altern ist ein unumkehrbarer, biologischer, psychischer und sozialer Prozess. Der Alterungsverlauf unterliegt aber großen individuellen Schwankungen.
- Alterungsprozesse bedrohen unmittelbar Lebensqualität und Lebensfähigkeit des Individuums und führen deshalb regelmäßig zur Inanspruchnahme von Medizin und Pflege, wobei Pflegebedürftigkeit im engeren Sinn statistisch gesehen vor allem bei über 80-Jährigen (Männern) und über 85-Jährigen (Frauen) besteht.

23.2 Die Veränderungen der Organsysteme im Alter
- Alle Organsysteme altern. Folge ist fast immer eine nachlassende Anpassungsfähigkeit des Organsystems (und damit in der Folge des Gesamtorganismus) gegenüber Infektionen, körperlichen und psychischen Belastungen.
- Altern ist zwar genetisch vorherbestimmt und unumgänglich, kann aber vom Einzelnen teils erheblich mitbeeinflusst werden: insbesondere lässt sich ein Nachlassen der Gehirnfunktionen durch Training und Aktivität oft erheblich hinauszögern.

23.4 Häufige gesundheitliche Probleme älterer Menschen
- Immobilität, Stürze, Schwindel und akute Verwirrtheit sind charakteristische medizinische Störungen im Alter, die oft zur Krankenhauseinweisung führen und sich zudem wechselseitig verstärken können.
- Eine besondere Rolle nimmt die Demenz ein. Sie ist häufigste Ursache von Pflegebedürftigkeit im Alter, unheilbar und führt in der Regel innerhalb weniger Jahre nach Diagnosestellung zum Tode.

23.1 Was ist Altern?

Altern ist ein Vorgang, der nicht erst in höherem Lebensalter beginnt, sondern von Geburt an unumkehrbar fortschreitet:
- Alterungsprozesse bewirken Veränderungen vieler organischer Funktionen (☞ 23.2).
- Sie führen auch zu psychischen Veränderungen des alternden Menschen (☞ 23.3).
- Das Altern wird schließlich nicht nur vom Einzelnen, sondern auch von Gesellschaft, Gemeinde und Familie geprägt, und diese entscheiden ganz wesentlich, wie das Individuum sein Älterwerden erlebt und mitgestaltet.

 Altern ist allumfassend, denn Altern ist ein
- biologischer,
- psychischer und
- sozialer Prozess.

23.1.1 Vier Kriterien, die Alterungsvorgänge kennzeichnen

Obwohl Alterungsvorgänge nicht nur beim Menschen, sondern auch aus dem Tier- und Pflanzenreich nicht wegzudenken sind, ist eine allgemein gültige Festlegung, was Altern eigentlich ist, nicht einfach zu treffen. Vier Kriterien lassen sich aber nennen, die die Alterungsprozesse charakterisieren:

- Alterungsvorgänge sind *universal*, sie sind für alle höheren Lebewesen gültig,
- sie sind *irreversibel*, also unumkehrbar,
- sie sind *schädlich* im Sinne einer verminderten Anpassungsfähigkeit für das betroffene Individuum und
- sie sind *biologisch-genetisch* vorherbestimmt und damit auch durch lebenslange Schonung nicht zu verhindern. Entsprechend lässt sich auch eine *maximale Lebenserwartung* festlegen – für den Menschen gilt als gesichert, dass sie etwa 115 Jahre beträgt.

Auch wenn die Alterung genetisch vorherbestimmt ist, wird der Zeitpunkt des (spürbaren) Beginns des Altwerdens von der Lebensgeschichte und dem Lebensstil des Einzelnen mitbestimmt: Viele Alterungsvorgänge, z.B. der Haut oder der Lunge, werden durch zusätzliche Schädigungen, etwa zu intensives Sonnenbaden oder Rauchen, beschleunigt und verstärkt.

Auf der anderen Seite lassen sich zahlreiche Funktionen (darunter ganz wichtig: die Gehirnleistung) noch bis ins hohe Alter trainieren und teilweise sogar steigern. Ein geistig aktiver und geübter alter Mensch kann ein besseres Gedächtnis haben als ein durchschnittlich trainierter junger Mensch, und auch im hohen Alter ist das Neuerlernen etwa einer Fremdsprache noch möglich.

Der ältere Mensch

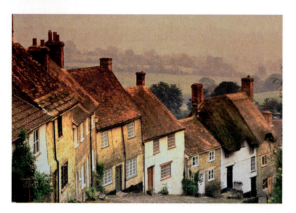

Abb. 23.1: Viele Geschichten und Illustrationen nähren das Bild von der guten alten Zeit, in der auch der ältere Mensch noch seinen Platz hatte und in Ruhe und Frieden alt werden konnte. Tatsächlich traf dies jedoch nur für einen kleinen Teil der Bevölkerung zu. [J 520-237]

> Der Alterungsprozess und die Entwicklung chronischer Krankheiten und dadurch der Pflegebedarf unterliegen großen individuellen Schwankungen.

Trotz dieser Einzigartigkeit, wie jeder den Alterungsprozess durchlebt, gibt es doch bestimmte typische Alterungsverläufe. Diese sind auf Abb. 23.3 dargestellt.

23.1.2 Molekulare Theorien der Alterung

Molekulare Alterungstheorien gründen auf der Erkenntnis, dass innerhalb einer Art (also Individuen weitgehend gleichen Erbgutes) die Lebenserwartung nur wenig, zwischen verschiedenen Arten jedoch stark differiert. So leben im Mittel Fliegen 30 Tage, Kaninchen 6 Jahre und Pferde 25 Jahre. Auch innerhalb einer Art zeigt sich eine starke Erblichkeit der Lebenserwartung: So leben Kinder langlebiger Eltern ebenfalls meist erheblich länger als der Durchschnitt der Bevölkerung. Im folgenden werden zwei Modelle näher erläutert:

Das Genregulationsmodell

Das **Genregulationsmodell** versucht dies zu erklären: Für die Lebensphasen *Entwicklung*, *Fortpflanzung* und *Alter* sind jeweils verschiedene Abschnitte des Genoms (Erbgutes) zuständig bzw. aktiviert. Die für das Alter zuständigen Gene heißen **Gerontogene**. Ob Gerontogene schon von Geburt an vorhanden sind und im Verlauf des Lebens aktiviert werden und/oder ob „Langlebigkeitsgene" existieren, die durch Stoffwechselprodukte oder Gifte geschädigt werden und sodann den Alterungsprozess steuern, ist jedoch völlig unklar.

Zelluläre Modelle

Zelluläre Modelle gehen davon aus, dass Altersveränderungen Struktur und Inhaltsstoffe (Enzyme, Membraneiweiße, DNA) von anfangs intakten Zellen schädigen. Für diese Schädigung sollen Gifte des Zellstoffwechsels oder mechanische Beanspruchung verantwortlich sein. Unter diesen Theorien ist die *Theorie der freien Radikale* gut durch wissenschaftliche Befunde untermauert: Bei vielen Stoffwechselprozessen in der Zelle entstehen als giftige Nebenprodukte sog. hochaktive *Radikale* (☞ Abb. 2.9), die Membranproteine, Enzyme und DNA oxidieren und zerstören können. Diese punktuellen Schäden häufen sich an und führen zu einem allgemeinen Funktionsrückgang der Zellen. Entscheidend ist deshalb die Fähigkeit der Zellen, durch entgiftende Enzyme diese Radikale zu neutralisieren. Wissenschaftler konnten nun zeigen, dass der Gehalt dieser entgiftenden Enzyme (insbesondere *Superoxid-Dismutase*, *Katalase* und *Glutathion-Peroxidase*) in den Zellen einer Art sehr gut mit der Lebensspanne dieser Art korreliert. So enthalten z.B. Zellen der Menschenaffen bei etwa hälftiger Lebensspanne auch nur halb soviel dieser Enzyme wie menschliche Zellen.

23.1.3 Demographische Aspekte des Alterns

Während die durchschnittliche Lebenserwartung von der Antike bis ins 16. Jahrhundert noch bei rund 20 Jahren gelegen hat, beträgt sie heute in Mitteleuropa rund 75 Jahre. Dabei leben Frauen mit rund 79 Jahren 6 Jahre länger als Männer. Besonders stark ist in den vergangenen 40 Jahren in Deutschland der Anteil der sehr Alten gewachsen. Die Gruppe der 80–85-Jährigen nahm zwischen 1950 und 1990 um 230% zu, jene der 85–90-Jährigen um 350% und die der 90–95-Jährigen sogar um 650%. So ist der Altersaufbau der deutschen Bevölkerung, der jahrhundertelang einer Pyramide entsprach, wobei die zahlreichen Kinder und Jugendlichen die Basis und die älteren Menschen die Spitze der Pyramide bildeten, einer Zwiebelform gewichen, in der die 35–65-Jährigen dominieren.

Auf Grund dieses „Alterns eines Volkes" nimmt die Zahl pflegebedürftiger Menschen stark zu. Dies bringt für den Einzelnen, aber auch für Staat und Gesellschaft und in noch größerem Maße für die Berufe im Gesundheitswe-

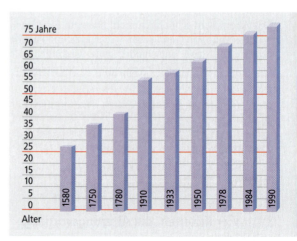

Abb. 23.2: Die Entwicklung der Lebenserwartung in den letzten 400 Jahren. Bessere Hygiene, Ernährung und medizinische Versorgung haben seit dem 16. Jahrhundert die Lebenserwartung mehr als verdreifacht.

Der ältere Mensch

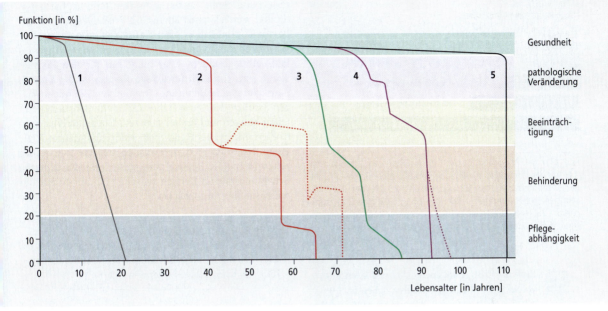

Abb. 23.3: Verschiedene Alterungsverläufe (verändert nach Nikolaus und Zahn). Linie 1: Stark beschleunigter Alterungsprozess ab dem 6. Lebensjahr bei der Progerie (vorzeitige Vergreisung). Linie 2: Risikofaktoren (Bluthochdruck, erhöhte Blutfette, Nikotin) führen ebenfalls zu einer schnelleren Alterung. Nach einem Akutereignis (z.B. Schlaganfall) kann durch therapeutische Intervention eine Besserung der Lebenserwartung und der Lebensqualität erreicht werden (gestrichelte Linie). Linie 3: Rasche Funktionsbeeinträchtigung, wie sie für Demenzkranke typisch ist. Es folgt eine mehrjährige Phase der Behinderung und Pflegeabhägigkeit. Linie 4: „Normales" Altern. Bis ins hohe Alter bestehen nur leichte Beeinträchtigungen. Die Phase von Behinderung und Pflegeabhängigkeit ist auf wenige Monate beschränkt (durch medizinische Therapien oft aber erheblich verlängert). Linie 5: Idealtypischer Verlauf des Alterns („in hohem Alter auf der Parkbank friedlich entschlafen").

sen soziale, finanzielle und wirtschaftliche Herausforderungen mit sich.

23.1.4 Biographisches und biologisches Alter

Wie erwähnt, beschleunigen Umweltfaktoren – also Lebensstil wie auch einschneidende Lebensereignisse *(life events)* – den genetisch vorherbestimmten Alterungsprozess. So erklärt sich das häufig zu beobachtende Phänomen, dass zwei Menschen unterschiedlich gealtert sind, obwohl sie im gleichen Jahr geboren wurden. Die Gerontologie unterscheidet daher zwischen **biographischem** (= *chronologischem*) Altern und **biologischem** Altern.

> ☑ Das biologische Alter ist ein (Schätz-)Maß für die gegenwärtige gesundheitliche Situation und Belastbarkeit eines Menschen; z.B.:
> - ein biographisch 85-Jähriger, aber biologisch 75-Jähriger ist überdurchschnittlich rüstig und evtl. auch für große Operationen ohne Einschränkung geeignet.
> - ein biographisch 71-Jähriger, aber biologisch 80-Jähriger ist vorgealtert, sein Organismus wenig anpassungsfähig.

23.1.5 Soziales Altern

Der Begriff des biologischen Alterns berücksichtigt nicht, dass das Alter(n) vom Einzelnen sehr unterschiedlich erlebt wird und die Lebensqualität im Alter entscheidend von der Familie und vom sozialen Umfeld, z.B. den Freunden, abhängt. Es gilt deshalb, die für das positive Erleben des Alterns notwendige soziale Kompetenz zu stützen und – etwa nach einem Schlaganfall – so weit wie irgendmöglich wiederherzustellen.

Traditionelle Rollenerwartungen dagegen betonen die Defizite des alternden Menschen. Sie unterstützen ihn zwar, engen aber faktisch seinen Verhaltensradius immer weiter ein, so dass soziale (wie auch körperlich-motorische) Fähigkeiten zunehmend verloren gehen. Folge ist eine Beschleunigung des Alterungsprozesses. Auch die heute viele Alte belastende Vereinsamung hat den gleichen Effekt: Besonders kommunikative und soziale Fähigkeiten werden nicht mehr in Anspruch genommen, verkümmern und gehen schließlich verloren.

In diesem Sinn kann in Analogie zum biologischen Altern vom **sozialen Altern** gesprochen werden, wobei darunter insbesondere der Verlust psychophysischer Lebenskräfte und damit sozialer Aktionsmöglichkeiten zu verstehen ist.

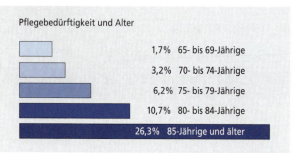

Abb. 23.4: Die Pflegebedürftigkeit im Alter ist stark altersabhängig. Vor allem die über 80-Jährigen sind pflegebedürftig – 10,7% der Menschen zwischen 80 und 84 und 26,3% der über 85-Jährigen gegenüber nur 1,7% der 65–70-Jährigen. Entsprechend sind Heimbewohner bei Aufnahme in Altenpflegeeinrichtungen typischerweise 80-jährig und älter.

> Eine ungünstige soziale Umgebung führt zum vorzeitigen Abbau psychophysischer Lebenskräfte, beschleunigt also den Alterungsprozess und damit den Bedarf an pflegerischer Hilfe.

23.1.6 Wie erlebt der Einzelne das Älterwerden?

So verschieden die Menschen sind, so individuell erleben sie ihren „Ruhestand". Dennoch gibt es gemeinsame Problemfelder:

Krise Berentung

Wenn Abschied vom Berufsleben genommen wird, dominiert nach außen hin Erleichterung und Stolz auf das Erreichte und Vorfreude auf das Kommende. Tatsächlich aber entpuppt sich dieser Wendepunkt im Leben sehr oft innerhalb weniger Monate als Lebenskrise: Jahrzehntelang war der Alltag wie auch der Jahreszyklus klar strukturiert und damit – selbst wenn der Beruf als Last empfunden wurde – auch sinnerfüllt. Von diesem „Taktgeber" und „Sinnstifter" gilt es Abschied zu nehmen. Der Betroffene muss von heute auf morgen seinen Tagesablauf selbst gestalten. Aber nicht nur für den Rentner selbst, sondern auch für dessen Partner ist die Umstellung häufig eine Belastung. Die meisten Ehefrauen klagen darüber, dass sie sich ihre Zeit nicht mehr selbst einteilen können und fühlen sich vom Ehemann eher kontrolliert und bei der Hausarbeit gestört als entlastet. Viele Paare beginnen sich unerträglich auf die Nerven zu gehen (wozu die Beobachtung passt, dass die deutsche Scheidungsrate im Bereich zwischen 20 und 40 Ehejahren besonders rasch wächst).

> ✓ Die **Berentung** stellt eine existenzielle Krise des Neurentners wie auch seiner Partnerschaft dar. Ihre erfolgreiche Bewältigung ist Voraussetzung für ein positiv erlebtes Alter.

Krise Tod des Partners

Noch eingreifender ist für viele der Tod des Ehepartners. Der Hinterbliebene fühlt sich wie gelähmt, leer und sinnlos. In dieser Situation verstärken sich tatsächlich und/oder subjektiv viele Gesundheitsprobleme (wie Studien gezeigt haben, ist tatsächlich die Sterberate frisch verwitweter Frauen über 2–3 Jahre erhöht). Aber es gelingt vielen Witwen und Witwern nach einer gewissen Trauerzeit ($\frac{1}{2}$–2 Jahre), zu einem neuen Lebensrhythmus zu finden, indem sie sich neuen Lebensinhalten zuwenden. So kann eine Seniorensportgruppe positive Körpererfahrungen (wieder-)bringen. Noch wichtiger ist ein (neu geknüpftes) Netz sozialer Kontakte, wo sich die Hinterbliebenen in ihrem Selbst bestätigt finden.

Krise Krankheit

Je nach Konstitution und innerer Einstellung verlagert sich der Fokus vieler Rentner häufig unbewusst immer mehr auf den Gesundheitszustand. Dadurch ballen sich im Extremfall tatsächliche und subjektiv wahrgenommene Beschwerdebilder zu einem kaum entwirrbaren Knäuel pflegerisch-medizinischer Hilfsbedürftigkeit zusammen. Hinzu treten die sich häufenden Gesundheitsprobleme infolge des Alterungsprozesses bis hin zur *Multimorbidität* (Leiden an mehreren Erkrankungen gleichzeitig).

Ein anderer Lebenssinn als die Bewältigung des gefährdeten Gesundheitszustandes (des eigenen wie unter Umständen auch desjenigen des Partners) und als die völlige Fixierung des Alltags auf das Management der Krankheiten scheint nicht mehr zu existieren. Solchen Menschen begegnet man im Krankenhaus nicht selten – sie sind kooperative Patienten, nur wollen sie (unbewusst) gar nicht gesund werden, weil kein anderer Lebensinhalt als die eigene Krankheit mehr existiert.

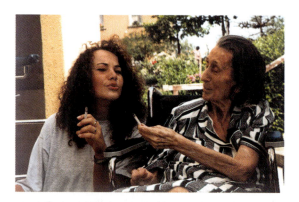

Abb. 23.5: Sinn in ihrem Leben zu behalten fällt Älteren auch dann leichter, wenn sie die Nähe zu Enkeln und Urenkel erleben können. [N 341]

> Nach heutiger Kenntnis ist das „Sinnfinden" im Alter oder – anders ausgedrückt – die erfolgreiche Anpassung an die veränderten Lebensbedingungen im Alter weniger stark von den tatsächlichen Problemen wie Rentenhöhe, Krankheiten oder Einsamkeit, als vielmehr von der **Bewertung** der Lebenssituation durch das Individuum abhängig. „Sinnstiften" bedeutet demnach, dem alten Menschen sein Leben „bewerten zu helfen": ein oft auch als **Biographiearbeit** bezeichneter *aktiver* Prozess, bei dem das Individuum seine Chancen und Problemlösungsmöglichkeiten erkennt und wahrnimmt.

23.2 Die Veränderungen der Organsysteme im Alter

23.2.1 Herz-Kreislauf-System

Bereits ab dem 30. Lebensjahr verändert sich der Aufbau der Gefäßwände – die Elastizität der Gefäße nimmt ab, und im Mikroskop finden sich *arteriosklerotische Veränderungen* (☞ 16.1.2). Folge ist unter anderem, dass der Blutdruck im Alter sowohl zu einer diastolischen als auch zu einer systolischen Erhöhung tendiert. Die Kreislaufreflexe, z.B. beim Aufstehen aus dem Liegen, sind beim älteren Menschen durch die unelastisch gewordenen Gefäße verlangsamt. Reaktionen des vegetativen Nervensystems sind verzögert und schwanken mehr als beim jüngeren. Dies erklärt den häufigen Blutdruckabfall älterer Menschen beim Aufrichten oder längerem Stehen (*orthostatische Dysregulation* genannt). Weiter lässt auch die Leistungsfähigkeit des Herzens nach. Die Kraft des Herzmuskels, Schlagvolumen und Herz-Minuten-Volumen sinken stufenweise ab. In Belastungssituationen kann die Einschränkung des Herzschlagvolumens oft nur über eine Frequenzsteigerung aufgefangen werden.

23.2.2 Die Atmungsorgane

Die Elastizität der Lunge nimmt mit zunehmendem Alter allmählich ab, was zu einer mäßigen Überblähung der Lunge, dem sog. „*Alters-Lungenemphysem*" führt. Alle wichtigen Parameter der *Lungenfunktion* (☞ 17.10) verschlechtern sich deutlich (die *Vitalkapazität* – ☞ Abb. 17.18 – z.B. um 44%). Auch das Flimmerepithel der Atemwege, das der Selbstreinigung dient, vermindert sich, und die Brustkorbbeweglichkeit und damit die Atembewegungen sind eingeschränkt. Bedingt durch die enorme Leistungsreserve des Lungenorgans, fühlen sich aber nur ältere Menschen mit Lungenschädigungen, z.B. infolge chronischen Rauchens, im Alltag eingeschränkt.

	sinkt um…	daraus resultierende medizinische Probleme
Gehirngewicht	44%	sinkende Gedächtnisleistung
Gehirndurchblutung	20%	geringere Reserve, z.B. bei medizinischen Eingriffen (OP)
Nervenleitungsgeschwindigkeit	10%	Herabsetzung der Reaktionsgeschwindigkeit (relevant beim Autofahren)
Anzahl der Geschmacksknospen	65%	Unlust am Essen („alles schmeckt fade")
maximaler Pulsschlag / **Herzschlagvolumen in Ruhe**	25% / 30%	geringere körperliche Leistung
Nierenfiltrationsleistung / **Nierendurchblutung**	31% / 50%	langsamere Ausscheidung von Medikamenten
Maximale Sauerstoff-Aufnahme des Blutes / **maximale Ventilationsrate**	60% / 47%	geringere Leistungsfähigkeit, z.B. in Höhenlagen
Vitalkapazität	44%	Einschränkung z.B. der OP-Fähigkeit möglich
Mineralgehalt der Knochen • Frauen • Männer	30% 15%	Osteoporose mit Gefahr pathologischer Frakturen
Muskelmasse / **maximale körperliche Dauerleistung**	30% / 30%	geringere körperliche Leistungskraft, z.B. reduzierte Handmuskelkraft; höhere Verletzungsanfälligkeit der Muskulatur
Grundstoffwechsel	16%	Übergewicht bei nicht angepasster Ernährung
Gesamtkörperwasser	18%	gehäufte Probleme im Wasserhaushalt
Fähigkeit zur pH-Regulation	80%	höhere Risiken bei medizinischen Eingriffen

Tab. 23.6: Übersicht über die Abnahme von Organfunktionen zwischen dem 30. und dem 75. Lebensjahr (Prozentwerte nach Sloane, 1992). Kennzeichnend ist nicht nur der zahlenmäßige Funktionsverlust vieler Organe, sondern auch die generelle Abnahme der Anpassungsfähigkeit der einzelnen Organsysteme mit steigendem Alter.

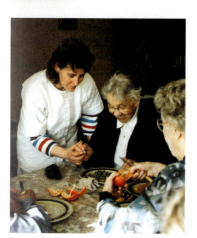

Abb. 23.7: Aufgrund des anderen Nährstoff- und Vitaminbedarfs des älteren Menschen bilden frisches Obst und Gemüse besonders wertvolle Bausteine der Ernährung. Besonders sinnvoll ist es, wenn die Betroffenen im Rahmen der aktivierenden Pflege selbst bei der Zubereitung helfen. [N 340]

23.2.3 Bewegungsapparat

Vom 20.–70. Lebensjahr schrumpfen Frauen und in geringerem Umfang auch Männer um bis zu 5 cm in der Länge, v.a. durch Zusammenrücken der Wirbelkörper infolge einer Schrumpfung der Bandscheiben.

Knochen

Mit zunehmendem Alter werden die Knochen (besonders der Wirbelsäule und Hüfte) instabiler und durch Mineralverlust poröser (*Osteoporose* ☞ 7.1.3). Frauen sind aufgrund der starken Abnahme der Geschlechtshormone nach den Wechseljahren stärker von der Osteoporose betroffen als Männer. Bewegungsmangel und unzureichende *Kalziumzufuhr* (☞ 18.10.6) in der Ernährung in den Jahrzehnten vor dem Ruhestand verstärken den Knochenabbau im Alter.

Gelenke

Auch die Knorpelschicht der Gelenke wird dünner und weniger elastisch. Sie verliert ihre Glattheit an Stellen höchster Belastung, und viele ältere Menschen leiden unter einer *Arthrose* (am häufigsten im Hüftgelenk = *Coxarthrose*).

Muskulatur

Die Muskelmasse eines Erwachsenen vermindert sich jährlich um ca. 0,5%. Die geschwundenen Muskeln werden dabei in der Regel durch Fett ersetzt. Der Kraftverlust betrifft nicht einheitlich die gesamte Muskulatur, sondern es lässt z.B. besonders die Muskelkraft der Dorsalflexoren der Füße (Fußheber-Muskeln) stark nach. Dies begünstigt das *Stolpern* über die Fußspitze.

23.2.4 Verdauungssystem und Leber

Im Vordergrund stehen der häufig paradontosebedingte *Zahnverlust* und die damit verbundene Einschränkung der Kaufunktion. Teil- und Vollprothesen können die *Kauleistung* oft weitgehend wieder gewährleisten. Allerdings bilden sich die Kiefer, und hier insbesondere die *Zahnfortsätze* (☞ 18.2.2), nach Entfernung der eigenen Zähne weiter zurück, so dass sich Prothesen allmählich lockern und häufig nach Jahren erneuert werden müssen. Beim älteren Menschen verändert sich die Schleimhautbeschaffenheit und verringert sich die Beweglichkeit von Speiseröhre, Magen und Darm. Diese Veränderungen bereiten in der Regel aber keine Beschwerden. Die Leistungsfähigkeit von Leber und Bauchspeicheldrüse nimmt durch Atrophie (Schwund des Funktionsgewebes) ab, was sich in einer verminderten Toleranz gegenüber Alkohol, einem verzögerten Abbau in der Leber verstoffwechselter Substanzen (insbesondere Medikamente!) und einem erhöhten Blutzucker zeigen kann. Auch die Darmflora verändert sich mit einem Rückgang der typischen *Bifidusflora* (unter Sauerstoffabschluss wachsende Stäbchenbakterien), was einer der Gründe für die *Verstopfungsneigung* bei Älteren darstellt.

Nährstoffbedarf

Beim über Siebzigjährigen ist der Kalorienbedarf auf rund 70% des Kalorienbedarfes beim Zwanzigjährigen vermindert. Da aber der Bedarf an Eiweiß unverändert bleibt, muss die Zufuhr an Kohlenhydraten und Fetten im Alter um 40–50% absinken! Viele ältere Menschen berücksichtigen dies oft intuitiv. Einige, und hier insbesondere allein stehende Männer, ernähren sich aber einseitig, so dass der Bedarf an Nährstoffen nicht gedeckt und gleichzeitig Übergewicht begünstigt wird. Da auch der Vitamin- und Mineralstoffbedarf (insbesondere der Bedarf an Kalzium) nicht sinkt, muss die Nahrung sorgfältiger zusammengestellt werden, am besten als eiweißreiche, fettarme Mischkost. Reichlich Ballaststoffe beugen der im Alter häufigen *Obstipation* (Verstopfung) vor, Milch und Milchprodukte decken den relativ hohen Kalziumbedarf. Mit Kochsalz sollte wegen der Gefahr eines Bluthochdrucks eher gespart werden.

Wasserbedarf

Der ältere Mensch empfindet Durst meist nicht mehr so stark wie der jüngere. Er selbst bzw. seine Betreuer müssen daher auf eine ausreichende tägliche Trinkmenge von 1,5–2 l achten (Ausnahme: der Arzt verordnet z.B. bei Herzinsuffizienz eine Trinkmengenbeschränkung). Eine zu geringe Flüssigkeitszufuhr kann nicht nur eine *Obstipation* (Verstopfung), sondern durch eine *Austrocknung (Exsikkose)* auch eine *Hyponatriämie* (Natriummangel ☞ 19.8.1) mit akutem Verwirrtheitszustand hervorrufen.

23.2.5 Nieren und ableitende Harnwege

Auch die Leistung der Nieren nimmt mit zunehmendem Alter ab. So sinkt die Zahl der *Nierenkörperchen* (Nephrone ☞ 19.1.4) zwischen dem 30. und 70. Lebensjahr um 35%. Bei der *Harnblase* nimmt mit zunehmendem Alter der Tonus (die Blasenmuskelspannung) zu und ihr Fassungsvermögen ab. Dies macht sich zuerst nachts bemerkbar. Mitbedingt durch die nachlassende Herzfunktion und einer Vergrößerung der Prostata bei Männern (☞ 23.2.6) kommt es bei zwei Dritteln der über 65-Jährigen zum nächtlichen Auf-die-Toilette-müssen *(Nykturie)*, wobei in der Hälfte der Fälle die *Drangzeit* (Zeit, in der der Harn gehalten werden kann) verkürzt ist und 30% zumindest zeitweise *Inkontinenzbeschwerden* haben (☞ 19.5.4).

> Die Altersveränderungen der Nieren müssen bei der Pharmakotherapie berücksichtigt werden, da viele Medikamente *renal* (über die Niere) ausgeschieden werden: Weil die Ausscheidungsleistung stark nachlässt, kann es bei „normaler" Dosierung zur Arzneimittelanreicherung und Vergiftung kommen.

23.2.6 Hormonsystem

Die Alterungsvorgänge des Hormonsystems verlaufen beim Mann unmerklich langsam, bei der Frau dagegen durch das *Klimakterium* (☞ 20.2.2) einschneidend: Während der Wechseljahre und nach der Menopause (d.h. der letzten Regelblutung) sinkt der Spiegel an weiblichen Geschlechtshormonen deutlich ab. Dies führt nicht nur zum Erlöschen der Fruchtbarkeit und zu den typischen „Wechseljahresbeschwerden", sondern auch zu Veränderungen an den Genitalorganen, z.B. einem Dünnerwerden und Austrocknen der Scheidenschleimhaut. Beim Mann bleibt die Testosteronkonzentration (☞ 20.1.3) bis zum 90. Lebensjahr in etwa konstant, und er ist meist bis ins hohe Alter zeugungsfähig. Änderungen im Testosteronabbau und ein zunehmender Gehalt weiblicher Geschlechtshormone sind aber verantwortlich für die Entstehung der *Prostatahyperplasie*, die 70% der 70-jährigen Männer betrifft. Die Altersveränderungen der übrigen hormonellen Funktionen sind meist nicht klinisch bedeutsam.

23.2.7 Sexuelle Funktion

Die Fähigkeit zum Geschlechtsverkehr (Koitus) bleibt beiden Geschlechtern erhalten. Der sexuelle Reaktionszyklus (☞ 20.4) verändert sich jedoch:

- Beim Mann lässt die Erektionsfähigkeit nach dem 50. Lebensjahr deutlich nach. Die Erektion erfordert intensivere Stimulation, woraus sich Versagensängste entwickeln können. Nach dem Orgasmuserlebnis erfolgt die Rückbildung viel rascher, und die *Refraktionszeit* (Pause bis zur nächsten möglichen Erektion) steigt auf 12 – 24 Stunden. Subjektiv lässt gleichzeitig das Bedürfnis zur Ejakulation und zum Orgasmus nach.
- Bei der Frau über 50 verzögert sich die Scheidenbefeuchtung in der Erregungsphase. Die Orgasmusphase ist in der Regel ebenfalls kürzer, und die Rückbildung der sexuellen Erregung erfolgt rascher.

Insbesondere Erkrankungen des Bewegungsapparates (z.B. Hüftarthrose ☞ 23.2.3) können den Geschlechtsverkehr schmerzhaft oder unmöglich machen.

> ✓ Vor allem solche Menschen (bzw. Paare), die in jüngeren Jahren ein aktives Sexualleben hatten, setzen dies auch im hohen Alter fort. Für beide Geschlechter gilt aber, dass der Geschlechtsakt mehr Zeit und Stimulation erfordert und die Intervalle größer werden.

Auffallend ist, dass nach dem Verlust des Partners besonders Männer sich um einen neuen Sexualpartner bemühen, während Frauen dies nur selten tun. Dagegen masturbieren mehr ältere Frauen (ca. 40%) als Männer.

In Untersuchungen zeigt sich, dass viele Ältere ihr eigenes Sexualleben im Alter negativ bewerten. Diese Unzufriedenheit scheint sowohl durch den Partnermangel als auch durch die Situation in Altenheimen und

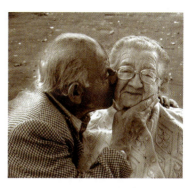

Abb. 23.8: Liebe in der Öffentlichkeit zwischen Älteren ist für viele immer noch ein Tabuthema. [J 520-228]

Pflegeeinrichtungen verursacht, die fast alle Möglichkeiten zur sexuellen Aktivität vorenthalten.

23.2.8 Immunsystem

Sowohl die *humorale* als auch die *zelluläre Immunität* (☞ 6.1) lassen beim älteren Menschen nach. So sinkt die Zahl der T-Lymphozyten um 25%. Folge ist eine erhöhte Infektgefährdung z.B. der Atemwege. Diskutiert wird auch, ob die Alterung des Immunsystems für den Anstieg der Tumorerkrankungen bei älteren Menschen (mit-)verantwortlich ist, da Tumorzellen nun weniger energisch von der Körperabwehr bekämpft werden.

23.2.9 Sinnesorgane

Sehen

Bei fast allen Menschen beginnt zwischen dem 45. und dem 50. Lebensjahr die *Altersweitsichtigkeit (Presbyopie* ☞ 12.6.4). Die Eigenelastizität der Augenlinse nimmt ab. Die Betroffenen können nahe Gegenstände nur noch unscharf sehen und brauchen im Nahbereich eine *Lesebrille*. Außerdem reagieren die Pupillen langsamer auf einen Wechsel der Lichtverhältnisse und können sich insgesamt nicht mehr so weit öffnen. Verschärft durch den Funktionsverlust außen liegender Netzhautanteile bereitet das Sehen im Dunkeln und insbesondere z.B. das Hineinfahren

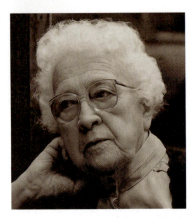

Abb. 23.9: Frau mit typischen Alterungszeichen von Haut und Haaren: Hautfalten durch den Elastizitätsverlust und die Abnahme des Wassergehaltes der Haut sowie schneeweißes, dünnes Haar. [O 161]

in einen (dunklen) Tunnel dem älteren Menschen Schwierigkeiten. Gleichzeitig leidet er unter einer erhöhten Blendempfindlichkeit.

Hören

Auch der teilweise Verlust der Hörfähigkeit, v.a. im oberen Frequenzbereich, scheint eine unvermeidliche Konsequenz des Alterns zu sein. Oberhalb von 4000 Hz (also im oberen Sektor des Sprachbereichs von 250–4000 Hz) sinkt das Hörvermögen nach dem 30. Lebensjahr alle 10 Jahre etwa um 10 dB (Dezibel). Typisch ist, dass der ältere Mensch zunächst das Klingeln des Telefons „überhört" und erst in späteren Stadien das Sprachverständnis – v.a. bei Nebengeräuschen – spürbar leidet (**Presbyakusis**, *Altersschwerhörigkeit* ☞ 12.7.3).

Geschmack und Geruch

Bis zum 70. Lebensjahr büßt der Mensch etwa zwei Drittel seiner Geschmacksknospen ein, und auch der Geruchssinn lässt nach. Dies erklärt, weshalb sich viele alte Menschen über den angeblich „faden" Geschmack ihres Essens beklagen.

Weitere Sinnesleistungen

Die Abnahme weiterer Sinnesleistungen wirft in erheblichem Maß auch medizinische Probleme auf:

- Abnahme der *Durstperzeption* (*Perzeption* = Wahrnehmung)
- Abnahme der *Temperaturwahrnehmung* (☞ 23.2.11)
- Abnahme der *Schmerzwahrnehmung*
- Abnahme der *Propriozeption* (Tiefenempfindung im Bewegungsapparat), wodurch die Balancefähigkeit etwa beim Überwinden kleiner Hindernisse am Boden leidet.

23.2.10 Haut und Haare

Der Farbverlust der Haare wird zwar oftmals bereits recht früh sichtbar, ist aber medizinisch nicht von Bedeutung.

Bei der Haut bilden sich als erste Alterszeichen durch die Abnahme des Wassergehaltes und den Elastizitätsverlust sog. *Krähenfüße* um die Augen und *Lachfalten* um die Mundwinkel. Die Haut wird schlaffer. Das Unterhautfettgewebe schwindet, und durch eine nachlassende Talgdrüsenaktivität wird die Haut trockener (*Sebostase* ☞ 9.4.2). Viele ältere Menschen berichten auch über eine größere Verletzlichkeit der Haut bei gleichzeitig verlangsamter Wundheilung.

Typisch für das höhere Alter sind auch bräunliche „*Altersflecken*", die sich v.a. an Händen, Unterarmen und Unterschenkeln bilden und durch unregelmäßige Pigmentproduktion bedingt sind.

23.2.11 Regulation der Körpertemperatur

Die Fähigkeit zur Regulation der Körpertemperatur lässt bei älteren Menschen nach, über 65-Jährige können (teils ohne Kältegefühl) auf unter 35,5°C Körperkerntemperatur abkühlen. Viele Ältere frieren deshalb häufig, manche haben aber auch ein eingeschränktes Kälteempfinden.

Daher ist darauf zu achten, dass Ältere z.B. bei Spaziergängen angemessen bekleidet sind. Angehörige von älteren Alleinstehenden sollten gelegentlich die Wohnungstemperatur kontrollieren, da Studien ergeben haben, dass eine latente – dem Betroffenen nicht bewusste – Unterkühlung bei allein lebenden älteren Menschen häufig auftritt.

> Die verminderte Temperaturwahrnehmung und -regulation hat Konsequenzen für den Pflegealltag:
> - Zum Training der Anpassungsfähigkeit an wechselnde Temperaturen sind regelmäßige „Temperaturreize" wie etwa *Wechselduschen* an Beinen oder Armen sinnvoll.
> - Vorsicht ist im Umgang mit künstlichen Wärmequellen (z.B. Heizkissen) geboten, da es aufgrund des herabgesetzten Temperaturempfindens bei älteren Menschen leichter zu Verbrennungen kommt.

23.3 Die Veränderungen der zentralnervösen und psychischen Funktionen im Alter

23.3.1 Alterung des Gehirns

Die Zahl der Nervenzellen im Gehirn nimmt während des ganzen Lebens ab, doch dieser Schwund erklärt nicht den Abfall *messbarer* intellektueller Leistungen, der bei geistig Untrainierten ab dem 40. und bei geistig Trainierten spätestens ab dem 70. Lebensjahr festzustellen ist. Von diesem Abfall sind die Gedächtnisleistungen, die Konzentrationsfähigkeit und die Schreibgeschwindigkeit sowie viele weitere schwer messbare Gehirnleistungen betroffen. Viel mehr als die Zahl der Nervenzellen sind für diesen Leistungsschwund die vielfältigen feingeweblichen Veränderungen maßgeblich. So stellten Wissenschaftler

- eine relativ starke Abnahme von *Ganglienzellen* und *Astrozyten* (☞ 10.2.2),

- eine Einlagerung eines „Alterspigments", des *Lipofuszins*,
- eine Verschmälerung der Hirnwindungen,
- bindegewebige Verdickungen der *Hirnhäute* (☞ 11.12) sowie
- eine Abnahme der *Transmitterausschüttung* (☞ 10.4.3) fest.

23.3.2 Kognitive Funktionen

Nach dem heutigen Kenntnisstand lassen sich bei den *kognitiven* Funktionen (*Kognition* = Sammelbegriff für Wahrnehmung, Denken, Erkennen und Erinnern) zwei Gruppen bilden, die sich im Alter unterschiedlich verändern:

- Die erste Gruppe, *„kristallisierte Funktionen"* genannt, beinhaltet bildungs- und übungsabhängige Leistungen wie z.B. Wortverständnis und Sprachflüssigkeit. Sie nehmen mit biologischem Alter kaum ab und sind durch Aktivität und Training sogar noch steigerbar.
- Die zweite Gruppe, *„flüssige Funktionen"* genannt, umfasst die abstrakten, inhaltsübergreifenden Grundfunktionen. Zu ihnen gehören das (rasche) Entscheiden in unübersichtlicher Situation, die (mühelose) Gedächtnisbildung und (schnelle) Orientierung in neuen Umgebungen, Leistungen, die von einer flexiblen und raschen Informationsverarbeitung abhängen. Diese Funktionen nehmen im Alter, vor allem in ihrer Geschwindigkeit, kontinuierlich ab. Subjektiv wird vor allem die nachlassende Gedächtnisbildung beklagt (insbesondere das längerfristige Behalten, weniger das Sekundengedächtnis).

> Die *Verlangsamung* aller informationsverarbeitenden Prozesse im Alter hat Auswirkung auf die Pflege: in allen Verständnis- und Anleitungssituationen muss die Informationsmenge pro Zeiteinheit angemessen reduziert werden (was aber viele ältere Patienten aus Stolz nie von sich aus erbitten).

23.3.3 Veränderungen der Emotionalität

Mit *Emotionalität* werden einerseits kurzfristige Gefühle wie Ärger oder Freude und andererseits längerfristige Stimmungen und Eigenschaften wie Wohlbefinden und Lebenszufriedenheit bezeichnet. Obwohl angenommen werden könnte, dass Alte wesentlich häufiger traurig oder depressiv, unzufrieden oder missmutig sind, konnte dies in Untersuchungen nicht eindeutig bestätigt werden. Allenfalls lässt sich eine geringere „Auslenkung" emotionaler Reaktionen im Alter nachweisen (also keine Schwankungen zwischen himmelhoch jauchzend – zu Tode betrübt innerhalb weniger Minuten). Und Ärger, Aggressivität und Gereiztheit nehmen im Alter häufig sogar ab.

> ✓ Für die **Emotionalität**, also den Gefühlshaushalt des älteren Menschen, sind Faktoren wie Gesundheit, Aktivitätsniveau und sozialer Status von größerer Bedeutung als das chronologische Alter.

Veränderungen der Persönlichkeit

Die **Persönlichkeitsmerkmale** („Charaktereigenschaften") eines Menschen ändern sich, folgt man Untersuchungen, bis ins hohe Alter kaum, allenfalls verstärken sich die das Individuum auszeichnenden Charaktereigenschaften im Alter mehr oder weniger. *Eine* klare Tendenz gibt es allerdings – für den Bereich der Extroversion/Introversion findet sich eine Zunahme der *Introversion* (sich abschirmen, zögerndes abwartendes Verhalten) und einer Abnahme der *Extroversion* (offenes, entgegenkommendes Verhalten).

23.3.4 Veränderungen im Schlafverhalten

Schlafforscher gehen von einem stark veränderten Schlafverhalten im Alter aus:

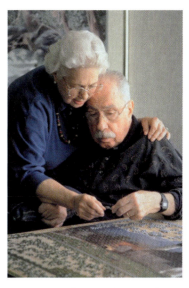

Abb. 23.10: Große Puzzles bieten nicht nur einen unterhaltsamen und gemeinschaftsstiftenden Zeitvertreib, sondern sind auch ausgezeichnetes Gehirntraining.
[J 520-238]

- Die **Schlafdauer** nimmt *leicht* ab: 6–7 Stunden reichen, im Einzelfall schwankt dies aber von 4–10 Stunden.
- Die **Schlafqualität** nimmt relativ *stark* ab, insbesondere sind die Tiefschlafphasen (tiefster *Non-REM-Schlaf* ☞ 11.4.6) verkürzt oder verschwinden, während kurze Aufwachperioden (*micro arousals* genannt) zunehmen und der Schlaf leichter störbar wird (z.B. durch Lärm, emotionale Spannungen oder Hustenreiz).
- Parallel zum kürzeren und fragmentierteren (wörtlich: bruchstückhafteren) Nachtschlaf kommt es tagsüber zu kurzen Einschlafphasen.

Medizinisches Problem Schlafstörung

> 30% der über 60-Jährigen klagen über *Schlafstörungen*, zum einen über **Einschlaf- und Durchschlafstörungen**, zum anderen über Zustände ausgeprägter **Tagesschläfrigkeit**. Beide Formen treten bei Schlafstörungen im Alter meist zusammen auf.

Der ältere Mensch

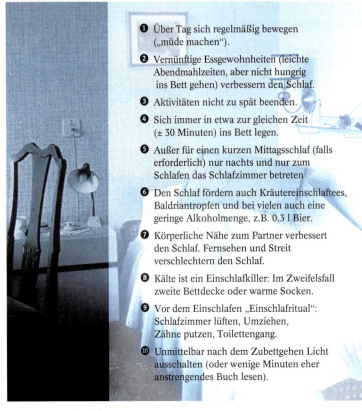

❶ Über Tag sich regelmäßig bewegen („müde machen").

❷ Vernünftige Essgewohnheiten (leichte Abendmahlzeiten, aber nicht hungrig ins Bett gehen) verbessern den Schlaf.

❸ Aktivitäten nicht zu spät beenden.

❹ Sich immer in etwa zur gleichen Zeit (± 30 Minuten) ins Bett legen.

❺ Außer für einen kurzen Mittagsschlaf (falls erforderlich) nur nachts und nur zum Schlafen das Schlafzimmer betreten

❻ Den Schlaf fördern auch Kräutereinschlaftees, Baldriantropfen und bei vielen auch eine geringe Alkoholmenge, z.B. 0,3 l Bier.

❼ Körperliche Nähe zum Partner verbessert den Schlaf. Fernsehen und Streit verschlechtern den Schlaf.

❽ Kälte ist ein Einschlafkiller: Im Zweifelsfall zweite Bettdecke oder warme Socken.

❾ Vor dem Einschlafen „Einschlafritual": Schlafzimmer lüften, Umziehen, Zähne putzen, Toilettengang.

❿ Unmittelbar nach dem Zubettgehen Licht ausschalten (oder wenige Minuten eher anstrengendes Buch lesen).

Abb. 23.11: Die zehn Prinzipien gesunder Schlafhygiene. [N 326]

Vor dem Griff zur Schlaftablette (Hypnotikum, Tranquilizer) muss ausgeschlossen werden, dass nicht andere Faktoren, z.B. Schmerz oder Lärm, aber auch seelische Belastungen wie etwa Einsamkeit den Schlaf rauben. Paradoxerweise hilft manchmal auch eine abendliche Tasse Kaffee, die einen zu niedrigen Blutdruck erhöht und so die Gehirndurchblutung verbessert. Medikamente sollten erst zuallerletzt und möglichst kurzzeitig bei einem definierten Anlass (z.B. vor OP oder nach Tod eines Angehörigen) eingesetzt werden, da die Gefahr der Gewöhnung und das Risiko nächtlicher Stürze durch nebenwirkungsbedingte Kreislaufstörungen (etwa beim Toilettengang) hoch sind und ein „Nachhängen" *(hang-over)* bis in den Folgetag hinein häufig ist.

Diese Maximen der modernen Geriatrie haben allerdings nicht viel mit der Wirklichkeit gemein: 25% der privaten oder selbst versorgten Alten und 90% der stationär gepflegten Alten erhalten eine Schlafmedikation, am häufigsten davon *Benzodiazepine* (z.B. Valium®, Adumbran®) oder *Benzodiazepinanaloga* (z.B. Stilnox®, Ximovan®).

Besser als Tabletten: Schlafhygiene

Sinnvoller als die Gabe langfristig nur fraglich zweckdienlicher schlaffördernder Medikamente ist es, den Lebensrhythmus mit dem Ziel eines besseren Schlafes zu überprüfen. Die Schlafforschung hat dabei Regeln vernünftiger **Schlafhygiene** formuliert (☞ Abb. 23.11), die zum Teil auch im Krankenhaus umzusetzen sind. Und nicht zuletzt: Nicht jedes gestörte Schlafempfinden entspricht tatsächlich einer Schlafstörung – diese muss erst einmal objektiviert werden.

23.4 Häufige gesundheitliche Probleme älterer Menschen

23.4.1 Immobilität

Viele ältere Menschen leiden unter *Bewegungseinschränkungen* bis hin zur *Bettlägrigkeit*. Ursachen sind aber nicht nur die schon erwähnten verschleiß- und altersbedingten Veränderungen des Bewegungsapparates:

- Viele Alte nehmen eine vornübergeneigte, ungünstige Körperhaltung ein, die den Körperschwerpunkt nach vorne verlagert, was eine eventuell vorhandene Gangunsicherheit verstärkt.
- Neurologische Störungen der Gehirndurchblutung (z.B. nach einem Schlaganfall) sowie Gangunsicherheiten und durch arteriosklerotische Gefäßverengungen bedingte Minderdurchblutung der Beine schränken die Beweglichkeit ein.
- Schwere Herz- und Lungenerkrankungen vermindern die allgemeine Belastbarkeit.
- Sehbehinderungen, auch ungeeignete Brillen, erschweren die Orientierung im Raum und führen zu einer erhöhten Gefährdung.

Folgeprobleme der Immobilität

Jede länger dauernde Immobilität beeinträchtigt stark das körperliche und seelische Befinden des Patienten. Viele Patienten leiden folglich unter *Obstipation* (Verstopfung ☞ 18.8.5) oder einem *Dekubitus* (durchgelegene Hautpartien ☞ 9.3.3). Die psychischen Reaktionen der Patienten reichen von aggressivem Verhalten gegenüber sich selbst und anderen (Pflegenden!) bis zu Passivität und einem Rückzug in kindliche Verhaltensmuster. Sehr häufig sind depressive Verstimmungen, die ihrerseits wieder die Immobilität verstärken.

23.4.2 Stürze

Mit der Immobilität einher gehen oft wiederholte *Stürze*, die – abgesehen von den Verletzungsfolgen – die Unsicherheit und Immobilität des Patienten weiter verstärken und häufig die Einweisung in ein Krankenhaus oder den Umzug in ein Altenheim begründen.

Zu Stürzen führen – abgesehen von den bereits erwähnten Ursachen einer Immobilität – außerdem Schwindel (☞ 23.4.3), plötzliche sekundendauernde Bewusstseinsverluste (*Synkopen* genannt), Blutdruckregulationsstörungen und der Wechsel in eine ungewohnte Umgebung.

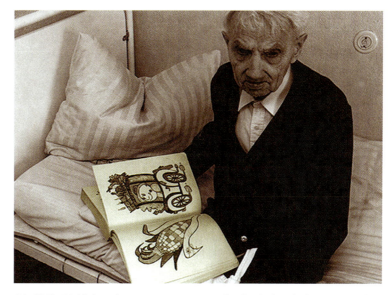

Abb. 23.12: 84-jähriger dementer Mann. Demenzkranke sind stark der Vergangenheit verhaftet, da sie die Gegenwart weitgehend orientierungslos und passiv erleben (müssen). Kinderbücher können helfen, verschüttete Erinnerungen in die Gegenwart zurückzuholen. Dies bietet Anknüpfungspunkte für Gespräche und aktivierende Maßnahmen. [K 303]

> **Stürze** sind oft folgenschwer bzw. repräsentieren einen schlechten Allgemeinzustand: von jenen älteren Patienten, die zu Hause stürzen und ins Krankenhaus aufgenommen werden müssen, versterben 50% innerhalb von 12 Monaten, und von jenen, die vom Heim aus ins Krankenhaus verlegt werden, ist die Hälfte bereits nach 6 Monaten verstorben.

23.4.3 Schwindel

Ein sehr häufiges Problem des älteren Menschen ist der Schwindel. Der Betroffene fühlt sich „taumelig" und muss sich überall festhalten. Bei stärkerem Schwindel stürzt der Patient bereits bei geringsten Anlässen.

> Im **Schwindelanfall** ist die Orientierung im Raum akut gestört, der Betroffene nimmt Bewegungen seines Körpers und der Umwelt wahr, die in Wirklichkeit gar nicht vorhanden sind. Die Sturzgefahr ist erhöht, und oft treten begleitend Übelkeit und Erbrechen auf. Häufige Schwindelanfälle gefährden den Betroffenen durch Immobilität. Daher sollte Schwindel stets diagnostisch abgeklärt werden.

23.4.4 Akute Verwirrtheit

Als **Verwirrtheit** bezeichnet man eine Bewusstseinsstörung mit *Desorientiertheit* (Störung des normalen Raum- und Zeitempfindens), *Denkstörungen* (z.B. verlangsamtes Denken, Wahnvorstellungen) und *Gedächtnisstörungen*.

Setzt eine Verwirrtheit *plötzlich* ein, so spricht man von **akuter Verwirrtheit** (*akuter Verwirrtheitszustand*, *Delirium*, oft auch *akutes Psychosyndrom* genannt). Sie dauert oft nur Stunden oder Tage an und wird meist durch ein Zusammenspiel mehrerer ungünstiger Faktoren hervorgerufen. Hier sind zu nennen:

- Medizinische Ursachen wie Hormonstörungen oder innere Austrocknung durch zu geringes Trinken (häufig äußerlich nicht erkennbar)
- Quälende Schmerzen
- Medikamentennebenwirkungen
- Soziale Ursachen wie z.B. ein Ortswechsel (Umzug in ein Altersheim oder Einweisung in ein Krankenhaus), Verlust enger Bezugspersonen (z.B. Tod des Partners) oder Stress jeglicher Art.

Die Ursache lässt sich im Regelfall im Krankenhaus mit Hilfe körperlicher und technischer Untersuchungen herausfinden. Werden sie beseitigt, verschwinden die akuten Störungen oft ebenso. Allerdings beruht ein großer Teil der akuten Verwirrtheitszustände auf der Verstärkung einer bisher maskierten (latenten) Demenz.

23.4.5 Chronische Verwirrtheit und Demenz

Eine **chronische Verwirrtheit** nimmt über Monate oder Jahre allmählich zu.

> Von seltenen anderen Ursachen abgesehen, haben die Patienten dann eine **Demenz**, worunter man den organisch bedingten, fortschreitenden Verlust geistiger Fähigkeiten versteht, welche vorher vorhanden waren. Die Betroffenen leiden unter Gedächtnisstörungen, Wahrnehmungsstörungen, Denkstörungen (z.B. Wahnvorstellungen), Desorientiertheit,

Demenzbedingte Änderungen ...	
... im intellektuellen und kognitiven Bereich	• Zerstreutheit • massive Störungen der Merkfähigkeit • räumliche und zeitliche Orientierungsstörungen • Probleme im sprachlichen Ausdruck
... in Stimmung und Befindlichkeit	• Interesselosigkeit • affektiver Rückzug (keine Gefühlsregungen mehr erkennbar) • Ängstlichkeit • Stimmungslabilität und Neigung zu diffuser Verstimmtheit
... im Verhalten	• Apathie • Reizbarkeit und Aggressivität
... in den körperlichen Funktionen	• Gangstörungen (kleinschrittiges Trippeln) • Stuhl- und Harninkontinenz

Tab. 23.13: Typische Symptome der Demenz.

Persönlichkeitsveränderungen und in der Folge auch körperlichem Abbau. Schwer Erkrankte erkennen nicht einmal mehr die nächsten Angehörigen, laufen rast- und scheinbar ziellos durch den Raum und zeigen ernste Störungen des *Schlaf-Wach-Rhythmus* mit Bettflüchtigkeit, nächtlichem Herumwandern und langen Schlafperioden über Tag.

Die Demenz ist eine außerordentlich häufige Erkrankung: 5% der über Sechzigjährigen und 25% der über Achtzigjährigen sind betroffen.

Die **Demenz** ist die *häufigste* Einzelursache von Pflegebedürftigkeit im Alter. Sie ist unheilbar und in ihren wesentlichen Ursachen bis heute ungeklärt. Zwar können die Hirnleistungsstörungen durch sorgfältige Behandlung und Pflege oft für eine gewisse Zeit gemildert werden, doch wird der Patient meist innerhalb einiger Jahre vollkommen von der Fürsorge anderer abhängig und verstirbt dann innerhalb weniger Jahre.

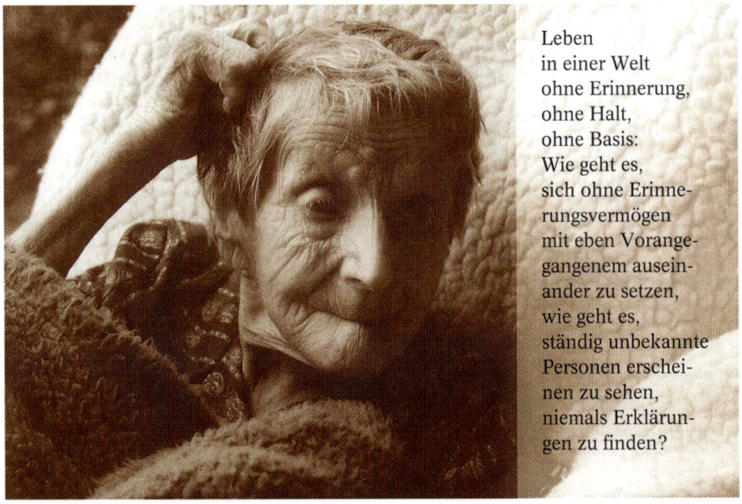

23.5 Schlussbetrachtung: Altern, Sterben und Sinn

Die heutige Medizin und die moderne Krankenpflege – beide haben sich als Ziel die Auslöschung von Krankheit, Behinderung und Schmerz auf die Fahnen geschrieben. Doch bei der Frage, welchen *Sinn* das Altern und das damit einhergehende Leiden im Leben der Menschen haben könnte, stoßen sie an ihre Grenze: Man kann Krankheiten nicht einerseits mit aller Macht bekämpfen und dann, wenn man scheitert, plötzlich sinnvoll finden.

Die Frage nach der Bedeutung des Alterns wurde und wird aber auch anders beantwortet: Nicht nur Philosophen sprechen davon, dass Altern Wandlungs- und Reifungsprozesse in Gang setzt und unterstützt. Auch die Religionen bemühen sich um die Erklärung der Sinnhaftigkeit menschlichen Leides. Die christliche Tradition ermöglicht gleichermaßen die *Annahme* von Leid und Krankheit – nicht zuletzt auch durch die Aussicht auf „ewiges Leben" – wie auch das energische *Ankämpfen* dagegen – durch das der Auftrag von Jesus erfüllt werden soll, Kranke zu heilen und Leid zu überwinden.

Früher war es als Pflegender oder Arzt relativ einfach, innerhalb dieses in Mitteleuropa allgemein akzeptierten „Erklärungssystems" von Alter, Leid und Sterben dem Patienten Orientierung und Trost zu spenden.
Heute können viele Patienten allerdings nichts mehr mit christlichen Traditionen anfangen. Andere, insbesondere ausländische, Patienten, gehören anderen Religionsgemein-

Leben
in einer Welt
ohne Erinnerung,
ohne Halt,
ohne Basis:
Wie geht es,
sich ohne Erinnerungsvermögen
mit eben Vorangegangenem auseinander zu setzen,
wie geht es,
ständig unbekannte
Personen erscheinen zu sehen,
niemals Erklärungen zu finden?

Abb. 23.14: Sich in die „Innenwelt" eines Demenzkranken hineinzuversetzen, ist nicht leicht, aber es kann helfen, seine Nöte und sein scheinbar „verrücktes", „paranoides" Verhalten zu verstehen. [N 332]

schaften an – etwa dem Islam oder Hinduismus, deren „Erklärungssystem" den Pflegenden meist fremd bleibt, so etwa die Annahme der späteren Wiedergeburt (*Reinkarnation*). Ergebnis ist eine tiefe Verunsicherung: nicht nur bei dem, der sich als Leidender sozusagen auf dem nackten Boden des modernen post-religiösen Menschen wieder findet, sondern auch für den Pflegenden, der immer wieder spüren muss, dass er trösten *soll*, dass er das Leiden erklären *soll* und dass er Hoffnung auf ein Fortbestehen nach dem Tod machen *soll*. Kein Zweifel:

 Jeder alte Mensch, jeder leidende Mensch und zu alleroberst jeder sterbende Mensch verlangt und braucht ein Miteinander seelsorgerischer und pflegerischer Krankenbetreuung.

Wichtig für dessen Gelingen ist, dass jeder Kranke spürt, dass für seine (religiösen) Wünsche auch im modernen Medizinbetrieb Platz, Zeit und Ruhe ist. Zu diesem Zweck haben sich an vielen Orten auch besondere Einrichtungen gegründet, die *Hospize*, in denen das Miteinander von Pflege und Seelsorge tragendes Grundprinzip ist. Die eigene Weltanschauung kann dabei für diesen Beistand eine Hilfe sein, wenn sie Leid *mitteilbar* erklärt. Unverzichtbar ist jedoch, dass man sich im Gespräch immer bemüht, das Weltverständnis des anderen zu erfahren:

 Sinn kann nicht von außen übergestülpt werden.

Antworten und Trost, die der andere akzeptieren kann, werden sich vielleicht am ehesten mit ihm zusammen in seiner eigenen Lebensgeschichte und seinem Glauben entdecken lassen.

Wiederholungsfragen

1. Welche Kriterien kennzeichnen Alterungsvorgänge, egal ob bei Mensch oder Tier? (☞ 23.1.1)

2. Wie verändert sich derzeit die Altersstruktur in den Industriestaaten? (☞ 23.1.3)

3. Welcher Zusammenhang besteht zwischen sozialem Altern und Pflegebedürftigkeit? (☞ 23.1.5)

4. Welche Lebenskrisen muss der Älterwerdende erfolgreich durchlaufen, um auch das Alter als positiven Teil des Lebens begreifen zu können? (☞ 23.1.6)

5. Wie verändern sich Herzkreislaufsystem und Bewegungsapparat im Alter? (☞ 23.2.1 ff)

6. Wie muss die Ernährung des älteren Menschen aussehen? (☞ 23.2.4)

7. Welche Konsequenzen ergeben sich aus der Verlangsamung aller informationsverarbeitenden Prozesse im Alter? (☞ 23.3.2)

8. Welche Grundprobleme zwingen ältere Menschen so häufig zur Bettlägerigkeit? (☞ 23.4.1)

9. Welche Symptome kennzeichnen die Demenz? (☞ 23.4.5)

10. Was macht die Pflege Dementer so schwierig? (☞ 23.4.5)

A

A (Adenin) 26
AB0-System 220
Abdomen 5
Abduktion 99
Abdukton (Hüftgelenk) 126–127
Abnabelung 369
Abscheidungsthrombus 228
Abstillen 375–376
Abwehr
  Down-Regulation 75
  Faktoren 67
  humorale 66
  Organe 66
  spezifische 66, 70
  -system 4, 65–80
  -system, Gedächtnisfunktion 70
  unspezifische 66, 68
  zelluläre 66
ACE-Hemmer 250
Acetabulum 124
Acetessigsäure 26
Aceton 26
Acetylcholin 93, 153
  -esterase 93
  -esterasehemmer 153
Acetyl-Coenzym A 21
Acetylsalicylsäure 253
Achillessehne 127, 133
  Reflex 172
Achondroplasie 48
Achsel
  -arterie 261
  -lymphknoten 225
  -vene 262
acquired immune deficiency syndrome s. AIDS
ACTH (adrenokortikotropes Hormon) 199, 203, 208
Adamsapfel 277
Adaptation 188
  Schmerz 184
Adduktion 99
Adduktion (Hüftgelenk) 126–127
Adduktorenkanal 128
Adenin 26
Adenosin
  -Diphosphat 27
  -Triphosphat 18, 21, 27
Aderhaut 187
Adhaesio interthalamica 157
Adipositas 320
Adiuretin 162, 199, 203, 334, 339
Adoleszenz 371
ADP 27
Adrenalin 209
Äquatorialebene 41
After 309
  -hebermuskel 125
  -schließmuskel 125

Agglutination 219
Agglutinin 220
Agonist 90
AIDS 76
Akkommodation 187
Akne 141
Akromioklavikulargelenk 114
Akromion 113
Aktin 34, 92
  -filament 92
Aktionspotential 149–150
Aktivimmunisierung 76
Albinismus 139
Albumin 216, 313
Aldosteron 209, 334–335
Alkalimetall 14
Alkalität 19
Alkalose 20, 342
  metabolische 343
  respiratorische 344
Alkohol 315
Allel 46
Allergien 78
Alles-oder-Nichts-Prinzip 94, 149, 248
Alopezie 141
Alpha-Amylase 304, 307
Altern 379–383
  soziales 381
Alter(s)
  biologisches/biographisches 381
  -flecken 3846
  -involution (Thymus) 227
  -lungenemphysem 383
  Organveränderungen 383–386
  -schwerhörigkeit 194, 386
  -weitsichtigkeit 189, 385
Alterungstheorie, molekulare 380
Aluminium 325
Alveolarfortsatz (Kiefer) 294
Alveolarzellen 282
Alveole 279, 284
Amboss 191–192
Aminogruppe 24
Aminosäuren 24–25
  Abkömmlinge 199200
  essentielle 25
  glykogene 26
  nicht-essentielle 25
  Verkettung 25
Ammoniak 313
Ammonshorn 162
Amnion
  -flüssigkeit 363
  -höhle 362
Amniozentese 52, 366
Amphiarthrose 88
Ampulla
  recti 309
  tubae 351
Ampulle (Ohr) 195
a-Amylase s. Alpha-Amylase
Amylose 21
anabol 18, 90
Anabolismus 4, 314

Anämie 217–219, 285
  Blutungs- 219
  hämolytische 219
  perniziöse 300
Analgetikum 184
Anaphase 40–42
Androgene 209, 348
Angina
  pectoris 250
  tonsillaris 276
Angiotensin I 335
Angiotensinogen 335
anorganische Verbindung 19
Ansatz (Muskulatur) 90
Ansatzrohr 278
Anschlussheilbehandlung (AHB) 253
Anspannungsphase (Herz) 240
Antagonist 90
anterior (Richtungsbezeichnung) 6–7, 98
Anteversion (Bein) 125
Antiarrhythmikum 246
Anticodon 39
Anti-D-Antikörper 220
Antidiabetikum, orales 317
Antigen 66
  -Antikörper-Reaktion 74
  D 220
  -Erkennungsmoleküle 70
  -gedächtnis 66
  -präsentierende Zelle (APZ) 69, 74, 223
Antihormone 200
Antikoagulation 231
Antikörper 70, 72
  Auto- 79
  monoklonale 73
  polyklonale 73
Antimon 325
Antiphlogistika, nichtsteroidale (NSA) 184
Antrum pyloricum 298
Anulus fibrosus 110
Anurie 334
Anus 125, 309
Aorta 234, 238, 260
Aorten-
  -bifurkation 234
  -bogen 260
  -enge, Ösophagus 295
  -klappe 236, 240
aortokoronarer Venenbypass (ACVB) 255
apallisches Syndrom 164
Apathie 164
Apex (Lunge) 280
Aponeurose 113
Aponeurosis plantaris 135
apoplektischer Insult 178
Appendektomie 309
Appendix 309
Appendizitis 309
APZ (Antigen-präsentierende Zellen) 69, 74
Aquädukt 177
Arachidonsäure 23
Arachnoidea 175

Arcus
  costalis 111
  vertebrae 108
Arm 116
  -arterie 260
  -beuger 118
  -geflecht 170
Arteria(-ae)
  axillaris 261
  basilaris 177–178
  brachialis 261
  carotis 234
  carotis communis dextra/sinistra 260
  carotis externa 260
  carotis interna 177–178, 260
  centralis retinae 188
  cerebri anterior 177–178
  cerebri media 177–178
  cerebri posterior 177–178
  communicans anterior/posterior 177
  coronaria dextra 251
  coronaria sinistra 251
  femoralis 113, 262
  gastrica sinistra 261, 293
  gastroduodenalis 293
  hepatica 293, 311
  iliaca 234
  iliaca communis 261
  iliaca externa 261
  iliaca interna 261
  lienalis 226–228, 257, 261
  mesenterica inferior 192, 261, 293
  mesenterica superior 261, 288
  peronea 262
  poplitea 262
  profunda penis 348
  pulmonalis dextra/sinistra 236, 263
  radialis 261
  rectalis superior 305
  renalis 261, 293, 330
  subclavia dextra/sinistra 260
  testicularis 347
  tibialis anterior/posterior 262
  ulnaris 261
  umbilicalis 362
  vertebralis 177–178, 260–261
Arterie(n) 256
  Bauchraum 292
  hirnversorgende 177
Arteriole 256–257
Arteriosklerose 23, 239, 257
Artikulation 278
Ascorbinsäure 323
Asphyxie 287
Aspiration 278, 326
Aspirin® 253
Assoziationsfelder 158
Assoziationsgebiete 160–161

Register

Asthma
  -anfall 280
  bronchiale 79, 280
Astrozyt 147
Atelektase 280
Atem
  -gymnastik 281
  -hilfsmuskulatur 112, 283
  -kontrolle, mechanisch-reflektorische 287
  -mechanik 283–284
  -minutenvolumen 286
  -muskulatur 112
  -stillstand 287
  -stimulierende Einreibung 288
  -trainer 281
  -volumina 286
  -zeitvolumen 286
  -zentrum 287
Atlantoaxialgelenk 105
Atlas 105
Atmung 284
Atmung(s)
  im Alter 383
  -antrieb 288
  -kette 21
  Kontrolle über Blutgase 287
  Steuerung 286–288
  -system 3, 273
Atom 1, 12
  -bindung 16
  -symbol 14
Atopiker 79
ATP 18, 21, 27
atrioventrikulärer Block 245
Atrio-Ventrikular... s. AV
Atrium (Herz) 235
  dextrum 237–238
  sinistrum 238
Audiometrie 194
Auerbach-Plexus 301
Aufbauphase (Menstruationszyklus) 354–355
Aufspaltungsregel 46
Augapfel 186
Auge(n) 186
  -brauen 189
  -haut 187
  -höhlennerv 166
  -kammer 187
  -lid 189
  -muskel 189
  -muskelnerv 166
  optischer Apparat 188
  -ringmuskel 103, 105
  Schutzeinrichtungen 189
  -wimper 190
Ausatmung 284
Auskultation (Herz) 240–241
Außen-
  -band (Kniegelenk) 130–131
  -knöchel 132
  -meniskus (Kniegelenk) 130–131
  -rotation 99

Austreibungsphase
  Geburt 368
  Herz 240
Auswurf 278
Autoantikörper 79
Autoimmunerkrankung 79
Autosom 32, 46, 51
AV-
  -Block 245
  -Block Typ Mobitz/Typ Weckebach 245
  -Dissoziation 245
  -Klappe 235
  -Knoten 243
  -Dissoziation 245
Axis 105
Axon 64, 93, 146–147
A-Zellen, Pankreas 303
Azidität 19
Azidose 20, 342
  metabolische 343
  respiratorische 343

B

Bahn (Gehirn) 149
Bakterien, Abwehr 75
Balken 158, 161–162
Ballaststoff 325, 336
Ballondilatation 252
Band 86, 88
Bandscheibe(n) 110
  -vorfall 110
Basal-
  -ganglion 161
  -membran 56
  -platte 362
  -temperatur 270
  -zellen 138, 185
Basalis 352
Basedow-Syndrom 80
Basen 19
  -paarungsprinzip 39
  -sequenz 26
  -triplett 39
Bauch 5
  -aorta 261
  -atmung 284
  -fell 5, 291
  Gefäßversorgung 292–293
  -hautreflex 172
  -muskel 113
  -presse 113, 284, 310
  -speicheldrüse 211, 303–304
  -wand 113
  -wandmuskulatur 112
Baufett 60
Baustoffwechsel 4, 27
Becherzelle 58
Becken 5, 124
  -ausgang 124
  -boden 125
  -bodengymnastik 125

  -eingang 124
  großes 124
  -gürtel 5, 124
  kleines 5, 124
  knöchernes 124
  -ring 124
  Unterschiede weiblich/männlich 124
  -vene 263
Bedside-Test 221
Befruchtung 357, 360–361
Bein
  -muskulatur 127
  -vene 263
Beischlaf 346
Berentung 382
Berührung(s)
  -empfinden 182
  -rezeptor 182
Beta-Carotin 321
Betäubungsmittelverschreibungsverordnung (BtMVV) 184
Betahydroxybuttersäure 26
Betriebsstoffwechsel 27
Bettpneumonie 100, 281
Beuger
  Arm 118
  Handgelenk 121
  Hüftgelenk 126
  Kniegelenk 131
Bewegung(s)
  im Alter 384
  -apparat 3, 97–132, 134–136
  -richtung 99
  -sinn 185
Bewusstsein 162
BGA (Blutgasanalyse) 287
B-Gedächtniszelle 69, 72
Bikarbonat 285
  -Puffer 342
Bilirubin 218, 304
Biliverdin 304
Bindegewebe 59
  Zellen 59
Bindegewebsknochen 84
Bindehaut 191
Bindung(s)
  chemische 15
  -form 15
  Ionen- 15
  kovalente 16
  -kräfte 15
Biokatalysator 24
Biorhythmus 165
Biotin 323
Bitter-Rezeptor 186
Bizeps 118
  -sehnenreflex 172
BKS 224
Bläschen(-transport) 38
Blase(n)
  s.a. Harnblase
  -galle 304
  -sprung 367
Blastozysten 360
  -höhle 360, 362

Blattsehnenmuskel 126
Blei 325
Blinddarm 290, 308–309
  -entzündung 309
Blinder Fleck 188
Blut 214–217
  -armut 217–219, 285
  Aufgaben 214–215
  -bank 221
  -bildung 215
  Differential- 223
  -druck 265
  diastolischer/systolischer 265
  -druckmessung 266
  -druckregulation 266–267
  -gasanalyse 287
  -gerinnung 227–232
  -gruppen 219
  -Hirn-Schranke 148
  -hochdruck 267–268
  Kohlendioxidtransport 285
  -kreislauf, foetaler 363–364
  -Liquor-Schranke 177
  -Luft-Schranke 284
  -mauserung 218
  -pfropfbildung 230–231, 259
  -pH 342
  -plättchen 215, 228
  -plasma 214
  -produkte 220–221
  Sauerstofftransport 285
  -serum 214
  -stillung 227
  -strömung 263
  -system 214
  -transfusion 220–221
  -verteilung 265
  -verteilung, Regulation 265
  -viskosität 264
  -zuckerspiegel 316
Bluterkrankheit 48
Blutkörperchen 215
  rote 215, 217
  -senkungsgeschwindigkeit 224
  weiße 68, 215, 222–224
Blutung(s)
  -anämie 219
  -zeit 228
Blutversorgung
  Kind 362
  Leber 311
B-Lymphozyt 67, 69, 223
BMI (Body-Mass-Index) 320
Bobath-Konzept bei Schlaganfall 178
Body-Mass-Index (BMI) 320
Bogengang 193
Botenstoff 198
Bowman-Kapsel 330
Brachioradialissehnenreflex 172
Bradykardie 262
Bradykinin 265
Brenztraubensäure 21
Bries 227

Broca
  (Normalgewicht) 320
  -Sprachzentrum 160
Brom 325
Bronchial-
  -arterie 284
  -baum 279
  -karzinom 280
Bronchien 279
Bronchio-arterielle Einheit 280
Bronchiole 279
Bronchopneumonie 280
Brücke (Gehirn) 157, 163
Brunner-Drüsen 302
Brust 5
  -aorta 261
  -atmung 284
  -bein 111
  -entzündung 369
  -fell 282
  -höhle 5
  -korb 111
  -krebs 356
  -kyphose 107
  männliche 356
  -muskel 111, 283
  -muskel, kleiner 115
  -segment, Rückenmark 168
  Selbstuntersuchung 356
  -wandableitung (EKG) 244–245
  -warze 356
  weibliche 355–356
  -wirbelsäule 108
BSG 224
Bürstensaum 57, 302
Bulbus
  Haar 139
  oculi 186
  olfactorius 177, 185
Bursa
  infrapatellaris 129, 1312
  omentalis 292
  praepatellaris 129, 131
  suprapatellaris 129, 131
  synovialis 88
  trochanterica 126
BWS 107
B-Zellen 69, 72
  Pankreas 303

C

C (Cytosin) 26
Cadmium 325
Caecum 290, 308–309
Calcaneus 133
cAMP (cyklisches Adenosinmonophosphat) 200
Canalis
  inguinalis 113
  sacralis 109
Capitulum humeri 117–118

Capsula interna 161
Caput
  femoris 129
  humeri 118
  radii 115, 118
  tibiae 131
  ulnae 115, 118
Caput
  fibulae 132
  humeri 116
Carboanhydrase 285
Carboxylgruppe 24
Carboxypeptidase 304
Carpus 120
Carrierperoteine 31
Carrierproteine 31
Cauda equina 169
caudal (Richtungsbezeichnung) 98
Cavitas
  glenoidalis 115–116
  thoracis 5
Cavum uteri 351
CD4-Molekül 71
Cellulae ethmoidales 275
Cerebellum 158, 167, 177
Cerumen 141, 192
Chemorezeptor 182, 185, 287
Chemotaxis 67
Chiasma(ta) 44
  opticum 177
Chlor 12–13, 324
Chloridhaushalt 342
Cholecystokinin-Pankreozymin 305, 211
Cholekalciferol 207
Cholelithiasis 306
Cholesterin 23, 304, 319
Chondrozyt 61
Chorioidea 187
Chorion 361
  -gonadotropin, humanes (HCG) 353, 361
  -höhle 363
  -platte 362
  -zotten 361–362
  -zottenbiopsie 366
Chrom 13, 325
Chromatide 33, 40
Chromatin 32
Chromosom(en) 32, 40, 46
  -aberration 50
    numerische 50
    strukturelle 51
  -deletion 51
  -duplikation 52
  homologe 43
  Inversion 51
  -paare 32
  -satz 32, 43, 46
    tetraploider 50
    triploider 50
  -translokation 52
  -verdopplung 33
Chronotropie 250
Chylomikron 307
Chylus 302
Chymotrypsin 304

Chymus 301
Ciclosporin A 80
Circulus arteriosus (cerebri)
  Willisii 177–178
Cisterna chyli 227, 293
CK (Cholecystokinin-Pankreozymin) 211, 305
Clavicula 111, 113
Cobalamin 322
Cochlea 192
Code, genetischer 39
Codon 39
Coenzym 24, 323
Colitis ulcerosa 80
Collum
  anatomicum 116, 118
  femoris 129–130
Columna vertebralis 107
Compliance 279
Computertomographie,
  craniale (CCT) 154
Concha(e) 274
  nasalis 100, 103
Condylus 87
  (Femur) 130
Cor 234
Corpus
  amygdaloideum 161–162
  callosum 158, 161
  cavernosum penis 349–350
  ciliare 187
  femoris 129
  humeri 116, 118
  luteum 351–352
  pineale 204
  spongiosum 349–350
  sterni 112
  striatum 161
  tibiae 131
  uteri 351
  vertebrae 108
  vitreum 189
Cortex renalis 329
Corticotropin-Releasinghormon (CRH) 202, 208
Corti-Organ 193
Costae
  spuriae 111
  verae 111
Cowper-Drüsen 346
cranial (Richtungsbezeichnung) 98
Creme 144
C-reaktives Protein 224
CRH (Corticotropin-Releasinghormon) 202, 208
Crista(-ae) 34, 86
  iliaca 124
Crossing over 44, 50
CRP (C-reaktives Protein) 224
Crusta 57
Cumarinderivat 231
Cupula 195
Curare 153
Cuticula 142
Cutis 138
Cytosin 26
C-Zellen 204

D

Damm
  -muskel 125
  -schutz 368
Darm
  -atonie, postoperative 281
  -bewegung, Autonomie 303
Darmbein 124
  -kamm 124
  -lendenmuskel 126
  -muskel 126
  -schaufel 124
  -schlagader 234
  -stachel, hinterer oberer/unterer 124
  -stachel, vorderer oberer/unterer 124
Dauerschmerz 184
Daumen
  -muskel 123
  -wurzelgelenk 89, 115
Deckepithelien 56
Deckknochen 84
Defäkation 310
Defibrillation 247
Dehnungsrezeptor 182
Dehydratation 334, 340
  hyper-/hypotone 341
Dekubitus 129, 140
  -prophylaxe 140
  -prophylaxe, Schlaganfall 179
Delirium 389
Deltamuskel 117
Demenz 158, 389–390
Dendrit 64, 146
Dens (Axis) 105
Dentin 294
Depolarisation 150
Desaminierung 26
Descensus testis 347
Desoxyribonukleinsäure 26
Desoxyribose 26, 39
Detrusor vesicae 338
dexter (Richtungsbezeichnung) 6–7, 98
Dezibel (dB) 194
Deziliter (Maßeinheit) 8
Diabetes mellitus 303, 316–318
  Koma 317
  Spätsyndrom 318
  Typ I 313, 316
  Typ II 317
Diät 319
Diaphragma 112
Diaphyse 82
Diarthrose 88
Diastole 240
Diastolikum 241
Dickdarm 308
  -gekröse 308
  -krypte 308

Peritonealüberzug 3089
-schleimhaut 308
Differentialblutbild 223–224
Differenzierung
  funktionelle 30
  Organismus 4
Diffusion(s) 34, 284
  erleichterte 36
  Kohlendioxid 36
  -kräfte 149
  Sauerstoff 36
Digitalispräparate 250
Diktyosom 33
DIP 120
Dipeptid 25
diploid (Chromosomensatz) 43
Disaccharid 20–21
Discus(-i)/Diskus 88–89
  intervertebrales 110
Dissoziation 19
distal (Richtungsbezeichnung) 6–7, 98
DNA 2, 26, 38
  Replikation 40
  Triplett 39
Dominanz 44
Dopamin 153
Doppelbindung, chemische 17
Dornfortsatz 108
dorsal (Richtungsbezeichnung) 6–7, 98
Dorsalextension 133
Dorsum sellae 103
Dottersack 362
Down-Syndrom 50
Drehbewegung 195
Dreiecksbein (Handwurzelknochen) 120
Dreifachbindung, chemische 17
Drillingsnerv 166
Dromotropie 250
Drosselvene 262
Druck 9
  -differenz 38
  -diurese 267
  hydrostatischer 37–38, 258
  kolloidosmotischer 38, 216, 258
  osmotischer 37
Drüse(n) 58
  apokrine 58
  endokrine 58, 198
  -epithel 56, 58
  exokrine 8, 55
  gemischte 58
  holokrine 58
  merokrine 58
  muköse 58
  seröse 58
Ductus
  arteriosus Botalli 364
  choledochus 305, 312
  cysticus 305, 312
  deferens 346–347
  epididymidis 347, 349
  hepaticus 305, 312
  pancreaticus 303

  pancreaticus accessorius 303
  parotideus 296
  submandibularis 296
  thoracicus 225, 293, 307
Dünndarm 301
  Abschnitte 301
  Bewegung 303
  lymphatische Gewebe 302
  -saft 302
  -schleimhaut 302
  -verschluss 303
  -wand 301
Duftdrüse 142
Duodenum 301
Dura mater 175
Durasepten 175
Durchflussregulation, lokale 265
Durchflussregulation, myogene 265
Durchschlafstörung 165
Durstzentrum 162

E

E 605® (Parathion) 153
Eckzahn 293
Edelgas 14
  -konfiguration 14
Edwards-Syndrom 51
EEG (Elektroenzephalographie) 154
Effektor 171
Ei-
  -gelenk 89
  -häute 362–363
  -leiter 350–351
  -leitertrichter 351
  -sprung 351
  -zellbildung 43, 350
Eichel 346–347
Eierstock 350–351
Eigen-
  -bluttransfusion 218
  -reflex 172
Einatmung 284
Eingeweide-
  -nerv 167
  -reflexe 172
  -schlagader 261
  -schlagader, obere 292
  -schlagader, untere 293
  -schmerz 184
Einnistung (befruchtete Eizelle) 361
Einreibung, atemstimulierende 288
Einschlafstörung 165
Einthoven-Ableitung (EKG) 245
Einzelgenmutation 52
Eisen 13, 218, 325
  -mangel 325

-verwertungsstörung 219
Eiter 222
Eiweiß 24, 38, 306
  s.a. Protein(e)
  -denaturierung 25
  -elektrophorese 216
  -resorption 306
  -spaltung 304
  -synthese 38
  -verdauung 306
Ejakulation 348, 358
EK (Erythrozytenkonzentrat) 220
EKG 243–245
  Herzinfarkt 253
Ektoderm 361
Ekzem
  atopisxches 137
  endogenes 79
elektrische Ladung 31
elektrisches Potential 149
Elektrodenplazierung 244
Elektroenzephalographie (EEG) 154
Elektrokardiogramm s. EKG
Elektrolyt
  -haushalt 340–342
  -konzentration 37
  -lösung 16
Elektronegativität 15
Elektron(en) 12, 27
  -empfänger 16
  -hülle 12
  -mikroskopie der Zelle 31
  -paar 16
  -paarbindung 16
  -schale 13
  -spender 16
  -übergang 16
Elektroneurographie (ENG) 154
Element, chemisches 12
Elle(n) 118
  -bogengelenk 117
  -Hakenfortsatz 117
  -köpfchen 117–118
  -nerv 170
  -schlagader 261
  -venen 262
Ellipsoidgelenk 89
Embolie 230–231
  Lungen- 231
  Thrombo- 230
Embolus 231
Embryo 360
  -blast 360
  Entwickung 361
  Ernährung 361
  -pathie 365
  Röteln 77
Emotionalität im Alter 387
Empfängnis 357, 360
Enddarm 308
Endköpfchen, präsynaptisches 147
Endokard 238
Endolymphe 193
Endometrium 351

Endomysium 91
endoplasmatisches Retikulum 33
Endorphine 153
Endozytose 38
Endphalanx (Finger) 120
Energie
  -bedarf 314
  -bereitstellung 18
  chemische 20
  -gehalt (Nährstoffe) 314–315
  -gewinnung 21
  -reserve 22
ENG (Elektroneurographie) 154
enterohepatischer Kreislauf 305
Entgiftungsorgan (Leber) 312
Entoderm 361
Entspannungsphase, Herz 240
Entwicklung(s)
  Geschichte 52
  Kinder 376–378
  -störungen 365
  vorgeburtliche 360
Enzym 24
Eosinophilie 222, 224
Epicondylus 87, 117–118
  lateralis 117
  medialis 117
Epidermis 138
Epididymis 346, 349
Epiduralraum 175
Epiglottis 276
Epikard 238–239
Epikondylus s. Epicondylus
Epilepsie 158
Epimysium 91
Epiphyse(n) 82, 157, 164, 204
  -fuge 86
  -linie 86
Epistaxis 275
Epithel
  -gewebe 56
  -körperchen 206
Erbgang
  dominanter 47
  intermediärer 48
  rezessiver 47
  x-chromosomaler 48
Erbgut 2, 26
Erbkrankheit 50
Erbsenbein (Handwurzelknochen) 120
Erdalkalimetall 14
Erektion 350, 358
Ernährung 314–326
  Embryo 361
  Gewohnheit 320
  parenterale 326
  Physiologie 314–326
  Säugling 374–376
Eröffnungsphase (Geburt) 367
erogene Zone 357
Erregbarkeit 4
Erregungsausbreitung
  Herz 242

kontinuierliche 151
Erregungsbildung 242
Erregungsleitung(s)
	-geschwindigkeit (Herz) 250
	saltatorische 148
	-system 242
Erregungsphase (sexueller Reaktionszyklus) 357–358
Erstgebärende 367
Erythroblast 215, 217
Erythropoese 215
	Regulation 217
	-störung 219
Erythropoetin 199, 211, 218, 335
Erythrozyt(en) 215, 217
	-konzentrat 220
	-zahl 219
Euler-Liljestrand-Reflex 285
Eustachische Röhre 192, 275
Evolution 52–54
Exozytose 33, 38
Exspiration 284
Extension 99
Extensor(en)
	-gruppe (Unterschenkel) 132
	Handgelenk 121
Extrapyramidales System 161
Extrasystolen 246
Extrazellulärflüssigkeit 35
Extremität(en)
	-ableitung (EKG) 244–245
	-bewegung 99
	obere 5, 116
	untere 5, 129
Extrinsic-System (Gerinnung) 229

F

Facies medialis (Großhirn) 157
Faeces 308
Faktor XIII (Fibrin-stabilisierender Faktor) 228
Falx
	cerebelli 175
	cerebri 175
Fascia lata 126, 128
Faser 59
Faserknorpel 62
Fazialisparese 167
Fehlgeburt, frühe 361
Felderhaut 138
Felsenbein 103
Femur 129
Fenster
	ovales 191
	rundes 191
Fersen-
	-bein 133
	-höcker 133
Fetalstadium 360

Fetopathie 365
Fett(e) 22, 307, 319, 321, 329
	-ähnliche Stoffe 22–23
	-gewebe 60
	-leber, diabetische 318
	-löslichkeit 31
	-mark 83
	pflanzliche 22
	-säure, essentielle 23
	-salbe 143
	-stoffwechsel 319–321
	-stoffwechselstörung 319
	tierische 22
	-verdauung 304, 307
	-verteilungstyp 320–321
FFP (Fresh Frozen Plasma) 220
Fibro-
	-blasten 59
	-zyten 59
Fibula 131
Fieber 271
Filtration 36
Filtration(s) 38
	-druck, effektiver 216
	-druck, glomerulärer 332–334
	-rate, glomeruläre 332–333
Finger
	-beuger, oberflächlicher 122
	-beuger, tiefer 122
	-knochen 120
	-muskulatur 121
	-strecker 122
First-pass-Effekt 312
Flexor(en), Handgelenk 121
Flexura
	coli dextra/sinistra 309
	duodenojejunalis 301
Flüssigkeit(s)
	-bilanz 339
	extrazelluläre 35
	interstitielle 35, 216
	intrazelluläre 35
	transzelluläre 35
	-umsatz 290
Fluor 13, 325
Fluoride, Karies 295
Foetalperiode 365
Foetus 364
	Blutkreislauf 363–364
	Entwicklung 363–364
	Organe 364
Follikel (Schilddrüse) 204
Folsäure 323
Foramen 82
	interventriculare 177
	obturatum 124, 129
	ovale 363
Formatio reticularis 164
Fornix 162
Fortpflanzungssystem 3
Fossa 82
	coronoidea 117
	olecrani 117
	radialis 117
Fraktur 87

-heilung 87
Frank-Starling-Mechanismus 250
Freiheitsgrade, Gelenk 89
Fremdreflex 172
Fresh Frozen Plasma (FFP) 220
Fresszellen 69
Fruchtblase 363
Fruchtwasser 363
	-untersuchung 366
Fruchtzucker 21
Früh-
	-abort 361
	-geborenes 374
Fruktose 21, 315
FSH (Follikel-stimulierendes Hormon) 203, 348, 352
Fundus 298
Funiculus spermaticus 346–347
Funktionalis 352
Furchungsteilung 360
Fuß
	diabetischer 318
	-wurzel 133
	-wurzelknochen 133

G

G (Guanin) 26
Galaktose 21, 315
Galle(n) 304
	Ausscheidung 312
	-blase 305–306
	-blasenepithel 305
	-blasengang 306, 312
	-farbstoff 304
	-gang 306, 312
	-kapillare 312
	-kolik 306
	-säure 304
	-steine 306
	-wege 305
Gamet 43
Gang, aufrechter 114
Ganglienzellen, Netzhaut 188
Ganglion 173
Gangrän, diabetische 318
Gasaustausch 284
Gastrin 211, 299
Gastrointestinaltrakt 290
Gaumen 294, 296–297
	-bein 101, 276
	harter/weicher 294, 297
	-mandel(n) 276, 297
	-segel 297
Gebärmutter 350–352
	-hals 350, 352
Gebiss 294
Gebrauchshand 123
Geburt(s) 367–369
	Austreibungsphase 368
	Eröffnungsphase 367

-gewicht 373
Nachgeburtsphase 369
Gedächtnisfunktion, Abwehrsystem 70
Gefäß(e)
	Bauchraum 261, 292–293
	Durchmesser 264
	-endothel 256
	-lumen 256
	-pol (Nierenkörperchen) 330–331
	-system, Aufbau 255
	-verkalkung 257
	Weitstellung 95
Geflechtknochen 62, 83
Geflechtschicht (Haut) 139
Gehirn
	Alterung 386
	Blutversorgung 178
	-venen 179
	-zellenschicht (Netzhaut) 188
Gehör 191
	-gang, äußerer 191–192
	-knöchelchen 192
Gelber Fleck 188
Gelbkörper 351–352
Gelbsucht 218, 306, 313
Gelenk 87–89
	Beweglichkeit 88
	-flüssigkeit 88
	-formen 88
	-fortsatz 108
	Freiheitsgrade 89
	-kapsel 88
	-knorpel 86–87
	-knorren 129
	-kopf 89
	-pfanne 89
	-spalt 89
Gen 27, 40, 45
	kodominantes 46
	-mutation 50
	-regulationsmodell 380
General-Lamelle 83
Generatorpotential 149
Genetik 45
genetischer Code 39
Genitale 346
Genotyp 45
Gerinnung(s) 227–232
	-diagnostik 232
	Extrinsic-System 229
	-faktoren 229
	Intrinsic-System 229
	-kaskade 229
	-system 227–232
Gerontogene 380
Geruchssinn 185
	im Alter 386
	Assoziationsgebiete 160
Gesäßmuskel, großer 6, 124
Geschlecht(s)
	-akt 357
	-chromosom 32, 46, 51
	-drüsen, männliche 349
	-merkmal 346
	-organe 345

Entwicklung 356
   männliche 346–348
   weibliche 350–356
   -zelle 46, 345
Geschmack(s)
   -knospe 186
   -knospe 185, 296
   -porus 186
   -qualität 186
   -sinn 185
   -sinn im Alter 386
   -zelle 186
Gesicht(s)
   -muskel 103
   -nerv 166
   -schädel 101, 103
Gestalt, menschliche 98
Gewebe 2, 55–64
   endokrines 199
   lymphatisches 224–227
Gewebs-
   -hormon 199
   -Mastzelle 222
GH-IH (Growth-Hormon-
   Inhibiting-Hormon) 203
GH-RH (Growth-Hormon-
   Releasing-Hormon) 203
Gitterfaser 59
Gitterfasern 59
Glandotropes Hormon 203
Glandula(-ae) 58
   duodenales 302
   parotis 296
   sublingualis 296
   submandibularis 296
   suprarenales 207
   thyreoidea 204
Glans penis 350
Glanzstreifen 63
Glaskörper 188–189
Glaukom 187
Gleichgewichtsorgan 195
Gleitgelenk 89
Glia-
   -narbe 148
   -zelle 147
Glied 346, 350
Glissonsche Trias 311
Globin 218
b-Globulin 216
Globuline 313
Globus pallidus 160–161
glomeruläre Filtrationsrate
   333, 3332
Glomerulonephritis 336
Glomerulum 330
Glomus caroticum 267
Glukagon 303
Glukokortikoide 80, 208–209
Glukoneogenese 22, 208, 303, 313
Glukose 21, 95, 315
   Energiegewinnung 22
Glukosidase 307
Glukosurie 316, 335
Glykogen 21–22, 95, 314
Glykogenolyse 95
Glykolyse 22

Glyzerin 23
Gn-RH 202, 352
Gold 325
Goldberger-Ableitung (EKG) 245
Golgi
   -Apparat 31, 33
   -Sehnenorgan 185
   -Vesikel 31, 33
Gonosom 32
Gonosom(en) 51
G2-Phase, Zellzyklus 42
Graafscher Follikel 351
Granula 222
Granulozyt 67, 69, 215, 222
   neutrophiler 67
Grauer Star 189
Grenzstrang 173
Grenzwerthypertonie 268
Grimmdarm 308
Großhirn 157
   graue Substanz 158
   -rindenfeld 158–159
   -sichel 175
   weiße Substanz 158
Großzehe(n) 134
   -beuger 133
   -fach 135
Grüner Star 187
Grund-
   -einheit 6
   -häutchen 56
   -phalanx (Finger) 120
   -stoff (Salbengrundlage) 143
   -substanz 59
   -umsatz 205
Guanin 26
Gyrus (Großhirn) 157
   postcentralis 158, 160
   praecentralis 158–159
G-Zelle 299

H

Haar 141
   im Alter 386
   -ausfall 141
   Bulbus 141
   -farbe 141
   -follikel 141
   Papille 141
   -schaft 141
   -wurzel 141
   -zellen 193
Häm 217, 304
Hämato-
   -krit 219
   -poese 215–216
   -poetine 216
Hämaturie 336
Hämoglobin 217
   Konzentration im Blut 219
Hämolyse 217

Hämophilie 49
hämorrhagische Diathese 230
Hämorrhoidalzone 309
Hämorrhoiden 309
Haftstiel 361
Hakenbein (Handwurzel-
   knochen) 120
Halbsehnenmuskel 126
Halbseitenlähmung 178
Halogen 14–15
Hals 5, 105
   -hautmuskel 105
   -lordose 107
   -lymphknoten 225
   -muskeln 105
   -muskeln, prävertebrale 106
   -nerv 166
   -schlagader 260
   -segment, Rückenmark 168
   -wirbel(säule) 105, 108
Haltemuskulatur 111
Hammer 191–192
Hand 120
   -gelenk 89, 120
   -muskel 121
   -skelett 120
   -wurzel 120
   -wurzelband 121
   -wurzelknochen 120
haploid (Chromosomensatz) 43
Harn
   -blase 337–338
   -blasenentleerung 338
   -blasenkatheter 338
   -blasenreflex 172
   -blasenschließmuskel 338
   -blasentraining 338
   -drang 338, 385
   -inkontinenz 125, 338
   -leiter 337
   -pol (Nierenkörperchen) 331
   Produktion 328
   -röhre 125, 337
   -röhren-Schwellkörper-muskel 125
   -säure 336
   -samenröhre 346, 350
   -sediment 336–337
   -stoff 26, 313, 335–336, 339
   -system 327–344
   -trakt 3
   -trakt im Alter 5, 384
   -vergiftung 339
Haupt-
   -gruppe (Periodensystem) 13, 15
   -lymphgang 225
   -zelle 299
Hauptbronchien 279
Haustren 308
Haut 3, 137–144
   im Alter 386
   -anhangsgebilde 141
   Aufbau 138
   Aufgaben 137
   -drüse 141

   -erkrankung, Therapie 143
   -pflege 142
   -rezeptor 182
   Säureschutzmantel 142
   -turgor 142
Havers-Kanäle 83
Hb (Hämoglobin) 219
HCG (humanes Choriongo-
   nadotropin) 353, 361
HDL 319
Helium 15
Hemiparese 178
Hemizygotie 49
Hemmsystem,
   absteigendes 183
Henle-Schleife 332
Hepar 310–313
Heparin 231
   -injektion 231
Hertz (Hz) 194
Herz 234
   -im Alter 383
   -arbeit, Steigerung 95
   -autonomie 242
   -beutel 239
   -beutelhöhle 5
   Blutversorgung 251–253
   -frequenz 249
   -geräusch 241
   -gewicht, kritisches 239
   Größe und Gewicht 234
   -hälfte 234
   -höhle 237
   -infarkt 252–253
   Innenräume 235
   -insuffizienz 250
   -kammer 235
   -klappe 235
   -klappendefekt 237
   -klappeninsuffizienz 237
   -klappenstenose 237
   -krankheit, koronare 251
   -kranzarterienstenose 251
   -kranzgefäß 251
   -Kreislauf-Stillstand 247
   -kreislaufsystem 3, 234, 255
   Lage 234
   -leistung, Regulation 249
   -massage 247
   -Minuten-Volumen 249
   -muskel (Myokard) 95, 238
   -muskelhypertrophie 238
   -nerv 250
   -ohr 237
   -rhythmusstörung 246
   -scheidewand 234
   -schrittmacher 242
   Spitze 234
   -spitzenstoß 234
   -ton 241
   -vergrößerung 250
   -wand, Aufbau 238–239
   -Zeit-Volumen 249
   -zyklus 239–241
Heschl-Querwindung 159
Heterogenie 49
heterozygot 46
Heuschnupfen 79

HGH (human growth hormone) 203
Hiatus sacralis 109
High-dose-Heparinisierung 231
Hilus (Lunge) 280
Hinterhaupt
  -bein 101, 104
  -fontanelle 102
  -lappen 158
  -loch 103
Hinterhorn 169–170
Hinterstrang 169
Hinterwurzel 170
Hippocampus 162
Hirn
  -anhangsdrüse 103, 162, 202
  -arterien 178
  -basis 178
  -haut 175
  -nerv 165
  -schädel 101, 104
  -schenkel 163
  -stamm 158, 163
  -stiele 163
  -tod 178
His-Bündel 243
Histamin 67, 78, 212, 265, 269
Hitzetod 271
Hitzschlag 271
HIV (humanes Immundefizienz-Virus) 76
Hk (Hämatokrit) 219
HLA (humanes Leukozytenantigen) 74
Hoden 346
  -abstieg 347
  -arterie 347
  -bänkchen 347
  -kanälchen 347
  -läppchen 346
  -netz 347
  -sack 346
  -vene 347
Höhenpolyglobulie 219
Hör-
  -funktion 193
  -funktion im Alter 386
  und Gleichgewichtsnerv 166
  -organ 191
  -störung 194
  -zentrum 160
Hohlfuß 135
Hohlkreuz 107
Hohlraum, pneumatisierter 82
Hohlvene 234, 262
  obere 237
  untere 237
homozygot 46
Homunkulus 159–160
Horizontalachse 6–7
Hormone
  Abbau 201
  -begriff, erweiterter 199
  -drüse 58, 198
  Funktion 198

glandotrope 203
Nebennieren- 207–209
Niere 212
Peptid- 199–200
  -regulation 202
  -rezeptor 162, 198
Schilddrüsen- 204
Sekretion 201
Sexual- 209, 348, 352–353
Steroid- 199–200
  -system 3–4, 198
  -system im Alter 385
Transportprotein 200
Verdauungstrakt 211
Hornhaut (Auge) 187
  -trübung 189
Hornschicht 138
Hospiz 391
Hüft(e)
  -bein 124
  -beinstachel 123
  -gelenk 89, 124
  -gelenkpfanne 124
  -loch 124, 129
  -muskulatur 126
Humanalbumin 220
Humerus 116
  -kopf 116, 118
  -schaft 116, 118
Hungerzentrum 162
Husten 278
  -reflex 278
HWS 108
Hybride 46
Hydrophilie 200
Hydrozephalus 178
Hymen 354
Hyper-
  -glykämie 316
  -hydratation 340–341
  -immunserum 77
  -kaliämie 341
  -kalzämie 342
  -lipidämie 319
  -lipoproteinämie 319
  -natriämie 341
  -opie 189
  -parathyreoidismus 206, 342
  -phosphatämie 342
  -polarisation 150
  -thermie 271
  -thyreose 205
  -tonie 239, 267–268
  -tonie, maligne 268
  -trophie (Herzmuskel) 238
  -ventilation 344
  -ventilationstetanie 342
Hypo-
  -kaliämie 341
  -kalzämie 341
  -natriämie 341
  -parathyreoidismus 206
  -phosphatämie 342
  -thyreose 205, 325
hypoglykämischer Schock 317
Hypophyse(n) 103, 162, 202–204

  -hinterlappen 162
  -hinterlappenhormon 202
  -stiel 162
  -vorderlappen 163, 203–204
  -vorderlappenhormon 202
Hypothalamus 161, 201–204, 270

I

ICR 111
IDDM (insulinabhängiger Diabetes) 317
Idealgewicht 320
Ig (Immunglobulin) 72
Ikterus 218, 306, 313
Ileozäkalklappe 309
Ileum 301
  terminales 309
Ileus 303
Immobilität 388
Immunabwehr 225
Immunglobuline 72
Immunisierung
  aktive 76
  passive 77
Immunität 70
Immunkomplex-Typ (allergische Reaktion) 78–79
Immunologie 65–80
Immunsuppression 80
immunsuppressive Therapie 80
Immunsystem 3–4, 65
  im Alter 385
Immuntoleranz 79
Impfungen 76
Incisura (Einsenkung) 82
inferior (Richtungsbezeichnung) 7, 99
Informationsverarbeitung (ZNS) 149
Infundibulum 162
Inhibiting-Hormone (IH) 201–202
Inhibitor (Gerinnungsfaktoren) 140, 230
Injektion(s)
  -arten 140
  intradermale 140
  intramuskuläre 140
  intravenöse 140
  subkutane (s.c.) 140, 231
  ventrogluteale 124, 128, 170
Innen-
  -band (Kniegelenk) 130
  -knöchel 131–132
  -meniskus (Kniegelenk) 130
  -ohr 191
Innere Kapsel 161
Inotropie 250
Inspiration 284

Insulin 21, 303, 315
  -mangel 315
  -pen 317
Insult, apoplektischer 178
Interferone 70
Interkostal-
  -arterie 261
  -muskel 111
  -raum 111
Interleukin 70
Interphase 40–41
Interstitium 35
Interzellularsubstanz 55, 59, 67, 83
intraperitoneal 308
Intraperitonealraum 291
Intravasalraum 35
Intrinsic
  factor 299–300, 323
  -System (Gerinnung) 229
Introitus vaginae 350, 354
Ionenbindung 15
Iris 187
Ischiasnerv 171
Isolation (Evolution) 52
Isomaltase 307
Isomaltose 307
Isthmus (Schilddrüse) 204

J

Jejunum 301
Jochbein 101, 103
  -muskel 104
Jod 13, 204, 325
Joule 314
Jungfernhäutchen 354
juxtaglomerulärer Apparat 332

K

Käseschmiere 373
Kahnbein
  (Fußwurzelknochen) 133
  (Handwurzelknochen) 120
Kalium 12–13
  -Ionen-Rückstrom 149
  -überschuss 341
Kallusbildung 86
Kalorie 314
Kaltrezeptor 183
Kalzitonin 86, 204, 207, 341
Kalzium 12–13, 86, 230, 324
  -haushalt 206, 341
  -mangel 341–342
  -überschuß 342
Kammer (Herz) 235
  -diastole 241
  -dilatation 239
  -flattern 247
  -flimmern 246–247

-schenkel 243
-septum 235
-systole 240
-zyklus 241
Kammerwasser (Auge) 187
Kammmuskel 128
Kanalproteine 31
Kapazitätsgefäß 258
Kapillarblut (BGA) 287
Kapillare 35, 216, 257–258
   Lymph- 36, 224
   Poren 216
Kapsel, innere 161
Kapuzenmuskel 115
Kardia 298
kardiogener Schock 269
kardiologische Diagnostik 241
kardiovaskuläres System 234, 255
Karies 295
   -vorsorge 295
Karotide 260
Karotin 139
Karotinoid 321
Karotisgabelung 260
Karpaltunnel 121
Karyo-
   -gramm 32, 52
   -lymphe s. Nuklear-Sol
   -plasma 32
katabole Reaktion 18
Katabolismus 4, 313
Katarakt 188
Katecholamine 209
Katzenschrei-Syndrom 51
Kau-
   -fläche 294
   -muskel 295
   -muskulatur 104
   -vorgang 295
kaudal (Richtungsbezeichnung) 6–7
Kehlkopf 276–278
   -deckel 276
   -rachen 276
Keilbein 101, 103, 276
   Fußwurzelknochen 133
   -höhle 275
Keim
   -blase 360
   -blatt 361
   -epithel 347
   -zellen 347
Keratin 138
Kerckring-Falten 302
Kern
   Atom 12
   -hülle 32, 41
   -körperchen 32
   -membran 32
   -poren 32
   roter 163
   -teilung 41
   ZNS 149
Kernspintomogramm (KST) 154
Ketoazidose, diabetische 343
Ketonkörper 26, 313, 336, 343

KHK (koronare Herzkrankheit) 251
Kieferhöhle 275
Killerzelle, natürliche 68
Kilokalorie 314
Kind(s) 371–376
   -misshandlung 371
   -pech 373
   -tod, plötzlicher 376
Kinozilie 57
Klappe(n)
   -ebene (Herz) 236
   -insuffizienz, Herz 237
   -insuffizienz, Venen 259
   -stenose (Herz) 237
   -system (Herz) 235
Kleinfinger
   -abspreizer, kurzer 123
   Strecker 123
Kleinhirn 157–158, 167, 177
   -sichel 175
   -zelt 175
Kleinkindalter 371
Kleinzehenfach 135
Klimakterium 351, 385
Klinefelter-Syndrom 51
Klitoris 125, 350, 354
Knie-
   -gelenk 130
   -gelenk beuger 131
   -gelenk strecker 131
   -kehlenschlagader 261
   -kehlenvene 263
Kniescheibe 126, 129
Knochen 62, 81–87
   -anhaftungsstelle 86
   Aufbau 82
   -bälkchen 83
   -bruch (Fraktur) 87
   -entwicklung 84
   Ernährung 83
   Feinbau 83
   -form 81
   -gewebe, Bildung 83
   Grundsubstanz 83
   -haut 82
   irreguläre 82
   -kerne 85
   -mark 83, 215
   -matrix 62
   Mineralhaushalt 86
   Oberflächenstruktur 86
   -rinde 82
   Sesambein 81
   -typ 81
   -wachstum 86
   -zelle 62, 84
Knorpel 61
   elastischer 62
   -haut 85
   hyaliner 61
Kobalt 13, 325
Kochsalz (NaCl)
   Kristallgitter 16
   -lösung 17
kodominant 46
Köpfchen (Humerus) 117
Körnerschicht (Haut) 138

Körper
   Aufbau 1
   -bau 98
   -gestalt 98
   -größe 98
   Hauptachse/-ebene 5
   -kerntemperatur 269
   -kreislauf 234, 255, 260–263
   Orientierung 6, 98
   -proportionen 98
   -schlagader, große 238
   -stamm 5, 105
   -temperatur 269
   -temperatur im Alter 386
   -wachstum 98
körperliche Arbeit 95
   Atmungsantrieb 288
Kohabitation 345
Kohlendioxid 34
   Diffusion 36
   -transport (Blut) 285
Kohlenhydrat 20, 307, 315
   -resorption 307
   -speicher 313
   -stoffwechsel 20, 313, 315
   -verdauung 307
Kohlensäure-Bikarbonat-Puffer 20
Kohlenstoff 13, 19
Kohlenwasserstoffe, polyzyklische aromatische (PAK) 300
Kohlrausch-Falte 309
Koitus 345, 357
Kollagenfaser 59
Kollagenfasern 59
Kolloid 38, 204
Kolon 308
   -Rektumkarzinom 310
Kolostrum 375
Koma, diabetisches 317
Komedonen 141
Kommissurenbahn 158
Kommunikation 4
Kompakta 82
Kompartmentsyndrom 133
Komplementsystem 68
Komplex, lytischer 69
Kondensationsreaktion 21
Konduktorin 49
Konjunktiva 191
Konsonant 278
Kontraktilität 4
Kontraktion
   Herz 239
   isometrische 90, 96
   isotonische 96
   Muskulatur 93
   peristaltische (glatte Muskulatur) 96
Kontraktur 88
Konvektion 270
Konzentration(s)
   -gefälle 36
   gelöste Stoffe 10
Konzeption 360

Kopf-
   -bein (Handwurzelknochen) 120
   -regionen 101
   -wender 105, 112, 283
Korium 138
Kornea 187
Korneozyt 138
Koronar-
   -angiographie 251
   -arterie 251
   -stenose 251
Korotkow-Töne 266
Korpus (Magen) 298
Kortikalis 82
Kortikosteron 208
Kortisol 208
Kot 308, 310
Kraftsinn 185
Krampfader 259
kranial (Richtungsbezeichnung) 6–7
Krankheit als Krise, Alter 382
Kranz-
   -arterie (Herz) 251
   -bucht 237
   -naht 102
Kreatinin 336
Kreatinphosphat 94
Kreislauf
   Abschnitte 260–263
   Arterien 260–262
   enterohepatischer 305
   großer 260
   Körper- 234
   Lungen- 234
   -system 255
   -system im Alter 383
   -zentralisation 269
Kreuzband 131
Kreuzbein 107, 109, 124
   -Darmbein-Gelenk 124
   -kanal 109
   -löcher 109
   -segmente, Rückenmark 168
Kreuzgeflecht 171
Kreuzproben (Blut) 221
Kristallgitter, Kochsalz 16
Krummdarm 301
Krypten 302
Kugelgelenk 89, 120
Kupfer 13, 325
Kupffersche Sternzelle 311
Kurzsichtigkeit 189
Kussmaul-Atmung 342
Kutschersitz 112
Kyphose 107

L

Labia majora/minora pudendi 125, 354
Labyrinth, knöchernes 192

Lachmuskel 104
Lacuna vasorum 262
Lähmung
　periphere/zentrale 174
　schlaffe/spastische 174
Länge 9
Längs-
　-achse 6
　-gewölbe (Fuß) 135
Lagerung
　bauchdeckenentlastende 113
　Bewußtlosigkeit 269
　Herzinsuffizienz 250
　Pneumonie 281
　Schlaganfall 179
　Schock 269
Lagewechsel 195
Laktase 307
Laktat 354
Laktose 21, 307
Lambdanaht 102
Lamellenknochen 62, 83
Langerhans-Inseln 211, 303
Lanugobehaarung 373
Lappenbronchien 279
Laryngopharynx 276
Larynx 276–278
Latenzzeit 93
lateral (Richtungsbezeichnung) 6–7, 98
Lautbildung 278
LDL 319
Leber 310–313
　-arterie 311
　Ausscheidung 312–313
　Entgiftung 311–313
　-pforte 311
　-sinusoid 311
　Stoffwechsel 313
　-vene 311
Lecithin 24
Lederhaut 138
　(Auge) 187
Leerdarm 301
Leiste(n)
　-band 113, 128
　-bruch 114
　-haut 138
　-kanal 113
　-lymphknoten 224–225
　-ring (innerer, äußerer) 113
Leitfähigkeit, Nerven 149
Lende(n)
　-geflecht 171
　-lordose 107
　-muskel 126
　-segment, Rückenmark 168
　-wirbelsäule 108
Lesezentrum 160
Leukämie 223
Leukopenie 223
Leukopoese 215
Leukozyt(en) 38, 67, 222–224
　-zahl 223
Leukozytose 223
Leukozyturie 336
Levatorschlitz 125

Leydig-Zwischenzellen 347
LH (luteinisierendes Hormon) 204, 348, 351–352
Liberin 202
Libido 348
Lichtmikroskopie der Zelle 30
Lid-
　-schluss, fehlender 190
　-spalte 189
Lieberkühnsche Drüse 302
Ligamentum
　carpi transversum 121
　falciforme 306, 310
　gastrolienale 227
　inguinale 113, 1258
　patellae 127, 132
　sacrospinale 128
　vocale 277
Lignin 325
Limbisches System 161
Linea
　alba 113
　aspera 130
　terminalis 5, 124
Lingua (Zunge) 296
Linksverschiebung (Differentialblutbild) 223
Linolensäure 23
Linolsäure 23
Linse(n) 186, 188
　-kern 160–161
Lipase 304
Lipide 23
Lipogenese 23
Lipolyse 23
lipophil 31
Lippen-Kiefer-Gaumenspalten 50
Liquor
　cerebrospinalis 176
　-raum 177
Lobärpneumonie 280
Lobus
　caudatus (Leber) 311
　Großhirn 158
　hepaticus 311
　quadratus (Leber) 311
Lochien 369
Lösung
　alkalische (basische) 19
　azide (saure) 19
　isotone 37
　Medikament 144
　physiologische Kochsalz 37
Lösungsmittel 19
Lokaltherapeutikum 143
Longitudinalachse 6–7
Lordose 107
Lotion 144
Low-dose-Heparinisierung 231
Luft
　-druckausgleich 192
　-moleküle 17
　-röhre 279
　-wege 274
Lumbalpunktion 177
Lumbosakralgelenk 110

Lunge(n) 280–282
　-arterie 235
　-bläschen 279, 284
　Eigenversorgung mit Blut 285
　-embolie 231
　-entzündung 280
　-fell 282
　-funktionsprüfung 286
　-hilus 280
　-kreislauf 234, 255, 263
　-schlagader 234, 238
　-segment 280
　-vene(n) 235, 263
　-volumina 286
　-wurzel 280, 282
Lunula 142
luteinisierendes Hormon (LH) 204, 348, 351–352
Luxation 88
LWS 108
Lymph-
　-bahn 224
　-drainage 225
　-gefäß 225, 293
　-kapillare 36, 224
　-knoten 226
　-ödem 225
　-system 224–227
lymphatische Organe 66
Lymphe 216, 224
Lympho-
　-blast 223
　-kine 70
　-penie 224
　-zyt 67, 70, 223
　-zytose 224
Lyse 74
Lysosom 34
Lysozym 68, 191
lytischer Komplex 69

M

Macula densa 332
Magen 298
　Abschnitte 298
　Entleerung 300
　Fassungsvermögen 298
　-geschwür 300
　-grund 298
　-karzinom 300
　-körper 298
　-mund 298
　-saft 300
　-schleim 300
　-schleimhaut 299
　-sonde 297
　-verweilzeit 300
　-wand 298–299
Magnesium 13
　-haushalt 342
Major histocompatibility complex (MHC) 74

Majortest 221
Makro-
　-angiopathie 318
　-gliazelle 148
　-molekül 18
　-phage 67–69, 223
Makula 195
Mal perforans 318
Malleolengabel 132
Malleolus 132
　lateralis 132
　medialis 132
Maltase 307
Maltose 307
Mamillarkörper 162
Mamille 355
Mamma 355
　-karzinom 356
Mandel-
　-entzündung 276
　-kern 161–162
Mangan 13, 325
Manubrium sterni 111
Marcumar® 231
Mark
　-pyramide 329
　-scheide 148
　-strahlen 329
　verlängertes 163, 287
Maßeinheit 7
Masse(n) 9
　-konzentration 10
　-zahl, chemische 12
Mastdarm 309, 346
　-reflex 172
Mastitis 369
Mastzelle 69, 78, 222
Matrix
　Haar 141
　Nagel 143
Meatus 82
Mechanorezeptor 182
medial (Richtungsbezeichnung) 6–7, 98
median (Richtungsbezeichnung) 98
Medianebene 7
Mediastinum 5, 280
Medulla
　oblongata 157, 163
　renalis 329
　spinalis 167
Megakaryoblasten 215, 228
Megakaryo-
　-blast 228
　-zyten 215, 228
Mehrgebärende 367
Meiose 43, 46
Meissner-
　-Plexus 301
　-Tastkörperchen 139, 182–183
Mekonium 373
Melanin 34, 139
Melanom, malignes 139
Melanozyten 139
Melatonin 204

Membran
  postsynaptische 152
  -potential 149
  semipermeable 37, 257
  -transportproteine 31
Membrana
  interossea 132
  obturatoria 124
  synovialis 88
  tectoria 193
Menarche 354
Mendelsche Regeln 46
Mengenelement 324
Meningen 175
Meniskus 88, 129
Menopause 351, 354
Menstruation 354
  Zyklus 353–354
Merkel-Tastscheibe 182
Merkel-Tastscheiben 138
Mesencephalon 163
Mesenterialarterie 261
Mesenterium 292
Mesoderm 361
Mesokolon 292, 308
messenger-Ribonukleinsäure (m-RNA) 39
Metabolismus 2, 314
Metacarpo-Phalangealgelenk 120
Metaphase 40–42
Metaphyse 82
Metatarsus 133–134
MHC-Moleküle 74
Mikro-
  -angiopathie 318
  -filamente 34
  -tubuli 31, 34
  -villi 31, 303, 305
Miktion 338
Milch
  -ausführungsgang 355–356
  -bläschen 355
  -brustgang 225, 293, 307
  -einschuss 369
  -ejektion 369
  -entleerung 369
  -gebiss 295
  -säure 354
  -synthese 369
  -zähne 295
  -zucker 21
Milieu, wässriges 19
Milz 218, 226
  -hilus 226
Mimik 103
Mineral
  -haushalt, Knochen 86
  -kortikoid 209
  -speicher 81
  -stoff 12, 324–325, 340
Miosis 187
Mitesser 141
Mitochondrium 2, 34
Mitose 40
  -spindel 34, 41
Mitralklappe 235

Mittel-
  -druck, arterieller 265
  -fach (Fußmuskeln) 135
  -fellraum 5, 280
  -fuß 133
  -fußknochen 133–134
  -handknochen 120
  -hirn 163
  -nerv 170
  -ohr 191
  -ohrentzündung 192
  -strahlurin 337
Mizellen 305
Mol (Maßeinheit) 10
Mol/Liter (Maßeinheit) 10
Molekül 1
Molybdän 13, 325
Mondbein (Handwurzelknochen) 120
Mongolismus s. Down-Syndrom
Monoblast 215
Monosaccharid 20–21
Monosomie 51
Monozyt(en) 60, 68–69, 215, 223–224
  -Makrophagen-System 60
Mons pubis 354
Morbus Basedow 80
Morula 360
Motoneuron 93
motorische
  Einheit 93
  Endplatte 93, 151, 153
  Rindenfelder 159–160
m-RNA (messenger-Ribonukleinsäure) 39
MSH (Melanozyten-stimulierendes Hormon) 204
Mukosa 290
Mukoviszidose 49, 52
Multimorbidität 382
Mund-
  -höhle 293
  -rachen 276
Musculus(-i)
  abductor digiti minimi 123, 135
    hallucis 135
    pollicis brevis 123
    pollicis longus 119, 123
  adductor brevis 128
    longus 128
    magnus 128, 130
    pollicis 123
  arrector pili 139
  biceps brachii 118–119
    femoris 126
  brachialis 118–119
  brachioradialis 118, 122
  buccinator 104
  bulbospongiosus 125
  deltoideus 117
  dilatator pupillae 187
  erector spinae 110
  extensor
    carpi radialis brevis 118–119, 121

    carpi radialis longus 118–119, 121
    carpi ulnaris 121
    digiti minimi 123
    digitorum 123
    digitorum longus 132–133
    hallucis longus 132
    indicis 123
    pollicis brevis 123
    pollicis longus 123
  fibularis
    brevis 133
    longus 133
  flexor
    carpi radialis 119, 121
    carpi ulnaris 119, 121
    digiti minimi brevis 135
    digitorum brevis 135
    digitorum profundus 119, 122
    digitorum superficialis 120, 122
    hallucis brevis 135
    hallucis longus 132–133
    pollicis brevis 123
    pollicis longus 123
    frontalis 104–105
    gastrocnemius 127, 131
  gemellus
    inferior 126
    superior 126
  gluteus
    maximus 125–126
    medius 127
    minimus 7, 124
  gracilis 127–128, 130
  iliacus 126, 128
  iliocostalis 110
  iliopsoas 126, 128
  infraspinatus 116
  intercostales 112
    externi 283
    interni 284
  interossei 123
    dorsales (Hand) 121, 123
    palmares 123
  ischiocavernosus 125
  latissimus dorsi 117
  levator ani 125
  levator scapulae 116–117
  longissimus 110
  longus capitis 106
  lumbricales 121, 123
  masseter 105, 295
  obliquus
    externus abdominis 113, 117
    internus abdominis 113, 117
  obturatorius internus 126
  omohyoideus 106
  opponens
    digiti minimi 135
    pollicis 123

  orbicularis
    oculi 104–105
    oris 104
  palmaris longus 120–121
  pectineus 128
  pectoralis
    major 112, 117, 283
    minor 112, 115, 283
  peronaeus brevis 127, 132–133
  peronaeus longus 132–133
  piriformis 126
  plantaris 127
  popliteus 131
  pronator
    quadratus 122
    teres 120, 122
  psoas
    major 126, 128
    minor 128
  pterygoidei 105
  pyramidalis 113
  quadriceps femoris 126
  rectus abdominis 113
  rectus femoris 126
  rhomboideus
    major 116–117
    minor 116–117
  risorius 104
  sartorius 126, 131
  scaleni 106, 112, 283
  semimembranosus 126, 131
  semispinalis 110
  semitendinosus 126, 131
  serratus
    anterior 112, 115, 117
    inferior 283
    posterior 110, 112, 283
    superior 283
  soleus 127, 132–133
  sphincter
    ani externus 125, 309
    externus/internus 338
    Oddi 304, 306
    pupillae 187
  splenius 108
  sternocleidomastoideus 105, 112, 283
  sternohyoideus 106
  sternothyroideus 106
  subclavius 113, 115
  supraspinatus 117
  temporalis 105, 295
  tensor fasciae latae 127–128
  teres
    major 117
    minor 117
  thyrohyoideus 106
  tibialis
    anterior 127, 132–133
    posterior 132–133
  transversus
    abdominis 113
    perinei profundus 125
    perinei superficialis 125

trapezius 115, 117
triceps brachii 118
triceps surae 133
vastus
 lateralis 126
 medialis 126
zygomaticus 104
Muskel 90–96
 Ansatz 90
 -arbeit 95
 -bauch 90
 -bewegung, unwillkürliche 161
 -faser, Aufbau 91–92
 -faszie 63, 91
 -gewebe 62, 96
 -hülle 91
 -kontraktion 93
 -logen (Unterschenkel) 132
 -pumpe 259
 -spindel 185
 -tonus 95
 Ursprung 90
 -zelle 62
Muskularis 290, 301
Muskulatur 90
 Atem- 112
 autochthone Rücken- 110
 Bauchwand 113
 Becken- 125
 Bein- 127
 Energielieferanten 94
 Fuß 135
 glatte 63, 96
 Hand 121
 Herz- 95
 Hüft- 125
 Hüllstruktur 91
 mimische 103
 Oberarm 117–118
 Oberschenkel 130
 quergestreifte 63, 90
 Schultergürtel 115
 Unterarm 119
 Unterschenkel 132
Mutation 52
Mutter
 -kuchen 351, 362
 -milch 374–375
 -mund 351
 -schutz 367
 -zelle 40
Myasthenia gravis 80
Mycobacterium tuberculosis 282
Mydriasis 187
Mydriatikum 187
Myelin 148
 -scheide 148
Myeloblast 215
Myofibrille 34, 62, 92
Myofilament 92
Myoglobin 63, 91
Myokard 238
 -infarkt 252–253
Myometrium 352
Myopie 189
Myosin 34, 92

-filament 92
Myxödem 205

N

Nabel
 -arterie 362
 -schnur 363
 -vene 362
Nachgeburt(s)
 -phase 369
 -wehen 369
Nackenmuskulatur, tiefe 106
Nägel 142
Nährstoff 314
 -bedarf im Alter 384
Nase(n) 274–275
 -bein 101, 103, 276
 -bluten 275
 -muschel 101, 274
 -nebenhöhle 275
 -öffnung, hintere 274
 -rachen 276
 -scheidewand 274
 -sonde, O2-Gabe 275
Nasopharynx 276
Natrium 12–13, 324
 -zitratlösung 230
 -mangel 341
 -überschuss 341
Natronlauge 19
Nebengruppen (Periodensystem) 13
Nebenhoden 346
 -gang 347, 349
Nebenniere(n) 207–209
 -hormone 207
 -mark 209–211
 -rinde 207–209
Nebenschilddrüse 206
Nebenzellen 299
Neglect-Phänomen 179
Neonatalperiode 372
Nephron 330–332
Nephropathie, diabetische 318
Nerv(en)
 -bahn 149
 -endigung, freie 183
 -faser 145, 148
 -geflecht 173, 183
 -gewebe 4, 63, 145–154
 graue Substanz 149
 Leitfähigkeit 149
 peripherer 170
 -signal, Fortleitung 151
 weiße Substanz 149
 -wurzel 168
Nervensystem 145–180
 peripheres 143, 169
 vegetatives (autonomes) 147, 172
 willkürliches (somatisches) 145
 zentrales (ZNS) 145
Nervenzelle 146, 149

afferente 147
Aufbau 147
efferente 147
Funktion 149
Zellfortsatz 147
Nervus
 abducens 166
 accessorius 166
 facialis 166
 femoralis 114, 171
 fibularis profundus 132
 glossopharyngeus 166
 hypoglossus 166
 intercostalis 170
 ischiadicus 171
 laryngeus recurrens 205
 mandibularis 166
 maxillaris 166
 medianus 166
 oculomotorius 166, 177
 olfactorius 166, 185
 ophthalmicus 166
 opticus 166, 186, 188
 peroneus 171
 phrenicus 170
 radialis 170
 recurrens 277
 tibialis 171
 trigeminus 166
 trochlearis 166
 ulnaris 170
 vagus 166–167, 250
 vestibulocochlearis 166, 191, 194
Netzhaut 188
 -arterie 188
 -vene 188
Neugeborene(n)
 Ikterus 373
 -periode 372
 reife 373
 übertragene 374
Neuro-
 -dermitis 79, 137
 -fibrille 34
 -glia 64
 -hypophyse 162
 -kranium 101, 104
 -peptide 153, 199
 -sekretion 163
 -transmitter 4, 92, 147, 152–153
Neuron 146
 motorisches 93
 präsynaptisches 152
Neutralfett 23, 319
Neutron 12
Niazin 323
Nickelallergie 79
Nidation 360
NIDDM (insulinunabhängiger Diabetes) 317
Niere(n) 328–332
 -arterie 261
 Autoregulation 333–334
 -becken 329
 Blutversorgung 329
 endokrine Funktion 212

-insuffizienz 338–339
-transplantation 339
-versagen 332, 334, 338
Nitrosamin 300
NK (natürliche Killerzellen) 68
Non-REM-Schlaf 164
Noradrenalin 153, 209
Normal-
 -flora 68
 -gewicht 320
Nozizeptor 182
Nucleus 30
 caudatus 160–161
 lentiformis 161
 paraventricularis 163
 pulposus 110
 ruber 163
 supraopticus 163
Nuklear-Sol 32
Nukleinsäure 26
Nukleolus 32, 41
Nukleotid 27
Nukleus s. Nucleus

O

Oberarm 116
 -knochen 116
 -knorren 117
 -muskel(n) 117–118
 -vene 262
Oberflächenschmerz 184
Oberhaut 138
Oberkiefer 101, 103, 276
 -nerv 166
Oberschenkel 129
 -anzieher, großer 128
 -anzieher, kurzer 128
 -anzieher, langer 128
 -arterie 262
 -binde 128
 -knochen 129
 -kopf 129
 -muskel 126
  vierköpfiger 126
 -muskulatur 130
 -schaft 129
 -schlagader 234
 -vene 263
Obstipation 310, 325
Ödeme 38, 216, 340
Öl 22
Ösophagus 297
 -karzinom 300
 -sphinkter 297
Östrogene 350, 352
Ohr
 äußeres 191–192
 Ampulle 195
 Innen- 191
 Mittel- 191
 -muschel 191
 -schmalz 141, 192
 -speicheldrüse 296
 -spiegelung 192

-trompete 192, 275
Olecranon 117–118
Oligodendrozyt 148
Oligurie 334
Omentum majus 292
Oogenese 43, 350
Oozyt 350
Ophthalmoskop 188
Opioide 184
    körpereigene 153
Opsonierung 68, 72
Ordnungszahl, chemische 12
Organ 2
    lymphatisches 225
    -system 2–3
Organelle 1, 32
organische Verbindung 19
Orgasmusphase 358
Oropharynx 276
orthostatische Dysregulation 383
Os(-sa)
    capitatum 120
    carpi 120
    coccygis 107, 110
    coxae 124
    cuboideum 133
    cuneiformia 133
    ethmoidale 101, 276
    frontale 101, 103
    hamatum 120
    ilium 124
    ischii 124
    lacrimale 101, 103
    lunatum 120
    mandibulare 101, 103
    maxillare 101, 103
    metatarsalia 133
    nasale 101, 103, 276
    naviculare 133
    occipitale 101, 103
    palatinum 101, 276
    parietale 101, 103
    pisiforme 120
    pubis 124
    sacrum 107, 109, 124
    scaphoideum 120
    sphenoidale 101, 103, 276
    tarsi 133
    temporale 101, 103
    trapezium 120
    trapezoideum 120
    triquetrum 120
    zygomaticum 101, 103
Osmolarität, Plasma 37
Osmose 36–37
Ossifikation 84
    chondrale 85
    desmale 84, 102
    enchondrale 85
    perichondrale 85
Osteo-
    -blasten 62, 84
    -klasten 84
    -malazie 86
    -myelitis 87
    -porose 84, 86–87

    -synthese 87
    -zyten 62, 84
Osteon 83
Otitis media 192
Otoskopie 192
Ovulation 351
Ovum 351
Oxidation(s) 27
    -reaktion 15
    -wasser 339
Oxytocin 162, 199, 203, 353, 366

P

Pätau-Syndrom 51
PAK (polyzyklische aromatische Kohlenwasserstoffe) 300
palmar (Richtungsbezeichnung) 99
Palmaraponeurose (Finger) 121
Palmitinsäure 23
Palpebra 189
Panaritium 143
Pankreas 303–304
    -lipase 307
    -saft 303
    -schwanz 303
Pantothensäure 323
Papilla
    duodeni major (Vateri) 303, 305
    duodeni minor 303
Papillarmuskel 238
Papillarschicht (Haut) 139
Papille
    Auge 188
    Gallengang 312
    Zunge 296
Parafollikuläre Zelle 204
Parasit, Abwehr 76
Parasympathikus 172, 250
    peripherer 174
    Pupillenreaktion 187
    -wirkung 174
Parathion (E 605®) 153
Parathormon (PTH) 86, 206, 341
Parenchym 55
Parkinson-Syndrom 153, 161
Parodontose 295
Parotitis 167
Partialdruck 284
Passivimmunisierung 77
Paste 144
Patella 126, 129
Patellarsehne 126
    Reflex 172
Paukenhöhle 192
Pektin 325
Pellagra 323
Pelvis 5, 124

Penis 346–347, 349
    -schwellkörper 350
Pepsin 299–300
Pepsinogen 299–300
Peptidbindung 25
Peptidhormon 199–200
Perforansvene 259
Perforation (Ulkus) 300
Perforin 71
Perichondrium 85
Perikard 238–239
    -höhle 5, 239
Perilymphe 192
Perimetrium 352
Perimysium 91
Periodensystem der Elemente 12
    Hauptgruppen 13, 15
    Nebengruppen 13
Periost 82
peripher (Richtungsbezeichnung) 99
Periportalfeld 311
Peristaltik 290, 298
Peristaltische Welle
    Dünndarm 303
    Magen 299
Peritoneal-
    -höhle 5
    -raum 291
Peritoneum 5, 291
Permeabilität, selektive 31
Peroneusgruppe 132
Pes (Fuß) 133
    anserinus 127
Peyersche Plaques 224, 302
Pfeilnaht 102
Pflugscharbein 101
Pförtner (Magen) 298
Pfortader 262, 293, 311
    -system 262
Phänotyp 45
Phagozyt 68
Phagozytose 38, 60
Phalangen 120
Phantomschmerz 184
Pharynx 275–276
Phlebothrombose 230
Phonation 277
Phosphat 86
    -diabetes 342
    -haushalt 206, 341
    -mangel 342
    -puffer 20
    -überschuss 342
Phospholipide 23–24
Phosphor 12–13
Photo-
    -rezeptor 182
    -synthese 20
    -therapie 373
pH-Wert 19
    Blut 342
Pia mater 176
Pickel 141
Pigmentepithel 188
PIP 120
Plättchenaggregation 228

plantar (Richtungsbezeichnung) 99
Plantarflexion 133
Plasma 216–217
    -lemm 30
    -osmolarität 37
    -proteine 216–217
    -raum 35
    -zelle 72, 223
Plasmin 230
Plasminogen 230
Plateauphase 358
Plattenepithel 56
Platysma 105
Plazenta 351, 362
    reife 362
    -schranke 362
Pleura 282
    -erguss 282
    -höhle 5
    -spalt 282
Plexus 173
    abdominalis 173
    aorticus 173
    brachialis 169–170
    cervicalis 169–170
    choroideus 176–177
    coeliacus 173
    lumbalis 169, 171
    myentericus 301
    pudendus 171
    sacralis 169, 171
    submucosus 301
Pneumonie 280
    -prophylaxe 281
Pneumothorax 282
Podozyten 330
Polkörperchen 43, 351
Polyarthritis, chronische 79
Polydipsie 316
Polygenie 50
Polyglobulie 219
Polyneuropathie, diabetische 318
Polypeptid 25
Polysaccharid 20–21, 306
Polysomen 33
Polyurie 316
Pons 157, 163
Porta hepatis 311
Portio 351
posterior (Richtungsbezeichnung) 6–7, 98
Postmenopause 351
postnatal 360
Potential, elektrisches 149
pränatal 360
Pränataldiagnostik 366
Präputium 349
Presbyakusis 194, 386
Presbyopie 189, 385
Pressorezeptor 267
    -reflex 267
Presswehen 368
Primär-
    -follikel 351
    -harn 330

PRL-IH (Prolaktin-Inhibiting-
    hormon) 203
PRL-RH (Prolaktin-Releasing-
    hormon) 203
Processus
    articularis 108
    coronoideus 118
    costarius 109
    spinosus 108
    styloideus ulnae 118
    transversus 108
    xiphoideus 111
Proerythroblast 215, 217
Progesteron 351–352
Projektionsbahn 159
Prolaktin 203, 353, 369
    -Inhibitinghormon
        (PRL-IH) 203
    -Releasinghormon
        (PRL-RH) 203
Proliferationsphase (Menstrua-
    tionszyklus) 353–354
Promontorium 109
Promyelozyt 215
Pronation 99, 119, 122
Pronator (Handgelenk) 122
Prophase 40–41
Prostaglandine 199, 212, 271,
    367
Prostata 346, 349
    -adenom 349
Protein(e) 24, 38
    s.a. Eiweiß
    Anabolismus 25
    Bausteine 24
    Biosynthese 38
    Carrier- 31
    Code 27
    C-reaktives 224
    Katabolismus 25
    -kinasen 200
    -puffer 20
    Stoffwechsel 25
    -stoffwechsel, Leber 313
    Transmembran 31
    -urie 336
Proteoglykan 59
Prothrombin 229
    -zeit 232
Proton 12
proximal (Richtungs-
    bezeichnung) 6–7, 98
Psoriasis 137
Psyche 2
Psychosyndrom 387
PTCA (perkutane Koronar-
    angioplastie) 252
PTH (Parathormon) 206, 341
PTT (partielle Thromboplastin-
    zeit) 232
Ptyalin 307
Pubertät 371, 378
Pubes 355
Puder 144
Puffer 19–20, 342
    -stoffwechsel 25
    -system 20, 342
Pulmonalklappe 236, 240

Pulpa (Milz) 226
Pulsmessung 262
Pupille(n) 187
    -reaktion 187
    -reflex 188
Purkinje-Fasern 243
Pus 222
P-Welle (EKG) 243
Pylorus 298
Pyramiden-
    -bahn 160
    -kreuzung 160
Pyridoxin 322
Pyrogen 271
Pyruvat 21

Q

QRS-Komplex (EKG) 243
Quadratmeter (Maßeinheit) 8
Quecksilber 325
Querachse 6
Querbrückenzyklus 93
Querfortsatz 108
Quergewölbe (Fuß) 135
Querschnittslähmung 174
Quick(-test) 231

R

Rachen 275–276, 297
    -mandel 276
    -nerv 166
    -ring, lymphatischer 224
Rachitis 86, 207
Radgelenk 89
radial (Richtungs-
    bezeichnung) 98
Radioulnargelenk 89, 115, 118
    oberes 118
    unteres 119
Radius 118
    -köpfchen 115, 118
Ramus
    circumflexus 251
    interventricularis anterior
        251
Ranviersche Schnürringe 148
Rapid eye movements 164
Rautenmuskel 116
Reabsorptionsdruck, effektiver
    216
Reaktion 15
    allergische 78
    anabole 18
    chemische 18
    energiefreisetzende 29
    hydrolytische 27
    katabole 18
    Produkte 24
Rectus-Gruppe 106

Redoxreaktion 28
Reduktion 27
Reduktionsteilung 43
Reflex(e) 167, 171
    -bogen 171
    vegetative, gemischte 172
    viszerale 172
    -zentrum 171
Reflux 241
Refraktär-
    -periode 151
    -phase (sexueller Reakti-
        onszyklus) 358
    -zeit 94, 248–249
Regelblutung 354
Regenbogenhaut 187
Reifeteilung 43
Reifezeichen, Neugeborene 375
Reissner-Membran 193
Reiz
    -husten 278
    -kallus 87
    -leitung 182
    -verarbeitung 182
Rekombination (Gene) 44
Rektum 308–309
    -karzinom 310
Rektusscheide 113
Releasing
    factors 202
    -Hormone (RH) 163,
        201–202
REM-Schlaf 164
Renin 209, 211, 335
    -Angiotensin-Aldosteron-
        System 211, 267, 335
Replikation, DNA 40
Repolarisation 151
Reproduktion 4
Reserve-
    -alveolen 285
    -volumen 286
Resonanzraum 278
Resorption 290, 306–307
    Eiweiße 306
    Epithel 57
    Fette 307
    Kohlenhydrate 307
    Vitamine 307
Respirationstrakt 273
Rete testis 347
retikuläre Fasern 59
Retikulozyt 215, 217
Retikulum
    endoplasmatisches 33
    -zelle 59, 226
Retina 188
Retinaculum
    extensorum 121
    flexorum 122
Retinopathie, diabetische 318
Retraktion (Fibrin) 229
retroperitoneal 308
Retroperitonealraum 291
Retroversion (Bein) 125
Rezeptor 31, 145, 171, 181
    Hormon- 198
    Hormone 200

osmotischer 162
Typen 181
rezessiv 46
Rezessivität 44
Rhesus-System 220
Rhythmus, zirkadianer 165
Riboflavin 322
Ribonukleinsäure 26
Ribose 39
Ribosom 33, 38
Richtungsbezeichnungen 98
Riech-
    -felder 185
    -funktion 275
    -härchen 185
    -hirn 275
    -kolben 162, 185
    -nerv 166, 185
    -schleimhaut 185, 275
    -zelle 185
Rindenfeld (Großhirn) 149,
    159
Ringknorpel 277
    -enge, Ösophagus 297
Ringmuskel (Mund) 104
Rippen 111
    -bogen 111
    -fell 282
    -fortsatz 109
RNA 26
Röhrenknochen 81
Röteln-Embryopathie 77
Rohrzucker 21
Rolle (Humerus) 117
Rollhügel (Femur) 129
RR (Riva-Rocci) 266
Rübenzucker 21
Rückbildungsphase (sexueller
    Reaktionszyklus) 358
Rücken
    -mark 157, 160, 167
    -muskulatur, autochthone
        110
    -schule 107
Ruhe
    -potential 149
    -tonus (glatte Muskulatur)
        96
Rumpf 5
    -aufrichter 110
    -wand, vordere 113
Rundrücken 107

S

Saccharase 307
Saccharose 21, 307
Sacculus 193
Sägezahnmuskel 112, 283
    vorderer 115
Sättigungszentrum 162
Säugling(s)
    Ernährung 374–376
    -lter 371

Säure 19
　-Basen-Haushalt 342–344
　-schutzmantel,
　　Haut 68, 142
Sagittal-
　-achse 6–7
　-ebene 6
Sakral-
　-kyphose 107
　-nerv 109
Sakroiliakalgelenk 109, 124
Salbe 144
Salz 14, 16
　-säure 19, 299–300
Salzig-Rezeptoren 186
Samen
　-bläschen 346, 349
　-erguss 348, 358
　-flüssigkeit 348
　-leiter 114, 346, 349
　-strang 114, 346–347, 349
　-wege, ableitende 349
　-zellen 347
Sammelrohr 332
Sarko-
　-lemm 92
　-mer 92
　-plasma 92
Sattelgelenk 89, 120
Sauer-Rezeptor 186
Sauerstoff 13, 17
　-ausschöpfung 285
　　Diffusion 36
　-molekül 16
　-transport (Blut) 285
SBG (Sexualhormon-
　bindendes Globulin) 200
Scala
　tympani 192
　vestibuli 192
Scalenus-Gruppe 106
Scapula 114
Schädel 101
　-basis 103
　-basisarterie 178
　-gruben 103
　-nähte 102
Schalenkern 160–161
Schall-
　-empfindungsschwer-
　　hörigkeit 194
　-leitungsschwer-
　　hörigkeit 194
　-wellen 193
Scham
　-geflecht 171
　-haar 355
　-lippen 125, 350, 354
　-spalte 354
Schambein 124
　-fuge 124
　-winkel 124–125
Scharniergelenk 89, 121
Scheide(n) 350, 354
　-eingang 350, 354
　-flora 68
　-gewölbe 351
　-vorhof 354

Scheitel-
　-hinterhauptsfurche 158
　-lappen 158
Schenkel
　-hals 129–130
　-halsfraktur 130
　-muskel, gerader 126
　-nerv 171
Schielen 189
Schienbein 129, 131
　-muskel 133
　-nerv 171
　-schlagader 262
Schilddrüse(n) 204
　-hormone 204–206
　-überfunktion 205
　-unterfunktion 205
Schildknorpel 277
Schläfen-
　-lappen 158
　-muskel 105, 295
Schlaf 164
　im Alter 387–388
　-hygiene 388
　-störungen 387–388
Schlag
　-anfall 178
　-frequenz (Herz) 249
　-kraft (Herz) 250
　-volumen (Herz) 249
Schlankmuskel 128
Schleimbeutel 88
Schlemm-Kanal 187
Schließmuskel 309
Schlucken 297
Schlüsselbein 111, 114
　-schlagader 260
　-vene 262
Schmerz 183
　-entstehung 183
　　neurogener 184
　　psychogener 184
　-rezeptor 183
　　somatischer 184
　-therapie 184
　　viszeraler 184
Schnecke 192
　häutige 193
　knöcherne 192
Schneidermuskel 126
Schneidezähne 294
Schock 269
　anaphylaktischer 78, 269
　hypoglykämischer 317
　kardiogener 269
　Kompensationsmechanis-
　　mus 269
　Lagerung 269
　septischer 269
　Ursache 268–269
Schollenmuskel 133
Schonatmung 281
Schrittmacher (Herz) 242
Schüttel-
　-frost 271
　-mixtur 144
Schulter
　-gelenk 116

　-gelenkspfanne 115
　-gürtel 5, 114
　-höhe 115
　-muskulatur 115, 117
Schulterblatt 115
　-gräte 115
　-heber 116
Schuppenflechte 137
Schuppennaht 102
Schutzbarriere (Körper) 68
Schutzimpfung 76
Schwammknochen 82
Schwangerschaft(s) 365–366
　-streifen 139
　Trimenone 366
Schwannsche Zelle 148
Schwarze Substanz 163
Schwefel 12–13
Schweifkern 160
Schweißdrüse 142
Schwellkörper 309
Schwerhörigkeit 194
Schwermetalle 325
Schwertfortsatz 112
Schwindel 389
Seborrhoe 141
Sebostase 141, 386
Second-messenger-Hormon
　200
Seele 2
Segelklappen 236
Segmentbronchien 279
Seh-
　-achse 188
　-funktion 189
　-nerv 166, 186, 188
　-nervenkreuzung 164
　-rinde 160
　-sinn 186
　-sinn im Alter 385
　-störung 189
　-zentrum 160
Sehnen 86
　-platte 113
Seiten
　-band (Knie) 131
　-fontanelle 103
　-horn 169
　-strang 169
　-ventrikel 177
Sekret 58, 290
Sekretin 211, 305
Sekretion(s)
　-epithel 57
　hormonelle 201
　-phase (Menstruations-
　　zyklus) 353–354
　tubuläre 334
Sekundär-
　-follikel 351
　-harn 330
Selektionsvorteil, Evolution
　52
Selen 13, 325
　-mangel 325
Sella turcica 103
Semipermeabilität 31
Sensibilisierung 78

Sensibilität 181
sensorisches Rindenfeld
　159–160
Septen (Unterschenkel) 132
Septum cardiale 234
Serosa 5, 290
Serotonin 153, 212
Serum 214
Sesambein 81
Sexualhormon-bindendes Glo-
　bulin (SBG) 200
Sexualhormone 209
　männliche 347–348
　weibliche 352–353
Sexualität im Alter 3856
sexueller Reaktionszyklus
　357–358
SIDS (sudden infant death
　syndrome) 376
Siebbein 101, 276
SI-Einheit 7–8
Sigma 309
Silber 325
Silicium 13
sinister (Richtungs-
　bezeichnung) 6–7, 98
Sinne(es)
　-epithel 56, 59
　-modalität 181
　-organe 181
　-organe im Alter 385
　-zelle (Netzhaut) 188
Sinus 179
　coronarius 237, 262
　durae matris 175
　frontalis 275
　-knoten 242
　Lymphknoten- 226
　maxillaris 275
　Milz- 227
　sphenoidalis 275
Sinusitis 275
Sinusknotentachykardie 247
Sitzbein 124
Sitzbein-Schwellkörpermuskel
　125
Skelett 99
　-altersbestimmung 85
　-muskulatur 90, 100
　-system 81
Sklera 187
Skrotum 346
Soforttyp (allergische
　Reaktion) 78
Somatostatin 203, 211, 304
Somatotropes Hormon (STH)
　203
Sondenernährung 326
Sonderdiät 321
Sonnenenergie 20
Sozialverhalten 376
Spätsyndrom, diabetisches 318
Spalt, synaptischer 152
Speichel
　-drüse 296
　-zusammensetzung 296
Speiche(n) 119
　-nerv 171

Register

-schlagader 261
-vene 262
Speicherfett 60
Speiseöle 22
Speiseröhre 297
 Peristaltik 298
Sperma 348
Spermatiden 348
Spermatogenese 43, 348
Spermien 348
 -bildung 43, 348
S-Phase 42
 Zellzyklus 42
Spina
 iliaca anterior inferior/
  superior 124
 iliaca posterior inferior/
  superior 124
 ischiadica 124
 scapulae 115
Spinal-
 -ganglion 170
 -kanal 108
 -nerv 169
 -nervenplexus 170
Spinnwebenhaut 175
Spirometrie 286
Spongiosa 82
Sprach-
 -verständnis 160
 -zentrum (Broca) 160
Spreizfuß 135
Sprungbein 133
Sprunggelenk
 oberes 132–134
 unteres 134
Spurenelemente 13, 324–325
Sputum 278
Stachelzellschicht 138
Stäbchen 188
Stärke 21
Stamm-
 -ganglien 161
 -zelle, lymphatische 67
 -zelle, pluripotente 215
Standard-EKG 243
Star
 grauer 189
 grüner 187
 -operation 189
Statine 202
Statolith(en) 195
 -membran 195
Stechapfelform (Erythrozyt) 217
Steigbügel 192
Steißbein 107, 109
 -segment, Rückenmark 168
Stellknorpel 277
Stellungssinn 185
Sterangerüst 23
Sterben 390–391
Sterkobilin 304, 310
Sternoklavikulargelenk 114
Sternum 111
Steroide 208
Steroidhormon 199–200

STH (Somatotropes Hormon) 203
Stickstoff 13, 15, 17
Stillen 375
Stimm(e) 277
 -band 277
 -bildung 278
 -bruch 278
 -falte 277
 -lippe 277
 -ritze 277
 Tonhöhe 278
Stirn
 -bein 101, 103
 -fontanelle 102
 -höhle 275
 -lappen 158
 -muskel 104–105
Stoff
 -austausch 35
 fettähnlicher 22–23
 -menge 9–10
 -transport 35
Stoffwechsel 2
 Fette 318–321
 Kohlenhydrate 20, 315–316
 Proteine 25
Stop-Codon 39
Stratum
 basale 138
 corneum 138
 granulosum 138
 lucidum 138
 papillare 139
 reticulare 139
 spinosum 138
Strecker
 Arm 118
 Daumen 123
 Finger 122
 Handgelenk 121
 Hüftgelenk 126
 Kniegelenk 131
Streifenkörper 161
Streptokokken 276
Stress-
 -hormone 210
 -oren 210
 -reaktion 209
 -ulkus 301
Striae 139
Strömung(s)
 -geschwindigkeit 264
 -widerstand 264
Stroma 535
Stütz-
 -apparat 3
 -gewebe 59
 -zellen 146, 185
Stufenbettlagerung 110
Stuhl 310
 -entleerung 310
Sturz 389
Subarachnoidalraum 175–176
Subcutis 176
Subduralraum 176
Submukosa 290, 301

Substantia nigra 160, 163
Substanz
 graue (Rückenmark) 168
 weiße (Großhirn) 158
Süß-Rezeptor 186
Sulcus(-i)
 carpi 121
 Großhirn 157
 nervi ulnaris 119
Summation, räumliche/
 zeitliche 152
superior (Richtungs-
 bezeichnung) 7, 99
Supination 99, 119, 122
Supinator (Arm) 122
Surfactant 372
 -Factor 279
 -Mangel-Syndrom 374
Sutura
 coronalis 102
 lambdoidea 102
 sagittalis 102
 squamosa 102
Sympathikus 172, 250
 Pupillenreaktion 187
 -wirkung 174
Symphyse 124
Synapse 147, 152
 erregende 152
 hemmende 152
synaptische(r)
 Spalt 93, 152
 Vesikel 93, 147, 152
Synarthrose 88
Synchondrose 88
Syndesmose 88
Synostose 88
Synovia 88
Synovialmembran 88
Synthese 18
 -phase 43
Synzytiotrophoblast 361
System, kardiovaskuläres 234
Systole 240
Systolikum 241

T

T3 (Trijodthyronin) 204
T4 (Thyroxin) 204
T4-Zelle 223
T (Thymin) 26
Tachykardie 262
Tänien 308
Talgdrüse 141
Talus 133
Tarsus 133
Taschenfalte 277
Taschenklappe(n) 235
 Venen 259
Tawaraschenkel 243
TBG (Thyroxin-bindendes
 Globulin) 200
Teilchenkonzentration 37

Teilhirntod 164
Teilung (Zelle) 40
Telophase 42
Temperatur
 -empfinden 183
 -regulation 269–272
 -rezeptor 183
Tentorium cerebelli 175
Tertiärfollikel 351
Testis 346
Testosteron 90, 348
Tetrade 43
Tetrahydrofolsäure 323
T-Gedächtniszelle 69, 71
Thalamus 157, 160
Thallium 325
T-Helfer-Zelle 69, 71, 223
Therapie, immunsuppressive 80
Thermorezeptor 162, 182–183, 270
Thiamin 322
Thorax 5, 111
Thrombin 229
 -zeit (TZ) 232
Thrombo-
 -embolie 230
 -lyse 230–231
 -phlebitis 260
 -plastinzeit 232
 -plastinzeit, partielle (PTT) 232
Thrombose 230, 259
 Prophylaxe 231, 259–260
Thrombozyten 215, 228
 -pfropf 228
 -zahl 232
Thrombozytopoese 215
Thrombus 228
Thymin 26
Thymopoetin 227
Thymosin 227
Thymus 68, 227
Thyreoidea-stimulierendes
 Hormon (TSH) 203, 205
Thyreokalzitonin 207
Thyreotropin-Releasinghormon
 (TRH) 202, 205
Thyroxin (T4) 204
Thyroxin (T4) -bindendes
 Globulin (TBG) 200
Tibia 129, 131
Tiefenschmerz 184
Tiefensensibilität 185
Tiefschlaf 164
Tinktur 144
T-Lymphozyt 69, 223
Tochterzelle 40
Tod des Partners 382
Tonhöhe, Stimme 278
Tonsilla
 palatina 276, 294
 pharyngea 276
Tonus (Venenwand) 259
Totalkapazität 286
Totraum 286
Trabekel
 Herz 238

Register

Milz 226
Trachea 279
Tractus
  iliotibialis 128
  olfactorius 162
Trägermolekül 31
Träne(n)
  -Apparat 191
  -bein 101, 103
  -drüsen 191
  -flüssigkeit 191
  -nasengang 191, 275
  -sack 191
transfer-Ribonukleinsäure (t-RNA) 39
Transfusionsreaktion 219
Transkription 39
Translation 39
Transmembran-Proteine 31
Transplantatabstoßung 74
Transport
  aktiver 38
  Bläschen- 38
  passiver 36–38
  -protein 200
Transversal-
  -achse 6–7
  -ebene 6–7
Trapezbein (Handwurzelknochen) 120
Traubenzucker 21, 94
Treppenmuskel 106, 112, 283
TRH (Thyreotropin-Releasinghormon) 202, 205
Trigeminusneuralgie 166
Triglyzeride 23, 307, 319
Trigonum vesicae 337
Trijodthyronin (T3) 204
Trikuspidalklappe 235
Trimenon, Schwangerschaft 366
Tripeptid 25
Trisomie 49, 51
  18 51
  21 51
Trizeps 118
  -sehnenreflex 172
t-RNA (transfer-Ribonukleinsäure) 39
Trochanter
  major 129–130
  minor 129–130
Trochlea (Humerus) 117–118
Trommelfell 191–192
Trophoblast 361
Truncus
  brachiocephalicus 260
  coeliacus 261, 292
  pulmonalis 234, 238, 263
Trypsin 304
TSH (Thyreoidea-stimulierendes Hormon) 203, 205
T-Suppressorzelle 69, 71, 223
Tuba uterina 351
Tube 350
Tuber
  calcanei 133
  ischiadicum 124

Tuberculum
  majus 116, 118
  minus 116, 118
  pubicum 123
Tuberkulose 282
Tuberositas 87
  tibiae 131
tubuläre Sekretion 334
Tubuli seminiferi 347
Tubulin 34
Tubulusapparat 330
Türkensattel 103
Tumor-Nekrose-Faktor 70
Tunica
  externa 256
  interna 256
  media 256
Turner-Syndrom 51
T-Welle (EKG) 243
Typ-I-Diabetes 316–317
Typ-II-Diabetes 317
Tyrosin 204
TZ (Thrombinzeit) 232
T-Zell-Antigenrezeptoren 70
T-Zelle 69
  zytotoxische 69, 71, 223

Überempfindlichkeitsreaktion 78–79
Übergangsepithel 57
Übergewicht 320
Überträgerin (Erbkrankheit) 49
Überträgerstoffe 152
Überwässerung 340
Übung, isometrische 95
Ulcus
  duodeni 300–301
  ventriculi 300
Ulkus -krankheit 300
Ullrich-Turner-Syndrom 51
Ulna 118
ulnar (Richtungsbezeichnung) 98
Ultrafiltrat 331
Unabhängigkeitsregel 47
Uniformitätsregel 46
Unterarm 118
  -muskulatur 119
Unterhaut 138, 140
Unterkiefer 101, 103
  -nerv 166
  -speicheldrüse 296
Unterkühlung 272
Unterschenkel 131
  -muskulatur 132
Unterschlüsselbeinmuskel 115
Unterwässerung 340
Unterzungendrüse 296
Uracil 39
Urämie 339
Ureter 337
Urethra 125, 337–338

Urin 335–337
  -diagnostik 336
  -sediment 336–337
Urobilinogen 218, 304
Urochrom 336
Urothel 57
Ursprung (Muskulatur) 90
Urtikaria 79
Uterus 350–352
  -wachstum 366
Utriculus 193
Uvula 294

Vagina 350, 354
Valva ileocaecalis 309
Vanadium 13
Varikose 259
Vas(-a)
  afferens/efferens 330
  recta 329–330
  vasorum 256
Vaso-
  -dilatation 95, 257
  -konstriktion 257, 264
Vasoaktives intestinales Peptid (VIP) 21
Vasopressin 203
Vater-Pacini-Lamellenkörperchen 140, 182–183
Vena(-ae) 258–260
  axillaris 262
  brachialis 262
  cava inferior 234, 237, 262, 311
  cava superior 234, 237, 262
  centralis retinae 188
  femoralis 114, 263
  hepaticae 311
  iliaca communis 263
  jugularis externa 262
  jugularis interna 262
  lienalis 226–227
  mesenterica inferior 293
  mesenterica superior 293
  poplitea 263
  portae 293, 311
  radialis 262
  renalis 330
  saphena magna 263
  subclavia 262
  testicularis 347
  ulnaris 262
  umbilicalis 362
Vene(n) 258–260
  Bauchraum 292–293
  Gehirn 179
  -klappenfunktion 259
  -klappeninsuffizienz 259
  -plexus 262
  -punktion, indirekte 2604
  -stern 263
  -thrombose 230, 259

Venole(n) 256, 258–260
Ventilebene (Herz) 236
ventral (Richtungsbezeichnung) 6–7, 99
Ventrikel
  Gehirn 177
  Herz 235
ventrogluteale Injektion 126, 128
Venushügel 355
Verbindung
  anorganische 19
  chemische 17, 19
  organische 19
Verdauung(s)
  Eiweiße 306
  Fette 307
  Hormone 211
  -kanal 290
  Kohlenhydrate 307
  -system 3
  -system im Alter 384
  -trakt 384
Verdunstung 270
Vererbung(s) 26, 45
  -lehre 45–54
Verhornung 139
Verklumpung (Blut) 219
Verknöcherung 84
Vernix caseosa 373
Verschlucken 276
Verschlussikterus 313
Verstopfung 310
Vertebra(-ae) 107
  prominens 108
Verwirrtheit 389–390
verzögerter Typ (allergische Reaktion) 78
Vesica fellea 305–306
Vesicula seminalis 346, 349
Vesikel, synaptische 93, 147, 152
Vestibularapparat 195
Vestibulum 195
 – vaginae 354
Vieleckbein (Handwurzelknochen) 120
Vielfachzucker 21
Vierhügelplatte 164
VIP (vasoaktives intestinales Peptid) 211
Virostatika 76
Virusabwehr 75
Viskosität (Blut) 219, 264
Viszerokranium 101
Vitalkapazität 286
  im Alter 383
Vitamin A 86, 321
Vitamin B1 322
Vitamin B2 322
Vitamin B6 322
Vitamin B12 86, 322
Vitamin C 86, 323
Vitamin E 321
Vitamin H 323
Vitamin K 231, 321
Vitamin-K-Antagonisten 231

Vitamin-D-Hormon 86, 206–207, 321
Vitamin(e) 24, 307, 321–324
 -bedarf 322
 -resorption 307
volar (Richtungsbezeichnung) 98–99
Volkmann-Kanäle 83
Vollblut 220
Vollheparinisierung 231
Vollwertkost 321
Volumen 9–10
 -defizit 340
 -konzentration 10
 -mangelschock 268
 -überlastung 340
Vomer 101
Vorder-
 -horn 169–170
 -seitenstrang 169
 -strang 169
 -wurzel 170
Vorhaut 349
Vorhof (Herz)
 linker 235, 238
 rechter 237–238
 -septum 235
 -zyklus 240
Vorhof (Vestibulum) -säckchen 195
Vorhofflattern 246247
Vorhofflimmern 246–247
Vormilch 375
Vorsteherdrüse 349
Vulva 350

W

Wachstum(s) 4
 -faktoren 216
 -fuge 86
 -hormon 86, 203
 Kinder 376–378
 -schub, pubertärer 86, 98, 378
Wade(n)
 -bein 130–132
 -beinkopf 132
 -beinnerv 171
 -muskel, dreiköpfiger 133
 -schlagader 262
 -wickel 271
Wärme
 -abgabe 270
 -leitung 270
 -produktion 90, 270

 -strahlung 270
wässriges Milieu 19
Wanderwelle 193
Wangenmuskel 104
Warmrezeptor 183
Warzenfortsatz 192
Wasser 19
 -bedarf im Alter 384
 -haushalt 339–340
 -kopf 177
Wasserstoff 12–13
 -brücken 17
 -molekül 17
Wechseljahre 351
Wehen 3678
Weinen 191
Weisheitszahn 294
Weißkittel-Hochdruck 266
Weitsichtigkeit 189
Wernicke-Zentrum 160
Wharton-Sulze 364
Willkürmotorik 161
Wilson-Ableitung (EKG) 245
Windkesselfunktion 256
Wirbel 107
 -bogen 108
 -kanal 108
 -körper 108
 -loch 108
Wirbelsäule(n) 107
 -abschnitt 108
 Fehlbelastungen 107
 -krümmung 107
Wirbelschlagader 260
Wirkstoffe, Hauterkrankungen 144
Wochenbett 369
 -depression 369
Wochenfluß 369
Würfelbein (Fußwurzelknochen) 133
Wundheilung 230
Wurmfortsatz 309
Wurzelhaut (Zahn) 294

X

X-Chomosom 32

Y

Y-Chromosom 32

Z

Zäpfchen (Gaumen) 294, 297
Zahn 294
 -bein 294
 -fäule 295
 -fleisch 293
 -formel 294
 -schmelz 294
 -wechsel 295
 -zement 294
Zapfengelenk 89
Zehe(n) 133
 -beuger 133
 -mittelglied 134
 -strecker 133
Zeigefingerstrecker 123
Zeit 9
Zell(en) 29–44
 Antigen-präsentierende 74, 223
 -atmung 21
 -einschlüsse 34
 -kern 32
 -leib 30
 -membran 30–31
 -membranrezeptor 200
 -organellen 1, 30, 32
 postsynaptische 152
 -skelett 34
 -teilung 40
 -zyklus 40–42
 -zyklus, Phasen 42–43
Zellulose 325
Zentral-
 -furche 159
 -kanal 176
 -körperchen 34
 -nervensystem 145
 -vene (Leber) 312
 -windung 159
  hintere 160
  vordere 159
zentral (Richtungsbezeichnung) 99
Zentriole(n) 34
 -paar 41
Zentromer 32
Zentrum, thermoregulatorisches 270
Zeruminalpfropf 142
Zervikalkanal 351
Zervix uteri 350, 352
Ziliarkörper/-muskel 187
Zink 13, 325
Zinn 13

Zirbeldrüse 157, 164, 204
Zitratzyklus 21
ZNS (Zentrales Nervensystem) 145
 graue Substanz 149
 Versorgungs- und Schutzeinrichtung 175
 weiße Substanz 149
Zona
 fasciculata 208
 glomerulosa 208
 reticularis 208
Zotten 302
 -haut 361
Z-Streifen 92–93
Zucker
 -Krankheit 316–318
 -molekül 21
Zunge(n) 296
 -bändchen 294, 296
 -bein 276
 -grundlipase 307
 -nerv 166
Zusatzstoffe, Hauterkrankungen 144
Zweifachzucker 21
Zwerchfell 112, 283
 -enge, Ösophagus 297
Zwillinge 366
Zwillingswadenmuskel 133
Zwischen-
 -hirn 162
 -kammerlöcher 177
 -lappenarterie 330
 -rippenmuskel 112, 283–284
 -rippennerv 169
 -wirbelloch 169
 -wirbelscheibe 110
 -zellsubstanz 55
 -zottenraum 362
Zwölffingerdarm 290, 301
 -geschwür 300
Zyanose 285
Zygote 360
zystische Fibrose
 s. Mukoviszidose
Zytokine 70
 in der Therapie 70
Zytoplasma 30
 -membran 30
Zytoskelett 34
Zytosol 30
zytotoxischer Typ
 (allergische Reaktion) 78–79
Zytotrophoblast 361